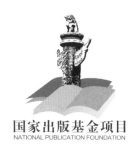

"十二五"国家重点图书

中华临床医学影像学

头颈分册

CHINESE CLINICAL MEDICAL IMAGING
HEAD AND NECK

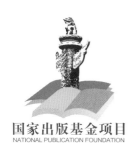

"十二五"国家重点图书

中华临床医学影像学

头颈分册

CHINESE CLINICAL MEDICAL IMAGING
HEAD AND NECK

丛书主编　郭启勇

分册主编　王振常

北京大学医学出版社

ZHONGHUA LINCHUANG YIXUE YINGXIANGXUE
TOUJING FENCE

图书在版编目（CIP）数据

中华临床医学影像学. 头颈分册 / 王振常主编.
—北京：北京大学医学出版社，2016.1
国家出版基金资助　十二五国家重点图书
ISBN 978-7-5659-0728-9

Ⅰ. ①中…　Ⅱ. ①王…　Ⅲ. ①头部 - 疾病 - 影像诊断
②颈 - 疾病 - 影像诊断　Ⅳ. ① R445 ② R650.4

中国版本图书馆 CIP 数据核字（2013）第 299332 号

中华临床医学影像学　头颈分册

主　　编：王振常
出版发行：北京大学医学出版社
地　　址：(100191) 北京市海淀区学院路38号　北京大学医学部院内
电　　话：发行部：010-82802230；图书邮购：010-82802495
网　　址：http://www.pumpress.com.cn
E-mail：booksale@bjmu.edu.cn
印　　刷：北京强华印刷厂
经　　销：新华书店
责任编辑：许　立　　责任校对：金彤文　　责任印制：李　啸
开　　本：889mm×1194mm　1/16　　印张：42.75　　字数：1320千字
版　　次：2016年1月第1版　2016年1月第1次印刷
书　　号：ISBN 978-7-5659-0728-9
定　　价：385.00 元

中华临床医学影像学
编审委员会

头颈分册编委会

分 册 主 编　王振常

分册副主编　鲜军舫　贾文霄

编　　委（按姓名汉语拼音排序）
黄砚玲　中国医科大学附属第一医院
贾文霄　新疆医科大学附属第二医院
李恒国　暨南大学医学院第一附属医院
刘　筠　天津市人民医院
柳　澄　山东省医学影像研究所
罗德红　中国医学科学院肿瘤医院
沙　炎　上海复旦大学附属眼耳鼻喉科医院
史大鹏　河南省人民医院
孙浩然　天津医科大学总医院
陶晓峰　上海交通大学医学院附属第九人民医院
王　宏　中国武警总医院
王振常　首都医科大学附属北京友谊医院
夏　爽　天津市第一中心医院
鲜军舫　首都医科大学附属北京同仁医院
肖家和　四川大学华西医院
徐坚民　深圳市人民医院
杨本涛　首都医科大学附属北京同仁医院
袁庆海　吉林大学第二医院

编写秘书

何立岩　首都医科大学附属北京同仁医院
满凤媛　中国人民解放军火箭军总医院

分册主编简介

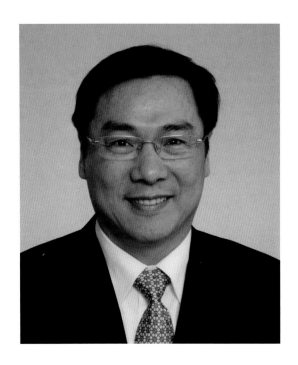

王振常，博士，主任医师（二级），教授，博士生导师，首都医科大学影像学系副主任，附属北京友谊医院副院长，医学影像中心主任。长期从事医学影像的临床、科研和教学工作，以头颈部影像学为专业特长；

近 5 年发表学术论著 178 篇，主编专业书籍6 部。主编原卫生部规划统编教材《医学影像学》及成人教育教材 2 部。

先后承担国家自然科学基金国家重大科研仪器研制专项、面上项目，北京市自然科学基金、首都医学发展科研基金等多项科研课题。

获国家科技进步二等奖 2 项（1 项为第一完成人），省部级一、二、三等奖各 1 项。

担任《中华医学杂志》《中华放射学杂志》等 15 种专业刊物编委。

担任中华医学会放射学分会常委，头颈影像专业委员会主任委员。

入选"北京学者""科技北京百名领军人才培养工程""国家百千万人才工程"，被评为全国先进科技工作者。为人力资源和社会保障部、国家卫生和计划生育委员会和北京市有突出贡献中青年专家，享受国务院特殊津贴。

序 1

近年来，医学影像学发展迅速，作为现代临床医学体系的重要组成部分，在传统成像技术基础上新技术、新方法的应用不断涌现，使现代医学影像学内涵不断刷新、扩展。迄今，国内医学影像学著作出版颇多，多属有关专著，尚缺少系统性丛书。欣闻"中华临床医学影像学"丛书问世，倍感欣慰。

"中华临床医学影像学"丛书由新闻出版总署立项，国家出版基金资助，并获批国家"十二五"重点图书。保证了本丛书具有高起点和权威性。丛书总主编、各分册主编、副主编及编著者均为我国当前在医学影像学领域第一线工作的有影响力的专家、学者，通过他们的努力，保证了丛书的专业性和时代性。

这套丛书共十二分册，涵盖传统影像学各系统、各专业领域的内容，同时将全身综合性疾病、分子影像学、医学影像信息学及质量控制等重要内容进行专门编著，对于医学影像学知识体系的阐述更为全面，内容更为充实、完整。另外，丛书的编辑特点可以概括为结合临床、病种齐全、纲领清晰、文图并重、检索方便，做到继承传统和开拓创新的适当结合，具有明显的时代性。

祝愿并相信"中华临床医学影像学"丛书的出版，对我国医学影像学进而临床医学和医学科学的发展将起到积极推进作用，谨此对总主编郭启勇教授、各分册主编、副主编及参与编写的各位专家和同道们的辛勤努力表示衷心敬意和感谢！

中国工程院院士

中国医学科学院阜外心血管病医院放射科　教授　主任医师

序 2

医学影像学诞生已百余年，各种影像学新技术、新方法、新应用日新月异、层出不穷。近年来，影像学已从主要依靠形态学诊断发展为集形态、功能、代谢等信息为一体的综合诊断体系，介入诊疗技术、计算机信息技术、分子影像技术等使影像学的范畴不断发展延伸。医学影像学新知识的更新速度已经到了让人应接不暇的程度。医学影像工作者和相关临床医生对系统、全面、实用的医学影像学工具书的需求已经达到渴望的地步。"中华临床医学影像学"丛书的出版恰逢其时！

"中华临床医学影像学"是由国家出版基金资助，由中华医学会放射学分会主任委员、国内影像学知名专家、中华医学会放射学分会专业学组组长组成的专家团队主持撰写的专业影像学丛书。丛书共包括十二分册，内容涵盖神经、头颈、心血管、胸部、乳腺、消化、泌尿生殖、骨关节与软组织、儿科等诸多系统及专业领域，同时涉及全身综合疾病影像学、PET 与分子影像学、医学影像信息学与质量控制等诸多新角度、新内容。在继承传统经典影像学内容的基础上，丛书更

体现了影像学的进展和现状，从而保证本丛书的实用性和时代性。

本丛书的特点是传统现代并重，临床影像兼顾，纲领脉络清晰，文字简明扼要，内容充分翔实，典型图像丰富。各分册收录的疾病种类齐全，分类清晰。各疾病相关临床内容全面，包括发病率、病因、临床诊断要点、疾病的演变治疗和随诊等，为读者呈现出立体化的临床诊断思路。影像学表现按检查方法分别阐述，诊断与鉴别诊断要点突出。每节配有大量示范病例图像，以加深理解，方便参考。书后配专业索引，便于根据各种关键词检索到需要的内容。这些特点体现了丛书的系统性、实用性、易读性、方便性。

"中华临床医学影像学"是一套兼顾影像学和临床医学的系统性丛书，以各专业影像学科医生及临床各科室医生为主要读者对象而量身定制的，它同时着眼于目前广大读者临床工作和拓展学习的实际需求，相信大家会发现这是一部内容丰富、精练易读、高效实用的影像学丛书，相信它会成为大家爱不释手的重要参考书。

丛书主编

中国医科大学 副校长

中国医科大学附属盛京医院 院长

前　言

近年来随着影像设备及技术的日新月异，头颈部影像学取得了长足的进步。由于头颈部解剖复杂，结构细微，涉及众多的血管、神经及间隙，疾病的影像诊断相对难度较大。因此，一本优秀的头颈部影像工具书对于影像科医生是必不可少的。

本分册编委汇集了国内具有丰富经验的知名头颈部放射影像学专家，集各家之所长，在内容方面涉及头颈各部位的检查方法、影像解剖及影像学表现，内容丰富，病例典型，删减了部分已经淘汰的X线诊断内容，增加了大量的CT多平面重建、三维后处理图片及高场强MRI图片，强调各种检查方法的合理选择及应用，除此之外还新增加了各部位的术后影像表现，以及近年来比较热门的眩晕影像学、阻塞性睡眠呼吸暂停综合征的影像学评估等；在格式方面采用提纲式，层次分明，要点突出，避免长篇大论，令人一目了然，此为本书的一大亮点，实用性及可读性极强。

尽管编委已倾尽全力于本书的编写，但由于时间较短，能力有限，难免存在不妥及谬误之处，恳请各位同道及专家给予指正。

目　　录

眼部影像学

耳部影像学

鼻和鼻窦影像学

28

鼻及鼻窦常见手术后影像表现　…　**337**

咽部影像学

29

咽部影像检查方法　……………　**342**

30

咽部影像解剖　……………………　**345**

31

咽部先天性囊肿　…………………　**351**

32

咽部异物　……………………………　**357**

33

咽部感染　……………………………　**359**

34

肿瘤及肿瘤样病变　………………　**368**

喉部影像学

口腔颌面影像学

颈部影像学

颅底影像学

眼部影像学

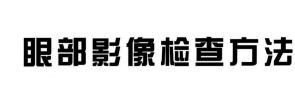

眼部影像检查方法

第1节 X线

【概述】
- 既往X线是最基本的影像检查方法
- 可用于眼眶骨质改变、眼眶自然通道的扩大以及眼眶异物的检查
- 常见的眼眶改变为眶腔扩大或变形、眶内密度增高、眶内积气、眶壁骨折、眼眶骨质增生、眼眶溶骨性骨质破坏、视神经孔或眶上裂扩大等
- 由于CT、MRI密度分辨率高，眼眶X线平片已逐渐淘汰

【眼眶正位片】
- 即柯氏位，又称为Caldwell位、鼻颌位或后前23°位片
- 患者俯卧，头矢状面与床面垂直，中心线向足侧倾斜23°
- 眼眶X线检查常规体位，可显示双侧眼眶及鼻旁窦骨质情况
- 用于检查眼眶骨折、眼球及眼眶不透X线异物等

【眼眶侧位片】
- 通常结合眼眶正位片观察
- 患者俯卧，头矢状面与床面平行，中心线垂直于眼眶

- 用于观察眼眶不透X线异物、眼眶骨质病变的深度及其与蝶鞍的关系

【视神经孔片】
- 为眼眶斜位片，也称为Rhese位
- 患者俯卧，头微伸，头矢状面与床面呈53°
- 分别显示双侧视神经孔
- 视神经孔投影于眼眶的外下象限，呈圆形或卵圆形，边缘光滑整齐
- 直径约5mm
- 有时可见视神经孔下方眼动脉单独行走的小圆孔，两孔相连呈"8"字形

【眼球异物定位】
- 用于检查眼球不透X线（如重金属）及半透X线异物（如轻金属、含金属成分矿石或玻璃等）
- 目前常用两种方法：巴尔金扣圈法及缝圈法

【泪囊泪道造影】
- 使用水溶性造影剂应用滴注法或灌注法使泪囊及鼻泪管显影
- 拍摄眼眶正、侧位片
- 观察泪囊的大小和形态、泪道有否阻塞及阻塞的部位和程度

第2节 超声

【概述】
- 超声对眼球内病变、眼球生物测定、眼动脉血流动力学分析、眼眶病变以及不透X线和透

X线异物的定位均有帮助
- 超声引导下眼眶肿瘤的穿刺活检、穿刺抽吸治疗、眼球内及眼球壁异物的取出

- 对骨质改变显示差，需结合其他影像学检查

【应用于眼部的三类超声】

- A 型超声
  - 一维示波图像，用于显示眼球内结构的波形以及眼球的生物测量
- B 型超声
  - 二维图像，广泛应用于眼球、眼眶解剖结构的测量以及疾病的诊断

- 彩色多普勒超声
  - 简称彩超，能提供二维图像的形态学信息及血流动力学信息
- 超声生物显微镜（ultrasound biomicroscope，UBM）具有无损伤、准确性高、简便易行等优点，广泛用于青光眼、眼外伤、晶状体疾病等眼前节疾病的诊断

第 3 节　CT

【概述】

- 密度分辨率高
- 可早期显示细微的骨质破坏
- 对钙化敏感
- 多层面螺旋 CT 可行容积扫描后进行图像后处理

【眼眶检查技术】

　　需要同时行横断面及冠状面扫描或重建

横断面扫描

- 扫描体位
  - 仰卧位，左右对称
- 扫描基线
  - 听眶下线，与视神经走行方向一致
- 扫描范围
  - 眶上壁至眶下壁

冠状面扫描

- 扫描体位
  - 仰卧位或俯卧位
- 扫描基线
  - 垂直于听眶下线
- 扫描范围
  - 由鼻根至后床突

扫描条件

非螺旋方式扫描

- 电压 ≥ 120kV，电流 ≥ 100mA
- 层厚 2mm，层间距 2 ~ 5mm
- 视野（FOV）为（14×14）cm ~（20×20）cm
- 矩阵 ≥ 512×512
- 骨算法与软组织算法重建，骨算法需要边缘强化
- 骨窗：窗宽（3000 ~ 4000）Hu，窗位（500 ~ 700）Hu
- 软组织窗：窗宽（300 ~ 400)Hu，窗位（45 ~ 50）Hu

螺旋方式扫描

- 电压 ≥ 120kV，电流 ≥ 200mA
- 准直器宽度 1 ~ 2mm，重建间隔小于或等于准直器宽度的 50%
- FOV 为（14×14）cm ~（20×20）cm
- 矩阵 ≥ 512×512
- 骨算法与软组织算法重建，骨算法需要边缘强化
- 重组层厚 2 ~ 3mm，重组间隔 2 ~ 5mm
- 骨窗：窗宽 3000 ~ 4000Hu，窗位 500 ~ 700Hu
- 软组织窗：窗宽 300 ~ 400Hu，窗位 45 ~ 50Hu

【视神经管检查技术】

- 扫描基线
  - 横断面——鼻骨尖至后床突上缘连线
  - 冠状面——听眶下线的垂线

非螺旋方式扫描条件

- 电压 ≥ 120kV，电流 ≥ 100mA
- 层厚、层间距 1 ~ 2mm
- FOV 为（10×10）cm ~（14×14）cm
- 矩阵 ≥ 512×512
- 骨算法重建，边缘强化
- 窗宽 3000 ~ 400Hu，窗位 500 ~ 700Hu

螺旋方式扫描条件

- 电压 ≥ 120kV，电流 ≥ 200mA
- 准直器宽度 1mm，重建间隔小于或等于准直器宽度的 50%
- FOV 为（10×10）cm ~（14×14）cm
- 矩阵 ≥ 512×512
- 骨算法重建，边缘强化效应
- 骨窗：窗宽 3000 ~ 4000Hu，窗位 500 ~ 700Hu
- 重建横断面、冠状面基线分别为鼻骨尖至后床突上缘连线的平行线及听眶下线的垂线

- 重组层厚 1mm，重组间隔 1mm

【增强扫描】

- 用于眼眶软组织病变或血管性病变
- 推荐使用高压注射器
- 非离子型碘对比剂总量 80 ～ 100ml，速迭率（2.0 ～ 3.0）ml/s
- 延迟扫描时间依病变及设备情况而定

- 软组织算法重建

【CT 图像后处理】

- 多平面重组（multi-plane recombinant，MPR）
  - 二维图像，可任意方向重组
- 表面遮盖重建（surface shading display，SSD）或容积再现技术（volume rendering，VR）
  - 三维重建，图像立体、逼真

第 4 节　MRI

【概述】

- MRI 软组织分辨率高，无眶骨伪影干扰，对眼眶内结构的显示最佳
- 多方向扫描，可由多个角度观察，有利于准确判断病变的部位和范围
- 成像参数多，多种序列扫描，可借此判断病变的病理过程
- 无需注入造影剂，即可行血管成像
- 对钙化灶显示不如 CT
- 选择头颅正交线圈（或头颅多通道线圈），眼球或眶隔前结构可选择眼表面线圈

【检查技术】

- 扫描基线
  - 横断面为听眶下线

  - 冠状面为听眶下线的垂线
  - 斜矢状面平行于视神经长轴
- 扫描序列
  - 横断面采用 T1WI、T2WI
  - 冠状面、斜矢状面采用 T1WI
  - 脂肪抑制技术：增强扫描使用，低场或化学位移脂肪抑制技术效果较差者可行 STIR
  - 动态增强扫描
    - 梯度回波 T1WI，每个序列 20 ～ 30s，共扫描 10 次，间隔 20 ～ 30s
    - 层厚 3 ～ 5mm，层间距 0 ～ 0.5mm
    - FOV 为（16×16）cm ～（20×20）cm
    - 矩阵 ≥ 256×256

第 5 节　血管造影

【概述】

　　数字减影血管造影（digital subtraction angiography，DSA）被认为是诊断血管性病变的"金标准"，兼具诊断和介入治疗的双重作用

【眼动脉造影】

- 经股动脉穿刺行选择性颈内动脉或超选择性眼动脉插管造影
- 显示眼动脉瘤、眼动脉狭窄或动静脉瘘等血管

性病变

【眼眶静脉造影】

- 采用内眦静脉、额静脉或面静脉穿刺插管造影
- 显示眶内静脉曲张或颈动脉海绵窦瘘等静脉性病变

（黄砚玲）

眼眶影像解剖

第1节　影像解剖基础

一、眶壁解剖

- 四面锥体形的骨性空腔
- 由额骨、筛骨、蝶骨、泪骨、颧骨、上颌骨及腭骨7块骨围成
- 眶深40～50mm，眶内外壁夹角45°，容积约为30ml
- 包含眼球、视神经、眼外肌、泪腺、血管、神经及眶脂体等结构

眶上壁（眶顶）
- 由额骨眶部及蝶骨小翼构成
- 厚薄不均，脑回压迹处较薄，外伤后易发生骨折
- 泪腺窝-眶顶前外方额骨眶突之后，容纳泪腺
- 滑车小凹——眼眶内上角距眶缘约4mm处，为上斜肌滑车软骨环附着处
- 眶上切迹（眶上孔）——眶上壁前缘内中1/3交界处

眶下壁（眶底）
- 主要为上颌骨眶面，前外部为颧骨眶突，后部为腭骨眶突
- 有眶下沟通过，此处骨质较薄，易发生骨折

眶内壁
- 由上颌骨额突、泪骨、筛骨纸板及蝶骨体构成
- 筛骨纸板构成眶内壁的大部分，最薄，厚度仅0.2～0.4mm，是眶壁骨折最好发部位
- 有泪囊窝、筛前孔和筛后孔

眶外壁
- 前1/3为颧骨眶突，后2/3为蝶骨大翼的眶面构成
- 为眼眶骨壁最坚固厚实的部分

二、眶壁自然通道

眶上裂
- 位于眶外壁与眶上壁之间，是蝶骨大小翼间的裂隙
- 沟通眼眶与中颅窝
- 外侧段由硬脑膜封闭，无任何组织通过
- 内侧段通过动眼神经、滑车神经、三叉神经眼支、展神经、交感神经及眼上静脉
- 受损时出现眶上裂综合征，即眼痛、眼球固定、眼眶血液回流障碍、瞳孔散大及眼神经分布区感觉障碍等

眶下裂
- 位于眶外壁和眶下壁之间
- 由眶下沟向前形成眶下管，开口于眶下孔
- 其内有三叉神经上颌支及眼下静脉至翼丛的吻合支
- 沟通眼眶与翼腭窝和颞下窝

视神经管
- 由蝶骨小翼的两个根和蝶骨体外上面形成
- 向前、外并稍向下行，与正中矢状面约呈36°角
- 直径为4～6mm，长度为4～9mm
- 眶口为垂直椭圆形，中段为圆形，颅口为横的椭圆形
- 沟通眶腔与中颅窝

- 内衬蛛网膜、软脑膜及硬脑膜
- 通过视神经、眼动脉及交感神经

筛前管和筛后管

- 由额骨和筛骨组成
- 位于眶上壁和眶内壁交接处额筛缝或附近的额骨内
- 沟通眼眶和前颅窝
- 筛前管有筛前神经及筛前动脉通过
- 筛后管有筛后神经及筛后动脉通过

三、眶内容物

【眼球】

- 近似球形
- 横径和前后径约为 24mm
- 借眶筋膜、韧带与眶壁联系
- 眼球壁可分为 3 层
  - 外层前 1/6 为角膜，后 5/6 为巩膜
  - 中层为葡萄膜，又称色素膜，分为虹膜、睫状体和脉络膜 3 部分
  - 内层为视网膜
- 眼球内包含房水、晶状体和玻璃体 3 种透明物质，晶状体由透明的纤维组织构成，玻璃体由透明的凝胶组织构成

【视神经】

- 起自眼球视盘，止于视交叉
- 为视网膜神经节细胞轴突集合形成，为中枢神经系统白质纤维传导束，并非真正的神经，其中无施万细胞
- 表面有鞘膜，为脑膜的延续
- 全长 40 ～ 50mm，直径 3 ～ 4mm
- 根据解剖位置分为 4 段
  - 球壁段 长约 1mm
  - 眶内段 长约 25mm，"S"形迂曲走行
  - 管内段 长 5 ～ 6mm
  - 颅内段 长约 10mm

【眼外肌】

　　包括 4 条直肌、2 条斜肌及 1 条上睑提肌

上直肌

- 于视神经管外上方起始于总腱环的上部及视神经鞘
- 向前行于上睑提肌下方，穿球筋膜囊，附于巩膜上方

- 长约 41.8mm，宽约 10.6mm
- 由动眼神经上支支配
- 主要负责眼球上转，副功能为内收和内旋

下直肌

- 起于总腱环下部，附于巩膜下方
- 由动眼神经下支支配
- 长约 40mm，宽约 10mm
- 主要负责眼球下转，副功能为内收和外转

内直肌

- 起于总腱环及视神经鞘，附于巩膜鼻侧
- 由动眼神经下支支配
- 长约 40.8mm，宽约 10.5mm
- 上方为上斜肌
- 负责眼球内收

外直肌

- 起于总腱环，附于巩膜颞侧
- 由展神经支配
- 长约 40.6mm，宽约 9mm
- 负责眼球外展

上斜肌

- 为肌肉最薄、肌腱最长的眼外肌
- 起于总腱环的内上部及视神经管上缘的眶骨膜，在眼眶内上隅角处前行达滑车，穿过滑车向后向外转折，在上直肌之下附于巩膜后外上象限
- 由滑车神经支配
- 主要负责眼球下转，副功能为外展和内旋

下斜肌

- 唯一起源于眼眶前部的眼外肌
- 起于鼻泪管上端开口外侧的上颌骨眶面，向后向外行于下直肌和眶下壁之间，附于巩膜后外下象限
- 由动眼神经下支支配
- 主要负责眼球上转，副功能为外展及外旋

上睑提肌

- 起于视神经孔前上方的蝶骨小翼下面
- 位于上直肌上方，混入上直肌，前方成为腱膜止于上睑的皮肤和上睑板
- 由动眼神经支配
- 上睑提肌与眶上壁之间有滑车神经、额神经和眶上血管
- 负责上眼睑提起

【泪器】

泪腺

- 位于眶顶前外方的泪腺窝中
- 分为眶部及睑部，眶部位于后上部，占腺体2/3 睑部较小，位于前下部，占腺体的1/3
- 形如扁桃，约20mm×10mm
- 分泌泪液以湿润眼球

泪囊

- 位于泪骨和上颌骨额突构成的泪囊窝内
- 为一膜性囊，上部为盲端，下部移行于鼻泪管
- 平均长径约12mm，前后径为4～8mm，宽为2～3mm

鼻泪管

- 纵行膜性管道
- 上部包埋于骨性鼻泪管中，下部在鼻腔外侧壁黏膜深面，末端开口于下鼻道的外侧壁
- 长31～35mm，直径约4mm

【眶脂体】

- 充满眼眶各结构之间的间隙中
- 由脂肪小叶构成，位于肌锥内间隙者连接疏松，位于肌锥外间隙者结合较紧密
- 保护及衬垫眼眶内各种结构

【血管】

眼动脉

- 起自颈内动脉
- 在视神经鞘内视神经的内下方走行，与视神经一起经视神经管入眶
- 入眶后穿出视神经鞘并转至视神经的外侧、上方及内侧前行
- 最重要分支为视网膜中央动脉，营养视网膜内层

眼上静脉

- 海绵窦的属支
- 位于上直肌与视神经之间
- 经眶上裂入海绵窦

眼下静脉

- 来源于眼睑底部弥漫的血管丛
- 汇合为两支，主支与眼上静脉吻合入海绵窦，另一小支经眶下裂入翼丛

【神经】

- 动眼神经
  - 支配内直肌、上直肌、下直肌、下斜肌和上睑提肌
- 滑车神经
  - 支配上斜肌
- 三叉神经眼支
  - 负责眼眶和眼睑的感觉，入眶后分为泪腺神经、额神经和鼻睫神经
- 三叉神经上颌支
  - 通过圆孔入翼腭窝，经眶下裂入眶称之为眶下神经，经眶下沟（管）分布于下睑、鼻外及上唇的皮肤
- 展神经
  - 支配外直肌

四、眼眶间隙

肌锥内间隙

- 四条直肌及肌间纤维鞘膜围成的四方锥形体
- 主要包含眶脂体、视神经、眼动脉、眼上静脉和眼下静脉等
- 良性肿瘤好发，如海绵状血管瘤、神经鞘瘤、视神经胶质瘤及脑膜瘤等
- 肌锥内间隙肿瘤典型症状为眼球向正前方突出，即"轴性突出"，眼球运动多不受很大影响，而视力早期减退

肌锥外间隙

- 4条直肌及肌间纤维鞘膜所构成的肌锥与眶骨膜之间的间隙，主要由脂肪充填，前界为眶隔
- 肌锥外肿瘤典型症状为眼球突出并向一侧偏斜，眼球运动早期受累
- 多为恶性肿瘤，如恶性淋巴瘤、转移瘤、绿色瘤及各种肉瘤

骨膜下间隙

- 介于眶骨膜与眶壁之间的潜在腔隙
- 好发额窦或筛窦黏液囊肿向眶内侵犯、骨膜下脓肿、骨瘤或鼻腔鼻窦恶性肿瘤侵犯

球筋膜囊间隙

- 又称Tenon囊或巩膜周围间隙
- 自角膜缘到视神经为一层纤维组织性薄膜的潜在性间隙
- 固定眼球，并具有屏障作用，分隔眼球和眼眶
- 好发炎症、绿色瘤或恶性淋巴瘤

五、眼睑

- 由外至内分层：皮肤、皮下结缔组织层、肌层、纤维层和睑结膜
- 纤维层：由眶隔及睑板构成
  - 眶隔：睑板向眶缘延伸、与眼眶骨膜相连

的结缔组织膜，形成隔前间隙和隔后间隙，具有屏障作用，阻止炎症、出血或肿瘤在两者间相互蔓延

- 睑板：致密结缔组织和丰富的弹力纤维构成眼睑的支架，分布大量睑板腺

第2节　CT影像解剖

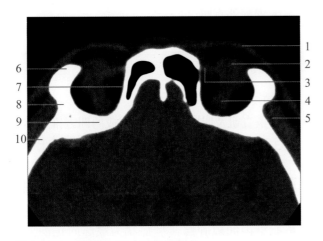

图 2-2-1　横断面 CT（滑车层面）
1. 上眼睑；2. 眼球；3. 滑车；4. 上直肌；5. 颞窝；6. 额骨眶突；7. 眶内壁；8. 眶外壁；9. 眶上壁；10. 蝶骨大翼

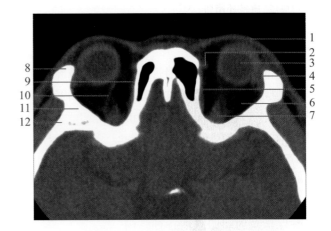

图 2-2-2　横断面 CT（眼上静脉层面）
1. 上眼睑；2. 滑车；3. 眼球；4. 泪腺；5. 上斜肌；6. 眶内脂肪；7. 上直肌；8. 额骨眶突；9. 眶内壁；10. 眼上静脉；11. 眶外壁；12. 蝶骨大翼

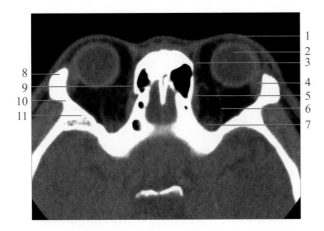

图 2-2-3　横断面 CT（上斜肌层面）
1. 上眼睑；2. 眼球；3. 滑车；4. 泪腺；5. 上斜肌；6. 眼上静脉；7. 上直肌；8. 额骨眶突；9. 眶内壁；10. 眶外壁；11. 蝶骨大翼

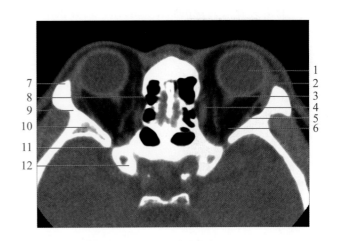

图 2-2-4　横断面 CT（眶上裂层面）
1. 眼球；2. 泪腺；3. 视神经；4. 上直肌；5. 外直肌；6. 肌锥内脂肪；7. 额骨眶突；8. 眶内壁；9. 眶外壁；10. 蝶骨大翼；11. 眶上裂；12. 蝶骨小翼

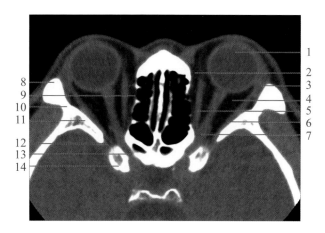

图 2-2-5　横断面 CT（视神经管层面）
1. 眼球；2. 肌锥外脂肪；3. 泪腺；4. 肌锥内脂肪；5. 内直肌；6. 外直肌；7. 视神经；8. 额骨眶突；9. 眶内壁；10. 眶外壁；11. 蝶骨大翼；12. 眶上裂；13. 视神经管；14. 前床突

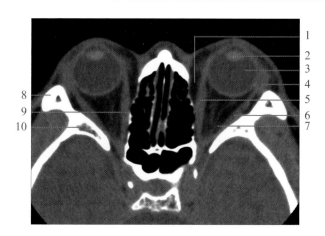

图 2-2-6　横断面 CT（视神经下方层面）
1. 肌锥外脂肪；2. 晶状体；3. 眼球；4. 泪腺；5. 内直肌；6. 外直肌；7. 肌锥内脂肪；8. 颧骨眶突；9. 眶内壁；10. 蝶骨大翼

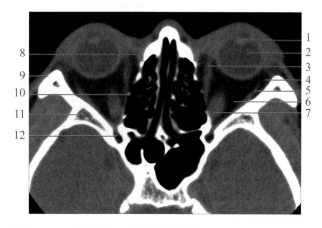

图 2-2-7　横断面 CT（眶下裂层面）
1. 晶状体；2. 眼球；3. 内直肌；4. 肌锥内脂肪；5. 外直肌；6. 肌锥外脂肪；7. 下直肌；8. 泪囊；9. 颧骨眶突；10. 眶内壁；11. 蝶骨大翼；12. 眶下裂

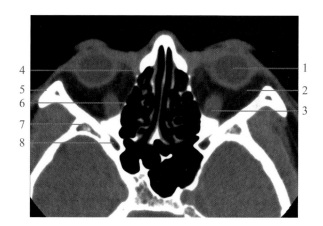

图 2-2-8　横断面 CT（下直肌层面）
1. 眼球；2. 眼眶内脂肪；3. 下直肌；4. 泪腺；5. 颧骨眶突；6. 眶内壁；7. 蝶骨大翼；8. 翼腭窝

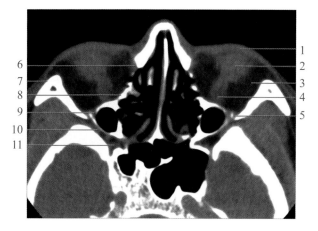

图 2-2-9　横断面 CT（眼球下缘层面）
1. 下眼睑；2. 眼球；3. 眼眶内脂肪；4. 下直肌；5. 眶下裂；6. 泪囊；7. 颧骨眶突；8. 眶下壁；9. 眶下沟；10. 翼上颌裂；11. 翼腭窝

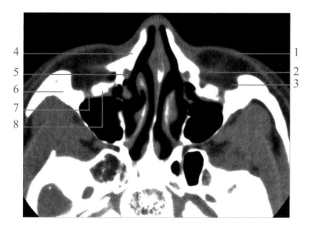

图 2-2-10　横断面 CT（鼻泪管层面）
1. 下眼睑；2. 下斜肌；3. 眼眶内脂肪；4. 上颌骨额窦；5. 鼻泪管；6. 颧骨眶突；7. 眶下沟；8. 眶下壁

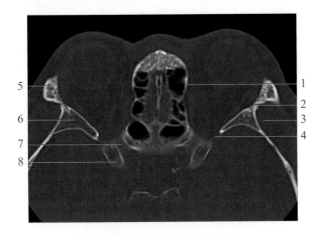

图 2-2-11 横断面CT骨窗（眶上裂层面）
1. 眶内壁；2. 眶外壁；3. 颞窝；4. 眶上裂；5. 额骨眶突；6. 蝶骨大翼；7. 视神经管；8. 前床突

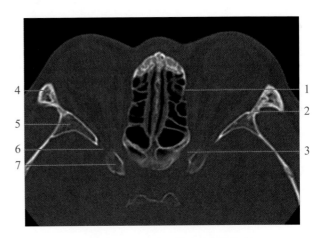

图 2-2-12 横断面CT骨窗（视神经管层面）
1. 眶内壁；2. 眶外壁；3. 视神经管；4. 额骨眶突；5. 蝶骨大翼；6. 眶上裂；7. 前床突

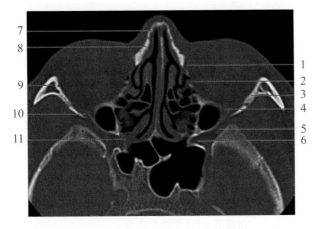

图 2-2-13 横断面CT骨窗（眼球下缘层面）
1. 泪囊窝；2. 眶内壁；3. 眶外壁；4. 眶下沟；5. 翼上颌裂；6. 翼腭窝；7. 鼻骨；8. 上颌骨额突；9. 颧骨眶突；10. 眶下裂；11. 蝶腭孔

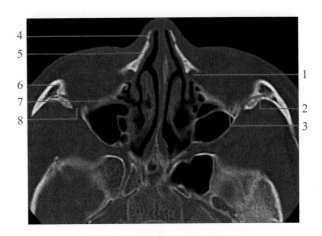

图 2-2-14 横断面CT骨窗（鼻泪管层面）
1. 鼻泪管；2. 颧面管；3. 眶下沟；4. 鼻骨；5. 上颌骨额突；6. 颧骨眶突；7. 眶下壁；8. 眶下裂

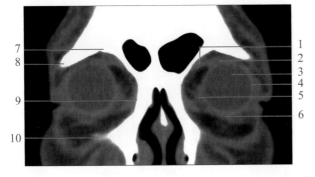

图 2-2-15 冠状面CT（上斜肌层面）
1. 上斜肌；2. 上直肌；3. 眼球；4. 泪腺；5. 内直肌；6. 下直肌；7. 眶上壁；8. 额骨眶突；9. 眶内壁；10. 眶下缘

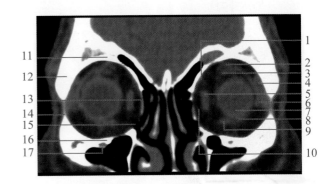

图 2-2-16 冠状面CT（泪腺层面）
1. 上斜肌；2. 提上睑肌；3. 上直肌；4. 泪腺；5. 内直肌；6. 外直肌；7. 眼球；8. 下直肌；9. 下斜肌；10. 肌锥外脂肪；11. 眶上壁；12. 额骨眶突；13. 眶内壁；14. 眶外壁；15. 内下壁隅角；16. 眶下壁；17. 眶下管

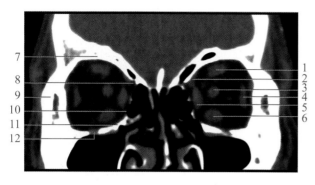

图 2-2-17　冠状面 CT（筛前管层面）

1. 眼上肌群；2. 上斜肌；3. 视神经；4. 外直肌；5. 内直肌；6. 下直肌；7. 眶上壁；8. 筛前管；9. 眶外壁；10. 肌锥外脂肪；11. 眶下壁；12. 眶下沟

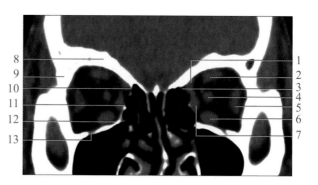

图 2-2-18　冠状面 CT（筛后管层面）

1. 上斜肌；2. 眼上肌群；3. 筛后管；4. 视神经；5. 外直肌；6. 下直肌；7. 内直肌；8. 眶上壁；9. 眶外壁；10. 内上壁隅角；11. 眶内壁；12. 内下壁隅角；13. 眶下沟

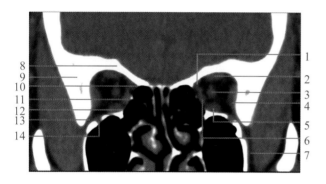

图 2-2-19　冠状面 CT（眶下裂层面）

1. 上斜肌；2. 眼上肌群；3. 视神经；4. 外直肌；5. 下直肌；6. 内直肌；7. 颞下窝；8. 眶上壁；9. 眶外壁；10. 内上壁隅角；11. 眶内壁；12. 内下隅角；13. 眶下裂；14. 眶下管

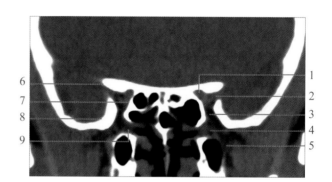

图 2-2-20　冠状面 CT（眶尖层面）

1. 视神经管；2. 眶上裂；3. 眶下裂；4. 翼腭窝；5. 颞下窝；6. 蝶骨小翼；7. 眶内壁；8. 蝶骨大翼；9. 蝶腭孔

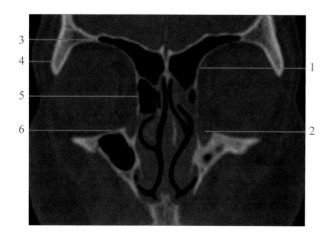

图 2-2-21　冠状面 CT 骨窗（鼻泪管层面）

1. 内上壁隅角；2. 鼻泪管；3. 眶上壁；4. 额骨眶突；5. 眶内壁；6. 眶下壁

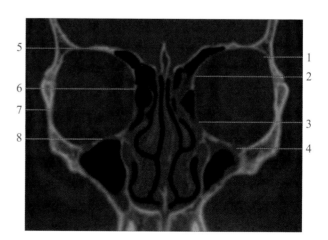

图 2-2-22　冠状面 CT 骨窗（泪腺窝层面）

1. 泪腺窝；2. 内上壁隅角；3. 内下壁隅角；4. 眶下管；5. 眶上壁；6. 眶内壁；7. 眶外壁；8. 眶下壁

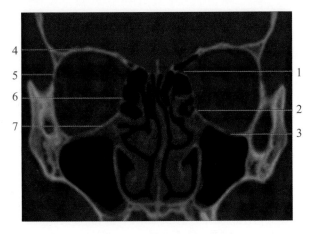

图 2-2-23 冠状面 CT 骨窗（筛前管层面）
1. 筛前管；2. 内下壁隅角；3. 眶下沟；4. 眶上壁；5. 眶外壁；
6. 眶内壁；7. 眶下壁

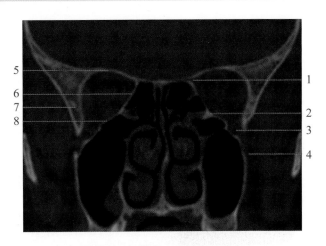

图 2-2-24 冠状面 CT 骨窗（筛后管层面）
1. 筛后管；2. 内下壁隅角；3. 眶下裂；4. 颞下窝；5. 眶上壁；
6. 眶内壁；7. 眶外壁；8. 眶下壁

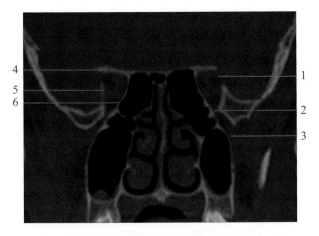

图 2-2-25 冠状面 CT 骨窗（眶上裂层面）
1. 眶上裂；2. 眶下裂；3. 颞下窝；4. 蝶骨小翼；5. 蝶骨大翼；
6. 眶内壁

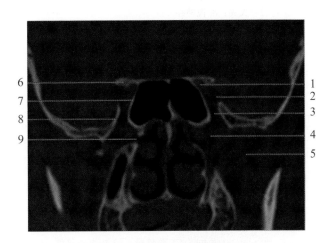

图 2-2-26 冠状面 CT 骨窗（眶尖层面）
1. 视神经管；2. 眶上裂；3. 眶下裂；4. 翼腭窝；5. 颞下窝；6. 蝶
骨小翼；7. 眶内壁；8. 蝶骨大翼；9. 蝶腭孔

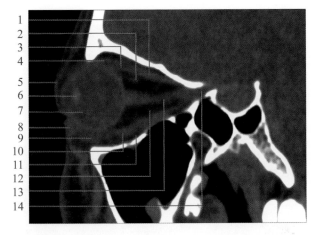

图 2-2-27 矢状面 CT（视神经层面）
1. 眼上肌群；2. 眼上静脉；3. 上直肌；4. 提上睑肌；5. 上眼睑；
6. 晶状体；7. 眼球；8. 下眼睑；9. 下斜肌；10. 下直肌；11. 肌锥
外脂肪；12. 肌锥内脂肪；13. 视神经；14. 视神经管

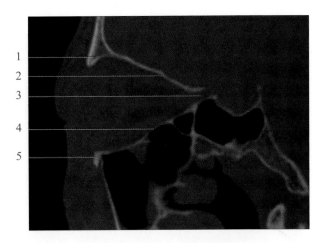

图 2-2-28 矢状面 CT 骨窗（视神经管层面）
1. 眶上缘；2. 眶上壁；3. 视神经管；4. 眶下壁；5. 眶下缘

第 3 节　MRI 影像解剖

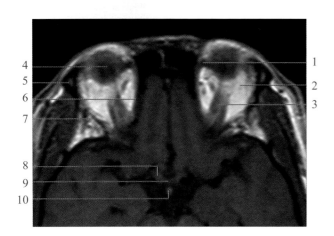

图 2-3-1　横断面 MR T1WI（滑车层面）
1. 滑车；2. 眼眶内脂肪；3. 上直肌；4. 眼球；5. 额骨眶突；6. 眶内壁；7. 蝶骨大翼；8. 视神经颅内段；9. 视交叉；10. 垂体柄

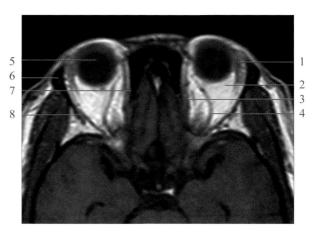

图 2-3-2　横断面 MR T1WI（眼上静脉层面）
1. 泪腺；2. 肌锥内脂肪；3. 上斜肌；4. 眼上静脉；5. 眼球；6. 额骨眶突；7. 眶内壁；8. 蝶骨大翼

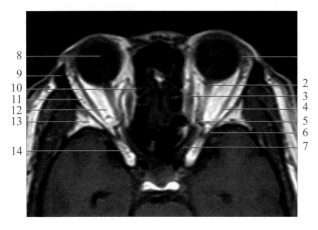

图 2-3-3　横断面 MR T1WI（视神经管层面）
1. 泪腺；2. 视神经；3. 内直肌；4. 外直肌；5. 眼动脉；6. 眶上裂；7. 视神经管；8. 眼球；9. 额骨眶突；10. 眶内壁；11. 肌锥外脂肪；12. 肌锥内脂肪；13. 蝶骨大翼；14. 蝶骨小翼

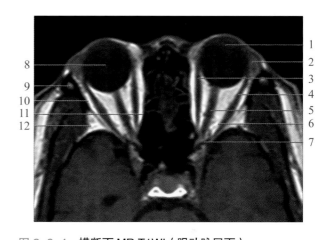

图 2-3-4　横断面 MR T1WI（眼动脉层面）
1. 晶状体；2. 泪腺；3. 内直肌；4. 外直肌；5. 视神经；6. 肌锥内脂肪；7. 眼动脉；8. 眼球；9. 额骨眶突；10. 肌锥外脂肪；11. 眶内壁；12. 蝶骨大翼

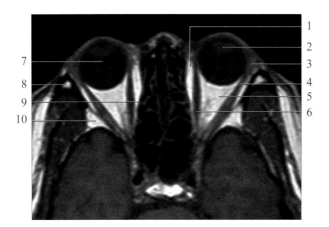

图 2-3-5　横断面 MR T1WI（视神经下方层面）
1. 肌锥外脂肪；2. 晶状体；3. 泪腺；4. 外直肌；5. 肌锥内脂肪；6. 内直肌；7. 眼球；8. 额骨眶突；9. 眶内壁；10. 蝶骨大翼

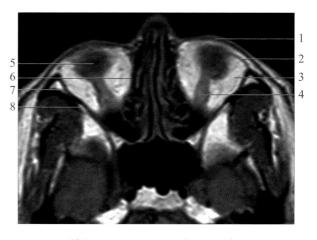

图 2-3-6　横断面 MR T1WI（下直肌层面）
1. 下眼睑；2. 眶隔；3. 眼眶内脂肪；4. 下直肌；5. 眼球；6. 眶内壁；7. 颧骨眶突；8. 蝶骨大翼

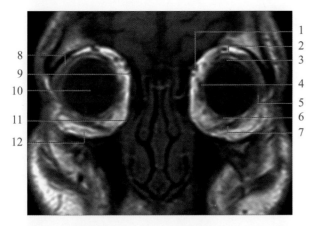

图 2-3-7　冠状面 MR T1WI（泪腺层面）
1. 上斜肌；2. 提上睑肌；3. 上直肌；4. 内直肌；5. 外直肌；6. 下直肌；7. 下斜肌；8. 泪腺；9. 内上壁隔角；10. 眼球；11. 内下壁隔角；12. 肌锥外脂肪

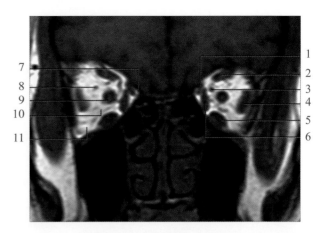

图 2-3-8　冠状面 MR T1WI（球后肌锥层面）
1. 上斜肌；2. 眼上肌群；3. 眼动脉；4. 外直肌；5. 下直肌；6. 内直肌；7. 筛后管；8. 眼上静脉；9. 视神经；10. 肌锥内脂肪；11. 肌锥外脂肪

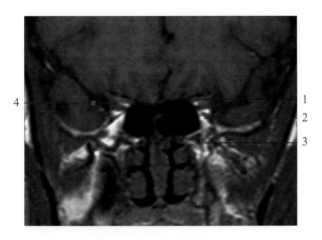

图 2-3-9　冠状面 MR T1WI（眶尖层面）
1. 视神经；2. 眶下裂；3. 翼腭窝；4. 眶上裂

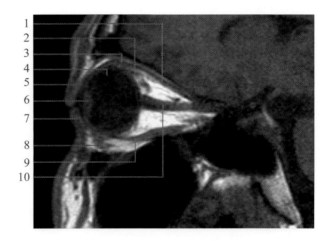

图 2-3-10　矢状面 MR T1WI（视神经层面）
1. 眼上肌群；2. 上直肌；3. 提上睑肌；4. 眼球；5. 上眼睑；6. 晶状体；7. 下眼睑；8. 下斜肌；9. 下直肌；10. 视神经

（黄砚玲）

眼 部 外 伤

3

第 1 节　眼部异物

【概念与概述】

　　眼部异物（ocular foreign body）是指外来物体在眼内或眶内的存留

- 异物种类
  - 金属类
    - 磁性异物，如铁、铁合金等
    - 非磁性异物，如铜、铅、铝、不锈钢等
  - 非金属类
    - 植物性，如木质、竹刺等
    - 非植物性，如玻璃、石片等

【病理与病因】

- 病因学
  - 碎屑击伤、爆炸伤、枪弹伤
- 流行病学
  - 常发生于劳动过程中，工业伤和农业伤占80% 以上
  - 金属异物占 2/3，非金属异物占 1/3
  - 入眼部位：角膜多于巩膜

【大体病理及手术所见】

- 机械性损伤、眼环撕裂、球内出血等
- 植物和动物性异物具有生物学效应，易引起炎症反应
- 金属异物引起化学性损害，如眼铁质沉着症、眼铜质沉着症

【临床表现】

临床特点

- 最常见体征／症状
  - 眼睑肿胀、眼部疼痛、不能睁眼
  - 视力下降、复视、斜视、眼球运动障碍

疾病人群分布

- 年龄
  - 发生于任何年龄
  - 20 ~ 60 岁最多见，占70% 以上
- 性别
  - 男性多于女性，2：1

【自然病史与预后】

- 引起球内出血、外伤性白内障、视网膜脱离，导致视力严重受损
- 异物长期存留易引起眼内感染、眼球萎缩
- 正确方法及时摘除异物，预后良好

【治疗】

- 原则上手术摘除异物
  - 位于眼前段者采用角巩膜缘切口取出异物
  - 位于眼后段者则采用经睫状体扁平部的电磁铁吸出或玻璃体手术取出异物
  - 眶内较小的金属、沙石、玻璃异物，如无明显症状，可以不取出

【影像表现】

概述

- 最佳诊断依据：眼部异物影
- 部位
  - 眼球内或球壁
  - 眼眶内眼球外
- 大小
  - 大小不等，从数毫米到数厘米
- 形态学
  - 多种形态，圆形、椭圆形、条形、不规则形等

X 线表现

- 按异物吸收 X 线的程度
  - 不透光异物（阳性异物）：完全吸收 X 线，呈致密影，如铁屑、矿石、铅弹等
  - 半透光异物：部分吸收 X 线，呈密度较淡阴影，如铝、矿砂、石片及玻璃屑等
  - 透光异物（阴性异物）：不吸收 X 线，完全不显影，如木屑、竹刺、树枝等
- 异物定位法
  - X 线直接定位法
    - 在正位和侧位 X 线片上直接测量出异物位置
  - 几何定位法
    - 在不同角度投照的两张照片上测量异物的位置
  - 生理学定位法
    - 保持 X 线球管和患者的头部固定不动，让眼球转动至不同位置，摄两个或多个位置照片，用于确定异物在眼球内、眼球壁或眼球外，也用于多个异物的定位
  - 薄骨定位法
    - 仅通过眶外壁较薄的骨板投照定位
  - 无骨定位法
    - 无骨定位时 X 线完全不通过骨组织，仅仅通过眼球投影于胶片上
  - 方格定位法
    - 由 10 个小方格的金属网组成，摄片时将其固定在距异物最近的巩膜上
  - 漂浮异物定位法
    - 摄取不同体位的 4 张照片，用于判断异物是否在玻璃体内漂浮以及漂浮的幅度、范围，何种体位时异物距眼球壁最近或最远
- 不透光和半透光异物可在 X 线片上直接显示，呈高密度或稍高密度阴影

CT 表现

- 异物定位法
  - 横断位图像测量：测量异物距巩膜外沟或角膜顶点的前后垂直距离
  - 冠状位图像测量：先找出眼环的中心，测量异物所在的径线和异物与矢状轴的距离
- 平扫 CT
  - 眼球内、球壁、球外眶内单独或同时出现异常密度影
  - 金属性异物表现为眼内或眶内极高密度影，CT 值在 2000Hu 以上，伴有放射状伪影
  - 非金属异物如玻璃、石块、沙子等呈高密度影，CT 值在 300Hu 以上
  - 塑料和植物类异物表现为低密度影，前者 CT 值在 0 ~ 20Hu，后者在 −199 ~ −50Hu
  - 眼环增厚、晶状体形态和密度异常、可伴随眶壁骨折等

MRI 表现

- 平扫
  - 绝大多数异物表现为信号缺失，玻璃体内异物在 T2WI 和质子密度加权像上显示好，呈低信号改变。
  - 眶内脂肪呈高信号，T1、T2、质子密度加权像均能显示低信号的眶内异物
  - 巩膜呈低信号，小的球壁异物易漏诊

超声表现

- 玻璃体内金属或沙石异物显示为强回声光斑或光点，而塑料、玻璃、木材等表现为较强光斑或光点
- 接近球壁异物可伴有后方声影。当异物嵌顿于眼球壁时，光斑缺乏后运动，且后方声影明显眶内较小异物超声检查难以发现，当异物导致眶内炎症、脓肿形成时，声像图上可显示为眶脂体内不规则形弱回声区，其中见强回声光斑或光团

推荐影像学检查

- 最佳检查方法：平扫 CT
- 备忘建议
  - MRI 和超声有助于了解精细的软组织结构受损情况

诊断与鉴别诊断精要

- 明确外伤史，眼部异常密度、信号或者回声影，考虑异物存在

典型病例

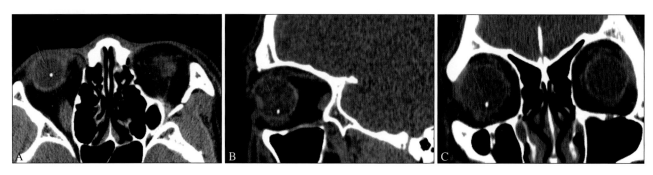

图 3-1-1　右眼球内异物（碎石片）
A. 横断位 CT；B. 矢状位 CT；C. 冠状位，显示右侧眼球内可见点状高密度影（箭头）

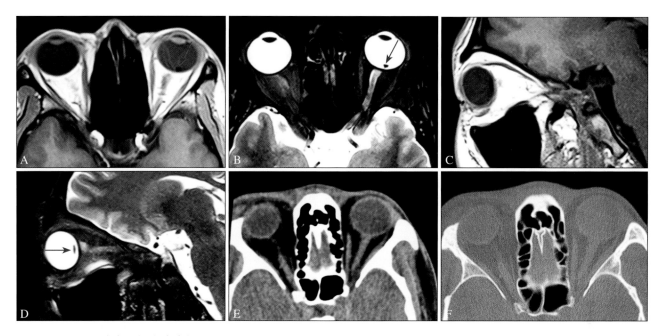

图 3-1-2　左眼球内异物（玻璃）
A. 横断面 T1WI，左侧眼球近后壁处点状低信号（箭头）；B. 横断面 T2WI，异物仍为低信号（箭头）；C ~ D. 矢状面 T1WI 及 T2WI，显示异物位于近眼球后壁处，均为低信号；E ~ F. 横断面 CT 平扫。骨窗及软组织窗均未能显示异物

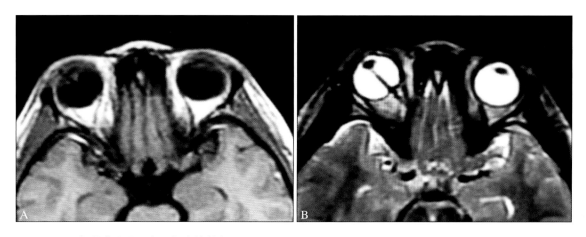

图 3-1-3　右眼球及眼眶内异物（竹针）
A. 横断位 T1WI，右眼球内条状低信号；B. 横断位 T2WI，条状低信号影贯穿眼球向后达球后脂肪间隙

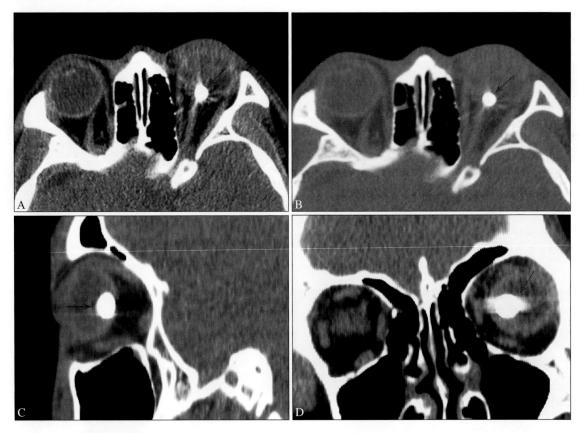

图 3-1-4　眼球壁异物（金属）

A. 横断面 CT（软组织窗），左侧眼球后壁类圆形高密度影，伴周围放射状伪影（箭头）；B. 横断面 CT（骨窗），异物密度均匀，高于骨骼；C. 矢状面 CT，示异物位于眼球后壁；D. 冠状面 CT

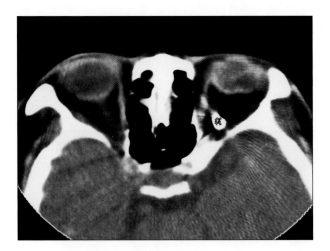

图 3-1-5　左眼眶内阳性异物

CT 平扫示左侧眼眶内可见环形高密度影

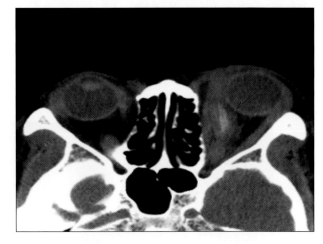

图 3-1-6　眼眶异物（木条）

横断面 CT 示左侧球后脂肪间隙条状稍高密度影（箭头）

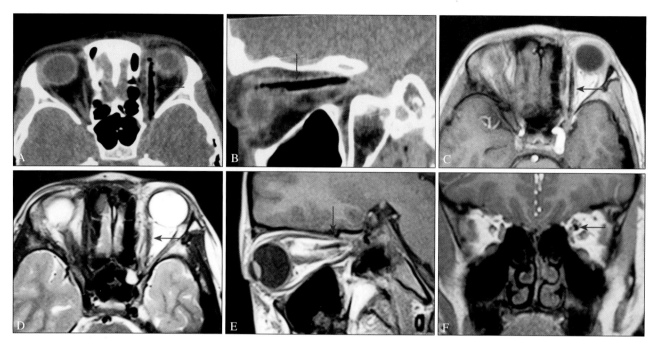

图 3-1-7　左眼眶内阴性异物

A. 横断位 CT，左侧眼眶内可见条状低密度影（箭头）；B. 矢状位 CT，异物位于眼眶上象限；C. 横断位 T1WI，左侧眼眶内异物呈低信号；
D. 横断位 T2WI，异物仍为低信号；E. 矢状位 T1WI；F 冠状位 T1WI

重点推荐文献

[1] 王晋祖，陆建平，张伟英，汪浩，储浩，汪波，刘伟.
多层螺旋 CT 对眼球异物的检出和定位价值 [J]. 中国
医学影像学杂志，2007，02：81-85.

[2] 刘启芬，李恕清. 螺旋 CT 多平面重组对眼眶异物的诊

断价值 [J]. 医学影像学杂志，2008，04：366-369.

[3] 曹庆选，李文华，沈其杰，纪洋，徐培国，林治平，
崔新建. 眼异物的 CT 诊断（附 20 例报告）[J]. 医学
影像学杂志，2002，01：64-65.

第 2 节　眼球损伤

【概念】

　　外力作用下，眼球发生的挫伤、裂伤和穿通伤
统称为眼球损伤

【病理与病因】

- 病因学
  - 眼球挫伤、裂伤多由钝器伤和爆炸伤引起
  - 锐利或高速飞溅的物体最易穿破球壁而造
    成穿通性眼球外伤
- 流行病学
  - 比较常见的眼外伤病变
  - 约占眼外伤的 15.3%

【大体病理及手术所见】

- 轻度：眼环轻度增厚、晶状体脱位、前房加
  深等
- 中度：球内出血、积气、眼环多处断裂、视网
  膜剥离、晶状体消失、眼球轻度变形等

- 重度：眼球严重变形、内部密度不均、球壁不
  规则、甚至内部结构无法辨认

【临床表现】

临床特点

- 最常见体征 / 症状
  - 眼环增厚、断裂，眼球体积增大、缩小或
    变形
  - 视力骤降或丧失

疾病人群分布

- 年龄
  - 发生于任何年龄，高发年龄为 1 ～ 10 岁和
    21 ～ 40 岁
- 性别
  - 男性发生率远大于女性，男性是女性的
    6 ～ 8 倍

【自然病史与预后】

- 视力下降逐渐加重，易伴发眼内感染
- 部分病例经及时恰当的处理，视力明显改善
- 重度损伤者常导致失明

【治疗】

- 轻度眼球损伤，行临床清创、缝合修补术
- 中度损伤，常规清创术后，异物摘除并行硅油充填，恢复眼球形态
- 重度损伤，眼球破裂、大量眼球内容物脱出，无法修复，多行眼球摘除术

【影像表现】

概述

- 最佳诊断依据：眼球形态或密度异常
- 部位
  - 眼球壁或（和）眼球内
  - 眼球的前部损伤更常见
- 大小
  - 眼球部分受损或眼球破裂
- 形态学
  - 眼环增厚、眼环断裂、眼球变形

CT 表现

- 平扫 CT
  - 眼环增厚或球壁分离
  - 前房加深或变浅，加深由前房积血所致，变浅提示房水外溢
  - 晶状体脱落及晶体破裂
    - 脱位、脱落时伴发前房消失
    - 晶体囊破裂时，由于房水的侵入，晶状体体积增大、密度减低
  - 玻璃体溢出时眼球缩小，玻璃体内出血表现为眼球增大、密度增高
  - 眼球破裂：眼环断裂、眼内异物及积气、晶体脱位、脱落及破裂，眼球变形、缩小

MRI 表现

- T1WI
  - 眼环增厚、断裂呈低信号
  - 眼球内出血呈高信号或稍高信号
- T2WI
  - 眼环呈高信号
  - 球内出血等信号或低信号

超声表现

- 眼球壁破裂表现为眼球壁带状回声连续性中断，周围软组织间隙可出现无回声区
- 视网膜、脉络膜脱离表现为细带状强回声，形状多较规则，与视盘或球壁相连
- 晶体回声增强，玻璃体内不同程度的斑点状、细带状异常回声

推荐影像学检查

- 最佳检查方法：平扫 CT
- 备忘建议
  - 超声或 MRI 有助于诊断

诊断与鉴别诊断精要

出现以下任一异常，要考虑眼球损伤

- 眼环增厚，一处或多处断裂
- 晶状体脱落、破裂，玻璃体积血
- 眼球体积增大或缩小，外形改变

典型病例

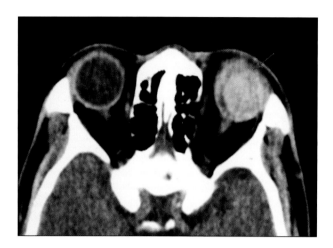

图 3-2-1　左眼玻璃体腔出血
横断位 CT，左眼铁棒伤，左眼玻璃体腔密度增高

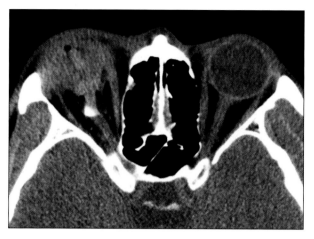

图 3-2-2　右侧眼球贯通伤
横断位 CT 示右眼球变形、玻璃体内积气积血，晶状体未显示，眼眶内可见高密度异物

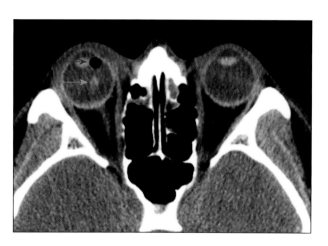

图 3-2-3　右眼玻璃体内积气、出血
横断位 CT 示右侧眼球玻璃体腔内圆形低密度（红箭头，积气）、高密度影（绿箭头，出血）

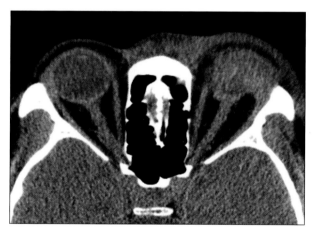

图 3-2-4　左侧眼球破裂
横断位 CT 示左眼球变形、玻璃体密度增高，晶状体未显示

重点推荐文献

[1] 张明，史大鹏，朱绍成等. 机械性眼球损伤的多层螺旋 CT 表现 [J]. 实用放射学杂志，2012，28（8）：1189-1191.

[2] 夏振铎，施裕新，管怀进等. 眼球损伤的 CT 诊断 [J].

实用放射学杂志，2000，16（9）：530-532.

[3] 李涛，张静. 多层螺旋 CT 多平面平行范围重建技术在眼部外伤中的临床应用 [J]. 实用放射学杂志，2006，22（2）：191-194.

第 3 节　眼部软组织损伤

【概念】

　　眼部软组织损伤是指外力作用下造成的眼部附属结构和眶内软组织的损伤。本节按眼睑损伤、泪腺损伤、视神经损伤进行分述

一、眼睑损伤

【病理与病因】
- 病因学
  - 各种外伤
- 流行病学
  - 几乎所有的眼外伤均伴有眼睑损伤

【大体病理与手术所见】
- 眼睑软组织缺损、皮肤裂开
- 眼睑局限或弥漫性肿胀

【临床表现】
临床特点
- 最常见体征与症状
  - 眼睑肿胀，睁眼困难

疾病人群分布
- 年龄
  - 见于任何年龄，中青年多见
- 性别
  - 男性＞女性，男性约占 70%

【自然病史与预后】
- 肿胀缓慢消退、血肿逐渐吸收，预后良好
- 严重损伤可发生眼睑皮肤和深部组织裂伤，常因伤口被污染而发生化脓性炎症

【治疗】
- 闭合性损伤无需特殊处理
- 开放性损伤需清创、缝合，抗生素预防感染

【影像表现】
概述
- 最佳诊断依据：软组织肿胀或缺损

- 部位
  - 上睑或下睑
- 大小
  - 爆炸伤，烧伤面积大、范围广，钝器伤次之，锐器伤范围局限

X 线表现
- X 线平片
  - 严重损伤表现为软组织肿胀或缺损，积气呈低密度

CT 表现
- CT 平扫
  - 眼睑肿胀，合并出血时则密度增高，合并皮下气肿时可见低密度影
- 二维、三维重建图像
  - 直观显示软组织损伤的范围

MRI 表现
- T1WI、T2WI
  - 软组织肿胀、层次不清，呈长 T1 长 T2 信号，合并出血时信号混杂

推荐影像学检查
- 单纯软组织挫伤一般不需行影像学检查，如需排除其他异常首选 CT

【鉴别诊断】
- 眼睑软组织感染
  - 无外伤史
  - 上睑或下睑单发病变

诊断与鉴别诊断精要

- 明确外伤史，眼睑肿胀或皮肤软组织缺损，考虑眼睑损伤
- 无外伤史，不考虑眼睑损伤

二、泪腺损伤

【病理与病因】
- 病因学
  - 拳击伤、砸伤、车祸伤等为常见原因
- 流行病学
  - 在眼外伤中并不少见，但常常被忽略
  - 占眼外伤的 6% ~ 7%

【大体病理及手术所见】
- 泪腺体积增大、移位
- 泪腺内碎骨块

【临床表现】

临床特点
- 最常见体征/症状
  - 泪腺区肿胀、脱离泪腺窝
  - 泪腺出血

疾病人群分布
- 年龄
  - 5～75岁，平均34岁
  - 青壮年最多见，占2/3
- 性别
  - 男性＞女性，约占80%

【自然病史与预后】
- 易引起慢性泪腺炎
- 泪腺移位至外眦部可能误诊为肿物被切除

【治疗】
- 一般保守治疗
- 严重损伤需要手术，泪腺脱垂应及时复位、加压治疗

【影像表现】

概述
- 最佳诊断依据：外伤后泪腺增大、移位，泪腺内高密度骨碎片
- 部位
  - 泪腺窝

- 大小
  - 较对侧体积增大
- 形态学
  - 椭圆形或不规则形

CT 表现
- 平扫CT
  - 泪腺体积增大、密度增高，有时见碎骨片
  - 泪腺轮廓不清，与肿胀的眼睑难区分
  - 泪腺向下方移位

MRI 表现
- T1WI
  - 等或高信号
- T2WI
  - 高信号，信号不均匀

推荐影像学检查
- 最佳检查方法：平扫CT
- 备忘建议
  - MRI有助于明确出血情况

【鉴别诊断】
- 炎性假瘤
  - 密度均匀、位置正常
  - 无外伤史
- 混合瘤
  - 形态规则、密度均匀
- 囊腺癌
  - 形态不规则，密度不均，内有坏死
  - 邻近骨质破坏

诊断与鉴别诊断精要

- 明确外伤史，泪腺增大、移位考虑泪腺损伤
- 无外伤史，不考虑泪腺损伤

三、视神经损伤

【病理与病因】
- 病因学
  - 车祸伤最常见，其次为高空坠落和跌倒
  - 头部、额部外伤，尤其眉弓颞上的撞击与打击是直接原因
- 流行病学
  - 颅脑闭合性损伤中占0.5%～5%

【大体病理及手术所见】
- 视神经撕裂、水肿、增粗
- 视神经鞘内淤血，视神经间隙出血和视神经出血性坏死

【显微镜下特征】

- 视神经脱髓鞘变性、神经元丧失

【临床表现】

临床特点

- 最常见体征 / 症状
  - 视力突然丧失
  - 瞳孔直接对光反应消失，间接反应存在，早期眼底可正常

疾病人群分布

- 年龄
  - 7 ~ 54 岁，平均 38 岁
  - 青壮年最多见，占 90%
- 性别
  - 男性＞女性，占 90% 左右

【自然病史与预后】

- 病情呈进行性加重

【治疗】

- 采用大剂量糖皮质激素配合脱水剂、血管扩张药、神经营养药保守治疗
- 1 ~ 2 周内进行手术，可行视神经鞘减压或视神经管减压手术。无光感者预后差，谨慎手术

【影像表现】

概述

- 最佳诊断依据：视神经增粗、扭曲
- 部位
  - 眶内段、管内段

CT 表现

- 平扫 CT
  - 视神经延长、扭曲或中断
  - 视神经增粗，局部密度增高
  - 可伴有视神经管骨折

MRI 表现

- T1WI
  - 部分病例信号无异常，部分病例出现局限性低信号
- T2WI
  - 部分病例信号无异常，部分病例出现局限性高信号
- 增强 T1WI
  - 大部分病例无异常强化，少数可见斑片状强化

推荐影像学检查

- 最佳检查方法：MRI
- 备忘建议
  - 平扫 CT 可用于评价视神经管骨质情况

【鉴别诊断】

- 视神经炎
  - 范围广、密度均匀
  - 长 T1 长 T2 信号
- 胶质瘤
  - 视神经局部增粗，呈梭形
  - 增强后明显强化

诊断与鉴别诊断精要

- 外伤后突然视力下降，视神经增粗、扭曲，考虑视神经损伤
- 无外伤史，视神经增粗伴异常强化，要考虑炎症或肿瘤

典型病例

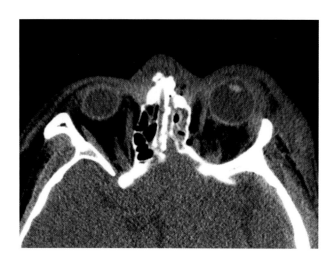

图 3-3-1 　眼睑损伤
横断位 CT 示左侧眼睑弥漫性肿胀，边界不清

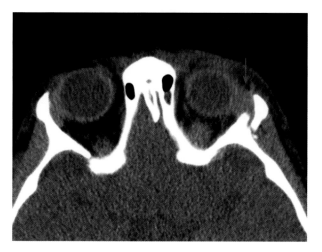

图 3-3-2 　泪腺损伤
横断位 CT 示左侧泪腺体积增大，左侧眼眶外侧壁骨折

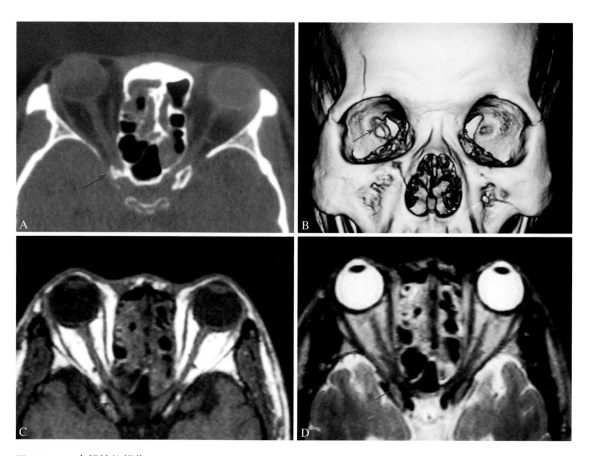

图 3-3-3 　右视神经损伤
A. 横断位 CT，右视神经管外侧壁骨质不连续（箭头）；B. 三维 CT，右视神经管变形（箭头）；C. MRI T1WI，右视神经管内段增粗（箭头）；D. T2WI，右视神经管内段信号局限性升高（箭头）

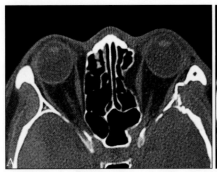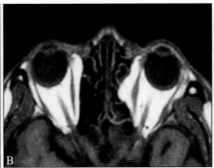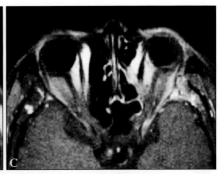

图 3-3-4　左视神经损伤

A.横断位 CT 骨窗，左眼眶内壁、外壁及视神经管内壁骨折；B MRI T1WI，视神经形态及信号未见异常；C 增强扫描脂肪抑制像，左侧视神经管内段局限性强化（箭头）

重点推荐文献

[1] 岳伟东，刘毅，肖强.150 例颅面部外伤中眼部损伤的 CT 发现与临床表现的相关性研究 [J].创伤外科杂志，2003，02：86-88.

[2] 夏振铎，施裕新，管怀进.眼球损伤的 CT 诊断 [J].

实用放射学杂志，2000，09：530-532.

[3] 李涛，张静.多层螺旋 CT 多平面平行范围重建技术在眼部外伤中的临床应用 [J].实用放射学杂志，2006，22（2）：191-194.

第 4 节　眼眶骨折

【概念与概述】

　　在外力作用下，组成眼眶诸骨发生的骨折统称为眼眶骨折

　　眼眶骨折分型方法众多，目前国内、外主要分型方法有以下几种

- 国内分型方法
  - 王振常等根据受伤机制和结果将眼眶骨折分为爆裂骨折、直接骨折和复杂骨折
  - 巴奇等根据眼眶受力方式和骨折部位、数量将眼眶骨折分为 5 型
    - 单眶壁直接骨折，外力直接作用的眶壁骨折，多发生于眼眶前缘
    - 多眶壁直接骨折，外力直接造成多个眶壁骨折
    - 单眶壁爆裂骨折，一个眶壁骨折，眶缘完整
    - 多眶壁爆裂骨折，两个以上眶壁骨折，眶缘完整
    - 混合型骨折，眼眶直接骨折和眶壁爆裂骨折同时发生
  - 高鹤舫等根据 CT 表现将爆裂骨折分为
    - 单眶壁爆裂骨折，眶内壁或眶下壁多见
    - 双眶壁爆裂骨折，眶内壁和眶下壁均骨折

- 非单纯性爆裂骨折，骨折累及眶前缘
- 国外分型方法
  - Smith 法
    - 外部骨折，外力直接作用于眶缘而发生眶缘骨折和鼻眶骨折
    - 内部或爆裂性骨折，外力间接作用于眶壁而发生眶壁骨折
  - Converse 法
    - 非爆裂性眼眶骨折，包括上颌骨上部及颧骨线状骨折、眶底粉碎性骨折、颧骨骨折及颧额骨分离等
    - 爆裂性眼眶骨折，其中单纯性爆裂性骨折指眶缘完整，仅眶壁骨折；非单纯性爆裂性骨折为眼眶附近颜面骨骨折、眶缘骨折、眶底粉碎性骨折

一、非爆裂性眼眶骨折

【病理与病因】

- 病因学
  - 外力直接打击眼眶所致
  - 车祸伤、钝器伤、爆炸伤等是最常见原因
- 流行病学
  - 占眼眶骨折的 1/3

- 随着车祸伤和工业外伤的逐渐增加，复杂骨折、复合骨折的比率不断升高

【大体病理及手术所见】

- 一个或多个骨折线、碎骨块，骨折处错位或骨块移位
- 鼻旁窦积血、眼眶积气
- 骨折造成硬脑膜破裂时，脑组织暴露、脑脊液外溢

【临床表现】

临床特点

- 最常见体征／症状
  - 眼部软组织出血、肿胀、球结膜充血或结膜下出血
  - 眶缘不光整、眼球运动障碍、视力下降甚至失明
  - 眶下神经支配区如颊部、齿龈、上唇等感觉异常

疾病人群分布

- 年龄
  - 发生于任何年龄，20 ～ 40 岁最常见，占 1/2 以上
- 性别
  - 男性多于女性，为女性的 2 ～ 3 倍

【自然病史与预后】

- 眶缘骨折可能引起局部外观变化，经手术复位，一般不会造成面部畸形或仅轻微改变
- 眶顶壁骨折易引起脑脊液鼻漏，甚至颅内感染，手术修补效果好

【治疗】

- 多数眼眶骨折不需要手术，应用小剂量激素缓解水肿，经保守治疗能改善眼部症状
- 严重及复杂眼眶骨折需要眼科、神经外科以及颌面整形外科联合手术

【影像表现】

概述

- 最佳诊断依据：眼眶壁骨折线或游离的骨块
- 部位
  - 眼眶四壁单发或多发
- 大小
  - 大小不等，骨折线从数毫米至数厘米
- 形态学
  - 线形、不规则或粉碎状

X 线表现

- 眼眶正侧位片
  - 眶缘和眶周低密度线影或碎骨块
  - 筛窦、上颌窦内密度增高或积液，眶内积气
- 柯瓦氏位片和体层摄影
  - 能更好地显示眼眶四壁及鼻窦

CT 表现

- 横断位和冠状位
  - 眶壁骨质中断、不连续、不完整
  - 眶内积气、鼻窦积液
- 二维、三维图像
  - 用于显示复杂骨折的空间关系

MRI 表现

- 平扫 T1WI、T2WI
  - 骨折线显示欠佳
  - 对眶内容物损伤，如视神经挫伤、玻璃体积血等显示较好
  - 显示筛窦、上颌窦内积血以及眶内容物的嵌顿

推荐影像学检查

- 最佳检查方法：CT 薄层扫描及二维、三维重建图像
- 备忘建议
  - MRI 显示伴发的软组织异常更清晰

【鉴别诊断】

- 骨缝
  - 两侧对称，骨边缘圆钝或硬化
  - 无邻近软组织异常

二、眼眶爆裂性骨折

【病理与病因】

- 病因学
  - 眼眶爆裂性骨折是由直径大于眶口的物体直接钝性打击眼睑、眼球和眼眶，导致眶内压急剧升高，眶壁薄弱处在眼球破裂前发生骨折
  - 拳击伤、脚踢伤、车祸伤等是目前造成眼眶爆裂骨折的常见原因
- 流行病学
  - 眼外伤患者中约 1.3% 发生眼眶骨折
  - 最常见的眼眶骨折类型，占眼眶骨折的 69.95%

- ○ 眶内壁薄弱，最易发生骨折，爆裂骨折中单纯内壁骨折占 26.56%

【大体病理及手术所见】
- 眶壁骨质中断、移位，甚至粉碎
- 眶内脂肪、眼外肌经骨折处疝入鼻窦内，下壁骨折时眶内软组织疝入上颌窦呈泪滴样

【临床表现】
临床特点
- 最常见体征 / 症状
  - ○ 复视、视力下降
  - ○ 眼球内陷、眼球突出、眼球低位以及眼球运动障碍
  - ○ 眶周软组织肿胀、皮下积气

疾病人群分布
- 年龄
  - ○ 发生于任何年龄，中青年高发，占 2/3
- 性别
  - ○ 男性多于女性，为女性的 2 倍

【自然病史与预后】
- 轻度眼眶爆裂性骨折经保守治疗预后良好
- 出现眼球内陷、眼球运动障碍、复视时，需手术治疗，能明显改善临床症状

【治疗】
- 保守治疗 1 ~ 2 周，减轻水肿、营养神经
- 眼外肌嵌顿或眼球内陷大于 3mm、牵拉试验阳性，需尽早施行手术

【影像表现】
概述
- 最佳诊断依据：眼眶壁中断或移位
- 部位
  - ○ 眼眶内壁、下壁
- 大小
  - ○ 骨折线一般为数毫米

- 形态学
  - ○ 线形或粉碎状

X 线表现
- 眼眶正侧位片
  - ○ 眶下壁及眶缘形成的"双线征"消失
  - ○ 筛窦、上颌窦内密度增高或积液影，眶内积气
- 体层摄影
  - ○ 眼眶内壁或（和）下壁中断
  - ○ 筛窦密度增高、上颌窦"泪滴征"

CT 表现
- 横断位和冠状位
  - ○ 眶壁内壁或（和）下壁骨质中断、不连续、不完整
  - ○ 眶内软组织疝入鼻窦、鼻窦积液、眶内积气
- 二维、三维图像
  - ○ 骨折线走行、骨折块移位及其空间位置

MRI 表现
- 平扫 T1、T2WI
  - ○ 眶内壁、下壁形态异常
  - ○ 眼外肌、眶内脂肪嵌顿，鼻窦积血
  - ○ 晶状体脱离、玻璃体积血
  - ○ 上颌窦内见"泪滴征"

推荐影像学检查
- 最佳检查方法：CT 薄层扫描及二维、三维重建图像
- 备忘建议
  - ○ MRI 显示伴发的软组织异常更清晰

【鉴别诊断】
- 筛骨纸板发育变异
  - ○ 眶内壁弯曲，但骨质连续
  - ○ 筛窦密度正常，眶内无积气

诊断与鉴别诊断精要
- 眶壁骨质中断或不完整，考虑眼眶骨折
- 两侧眼眶完全对称的低密度线，可以考虑排除眼眶骨折

典型病例

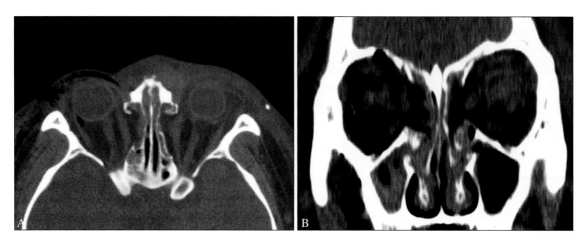

图 3-4-1　双眼眶爆裂骨折
A. 横断位 CT，双侧眼眶内壁骨质不连续，右侧眼睑及眶内可见气体影；B. 冠状位 CT，双侧眶腔变形，眶内侧壁内陷

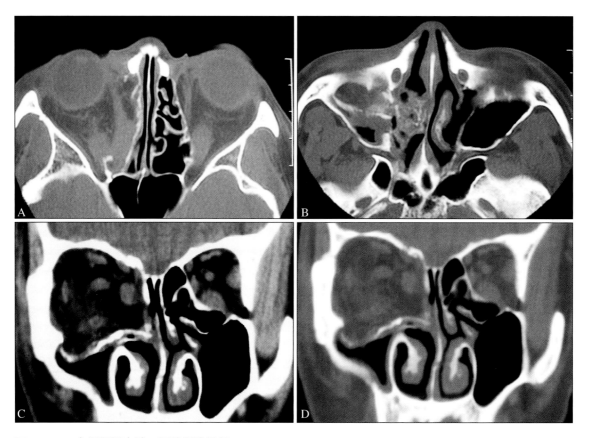

图 3-4-2　右侧眼眶内壁、下壁爆裂骨折
A. 横断位 CT，右眼眶内壁骨质不连续；B. 横断位 CT，右眼眶下壁断裂，上颌窦内积液；C ～ D. 冠状位 CT，右眼眶内、下壁骨质不连续，眶内容物脱出

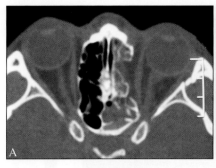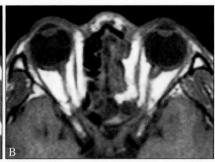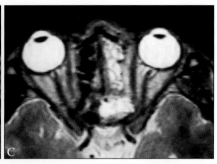

图 3-4-3　左侧眼眶内壁骨折

A. 横断位 CT，左侧眼眶内壁不连续；B ~ C. MRI T1WI 及 T2WI，左侧筛窦内积液，呈长 T1 长 T2 信号，眶内脂肪疝入筛窦

重点推荐文献

[1] 任法云，付克广，孙耀辉，王磊，葛玮. 螺旋 CT 对眼眶内侧壁骨折的诊断价值 [J]. 实用放射学杂志，2006，11：1318-1320.

[2] 范跃星，王峰，张锦. 眼眶骨折的 CT 表现及分型（附 86 例分析）[J]. 实用医学影像杂志，2007，06：380-382.

[3] 张蕾，赵斌. 64 层 CT 容积再现对眼眶骨折的临床应用探讨 [J]. 医学影像学杂志，2012，04：662-664.

第 5 节　视神经管骨折

【概念与概述】

发生于复杂的颅面部或颅底骨折，常造成视神经管骨折及视神经损伤，是致盲的主要原因

通常将视神经管骨折分为 5 型：

- 凹陷型：骨折的尖端朝向蝶窦，一般不伴有视神经管的局限性狭窄
- 线状型：管壁中断，常合并蝶窦黏膜下血肿
- 粉碎型：管壁多个骨折线，视神经受损严重
- 嵌入型：骨折片伸入视神经管内，直接损伤视神经
- 混合型：两种或以上骨折类型并存

【病理与病因】

- 病因学
  - 车祸或高处坠落伤
- 流行病学
  - 眼外伤中约 0.14% 发生视神经管骨折
  - 单纯视神经管骨折非常少见，多合并眶壁骨折

【大体病理与手术所见】

- 一处或多处骨质连续性中断、移位，甚至粉碎
- 视神经管狭窄、增宽、变形
- 视神经中断或充血水肿

【临床表现】

临床特点

- 最常见体征 / 症状

  - 视力急剧下降或失明
  - 眼科检查伤眼瞳孔散大，直接对光反射消失，间接对光反射存在，眼底正常或视盘颜色淡

疾病人群分布

- 年龄
  - 发生于任何年龄，16 ~ 61 岁多见，平均年龄 29.8 岁
- 性别
  - 男性多于女性，男性是女性的 5 ~ 6 倍

【自然病史与预后】

- 预后差，可造成视力严重受损或永久性失明

【治疗】

- 早期激素治疗，减轻视神经水肿，保守治疗过程中，视力未得到改善或进一步下降，尽早手术
- 视力完全丧失者如条件允许，应尽早手术，至少要争取在受伤 3 天内手术
- 视神经管减压原则
  - 切除管径周壁的 1/2
  - 开放视神经管全长，范围 5.5 ~ 11.5mm
  - 全程纵行切开视神经鞘膜和眶口端增厚的环形腱

【影像表现】

概述

最佳诊断依据：视神经管骨质中断、粉碎

- 部位
  - 视神经管的四壁
  - 视神经管内壁最易骨折，约占 50%
- 大小
  - 骨折线细小，长度多在 1mm 以内
- 形态学
  - 线形或不规则形

X 线表现

- 视神经孔位片
  - 视神经管骨质中断，视神经孔变形

CT 表现

- 视神经管高分辨 CT
  - 扫描方法
    - 横断位：基线为床鼻线即前床突至鼻骨尖之间的连线，范围自前床突至眶上裂
    - 冠状位：垂直于硬腭或前颅窝，范围自眼眶前缘至前床突
  - 扫描条件
    - 骨算法成像
    - 层厚小于 2mm
    - 合理的窗技术，窗宽 > 1000Hu
    - 最好采用靶技术，以便使感兴趣区的图像更加清晰
  - 直接征象
    - 视神经管周围骨质连续性中断，断端移位，碎骨片

- 间接征象
  - 眼球积血、眼球内陷、鼻旁窦积液（积血）
  - 视神经水肿增粗、扭曲变形、断裂
- 二维、三维图像
  - 视神经管的大小、形态改变，骨折片移位情况
  - 视神经管的眶口、颅口和视柱的三维空间关系

MRI 表现

- 平扫 T1、T2WI
  - 骨皮质低信号中断
  - 视神经水肿增粗呈长 T1 长 T2 信号
  - 视神经变细、中断，呈 T1 高信号

推荐影像学检查

- 最佳检查方法：高分辨 CT 及二维、三维重建图像
- 备忘建议
  - MRI 评价视神经损伤情况

【鉴别诊断】

- 骨缝
  - 两侧对称，骨边缘圆钝或硬化
  - 视神经无异常改变

（朱绍成　史大鹏）

诊断与鉴别诊断精要

- 视神经管壁骨质中断或不完整，考虑视神经管骨折
- 两侧视神经管完全对称的低密度带或线，可以考虑排除视神经管骨折

典型病例

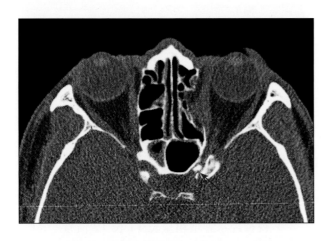

图 3-5-1　左侧视神经管骨折

横断位 CT 示左侧视神经管内可见骨碎片影（箭头）

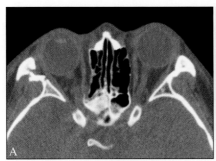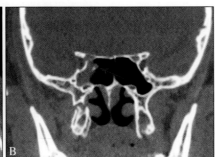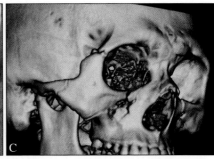

图 3-5-2　右视神经管骨折伴右眼眶外壁骨折

A. 横断位 CT 示右侧视神经管内壁变形；B. 冠状位 CT，右视神经管内、下壁不连续（箭头）；C. 三维重建，箭头所指为视神经管区

重点推荐文献

[1] 李晓艳，魏世辉. 视神经管骨折高分辨率 CT 检查的影像特征. 中华眼底病杂志，2006，06：387-389.

[2] 李卫新，詹浩辉，郭海燕. 视神经管骨折 HRCT 诊断及临床意义. 河南科技大学学报（医学版），2007，03：220-221.

[3] 孙建平. 视神经管骨折 CT 三维重建的研究及临床应用价值. 吉林大学，2011.

[4] 程钢炜，牟文斌，金征宇，赵家良. 视神经管骨折的 CT 三维重建评价. 协和医学杂志，2013，02：128-133.

主要参考文献

[1] 李凤鸣. 眼科全书. 北京：人民卫生出版社，1996：3191-3356.

[2] 史大鹏，李舒茵，石玉发. 眼科影像诊断学. 河南：河南医科大学出版社，1997：195-204.

[3] 王振常，燕飞，田其昌. 423 例眼眶骨折的 CT 研究. 中华放射学杂志，1995，29（2）：89-94.

[4] 高鹤舫，兰宝森. 眼眶爆裂骨折的 CT 诊断. 中华放射学杂志，1993，27（1）：16-18.

眼部先天发育性病变

眼部先天发育性病变是胚胎期间发育异常形成的眼眶、眼球和眼附属器的发育畸形。眼部发育性病变不多见，但是种类较多，本节仅介绍 CT 和 MRI 能显示的眼部先天畸形。

第 1 节　眼球先天发育性病变

一、永存原始玻璃体增生症

【概念】

- 永存原始玻璃体增生症（persistent hyperplastic primary vitreous，PHPV）为较少见的眼玻璃体先天发育异常
- 又称永存原始玻璃体增殖症（persistent hyperplastic primary vitreous，PHPV）

【病理与病因】

- 病因学
  - 尚不明确
  - 母孕期无异常病史
  - 原始玻璃体于胚胎期 7 ～ 8 个月未退化或未完全退化吸收而异常增殖
- 流行病学
  - 临床罕见
  - 是引起白瞳症的第二大疾病，占 19% ～ 28%

【大体病理及手术所见】

- 晶状体后的纤维血管增殖膜是 PHPV 的主要病理特征
- 增生的纤维膜上有不同程度的血管增生，增殖的纤维膜可牵拉视网膜导致视网膜脱离
- 根据眼部受累范围分为 3 型
  - 单纯前部型（约占 25%），仅可见晶体后方较小纤维增殖混合物
  - 单纯后部型（约占 12%），表现为视盘前部增殖膜状物
  - 前部伴后部型（约占 63%），为最常见类型，表现为大块纤维血管性增殖物，前方附着于晶体后囊和睫状突，后方连于视盘

【显微镜下特征】

- PHPV 晶体后纤维血管膜含有致密的纤维结缔组织，其中可见淋巴细胞、肥大细胞等炎症细胞
- PAS 染色证实该组织内含有大量黏多糖成分，免疫组织化学染色证实组织中存在 I 型胶原、上皮组织、平滑肌组织和血管组织，并存在大量增殖细胞

【临床表现】

临床特点

- 最常见症状 / 体征
  - 最常见表现为白瞳症和小眼畸形
  - 白内障、斜视、青光眼、眼葡萄膜炎及前房积血
  - 61% ～ 92% 有小眼畸形，特别是双侧发病者；13% 患者眼球大小正常；26% 呈牛眼
  - 90% ～ 98% 单侧发病，少数双侧发病者，常伴有 Norrie 病、Warburg 综合征，以及其他神经系统及全身症状；双侧发病者及 1/3 单侧发病者伴随有其他症状，其视力预后很差；部分患者合并其他器官畸形，如唇腭裂、多指、趾畸形及小头畸形等

疾病人群分布

- 年龄
  - 多见于足月婴幼儿或儿童
  - 一般在出生时即被发现
- 性别
  - 男女无显著性差异

【自然病史与预后】

- 多数会发展为眼内出血、角膜混浊、青光眼、视网膜脱离或眼球萎缩
- 预后与病变组织的大小、诊断的年龄及治疗干预相关性不大

【治疗】

- 晶状体摘除、晶状体后纤维膜切除术、玻璃体切割术、眼球摘除术
  - 早期手术有望获得较好的视力和美容的效果
  - 青光眼和玻璃体积血是 PHPV 患者眼球摘除术最常见的适应证

【影像表现】

概述

- 最佳诊断依据：患侧眼球小，晶体后与视盘之间可见圆锥形略高密度或等信号影，增强后明显强化
- 部位
  - 玻璃体内
  - 晶体后方与视盘之间
- 大小
  - 大小不等，典型者呈圆锥形，向前与晶体后缘相连，圆锥尖端指向视盘，也可仅局限于晶体后方或视盘前方
- 形态学
  - 圆锥形、高脚杯形、三角形、条索状

CT 表现

- 平扫 CT
  - 患侧眼球小，晶状体小而不规则，前房浅
  - 病变边界清楚，略高或等密度，密度均匀，一般无钙化
  - 伴视网膜脱离时，玻璃体内可见 V 字形密度增高影
  - 偶尔伴玻璃体积血，可见高密度液 - 液平面
- 增强 CT
  - 病变明显强化，典型者与血管强化程度相似
  - 伴发的视网膜脱离、玻璃体积血不强化

MRI 表现

- T1WI
  - 等信号
- T2WI
  - 等或略高信号
- 增强 T1WI
  - 明显强化，矢状面显示最佳

超声表现

- 晶体后部及玻璃体前部可见漏斗形光团，或呈条索状光带，前端与晶体及睫状体相连，后端连于视神经，边界清楚；眼轴较对侧短
- CDFI 条索状光带内可见丰富血流，频谱显示为动脉血流波形

推荐影像学检查

- 最佳检查法：CT 是鉴别 PHPV 与有钙化的视网膜细胞瘤的最佳检查方法
- 备忘建议
  - 增强后 T1WI 有助于鉴别无钙化的视网膜母细胞瘤与 PHPV、Coats 病

【鉴别诊断】

- 视网膜细胞瘤
  - CT 表现为眼球内不规则肿块影，其内多伴有钙化
  - 眼球大小多为正常或增大
- Coats 病
  - 4 ~ 8 岁发病，眼球大小多为正常
  - CT、MRI 上主要表现为视网膜脱离、视网膜下积液，增强后无强化
- 早产儿视网膜病变
  - 常见于早产儿
  - 有吸氧史
  - 多累及双眼

诊断与鉴别诊断精要

- 晶体后与视盘之间圆锥形略高密度或等信号影，增强后明显强化，要考虑 PHPV
- 病变内有钙化，可以考虑排除 PHPV

典型病例

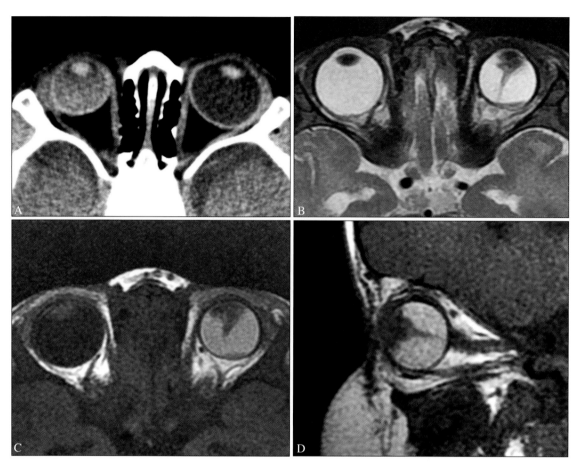

图 4-1-1　**永存原始玻璃体增生症**
A. 横断面 CT 软组织窗示右侧眼球小，晶状体形态异常并前房变浅，玻璃体密度增高，其内未见钙化；B ～ D. 为同一患者，B. 横断面 MRI T2WI 示左侧眼球小，晶体形态异常并前移、前房变浅，晶体后可见三角形等信号影向后延伸至眼球后极视盘区；C. 横断面 MRI T1WI 示晶体后三角形影呈等信号，周围视网膜下积液呈高信号；D. 斜矢状面 MRI T1WI 示晶体后三角形等信号影后端连于视盘区

二、Coats 病

【概念与概述】

- Coats 病（Coats disease）亦名原发性视网膜血管扩张症（primary retinal telangiectasis），又称为外层渗出性视网膜病（external exudative retinopathy）
- 先天性非遗传疾病
- 单侧发病，以视网膜毛细血管扩张或动脉瘤形成为特点的血管畸形

【病理与病因】

- 病因学
  - 尚不明确
  - 无遗传因素，不伴有其他全身疾患

- 流行病学
  - 临床罕见

【大体病理及手术所见】

- 眼底大量白色或黄白色点状渗出，眼底周围小血管尤其是小静脉呈梭形或动脉瘤样迂曲扩张，视网膜内及视网膜下有黄白色或青灰色渗出块，视网膜增厚并可伴有视网膜脱离及玻璃体积血
- 视网膜毛细血管明显扩张，血管周围水肿，视网膜组织本身可继发变性，外层可出现坏死、瘢痕组织形成，黄斑下偶见钙化灶

【显微镜下特征】

- 视网膜毛细血管内皮细胞肿胀，基底膜增厚，有时有空泡和多发微动脉瘤形成，管壁增厚而

且有大量 PAS 阳性物质沉积
- 视网膜毛细血管血 - 视网膜屏障破坏，产生大量渗出物，可在视网膜内，也可在视网膜下。渗出物中含有大量胆固醇、胆固醇结晶、巨噬细胞及少量红细胞等，渗出量较大时可造成视网膜劈裂或视网膜脱离

【临床表现】

临床特点
- 最常见症状 / 体征
  - 白瞳症是最常见的体征
  - 斜视、有痛性青光眼、失明
  - 单侧发病为主，占 83% ~ 95%，双侧者有一侧眼病变很轻

疾病人群分布
- 年龄
  - 自 1 个月到 80 岁均可发病，好发于儿童，高峰年龄 4 ~ 8 岁
- 性别
  - 男性多见，占 68% ~ 85%

【自然病史与预后】
- 病程缓慢，晚期常并发虹膜睫状体炎、白内障、玻璃体积血、增殖机化、视网膜脱离、继发青光眼，最后眼球萎缩
- 发病年龄愈小，病情越重，进展也越迅速，常发生全视网膜脱离

【治疗】
- 激光治疗
  - 早期当血管及渗出病变限于周边时，激光治疗后有望保留正常视力
  - 中晚期，黄斑区大量渗出甚至出现机化时，永久性视力障碍则不可避免
  - 即使经过适当治疗后病变已痊愈，将来仍可能复发

【影像表现】

概述
- 最佳诊断依据：白瞳症儿童单侧眼球视网膜脱离和视网膜下积液，增强后不强化
- 部位
  - 眼球内赤道平面后部
- 大小
  - 视网膜增厚，眼球内无明显肿块形成

- 形态学
  - V 字形，弧形，不规则形

CT 表现
- 平扫 CT
  - 玻璃体密度弥漫性增高
  - 一般无钙化
- 增强 CT
  - 病变不强化

MRI 表现
- T1WI
  - 玻璃体信号弥漫性增高
- T2WI
  - 玻璃体腔内可见 V 字形等信号影
- 增强 T1WI
  - V 字形影呈中度强化，玻璃体内其余异常信号无强化（多为视网膜下积液）

超声表现
- 常见视网膜脱离、视网膜囊肿、视网膜下机化形成
- 少数患眼有视网膜前增殖膜，玻璃体一般无混浊
- CDFI 血流频谱未见明显异常

推荐影像学检查
- 最佳检查法：超声是 Coats 病的首选检查方法
- 备忘建议
  - 对典型病例超声、CT 检查都可明确诊断，对不典型者 MRI 检查能起到鉴别诊断的作用

【鉴别诊断】
- 视网膜细胞瘤
  - 发病年龄多在 3 岁以下
  - CT 表现为球内不规则肿块影，多伴有钙化
  - 眼球大小正常或增大
- PHPV
  - 出生后不久即出现临床症状
  - 先天性小眼球
  - 晶状体后可见锥形软组织影并明显强化
- 早产儿视网膜病变
  - 常见于早产儿
  - 有吸氧史
  - 多累及双眼

> 诊断与鉴别诊断精要
>
> - 4 ～ 8 岁儿童单侧眼玻璃体后部不规则形异常密度或信号影，增强后不强化

典型病例

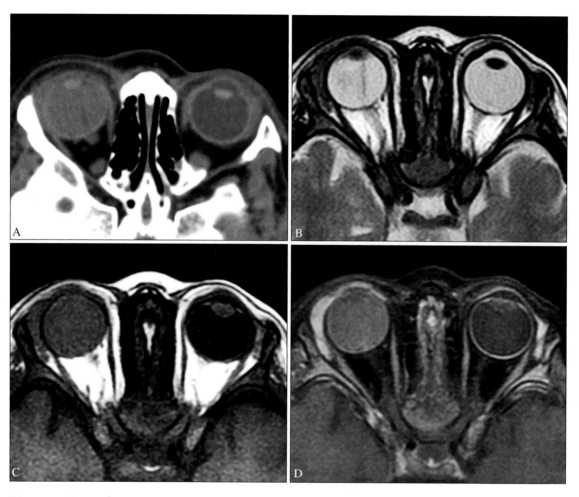

图 4-1-2　Coats 病

A，D 为同一患者　A. 横断面 CT 软组织窗示右侧眼球玻璃体密度普遍增高，密度尚均匀、未见钙化，自晶体后达后极部视盘区似可见条状稍低密度影，晶体前移、边缘较模糊，前房变浅；B. 横断面 MRI T2WI 示右侧眼球玻璃体内高信号较左侧稍低，自晶体后缘至视盘区可见线状等信号影，晶体前移、前房变浅；C. 横断面 MRI T1WI 示右侧玻璃体信号普遍增高；D. 横断面脂肪抑制增强后 T1WI 示右侧玻璃体内异常信号未见明确强化，提示视网膜完全脱离，眼球后极部颞侧眼环下可见斑点状略低信号影（病理证实为 coats 病）

三、视盘缺损、牵牛花综合证

【概念与概述】

胚胎期眼泡胚裂闭合不全所致的先天发育异常。

- 视盘缺损（optic disc coloboma）、视神经缺损（optic nerve coloboma）
- 牵牛花综合征（morning glory anomaly）、牵牛花视盘畸形（morning glory disc anomaly）

【病理与病因学】

- 病因学
  - 胚胎时期第 3 周时，神经沟封闭，视凹变深，在前脑的两侧形成对称的囊状突起

为视泡，视泡与前脑相连，当视泡远端逐渐扩大，并且与大脑不断远离，近脑端亦变细，则形成视茎，视茎为视神经的始基。原始视泡主要向外生长，将外侧的中胚层推向四周，并且与外胚层逐渐相接近，同时表面的外胚层不断变厚，形成晶体板。晶体板再向内凹陷，形成晶体泡，同时视泡远端也随其扁平，并且由远端向下方凹陷，形成视杯。由于视杯下方停止生长和凹陷，从而形成胚裂或眼裂，亦称脉络裂。中胚叶组织经胚裂进入眼内，视神经也经此到达视茎。视杯逐渐加深包绕晶体，在前端形成原始瞳孔，下面形成胚裂，血管和结缔组织由此进入眼内，形成玻璃体血管系统。视杯由两层组织，在杯缘和胚裂缘相连续，内层较厚为视网膜感觉层，外层为色素上皮层。胚裂于第五周开始封闭，由中央开始，第七周完全封闭。前端杯缘逐渐形成瞳孔，后端融合相对复杂，内层视网膜感觉层相对生长较快，可出现外翻现象，阻止外层色素层相互融合，因此在视盘下端遗留一苍白区，以后很快有色素形成，一般不留痕迹。如果胚裂不闭合或者闭合不良，则在此区形成缺损（coloboma）

- 视神经乳头缺损可能是整个胚裂闭合缺陷的一个局部表现，伴有典型的脉络膜视网膜缺损，也可单独存在。分为两型，一型为单纯的视神经入口处缺损，缺损完全位于视神经鞘内，是真性视神经乳头缺损，原始视盘发育不良及胚裂近端未融合或视杯内层过度增生所致；另一型为合并脉络膜和视网膜缺损，系胚裂近端闭合不全所致。前者较少见，后者相对前者多见
- 牵牛花综合征常常累及视盘区域的视神经，伴有特征性视网膜血管异常、视神经胶质增生和视盘周围的色素沉着，视盘向后突入漏斗状的凹陷，累及视神经和视盘周围的视网膜。多累及一侧眼
- 流行病学
  - 少见病
  - 视神经乳头缺损多为遗传性；牵牛花综合征多无家族史

【大体病理及手术所见】

- 牵牛花综合征：相当于视盘的部位较正常视盘明显增大，底部凹陷，常被绒毛状或不透明白色组织填充，其边缘不规整且隆起形成环形嵴，其上有色素沉着，嵴环外为视网膜脉络膜萎缩区；有较多支血管（一般为20支左右）从相当于视盘边缘处爬出嵴环，向四周视网膜分布，走行平直，其动静脉点滴不易分辨，管径均细窄，视神经胶质增生和视盘周围色素沉着

【临床表现】

临床特点

- 最常见症状 / 体征
  - 视力差，弱视，斜视
  - 少数可伴有视网膜脱离

疾病人群分布

- 年龄
  - 多见于儿童
- 性别
  - 牵牛花综合征女性多于男性，男女比例约 1:2

【自然病史与预后】

- 视力预后差

【治疗】

- 无特殊治疗方法

【影像表现】

概述

- 最佳诊断依据：视盘区眼球壁不完整，伴或不伴球后缺损性囊肿与玻璃体相通，与玻璃体相比呈等密度 / 信号
- 部位
  - 眼球后极部
- 大小
  - 视盘缺损区域一般较小，只有几毫米；如果伴有眼球后缺损性囊肿，缺损可较大，且眼球后缺损性囊肿可与玻璃体相通；眼球正常或变小
- 形态学
  - 视盘附着处眼球壁不连续，呈壁龛或隧道状；如果伴有眼球后缺损性囊肿，球后囊肿呈圆形或类圆形，可与玻璃体相通，小眼球与球后囊肿共同构成"哑铃"形表现

CT 表现

- 平扫 CT
  - 视盘缺损区及眼球后缺损性囊肿与玻璃体

密度相等

- 如伴有出血，则表现为视网膜下弧形高密度影
- 少数缺损区边缘可有点状高密度影（营养不良性钙化）
- 增强 CT
  - 视盘缺损区及眼球后缺损性囊肿不强化

MRI 表现

- T1WI、T2WI
  - 视盘缺损区及眼球后缺损性囊肿与玻璃体信号相等，信号均匀
  - 如伴有出血，则表现为视网膜下弧形异常信号影，信号表现取决于出血的时期不同而表现各异
- 增强 T1WI
  - 牵牛花综合征的缺损区内可有少量增生的胶质组织，表现为局部眼球壁内层略增厚，与脑白质呈等信号，增强后中度强化，缺损性囊肿不强化

超声表现

- 玻璃体腔无回声区向后极部延伸至视盘处并突向肌锥底部

- 玻璃体腔后部呈倒置的瓶颈状回声图像，部分患者可见视网膜脱离带状回声
- A 超显示玻璃体腔与瓶颈部一致的无回声区基线

推荐影像学检查

- 最佳检查法：超声
- 备忘建议
  - 一般情况下此病可以通过临床眼底镜检查诊断，影像学检查重点观察是否存在眼球后病变以及病变与周围结构之间的关系

【鉴别诊断】

- 后巩膜葡萄肿
  - 多见于高度近视所致后巩膜扩张
  - 眼底镜下无"牵牛花"样眼底改变
  - 影像学：眼球前后径增大，后极部偏颞侧为著，局部眼球壁明显变薄、向后膨隆；视盘区域不会出现葫芦形或瓶颈状狭窄区
- 脉络膜缺损
  - 多累及双眼
  - 多位于视盘下方，也可累及视盘区，视盘血管正常，缺损区可向眼环外突出

诊断与鉴别诊断精要

- 视盘区眼球壁不完整，伴或不伴球后缺损性囊肿与玻璃体相通，与玻璃体等密度 / 信号

典型病例

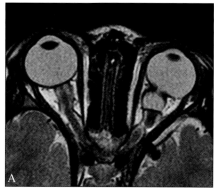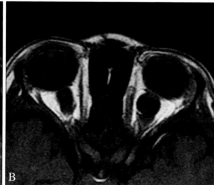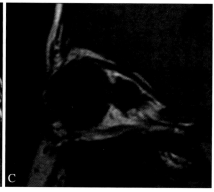

图 4-1-3　视盘缺损伴球后缺损性囊肿

A. 横断面 MRI T2WI 示左侧眼球小，后极部视盘缺损，球后可见类圆形囊性高信号影与玻璃体相通；B. 横断面 MRI T1WI 示球后囊肿与玻璃体呈等信号；C. 斜矢状面 MRI T1WI 示眼球后极部视盘缺损，玻璃体与球后囊肿呈等信号，囊壁与眼环相延续

四、先天性小眼球、无眼球

【概念与概述】

- 先天性小眼球（congenital microphthalmia）、无眼球（anophthalmia）是较少见的眼球先天发育异常
- 又称为小眼畸形/眼小畸形、无眼
- 可单独发生，也可伴有其他先天畸形，根据眼内是否合并其他异常，将先天性小眼球分为3种类型：
  - 单纯性小眼球：眼球体积小于正常但不伴其他显著眼部畸形，称为真性小眼球（nanophthalmos），常为双侧性，可为散发性，常染色体显性或隐性遗传
  - 缺损性小眼球（colobomatous microphthalmia）：包括先天性小眼球伴视盘缺损及囊肿、先天性小眼球合并眼眶囊肿
  - 并发性小眼球：以并发PHPV最常见，单侧多见

【病理与病因】

- 病因学
  - 胚胎发育过程中眼球发育异常所致
- 流行病学
  - 在先天性眼球畸形中发病率居第二位
  - 有家族易感性，遗传方式可为常染色体隐性或显性遗传

【临床表现】

临床特点

- 最常见症状/体征
  - 单纯性小眼球：一般累及双眼，眼球小、角膜小、前房浅、房角窄、巩膜厚、晶状体大小正常或球形晶状体，高度远视；可并发视网膜囊肿或黄斑异常、斜视及眼球震颤等
  - 缺损性小眼球：包括先天性小眼球伴视盘缺损及囊肿、先天性小眼球合并眼眶囊肿等；若缺损少、囊肿较小、眼球结构和大小基本正常者有一定的功能；若缺损明显、囊肿大、眼球发育不好，则小眼球无功能
  - 并发性小眼球：多并发PHPV，临床表现基本同PHPV

疾病人群分布

- 年龄
  - 一般在出生后即可发现

- 性别
  - 无性别差异

【自然病史与预后】

- 先天性小眼球有随年龄增加有发生闭角型青光眼和自发性葡萄膜渗漏倾向，治疗效果不佳，是一种具有潜在破坏性眼病，可致盲

【治疗】

- 尚无有效治疗方法

【影像表现】

概述

- 最佳诊断依据：婴幼儿，一侧或两侧眼球体积小
- 形态学
  - 单纯性小眼球：眼球体积小，晶状体相对较大，边缘圆钝，眼球壁无缺损；眼外肌及视神经细小；眼眶容积较健侧减小
  - 缺损性小眼球：小眼球伴视盘缺损主要表现为眼环不完整，视盘区呈"V"形、壁龛形或类圆形向后突出，形成缺损性囊肿，一般体积小于眼球，与眼球一起构成"哑铃形"表现；小眼球伴眼环缺损及眶内囊肿时，可见椭圆形、不规则形囊样影，与不完整的眼环相连或紧邻，边界清
  - 并发性小眼球：一般并发PHPV，表现为眼球小，晶状体后方与视盘之间可见带状或圆锥状软组织密度影

CT表现

- 平扫CT
  - 单纯性小眼球：眼球体积小，玻璃体内密度正常
  - 缺损性小眼球：眼环不完整，缺损性囊肿呈低密度影，与玻璃体密度相同，边界清
  - 并发性小眼球：一般并发PHPV，表现为眼球小，晶状体后方与视盘之间可见带状或圆锥状软组织密度影
- 增强CT
  - 缺损性囊肿不强化
  - 并发PHPV时，球内条索状或锥形明显强化

MRI表现

- MRI检查主要用于合并其他眼部及中枢神经系统异常者
  - 单纯性小眼球：眼球体积小，眼球壁完整，球内无异常信号

- 缺损性小眼球：眼球体积小，视盘区眼球壁缺损，与视神经之间可见囊样影相连，增强后不强化
- 并发性小眼球：晶状体后方与视盘之间可见带状或圆锥状异常信号影，增强后明显强化

超声表现

- 单纯性小眼球：眼球体积小，球内无异常回声
- 缺损性小眼球：眼球体积小，视盘区眼球壁缺损，与视神经之间可见囊样影相连
- 并发性小眼球：晶状体后方与视盘之间可见带状或圆锥状异常回声影，CDFI 可见动脉血流频谱

推荐影像学检查

- 最佳检查法：MRI 是鉴别小眼球类型的最佳检查方法
- 备忘建议

- 一般通过眼底检查和荧光血管造影可以诊断，患儿不能配合检查或伴有晶体或玻璃体混浊时首选 CT 检查，MRI 检查用于合并其他眼部及中枢神经系统异常者
- 对于小眼球，做出影像诊断比较容易，但关键在于对其并发畸形的进行全面诊断

【鉴别诊断】

- 先天性囊肿眼
  - 由于视泡未发生凹陷，导致眼球发育成一个或多个囊肿，无眼内结构，个别病例可有晶状体发育
- 眼球后极部巩膜葡萄肿
  - 任何先天性或获得性眼球壁局部膨胀扩张，发生部位不局限于视盘区，一般膨出部分与相邻眼球壁呈钝角，眼球体积一般不减小

诊断与鉴别诊断精要

- 对于小眼球，做出影像学诊断比较容易，但关键在于对其并发畸形的进行全面诊断

典型病例

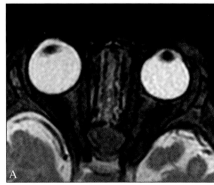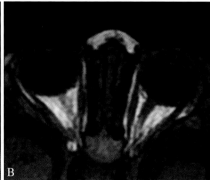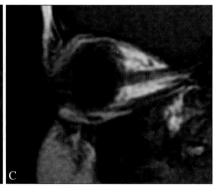

图 4-1-4　先天性单纯性小眼球

A. 横断面脂肪抑制 T2WI 示左侧小眼球，晶状体相对较大、边缘圆钝，前房变小，玻璃体信号均匀一致；B. 横断面 MRI T1WI 示左侧玻璃体、晶状体信号未见异常；C. 斜矢状面 MRI T1WI 示左侧小眼球，后极部视盘完整无缺损，眼眶容积较小

五、先天性巨眼球

【概念与概述】

- 先天性巨眼球（megophthalmos）较少见的先天性眼球发育异常
- 又称"牛眼"（megophthalmos、buphthalmos）、眼积水（hydrophthalmos），主要见于先天性青光眼（primary congenital glaucoma）和（或）神经纤维瘤病

【病理与病因】

- 病因学
  - 先天性青光眼是由于胚胎时期发育障碍，房角结构先天异常或残留胚胎组织，阻塞了房水排出通道，导致眼压升高，整个眼球不断增大，又名水眼、发育性青光眼，先天性

婴幼儿性青光眼出生时即表现为巨眼

【影像表现】

概述

- 最佳诊断依据：眼球增大，球内未见异常回声/密度/信号影
- 一般无需影像学检查

推荐影像学检查

- 最佳检查法：超声

【鉴别诊断】

- 继发性大眼球
  - 主要见于轴性近视和后天性青光眼
  - CT/MRI 表现眼球前后径增大，轴性近视者多伴有后巩膜葡萄肿，两侧眼球增大程度可不一致
  - 结合病史可资鉴别

诊断与鉴别诊断精要

- 婴幼儿眼球增大，球内未见异常回声/密度/信号影，结合相关病史可以考虑为先天性巨眼球
- 诊断需密切结合临床（眼压等）

重点推荐文献

[1] 黄文虎，沙炎，罗道天，等．原始永存玻璃体增生症（PHPV）的影像学 [J]．放射学实践，2005，20（12）：1043-1046.

[2] 黄新文，吕红彬，高礼明，等．外层渗出性视网膜病变的 CT 诊断价值 [J]．临床放射学杂志，2008，27（8）：1020-1022.

[3] 刘中林，段安丽，王振常，等．牵牛花综合征的 CT、MRI 诊断 [J]．临床放射学杂志，2007，26（6）：630-632.

[4] 陈青华，王振常，鲜军舫，等．先天性小眼球的 MRI 检查及表现 [J]．中国医学影像技术，2008，24（4）：520-522.

第 2 节　眼眶发育异常

一、尖头并指畸形

【概念】

- 尖头并指畸形（apert syndrome）是一种先天性畸形综合征，临床表现为三联征（面中部发育不良、颅缝早闭、双侧皮肤及骨性并指及并趾）

【病理与病因】

- 病因学
  - 目前认为是常染色体显性遗传性疾病
  - 位于第 10 号染色体上（10q25-q26）的成纤维细胞生长因子受体 2（fibroblast growth factor receptor 2，FGFR2）基因突变所致
- 流行病学
  - 多为散发病例，多数患者无家族史，为新发基因突变所致，但致病基因可以遗传
  - 新生儿患病率美洲人约 15.5/100 万；亚洲人约 22.3/100 万；西班牙人约 7.6/100 万
  - 如果父亲年龄大于 50 岁，可致患病率升高

【临床表现】

临床特点

- 最常见症状/体征
  - 尖头畸形：头颅前后径小，颅骨纵轴增大，

前额高耸，囟门部向前上方隆起；两眼之间距离增大，眼球突出，眼窝较浅，可有斜视；鼻小而扁，且额鼻交界处较凹陷；中面部凹陷，腭盖高拱，可有腭裂、牙列拥挤和开颌、反颌畸形
- 肢端畸形：并指（趾）多为累及两侧，程度不等，部分融合或完全性融合，以第2、3、4指（趾）完全性融合最多见，拇指（趾）较宽大，手指的指节间关节也紧连，但掌 - 指关节则正常，掌骨较短，可与桡骨融合，关节活动受限
- 常有喘鸣及睡眠呼吸暂停综合征，可有肺心病
- 由于患者的大脑胼胝体与大脑皮质边缘叶部位畸形，多伴随不同程度的智力障碍，但部分患者智力正常
- 可有颅内压增高表现，可有视力障碍

疾病人群分布
- 年龄
  - 胎儿期或新生儿期即可发现并确诊
- 性别
  - 无性别差异

【自然病史与预后】
- 患者上呼吸道阻塞、鼻咽腔狭窄及气管软骨异常所致的下气道变窄可导致婴儿期死亡

【治疗】
- 对症治疗及手术治疗
  - 对症治疗：保护角膜、改善新生儿期上呼吸道阻塞、纠正睡眠呼吸暂停、抗感染治疗
  - 手术治疗：一般主张出生后尽早做手术，有利于脑组织的发育，松解冠状缝前移和重塑额骨，纠正远期颅骨和颅底的畸形发育；对于颅面部畸形，小儿患者可行额眶前移术；对于并指（趾）畸形，可按照分指的整形原则进行一期或分期的分指手术

【影像表现】
概述
- 最佳诊断依据：双侧前颅窝短小、眶腔浅小
- 部位
  - 颅盖骨及颅底骨
  - 四肢末端

CT 表现
- 平扫 CT
  - 前颅窝短小
  - 双侧眶腔浅、小
  - 脑积水，透明隔完全或部分缺如，胼胝体发育不全

MRI 表现
- 颅脑改变：脑积水，透明隔完全或部分缺如，胼胝体发育不全
- 心脏改变：三尖瓣缺如

超声表现
- 孕中晚期超声检查可作为筛查手段之一
  - 尖头畸形
  - 四肢末端并指（趾）畸形
  - 脑室及胼胝体发育不全

推荐影像学检查
- 最佳检查法：CT 三维后处理技术是显示颅面骨整体形态异常改变的最佳检查方法
- 备忘建议
  - 诊断时需密切结合临床，一般通过临床表现即可诊断 Apert 综合征
  - 成纤维细胞生长因子受体 2（FGFR2）基因异常有助于确诊此病

【鉴别诊断】
- 颅面骨发育不全（craniofacial dysostosis，Crouzon 综合征）
  - 结合临床表现进行鉴别，Crouzon 综合征无并指 / 并趾畸形

诊断与鉴别诊断精要

- CT 三维后处理技术是显示颅面骨整体形态异常改变的最佳检查方法，有利于颅骨手术前方案的制订
- 诊断需密切结合临床

典型病例

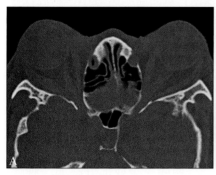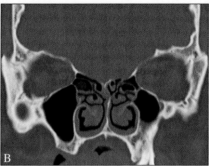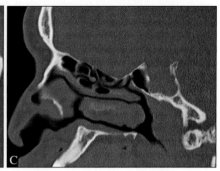

图 4-2-1　Apert 综合征

A. 横断面 CT 骨窗重建示双侧眶腔浅小、两侧眼球明显突出、眼球间距增宽、两侧蝶骨大翼走行异常，右侧中颅窝外侧壁颞骨鳞部脑回压迹显著增多、加深；B. 冠状面 CT 骨窗重建示双侧眼眶间距增大，眼眶内壁上下径变小，眶腔呈类三角形改变，左侧眼眶上壁颅内面脑回压迹增多、加深；C. 矢状面 CT 骨窗重建示前颅底位置明显降低，前颅窝前后径明显变短

二、颅面骨发育不全

【概念与概述】

- 颅面骨发育不全（craniofacial dysostosis，Crouzon 综合征）又称为遗传性家族性颅面骨发育不全，其特点为颅盖、颅面骨缝早期闭合，伴眼眶及颌骨发育不良
- 1912 年 crouzon 报道"遗传性头面骨形成不全"

【病理与病因】

- 病因学
  - 目前认为是常染色体显性遗传性疾病
  - 成纤维细胞生长因子受体 2（fibroblast growth factor receptor 2，FGFR2）发生基因突变，其中约 50% 为新发生的基因突变，而不是遗传性的；有的患者 FGFR2 和 FGFR3 均发生基因突变
- 流行病学
  - 多有家族史
  - 美国人患病率约 16.5/ 百万，无种族差异
  - Crouzon 综合征约占全部颅缝早闭患者的 4.8%

【临床表现】

临床特点

- 最常见症状 / 体征
  - 双侧眼距增宽，眼球突出，斜视，视力减退，喙鼻，上唇短

- 面骨发育不良，主要累及上颌骨和鼻骨，额部和下颌骨突出而中部凹陷
- 头颅形态可以呈舟状头、短头形，与颅缝愈合之先后顺序和融合的速度不同有关
- 约 12% 的患者智力下降，可有癫痫发作
- 可有颅内压增高表现，如头痛、视力下降
- 上呼吸道阻塞，继发鼻中隔偏曲，中鼻部及鼻孔异常，鼻咽腔狭窄
- 耳道狭窄或闭锁可导致传导性耳聋；可发生梅尼埃病

疾病人群分布

- 年龄
  - 出生时即可被发现，随年龄增大本病可能进展
- 性别
  - 无性别差异

【自然病史与预后】

- 上呼吸道阻塞可导致急性呼吸窘迫
- 可能会出现颅内压增高和视神经萎缩

【治疗】

- 早期诊断，对症治疗
  - 治疗斜视、校正弱视、屈光不正，降低视神经萎缩发生率
  - 使用鼻持续气道正压装置以减轻气道阻塞
  - 进行耳科及听力学密切随访以检测是否发生感音神经性听力下降

【影像表现】

概述

- 最佳诊断依据：颅面部畸形
- 部位
  - 颅面骨

X 线表现

- 头颅畸形
- 蝴蝶椎骨，椎体及附件融合，约 18% 患者出现颈椎椎体融合，最常见于颈 2～颈 3、颈 5～颈 6，也可有区域性椎体融合
- 桡骨小头半脱位

CT 表现

- 平扫 CT
  - 头尖或舟状头，头颅前后径减小，颅盖骨变薄、脑回压迹增加，颅底短而深，蝶鞍呈垂直位
  - 鼻部凹陷，下颌突出，硬腭高位，眼眶明显变小
  - 颅骨骨缝早期愈合，可累及冠状缝、矢状缝、人字缝及额缝

MRI 表现

- 颅脑改变：偶见胼胝体发育不全及视神经萎缩

推荐影像学检查

- 最佳检查法：CT 是最佳检查方法
- 备忘建议
  - 诊断时需密切结合临床

【鉴别诊断】

- Apert 综合征

> **诊断与鉴别诊断精要**
> - CT 三维后处理技术是显示颅面骨异常改变的最佳检查方法
> - 诊断需密切结合临床

三、下颌 - 面发育不良

【概念与概述】

- 下颌 - 面发育不良（mandibulo-facial dysostosis, MFD）是一种先天性的颅面复合畸形，主要累及中面部和下面部，既存在骨结构异常，也有典型的软组织畸形，常累及单侧面部
- 又称 Treacher-Collins 综合征（Treacher Collins syndrome）、Franceschetti Klein 综合征（Franceschetti Klein syndrome）

【病理与病因】

- 病因学
  - 目前认为是常染色体显性遗传性疾病
- 流行病学
  - 约 60% 为散发，约 40% 有家族史

【临床表现】

临床特点

- 最常见症状 / 体征
  - 主要是下颌骨、颧骨和蝶骨发育不良
  - 小耳畸形、双眼外眦下移、巨口、腭裂等，形成特征性的鱼面样面容

疾病人群分布

- 年龄
  - 出生后即可发现
- 性别
  - 无性别差异

【自然病史与预后】

- 多数患儿智力正常

【治疗】

- 改善听力，美容手术

【影像表现】

概述

- 最佳诊断依据：一侧面部畸形
- 部位
  - 颅面骨

X 线表现

- 颧骨颧弓发育不良或缺损；上颌骨狭小前突，上颌窦小；乳突小、密度增高；鼻骨前突而且宽阔，额鼻角平坦

CT 表现

- 平扫CT
  - 患侧下颌骨较窄小、颧骨隆突消失、颧弓发育不全
  - 眶下缘骨质变薄、眶外壁局部骨质缺损

- 外耳道闭锁、听小骨畸形

推荐影像学检查

- 最佳检查法：CT 是最佳检查方法
- 备忘建议
  - 诊断时需密切结合临床

诊断与鉴别诊断精要

- CT 是显示颅面骨异常改变的最佳检查方法
- 诊断需密切结合临床

重点推荐文献

1. 靳天娇. Apert 综合征的治疗进展 [J]. 中国美容医学，2012，21（6）：1081-1084.
2. 董悦，夏庆堂. Crouzon 综合征 1 例 [J]. 中国医学影像技术，2005，21（3）：439-439.
3. 杜莉，李涛，王秋菊，等. Treacher Collins 综合征一家系 [J]. 中华耳鼻咽喉头颈外科杂志，2007，42（6）：465-466.

第3节　眼外肌发育异常

【概念与概述】

- 为眼外肌完全或部分不发育以及眼外肌止端异位附着的先天性发育异常
- 眼外肌发育不全（atelia of extra-ocular muscles）又称眼外肌发育不良（dysplasia of extra-ocular muscles）；眼外肌发育缺陷（developmental defect extra-ocular muscles）

【病理与病因】

- 病因学
  - 尚不明确
- 流行病学
  - 临床罕见，主要为眼外肌缺如，多为下直肌先天缺如；先天性眼外肌止端附着异常临床相对较多见，其中下斜肌附着异常最常见
  - 大多数为单侧，少数为双侧

【大体病理及手术所见】

- 手术探查仅可发现筋膜组织或少许纤维；用齿镊试夹眼外肌，无结膜下肌肉组织存在

【临床表现】

临床特点

- 最常见症状/体征
  - 斜视
  - 眼球运动障碍
  - 视力差，多为弱视或重度视力不良
  - 可合并眼部发育异常：如上睑下垂、睑裂增宽、内眦赘皮、小角膜、虹膜脉络膜缺损、黄斑移位、视神经缺损等

疾病人群分布

- 年龄
  - 多见于婴幼儿或儿童
  - 自出生或生后几个月即发生斜视；随年龄增大，斜视加重
- 性别
  - 男女无显著性差异

【治疗】

- 部分患者可行手术治疗
  - 先天性全眼外肌缺如：只能做部分美容矫正，无法恢复眼球运动状态
  - 先天性部分眼外肌缺如：可行上直肌减弱术、直肌移植术、利用眶下缘骨膜的缝线固定术等
  - 先天性眼外肌附着异常：手术使眼外肌异常附着复位

【影像表现】

概述

- 最佳诊断依据：患侧眼外肌未显示或者较对侧眼外肌细而薄，但是诊断此病的前提是一定要保证双侧眼眶摆位对称，以免误诊
- 大小及形态学
- 患侧眼外肌未显示或较对侧眼外肌细而薄，边缘清楚
  - 呈条索状或正常眼外肌未显示

CT 表现

- 平扫 CT
  - 患侧眼外肌未显示或较对侧眼外肌细而薄
  - 眼球大小可表现为正常

MRI 表现

- T1WI
  - 等信号
- T2WI
  - 等或略低信号

推荐影像学检查

- 最佳检查法：CT 是最佳影像学检查方法
- 备忘建议
  - MRI 检查可发现部分患者合并眼运动神经发育异常

【鉴别诊断】

- 眼位不正
  - 头部摆位不正时，CT 或 MRI 上常表现为一侧眼肌粗、另一侧眼肌细，此时需要与单侧眼外肌发育不良鉴别
  - 受检者眼位为非正视位时，常导致双侧眼位不正，如双眼上视时 CT 或 MRI 上可表现为双侧上直肌"增粗"、同时双侧下直肌"变细"，此时需要与双侧下直肌发育不良鉴别
- 继发性眼外肌萎缩
  - 多见于成人
  - 需要结合有无外伤史等临床病史考虑

诊断与鉴别诊断精要

- 一侧眼外肌未显示或者较对侧眼外肌明显细而薄，考虑有眼外肌发育不良的可能
- 诊断前提：一定要保证双侧眼眶摆位对称，以免误诊

重点推荐文献

徐慧琴，杨冠. 眼外肌发育异常一例 [J]. 中国眼耳鼻喉科杂志，1997，02：54-55.

第 4 节　眼部神经发育异常

【概念与概述】

- 眼部神经发育异常为先天性、非进行性散发或家族性的颅神经肌肉疾病，是先天性眼球运动障碍性疾病
- 又称先天性颅神经异常支配性疾病（congenital cranial dysinnervation disorders，CCDDs）或先天性神经支配不全综合征（congenital innervation dysgenesis syndrome，

CID），以往这类疾病常被称为先天性纤维化综合征

- 主要包括眼球后退综合征（Duane's retraction syndrome，DRS）、先天性眼外肌纤维化（congenital fibrosis of extra-ocular muscles，CFEOM）、先天性眼 - 面麻痹综合征（möbius syndrome，MS）、上斜肌腱鞘综合征（brown syndrome，BS）、水平注视麻痹（horizontal gaze palsy)、上颌 - 瞬目综合征（marcus gunn syndrome）等多种表现型

一、眼球后退综合证

【概念与概述】

- 眼球后退综合征（duane's retraction syndrome，DRS）是最常见的 CCDD，为先天性水平运动障碍疾病
- Duane 于 1906 年首次报道

【病理与病因】

- 病因学
  - 确切病因尚不明确
  - 眼肌电图证实 DRS 为神经源性疾病，即动眼神经异常分支至外直肌，神经冲动同时至内、外直肌使其收缩导致眼球退缩。Huber 等基于肌电图结果将 DRS 分为 3 个亚型：Ⅰ型约 75%，Ⅲ型占 DRS 总发病率 < 25%，而Ⅱ型非常罕见
  - 眼肌电图提示Ⅱ型患者展神经核及其神经发育正常，但外直肌内存在来源于内直肌支的异常神经支配；Ⅲ型患者眼外肌有动眼神经和展神经双重支配
- 流行病学
  - 绝大多数为散发病例，仅 10% 为家族遗传，为常染色体显性遗传
  - 多为单侧发病，约 15% ~ 20% 为双侧发病，左眼受累较多见

【临床表现】

临床特点

- 最常见症状 / 体征
  - 外展不同程度受限
  - DRS Ⅰ型：是最常见的类型，内转不受限，外展受限或完全不能，但内转时内、外直肌同时收缩造成眼球后退并睑裂缩小
  - DRS Ⅱ型：非常罕见，内转受限或完全不能，外展相对正常，但内转时内、外直肌同时收缩导致眼球后退并内转受限
  - DRS Ⅲ型：仅次于 DRS Ⅰ型，内、外转都受限，试图内外转时水平眼外肌同时收缩导致眼球后退和运动障碍

疾病人群分布

- 年龄
  - 多见于儿童
- 性别
  - 除中国男女发病率相同外，其他地区女性发病率远高于男性

【自然病史与预后】

- 预后良好

【治疗】

- 矫正屈光不正、治疗弱视，部分患者可行手术改善斜视

【影像表现】

概述

- 最佳诊断依据：患侧展神经脑池段及海绵窦段未显示，来源于动眼神经下干的异常分支进入外直肌内
- 部位
  - 展神经脑池段及海绵窦段走行区
- 大小及形态学
  - 展神经脑池段及海绵窦段未显示或纤细
  - 来源于动眼神经下干的异常分支进入外直肌内
  - 少数情况下 MRI 显示为展神经纤细，但其海绵窦段及眶内段未见异常，眶内无异常神经分支

MRI 表现

- DRS Ⅰ型：患侧展神经脑池段及海绵窦段多缺如，少数可表现为展神经纤细或起始位置异常；眶内段可观察到外直肌支来源于动眼神经下干。外直肌前端肌腹和'pulley'结构正常，后部肌腹分为上下两部分，其余眶内所有眼外肌及其支配神经分支正常。少数情况下可临床无症状而 MRI 显示展神经纤细但海绵窦段及眶内段未见异常，眶内无异常神经分支。可伴内耳畸形
- DRS Ⅱ型：仅有的几例报道为患侧展神经缺如或严重发育不良，外直肌区形态正常并有神经分支汇入
- DRS Ⅲ型：患侧展神经缺如或严重发育不良，也可显示正常，但外直肌同时接受展神经和动眼神经下干分支支配

二、先天性眼外肌纤维化

【概念】

- 先天性眼外肌纤维化（congenital fibrosis of extra-ocular muscles，CFEOM）是一组以先天性、非进行性、限制性眼外肌麻痹为特征的眼病

【病理与病因】

- 病因学
  - 确切病因尚不明确
  - 近期分子遗传学和神经病理学研究提示，该病的真正病因可能是眼运动神经核的发育缺陷；在西方国家多为显性遗传，在中东国家隐性遗传发病较高
- 流行病学
  - 分为遗传性和散发性病例；可分为3个亚型
    - CFEOM Ⅰ型：为常染色体显性遗传，目前世界范围内尤其西方国家发病率稳步增长。尸检发现动眼神经上干及其相应中间神经元缺如，其支配的上直肌和提上睑肌严重发育不良，除此之外，眼眶内各运动神经发育不良、多条眼外肌成分异常改变
    - CFEOM Ⅱ型：为常染色体隐性遗传，在中东地区发病率相对略高
    - CFEOM Ⅲ型：为常染色体显性遗传，因不完全性外显率，表现型各异，Engle等认为该基因与动眼神经的发育密切相关

【临床表现】

临床特点

- 最常见症状/体征
  - 眼外肌主动、被动牵拉试验阳性
  - CFEOM Ⅰ型：双眼发病、先天性非进行性眼球麻痹、上睑下垂、第一眼位下斜位、眼球上转不过中线
  - CFEOM Ⅱ型：均双侧发病，先天性上睑下垂，第一眼位固定外展位，可伴有或不伴有外直肌肥大或萎缩，这种临床表现提示只有展神经及其支配的外直肌发育和功能正常
  - CFEOM Ⅲ型：均单侧发病，为非进行性眼球运动异常病变，临床表现兼有 CFEOM1 和 DRS 的特征，如不同程度的上睑下垂和限制性眼球麻痹，轻者眼位正常而垂直运动受限，严重者表现为双眼非对称性发病

疾病人群分布

- 年龄
  - 可见于儿童或成人
- 性别
  - 男女发病率无显著性差异

【自然病史与预后】

- 因肌组织已纤维化，手术矫正效果不佳

【治疗】

- 尚无有效治疗手段，部分患者可行手术改善斜视及上睑下垂

【影像表现】

概述

- 最佳诊断依据：双侧或单侧多条眼外肌变细；动眼神经、展神经不同程度变细或者未显示，部分可伴异常分支
- 部位
  - 眼外肌
  - 动眼神经、展神经脑池段和眶内段
- 大小及形态学
  - 眼外肌：纤细，部分仅表现为少量索条影
  - 动眼神经、展神经：不同程度变细或者未显示

MRI 表现

- CFEOM Ⅰ型
  - 眼外肌：所有患侧上直肌和提上睑肌严重发育不良表现为纤细、部分仅表现为少量索条影，内直肌、下直肌和下斜肌不同程度肌腹和肌腱变细、相当于"Pulley"（眼外肌滑车）区组织结构稀疏；外直肌多表现纤细、少数可正常，滑车神经及其支配上斜肌形态和信号未见异常征象
  - 眼运动神经：患侧动眼神经、展神经脑池段和眶内段均表现不同程度异常改变；动眼神经脑池段明显变细，眶内段动眼神经上干缺如，上直肌和提上睑肌区无支配神经分布，动眼神经下干可正常、变细或观察不到，其余眼外肌分支显示，而展神经脑池段发育不良或未发育，动眼神经下干异常分支至外直肌
- CFEOM Ⅱ型
  - 动眼神经脑池段纤细，双侧滑车神经和展神经分布及走行未见异常；眶内段上干未观

察到，下干分支纤细

- 内直肌支和下直肌支观察欠佳；双侧提上睑肌和上直肌纤细呈细索条影；双侧下斜肌较细，走行较直；双侧内直肌略细

- CFEOM Ⅲ型：表现多样

  - 动眼神经脑池段未显示，展神经向上移位并进入动眼神经孔区，并呈细小分支至外直肌、内直肌、下直肌及下斜肌内侧面肌腹区

  - 上直肌及提上睑肌肌腹和肌腱均纤细，呈细索条状，内直肌、下直肌及下斜肌较细，以内直肌为著，下直肌、下斜肌及内直肌眼球附着区结构显示较紊乱；上斜肌后腹形态饱满，外直肌形态可

  - 动眼神经脑池段或动眼神经孔内神经较细，有神经分支至提上睑肌和上直肌、内直肌、下直肌和下斜肌，内直肌和下直肌腹略细、信号尚可，余诸眼外肌形态及信号可，展神经走行未见异常

  - 动眼神经脑池段较细，动眼神经孔未显示，动眼神经下干可见分支至外直肌区，余神经分支未见异常改变，展神经入外直肌，上斜肌后部肌腹较粗大，动眼神经支配各肌肉前部肌腱略薄，信号不均匀

  - 动眼神经及展神经脑池段均缺如，眶内段分布未见异常，上直肌、提上睑肌、内直肌、下直肌、下斜肌肌腹和肌腱均明显变细，近总腱环区显著，信号不均匀，上斜肌前腹略细；外直肌形态及信号未见异常

三、先天性眼－面麻痹综合征

【概念与概述】

- 先天性眼 - 面麻痹综合征（mobius syndrome，MS）是一种罕见的先天性完全或不完全性双侧面神经和展神经麻痹，可伴其他脑神经麻痹以及四肢和口面部其他畸形，是一种少见的口 - 颌 - 肢体畸形

- 又名先天性面瘫、先天性神经核发育不全、先天性眼面瘫痪等

- 1888 年德国神经学家 Mobius 首次报道该病

【病理与病因】

- 病因学

  - 病因尚不明确

  - 推测病因可能与基因、缺血和感染有关，如脑干延髓区面神经和展神经核发育不良

- 流行病学

  - 罕见病

【临床表现】

临床特点

- 最常见症状 / 体征

  - "面具脸"伴展神经麻痹

  - 可伴有其他脑神经异常，如听力丧失、构音障碍和咽下困难，多数患者智力正常

  - 常出现肢体异常以及先天性心脏病、性腺功能减退和嗅觉缺失，还可以出现智能发育迟滞

疾病人群分布

- 年龄

  - 出生后即可出现症状和体征

- 性别

  - 男女发病率文献罕见报道

【治疗】

- 尚无有效治疗手段

【影像表现】

概述

- 最佳诊断依据：双侧展神经及双侧面神经未显示

- 部位

  - 双侧展神经及面神经走行区

  - 脑干

- 大小、形态学及 MRI 表现

  - 双侧展神经及双侧面神经未显示，可伴舌下神经、舌咽神经脑池段缺如；眶内段动眼神经下干可有异常分支至外直肌区。患眼外直肌纤细或正常

  - 颅内改变：主要是脑干变形，包括第四脑室底部平直（Ⅵ、Ⅶ神经核区），脑干区内侧膝状体、上延髓区舌下神经突显示不清

四、上斜肌腱鞘综合证

【概念与概述】

- 上斜肌腱鞘综合征（brown syndrome，BS）指患眼在内转位时不能上转或上转严重受限，内转时被动牵拉试验阳性，在外转和第一眼位时上转受限程度极小
- 由 Brown 于 1950 年首次提出，目前认为先天性发育异常属于 CCDD

【病理与病因】

- 病因学
  - 病因尚不明确
  - 推测病因可能与先天性解剖异常或继发于外伤或手术所致的上斜肌肌腱和鞘膜过分增厚或粘连有关
- 流行病学
  - 罕见病，约 10% 为双侧

【临床表现】

临床特点

- 最常见症状 / 体征
  - 眼球内上转时运动受限，被动转眼试验下斜肌上转受阻不能达到正常生理范围，眼球固定于向下注视的状态

疾病人群分布

- 年龄
  - 出生后即可出现症状和体征
- 性别
  - 男女发病率文献罕见报道

【治疗】

- 如在第一眼位时为正位，并有双眼单视功能，无明显代偿头位，则无需手术
- 如患眼于第一眼位时呈下斜视，有明显代偿头位存在，影响美容，则可考虑手术治疗

【影像表现】

概述

- 最佳诊断依据：上斜肌腱与眶内壁的夹角、肌腱的厚度和信号 / 密度异常
- 部位
  - 滑车及上斜肌腱
- 大小、形态学及 MRI 表现
  - 在滑车和上直肌鼻侧可见纤维粘连带，上斜肌肌腱后部增粗，走行僵直，肌腹变细

推荐影像学检查

- 最佳检查法：MRI 是诊断 CCDDs 的最佳检查方法
- 备忘建议
  - 诊断时需要密切结合临床表现

诊断与鉴别诊断精要

- 一侧或双侧动眼神经、展神经不显示，要考虑可能为 CCDDs
- 诊断时需要密切结合临床表现

典型病例

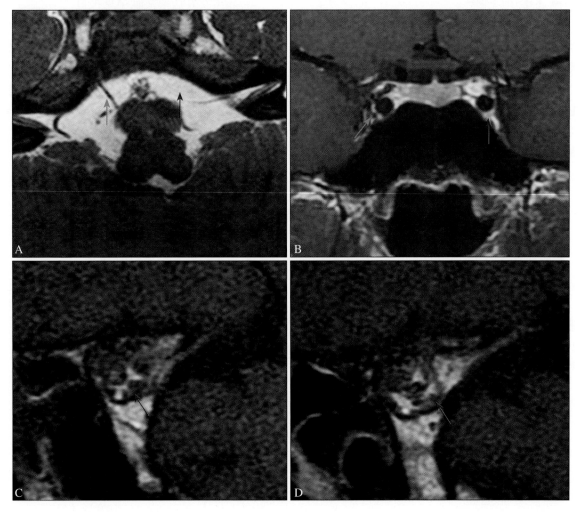

图 4-4-1　左侧 DRS Ⅰ型

A. 3D-FIESTA 斜横断面重建示展神经脑池段（箭头）右侧正常，左侧未显示；B. 冠状面 T1WI 增强扫描示海绵窦段（箭头）右侧正常，左侧未显示；C，D. 左侧眼眶冠状面 T1WI 示左侧动眼神经下干与外直肌紧邻，并可见分支入外直肌（箭头）

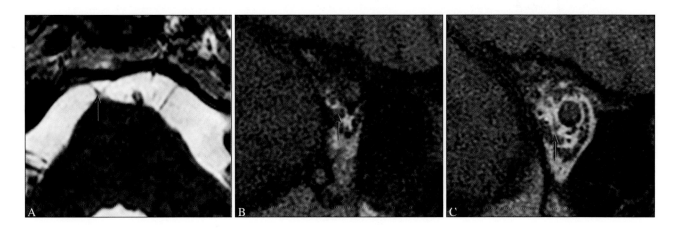

图 4-4-2　右侧 DRS Ⅱ型

A. 3D-FIESTA 斜横断面重建图像，显示桥前池内右侧展神经走行区可见不规则形索条影，未见明确 Derolla 管形态；B ～ C. 为右眶斜冠状面 T1WI 像，显示动眼神经下干分支较早，外直肌区可见异常神经分支进入其肌腹（箭头）

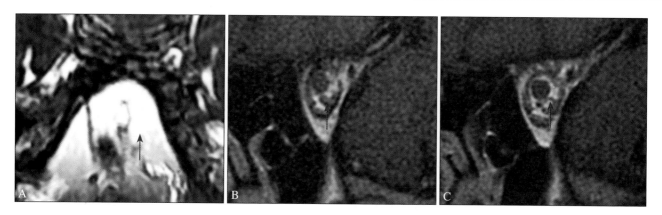

图 4-4-3 左侧 DRS Ⅲ型

A. 3D-FIESTA 斜横断面重建图像示左侧展神经脑池段未显示；B ~ C. 斜冠状面 T1WI 图像示左侧动眼神经下干可见异常分支至外直肌区（箭头）

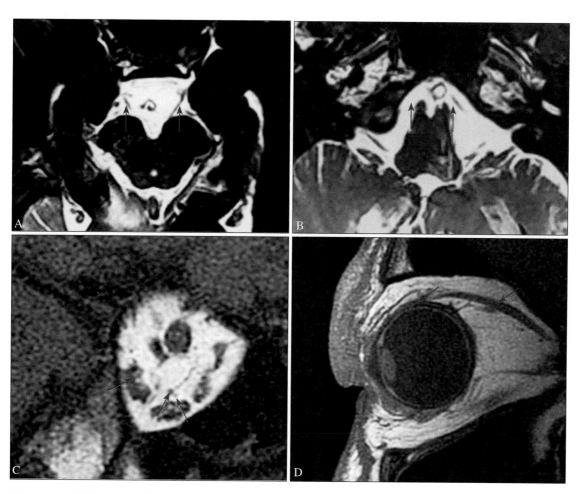

图 4-4-4 双侧 CFEOM Ⅰ型

A ~ B. 3D-FIESTA 三维重建斜横断面图像示双侧动眼神经纤细（A），双侧展神经未显示（B）；C. 右眶斜冠状面 T1WI 示动眼神经上干未观察到，下干细小，可见细小神经分支至下直肌和下斜肌、内直肌和外直肌区（箭头）；D. 斜矢状面 T1WI，示上直肌和上睑提肌呈细索条影，以提上睑肌为著（箭头）

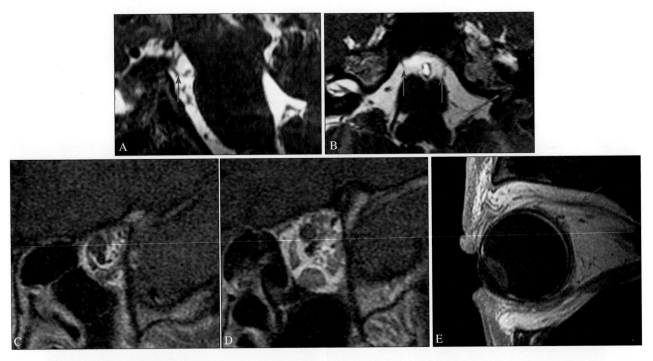

图 4-4-5 双侧 CFEOM Ⅱ型（双侧对称改变，仅列出单侧）

A. 3D-FIESTA 斜矢状面重建图像示左侧动眼神经脑池段纤细、迂曲，下方桥前池内可见索条影；B. 3D-FIESTA 重建图像示双侧展神经脑池段可见显示；C，D. 左眶斜冠状面 T1WI，示眶内段动眼神经上干未观察到，动眼神经下干可见分支至下直肌及下斜肌，未见明确分支至内直肌；E. 左眶斜矢状面 T1WI，上直肌及提上睑肌呈纤细索条影，提上睑肌腱膜区呈纤细线状影

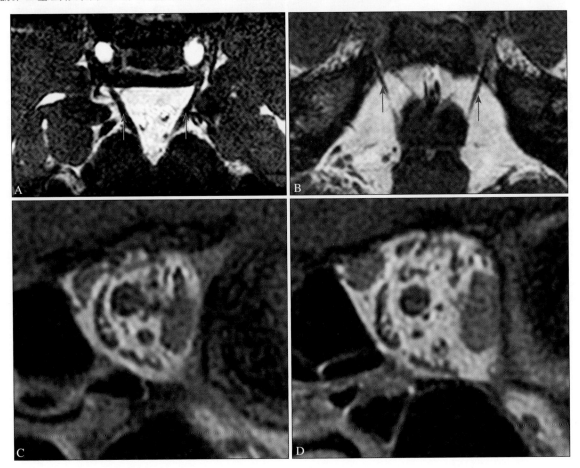

图 4-4-6 左侧 CFEOM Ⅲ型

A，B. 3D-FIESTA 斜横断面示双侧动眼神经及展神经显示好；C，D. 左眶斜冠状面 T1WI 图像示眼运动神经入眼外肌区未见异常改变，上直肌、提上睑肌、内直肌、下直肌肌腹和肌腱均明显变细；外直肌形态及信号未见异常

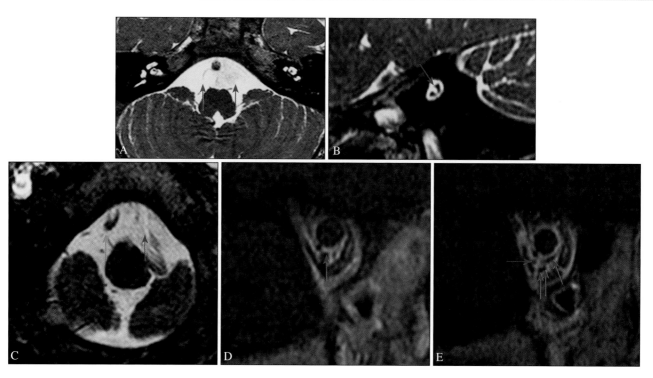

图 4-4-7　先天性眼 - 面麻痹综合征

A ~ C. 3D-FIESTA 重建图像，A. 示双侧展神经脑池段未显示；B. 示面神经内耳道段未显示；C. 示左侧舌下神经缺如；D ~ E. 右眶斜冠状面 T1WI 示动眼神经下干分支至外直肌，外直肌形态未见明显异常

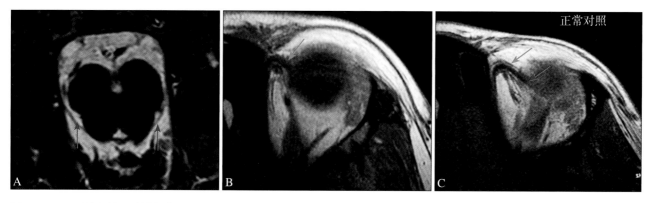

图 4-4-8　双侧上斜肌腱鞘综合征（仅列出左眶）

A. 3D-FIESTA 重建图像示双侧滑车神经显示好；B ~ C. 眼眶横断面 T1WI，30 示上斜肌腱与眶内壁夹角减小，反折后肌腱呈束状（绿箭头）；C. 示正常上斜肌腱呈扇形

（陈青华　王振常）

重点推荐文献

[1] 吴丽，周炼红，刘昌盛等. 先天性眼外肌纤维化综合征患者的眼外肌及眼运动神经影像学特征 [J]. 中华眼科杂志，2009，45（11）：971-976.DOI：10.3760/cma.j.issn. 0412-4081.2009.11.004.

[2] Cooymans P，Al-Zuhaibi S，Al-Senawi R，et al. Congenital fibrosis of the extraocular muscles. Oman J Ophthalmol，2010，3（2）：70-74

[3] Bianchi B，Copelli C，Ferrari S，et al. Facial animation in patients with Moebius and Moebius-like syndromes. Int J Oral Maxillofac Surg，2010，39（11）：1066-1073.

[4] 丁月琴，葛熙元. 上斜肌腱鞘综合征 1 例. 中国眼耳鼻喉科杂志，2010，01：60-72.

主要参考文献

[1] Yonghong J, Kanxing Z, Zhenchang W, et al. Detailed magnetic resonance imaging findings of the ocular motor nerves in Duane's retraction syndrome. J Pediatr Ophthalmol Strabismus, 2009, 46 (5): 278-285.

[2] Cooymans P, Al-Zuhaibi S, Al-Senawi R, et al. Congenital fibrosis of the extraocular muscles.Oman J Ophthalmol, 2010, 3 (2): 70-74

[3] Bianchi B, Copelli C, Ferrari S, et al. Facial animation in patients with Moebius and Moebius-like syndromes. Int J Oral Maxillofac Surg, 2010, 39 (11): 1066-1073.

[4] Wieczorek D, Gener B, González MJ, et al. Microcephaly, microtia, preauricular tags, choanal atresia and developmental delay in three unrelated patients: a mandibulofacial dysostosis distinct from Treacher Collins syndrome. Am J Med Genet A, 2009, 149A (5): 837-843.

[5] Lee BJ, Traboulsi EI. Update on the morning glory disc anomaly. Ophthalmic Genet, 2008, 29 (2): 47-52.

[6] Silva DJ, Khaw PT, Brookes JL. Long-term outcome of primary congenital glaucoma. J AAPOS, 2011, 15 (2): 148-152.

[7] Athanasiadis AP, Zafrakas M, Polychronou P, et al. Apert syndrome: the current role of prenatal ultrasound and genetic analysis in diagnosis and counselling. Fetal Diagn Ther, 2008, 24 (4): 495-498.

[8] Weber B, Schwabegger AH, Vodopiutz J, et al. Prenatal diagnosis of apert syndrome with cloverleaf skull deformity using ultrasound, fetal magnetic resonance imaging and genetic analysis. Fetal Diagn Ther, 2010, 27 (1): 51-56.

[9] Kreiborg S, Cohen MM Jr. Ocular manifestations of Apert and Crouzon syndromes: qualitative and quantitative findings. J Craniofac Surg, 2010, 21 (5): 1354-1357.

眼部炎性病变

第1节 Graves 眼病

【概念与概述】

- Graves 眼病（Graves' ophthalmopathy, GO）又称甲状腺相关性免疫眼病（thyroid-associated ophthalmopathy），与甲状腺自身免疫有关，是引起成人眼球突出最常见的原因之一
- 临床上根据甲状腺功能正常与否，分为 Graves 病眼眶病变（甲状腺功能异常）和眼型 Graves 病（甲状腺功能正常）

【病理与病因】

- 病因学
  - 尚未完全明确，多数学者认为 Graves 眼病是一种复杂的自身免疫性疾病
- 遗传学
  - 有明显的遗传易感性
- 流行病
  - 在眼眶疾病者约占 20%，居成人眼眶病发病率的首位
  - 是引起成人眼球突出最常见的原因之一
  - 90% 的 Graves 眼病患者伴有甲亢

【大体病理及手术所见】

- 眼外肌水肿等炎性改变和纤维化
- 急性期眼外肌组织中可见大量淋巴细胞浸润和黏多糖沉积

【临床表现】

临床特点

- 生化检查
  - FT3、FT4、TSH、TRAb 升高
- 最常见症状 / 体征

- 无痛性眼球突出
- 上睑迟落
- 复视
- 眼球运动受限

疾病人群分布

- 年龄
  - 成年人居多
  - 女性高发年龄段为 40 ~ 45 岁和 60 ~ 64 岁，男性为 45 ~ 49 岁和 65 ~ 69 岁
- 性别
  - 女性＞男性

【自然病史与预后】

- 自发缓解与加重交替
- 长期严重的甲状腺功能异常和吸烟可明显增加 Graves 眼病的发生率和恶化率
- 早发现、及时治疗，预后常较好

【治疗】

- 活动期使用糖皮质激素，可联合免疫抑制剂
- 放疗可减轻球后水肿
- 手术
- 有甲状腺功能亢进者，需抗甲亢药物治疗

【影像表现】

概述

- 最佳诊断依据：眼外肌梭形增粗，肌腹增粗为主，肌腱无明显改变，双侧或单侧眼外肌受累且多无眼环增厚
- 部位
  - 下直肌、内直肌最常受累，其他眼外肌和

提上睑肌可先后受累，眶内脂肪增多

- 大小
  - 眼外肌肌腹增粗程度不等
- 形态学
  - 眼外肌肌腹梭形增粗，眼球突出

CT 表现

- 平扫 CT
  - 眼外肌增粗，密度减低，可累及多条眼外肌，以下直肌和内直肌多见
  - 不同程度眼球突出
  - 眶内容增多，眶尖密度增高
  - 视神经受压
  - 泪腺肿大前移
  - 眼上静脉增粗
- 增强 CT
  - 增粗的眼外肌呈轻、中度强化

MRI 表现

- T1WI
  - 肿胀的眼外肌呈等或稍低信号，以肌腹增粗为主，肌腱无异常，部分病例矢状位见提上睑肌增厚。
  - 眶内脂肪增多，增粗的眼外肌挤占眶尖部
  - 部分病例视神经增粗和眼上静脉轻度扩张

- T2WI 及脂肪抑制 T2WI（STIR）
  - 活动期，眼外肌 T2WI 信号升高，高于邻近的颞肌，以 T2WI 压脂像明显
  - 非活动期，眼外肌可有肿胀，由于纤维化而信号较低，其内偶可见脂肪浸润
  - 增粗的视神经显示局部信号增高
- 增强 T1WI
  - 增粗的眼外肌呈轻、中度强化

超声表现

- 可探察出眼外肌的肿胀，发生频数依次为：下直肌、内直肌、上直肌、外直肌

推荐影像学检查

- 最佳检查法：MRI
- 备忘建议
  - CT 检查用于观察眼眶骨质改变

【鉴别诊断】

- 炎性假瘤
  - 单条眼外肌受累
  - 肌腹和肌腱均增粗
  - 激素治疗有效
- 动静脉畸形
  - CT 和 MRI 显示受累眼上静脉扩张
  - 搏动性突眼

诊断与鉴别诊断精要

- 眼外肌梭形增粗，肌腹增粗为主，肌腱无明显改变，双侧眼肌受累且多无眼环增厚，要考虑 GO

重点推荐文献

[1] 姜虹. Graves 眼病眼外肌病变的影像学研究进展 [J]. 中国医学影像技术，2011, 27（5）：1062-1064.

[2] A. C. Goncalves, E. M. Gebrim, and M. L. Monteiro, "Imaging studies for diagnosing Graves' orbitopathy and dysthyroid optic neuropathy," Clinics（Sao Paulo），vol. 67, pp. 1327-34, Nov 2012.

[3] E. Kirsch, G. von Arx, and B. Hammer. Imaging in Graves' orbitopathy. Orbit, vol. 28, 219-25, 2009.

典型病例

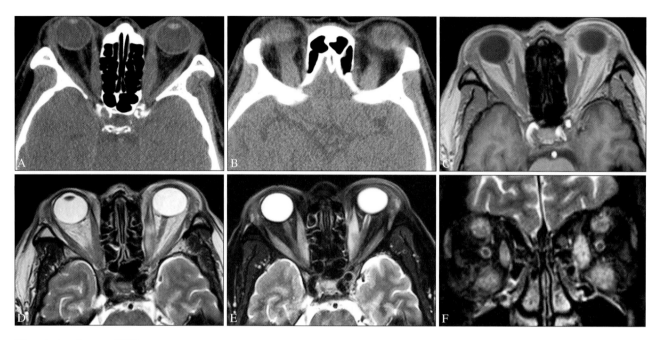

图 5-1-1　Graves 眼病

A，B.横断面 CT 示双侧内直肌和上直肌增粗，以肌腹为主；C.横断面 T1WI，示双侧内直肌增粗，以肌腹为主，呈等信号，眼球轻度突出；D，E.横断面 T2WI，增粗的眼外肌呈稍高信号，T2WI 压脂像更明显；F.冠状面 T2WI 压脂像，示双侧内直肌、上直肌及下直肌增粗，呈高信号

第 2 节　眼球筋膜炎

【概念】

- 眼球筋膜炎（ocular tendonitis）多发生于眼球筋膜囊，较少见。可分为浆液性与化脓性两种

【病理与病因】

- 病因学
  - 浆液性眼球筋膜炎：原因不明，常伴发风湿性关节炎、结节性多动脉炎、红斑狼疮、多发性软骨炎等全身免疫性疾病，可能是对某种细菌过敏所致
  - 化脓性眼球筋膜炎：多由全身传染病迁徙而来，或继发于全眼球炎、外伤或眼肌手术感染等
- 遗传学
  - 无明显遗传倾向
- 流行病
  - 本病少见

【大体病理及手术所见】

- 筋膜水肿伴大量炎性细胞浸润

【临床表现】

临床特点

- 生化检查
  - 白细胞升高
- 最常见症状 / 体征

浆液性眼球筋膜炎

- 多为双眼，发病迅速，进展快
- 眼睑肿胀，球结膜高度水肿
- 轻度眼球突出
- 眼球运动受限
- 眼部有压痛及自发性疼痛，眼球转动时尤甚

化脓性眼球筋膜炎

- 多为单眼化脓性炎症
- 眼部疼痛
- 结膜充血、水肿

- 眼球突出
- 眼球运动受限，症状较浆液性重
- 球结膜下见积脓
- 体温增高

疾病人群分布

- 年龄
  - 可发生于各年龄
- 性别
  - 无明显差异

【自然病史与预后】

- 化脓性眼球筋膜炎：病变至一定程度可停止发展，但愈后可复发
- 浆液性筋膜炎：预后较好

【治疗】

- 浆液性眼球筋膜炎
  - 消除原发病灶
  - 同时给予激素和水杨酸钠等药物
  - 局部行热敷或超短波治疗
- 化脓性眼球筋膜炎
  - 广谱抗生素
  - 局部热敷
  - 球结膜下积脓切开引流

【影像表现】

概述

- 最佳诊断依据：眼球筋膜囊增厚
- 部位
  - 眼球筋膜囊
- 形态学
  - 不规则

CT 表现

- 平扫 CT
  - 眼环增厚
  - 眼球突出
- 增强 CT
  - 轻、中度强化

MRI 表现

- T1WI
  - 眼球筋膜囊增厚，呈等或稍低信号
- T2WI 及脂肪抑制 T2WI（STIR）
  - 增厚的眼球筋膜囊呈稍高信号
- 增强 T1WI
  - 呈轻、中度强化

超声表现

- 眼球筋膜囊增厚，眼球壁与眶脂肪间出现透明间隙，可见弧形暗区

推荐影像学检查

- 最佳检查法：MRI

【鉴别诊断】

- 眼眶蜂窝织炎
  - 单眼受累
  - 局部症状明显，并逐渐加剧
  - 伴有全身症状

诊断与鉴别诊断精要

- 眼球筋膜囊增厚，伴眼部感染症状，可考虑本病

重点推荐文献

[1] 宫琦. 浆液性眼筋膜炎的误诊误治. 四川医学，2000，21（6）：531.

[2] 赵晓红. 角膜异物感染并发眼球筋膜炎 1 例. 中国现代医药杂志，2006，8（10）：84.

典型病例

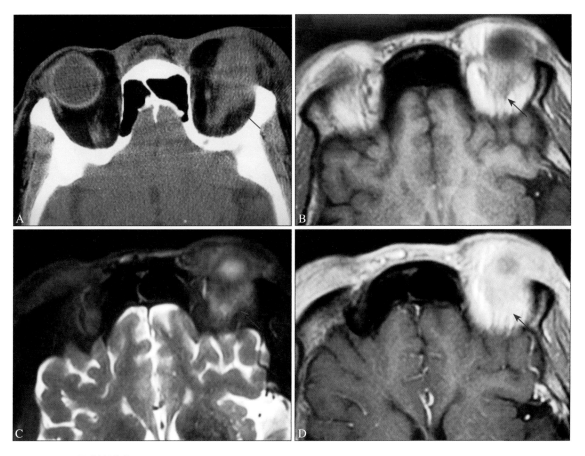

图 5-2-1　眼球筋膜炎
A. 横断面 CT 平扫 左眼环后部增厚，其后方眼眶内见软组织密度影（箭头）；B. 横断面 T1WI 左眼环后部增厚，眼眶内软组织影呈稍低信号（红箭头）；C. 横断面 T2WI，眼眶内软组织影呈稍高信号（箭头）；D. 增强 T1WI 眶内软组织影轻度强化（红箭头）

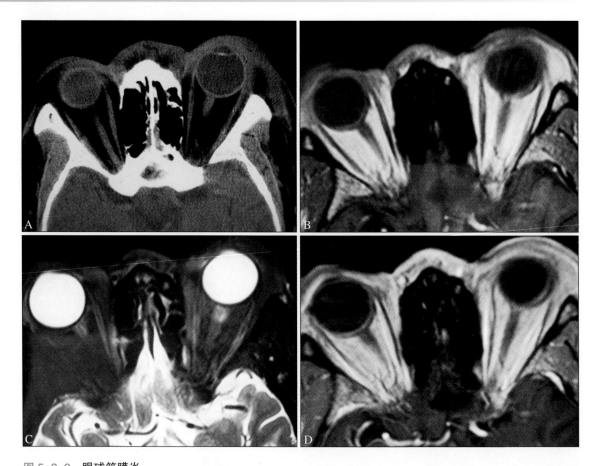

图 5-2-2　眼球筋膜炎
A. 横断面 CT 平扫 左眼环前部增厚，眼睑肿胀；B. 横断面 T1WI 左眼环前部增厚，呈稍低信号，眼睑肿胀；C. 横断面 T2WI 左眼环前部增厚，呈稍高信号；D. 增强 T1WI 呈轻度强化

（王梅云　史大鹏）

第 3 节　眼眶蜂窝织炎和眼部脓肿

【概念与概述】

- 眼眶蜂窝织炎（orbital cellulitis，OC）是发生于眼眶软组织内的急性化脓性炎症，因可引起永久性视力丧失，并通过颅内蔓延成败血症危及生命，常被视为危症
- 眼部脓肿（orbital abscess），为局限性化脓性炎症，主要特征是组织发生溶解坏死，形成充满脓液的腔。由眼眶蜂窝织炎未得到有效控制、眼外伤及眶内异物继发感染而引起

【病理与病因】

- 病因学
  ○ 主要由鼻窦炎引起，也可由面部及其他部位感染、眼眶外伤、眼部手术等引起，致病菌主要为金黄色葡萄球菌、溶血性链球菌
- 流行病学
  ○ 与季节有关，冬季和春季发病率略有上升

【大体病理及手术所见】

- 眼眶蜂窝织炎广泛累及眼部诸结构包括眼睑、眼球、眼外肌、肌锥内外脂肪间隙甚至海绵窦
- 眼部脓肿周围可有较薄的脓肿壁

【显微镜下特征】

- 眼眶蜂窝织炎：眼眶内组织弥漫性水肿性改变，渗入含有炎症细胞和细菌的脂肪组织，但未形成脓肿
- 眼部脓肿：脓肿壁由纤维组织和炎细胞组成，没有黏膜组织

【临床表现】

临床特点

- 生化检查
  ○ 白细胞增多
- 最常见症状 / 体征
  ○ 眼球突出，眼球运动障碍

- 眼睑红肿，球结膜水肿
- 视盘充血、水肿
- 发热，畏寒

疾病人群分布

- 年龄
  - 儿童和青少年居多
  - 高峰年龄为 0 ～ 15 岁，年龄越大，病情越严重
- 性别
  - 无明显性别差异

【自然病史与预后】

- 早期诊断，及时治疗可减轻眼部并发症
- 未得到治疗的眼眶蜂窝织炎可导致脑膜炎、脑脓肿、海绵窦血栓形成
- 会引起眼部和全身的症状，对视力和生命有潜在的威胁

【治疗】

- 积极治疗原发病，及早控制炎症
- 应用足量、敏感抗生素
- 脓肿形成时切开引流

【影像表现】

概述

- 最佳诊断依据：眼眶蜂窝织炎表现为眼睑软组织肿胀，边界不清，眼外肌肿胀肥厚，泪腺增大，眶内低密度脂肪影为软组织密度影所取代，眼部脓肿表现为眼眶内局限性类圆形低密度影，可见薄的脓肿壁
- 大小
  - 大小不等，从数毫米到数厘米
- 形态学
  - 眼部蜂窝织炎：不规则形、片状
  - 眼部脓肿：圆形、椭圆形或不规则形

CT 表现

- 平扫 CT
  - 眼眶蜂窝织炎：眼睑软组织肿胀，眶内正常结构之间界面不清晰，眶内脂肪影被软组织密度影取代，病变与眼外直肌相比呈等密度或略低密度
  - 眼部脓肿：与眼外直肌相比呈低密度
- 增强 CT
  - 眼眶蜂窝织炎：不均匀明显强化
  - 眼部脓肿
    - 早期脓肿　均匀或不均匀强化
    - 晚期脓肿　脓肿壁强化，内容物不强化

MRI 表现

- 眼眶蜂窝织炎缺乏特异性，可呈局限性或弥漫性改变，T1WI 眶内脂肪信号强度降低，T2WI 信号升高
- 炎症累及眼外肌时，T1WI 呈中等信号，T2WI 呈高信号，也可仅显示眼外肌增厚，信号无异常
- 眶内脓肿 T1WI 呈低信号，T2WI 为不均匀的高信号
- DWI
  - 脓肿多呈高信号
- 增强 T1WI
  - 眼眶蜂窝织炎呈明显不均匀强化
  - 眼部脓肿表现为脓肿壁强化，脓腔不强化
- 超声表现
  - 眼眶蜂窝织炎：肌圆锥略增大，眼直肌可增粗，脂肪的强回声区中散在小无回声区，为炎症渗出所致
  - 眼部脓肿：球后有单个或多个不规则暗区，呈低回声或无回声，边界清或欠清，彩超可见眶内丰富的彩色血流

推荐影像学检查

- 最佳检查法：CT
- 备忘建议
  - MRI 对眼眶软组织有良好的分辨率，多方位成像有助于观察邻近组织的病变

【鉴别诊断】

- 甲状腺相关性眼病（Graves 眼病）
  - 双侧眼肌受累且多无眼环增厚
- 眼眶神经鞘瘤
  - 病程进行性逐渐加重
  - 无炎症病史
  - 超声呈分叶状、实性占位病变，可囊变
  - 类圆形或长条形，CT 呈等密度，不伴鼻窦炎，增强后呈不均匀强化
- 恶性淋巴瘤
  - 病程短，中老年人
  - 眼睑水肿，上睑下垂，结膜水肿
  - 眼球突出及运动障碍
  - CT 呈等密度影，MRI 呈等 T1 等 T2 信号，增强后轻、中度强化
- 眶内血肿
  - 外伤史
  - 常合并眶壁骨折、眶内异物
  - 眶内不同程度积血

诊断与鉴别诊断精要

- 眼眶蜂窝织炎诊断要点：眼睑软组织肿胀，边界不清，眼外肌增粗，泪腺增大，眶内低密度脂肪影为软组织密度影所取代
- 眼眶脓肿诊断要点：眶内边界清楚的类圆形或不规则性高密度影，眼球壁增厚，可伴鼻窦炎改变

典型病例

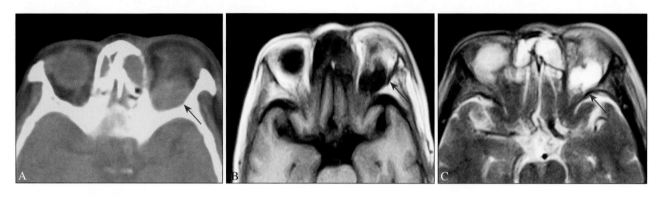

图 5-3-1　**左眼眶脓肿**
A. 横断面 CT 平扫 左眼眶上象限可见不规则形软组织影，边界较清楚，呈等密度（箭头）；B. 横断面 T1WI 左眼眶上象限软组织影呈长 T1 信号（箭头）；C. 横断面 T2WI 呈长 T2 信号（箭头），另见双侧额窦内长 T1 长 T2 信号，为额窦炎改变

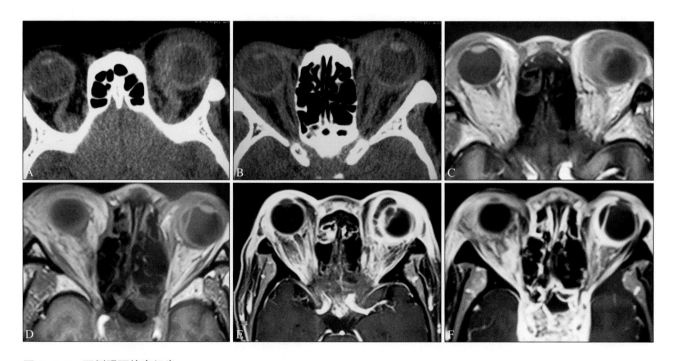

图 5-3-2　**双侧眼眶蜂窝织炎**
A，B. 横断面 CT 左眼眶肌锥内外间隙密度稍增高，眼环增厚，视神经增粗且边缘模糊；C，D. 横断面 T1WI 双侧眼眶肌锥内外间隙可见散在软组织影，左眼球壁增厚合并左眼视网膜脱离；C，D. 横断面 T1WI 双侧眼眶肌锥内外间隙可见散在软组织影，左眼球壁增厚合并左眼视网膜脱离；E，F. 横断面增强后压脂像 双侧眼眶内可见不均匀强化，左眼球壁及脱离视网膜可见明显强化

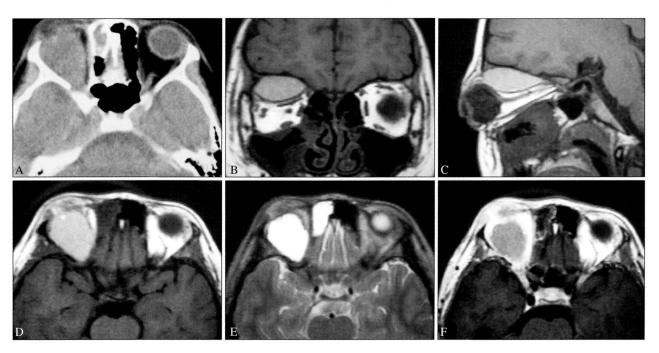

图 5-3-3　右眼眶脓肿
A. 横断面 CT 平扫 右眼眶上象限可见类圆形肿块影，呈等密度；B. 冠状面 T1WI 病变位于右眼眶上象限肌锥外间隙，呈短 T1 信号，上直肌群受压向下移位；C. 矢状面 T1WI；D. 横断面 T1WI；E. 横断面 T2WI，病变呈长 T2 信号；F. 横断面增强后 T1WI 病变呈环形强化。另见右侧额窦炎性改变

重点推荐文献

[1] B. Chawla, K. Duraipandi, S. Sharma, MRI in retinoblastoma with orbital cellulitis. Ophthalmology, vol. 120, 1308-9 e1-4, Jun 2013.

[2] A. R. Sepahdari, V. K. Aakalu, R. Kapur, E. A. Michals, N. Saran, A. French, et al. MRI of orbital cellulitis and orbital abscess：the role of diffusion-weighted imaging.

AJR Am J Roentgenol, vol. 193, W244-50, Sep 2009.

[3] F. Uehara and N. Ohba. Diagnostic imaging in patients with orbital cellulitis and inflammatory pseudotumor. Int Ophthalmol Clin, vol. 42, 133-42, Winter 2002.

第 4 节　特发性眼眶炎症

【概念与概述】
- 特发性眼眶炎症（idiopathic orbital inflammation，IOI）又称眼眶炎性假瘤（orbital inflammation pseudotumor）、眼眶非特异性炎症，是无已知的眶内局部和全身系统病因的非感染性临床综合征
  - 眼环、泪腺、眼外肌、眶脂体和视神经可同时或单独受累
  - 多为单侧，少数为双侧。可分为 4 型：肿块型、弥漫炎症型、慢性泪囊炎型、肌炎型

【病理与病因】
- 病因学
  - 尚未完全明确，多与自身免疫有关

- 遗传学　无明显遗传倾向
- 流行病
  - 在眼眶疾病中居第三位，约占 5% ~ 10%，仅次于 Graves 眼病和眼部淋巴细胞增生性疾病
  - 发病率占引起单侧眼球突出病例的 13%，仅次于 Graves 眼病
  - 占眼眶疾病的 5% ~ 6%

【大体病理及手术所见】
- 肿块无包膜，质硬；泪腺、眼外肌肿大，质硬

【显微镜下特征】
- 以小淋巴细胞为主的多种成熟细胞的浸润和不同程度的纤维结缔组织增生

【临床表现】

临床特点

- 生化检查
  - 白细胞增高
- 最常见症状 / 体征
  - 眼球突出是最常见的症状
  - 眼球运动障碍
  - 眼部疼痛
  - 复视
  - 眼睑及球结膜水肿
  - 视力下降或丧失

疾病人群分布

- 年龄　成人多见，平均发病年龄 40 ~ 50 岁，儿童少见
- 性别　无明显性别差异

【自然病史与预后】

- 亚急性或慢性炎症过程，病情可迅速进展，激素治疗可缓解，病情常反复

【治疗】

- 药物治疗：全身皮质类固醇治疗
- 放疗或化疗：皮质类固醇治疗无效或病变进展迅速
- 手术：当病灶内有钙化时只能通过手术探查和肿块切除进行治疗

【影像表现】

概述

- 最佳诊断依据：多组织受累，眼外肌、肌腱增粗，边缘不整齐，可为一条或多条眼肌受累，多为单侧眼肌受累，可有眼环增厚和视神经增粗；眶内脂肪组织被软组织所取代
- 部位　一般肌锥内、外同时受累
- 大小　大小不一
- 形态学
  - 浸润性、不规则团块状或椭圆状

CT 表现

- 平扫 CT
  - 炎性肿块型：眶内局限性软组织密度影，边界不清，密度不均，与眼外肌相比呈等或稍高密度
  - 弥漫性眼眶炎症：球后至眶尖弥漫性高密度影，球后结构模糊不清或消失，可呈"铸型"改变
  - 泪腺类型：泪腺弥漫性肿大，与眼外肌比呈等或稍高密度，密度较均匀，压迫眼球向内下方移位，可同时伴眶内其他组织的炎症
  - 肌炎型：眼外肌增粗，特点是肌腹和肌腱包括止点均增粗
  - 巩膜周围炎和视神经周围炎型：眼球壁增厚，视神经增粗
- 增强 CT
  - 轻、中度强化，增厚的眼环强化

MRI 表现

- T1WI
  - 肿块型　略低信号，已瘢痕化或病变以大量纤维组织为主时呈低信号
  - 弥漫炎症型　弥漫性中低信号，边界不清
  - 慢性泪腺炎型　泪腺肿大，呈中低信号
  - 肌炎型　眼外肌增粗，呈稍低信号
- T2WI 及脂肪抑制（STIR）
  - 肿块型　高信号，已瘢痕化或病变以大量纤维组织为主时呈低信号
  - 弥漫炎症型　弥漫性中高信号，边界不清
  - 慢性泪腺炎型　泪腺肿大，呈中高信号
  - 肌炎型　眼外肌增粗，呈高信号
- 增强 T1WI　轻 - 中度强化

超声表现

- 肿块型　不规则无回声或低回声区，声衰不一，肿块缺乏可压缩性
- 弥漫炎症型　眶内强弱不等、分布不均匀的异常回声区
- 泪腺类型　肿大的泪腺回声减低或缺乏，透声性较好，可压缩性不明显
- 肌炎型　眼外肌肥大，回声减低或缺乏，可压缩性不明显，肌附着点肿大

推荐影像学检查

- 最佳检查法：MRI
- 备忘建议：CT 和超声

【鉴别诊断】

- 眼眶肿瘤
  - 眶内良性肿瘤多有包膜，边界清晰、整齐，很少累及眶内结构
  - 恶性肿瘤侵犯范围较大，不均质，常发生骨质破坏，并向周围结构蔓延
- Graves 眼病
  - 双侧眼眶多条眼外肌肥厚，边缘光滑清楚
  - 眼外肌增粗为肌腹增粗，肌腱正常

- 眼球壁无改变，眶脂肪体积增加
- 泪腺一般无改变，少见增大
- 无眼痛，对皮质激素反应不一

- 泪腺混合瘤
  - B超表现为回声多而强，CT示圆形或类圆形肿物，而泪腺炎表现为杏仁样肿大

诊断与鉴别诊断精要

- 特发性眼眶炎症表现复杂多样，多具有炎性特征，眶内多组织同时受累
- 肌炎型诊断要点包括多条眼外肌受累，同时累及肌腹和肌腱，以此与 Graves 病鉴别

典型病例

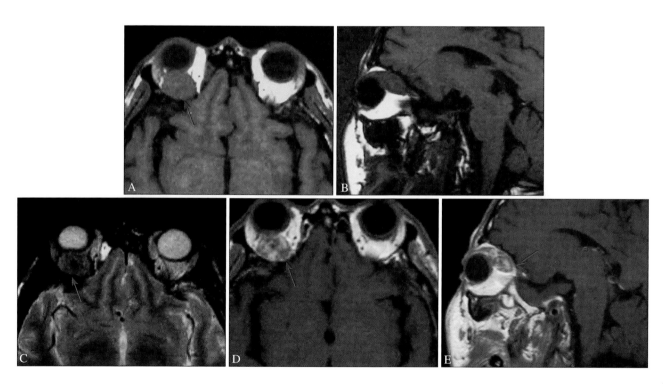

图 5-4-1　**眼眶炎性假瘤（肌炎型）**
A.横断面 T1WI，右眼上直肌区类圆形肿块，呈等 T1 信号（箭头）；B.矢状面 T1WI，右眼上直肌群明显增粗，累及肌腹和肌附着点全长（箭头）；C.横断面 T2WI，呈混杂中等信号（箭头）；D-E.增强 T1WI，呈不均匀强化（箭头）

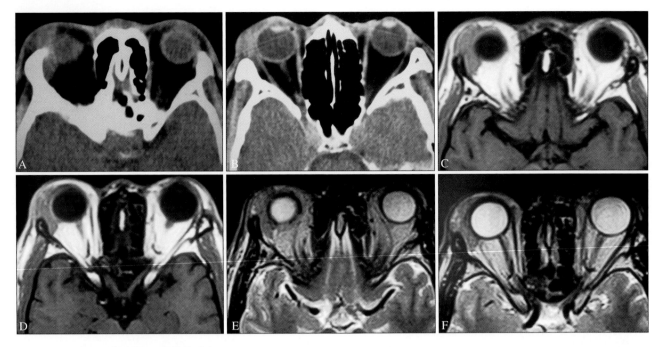

图 5-4-2　眼眶炎性假瘤（泪腺炎型）

A，B.横断面 CT 平扫示右侧泪腺肿大，呈等密度；C，D.横断面 T1WI，右侧泪腺肿大，呈等 T1 信号；E，F.横断面 T2WI，右侧泪腺肿大，呈稍长 T2 信号

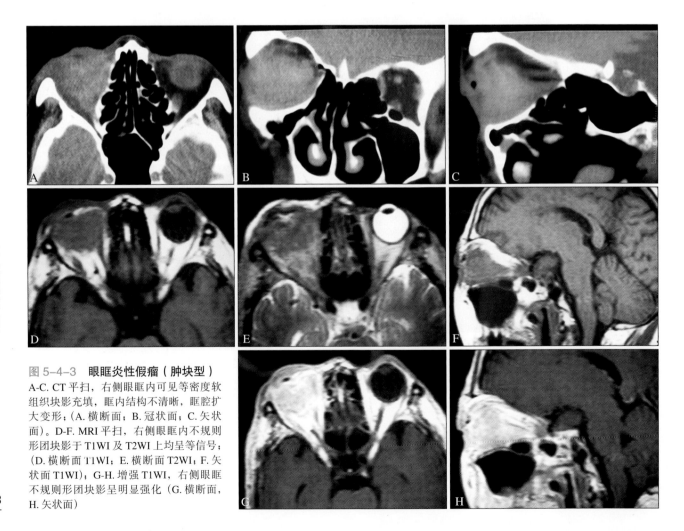

图 5-4-3　眼眶炎性假瘤（肿块型）

A-C. CT 平扫，右侧眼眶内可见等密度软组织块影充填，眶内结构不清晰，眶腔扩大变形；（A.横断面；B.冠状面；C.矢状面）。D-F. MRI 平扫，右侧眼眶内不规则形团块影于 T1WI 及 T2WI 上均呈等信号；（D.横断面 T1WI；E.横断面 T2WI；F.矢状面 T1WI）；G-H.增强 T1WI，右侧眼眶不规则形团块影呈明显强化（G.横断面，H.矢状面）

重点推荐文献

[1] F. Uehara and N. Ohba. Diagnostic imaging in patients with orbital cellulitis and inflammatory pseudotumor. Int Ophthalmol Clin, vol. 42, 133-42, Winter 2002.

[2] W. R. Bijlsma, F. C. Van't Hullenaar, M. P. Mourits, and R. Kalmann. Evaluation of classification systems for nonspecific idiopathic orbital inflammation. Orbit, vol. 31, 238-45, Aug 2012.

[3] J. D. Pemberton and A. Fay. Idiopathic sclerosing orbital inflammation: a review of demographics, clinical presentation, imaging, pathology, treatment, and outcome. Ophthal Plast Reconstr Surg, vol. 28, 79-83, Jan-Feb 2012.

第 5 节　泪腺炎

【概念与概述】

　　泪腺炎（dacryoadenitis）是一种较常见的眼病，临床上可分为急性泪腺炎和慢性泪腺炎两种

【病理与病因】

- 病因学
  - 急性泪腺炎，常无明显原因
  - 慢性泪腺炎，可由急性转变而来，也可由类肉瘤病、结核、甲状腺相关性免疫眼眶病、Mikulicz病、炎性假瘤、肉芽肿等造成
- 遗传学
  - 无明显遗传倾向
- 流行病学
  - 急性泪腺炎，多发于小儿或青年人

【大体病理及手术所见】

- 泪腺水肿，肥厚，伴有大量炎性细胞浸润

【临床表现】

临床特点

- 生化检查
  - 血常规可见白细胞增高，红细胞沉降率加快
- 最常见症状 / 体征
  - 急性泪腺炎，单侧多见，以局部肿痛和流泪开始，而后上睑外 1/3 水肿、充血，睑缘如倒 "S" 状，可触及肿块
  - 慢性泪腺炎，双侧发病，可有复视，眼球突出不常见，提上睑肌如受影响，可发生上睑下垂

疾病人群分布

- 年龄
  - 急性泪腺炎多发于小儿或青年人
- 性别
  - 女性＞男性

【自然病史与预后】

- 急性泪腺炎，预后良好
- 化脓性者若引流不畅，可引起海绵窦栓塞或基底脑膜炎
- 炎症后泪腺组织萎缩过多，泪腺分泌减少，可致干燥性角结膜炎
- 慢性泪腺炎，进展缓慢，易复发

【治疗】

- 无特效方法
- 多采用 X 线照射、抗生素配合激素治疗
- 效果不明显，易复发

【影像表现】

概述

- 最佳诊断依据：泪腺区局部疼痛、流泪，影像学表现为泪腺弥漫性增大
- 部位
  - 泪腺
- 大小
  - 几个毫米
- 形态学
  - 椭圆形或不规则增大

CT 表现

- 平扫 CT
  - 泪腺弥漫性增大，病变累及两侧泪腺者，增大程度可不一致
  - 部分可合并外直肌炎症，表现为外直肌肿胀
  - 类肉瘤病、炎性假瘤、Mikulicz病及肉芽肿等所致的泪腺增大，可呈肿块状，一般不伴有眶骨的侵蚀性或压迫性改变
- 增强 CT
  - 可有强化

MRI 表现

- T1WI
  - 可直接显示肿大的泪腺，呈等信号或略低信号

- T2WI
  - 泪腺肿胀，呈等信号或高信号，若有脓肿形成，其信号强度更高
- 增强 T1WI
  - 可有强化

超声表现

- 泪腺窝异常回声，呈杏核状；边界清楚、内部回声中等或较弱；眼球和肿大的泪腺之间有透声裂隙；可压缩性不明显。

推荐影像学检查

- 最佳检查法：MRI
- 备忘建议

- MRI 轴位脂肪抑制扫描显示病变更清晰

【鉴别诊断】

- 淋巴瘤
  - 易侵犯泪腺，使泪腺肿大
  - 可见眶内不规则肿块
- 泪腺混合瘤
  - 泪腺最常见良性肿瘤
  - 单侧发病
  - 泪腺窝内结节状、边界清楚的软组织肿块，与泪腺肿大的形态不同
  - 肿瘤较大时可致泪腺窝扩大，眶骨变形
  - 恶性者可有骨质破坏

诊断与鉴别诊断精要

- 泪腺肿胀，弥漫性增大，无明确肿块形成

重点推荐文献

[1] 于文玲，王振常，燕飞等. 泪腺炎症及淋巴细胞增生性病变的 CT 及磁共振成像诊断 [J]. 眼科，2007，16（5）：308-311.

[2] 于文玲，王振常，燕飞等. 泪腺炎症及淋巴细胞增生性病变的 CT、MRI 诊断 [C]. // 全国第 6 届头颈影像学进展学术研讨会论文汇编，2007:146-149.

[3] A. Hoshino，T. Fujii，S. Hibino，Y. Abe，H. Onda，and K. Itabashi. Acute Infantile Dacryoadenitis. J Pediatr, Oct 8 2013.

[4] C. Derr and A. Shah. Bilateral dacryoadenitis. J Emerg Trauma Shock，vol. 5，92-94，Jan 2012.

Mikulicz 病

【概念与概述】

- Mikulicz 病少见，为一种以双侧无痛性对称性泪腺肿大、合并腮腺肿大的慢性炎症性改变
- Mikulicz 综合征，指因全身性疾病（如结核病、肉瘤样病、梅毒、系统性红斑狼疮、甲状腺病）而引起泪腺和腮腺同时肿大，但其与 Mikulicz 病为两种不同性质的疾病

【病理与病因】

- 病因学
  - 病因不明，可能属于胶原纤维病的范畴
- 遗传学
  - 无明显的遗传倾向

- 流行病学
  - 本病相对少见

【大体病理及手术所见】

- 慢性炎症细胞浸润及胶质增生

【临床表现】

临床特点

- 生化检查
  - 白细胞升高
  - 红细胞沉降率增高
  - 类风湿因子、补体 C_3 等可升高
- 最常见症状 / 体征
  - 泪腺肿大，对称、柔软，无压痛

疾病人群分布

- 年龄

- ○ 30 岁以上多见
- 性别
  - ○ 女性＞男性

【自然病史与预后】
- 多进展缓慢，也可急性发病
- 初发为单侧，继发为双侧
- 预后较差

【治疗】
- 对症治疗
- 局部糖皮质激素滴眼，减轻炎性反应
- 增强营养，改善全身情况
- 预防复发

【影像表现】
概述
- 最佳诊断依据：双侧无痛性对称性泪腺肿大
- 部位
  - ○ 泪腺
- 大小
  - ○ 几个毫米
- 形态学
  - ○ 结节状或不规则形

CT 表现
- 平扫 CT
  - ○ 双侧泪腺弥漫性增大
  - ○ 密度均匀增高
  - ○ 双侧眼外肌增粗、肥大、密度增高
- 增强 CT

- ○ 可有强化

MRI 表现

　　对显示泪腺肿大及眼球和眼外肌的受压改变具有重要意义，冠状位扫描可同时显示两侧泪腺肿大
- T1WI
  - ○ 与正常眼外肌相比，泪腺呈等信号
  - ○ 两侧腮腺肿大
- T2WI 及脂肪抑制 T2WI（STIR）
  - ○ 与正常眼外肌相比，泪腺呈等或高信号
  - ○ 两侧腮腺肿大
  - ○ 眼外肌受压，信号多正常
- 增强 T1WI
  - ○ 泪腺呈轻 - 中度强化

超声表现
- 类似慢性泪腺炎

推荐影像学检查
- 最佳检查法：MRI
- 备忘建议
  - ○ 请注意腮腺

【鉴别诊断】
- 泪腺淋巴瘤和结节病
  - ○ 双侧多见
  - ○ 病变同时累及眼眶和颞窝时可提示泪腺淋巴瘤
- 泪腺混合瘤和泪腺癌
  - ○ 单侧多见
  - ○ 泪腺癌常侵犯眼外肌肌腱和眼眶骨质

诊断与鉴别诊断精要

- 双侧无痛性对称性泪腺肿大，伴有双侧腮腺肿大，要考虑 Mikulicz 病

典型病例

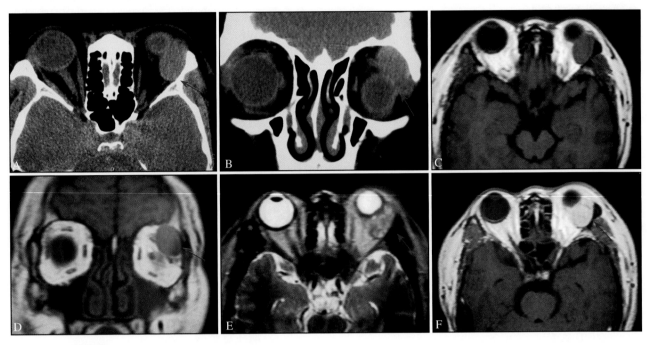

图 5-5-1　**泪腺炎**

A，B. CT 平扫，左侧泪腺弥漫性增大，呈等密度（箭头），（A. 横断面，B. 冠状面）；C，D. T1WI，左侧泪腺弥漫性增大，呈等信号（箭头），（C. 横断面，D. 冠状面）；E. 横断面 T2WI，呈稍长 T2 信号（箭头）；F. 增强 T1WI，增大的左侧泪腺呈明显强化（箭头）

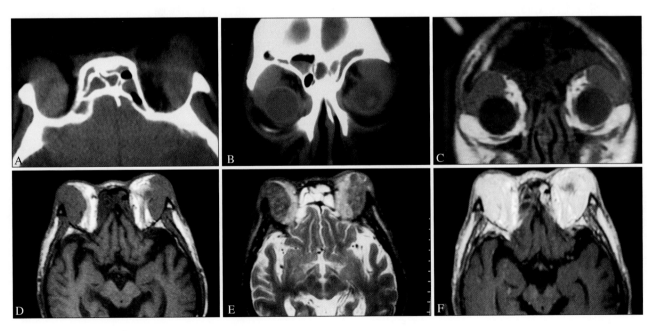

图 5-5-2　**Mikulicz 病**

A，B. CT 平扫，双侧泪腺对称性肿大，呈等密度（A. 横断面，B. 冠状面）C，D.T1WI，双侧泪腺对称性肿大，呈等信号，（C. 冠状面，D. 横断面）；E. 横断面 T2WI，呈稍长 T2 信号，F. 增强 T1WI，肿大的双侧泪腺明显强化

重点推荐文献

[1] K. Mahmood, A. Khan, S. A. Malik, and M. Ilyas. Mikulicz syndrome, an uncommon entity in Pakistan. J Coll Physicians Surg Pak, vol. 17, 101-102, Feb 2007.

[2] J. Kuczkowski, T. Przewozny, W. Narozny, and B. Mikaszewski. More about Mikulicz. Afr Med J, vol. 94, 318, May 2004.

[3] 徐玉琴, 陈建国. Mikulicz 病 MRI 误诊 1 例. 中国医学影像学杂志, 2011, 19 (8): 614-615.

第 6 节　泪囊炎

【概念与概述】

- 泪囊炎（dacryocystitis）是因各种原因造成鼻泪管阻塞，使泪液长期滞留在泪囊内，合并细菌感染，即形成泪囊炎症，可分为急性和慢性两种，以慢性泪囊炎为常见

【病理与病因】

- 病因学
  - 各种原因造成鼻泪管阻塞，使泪液长期滞留在泪囊内，合并细菌感染，即形成泪囊炎症
  - 外伤、沙眼、结核和梅毒亦可以引起长期反复发作的泪囊炎
  - 急性泪囊炎，多由毒力强的细菌如链球菌或混合肺炎链球菌等感染所致
  - 慢性泪囊炎，多见于细菌性鼻窦炎
- 遗传学
  - 常染色体显性遗传
  - 可变异，仅传给女性
- 流行病学
  - 新生儿急性泪囊炎少见

【大体病理及手术所见】

- 泪囊黏膜水肿肥厚，泪囊扩大
- 泪囊形态以扩张或以管状缩小为主
- 泪囊黏膜粗糙，可出现网状瓣膜或肉芽组织增生，致囊腔闭塞

【临床表现】

临床特点

- 最常见症状 / 体征
  - 溢泪

疾病人群分布

- 年龄
  - 多发生在中年以后，50 岁发病率最高
- 性别
  - 新生儿无差异
  - 成人泪囊炎则女性较多，占 75% ～ 80%

【自然病史与预后】

- 急性泪囊炎常是慢性泪囊炎的急性发作，可无溢泪史而突然发生
- 可反复发作
- 急性泪囊炎预后较好
- 慢性泪囊炎早期手术预后较好

【治疗】

- 除去泪囊感染灶
- 抗感染治疗
- 建立鼻内引流通道

【影像表现】

- 概述
  - 最佳诊断依据：经常性溢泪；压迫或冲洗泪道时有黏液性或脓性分泌物排出；泪囊造影显示泪囊出现多囊状扩张或不规则缩小，鼻泪管狭窄，甚至完全阻塞
- 部位
  - 泪囊
- 形态学
  - 囊状或椭圆形

CT 表现

- 平扫 CT
  - 可无异常
  - 泪囊内潴留脓液较多时，可看到清楚的泪囊影
  - 慢性泪囊炎形成囊肿时，表现为圆形或类圆形囊状水样密度影，密度略高于水的密度
  - 可显示小的钙化与结石，表现为斑点状的高密度影
  - 偶可见眶骨的增生肥厚破坏等改变
- 增强 CT
  - 脓肿形成时，可呈不同程度的环形强化
- CT 泪囊造影
  - 可发现鼻泪管阻塞、狭窄及扩张的部位及程度

◦ 可显示泪道系统及眶内软组织、眶周结构鼻腔和鼻旁窦的病变

MRI 表现

- T1WI
  ◦ 低信号
- T2WI 及脂肪抑制 T2WI（STIR）
  ◦ 高信号，信号均匀，边界较清楚
- 增强 T1WI
  ◦ 可强化

超声表现

- 泪囊腔扩大，囊壁增厚
- 泪囊内充满黏性分泌物时，可见较多弱回声

光点

推荐影像学检查

- 最佳检查法：MRI
- 备忘建议
  ◦ 泪囊造影

【鉴别诊断】

- 上颌窦癌
  ◦ 侵犯眶内可有溢泪，眼球突出
  ◦ X 线：以上颌窦为中心的骨质破坏
  ◦ 软组织肿块的最大径线位于窦腔的轮廓内
  ◦ 很少侵及泪骨及眶下缘内侧段

诊断与鉴别诊断精要

- 临床表现为溢泪，CT 或 MRI 显示泪囊增大，伴有囊壁增厚强化，要考虑本病

典型病例

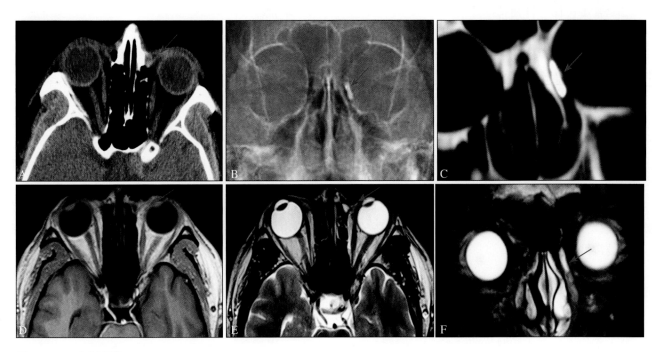

图 5-6-1　**左泪囊炎**
A. 横断面 CT 平扫，左侧泪囊增大，呈低密度（箭头）；B. X 线泪囊造影：左侧泪囊增大，鼻泪管阻塞（箭头）；C. CT 泪囊造影：可见左侧泪囊增大，鼻泪管阻塞（箭头）；D. 横断面 T1WI：左侧泪囊呈低信号影（箭头）；E. 横断面 T2WI，左侧泪囊呈高信号影（箭头）；F. 冠状压脂 T2WI，左侧泪囊呈明显高信号（箭头）

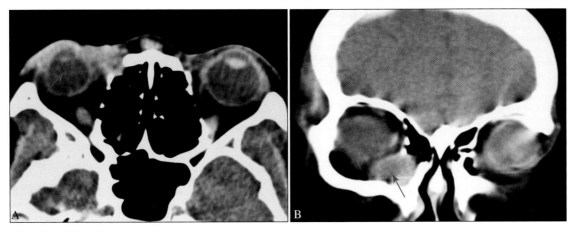

图 5-6-2 **右泪囊炎**

A.横断面 CT 平扫，右侧泪囊增大，呈等密度影，中心见稍低密度影（箭）；B.冠状面 CT 平扫，右侧泪囊肿大，呈等密度影（红箭头）

重点推荐文献

[1] J. Asheim and E. Spickler. CT demonstration of dacryolithiasis complicated by dacryocystitis. AJNR Am J Neuroradiol, vol. 26, 2640-1, Nov-Dec 2005.

[2] 刘英娥. 泪道疾病 CT 检查的临床意义. 实用医学影像杂志，2011，12（2）：72-73.

[3] 李劲，彭伟，肖琼，周秀珍，蒋莉，席兴华. 应用 CT 三维成像技术指导微创手术治疗慢性泪囊炎. 华中科技大学学报（医学版），2013，03：330-332.

第 7 节　巩膜炎

【概念与概述】

　　巩膜炎（scleritis）是发生在巩膜的炎症，常是全身结缔组织疾病的眼部表现，多为双侧发病，临床上按受累部位分为前部巩膜炎和后巩膜炎

【病理与病因】

- 病因学
  - 病因多不明，可能和免疫或感染有关
- 遗传学
  - 无明显的遗传倾向
- 流行病学
  - 本病相对少见
  - 坏死性前巩膜炎较少见，但却最具破坏性

【大体病理及手术所见】

- 慢性肉芽肿
- 被侵犯的巩膜表现为慢性炎性细胞的浸润，胶原破坏，血管重建的巩膜基质层炎症，可有血栓形成

【临床表现】

临床特点

- 生化检查
  - 白细胞升高
  - 红细胞沉降率增高
  - 类风湿因子、补体 C_3、抗核抗体、免疫复合物等升高
- 全身检查
  - 胸部、脊柱及骶髂关节的 X 线检查
- 眼部检查
  - 巩膜充血呈紫红色，巩膜血管充血扭曲，贴附于巩膜表面，不能被棉签移动
  - 裂隙灯可见明显的巩膜水肿
- 最常见症状/体征
  - 眼部不适或胀痛，夜间加重
  - 视力不同程度下降
  - 同侧头痛或面部疼痛
  - 前巩膜炎常有眼红

疾病人群分布

- 年龄
  - 中青年人多见
- 性别
  - 女性＞男性

【自然病史与预后】

- 发病缓慢

- 合并症较多，常伴发角膜炎或葡萄膜炎
- 预后较差
- 坏死性前巩膜炎，最具破坏性，也是全身严重胶原病的先兆。约半数患者有并发症及视力下降

【治疗】
- 对因治疗，对患有类风湿性关节炎、结核、麻风、梅毒和其他部位有病灶感染者，需尽早治疗，以免蔓延至巩膜
- 局部糖皮质激素滴眼，减轻炎性反应
- 增强营养，改善全身情况
- 预防复发
- 禁用结膜下注射，以防巩膜穿孔

【影像表现】

概述
- 最佳诊断依据：巩膜增厚
- 部位
  - 巩膜
- 形态学
  - 线状或弧形

CT 表现
- 平扫 CT
  - 巩膜局限性或弥漫性增厚
  - 球后水肿
  - 视神经增粗
- 增强 CT
  - 轻、中度强化

MRI 表现
- T1WI
  - 局部巩膜增厚，边界模糊不整
  - 增厚的巩膜呈中或高信号
  - 视神经增粗
- T2WI 及脂肪抑制 T2WI（STIR）
  - 增厚巩膜呈低信号

- 视神经增粗
- 球后壁不均匀增厚
- 筋膜囊积液呈高信号
- 增强 T1WI
  - 肿胀增厚的巩膜呈明显强化

超声表现
- 后巩膜炎：巩膜结节性及弥漫性增厚，眼球后壁变平，筋膜囊水肿，球壁与球后脂肪强回声分离，二者之间有一弧形暗区，在视神经切面上表现为"T"形暗区

推荐影像学检查
- 最佳检查法：外眼和超声检查
- 备忘建议
  - 请结合临床和眼科检查

【鉴别诊断】
- 表层巩膜炎
  - 其下巩膜无炎症和水肿，结节可移动
  - 自然光下为鲜红色充血
  - 局部滴肾上腺素可使浅层结膜血管和巩膜浅层毛细血管收缩，但不能收缩巩膜深层血管
- 脉络膜黑色素瘤
  - 中老年人，单侧多见
  - 眼球无突出，一般不伴疼痛
  - 超声可见圆形或椭圆形脉络膜凹陷征及挖坑征，无球后水肿
  - T1WI 信号较后巩膜炎高，肿瘤形态多呈浸润生长
- 眼眶蜂窝织炎
  - 眼球突出明显
  - 眼球运动受限
  - 球结膜水肿比后巩膜炎轻，眼眶疼痛更甚
  - 超声示眶软组织回声增宽，回声不均匀，强弱不等，一条或多条眼外肌肿大

诊断与鉴别诊断精要
- 巩膜局限性或弥漫性增厚，球后筋膜囊水肿，要考虑巩膜炎

典型病例

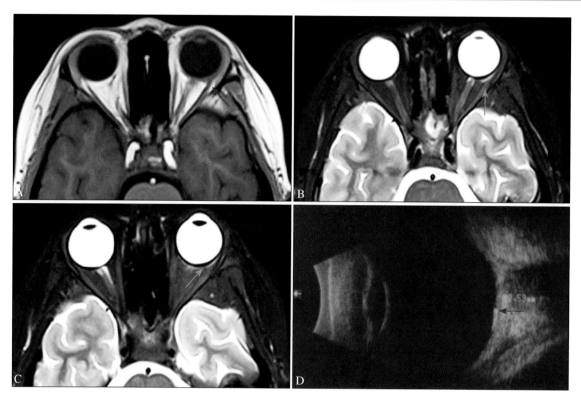

图 5-7-1　后巩膜炎（病例 1）

A. 横断面 T1WI，左眼球后巩膜弥漫性增厚（箭头）；B，C. 横断面压脂 T2WI，左侧后巩膜弥漫性增厚呈低信号（绿箭头），筋膜囊积液呈高信号影（箭头）；D. 左眼超声，左眼巩膜增厚（箭头）

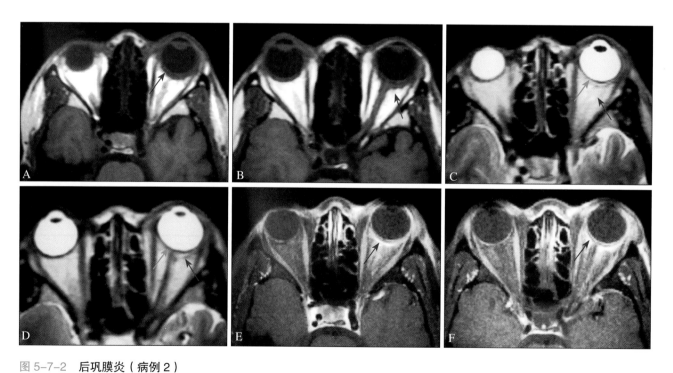

图 5-7-2　后巩膜炎（病例 2）

A，B. 横断面 T1WI，左眼球后巩膜弥漫性增厚（红箭头），C，D. 横断面 T2WI，左侧后巩膜弥漫性增厚，呈低信号（绿箭头），筋膜囊积液呈高信号影（红箭头）；E-F 横断面压脂增强 T1WI，左侧增厚的巩膜呈明显强化（红箭头）

重点推荐文献

[1] K. Hirukawa，H. Keino，T. Watanabe，and A. A. Okada. Enhanced depth imaging optical coherence tomography of the choroid in new-onset acute posterior scleritis. Graefes Arch Clin Exp Ophthalmol，vol. 251，2273-2275，Sep 2013.

[2] P. Nguyen and S. C. Yiu. Imaging studies in a case of infectious scleritis after pterygium excision. Middle East Afr J Ophthalmol，vol. 19，pp. 337-339，Jul-Sep 2012.

[3] M. Cordero-Coma，A. Garcia-Moran，T. Yilmaz，S. Sanchez-Campos，S. Calleja-Antolin，B. Martin-Escuer, et al. Adjunctive globe magnetic resonance imaging in the diagnosis of posterior scleritis. Can J Ophthalmol，vol. 46，329-332，Aug 2011.

主要参考文献

[1] 史大鹏，李舒茵，石玉发. 眼科影像诊断学. 郑州：河南医科大学出版社，1997.183-184

[2] Vaidhyanath R，Kirke R，Brown L et al.Lacrimal fossa lesions：pictorial review of CT and MRI features. Orbit，2008，27（6）：410-418

[3] Sen HN，Sangave A，Hammel K，et al. Infliximab for the treatment of active scleritis. Can J Ophthalmol. 2009，44（3）：e9-e12.

[4] Cap J，Ceeova V，Skacha M，et al.Plasma filtration in the treatment of Graves' ophthalmopathy：A randomized study. J Clin Apher，2010，25（4）：209-215.

眼眶淋巴增生性病变

【概念与概述】

- 眼眶淋巴增生性病变（orbital lymphoprolifer-active lesions，OLL）
  - 反应性淋巴细胞增生
  - 非典型淋巴细胞增生
  - 淋巴瘤：眼眶黏膜相关淋巴样组织（mucosa-associated lymphoid tissue，MALT）淋巴瘤、淋巴浆细胞样淋巴瘤、滤泡性淋巴瘤、弥漫性大 B 细胞淋巴瘤、其他组织细胞淋巴瘤

【病理与病因】

- 病因学
  - 尚不明确
- 流行病学
  - 成人最常见的眶内原发肿瘤之一
  - 占眶内肿瘤的 2.56%，占眼眶恶性肿瘤的 14.8%

【大体病理及手术所见】

- 眶隔前间隙和（或）肌锥外间隙占位
- 形状不规则、边界清楚或不清楚的实性肿块
- 常包绕眼眶结构或包绕眼球

【显微镜下特征】

- 绝大多数为非霍奇金 B 细胞淋巴瘤
- MALT 淋巴瘤
  - 淋巴瘤滤泡边缘区有滤泡中心的细胞样细胞增殖
  - 淋巴瘤细胞浸润于腺上皮之间形成淋巴上皮病变
  - 肿瘤细胞性淋巴滤泡和反应性淋巴滤泡可同时存在
  - 滤泡中心细胞样细胞有向浆细胞分化的倾向
- 淋巴瘤（按组织细胞类型和免疫组化分）
  - B 细胞淋巴瘤
    - 小细胞淋巴瘤：黏膜相关淋巴样组织淋巴瘤（CD20，κ，λ）、套细胞淋巴瘤（CD20，cyclinD1，Bcl-2）、滤泡性淋巴瘤（CD10，Bcl-2，Bcl-6）、淋巴浆细胞性淋巴瘤（CD20，PC）；慢性淋巴细胞白血病（CD23）
    - 中等细胞样淋巴瘤：弥漫性 B 细胞淋巴瘤（CD20，Bcl-6，CD10）
    - 大细胞淋巴瘤：弥漫性大 B 细胞淋巴瘤
  - T 细胞淋巴瘤：
    - NK/T 细胞淋巴瘤：最常见，（CD3，CD5，CD56，CD45RO）
    - 间变性大细胞淋巴瘤：（CD3ε，CD45RO，GrB）
    - 周围 T 细胞淋巴瘤：（CD45RO）
- 反应性淋巴细胞增生
- 非典型淋巴细胞增生

【临床表现】

临床特点

- 最常见症状 / 体征
  - 眼睑肿胀或眼睑下垂
  - 视力下降、复视或视物模糊
  - 眼球突出、眼球运动受限
  - 可触及无痛性肿块

疾病人群分布

- 年龄
  - 各年龄段均可发病，常发生于中老年人，45 ～ 60 岁多见
- 性别
  - 无差异

【自然病史与预后】

- 眼眶黏膜相关淋巴样组织、淋巴浆细胞性淋巴瘤和滤泡性淋巴瘤生长相对缓慢，预后较好
- 眼眶 NK/T 细胞淋巴瘤除累及眼眶之外，尚可累及全身

【治疗】

- 放疗或手术治疗，恶性程度较高淋巴瘤辅以化疗
  - 眼眶黏膜相关淋巴样组织、淋巴浆细胞性淋巴瘤和滤泡性淋巴瘤恶性程度不高，做眼眶局部放疗；弥漫性大 B 细胞淋巴瘤、小儿 Burkitt 淋巴瘤和 眼眶 NK/T 细胞淋巴瘤需要放疗加化疗

【影像表现】

概述

- 最佳诊断依据：眶隔前间隙或（和）肌锥外间隙不规则肿块
- 部位
  - 肌锥外间隙或（和）眶隔前间隙、泪腺、眼睑、结膜
  - 多位于眶上象限、眼眶前部
  - 双侧性（27%）、多发性
- 大小
  - 大小不等，病变可为局限性肿块，也可累及整个眼眶
- 形态学
  - 不规则形或类圆形

生长方式

- 弥漫型：铸形生长，包绕眼眶内结构，占位效应与肿块不成比例
- 肿块型：边界清楚的类圆形或长扁形肿块
- 可侵及眶外结构

CT 表现

- 平扫 CT
  - 边界清楚，等密度，密度均匀
  - 无骨质破坏，少数病例有骨质受压或轻微侵蚀
- 增强 CT
  - 轻度均匀强化

MRI 表现

- T1WI
  - 常位于眼眶前部的眼睑、泪腺区，也可累及眼外肌和视神经；肿块可包绕眼球生长，呈铸形样改变
  - 病变呈等信号
- T2WI
  - 多数呈等信号，信号均匀，少数可呈略高或高信号
  - 肿瘤与周围结构分界不清
- 增强 T1WI
  - 中等均匀强化，增强曲线多呈"速升速降型"

超声表现

- 呈圆形或类圆形，边界清楚，有肿瘤晕
- 内部回声多而强，分布均匀，中等度声衰减
- 以探头压迫眼球，可见肿瘤变形

推荐影像学检查

- 最佳检查法：MRI 平扫加动态增强
- 备忘建议
  - CT 平扫加增强扫描有助于诊断

【鉴别诊断】

- 神经鞘瘤
  - 常见于眶内
  - 囊变坏死常见，密度 / 信号不均匀
  - 增强后呈不均匀强化
- 淋巴管瘤
  - 常发生于儿童期
  - 出血常见，可见液 - 液平面
- 炎性假瘤
  - 纤维组织增生为主的炎性假瘤 T2WI 呈低信号
  - 与其他类型的炎性假瘤较难鉴别
- 横纹肌肉瘤
  - 常发生于儿童或青少年
  - 肌锥内外进展快的软组织肿块
- 泪腺上皮性恶性肿瘤
  - 密度 / 信号不均匀
  - 增强不均匀强化
  - 部分病例伴骨质破坏

诊断与鉴别诊断精要

- 眶隔前间隙或（和）肌锥外间隙不规则肿块
- 密度 / 信号均匀

典型病例

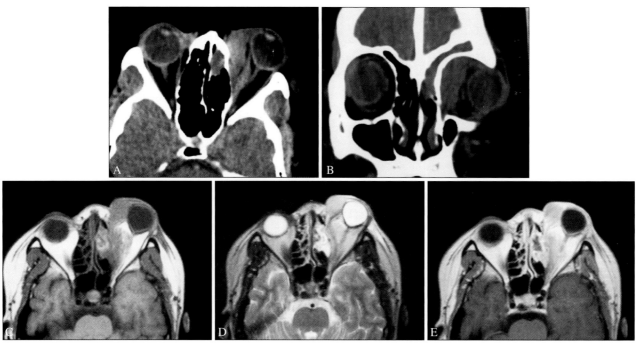

图 6-0-1 **非霍奇金淋巴瘤（病例 1）**
A，B. 横断面 CT 平扫 左侧眼眶不规则软组织肿块，位于肌锥外间隙，眼球受压变形、突出；C. T1WI 示左侧眼眶不规则软组织肿块呈低信号；D. T2WI 肿块呈高信号；E. 增后软组织肿块可见强化，与眼眶内脂肪信号相近

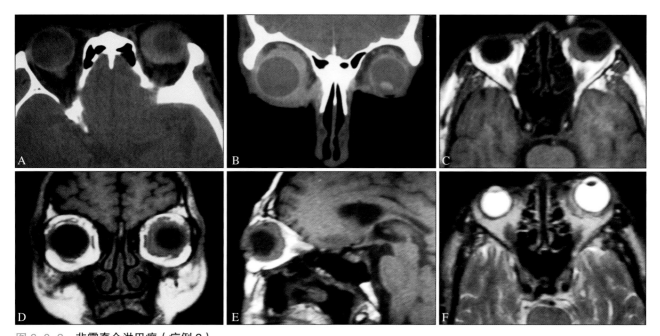

图 6-0-2 **非霍奇金淋巴瘤（病例 2）**
A，B. CT 平扫 左眼球周围可见软组织影包绕；C～E. T1WI 示左眼球周围软组织影呈等信号，包绕眼球；（C. 横断面，D. 冠状面，E. 矢状面）；F. T2WI 示左眼球周围软组织影呈高信号

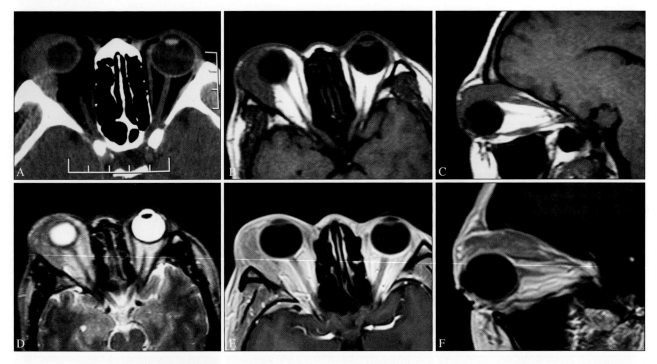

图 6-0-3　黏膜相关淋巴样组织淋巴瘤
A. 横断面 CT 平扫 右侧泪腺明显肿大，密度均匀，右眼球受压变形；B. 横断面 T1WI 右侧肿大泪腺呈均匀低信号；C. 矢状面 T1WI；
D. 横断面 T2WI，呈均匀高信号；E-F. 增强后右侧肿大的泪腺呈均匀强化（E. 横断面，F. 矢状面）

主要参考文献

[1] Demirci H，Shields CL，Karatza EC，et al.Orbital lymphoproliterative tumors：Analysis of Clinical Features and Systemic Involvement in 160 Cases. Ophthalmolgy，2008，115（9）：1628-1631.

[2] 何立岩，鲜军舫，王振常，等. MR 及动态增强扫描诊断眼眶淋巴瘤的价值. 中华放射学杂志，2007，41：（9）：918-921.

[3] 许薇薇，张卯年，魏锐利. 眼附属器 MALT 淋巴瘤的临床分析. 中华眼科杂志，2010，46：（4）：299-303.

[4] Schields JA，Shields CL，Scartozzi R：Survey of 1264 patients with orbital tumors and simulating lesions：The 2002 Montgomery Lecture，part 1. Ophthalmology，2004，111：997-1008.

（轩　昂　史大鹏）

眼球病变

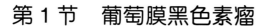

第 1 节 葡萄膜黑色素瘤

【概念与概述】

- 葡萄膜黑色素瘤（uveal melanoma，UM）为成人眼球内最常见原发恶性肿瘤
- 葡萄膜黑色素瘤为起源于葡萄膜内的黑色素细胞累及眼虹膜、睫状体及脉络膜（统称葡萄膜）的最常见球内恶性肿瘤
- 肿瘤可起源于以上三个部位任一部位，按发生部位分为虹膜黑色素瘤和后葡萄膜黑色素瘤两个类型，也可按起源部位分别称虹膜黑色素瘤、睫状体黑色素瘤和脉络膜黑色素瘤，肿瘤较大时累及多个部位，此时则按相应累及部位命名

【病理与病因】

- 病因学
  - 目前对肿瘤的病因尚不完全清楚。但可能与遗传、外伤、炎症等因素有关
- 流行病学
  - 成人最常见的眼内原发恶性肿瘤，居所有眼内恶性肿瘤第二位，以脉络膜多见，约占 85%，其次为睫状体，约占 10%，虹膜约占 5%，越接近眼球后极部，发生率越高
  - 多为偶发性，单眼发病，双眼发病罕见且可能有家族倾向
  - 浅色人种常见，白种人发病率是黑种人的 8 倍，在美国每年每百万人中 6 人发病
  - 近 12% 皮肤黑色素瘤并发葡萄膜黑色素瘤

【大体病理及手术所见】

- 典型者呈蘑菇形，也可呈扁平隆起、半圆形或

类圆形，少部分肿瘤浸润性生长，致葡萄膜弥漫性增厚而不形成肿块
- 因含有不同程度色素，外观可呈棕黑色、棕灰色、淡褐色，无色素性肿瘤多呈灰色或白色，表面可见出血或橘黄色或黄白色斑点
- 肿瘤无包膜，常引起相应部位脉络膜增厚，将视网膜顶起，致肿瘤周围帐篷样视网膜脱离

【显微镜下特征】

- 显微镜下按肿瘤内有无黑色素颗粒分为有黑色素和无黑色素两种类型。色素含量与肿瘤恶性程度无关
- 根据细胞形态，WHO（1980 年）将葡萄膜黑色素瘤分为 4 类：
  - 梭形细胞型：此型最多见。肿瘤绝大部分由梭形细胞组成，瘤细胞核为椭圆形，细胞两端为细长的纤维突起，互相连接，排列成束
  - 上皮细胞型：肿瘤 75% 以上瘤细胞为上皮样细胞，其余为梭形细胞。瘤细胞肥大，呈圆形或多角形，散在分布于基质内，胞浆内含较多黑色素。此型恶性程度最高
  - 混合型：肿瘤由梭形细胞和上皮细胞混合组成
  - 其他类型：少见，如小多角恶性黑色素细胞型、坏死型或气球细胞型

【临床表现】

临床特点

- 最常见症状 / 体征

- 根据病变部位而有不同，位于周边部肿瘤早期常无自觉症状，位于后极部或黄斑部肿瘤主要表现为视力下降，视野缺损和眼前黑影，后期出现视野缺损或继发青光眼
- 虹膜或睫状体肿瘤患者常以青光眼或白内障就诊
- 眼底镜见拱形隆起的棕灰色肿块，病灶周围可伴视网膜下积液

疾病人群分布
- 年龄
  - 好发于 40 ~ 60 岁，20 岁以下罕见
- 性别
  - 男性略多于女性

【自然病史与预后】
- 早期肿瘤受巩膜及玻璃体的限制，肿瘤呈扁豆状，生长缓慢，随瘤体增大，突破脉络膜基底层（Bruch 膜）进入玻璃体，肿瘤头部迅速生长，形成蘑菇状外观，后期可突破眼球向眶内扩散，甚至发生远处转移
- 预后与肿瘤位置、侵犯范围、分期及病理类型有关
- 虹膜黑色素瘤在自然病程上较后葡萄膜黑色素瘤更呈良性过程，局部切除通常可以治愈
- 肿瘤较大、出现眶内侵犯时预后不佳

【治疗】
- 虹膜黑色素瘤早期应定期观察随访，肿瘤有增大趋势或伴有继发性青光眼时可行虹膜切除术，肿瘤累及眶内组织时行眼球摘除术
- 睫状体黑色素瘤恶性程度较高，一旦确诊原则上行眼球摘除
- 前部脉络膜黑色素瘤肿瘤前后径小于 10mm 时可随访观察，后部肿瘤尽早行眼球摘除，局部切除术只适用于赤道前后径不超过 6PD 肿瘤
- 小型肿瘤或肿瘤已有眶内或远处播散，不宜手术患者，可行放射治疗、光凝固治疗、高温或冷冻疗法等。有证据显示放射治疗可提高生存率

【影像表现】
概述
- 最佳诊断依据：眼球内扁平隆起或蘑菇状肿瘤，MRI 呈短 T1 短 T2 信号，CT 呈等高密度，增强扫描轻、中度强化

- 部位
  - 球内：位于脉络膜、虹膜和睫状体，较大时可累及多个部位
  - 可向球外侵犯
- 大小
  - 大小不等，从数毫米到数厘米
- 形态学
  - 扁平隆起、半球形、球形、蘑菇形

CT 表现
- 平扫 CT
  - 脉络膜黑色素瘤早期表现为眼环局限性增厚、扁平隆起或半球形肿块，表面光滑；当肿瘤突入到玻璃体后，则表现为球形或蘑菇形，甚可占据整个玻璃体腔。肿瘤密度均匀、边界清楚，伴有视网膜脱离时可将肿瘤掩盖
  - 虹膜黑色素瘤表现为虹膜增厚呈结节状，境界清晰，可突向前房
  - 睫状体黑色素瘤表现为睫状体局限性隆起，可突向虹膜根部或前房内，可致晶状体脱位
  - 增强扫描肿瘤轻、中度均匀强化，较大肿块内部可强化不均，因肿瘤本身密度较高，肿瘤强化较弱时不易观察到密度差异。脱离的视网膜不强化

MRI 表现
- 肿瘤形态与 CT 相同，多方位成像对显示虹膜和睫状体肿瘤更加清楚
- T1WI
  - 黑色素具有顺磁效应，肿块 T1WI 呈高信号，黑色素含量少时呈等信号或低信号
- T2WI
  - 多呈低信号，黑色素含量少时呈等信号或高信号，多数肿瘤信号均匀，伴有坏死、出血时信号不均
- 增强 T1WI
  - 和 CT 增强扫描相似，肿瘤多为均匀一致强化，合并坏死、出血时强化不均匀。当肿瘤 T1WI 信号较高时，增强扫描后肿瘤信号强度的改变不易观察。周围脱离的视网膜不强化

超声表现
- B 超表现
  - 脉络膜黑色素瘤显示眼内半球形或蘑菇形

实性肿物自球壁突向玻璃体腔，边缘清楚。肿物前部回声光点密集、明亮，向后逐渐减弱，接近于眼球壁出现无回声暗区，即挖空现象

- 肿瘤基底部脉络膜因被肿瘤细胞浸润缺乏回声光点或呈侵蚀状少量回声光点，形成盘状凹陷带，即脉络膜凹陷
- 肿瘤常继发视网膜脱离，声像图上可见肿瘤周围强回声光带
- 虹膜黑色素瘤表现为虹膜基质增厚，形态不规则，内回声均匀为中低回声，声衰减明显
- 睫状体黑色素瘤表现为睫状体局限实性隆起，边界清晰，内回声均匀为中低回声

- 彩超表现
  - 彩色多普勒血流成像（CDFI）肿瘤内部和表面均可探及丰富血流，绝大多数可发现供血血管，主要分布于基底部，呈树枝状或"火焰"样
  - 脉冲多普勒表现不一，收缩期及舒张期均呈较高流速，阻力指数较低

推荐影像学检查

- 最佳检查法：超声和 MRI
  - T1WI 高信号、T2WI 低信号有助于该病诊断

【鉴别诊断】

- 脉络膜黑色素细胞瘤
  - 良性肿瘤，体积小，呈结节状，隆起高度多在 2 ~ 3mm 以下

- 因富含黑色素，CT 常较恶性黑色素瘤密度更高，T1WI 较恶性黑色素瘤信号更高，T2WI 信号更低
  - 超声检查内回声均匀且回声强度强，彩超病变内无血流信号
  - 发展缓慢，随访观察有助诊断
- 视网膜下出血
  - 病变呈新月形
  - 急性期 MRI T1WI 可呈等信号、T2WI 呈低信号，与黑色素瘤相似，但信号变化快，在亚急性期和慢性期逐步转变为 T1WI、T2WI 均为高信号。增强后病变无强化
  - 超声内回声低且不均匀，彩超无血流信号
- 脉络膜转移癌
  - 常有原发癌灶，也可首先发现眼部转移瘤
  - 多发或双眼发病为转移特点
  - 病变形态多为结节状扁平隆起，边界不整，
  - MRIT1WI 呈中、低信号，T2WI 呈中、高信号，信号不均
  - 超声回声缺乏，变化较均匀一致
- 脉络膜血管瘤
  - T1WI 呈中等信号，T2WI 呈中等或中低信号
  - 增强扫描肿瘤明显强化
  - 动态增强扫描肿瘤迅速持续强化为其特点
  - 超声为中等强度，回声均匀，无脉络膜凹陷及声衰减特点

诊断与鉴别诊断精要

- 自眼球壁向玻璃体内突出的球形或蘑菇形肿块，B 超显示挖空征、T1WI 呈高信号、T2WI 呈低信号，高度提示葡萄膜黑色素瘤

典型病例

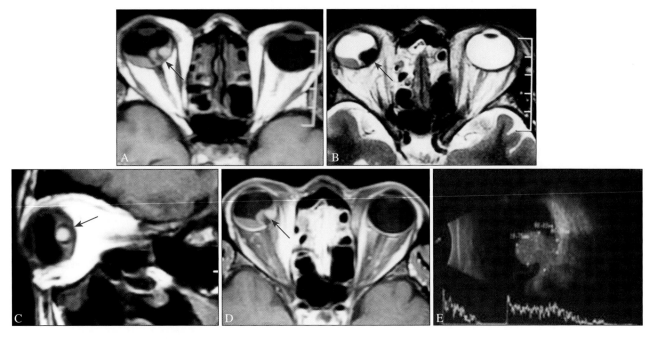

图 7-1-1　右眼脉络膜黑色素瘤继发视网膜脱离
A. MRI 横断面 T1WI，右眼后极部视盘颞侧高信号肿物向玻璃体内突出（箭头），伴 V 字形视网膜脱离，呈中等信号；B. 横断面 T2WI 肿物呈明显低信号，视网膜脱离信号较肿物略高（箭头）；C. 矢状面 T1WI 肿块位于后极部呈类圆形高信号（箭头），周围视网膜脱离信号略低；D. 横断面脂肪抑制增强扫描肿块强化呈更高信号（箭头），周围视网膜脱离不强化；E. B 型超声显示右眼后极部稍上方蘑菇状实性肿物突向玻璃体，前缘光滑，肿物前部回声多而强，后方回声较弱，可见脉络膜凹陷，伴声影。周围视网膜脱离

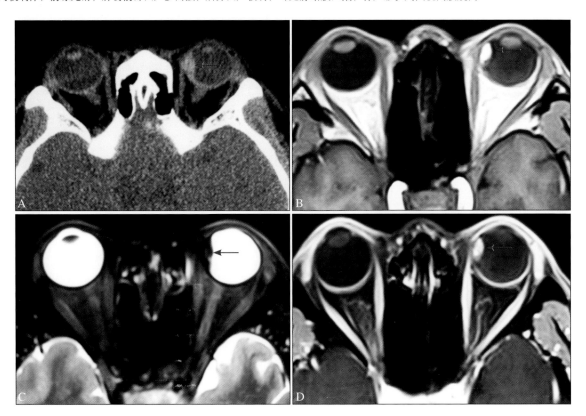

图 7-1-2　左眼脉络膜黑色素瘤
A. CT 平扫示左眼环鼻侧局限性增厚隆起，呈高密度（箭头）；B. MRI 横断面 T1WI，病变呈高信号（箭头）；C. 横断面 T2WI，病变呈极低信号（箭头）；D. 增强扫描病变呈高信号（箭头）

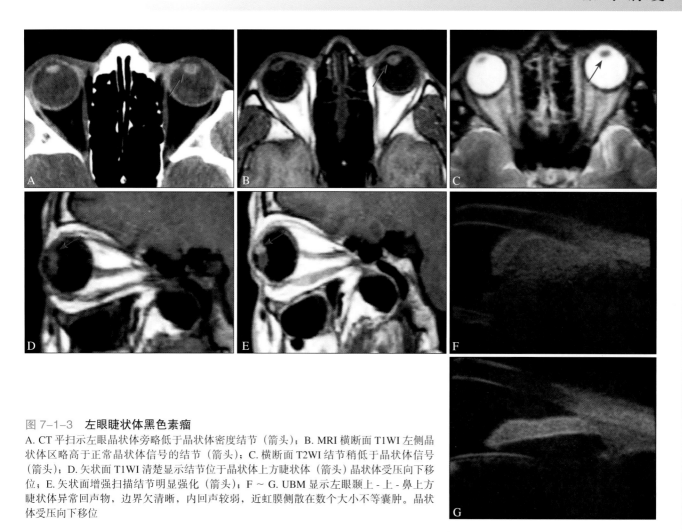

图 7-1-3　左眼睫状体黑色素瘤
A. CT 平扫示左眼晶状体旁略低于晶状体密度结节（箭头）；B. MRI 横断面 T1WI 左侧晶状体区略高于正常晶状体信号的结节（箭头）；C. 横断面 T2WI 结节稍低于晶状体信号（箭头）；D. 矢状面 T1WI 清楚显示结节位于晶状体上方睫状体（箭头）晶状体受压向下移位；E. 矢状面增强扫描结节明显强化（箭头）；F ～ G. UBM 显示左眼颞上 - 上 - 鼻上方睫状体异常回声物，边界欠清晰，内回声较弱，近虹膜侧散在数个大小不等囊肿。晶状体受压向下移位

重点推荐文献

[1] J. W. Beenakker，G. A. van Rijn，G. P. Luyten，and A. G. Webb. High-resolution MRI of uveal melanoma using a microcoil phased array at 7 T. NMR Biomed，Oct 7 2013.

[2] A. J. Lemke，M. Alai-Omid，S. A. Hengst，I. Kazi，and R. Felix. Eye imaging with a 3.0-T MRI using a surface coil-a study on volunteers and initial patients with uveal melanoma. Eur Radiol，vol. 16，1084-9，May 2006.

[3] 鲜军舫，王振常，燕飞. 眼色素膜黑色素瘤的 CT 与 MRI 研究 [J]. 中华放射学杂志，1998，32（3）.

第 2 节　视网膜母细胞瘤

【概念与概述】

● 视网膜母细胞瘤（retinal glioblastoma，RB）为儿童眼内最常见原发恶性肿瘤

● 视网膜母细胞瘤是以视网膜内颗粒层偶或神经节细胞层和外颗粒层为起源的胚胎性恶性肿瘤

● 分为遗传型（约 40%）和非遗传型（约 60%）

● 按肿瘤生长方式可分为内生型、外生型、弥漫生长型和混合生长型，其中以混合生长型最常见。弥漫浸润生长型最少见

● 某些单侧病例可伴发颅内松果体瘤或鞍区视神经母细胞瘤，称为异位视网膜母细胞瘤，若双眼病例同时伴发上述病变则称之为三侧性视网膜母细胞瘤

【病理与病因】

● 病因学

　○ 先天性肿瘤，现认为视网膜发育过程中 Rb 抑癌基因失活导致细胞恶变，视网膜母细胞瘤基因位于 13 号染色体 1 区 4 带

● 流行病学

　○ 婴幼儿最常见眼内恶性原发肿瘤，在新生儿中的发病率为 1/15000

　○ 占儿童眼内恶性肿瘤的第一位

- 2/3 单眼发病，为散发病例，通常无家族史；1/3 双眼发病，多有家族史

【大体病理及手术所见】

- 肿瘤为灰白色或黄白色半球状不透明肿块，表面有新生血管和出血
- 肿瘤断面瘤体内可见丰富血管、大片坏死和大小不等、形态不规则的钙质沉着
- 肿瘤有 3 种生长方式：
  - 内生型，肿瘤从视网膜向内生长，瘤细胞种植在玻璃体腔和前房
  - 外生型，肿瘤自视网膜向外生长占据视网膜下腔，常致视网膜脱离
  - 弥漫浸润型，最少见，瘤细胞沿视网膜蔓延生长并向玻璃体和前房浸润。也可两种形式混合存在，称混合生长型

【显微镜下特征】

- 分为未分化型和分化型两种类型
  - 未分化型占绝大多数，恶性程度高。主要由小圆形神经母细胞构成。瘤细胞排列不规则，细胞形态多样，可为圆形、椭圆形、多角形或不规则形，核大而深染，核分裂象多。肿瘤中心瘤组织易发坏死钙化，外周存活瘤细胞可形成珊瑚样、环状或指套样排列，称为假菊花样排列
  - 分化型仅占少数，恶性程度低。主要由方形和低柱状细胞组成。瘤细胞围绕一个中央腔隙形成菊花样排列

【临床表现】

临床特点

- 最常见症状 / 体征
  - 常因瞳孔区黄白色反光（白瞳症）、斜视和眼球震颤被家长发现
  - 临床分 4 期：眼内生长期、眼内压增高期、眼外扩散期和全身转移期
    - 眼内生长期：早期表现为视力障碍和眼底改变。视力障碍早期为斜视、视力下降，后期视力丧失，瞳孔开大，经瞳孔可见白色反光，称为"黑矇性猫眼"；眼底镜检查可见白色或黄白色结节状隆起，表面有新生血管或出血
    - 眼内压增高期：肿瘤增大引起眼内压增高，出现头痛、眼痛、结膜充血、角膜水肿等。严重者引起眼球膨大、角膜变

大，形成"牛眼"或巩膜葡萄肿
    - 眼外扩展期：肿瘤穿破角膜或巩膜后形成突出于睑裂的肿块；穿破巩膜蔓延至眼眶内，肿瘤沿视神经或视网膜中央动脉向眼眶内或颅内蔓延，导致相应的神经系统症状或体征
    - 全身转移期：肿瘤经视神经向颅内转移，经淋巴管向局部淋巴结及软组织转移，经血液循环向全身各个器官转移。视神经母细胞瘤转移途径有 3 个：
      - 沿视神经蔓延到脑
      - 通过视神经鞘脑脊液全身转移
      - 部分肿瘤长大侵犯眼眶、眼前段，通过眶组织淋巴、血管发生远处转移

疾病人群分布

- 年龄
  - 婴幼儿
  - 单眼发病平均年龄 24 个月，7 岁以上少见；双眼发病平均年龄 10 个月，3 岁以上少见
  - 有家族史者的发病年龄较散发者的发病年龄早
- 性别
  - 无显著性别差异

【自然病史与预后】

- 少部分肿瘤可自然退变
- 多数肿瘤呈进行性生长，易发眼外侵犯和远处转移
- 预后与肿瘤大小、部位、病程长短、临床分期及病理分型等有关，如不及时治疗患儿多在 2 年内死亡

【治疗】

- 近年来，治疗观念已从保存患者生命延伸至保留患眼眼球乃至保存有用视力
- 较大肿瘤特别是肿瘤体积超过眼球一半时采用眼球摘除或眼眶内容物剜除术
- 小于 10mm 肿瘤可采用放射治疗、化学减容、激光光凝、冷冻等疗法。出现全身转移时也可应用全身化疗。近年来，介入治疗的应用也取得了较好疗效

【影像表现】

概述

- 最佳诊断依据：婴幼儿眼球内类圆形肿块伴钙化
- 部位

- ○ 眼球内任何部位，以后极部为多
- ○ 后期可侵犯球外
- ● 大小
  - ○ 大小不等，从数毫米到数厘米
- ● 形态学
  - ○ 形态多样，可为半球形、不规则形、V 形，也可充满整个玻璃体腔，可为单眼单一病灶，也可为单眼多灶或双眼多灶

CT 表现

根据肿瘤形态影像表现可分为弥漫浸润型、肿块型、坏死型和退缩型

- ● CT 平扫
  - ○ 眼球大小正常或稍大于正常，早期局部眼环增厚隆起
  - ○ 肿块型：眼环后部肿块向玻璃体突出，大小、形态不一，密度不均，边界较清楚。肿块内钙化发生率可高达 80% ~ 90%，表现为软组织肿块伴不规则斑点状、斑片状致密影
  - ○ 弥漫浸润型：眼环不均匀增厚，病变范围广泛
  - ○ 坏死型：除见玻璃体内肿块外，尚可见眼内密度不均
  - ○ 退缩型：眼球萎缩，其内密度不均，可有钙化，此型往往需要结合病史和前、后两次检查对比才能确定
  - ○ 晚期肿瘤向外扩散，可累及眼眶任何部位。肿瘤突破球壁沿视神经向球外眶内发展，表现为视神经增粗，球后椭圆形或梭形肿块，界限不清。累及眼外肌时，靠近肿瘤的眼肌前段可增粗
- ● CT 增强
  - ○ 肿块呈不均匀强化

MRI 表现

- ● T1WI
  - ○ 肿瘤组织与眼外肌相比呈等信号或高信号
- ● T2WI
  - ○ 肿瘤组织呈低信号
- ● MRI 对钙化不如 CT 敏感。钙化在 T1WI 及 T2WI 上均为低信号，钙化范围较大时，肿瘤在 T1WI 上可呈中等信号或中低混杂信号；T2WI 则呈低信号
- ● 合并视网膜脱离时，T1WI 肿瘤信号可高于视网膜脱离，T2WI 低于视网膜脱离信号，有时

肿瘤可被掩盖或显示不清，增强扫描利于区别

- ● 增强 T1WI
  - ○ 肿块呈不均匀强化
- ● 影像学分期

根据 CT 和 MRI 表现可将 Rb 分为 3 期

- ○ Ⅰ期：即眼内期，肿瘤局限于眼球内
- ○ Ⅱ期：眼外期，肿瘤经巩膜筛板侵犯视神经致视神经增粗或穿破巩膜形成眶内肿块
- ○ Ⅲ期：眶外期，肿瘤沿视神经侵入颅内，向鞍上区发展，形成哑铃状的眶颅联合肿块，同时视神经管扩大也是此期的主要征象。当肿瘤侵犯脉络膜时，瘤细胞经血道发生远处转移，可转移至颅内或其他远隔器官

超声表现

- ● B 超表现
  - ○ 弥漫浸润型：肿瘤沿球壁在视网膜下生长，球壁光带不均匀增厚呈波浪状
  - ○ 肿块型：玻璃体腔内半球形、球形或不规则形光团连于球壁光带。内部回声光点大小不等，强弱不一，分布亦不均匀。钙质沉着初期为椒盐状钙滴，而后形成钙斑，声像图上为强回声光斑且伴声影
  - ○ 坏死型：肿瘤急剧发展和大量坏死，伴发眼内炎症反应。声像图表现玻璃体腔内椭圆形光团，可飘动，与眼底肿瘤团相连。常伴视网膜脱离
  - ○ 退缩型（自发退行性变）：主要是指以眼球萎缩为代表的视网膜母细胞瘤在肿瘤出现退行性变之前，临床症状和体征与典型视网膜母细胞瘤基本相同，不同时期检查可见眼球萎缩、钙化和机化以及眼轴变短表现
  - ○ 继发改变：肿瘤发生于视网膜，受肿瘤生长的影响极易发生视网膜脱离。表现为玻璃体内"V"字形漏斗状增厚光带，与视盘回声相连
- ● 彩超表现
  - ○ 彩色多普勒可见瘤内广泛分布的点、线状或树枝状血流信号与视网膜中央动、静脉相延续。脉冲多普勒示瘤内血流呈动脉样频谱，收缩期流速较高，舒张末期流速较低，呈高阻力状态

推荐影像学检查

- ● 最佳检查法：CT 平扫
- ● 备忘建议

- 瘤体内钙化是 RB 诊断重要依据

【鉴别诊断】

需与临床上表现为白瞳症的其他疾病相鉴别

- Coats 病
  - 又称视网膜毛细血管扩张症，以视网膜毛细血管扩张伴视网膜内和视网膜下渗出为病理特征
  - 发病年龄一般在 5 ~ 11 岁，单眼发病 90% 以上，病变生长缓慢，病史长
  - CT 和 MRI 表现为视网膜脱离，无明显肿块，罕见钙化。增强扫描无强化
  - 超声特征性表现为广泛且缺乏可动性视网膜脱离，脱离视网膜光带下大量弱回声光点
- 永存原始玻璃体增殖症
  - 为原始玻璃体纤维和血管残留及广泛结缔组织增生的一种先天发育异常性病变
  - 单眼发病，出生后即存在，几乎均以白瞳症就诊
  - 表现为小眼球及视力障碍
  - MRI 表现为小眼球内倒置高脚酒杯征
  - 典型 B 超表现为玻璃体内锥形光团，尖端连接视盘，底部位于晶状体和睫状突，中央一弱回声自视盘伸向晶状体，提示为玻璃体动脉
- 早产儿视网膜病变
  - 很少见
  - 早产儿，有高浓度吸氧史。B 超表现为晶状体后方杂乱的中等强度回声光点
- 眼内炎
  - 有外伤、手术或原发感染史
  - 眼部感染体征
  - B 超表现为玻璃体浑浊，CT 显示眼球内无实质性病变或钙化，增强扫描病变迅速均匀强化

诊断与鉴别诊断精要

- 婴幼儿，尤其是 3 岁以下儿童出现一侧或双侧眼内肿块伴钙化，则高度提示视网膜母细胞瘤

典型病例

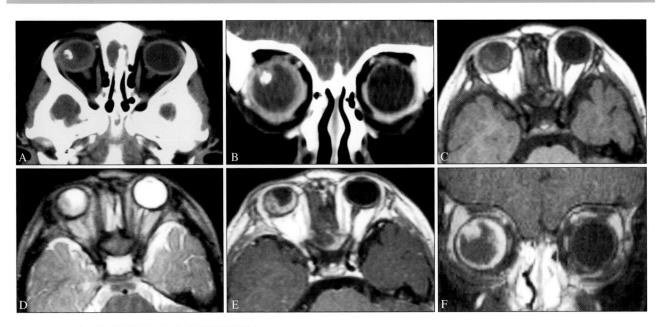

图 7-2-1　右眼视网膜母细胞瘤（弥漫浸润型）
A. 横断面 CT 平扫，右眼球壁弥漫性增厚，颞侧增厚呈肿块状向玻璃体内突出，并可见斑片状钙化；B. CT 冠状位重建；C. 横断面 T1WI，肿块呈略等偏高信号；D. 横断面 T2WI，病变呈等、低信号；E. MRI 横断面增强扫描，增厚的眼环可见明显强化；F. 冠状位脂肪抑制增强扫描

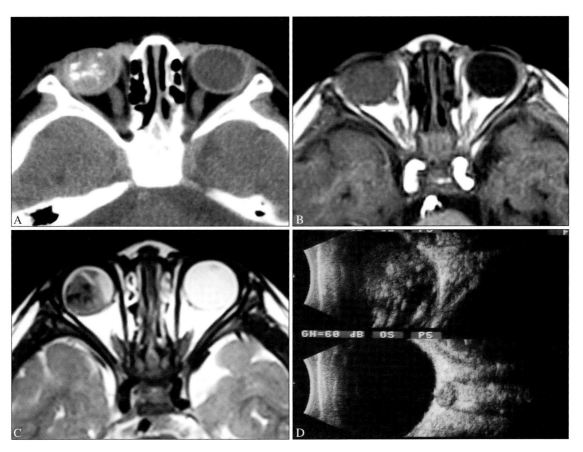

图 7-2-2　右眼视网膜母细胞瘤
A. CT 平扫　右眼球内可见不规则形软组织肿块影伴钙化；B. T1WI 右眼球内肿块呈中等信号；C. T2WI 肿块呈等、低混杂信号；D. B 超玻璃体内团块与后部球壁相连，边缘锐利、不齐，内回声分布不均，强度不等，散在强回声光斑并伴声影

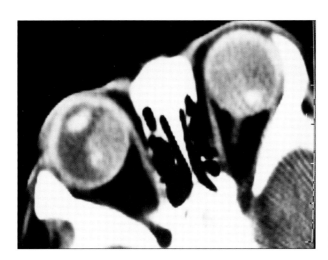

图 7-2-3　双眼视网膜母细胞瘤
横断面 CT 平扫示双眼球内不规则肿块影伴钙化，向玻璃体内突出

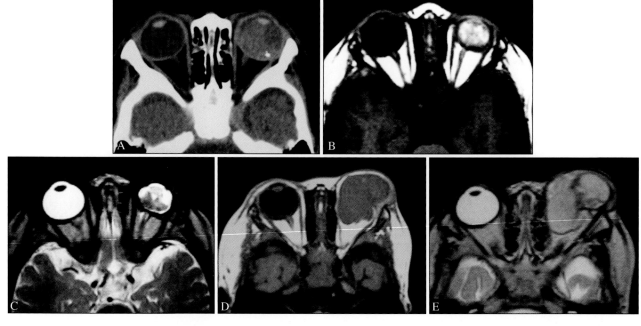

图 7-2-4　左眼视网膜母细胞瘤不同时期改变

A. 坏死期（2005.3.18），CT 平扫示左眼球增大，可见软组织肿块影，边界不清，占据大部分玻璃体腔，内可见钙化；B. 萎缩期（2005.4.20），MRI 横断面 T1WI 示左眼球萎缩，玻璃体内呈等、高混杂信号；C. 横断面 T2WI 肿块呈不均匀低信号；D. 眼外期（2005.7.21），MRI 横断面 T1WI 肿瘤呈等信号占据整个眼球并穿破巩膜向外蔓延形成眶内肿块；E. 横断面 T2WI，肿块信号高于眼外肌低于玻璃体

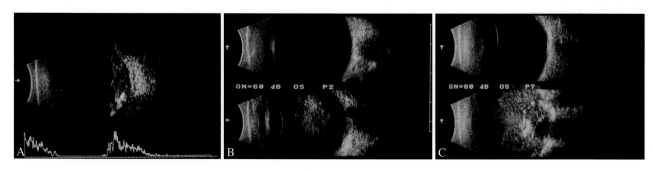

图 7-2-5　视网膜母细胞瘤（B 超）

A. 弥漫型，球壁不均匀增厚，呈中等回声，其内可见强回声光斑伴声影；B. 肿块型，玻璃体内团块，边缘锐利、不齐、内回声不均，强度不等；C. 玻璃体内不规则肿块，内回声多，强度不等，见强回声光斑伴声影

重点推荐文献

[1] 张德翻，郑文龙，吴爱琴. 视网膜母细胞瘤的 CT 与 MRI 诊断. 医学影像学杂志，2011，21（5）：648-650.

[2] 陶晓峰，魏锐利，施增儒. 眼球内病变的 MRI 诊断. 中华放射学杂志，2003，37（2）：103-107.

[3] 任百超，白芝兰，陈莉. 视网膜母细胞瘤的影像学表现及其临床价值. 实用放射学杂志，2003，19（9）：788-790.

[4] 周文金. 视网膜母细胞瘤的 CT、MRI 诊断. 中国医学影像学杂志，2005，13（5）：395-396.

第 3 节　脉络膜转移瘤

【概念与概述】

- 脉络膜转移瘤（choroidal metatatic tumor）是老年人眼内最常见恶性肿瘤
- 为身体其他部位或器官的恶性肿瘤经血液循环扩散转移到眼内的肿瘤性病变，不包括眼球邻近组织恶性肿瘤浸润蔓延至眼内的肿瘤
- 单侧多于双侧，约 2/3 为单侧单灶
- 脉络膜血供丰富且血流速度缓慢，便于瘤栓的

转移、停留和增长，而眼球内不存在淋巴管，因此，身体内其他器官肿瘤一般经血行转移到眼内且种植在脉络膜。视网膜或视神经的转移瘤十分罕见

- 眼内转移瘤主要为癌，肉瘤罕见

【病理与病因】

- 病因学
  - 其他器官肿瘤通过血液循环扩散转移到眼脉络膜
- 流行病学
  - 临床上约有 1% 的全身恶性肿瘤眼底可见转移
  - 90% 眼内转移瘤的原发肿瘤为肺癌和乳腺癌，其他部位原发肿瘤引起的眼内转移瘤不足 10%。约有一半的患者查不出原发灶
  - 显微镜下 5% ~ 10% 的全身恶性肿瘤患者发现眼内病灶，其中 10% 临床具有明显病变

【大体病理及手术所见】

- 肿瘤大体形态多样，可呈扁平状、圆形或椭圆形、结节状或不规则团块状，边界清晰或不清
- 来源于乳腺或肺的转移瘤多为淡黄色，皮肤黑色素瘤来源的转移瘤则呈黑色，肾细胞癌或甲状腺癌的转移典型表现为橙色，转移性类癌为粉红色或橘黄色

【显微镜下特征】

- 肿瘤细胞学所见与原发肿瘤相似
- 乳腺癌转移为上皮巢或腺样排列；支气管肺癌常为腺样或不规则细胞条索
- 部分转移癌分化程度低，在其他部位原发灶不明确时，难以判断组织来源

【临床表现】

临床特点

- 最常见症状 / 体征
  - 突然出现复视、视力下降、突眼、眼痛、上睑下垂或眼睑肿胀
  - 检查常见结膜充血、视盘水肿、视野缺损

疾病人群分布

- 年龄
  - 多见于成年人
  - 儿童多为肾上腺母细胞瘤和尤文肉瘤转移
- 性别
  - 无性别差异

【自然病史与预后】

- 生长迅速，预后不良
- 肿块较大时在眶内广泛浸润，也可引起脑内侵犯

【治疗】

- 根据肿瘤生长倾向、患者全身状况、转移癌与原发癌的位置等进行放疗、化疗、手术治疗或定期观察

【影像表现】

概述

- 最佳诊断依据：眼球壁局部不规则增厚或球内不规则肿物，有其他部位原发恶性肿瘤病史
- 部位
  - 球内，90% 位于后极部，约 10% 位于黄斑区
  - 可向球外蔓延累及眶内结构
- 大小
  - 大小不等，从数毫米到数厘米
- 形态学
  - 局限扁平状隆起、半球形、球形或不规则形

CT 表现

- 平扫 CT
  - 球壁局限性增厚或不同形态肿块，密度与眼环相似
  - 伴有视网膜脱离时，脱离范围常广泛，可将肿瘤掩盖
- 增强 CT
  - 肿瘤常有明显强化，视网膜脱离不强化

MRI 表现

- 形态和 CT 相同
- T1WI
  - 等或低信号，肿瘤内有出血时可呈高信号
- T2WI
  - 高信号或低信号，信号均匀或不均
- 增强 T1WI
  - 肿块明显强化，视网膜脱离不强化

超声表现

- B 超表现
  - 眼球后极部不规则扁平状或半球形实性病变
  - 肿瘤未侵及视网膜时其前缘光滑清楚，若视网膜遭受破坏，则肿瘤前缘粗糙不齐。脉络膜凹陷（+）
  - 肿瘤内回声依原发病灶性质不同而不同。回声分布多较均匀，回声强度或强或弱，

一般低于脉络膜血管瘤
- 继发视网膜脱离时在病变附近可见强回声纤细光带
  - 彩超表现
    - 因脉络膜转移瘤多经血行扩散，多数肿瘤血供丰富，尤其是基底部，且流速较快
    - 化疗后，随着瘤体的缩小，血供亦明显减少，以致显示不清

推荐影像学检查
- 最佳检查法：CT 或 MRI

【鉴别诊断】
- 原发性无色素性脉络膜恶性黑色素瘤

- CT 和 MRI 与转移瘤表现相似，鉴别困难
- B 超肿瘤回声较均匀，无黑色素瘤特征性声衰减改变
- 无原发恶性肿瘤病史
- 局限性脉络膜血管瘤
  - 扁平隆起或结节状实性肿块，与周围组织分界清晰
  - 增强扫描显著强化
  - 超声回声均匀，回声强度高于正常脉络膜

诊断与鉴别诊断精要

- 中老年人眼球壁不规则增厚或肿块影，有其他部位原发恶性肿瘤病史，多可明确诊断
- 以眼内病变为首发时，详细询问病史或进行相关体检对诊断有极大帮助
- 与原发肿瘤鉴别时需结合 CT、MRI 和超声综合分析

典型病例

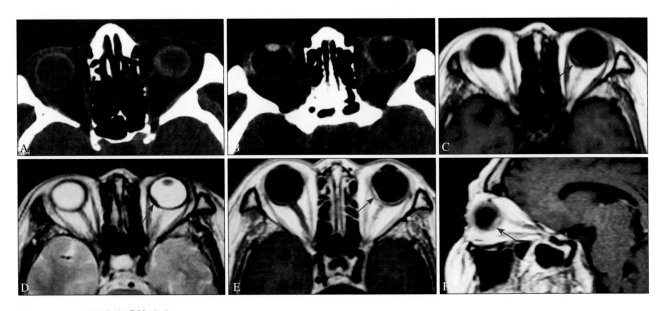

图 7-3-1　左眼脉络膜转移瘤

原发灶为乳腺癌，女性，66 岁　A，B. 横断面 CT 平扫示左眼球后部视盘鼻侧球壁不均匀增厚，与眼环等密度，（箭头）；C. MRI 横断面 T1WI，左眼球后部视盘鼻侧球壁增厚，与眼外肌相比呈略高信号，边界清楚（箭头）；D. 横断面 T2WI，病变呈低信号，与眼环信号相似，略低于眼外肌信号（箭头）；E，F. 横断面和矢状面增强扫描示病变可见明显强化（箭头）

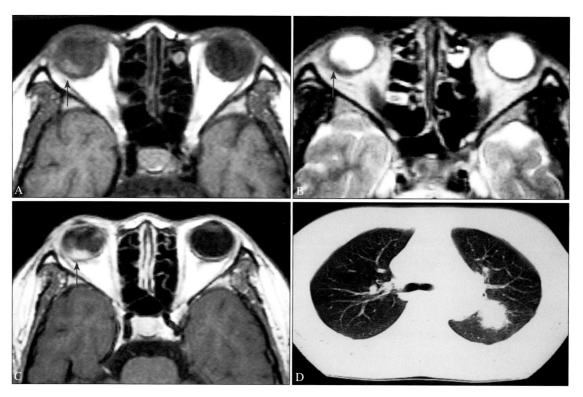

图 7-3-2　右眼脉络膜转移瘤

原发灶为肺癌，女性，21 岁　A. MRI 横断面 T1WI，右眼球后部视盘颞侧球壁局限性增厚（箭头）；B. 横断面 T2WI，病变信号与眼环相似（箭头）；C. 横断面增强扫描示病变明显强化（箭头）；D. 同一患者肺部 CT 示左肺内分叶状肿块影（箭头）

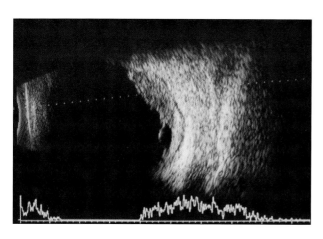

图 7-3-3　肺癌脉络膜转移（B 超）

眼球后部不规则肿块，中等回声，脉络膜凹陷（+），周围视网膜脱离

重点推荐文献

[1] 陶晓峰，魏锐利，施增儒. 眼球内病变的 MRI 诊断 [J]. 中华放射学杂志，2003，37（2）：103-107.

[2] 王菁洁，魏锐利，金玲. 影像检查在诊断常见眼球内肿瘤中的应用. 中国实用眼科杂志，2013，31（3）：337-342.

[3] 田其昌，王振常，鲜军舫. 眼球肿瘤的 CT 和 MRI 表现及其临床价值. 临床放射学杂志，2003，22（3）：187-190.

第 4 节　脉络膜血管瘤

【概念与概述】

- 脉络膜血管瘤（choroidal hemangioma）是良性血管性错构性病变，多数为海绵状血管瘤，毛细血管瘤罕见
- 临床上将其分为孤立性和弥漫性两类
  - 孤立性多发生在眼球后极部，边界清晰
  - 弥漫性无明确界限，可自锯齿缘延伸至后极部，多为脑-颜面血管瘤病（Sturge-Weber 综合征）的一部分

【病理与病因】

- 病因学
  - 尚不明确
- 流行病学
  - 孤立性者多为散发，多于 20～50 岁时发现
  - 弥漫性者多于儿童期即可诊断，1/3 的 Sturge-Weber 综合征患者有脉络膜血管瘤，常为单眼受累伴发同侧颜面部血管瘤（焰色痣或葡萄酒色痣），或同时伴有中枢神经系统血管瘤，也可双侧发病伴双侧颜面部血管瘤

【大体病理及手术所见】

- 因瘤体表面色素上皮继发性病理改变，肿瘤外观并不表现为典型的橘红色或暗红色，而表现为黄色、黄白色或有散在的色素沉着
- 肿瘤断面有许多充满血液的血窦

【显微镜下特征】

- 海绵状血管瘤由数层充血性扩张的大血管组成，血管之间有少许纤维分隔
- 毛细血管瘤由毛细血管组成

【临床表现】

临床特点

- 最常见症状/体征
  - 局限性者可无症状，肿瘤较大累及黄斑或引起视网膜下积液时主要表现为无痛性视力下降或单眼远视
  - 弥漫性者常伴发颜面部血管瘤改变
  - 眼底镜表现为无色素性、橘红色或灰黄色隆起肿块

疾病人群分布

- 年龄
  - 孤立性者多见于 20～50 岁
  - 弥漫性者多见于 10 岁以下
- 性别
  - 无明显性别差异

【自然病史与预后】

- 生长缓慢，预后较好
- 肿瘤较大、就诊较晚时可导致视力完全丧失

【治疗】

- 若患者无症状，可一直随访
- 黄斑受累或有广泛视网膜脱离时，可行放射治疗，视网膜脱离时可进行激光、外引流或巩膜扣带术

【影像表现】

概述

- 最佳诊断依据：眼底后极部扁平或结节状橘红色或暗红色隆起，CT、MRI 增强扫描显著强化
- 部位
  - 球内
  - 孤立性者以后极部多见，弥漫性者范围较大，可自锯齿缘至后极部
- 大小
  - 大小不等，孤立性者多为数毫米～数十毫米，弥漫性者累及大部球壁
- 形态学
  - 扁平隆起、梭形或结节状

CT 表现

- 平扫 CT
  - 局限型者显示眼环局限性增厚或梭形、结节影，边界清楚，密度均匀，与眼环密度相似，少数有钙化
  - 肿瘤附近常合并有视网膜脱离，此时肿瘤可被掩盖而显示不清
  - 弥漫型者表现为眼环弥漫性增厚，可有局限性扁平隆起
- 增强 CT
  - 病变显著强化，周围视网膜脱离不强化

MRI 表现

- T1WI
  - 信号高于玻璃体
- T2WI
  - 与玻璃体信号相似或低于玻璃体，与视神经信号相似

- 增强 T1WI
  - 显著强化，周围视网膜脱离不强化

超声表现

- B 超表现
  - 孤立型者眼球后极部半球形实性病变，边界清楚，内回声强而均匀，多强于正常脉络膜。病变与周围组织分界清楚，无显著声衰减，部分可见脉络膜凹陷征呈压迹样，无挖空征
  - 周围视网膜脱离呈强回声光带
  - 弥漫型者表现为眼球壁回声普遍增厚，早期球壁厚度均匀，病变进展可见局限性隆起，隆起高度一般不超过 5mm，回声强度较正常脉络膜回声强
- 彩超表现
  - 病变内血流丰富，彩色多普勒瘤体内可见斑点状血流信号，有的肿瘤基底部有大的血池显示
  - 血流频谱呈低速动脉型，即高收缩期和高舒张期频谱改变

推荐影像学检查

- 最佳检查法：超声或 MRI
- 备忘建议
  - 结合吲哚青绿血管造影更有助于明确诊断

【鉴别诊断】

- 无色素性脉络膜恶性黑色素瘤
  - 肿块呈球形或蘑菇形，CT 或 MRI 增强扫描呈中等度强化
  - 超声呈挖空征或脉络膜凹陷征
- 脉络膜转移瘤
  - 隆起形态不规则，与周围组织分界不如脉络膜清晰
  - 增强扫描中等程度强化
  - 超声回声可不均匀，回声强度一般低于正常脉络膜
  - 身体其他部位恶性肿瘤病史
- 脉络膜骨瘤
  - 少见
  - CT 呈骨性高密度影，MRI T1WI、T2WI 上均为低信号

诊断与鉴别诊断精要

- 眼球后极部梭形或结节状实性病变，增强扫描显著强化，眼底镜呈淡红色隆起，超声呈强而均匀回声，可基本明确诊断
- 轻度强化或弱回声可考虑排除该病

典型病例

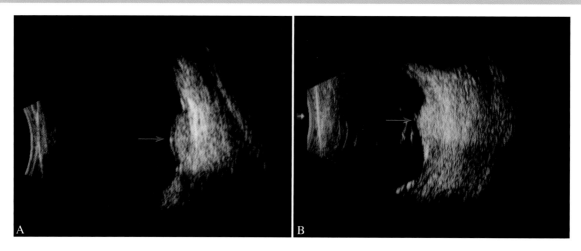

图 7-4-1 脉络膜血管瘤（B 超）
A. 左眼视盘鼻侧球壁局限性隆起，表面光滑锐利，内回声强而均匀，压迹样脉络膜凹陷，表面视网膜脱离（箭头）；B. 眼球后部丘形隆起，中高回声，内见强回声钙化斑;（箭头），附近玻璃体混浊

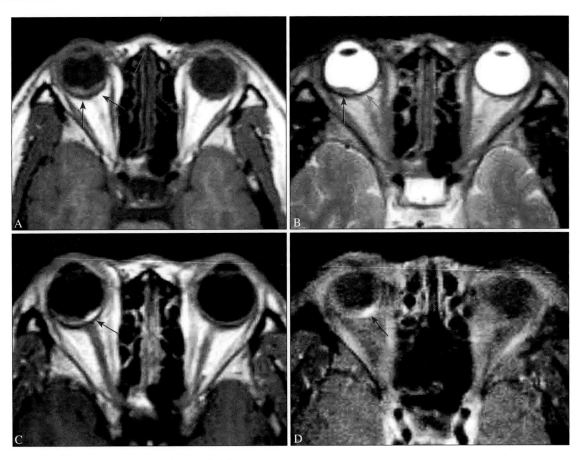

图 7-4-2　右眼脉络膜血管瘤伴视网膜脱离
A. MRI 横断面 T1WI，右眼球后极部新月形异常信号影，信号高于玻璃体与视神经相似（箭头）；B. 横断面 T2WI，视盘颞侧病变呈扁平梭形与视神经信号相似（箭头），鼻侧病变与玻璃体不能分辨（绿箭头）；C. 横断面增强扫描示视盘鼻侧病变局限性显著强化，为脉络膜血管瘤（箭头），颞侧病变无强化为继发的视网膜脱离；D. 脂肪抑制增强扫描显示病变明显强化（箭头）

重点推荐文献

[1] 周蓉先，邹明舜，李逸尘. 眼球脉络膜血管瘤的影像学表现. 中华放射学杂志，2003，37（2）：108-111.

[2] 周全，陈金城，刘斯润. 眼球孤立性脉络膜血管瘤的 HR-MRI 表现. 临床放射学杂志，2004，23（6）：463-466.

[3] 杨丽红，王光璐，田蓓. 视网膜血管瘤样增生的眼底影像特征. 中华眼底病杂志，2011，27（6）：584-586.

[4] 王晓鹏，颜建华. 脉络膜肿瘤的临床和影像学特征分析. 中国实用眼科杂志，2012，30（2）：141-145.

第 5 节　脉络膜骨瘤

【概念与概述】

● 脉络膜骨瘤（choroidal osteoma，CO）是由成熟骨组织构成的良性肿瘤

● 好发于眼球后极部视盘旁，可累及黄斑

● 多见于年轻女性，单眼发病，偶见双眼病变

【病理与病因】

● 病因学

　○ 尚不完全明确

● 多数学者认为本病是一种骨性迷离瘤，即胚胎性骨骼组织遗留在脉络膜内出生后发展而成

● 流行病学

　○ 较少见的球内原发肿瘤

【大体病理及手术所见】

● 椭圆形，黄白色，厚度 0.5～2.5mm

● 瘤体表面可见不均匀色素沉着

【显微镜下特征】
- 肿瘤主要由分化成熟的骨小梁结构和少量血管组织组成，其间散在骨细胞、骨母细胞和破骨细胞等
- 瘤体表面的脉络膜毛细血管层变窄或闭塞
- 累及黄斑区可致视网膜变性

【临床表现】

临床特点
- 最常见症状/体征
  - 视力减退、视物变形和与肿瘤部位相应的视野暗点
  - 眼底镜可见瘤体呈黄白色扁平隆起，周边可为橙红色。可继发浆液性视网膜脱离

疾病人群分布
- 年龄　青年人
- 性别　女性多于男性

【自然病史与预后】
- 生长缓慢，容易摘除，预后较好

【治疗】
- 原则上手术切除

【影像表现】

概述
- 最佳诊断依据：视盘旁局限性扁平结节，CT呈骨性高密度影，边界清楚，超声呈均匀强回声
- 部位
  - 球内
  - 视盘周围
- 大小
  - 大小不等，从数毫米到十数毫米
- 形态学
  - 新月状、条状或双凸透镜状向玻璃体腔隆起

CT表现
- 平扫CT

- 边界清楚，骨性高密度影，CT值一般在200Hu以上，与相对低密度的眶脂肪、玻璃体和眼环形成鲜明对比
- 球后无其他肿块，视神经无受累
- 增强CT
  - 一般无需增强检查即可明确诊断

MRI表现
- T1WI
  - 低信号
- T2WI
  - 低信号，信号均匀
- 增强T1WI
  - 不强化

超声表现
- B超表现
  - 视盘旁强回声碟形光斑，与周围组织分界清楚，伴后方声影
  - 降低仪器增益值，病变不随增益值的下降而下降，始终为强回声

推荐影像学检查
- 彩超
  - 彩色多普勒血流成像病变内无血流信号

推荐影像学检查
- 最佳检查法：CT
- 备忘建议
  - 年轻女性，CT视盘旁骨性高密度影可明确诊断

【鉴别诊断】
- 眼球壁骨化
  - 局限性球壁骨化与脉络膜骨瘤表现相似
  - 多同时伴有眼内其他改变，如玻璃体积血、视网膜脱离等

诊断与鉴别诊断精要
- 年轻女性，眼球后极部黄白色隆起，CT呈骨性高密度、MRI任何序列均呈低信号、超声呈均匀强回声，基本可明确诊断

典型病例

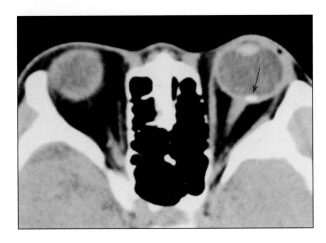

图 7-5-1　左眼脉络膜骨瘤
CT 平扫示左眼后极部视盘颞侧小结节状骨性高密度影，边界清楚（箭头）

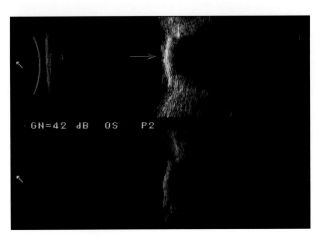

图 7-5-2　脉络膜骨瘤
左眼后部球壁局限性强回声光斑，伴后方声影（箭头），增益降低该光斑仍清晰可见

重点推荐文献

[1] N. Negraszus. Choroidal osteoma. Ophthalmologe，2012，109（6），595-599.

[2] K. S. Lehto，P. V. Tommila, and A. Karma. Choroidal osteoma：clues to diagnosis. Acta Ophthalmol Scand，

2007. 85（3），218-220.

[3] 李至，高艾东，李斌元等. HRCT 诊断眼脉络膜骨瘤的价值. 中国医学影像学杂志，2008，16（5）：347-350.

第6节　眼球炎性病变

一、眼内炎

【概念与概述】

眼内炎（endophthalmitis）是发生在眼后段由各种病原体（细菌或真菌）进入导致的眼内感染和炎症反应，炎症的主要部位为前房和玻璃体。根据感染途径主要分为手术后眼内炎、外伤后眼内炎及内源性眼内炎

【病理与病因】

- 病因学
  - 手术后眼内炎主要见于白内障和青光眼术后，外伤后眼内炎多见于眼球穿通伤，为病原菌直接感染所致；内源性眼内炎为致病菌来自机体其他部位的感染灶或全身性败血症，随血液循环到达眼部
- 流行病学
  - 最常见于外伤，占 80% 以上，其次为手术后眼内炎，约占 3% ~ 17%，国外一份 10

年病例总结显示，手术后眼内炎总发生率约为 0.093%，其中白内障手术后 0.082%；二期人工晶体植入术后 0.366%；青光眼白内障联合术后 0.114%；内源性眼内炎占 2% ~ 8%

【大体病理及手术所见】

- 玻璃体灰白色混浊，可有出血或脓肿形成

【显微镜下特征】

- 显微镜下以大量中性粒细胞浸润、蛋白性渗出物和组织坏死为主

【临床表现】

临床特点

- 最常见症状 / 体征
  - 头痛、眼痛，结膜水肿、充血、前房积脓
  - 眼前浮影飘动
  - 严重者影响视力，导致视力下降、眼球运动障碍

疾病人群分布

- 年龄

○ 各个年龄段，以青少年多见
- 性别
  ○ 男性＞女性，男、女比例约为 3 : 1

【自然病史与预后】
- 外源性眼内炎进展迅速，及时有效治疗可控制感染，保存视力，治疗不及时或治疗效果不佳时常短期内产生严重损害，导致视力严重下降甚至丧失眼球
- 内源性眼内炎治疗效果通常也较差，常造成永久性视力下降或丧失

【治疗】
- 无法明确是何种细菌引起的感染时，抗生素治疗
  ○ 玻璃体内注射可使药物直接进入玻璃体内，是最有效给药途径
  ○ 静脉或口服用药仅作为辅助治疗
  ○ 严重感染可行玻璃体切割术，清除感染病灶，联合抗生素治疗

【影像表现】

概述
- 最佳诊断依据：眼环增厚，玻璃体密度增高，可伴有异物或其他眼内病变
- 部位
  ○ 球内
  ○ 外伤或术后眼内炎常同时伴有球内外相应改变
- 形态学
  ○ 累及整个玻璃体，有时可见眼球变小、变形

CT 表现
- 平扫 CT
  ○ 不同原因引起的眼内炎，CT 可有不同表现，一般表现为玻璃体密度增高，眼环增厚、眼球变小；外伤所致者可见眼球内异物、晶状体移位、变形等
- 增强 CT
  ○ 增厚的眼环可见强化，球内多无强化

MRI 表现
- T1WI
  ○ 玻璃体内脓液呈中等信号
- T2WI
  ○ 增强 T2WI 呈高信号，信号均匀
- 增强 T1WI
  ○ 眼环强化，球内多无强化
- 合并其他病变时，可有相应改变

超声表现
- B 超
  ○ 原发于玻璃体的炎症，后极部玻璃体内探及点状或线状回声，不与眼球壁回声紧密相连，其内可夹杂无回声腔隙，运动试验和后运动试验均为阳性
  ○ 如炎症由眼前段向玻璃体内蔓延，表现为玻璃体内点状回声聚集在前玻璃体内，包绕晶状体之后，与后极部球壁回声之间有显著界限。炎症扩散，可在全玻璃体内充满点状和条带状回声
  ○ 球壁增厚，牵拉性视网膜脱离、视盘水肿和脉络膜脱离

推荐影像学检查
- 最佳检查法：CT
- 备忘建议
  ○ 外伤或有眼内手术病史及眼部急性感染症状有助于明确诊断

【鉴别诊断】
- 根据临床病史及眼部红肿热痛等急性感染症状以及 CT 和超声改变，多可明确诊断，一般无需与其他疾病鉴别

诊断与鉴别诊断精要
- 眼部外伤或眼内手术后患者，出现眼部红肿热痛，CT 显示眼环增厚、玻璃体混浊、密度增高，需考虑本病

二、葡萄膜炎

【概念与概述】

葡萄膜炎是累及葡萄膜、视网膜、视网膜血管及玻璃体后部的炎性病变的总称。

临床上有多种分类方法。根据炎症发生的部位将葡萄膜炎分为前、中间、后及全葡萄膜炎；根据病因分为感染性和非感染性；根据炎症初发部位及累及组织的不同又分为多种类型，如虹膜睫状体炎、脉络膜炎、脉络膜视网膜炎、视网膜炎及视网膜血管炎等。

【病理与病因】

- 病因学
  - 病因复杂，可归类为三大原因，即感染因素、自身免疫因素和各种理化机械损伤
  - 常见感染性葡萄膜炎：结核性、梅毒性、单纯疱疹病毒性等，与感染有关的葡萄膜炎主要有 Behcet 病，Vogt-Koyanagi-Harada（VKH）综合征及强直性脊柱炎伴发的葡萄膜炎等
  - 非感染性葡萄膜炎包括风湿性疾病伴发的葡萄膜炎、自身免疫性葡萄膜炎、创伤性葡萄膜炎、药物性葡萄膜炎及特发性葡萄膜炎等
  - 各种损伤引起的葡萄膜炎常为手术后、外伤后损伤激活花生四烯酸代谢产物所致的炎性反应，这种炎性反应造成葡萄膜视网膜组织破坏，继而引起免疫应答，导致慢性或复发性葡萄膜炎
- 流行病学
  - 好发于少年儿童及青壮年，男女发病率相似
  - 无明显种族差异，但部分葡萄膜炎有地理分布特点，如 Behcet 病以中国、日本及地中海沿岸国家为多；Vogt- 小柳原田综合征常见于中国和日本；眼弓形虫病见于美洲和欧洲等
  - 双眼受累居多
  - 以前葡萄膜炎最多见，约占葡萄膜炎总数的 50% 左右，后葡萄膜炎约占葡萄膜炎总数的 40% 以上，中间葡萄膜炎最少见，占葡萄膜炎总数的不足 10%

【大体病理及手术所见】

- 前葡萄膜炎主要表现为睫状体充血、结膜水肿、前房纤维素性渗出物、前房积脓等改变
- 中间葡萄膜炎主要表现为玻璃体和睫状体平坦部雪球状混浊和雪堤样改变以及囊样黄斑水肿和视盘水肿
- 后葡萄膜炎主要表现为视网膜局灶性或弥漫性水肿、视网膜渗出、视网膜增殖和脉络膜水肿等

【显微镜下特征】

- 显微镜下可见葡萄膜或视网膜血管内的蛋白性物质和某些细胞成分渗入到玻璃体内或脉络膜组织间隙内。增殖性改变以脉络膜肉芽肿或视网膜纤维增殖为主

【临床表现】

临床特点

- 最常见症状 / 体征
  - 前葡萄膜炎主要表现为睫状体充血、眼部疼痛、畏光及前房积脓等
  - 中间葡萄膜炎多数患者发病隐匿，可无任何症状，部分患者可出现眼红、眼痛、畏光、流泪及视物模糊和眼内漂浮物感
  - 后葡萄膜炎无明显眼部疼痛，主要以视力障碍为主，可有视力下降、视物变形、眼前闪光感及黑影漂浮感。眼底镜可见视网膜水肿、渗出及脉络膜水肿等改变

疾病人群分布

- 年龄
  - 儿童和青壮年多见
- 性别
  - 男、女发病率无明显差别

【自然病史与预后】

- 前葡萄膜炎及时控制炎症，多数患者视力预后良好，频繁发作者可引起视功能损害
- 中间葡萄膜炎完全治愈者约占总数的 1/4，多数患者病变呈持续进展或复发、缓解交替过程，通常于 10～15 年后趋于静止状态。及时正确治疗可改善视力预后，严重感染通常预后较差
- 后葡萄膜炎病因类型复杂，预后与其原发病变的治疗和控制相关性更大

【治疗】

- 前葡萄膜炎：根据病因以尽快消除炎症、预防炎症复发为原则进行药物治疗
- 中间葡萄膜炎：部分患者无需治疗，视力低于

0.5 或患者有明显囊样黄斑水肿或视网膜血管炎者可根据情况行药物或手术治疗

- 后葡萄膜炎：应根据患者病因和病变类型等具体情况而定，常用药物为抗感染制剂、免疫抑制剂或中医中药

【影像表现】

概述

- 最佳诊断依据：以超声诊断最佳。前房或玻璃体颗粒状、点状回声伴视盘、黄斑水肿，结合临床症状和体征
- 部位
  - 前葡萄膜炎：虹膜和前部睫状体、前房
  - 中间葡萄膜炎：睫状体平坦部、玻璃体基底部、周边视网膜和脉络膜
  - 后葡萄膜炎：脉络膜、视网膜和玻璃体
- 大小
  - 根据病变累及范围而不同
- 形态学
  - 眼环增厚或眼球变形

CT 表现

- 前葡萄膜炎和中间葡萄膜炎一般无需 CT 检查。CT 检查在葡萄膜炎的诊断中更多的是用于对原发病变的寻找和判断
- 平扫 CT
  - 后葡萄膜炎 CT 检查可见眼环增厚，玻璃体密度增高，严重者可见眼球变形、变小，有时可并发视网膜脱离，程度多较轻
- 增强 CT
  - 增厚的眼环可见强化，球内多无强化

MRI 表现

- 与 CT 相似，MRI 的主要价值在于眼外原发病变的寻找和判断
- T1WI
  - 增厚的眼环呈中等信号，玻璃体内信号改变常不明显，有时可见轻度信号增高
- T2WI
  - 增厚的眼环呈中等至略高信号，玻璃体信号可略低或无明显改变
- 增强 T1WI
  - 增厚的眼环可见强化，球内多无强化
- 合并其他病变时，可有相应改变

超声表现

- 前部葡萄膜炎：前房内探及颗粒状、点状回声。严重病例虹膜回声可以增厚且内回声减弱，合并眼压增高时还可见角膜回声增厚
- 中间部葡萄膜炎：在周边玻璃体内探及细弱点状、条带状回声。炎症累及睫状体平坦部、玻璃体基底部和周边视网膜时，可见局限性球壁隆起物，即雪堤样改变。严重感染时因睫状体腔内积聚液体可在睫状体和巩膜之间发现无回声区
- 后葡萄膜炎：玻璃体内探及点状及条带状低至中等强度回声，一般不与后极部球壁回声相附着，运动试验及后运动试验阳性。视盘或黄斑水肿时呈局部隆起，突向玻璃体腔。脉络膜可以轻度增厚，内回声较正常减低。部分患者合并视网膜脱离、脉络膜脱离等改变

推荐影像学检查

- 最佳检查法：超声
- 备忘建议
  - 特定部位的异常回声，结合临床表现易于诊断

【鉴别诊断】

- 主要需与其他原因引起的视网膜脱离相区别，结合病史及其他影像学表现，不难鉴别

三、巩膜炎

【概念与概述】

巩膜炎是一种少见的炎症性眼病，是指发生于赤道后部及视神经周围巩膜的炎症，常引起眼球后部结构的改变及破坏，在各种巩膜炎中约占 10%。巩膜炎可单眼或双眼受累。部分患者有类风湿性关节炎史。巩膜炎按病变部位分为前巩膜炎和后巩膜炎，按病理改变分为结节性、弥漫性及坏死性。可并发角膜炎、白内障、葡萄膜炎及视网膜脱离等

【病理与病因】

- 病因学
  - 多数为免疫相关因素引起，亦可见于感染、眼科手术、肿瘤或药物引起
  - 患有隐匿的系统性疾病的前巩膜炎患者更易患后巩膜炎
- 流行病学
  - 一种为已明确患有相关的系统性疾病，目前报道的发生率为 44%，另一种尚无相关系统性疾病的证据，占大多数

- 好发于中年人，女性发病率约为男性的 2 倍
- 发病年龄平均为 49.3 岁，30% 的患者在 40 岁以前发病，大于 50 岁发病者伴有系统性疾病及视力丧失的危险性增加

【大体病理及手术所见】

- 巩膜增厚呈青紫色，水肿且有新生血管形成，巩膜胶原纤维坏死分解；后巩膜炎时在巩膜和眶内组织之间可见液体积聚

【显微镜下特征】

- 弥漫型以大量的多核白细胞、巨噬细胞及淋巴细胞浸润为主，这种肉芽肿性炎导致巩膜弥漫性肥厚
- 结节性巩膜炎结节与类风湿性关节炎的皮下小结相同，主要由多核巨细胞、类上皮细胞及淋巴细胞组成
- 坏死性巩膜炎时，表现为病灶中央区出现纤维蛋白坏死，严重时可见炎性细胞浸润中心有片状无血管区，可见脂肪变性、玻璃体变性、钙化等。坏死组织逐渐吸收，局部巩膜变薄而扩张，形成巩膜葡萄肿

【临床表现】

临床特点

- 最常见症状 / 体征
  - 眼胀痛、视力下降、眼部充血
  - 严重者有眼睑水肿，巩膜表面血管怒张、迂曲，球结膜水肿，眼球突出或出现复视
  - 后极部眼球壁水肿增厚使视网膜向前移动，导致获得性轴性远视，或引起近视减轻或远视加重
  - 可伴视盘水肿、黄斑囊样水肿、浆液性视网膜脱离、视神经炎、球后视神经炎等眼底改变

疾病人群分布

- 年龄
  - 中年人，平均发病年龄 48.3 岁
- 性别
  - 女性是男性的 2 倍

【自然病史与预后】

- 及时控制炎症，可挽救视力，病变累及视盘或黄斑时可致视力减退甚至丧失

【治疗】

- 根据病因和病变类型行相应抗感染治疗

【影像表现】

概述

- 最佳诊断依据：超声显示巩膜弥漫性增厚（> 2mm）、回声减低或结节状局限性增厚及并发 Tenon 囊水肿、视盘水肿、视神经鞘增宽及视网膜脱离等为特征性诊断依据
- 部位
  - 巩膜前部或后部，或前后均受累
  - 眼外肌可受累
- 大小
  - 根据起病部位而不同
- 形态学
  - 眼环增厚或眼球变形

CT 表现

- 后巩膜炎时可见眼球壁或巩膜呈弥漫性或局限性增厚，眼球壁向内受压，眼内组织边界清。如炎症累及邻近眶组织，则近眼球侧可见不规则的软组织高密度影，眼球边界不清，炎症反应重时可累及眼外肌及视神经，表现为眼外肌增厚，视神经增粗
- 增强 CT
  - 增厚的眼环可见强化

MRI 表现

- T1WI
  - 眼球局部巩膜增厚，中等或高信号
- T2WI
  - 低信号
- 增强 T1WI
  - 增强后可见明显强化

超声表现

- 弥漫性巩膜炎：巩膜弥漫增厚，厚度 > 2 mm，回声减低。增厚的巩膜中可见斑点状低回声区，后巩膜炎可合并 Tenon 式囊水肿、视盘水肿、视神经鞘增宽及视网膜脱离等改变
- 结节性巩膜炎：巩膜结节样增厚，内回声较弱，与正常巩膜回声之间界限清晰
- 坏死性巩膜炎：病变早期表现为弥漫性低回声，呈斑点状，巩膜明显增厚，后期可见巩膜小洞或在巩膜组织中形成更弥漫的低回声区。恢复期可见巩膜变薄
- 后巩膜炎时，受炎症细胞的刺激可发生 Tenon 囊水肿，眼球壁和眶内组织之间可探及无回声暗区，该无回声区与视神经相连形成类似英文

字母"T"形的无回声区，称"T"形征

推荐影像学检查

- 最佳检查法：超声
- 备忘建议
  - 眼环弥漫性或结节样增厚，回声减低，"T"形征有助诊断

【鉴别诊断】

- 脉络膜黑色素瘤：与后巩膜炎极其相似，难于鉴别
  - 脉络膜黑色素瘤多见于中老年人，多为单侧性。一般眼球无突出，不伴有疼痛，主要表现为视力下降
  - 超声检查可见圆形或椭圆形脉络膜凹陷征及挖空征，无球后水肿
  - 脉络膜黑色素瘤 T1WI 信号较后巩膜炎高，肿瘤多呈浸润生长
- 脉络膜转移瘤
  - 早期表现为视力减退及闪光感，随肿瘤生长中心暗点不断扩大，视网膜继发性脱离

- B 型超声检查呈扁平隆起，基底广泛，薄厚不均，侵犯范围常大于 15mm，最大隆起度为 2 ～ 5mm，个别病变仅为脉络膜增厚，肿瘤内回声较多，强弱不等，晚期多有视网膜脱离
- 眶蜂窝织炎
  - 多数眼眶蜂窝织炎患者 B 型超声表现也可出现 T 形征，但此 T 形征为球后筋膜腔隙的炎性水肿，且常会伴有局部的红肿热痛，严重时会出现全身感染的表现，较易鉴别
- 眼眶炎性假瘤
  - 多发生于眼球周围，而非眼球壁
  - 常继发于皮肤、鼻窦、牙齿感染灶及由眼眶外伤引起，球结膜水肿较后巩膜炎轻，眼眶疼痛比后巩膜炎更严重
  - 超声显示为眶周组织回声增宽，回声不均匀，强弱不等，一条或多条眼外肌肿大，眼眶软组织内可见一个或多个低或无回声区及球后 T 形征，但 CT、MRI 多可见炎性肿块

> **诊断与鉴别诊断精要**
>
> - 巩膜弥漫性增厚（＞ 2mm）、回声减低或结节状局限性增厚及并发 Tenon 囊水肿、视盘水肿、视神经鞘增宽及视网膜脱离等为特征性诊断依据

典型病例

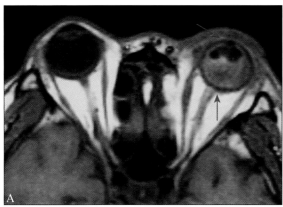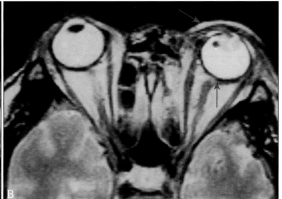

图 7-6-1　左眼外伤后眼内炎

A. MRI 横断面 T1WI，眼球变小，球内可见不均匀高信号影，晶状体缺如，眼睑增厚；B.横断面 T2WI，眼球变小，球内信号不均匀，晶状体缺如，眼睑增厚

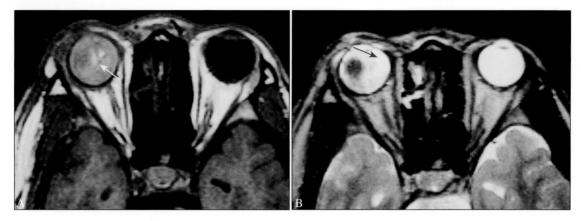

图 7-6-2　右眼外伤后眼内炎

A. MRI 横断面 T1WI，右眼球弥漫性信号增高，内可见稍低信号（箭头）及小片状高信号（黄箭头），为合并感染出血所致；B. 横断面 T2WI，右眼球信号不均，右眼睑肿胀

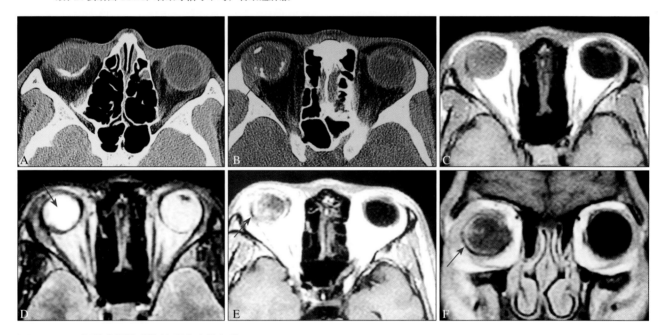

图 7-6-3　右眼球慢性感染性眼内炎伴钙化

A，B. 右眼球轻度缩小，眼球内密度稍高，球壁可见弧线样钙化（箭头），晶状体缺如；C. MRI 横断位 T1WI，右眼球弥漫性信号增高，晶状体缺如；D. 横断位 T2WI，眼球内为高信号，球后壁钙化呈低信号（箭头）；E，F. 横断位及冠状位增强扫描右眼球壁增厚强化，球内亦可见斑片状强化（箭头）

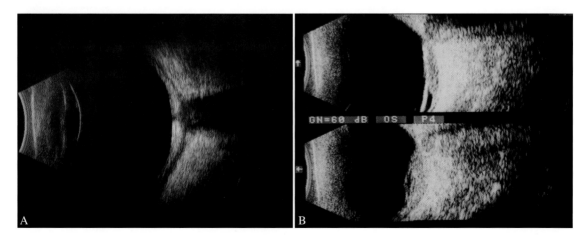

图 7-6-4　葡萄膜炎（B 超）

A. 球壁水肿、增厚；B. 后部球壁增厚，局部见视网膜脱离

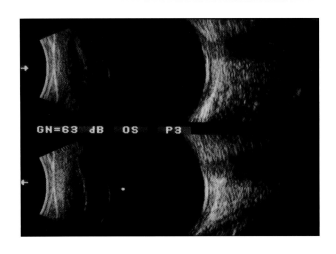

图 7-6-5　后巩膜炎（B 超）
球壁增厚，见"T"形征

重点推荐文献

[1] M. Cordero-Coma，A. Garcia-Moran，T. Yilmaz，S. Sanchez-Campos，S. Calleja-Antolin，B. Martin-Escuer，et al. Adjunctive globe magnetic resonance imaging in the diagnosis of posterior scleritis. Can J Ophthalmol，2011. 46（8），329-332.

[2] L. Tan，S. Zeng，C. Ma，S. Zhou，and F. Kuang. Magnetic resonance imaging for active ankylosing spondylitis. Zhong Nan Da Xue Xue Bao Yi Xue Ban，2013，38（3），245-250.

[3] M. Ostergaard and R. G. Lambert. Imaging in ankylosing spondylitis. Ther Adv Musculoskelet Dis，2012，4（8），301-311.

第 7 节　眼球出血

【概念与概述】

● 眼球出血（eyeball bleeding or hemorrhage）主要包括脉络膜出血和玻璃体积血。前者主要见于老年黄斑变性和高度近视黄斑病变。出血积聚于脉络膜上腔，并损害其前方视网膜，造成视力障碍。影像学上主要表现为出血所致脉络膜脱离。玻璃体积血是指各种原因导致的视网膜、葡萄膜血管或新生血管破裂，血液流出并积聚于玻璃体腔内（本章重点介绍玻璃体积血）

【病理与病因】

● 病因学

○ 不同地区、人群、年龄、性别的患者玻璃体积血原因不同，眼外伤是儿童玻璃体积血的主要原因，成年人玻璃体积血最常见于视网膜血管性疾病，其中以增殖性糖尿病性视网膜居发病率第一位，其次为静脉阻塞，其余尚可见于老年性黄斑变性、大动脉瘤、网膜周边裂孔、静脉周围炎、眼部肿瘤等

● 流行病学

○ 玻璃体积血是眼科常见病变

○ 单眼发病居多

【大体病理及手术所见】

● 早期玻璃体积血常积聚于玻璃体周边呈红色，随时间推移，玻璃体内积血弥散，颜色变淡

● 玻璃体积血时间长，可以加重玻璃体视网膜的增殖性病变，导致牵引性视网膜脱离

● 同时可见外伤伴随改变或原发病变改变

【显微镜下特征】

● 当血液进入玻璃体腔时，破坏玻璃体凝胶结构，造成玻璃体液化和后脱离

【临床表现】

临床特点

● 最常见症状/体征

○ 少量出血可表现为飞蚊症，出血量多时，出现眼前黑影飘动或似有红玻璃片遮挡感。

○ 眼底检查见玻璃体内暗红色斑块及红光反射，严重者眼底仅见橘红色反射，甚至红光反射消失

疾病人群分布

● 年龄

○ 各年龄段均可发生，外伤多见于儿童患者，视网膜血管病变则以老年人多见

● 性别

○ 男、女发病率无明显差别

【自然病史与预后】

- 少量出血可自然吸收，对视力影响不大
  ○ 出血量较大或原发病变控制不佳者可造成不同程度视力障碍

【治疗】

- 玻璃体积血的治疗分药物、激光及手术治疗
  ○ 玻璃体积血有可能自行吸收，故不必急于施行手术，可以口服止血药物并同时治疗原发病
  ○ 糖尿病视网膜病变Ⅲ、Ⅳ期及Ⅴ期轻度者，可行眼底激光治疗
  ○ 药物保守治疗出血不能吸收或并发视网膜脱离者，可行玻璃体切割手术并复位视网膜

【影像表现】

概述

- 最佳诊断依据：眼外伤或存在视网膜血管病变因素，B超玻璃体内点状、斑状、膜状弱回声，CT可见玻璃体密度增高
- 部位
  ○ 眼球内
  ○ 外伤所致者可有眼球外异常
- 大小
  ○ 可局限于玻璃体内一部分或弥漫于整个玻璃体

CT表现

- ○ CT对玻璃体内积血诊断敏感性较高，特别对新鲜积血
- ○ 合并视网膜脱离时呈 "V" 字形或新月形高密度向玻璃体内突出，视网膜下出血较少时，CT容易漏诊，薄层扫描有利于发现病变
- ○ 陈旧积血则往往因伴有其他病理变化而表现不典型
- 增强CT
  ○ 出血表现为高密度，具有特征性，一般无需增强扫描

MRI表现

- 玻璃体少量积血时，MRI可无异常发现
- 积血量较大时，根据出血后血红蛋白状态变化可致T1WI及T2WI信号发生改变
  ○ 急性早期（出血24小时以内）：红细胞内主要含氧合血红蛋白，T1WI、T2WI为中等信号
  ○ 一般急性期（2～7天）：红细胞内氧合血红蛋白已演变为去氧血红蛋白，引起T2缩短。T1WI仍为中等信号，T2WI为低信号
  ○ 亚急性期（8～30天）去氧血红蛋白演变为高铁血红蛋白，引起T1缩短，T2延长，T1WI、T2WI信号均逐渐升高，由血块外周向中央进行，最终演变为弥漫高信号
  ○ 慢性期（30天以后）：早期，游离稀释的高铁血红蛋白仍致T1WI、T2WI均呈高信号。之后高铁血红蛋白开始逐渐演变为含铁血黄素，造成T2时间缩短，T2WI像出现低信号

- 以上为出血的典型磁共振信号改变。但玻璃体为一特殊环境，玻璃体内积血信号改变，既受积血的影响，也受玻璃体液的影响，出血信号强度演变可因出血量、存在方式、出血时间以及玻璃体状态不同而稍有差异

超声表现

- B超表现
  ○ 当血细胞在玻璃体分散时超声探查不易发现；较多积血凝集成块状物时，可被超声显示。依玻璃体积血时间及部位不同，声像图上可有不同表现
  ○ 新鲜玻璃体积血：积血量较少时，玻璃体内出现弥散细小的回声光点，积血量较多时，血球凝集可形成强度不等、形状不一的光斑、光团；玻璃体的凝胶结构完整、尚未被破坏时，声像图上缺乏后运动
  ○ 陈旧性玻璃体积血：因积血长期不能吸收，血细胞附于玻璃体支架组织上，导致周围玻璃体液化，一方面使血块移向玻璃体中、前部，另一方面靠近视网膜的积血易于吸收而形成位于玻璃体中前部的膜状或条状物，回声中等，仪器灵敏度降低后消失，后运动活跃
  ○ 玻璃体后界膜积血：B超显示为蜿蜒状膜性回声，后运动活跃，瞬息多变，有时如虫蠕动，有时似彩带飞舞，光带两边连周边球壁（玻璃体基底部），多与视盘无关
  ○ 玻璃体后界膜下积血：在脱离的玻璃体后界膜回声光带与球壁间存在大量弱回声光点，后运动活跃

推荐影像学检查

- 最佳检查法：B超或CT

- 备忘建议
  - CT高密度及MRI信号短期内变化有助于眼球出血的诊断

【鉴别诊断】

- 玻璃体后界膜积血B超需与视网膜脱离、脉络膜脱离和玻璃体机化膜相鉴别。视网膜脱离和

脉络膜脱离均为球壁膜状隆起，视网膜脱离后端止于视盘边缘，脉络膜脱离后端连于赤道部附近，缺乏后运动。玻璃体机化膜光带较直，常跨越视盘，而玻璃体后界膜积血连于周边球壁与视盘无关，后运动活跃

诊断与鉴别诊断精要

- 眼底检查见玻璃体内暗红色斑块及红光反射，B超可见玻璃体内点状、斑状、膜状弱回声。CT见玻璃体密度增高。MRI随时间不同而有不同信号改变

典型病例

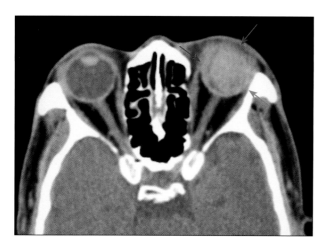

图7-7-1　左眼外伤后玻璃体积血
CT平扫显示左眼玻璃体腔内大部呈现为高密度（绿箭头）。同时可见眼环增厚（箭头），眼睑肿胀密度增高（箭头）

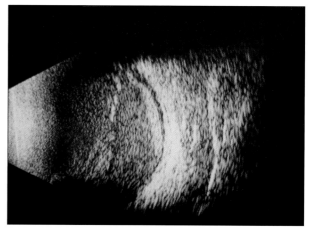

图7-7-2　玻璃体积血（B超）
玻璃体腔内充满中弱回声斑点

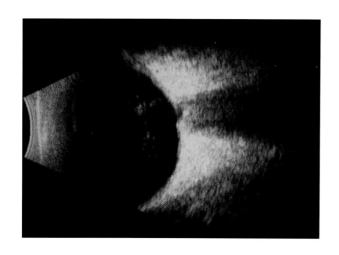

图7-7-3　眼球陈旧性玻璃体积血（B超）
玻璃体内较多弱回声光点及中弱回声条、膜，视盘生理杯扩大

重点推荐文献

1. 李亚军，肖立志，周顺科等. 自发眼球内出血的磁共振影像及超声影像表现. 眼科，2010，19（2）：105-108.
2. 洪汝建，黄文虎，沙炎等. 自发性眶内出血的CT及
MRI表现. 放射学实践，2009，24（1）：15-18.
3. 韩悦，白玫，赵阳等. 自发性眶内出血的影像表现 [J].
中华放射学杂志，2010，44（6）：614-618.

第8节　视网膜脱离及脉络膜脱离

一、视网膜脱离

【概念与概述】

- 视网膜脱离（retinal detachment，RD）是液体进入视网膜下腔造成视网膜色素上皮层和视网膜神经上皮层之间的分离，可分为原发性和继发性视网膜脱离

【病理与病因】

- 病因学
  - 原发性视网膜脱离也称裂孔性视网膜脱离，为视网膜神经上皮层破裂、形成裂孔；多因高度近视、白内障摘除或外伤导致的玻璃体牵拉或视网膜变性引起，液化玻璃体经裂孔流入视网膜下腔，造成视网膜脱离
  - 继发性视网膜脱离是由于视网膜内屏障（视网膜血管内皮细胞）和视网膜外屏障破坏造成液体渗出所致。由眼部其他疾病所致，如视网膜渗出性炎症、外伤、肿瘤等，也称非裂孔性视网膜脱离
- 流行病学
  - 视网膜裂孔较常见于近视、人工晶体眼、外伤等

【大体病理及手术所见】

- 视网膜脱离时脱离的视网膜呈蓝灰色、不透明，视网膜隆起呈波浪状，其上有暗红色视网膜血管，晚期可见视网膜囊肿或钙化

【显微镜下特征】

- 视网膜脱离后，由于视网膜下液体积聚，脉络膜对视网膜外层的血液供应发生障碍，视网膜继发退行性改变：感光细胞丢失或萎缩、色素上皮及胶质细胞增生、纤维组织增生、玻璃体浓缩及视网膜囊肿、钙化等改变

【临床表现】

临床特点

- 最常见症状/体征
  - 视网膜脱离早期表现为飞蚊症或眼前漂浮物，某一方向有闪光感，眼前阴影遮挡。视网膜脱离累及黄斑区时则表现为明显的视力下降
  - 眼底镜下见视网膜青灰色隆起，弯曲血管爬行其上，可见裂孔。随着病程的延长，视网膜脱离逐渐加剧，皱褶形成，可见脱离的视网膜犹如波浪高低不平，严重者可呈伞形或漏斗形完全脱离
  - 继发性视网膜脱离除有上述表现外，还合并有原发病变的表现
  - 玻璃体混浊及浓缩

疾病人群分布

- 年龄
  - 视网膜脱离可发生在各年龄段
- 性别
  - 无显著性别差异

【自然病史与预后】

- 视网膜脱离及时治疗，视力多可恢复正常。治疗不及时，形成陈旧性视网膜炎，可致永久性视力障碍或丧失

【治疗】

- 简单孔源性视网膜脱离可行单纯巩膜外加压或联合环扎，可使视网膜复位，而伴增生性玻璃体视网膜病变（PVR）的复杂孔源性视网膜脱离者需行玻璃体切割、眼内填充或联合巩膜外加压术
- 视网膜脱离合并脉络膜脱离时，则应首先治疗脉络膜脱离，找到视网膜裂孔时尽快手术治疗

【影像表现】

- 最佳诊断依据：超声显示眼球内特有形态的异

常回声、与眼球的固着关系及随眼球运动的可变性
- 部位
  - 视网膜脱离积液位于视网膜下，可在眼球的一侧或两侧，可累及部分或整个视网膜下腔；可单眼或双眼发病
- 大小
  - 视网膜脱离起自球壁后部，与视盘相连，前达锯齿缘
- 形态学
  - 视网膜脱离呈波浪状隆起，凹面向前，后与视盘相连、前达锯齿缘

CT 表现
- 平扫 CT
  - 视网膜脱离密度改变随视网膜下积液量、成分、时期不同而有所不同，积液中蛋白含量较高或有出血时，密度较高；积液中蛋白含量较少时，密度与玻璃体相近
  - 视网膜部分脱离球壁呈半月形或双凸透镜状突向玻璃体，扫描或重建方位不同，积液的部位、形态可有改变
  - 视网膜全脱离时，在视盘层面，脱离的视网膜表现为"V"形，尖端指向视盘，宽口止于眼环周边部；球壁两侧的视网膜可被视网膜下积液挤压至中央呈条形
- 增强 CT
  - 早期增强扫描多不强化，但因肿瘤引起的视网膜脱离常见肿瘤强化；慢性期或病变机化时可见眼环及球内不规则强化

MRI 表现
- T1WI
  - 根据积液成分不同而信号不同，出血性者随不同时期而相应变化，急性期呈等信号，亚急性期信号逐渐增高，最终变为高信号，慢性期信号又逐渐降低；渗出性液体含蛋白成分较多，T1WI 呈高信号，而浆液性液体因含蛋白较少，呈等或低信号
- T2WI
  - 与 T1WI 信号相似，T2WI 也根据积液成分不同而信号不同。出血急性期呈低信号或等信号，亚急性期后呈现不同程度高信号；渗出性和浆液性液体 T2WI 均呈高信号；病变机化时信号不均匀。眼环不规则增厚呈

软组织信号，较大钙化灶可呈低信号
- 增强 T1WI
  - 与 CT 强化表现相似

超声表现
- B 超表现
  - 视网膜脱离表现为玻璃体内强回声纤薄光带，一端连视盘边缘或后极部，另一端止周边部球壁（锯齿缘），各方向扫描示该光带为膜状物
  - 脱离视网膜光带与眼球壁等长，后运动方向与球壁垂直且光带与球壁间为无回声液性暗区；脱离范围大隆起度高者，强回声光带凸向玻璃体腔，范围大隆起度低（浅层脱离）者，强回声光带凹面朝向玻璃体腔
  - 视网膜脱离时眼压较低，声像图上可见眼球壁均匀增厚
  - 全视网膜脱离时，强回声光带呈"V"字形、"Y"字形
  - 小的视网膜裂孔超声不易探及，当裂孔大于声束宽度时，可见脱离的视网膜连续光带断裂，可伴有粘连的玻璃体膜或条索
  - 可伴玻璃体混浊改变
- 彩超表现
  - 视网膜脱离：彩色多普勒血流成像脱离视网膜光带内出现血管彩色血流回声。陈旧性视网膜脱离血流信号显示不清。脉冲多普勒在脱离的视网膜内可检出动脉样血流频谱
  - 三维超声新鲜脱离视网膜呈片状，界面整齐菲薄，凹面向前，也可呈其他形状；陈旧性脱离视网膜界面不整，厚薄不均，可呈丛状。全脱离呈漏斗状，尖端向后与视盘相连，宽口向前

推荐影像学检查
- 最佳检查法：超声或 MRI
- 备忘建议
  - 眼底镜检查与超声结合更有助于明确诊断

【鉴别诊断】
- 脉络膜脱离
  - CT 和 MRI 主要根据病变形态、累及部位和范围进行鉴别，超声尚可结合回声强度、病变与眼球的固着关系、运动情况及病变内部的血流情况等进行鉴别

诊断与鉴别诊断精要

- B 超可明确视网膜脱离及脱离类型
- CT 和 MRI 可帮助视网膜脱离诊断

二、脉络膜脱离

【概念与概述】

- 脉络膜脱离（choroidal detachment，CD）是指液体积聚于脉络膜上腔引起的视网膜和脉络膜的隆起。多见于外伤性眼病、眼内手术或巩膜炎、葡萄膜炎等炎症性疾病
- 视网膜脱离合并脉络膜脱离的发生多由于视网膜脱离后的低眼压状态，而使脉络膜血管失去支持发生扩张，血管内压和眼内压之间的压差增加，液体自脉络膜毛细血管渗出到脉络膜上腔而发生脉络膜脱离

【病理与病因】

- 病因学
  - 脉络膜脱离常因外伤、炎症、低眼压、眼内手术继发，也可为自发性。由于睫状体和前部脉络膜的血管丰富，静脉粗大，当多种原因造成静脉血液回流受阻时，血管内液体外渗到脉络膜上腔，造成脉络膜水肿或脉络膜脱离。因眼球后极部有较多血管、神经穿通，该部位不易发生脉络膜脱离
- 流行病学
  - 脉络膜脱离常见于外伤、炎症、眼内手术后等

【大体病理及手术所见】

- 脉络膜脱离多在赤道部之前，呈象限性分叶状隆起，表面灰褐色或棕黑色，边缘清晰，表面的视网膜正常无脱离

【显微镜下特征】

- 脉络膜脱离呈棕灰色，有实性感，后眼底可见色素沉着

【临床表现】

临床特点

- 最常见症状 / 体征
  - 脉络膜脱离视力下降不显著，脱离范围足够大遮盖视盘或黄斑时致视力下降。脉络

膜脱离通常在 1 ～ 2 周内自行消退。若脱离时间较长，眼底镜下可见斑驳状或颗粒状色素改变
  - 低眼压：脉络膜脱离可出现低眼压，当合并视网膜脱离存在时，眼压降低更显著
  - 玻璃体混浊及浓缩

疾病人群分布

- 年龄
  - 脉络膜脱离可发生在各年龄段
- 性别
  - 无显著性别差异

【自然病史与预后】

- 脉络膜脱离多在 1 ～ 2 周内自行消退，预后良好

【治疗】

- 脉络膜脱离可采用大剂量激素静脉滴注，以减少血管通透性和蛋白质的渗出
- 脉络膜脱离合并视网膜脱离时，则应首先治疗脉络膜脱离，找到视网膜裂孔时尽快手术治疗

【影像表现】

概述

- 最佳诊断依据：超声显示眼球内特有形态的异常回声、与眼球的固着关系及随眼球运动的可变性
- 部位
  - 脉络膜脱离积液位于脉络膜上腔，可在眼球一侧或两侧，多位于赤道前方，积液量较大时也可越过赤道，但不累及后极部和视盘。根据病因可发生在单眼或双眼
- 大小
  - 脉络膜脱离起自球壁前部，后为赤道部前越锯齿缘
- 形态学
  - 脉络膜脱离因受涡静脉影响，可被分割成大小、形态各不相同的多个局限性球形隆起，凸面向前、后为赤道部、前越锯齿缘

CT 表现
- 平扫 CT
  - 脉络膜水肿时，仅表现为眼环增厚。脉络膜脱离时，随脱离程度及原因不同，而有相应表现。由新鲜出血造成的脉络膜脱离可表现为眼环局限性增厚或半球形高密度影，为血肿本身及脉络膜脱离表现，其位置固定不变。浆液性脉络膜脱离呈相对低密度影，随体位改变积液部位可有相应变动，常可显示脱离的脉络膜。典型脉络膜脱离可见脱离两侧脉络膜"接吻"现象，即接吻性脉络膜脱离
  - 脉络膜脱离合并视网膜脱离时具有二者特征。视网膜、脉络膜脱离机化时表现为眼环不规则增厚，病变形态不规则，密度不均匀，可见不规则高密度影甚至钙化
- 增强 CT
  - 可见眼环增厚、强化

MRI 表现
- T1WI
  - 根据积液成分不同而信号不同。出血性者随不同时期而相应变化，急性期呈等信号，亚急性期信号逐渐增高，最终变为高信号，慢性期信号又逐渐降低；渗出性液体含蛋白成分较多，T1WI 呈高信号，而浆液性液体因含蛋白较少，呈等或低信号
- T2WI
  - 与 T1WI 像相似，T2WI 像也根据积液成分不同而信号不同。出血急性期呈低信号或等信号，亚急性期后呈现不同程度高信号。渗出性和浆液性 T2WI 均呈高信号。病变机化时信号不均匀，眼环不规则增厚呈软组织信号
  - MRI 对脉络膜脱离合并视网膜脱离的诊断优于 CT
- 增强 T1WI
  - 与 CT 强化表现相似

超声表现
- B 超表现
  - 脉络膜脱离：球壁膜状隆起，呈半球形凸向玻璃体腔，膜状物光带厚而均匀，回声略强，前连周边部越过锯齿缘，后至赤道附近球壁，缺乏后运动。脱离范围广且隆起度高时，可见脉络膜"接吻"现象。浆液性脉络膜脱离光带与球壁（巩膜）间为无回声液性暗区；出血性脉络膜脱离为大量弱回声光点
  - 脉络膜脱离合并视网膜脱离：具有二者的超声特征。玻璃体内见到两个或多个膜状隆起物，一个为凹面向前、后与视盘相连、前达锯齿缘的强回声带，另一个为起自前部球壁、呈环状或球形、凸面向前、后为赤道部、前越锯齿缘的强回声带，缺乏后运动，二者相接触的部位形成一个特有的双层强回声带
  - 可伴玻璃体混浊改变
- 彩超表现
  - 彩色多普勒血流成像见脱离的脉络膜有丰富血流，但血流信号与视网膜中央动脉的血流信号不延续。血流频谱呈低速动脉型血流频谱改变，与睫状后短动脉的血流频谱特征相同

推荐影像学检查
- 最佳检查法：超声或 MRI
- 备忘建议
  - 眼底镜检查与超声结合更有助于明确诊断

【鉴别诊断】
- 视网膜脱离
  - CT 和 MRI 主要根据病变形态、累及部位和范围进行鉴别，超声尚可结合回声强度、病变与眼球的固着关系、运动情况及病变内部的血流情况等进行鉴别
- 脉络膜黑色素瘤
  - B 超表现为球壁实性隆起；CT 扫描肿瘤为均一、边界清楚的等密度或略高密度影，增强可均匀强化

诊断与鉴别诊断精要

- B 超可明确脉络膜脱离诊断，CT、MRI 可帮助脉络膜脱离诊断。
- 脉络膜脱离合并视网膜脱离时影像学表现兼有二者特征

典型病例

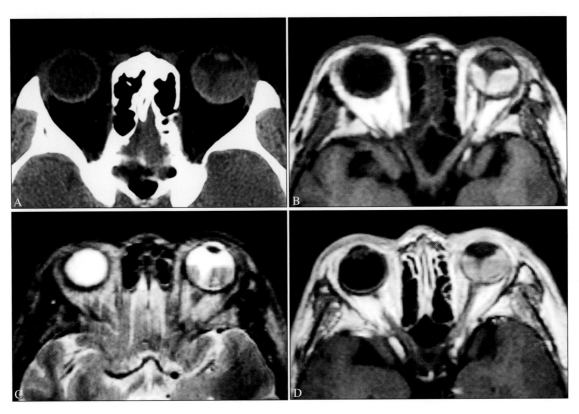

图 7-8-1　左眼视网膜脱离
A. CT 横断面示左眼球后部 "V" 形高密度影，尖端指向视盘，边缘清楚；B. MRI 横断面 T1WI 病变形态与 CT 相同，高于玻璃体信号，边界清楚；C. 横断面 T2WI 信号低于玻璃体；D. 增强扫描病变内无明显强化，提示视网膜下积液为出血成分

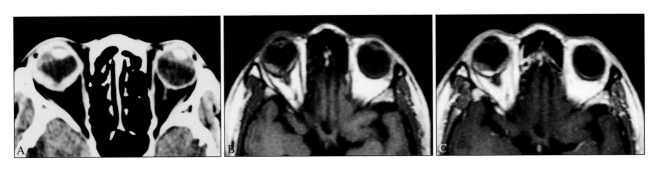

图 7-8-2　右眼脉络膜血管瘤继发视网膜脱离
A. 横断面 CT 示右眼视网膜脱离，其中视盘层面呈典型双叶草形；B. 横断面 T1WI 示右眼视网膜脱离两侧形态不对称，脱离区呈中等信号；C. 横断面增强 T1WI 右眼球厚壁视盘区可见明显强化的结节影，视网膜脱离未见强化

重点推荐文献

[1] C. H. Damianidis，D. Konstantinou，V. Kyriakou，et al. Magnetic resonance imaging and ultrasonographic evaluation of retinal detachment in orbital uveal melanomas. Neuroradiol J，2010，23（6），329-338.

[2] S. Harsum，C. Clark，P. Fison. Retinal detachment diagnosed by magnetic resonance imaging. Emerg Med J，2009，26（4），304.

[3] 林宗跃. 视网膜及脉络膜双脱离 1 例. 医学影像学杂志，2010，20（6）：815-815，819.

[4] 史大鹏，李舒茵，冯敢生等. 睫状体脉络膜脱离的影像特点 [J]. 中华放射学杂志，2008，42（12）：1257-1260.

主要参考文献

[1] 陶晓峰，魏锐利，施增儒. 眼球内病变的 MRI 诊断. 中华放射学杂志，2003，37（2）：103-105.

[2] Abramson DH，Dunkel IJ，Brodie SE，et al. A phase study of direct intraarterial（ophthalmic artery）chemotherapy with melphalan for intraocular retinoblastoma initial results. Ophthalmology，2008，15（8）：1398- 1404.

[3] 王振常，鲜军舫，兰宝森. 中华影像医学头颈部卷. 北京：人民卫生出版社，2011：60.

[4] 田其昌，王振常，鲜军舫. 眼球肿瘤的 CT 和 MRI 表现及其临床价值. 临床放射学杂志，2008，22（3）：187-190.

[5] 周蓉先，邹明舜，李逸尘. 眼球脉络膜血管瘤的影像学表现. 中华放射学杂志，2008，37（2）：108-110.

[6] 史大鹏，李舒茵，石玉发. 眼科影像诊断学. 郑州：河南医科大学出版社，1997：84（4）：354-356.

[7] 韩萍. 眼球肿瘤的 CT 诊断（Ⅱ）——脉络膜肿瘤及鉴别诊断. 临床放射学杂志，2001，20（9）：713-715.

（徐俊玲　李舒茵　史大鹏）

8 眼部脉管性病变

第 1 节 海绵状血管瘤

【概念与概述】

　　眼眶海绵状血管瘤（orbital cavernous hemangioma，OCH）属于一种先天性发育畸形，它由许多血窦和纤维间隔构成，有完整的纤维包膜，与体循环联系不紧密，多发生于成年人

【病理与病因】

- 病因学
  - 尚不明确
- 流行病学
  - 成人最常见的眶内原发肿瘤
  - 占眶内肿瘤的 18.09%

【大体病理及手术所见】

- 椭圆形实性肿瘤，边界清楚，暗红色，外有薄的完整的纤维包膜
- 肿瘤断面有许多充满血液的血窦
- 肿瘤与体动脉无明显联系，只借助于细小的滋养动脉与瘤内血管相通

【显微镜下特征】

- 瘤内有大量的血窦和纤维结缔组织，构成包膜的纤维组织与血窦间的纤维组织相延续
- 窦壁内衬以薄而扁平的内皮细胞，纤维间隔内可见分布不均匀的平滑肌纤维

【临床表现】

临床特点

- 最常见症状/体征
  - 多数早期无自觉症状，或仅表现有单侧进行性、无痛性眼球突出
  - 约 80% 位于肌锥内，因此，眼球向正前方突出最常见

- 视力一般不受影响

疾病人群分布

- 年龄
  - 成人最常见的眶内原发肿瘤
  - 15 岁以前少见，以中年最多
- 性别
  - 女性＞男性，1.43：1

【自然病史与预后】

- 生长缓慢，易摘除，预后较好
- 肿瘤较大、就诊较晚时，视力可严重受损，可出现眼球运动障碍

【治疗】

- 原则上手术切除
  - 因肿瘤生长缓慢，不发生恶变，当肿瘤不影响视力和美容的情况下，可密切观察

【影像表现】

概述

- 最佳诊断依据：眼眶肌锥内间隙类圆形肿块，"扩散性强化"
- 部位
  - 约 80% 位于肌锥内
  - 多为单眼发病，左多于右
- 大小
  - 大小不等，从数毫米到数厘米
- 形态学
  - 圆形或类圆形实性肿瘤，边界清楚

CT 表现

- 平扫 CT
  - 圆形或类圆形，边界清楚，等密度，密度

均匀，少数有钙化

- 囊变坏死、出血少见
- 增强 CT
  - "扩散性强化"是其特征性表现
  - 随着时间延长，强化范围逐渐扩大，最后呈均匀强化

MRI 表现

- T1WI
  - 等或低信号
- T2WI
  - 高信号，信号均匀
  - 边缘可见化学位移伪影
  - 眶尖脂肪征，肿瘤后方与眶尖之间保留有三角形脂肪区
- 增强 T1WI
  - 显示"扩散性强化"优于 CT，是诊断本病的特异性征象
  - 肿瘤内小片状或结节状强化，随时间延长，肿瘤内的强化范围逐渐扩大，最终整个肿瘤明显均匀强化

超声表现

- 呈圆形或类圆形，边界清楚，有肿瘤晕
- 内部回声光点多而强，分布均匀，中等度声衰减
- 以探头压迫眼球，可见肿瘤变形
- CDI：肿瘤内部的血流缓慢或相对静止，因此肿瘤内无彩色血流信号或有少量血流信号

推荐影像学检查

- 最佳检查法：B 超具有定性诊断意义，CT 具有定位诊断意义
- 备忘建议
  - MRI 动态增强扫描有助于明确诊断

【鉴别诊断】

- 神经源性肿瘤
  - 常见于肌锥外间隙
  - 囊变坏死常见，密度 / 信号不均匀
  - 增强后无扩散性强化的征象
- 淋巴管瘤
  - 常发生于儿童期，多位于肌锥外
  - 常有自发性出血，可见液 - 液平面，内有不同时期的血液积聚，MRI 信号不均
- 血管内皮瘤或血管外皮瘤
  - 很少见
  - 等 T1 略长 T2 信号，常见血管流空影
  - 迅速均匀强化

诊断与鉴别诊断精要

- 眼眶肌锥内间隙类圆形肿瘤，扩散性强化，要考虑 CH
- 密度 / 信号不均，可以考虑排除 CH

典型病例

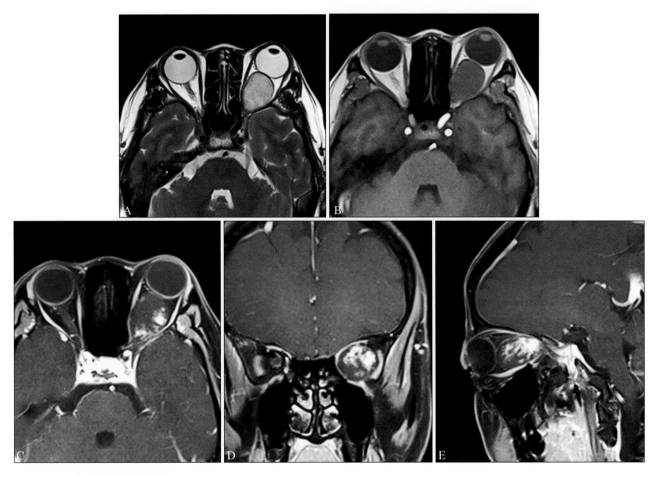

图 8-1-1　眼眶海绵状血管瘤
A. 横断面 T2WI，示左眼眶肌锥内间隙类圆形软组织肿块影，呈高信号，其前缘可见环形低信号影；B. 横断面 T1WI，肿块呈低信号，信号均匀；C ~ E. 增强后系列图像，可见随着时间延长，肿块内强化范围逐渐扩大，呈"扩散性"强化

重点推荐文献

[1] 陶晓峰，万卫平，肖湘生. 动态增强 MRI 对眼眶病变诊断及鉴别诊断的价值. 中华放射学杂志，2006，40（4）：360-364.

[2] 吴化民，杨杰，孔庆奎. 眼眶肿瘤的 CT、MRI 诊断 [J]. 中国医学影像学杂志，2006，14（2）：107-111.

[3] 陈国祥. 眼眶海绵状血管瘤 CT、MRI 诊断及鉴别诊断（附 5 例报告）[J]. 上海医学影像，2012，21（3）：220-222.

[4] 朱宏磊，韩悦，白玫等. 眼眶海绵状血管瘤的影像学诊断 [J]. 放射学实践，2008，23（4）：393-395.

第 2 节　淋巴管瘤

【概念与概述】

- 眶内淋巴管瘤（lymphangioma）是迷离瘤，因眶内并不存在内皮衬托的淋巴管，也无淋巴滤泡或淋巴结

- 病理分型：单纯型、海绵状、囊性淋巴管瘤，后者最为常见

【病理与病因】

- 病因学

    ○ 当呼吸道感染时，由于免疫反应可致病变间隔的淋巴滤泡增大，扭曲，致使其血管出血，导致各种血性囊肿形成

    ○ 由于病变与体循环不沟通，病变间隔有大量小的滋养血管，这些血管可自发或因轻

微外伤，伴发急性细菌性蜂窝织炎而出血，后者进入淋巴管内，引发急性眼球突出

- 流行病学
  - 多发生于儿童期和青少年

【大体病理及手术所见】

- 淋巴管瘤无包膜，不规则团状，弥漫浸润性生长
- 单纯型的淋巴管瘤体内有清亮液体，在血管淋巴管瘤中既有紫红色较为成熟的静脉，又有含清亮液体的淋巴管

【显微镜下特征】

- 主要由粗细不均的淋巴管构成，大小可以从毛细管至海绵状
- 每一管腔衬托一层细薄内皮细胞，间质呈纤维化，可有淋巴样聚集并可见生发中心

【临床表现】

临床特点

- 最常见症状 / 体征
  - 渐进性眼球突出，眼睑肿胀
  - 累及眼外肌、视神经时，可出现眼球运动障碍、视力下降等症状

疾病人群分布

- 年龄
  - 多发生于儿童期

【自然病史与预后】

- 本病为良性肿瘤，预后较好，但术后可复发

【治疗】

- 原则上手术切除
  - 由于多数淋巴管瘤病变弥漫，与正常组织无清楚界限，因此，不可能完全切除，只需要通过手术解除肿瘤对眼部的压迫

【影像表现】

概述

- 最佳诊断依据：反复出血致病灶信号混杂
- 部位
  - 弥漫生长于眼睑和眼眶
  - 可压迫、包绕视神经和眼外肌
- 形态学
  - 形态不规则，边界不清

CT 表现

- 平扫 CT
  - 通常为弥漫性不规则肿块，边界不清，同时累及眼睑和眼眶肌锥外间隙，由于淋巴管瘤易自发出血，所以多数病灶为高、等或低密度形成的混杂密度
- 增强 CT
  - 大多数病变表现为不同程度的不均匀强化
  - 肿瘤长期压迫眶壁，可造成眶腔扩大，眶壁骨质变薄，但无破坏

MRI 表现

- T1WI
  - 等或稍高信号
- T2WI
  - 高信号，信号不均匀
  - 病灶易反复自发出血，出血时期不同，信号不同，呈高低等混杂信号。
- 增强 T1WI
  - 不均匀强化

超声表现

- 形态不规则，边界不清，内部回声不均，其内散在无回声区
- 根据间隔的数量可显示多少不等的点状或线状回声

推荐影像学检查

- 最佳检查法：MRI

【鉴别诊断】

- 毛细血管瘤
  - 一般为先天性，皮肤颜色有改变
  - 密度或信号较均匀
  - MRI 增强后明显均匀强化
- 横纹肌肉瘤
  - 生长迅速，短期内可发生明显变化，可破坏邻近眶壁骨质
  - MRI 显示形态不规则，边界不清，信号不均，增强后明显强化
- 炎性假瘤
  - 除眶内不规则形软组织影外，常伴眼外肌及泪腺肿胀
  - 多数病变在 MRI T2WI 呈低或等信号，信号一般均匀
- 神经鞘瘤
  - 多位于肌锥外
  - MRI 呈稍长 T1 稍长 T2 信号，内散在囊性长 T1 长 T2 信号，增强后呈不均匀强化

诊断与鉴别诊断精要

● 病变弥漫生长，形态不规则
● 易反复出血，信号复杂或密度不均匀

典型病例

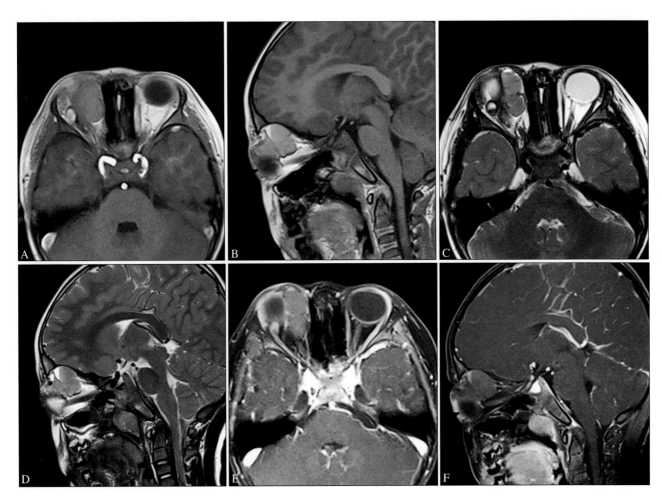

图 8-2-1　淋巴管瘤
A，B.横断面、矢状面 T1WI：右眼眶内上象限眼球后方可见团状软组织肿块影，呈稍长 T1 信号；C，D.横断面、矢状位 T2WI：病灶呈稍长 T2 信号，其内可见多个液平；E，F.增强 T1WI 示病变轻度强化

重点推荐文献

[1] 梁熙虹，鲜军舫，王振常等．眼眶淋巴管瘤的 CT 和 MRI 表现 [J]．中华放射学杂志，2000，34（5）：334-337.

[2] 吕剑，王宏，张韶峰等．眼眶淋巴管瘤的 MRI 诊断．中

国医学影像技术，2002，18（9）：872-874.

[3] 鲜军舫，张云亭，王振常等．酷似海绵状血管瘤的眼眶海绵状淋巴管瘤的影像学表现．临床放射学杂志，2008，27（9）：1203-1206.

第 3 节　毛细血管瘤

【概念与概述】

- 毛细血管瘤（capillary hemangioma）是婴幼儿最常见的眼眶血管性肿瘤，又名婴儿型血管瘤

【病理与病因】

- 病因学
  - 病因及发病机制仍不十分清楚，有实验报道在血管瘤组织中有血管形成因子如 bFGE，vEGF 等异常表达，提示这些血管形成因子可能是影响血管瘤病理演变的重要因素
- 流行病学
  - 婴幼儿最常见的眼眶血管性肿瘤
  - 发生率为新生儿的 1%～2%

【大体病理及手术所见】

- 部分病变侵犯真皮，局部红色隆起，表面许多浅凹陷，如草莓样

【显微镜下特征】

- 由血管内皮细胞和毛细血管构成，缺乏包膜，呈弥漫性生长

【临床表现】

临床特点

- 最常见症状 / 体征
  - 多发生于上睑内侧皮下
  - 局部轻度隆起，略呈青蓝色，侵犯真皮者呈鲜红色
  - 哭闹时肿瘤增大，表示与体循环有较多联系

疾病人群分布

- 年龄
  - 多发生于生后 3 个月内
- 性别
  - 好发于女性，男 / 女比例为 1：3～1：5

【自然病史与预后】

- 肿瘤初期表现为点状红色丘疹或红斑，常有中央血管扩张，生后 3～18 个月肿瘤迅速生长，被视为增殖期，然后肿瘤停止生长，进入退化期，血管周围纤维增生，毛细血管闭锁，血管成分被脂肪取代，肿瘤的供应动脉和导出静脉变细，最终发生纤维脂肪化而自行消退。
- 在 1 岁后开始缩小，至 7 岁时约 75% 肿瘤自然消退

【治疗】

- 原则上手术切除
  - 目前治疗以皮质激素、硬化剂、冷冻、激光、放疗和手术切除为主

【影像表现】

概述

- 最佳诊断依据：眶隔前不规则形软组织肿块
- 部位
  - 大多数位于眶隔前
  - 好发部位依次为外上方、内上方
- 形态学
  - 形态不规则，边界不清

CT 表现

- 平扫 CT
  - 病变处眼睑弥漫性肿胀
  - 密度均匀，很少钙化
- 增强 CT
  - 中度 - 明显均匀强化

MR 表现

- T1WI
  - 中等信号
- T2WI
  - 高信号，信号均匀
- 增强 T1WI
  - 病变明显强化

超声表现

- 多少不等，强弱不一的回声，透声中等，可有压缩性
- CDFI：弥漫的彩色血流及快速流动的动脉频谱

推荐影像学检查

- 最佳检查法：CT 应作为本病常规检查方法，B 超可作为随访的检查方法

【鉴别诊断】

- 丛状神经纤维瘤
  - 伴发于神经纤维瘤病，有家族遗传史，为常染色体显性遗传性疾病
  - 皮肤有咖啡色素斑
  - 眼睑弥漫性增厚，表面凸凹不平，蝶骨大翼发育不良，眶上裂扩大，出现"空虚征"
- 横纹肌肉瘤
  - 病变呈弥漫性浸润生长

- 生长迅速，短期内可发生明显变化，可破坏邻近眶壁骨质
- MRI 显示形态不规则，边界不清，信号不均，增强后明显强化

- 静脉曲张
  - 多见于成人
  - 临床表现为体位性眼球突出，即端坐时眼球内陷，低头时眼球突出

诊断与鉴别诊断精要

- 婴幼儿眼睑弥漫性肿块，形态不规则
  - 密度 / 信号均匀，增强后呈明显强化

典型病例

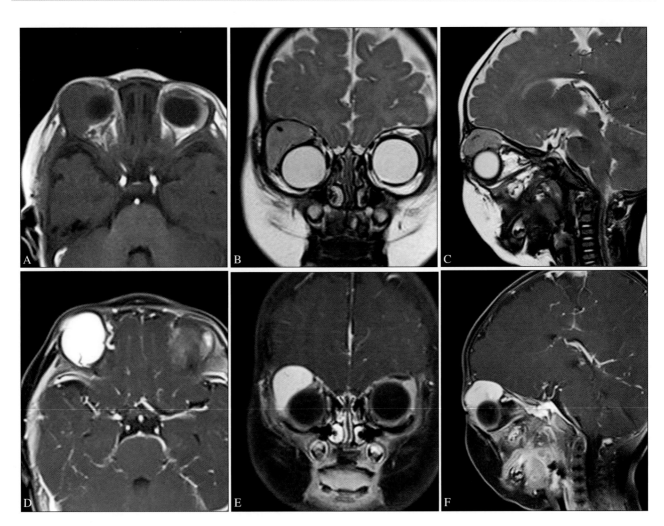

图 8-3-1　**毛细血管瘤**

A. 横轴面 T1WI，右眼睑及眼眶外上象限团状软组织肿块影，呈稍低信号，信号较均匀；B，C. 冠状位、矢状位 T2WI：病变呈高信号，内部可见流空信号影；D，F. 横轴位、冠状位、矢状位增强 T1WI：病变呈明显强化

重点推荐文献

[1] R. Garg，N. Gupta，A. Sharma，et al. Acquired capillary hemangioma of the eyelid in a child. J Pediatr Ophthalmol Strabismus，2009，46（4），118-119.

[2] H. F. Fine，J. A. Shields，Y. L. Fisher，et al. A. Yannuzzi. Optic disc hemangioblastoma（capillary hemangioma）with ipsilateral oculodermal melanocytosis. Jpn J Ophthalmol，2008，52（6），233-234.

第 4 节　静脉曲张

【概念与概述】
- 眼眶静脉曲张（orbital varix）是一种较为少见的先天性静脉畸形，为单个静脉囊状扩张或多条静脉迂曲扩张

【病理与病因】
- 病因学
  - 多为先天性静脉血管异常所致
- 流行病学
  - 临床上以青年时期出现症状多见

【大体病理及手术所见】
- 由于血管壁的先天性薄弱，导致一支或数支眶内静脉的明显迂曲扩张
- 输入、输出血管均为静脉，畸形血管间缺乏或很少有增生的纤维组织联系

【临床表现】
临床特点
- 最常见症状 / 体征
  - 间歇性或体位性突眼，即低头、屏气、咳嗽时迅速出现突眼，而卧位时消失
  - 伴动静脉瘘时表现为搏动性突眼

疾病人群分布
- 年龄
  - 青壮年好发
- 性别
  - 无明显差异

【治疗】
- 保守观察
- 手术切除
- 血管栓塞

【影像表现】
概述
- 最佳诊断依据：间歇性或体位性突眼，眶内静脉的异常增多增粗、扭曲，随体位或眶内压增高病变增大
- 部位

- 常单侧发病，左侧居多
- 形态学
  - 扭曲、增粗的条状或团块状软组织影

CT 表现
仰卧位时可无异常，俯卧位、加压致眼球后突后，可表现为：
- 平扫 CT
  - 眶内曲张的静脉可呈条状或团块状软组织密度影
  - 部分可见静脉石，呈点状高密度影
- 增强 CT
  - 眶内扩张的静脉显著强化

MRI 表现
- 病变信号强度根据曲张静脉内血流状态及有无血栓形成而不同
- 血流速度较快时，因流空效应而呈现条状或团状无信号区
- 血流速度较慢时，呈长 T1 长 T2 信号
- 静脉曲张内伴有血栓时，信号多样化
- 增强 T1WI
  - 病变明显强化

超声表现
- 当患者仰卧位时，可无异常表现
- 低头或俯卧位、咽鼓管充气时球后强回声脂肪内可见边界清楚的管状、隧道状无回声区相互交通，且随体位及眶内压力改变声像图有所变化

推荐影像学检查
- 最佳检查法：MRI
- 备忘建议
  - 在增加颈静脉压的状态下进行，更利于诊断

【鉴别诊断】
- 眶内自发性出血
  - 眶内血管瘤疾患可自发出血，引起眼球突出，出血吸收后眼球回纳

- 如出血反复发生，可有间歇性突眼，但与体位无关
  - 眼突时 B 超、CT 可见囊性占位，眼球复位时为正常
- 鼻旁窦炎

- 鼻旁窦开口畸形引起鼻旁窦炎，可侵及眼眶，引起眼突
- 当炎症消退后，眼球突出自然消失
- 如炎症反复发作，可导致间歇性眼球突出

> **诊断与鉴别诊断精要**
>
> - 间歇性或体位性突眼
> - 眶内静脉的异常增多、增粗，扭曲

典型病例

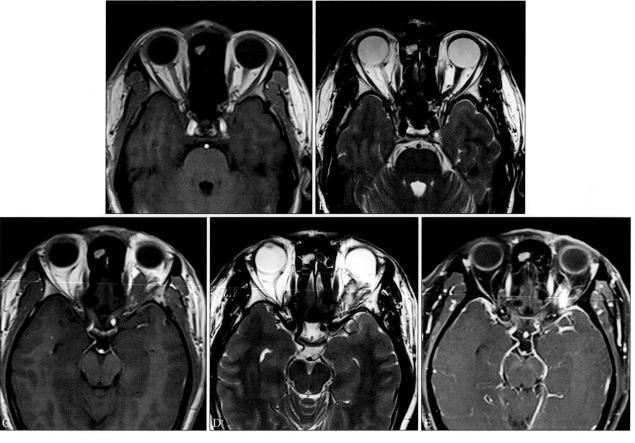

图 8-4-1　**静脉曲张**

A，B. 仰卧位横断面 T1WI、T2WI 左眶尖处见不规则线状等 T1 稍短 T2 信号，邻近视神经走行迂曲；C，D. 俯卧位 横轴位 T1WI、T2WI 眼眶压力增加后病变范围明显增大，呈片状长 T1 长 T2 信号，边界欠清楚；E. 俯卧位增强 T1WI：病灶可见明显强化

重点推荐文献

[1] J. H. White，A. J. Fox，S. P. Symons. Diagnosis and anatomic mapping of an orbital varix by computed tomographic angiography. Am J Ophthalmol，2005. 140 (11)，945-947.

[2] G. S. Rekhi，S. Dheer，P. Kurian. Orbital varix. J Assoc Physicians India，vol. 49，1207，Dec 2001.

[3] 毛永征，王振常，鲜军舫等. 原发性眼眶静脉曲张的 CT 和 MRI 表现. 实用放射学杂志，2007，23（2）：181-183.

第5节　颈动脉海绵窦瘘

【概念与概述】

- 是指颈内动脉海绵窦段或其分支破裂，导致颈内动脉与海绵窦之间形成的异常的动静脉沟通。颈内动脉海绵窦瘘（carotid cavernous fistula，CCF）可分为自发性和外伤性，以外伤性多见，占颈内动脉海绵窦瘘的 75%～85%。

【病理与病因】

- 病因学
  - 多由外伤引起或血管自发破裂引起

【大体病理及手术所见】

- 颈内动脉或颈外动脉的分支与海绵窦之间出现异常交通，压力较高的动脉血经海绵窦向静脉反流，使眼上静脉过度充盈，引起搏动性突眼

【临床表现】

临床特点

- 最常见症状/体征
  - 搏动性突眼，眼睑及球结膜高度充血水肿
  - 颅内杂音

【治疗】

- 介入治疗是一种安全有效的治疗方法

【影像表现】

概述

- 最佳诊断依据：颈内动脉海绵窦段破裂，眼上静脉扩张，海绵窦增宽
- 部位

- 眼上静脉扩张，海绵窦增宽
- 形态学
  - 眼上静脉等眶内静脉的显著扩张

CT 表现

- 平扫 CT
  - 可见显著扩张的眼上静脉位于视神经与上直肌之间，呈增粗、扭曲的条状软组织密度影
- 增强 CT
  - 显著扩张的眼上静脉明显强化
  - 患侧海绵窦增宽、提早显影
  - 颈内动脉海绵段造影剂外溢

MRI 表现

- 扩张的眼上静脉与增宽的海绵窦在 T1WI、T2WI 上显示为无信号区

超声表现

- 显示眼上静脉扩张
- 横轴位切面眼上静脉呈圆形、位于视神经和上直肌之间，边界清楚
- 眼上静脉纵行切面呈腊肠状无回声区
- 扩张的动脉化的眼上静脉及其高流速、低阻力的动脉样频谱为 CCF 的特征性表现

推荐影像学检查

- 最佳检查法：彩超或 MRI，MRA 或 CT 增强通过显示患侧海绵窦区血管改变及典型的属支静脉扩张，可独立完成对颈动脉海绵窦瘘的诊断

诊断与鉴别诊断精要

- 搏动性突眼
  - 眼上静脉等眶内静脉显著扩张

典型病例

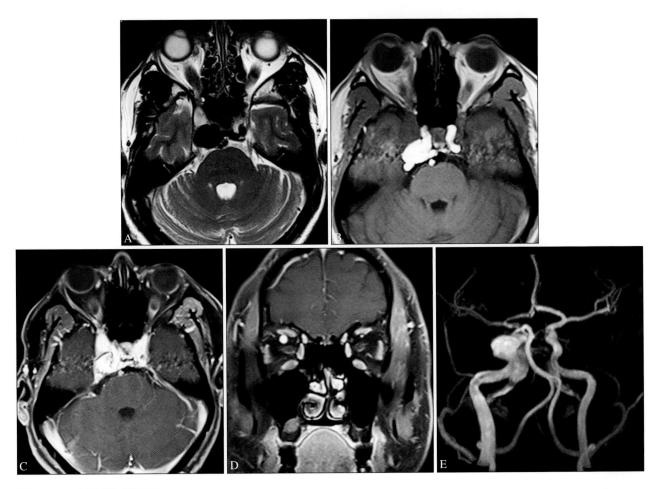

图 8-5-1　颈静脉海绵窦瘘
A,B.横断面 T1WI、T2WI，右侧海绵窦区见团状短 T1 短 T2 信号，与左侧颈内动脉信号一致；C.横断面增强：右侧海绵窦区病灶呈明显
高信号；D.冠状位增强：增粗的眼上静脉呈明显高信号；E.MRA 示右侧海绵窦区增粗迂曲的血管影

重点推荐文献

[1] J. W. Cheng, R. L. Wei, J. P. Cai, et al. Imaging
diagnosis of carotid-cavernous fistula. Zhonghua Yan Ke
Za Zhi, 2007. 43（1），36-39.

[2] Y. Wang and L. H. Xiao. Imaging diagnosis of carotid
cavernous fistula. Zhonghua Yan Ke Za Zhi, 2004, 40

（10），674-678.

[3] 于加省，胡道予，李振强等．动脉瘤性颈内动脉海绵
窦瘘的临床与影像学表现．放射学实践，2011,26（10）:
1085-1088.

第 6 节　血管外皮瘤与血管内皮瘤

一、血管外皮细胞瘤

【概念与概述】

- 血管外皮细胞瘤（hemangiopericytoma，HPC）
是由毛细血管网状纤维鞘外的血管外皮细胞增
生形成的肿瘤

【病理与病因】

- 病因学
  - 少数病例有外伤史，外伤或其他刺激可能
  为本病的诱发因素
- 流行病学
  - 本病比较少见，发生于眼眶罕见

【大体病理及手术所见】

- 呈粉色、红色或红蓝色
- 常有较薄的包膜或假包膜

【显微镜下特征】

- 肿瘤实质中有不等量的毛细血管样间隙，管道的数量与外皮细胞增生量呈反比，即增殖的瘤细胞越多，血管间隙越少
- 瘤细胞呈椭圆形、短梭形或多边形，位于毛细血管网状纤维鞘外，常以此与血管内皮瘤相鉴别

【临床表现】

临床特点

- 最常见症状 / 体征
  - 良性：缓慢增长，渐进性无痛性突眼，眼周皮肤、球结膜红肿
  - 恶性：发展迅速，眼球运动障碍和视力减退往往先于眼球突出

疾病人群分布

- 年龄
  - 多见于成年人
  - 30 ～ 50 岁之间
- 性别
  - 男：女 ≈ 4：3

【自然病史与预后】

- 约 1/3 患者术后复发，10% ～ 15% 发生转移

【治疗】

- 手术切除是最好的治疗方法
- 血管内栓塞，以阻断血供，有益于手术

【影像表现】

概述

- 最佳诊断依据：病变血供丰富，强化明显
- 部位
  - 可发生于眼眶内任何部位，眶上部多见
- 形态学
  - 圆形或类圆形
  - 良性者边界清楚，恶性者边界不清

CT 表现

- 平扫 CT
  - 良性：肌锥内或外见高密度肿块影，密度多均匀
  - 恶性：形态不规则，密度不均匀
- 增强 CT

- 良性：增强后有明显强化
- 恶性：不均匀强化，可侵犯眼外肌及视神经，也可破坏邻近眶壁骨质

MRI 表现

- T1WI
  - 低或中等信号
- T2WI
  - 高信号
  - 病变可因出血时期不同呈现混杂信号
- 增强 T1WI
  - 良性：强化均匀
  - 恶性：强化不均

超声表现

- 肿瘤内部回声多少、强度和分布取决于病变内的结构
- 如病变内部窦状血管较多，内部回声多而强，回声光点分布不均，压迫后可变形
- 如病变实性区占比例大，则内部回声少，甚至有些部位缺乏回声

推荐影像学检查

- 最佳检查法：MRI

【鉴别诊断】

- 孤立性纤维瘤
  - 多位于四肢和脑膜
  - 信号不均匀，常见血管流空影
  - 内有数量不等的胶原纤维，MRI T2WI 呈略高信号中可见片状或结节状致密胶原纤维形成的低信号
- 海绵状血管瘤
  - 成人最常见眶内良性肿瘤，进展慢
  - 无痛性突眼
  - US 示眶内圆形或类圆形，边界清楚、锐利，内回声多而强，分布均匀，可有压缩性
  - MRI 示 T2WI 呈明显高信号，信号均匀，增强扫描呈"扩散性强化"
- 神经鞘瘤
  - 常位于肌锥外，多呈椭圆形
  - US 肿瘤内部回声少，无明显压缩性
  - MRI 呈稍长 T1 稍长 T2 信号，信号不均，内部易囊变、出血，囊变区无强化

二、血管内皮细胞瘤

【概念与概述】

- 血管内皮细胞瘤（hemangio-endothelioma）是毛细血管前期或血管内皮细胞增殖形成的。根据瘤细胞的形态、活性和临床表现，分为良性和恶性血管内皮细胞瘤两种。恶性血管内皮细胞瘤又称血管肉瘤

【流行病学与病理】

- 流行病学
  - 老年人好发于面部，儿童多累及四肢

【大体病理及手术所见】

- 恶性血管内皮细胞瘤：呈浸润性增长，无包膜，深红色，切面有出血

【显微镜下特征】

- 良性：瘤细胞呈圆形或短梭形，在网状纤维鞘内增长，两层或多层。中央有一窄小的毛细血管腔
- 恶性：瘤细胞为未分化的血管内皮细胞，呈圆形或椭圆形，位于网状纤维鞘内或突破于鞘外，瘤细胞乳头状突入管腔

【临床表现】

临床特点

- 最常见症状 / 体征
  - 良性：多发生于婴幼儿的眼睑皮下，局部隆起，边界不清，可扪及软性肿物
  - 恶性：表现为中老年眼球突出，进展较快

疾病人群分布

- 年龄
  - 中青年
- 性别
  - 男：女 ≈ 1：1

【自然病史与预后】

- 中间型（低度恶性）：细胞分化较好，多无转移
- 血管肉瘤：分化差，高度恶性，转移率高，死亡率高

【治疗】

- 多采用眶内容物剜除
- 如可疑术后残留，辅以放射治疗

【影像表现】

概述

- 最佳诊断依据：眼眶内血供丰富的软组织肿块

- 形态学
  - 良性者边界清楚，恶性者边界不清

CT 表现

- 平扫 CT
  - 呈多发结节状低密度肿块影，边界清楚，多数密度均匀
  - 可侵犯眶壁，出现骨质破坏
- 增强 CT
  - 病变有不同程度强化

MRI 表现

- T1WI
  - 低信号
- T2WI
  - 高信号
- 增强 T1WI
  - 病变强化明显

超声表现

- 眶内分叶状，结节状弱回声区，边界清楚，光点不均
- 部分病例可见瘤内无回声区，代表肿瘤内扩大的血管腔

推荐影像学检查

- 最佳检查法：MRI
- 备忘建议
  - CT、MRI 联合使用，可为本病的诊断或治疗提供更多信息

【鉴别诊断】

- 海绵状血管瘤
  - 多见于中年人
  - 多位于肌锥内，呈圆形或类圆形，一般不破坏骨质
  - MRI：T2WI 呈明显高信号，增强扫描可显示特征性扩散性强化
- 神经鞘瘤
  - 多位于肌锥外
  - 多数病变在 CT、MRI 可显示囊变区，很少破坏骨质
- 眼眶转移瘤
  - 多有原发肿瘤病史，进展快
  - CT：眶壁呈浸润性骨质破坏，边界不清，伴软组织肿块，大部分位于肌锥外

> **诊断与鉴别诊断精要**
>
> ● 病变血供丰富，强化明显
> ● 恶性者呈浸润生长，发展快

典型病例

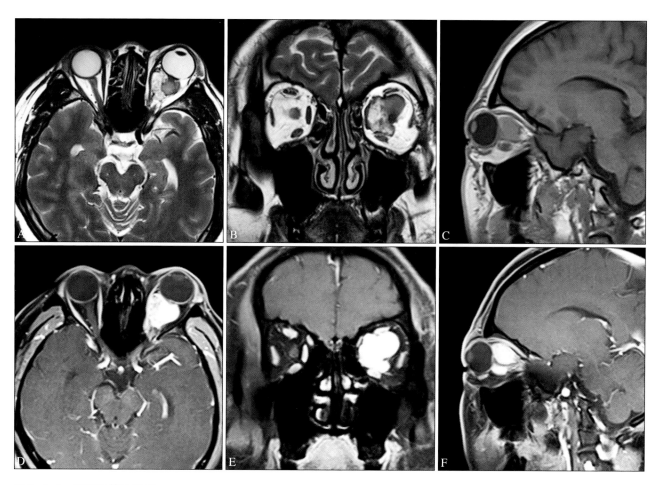

图 8-6-1　眼眶血管外皮瘤

A，B.横断面、冠状位 T2WI：左眼眶肌锥内间隙可见不规则形肿块影，呈等、高混杂信号；C.矢状位 T1WI：病变呈等信号，D～F.横轴位、冠状位、矢状位增强 T1WI：病灶呈明显较均匀强化

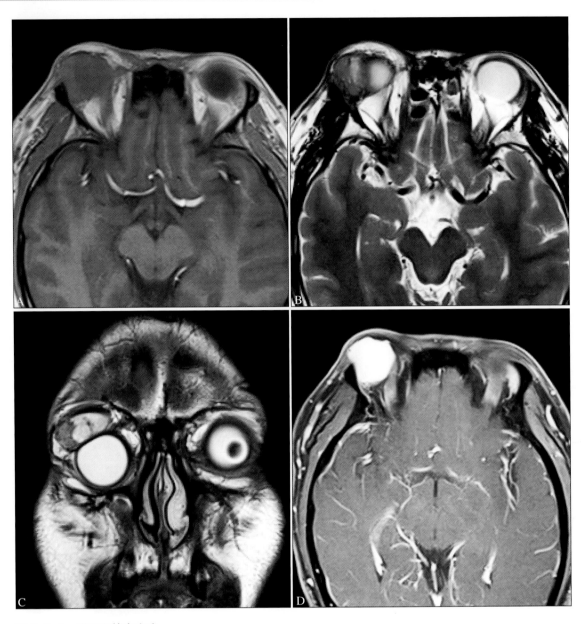

图 8-6-2 **眼眶血管内皮瘤**
A，B.横断面 T1WI、T2WI：右眼眶外上象限可见类圆形肿块影，呈等 T1 等、长 T2 信号；C.冠状位 T2WI：眼球受压变形移位，D.横轴位增强 T1WI：病变呈明显较均匀强化

重点推荐文献

[1] 鲜军舫，何立岩，李彬等．眼眶血管内皮瘤的影像表现 [J]．中华放射学杂志，2007，41（6）：593-597.

[2] 何立岩，鲜军舫，王振常等．眼眶血管内皮瘤及血管外皮瘤的 MRI 表现．临床放射学杂志，2012，31（12）：1711-1714.

[3] 李宝安，杨艳，赵娟等．眶内恶性血管外皮瘤 1 例报告 [J]．实用放射学杂志，2002，18（7）：638-638.

主要参考文献

［1］ Wiegand S，Zimmermann AP，Eivazi B，et al. Analysis of clinically suspected orbital cavernomas. Br J Ophthalmol，2010，94（12）：1653-1656.

［2］ Xian J，Zhang Z，Wang Z，et al. Evaluation of MR imaging findings differentiating cavernous haemangiomas from schwannomas in the orbit. Eur Radiol，2010，20（9）：2221-2228.

［3］ 洪斌，柳伟. 眼眶海绵状血管瘤的低场 MRI 与超声诊断评价. 河南科技大学学报，2007，25（2）：140-141.

［4］ 董悦，王宏，马毅. 眼眶静脉曲张 MRI 表现. 武警医学，2006，17（3）：181-182.

［5］ 毛永征，王振常，鲜军舫. 原发性眼眶静脉曲张的 CT 和 MRI 表现. 实用放射学杂志，2007，23（2）：181-183.

［6］ Arshad AR，Normala B. Infantile malignant hemangioperi-cytoma of the orbit. Ophthal Plast Reconstr Surg，2008，24（2）：147-148.

（王　宏）

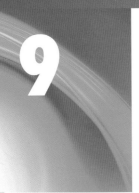

视神经病变

第1节 视神经炎性病变

【概念与概述】

- 视神经炎性病变（optic neuritis）累及视神经任何部位的炎性过程
- 多见于年轻人
- 约 15% ～ 20% 伴有多发性硬化
- 根据发病部位，分为球内的视盘炎和球后视神经炎

【病理与病因】

发病机制复杂，主要病因包括：

- 炎性脱髓鞘：最常见，可表现为以下疾病的一部分
  - 多发性硬化
  - 周围轴性弥漫性脑炎，又称 Schilder 病
  - 视神经脊髓炎，又称 Devic 病
- 局部病灶感染累及
- 其他：如代谢障碍、中毒和视神经放疗后

【显微镜下特征】

不同病因所致视神经炎的病理表现不尽相同

- 炎性脱髓鞘性视神经炎的主要病理改变是脱髓鞘、胶质纤维增生和硬化斑形成
- 眶内感染、鼻旁窦炎等化脓性炎症浸润而致的急性视神经炎，表现为视神经鞘内中性分叶核粒细胞浸润
- 慢性期多为单核细胞浸润
- 各种炎症的后期都可导致视神经纤维变性、神经胶质细胞增生和视神经萎缩

【临床表现】

- 视力下降，多为单眼
- 视野改变

- 瞳孔改变，直接对光反应可缺如
- "Gunn 现象"：视力严重减退，直接对光反应减弱，持续光照病眼瞳孔，开始缩小，续而自动扩大，或在自然光线下，遮盖健眼，病眼瞳孔开大，遮盖病眼，健眼瞳孔不变

【自然病史与预后】

- 视力变化
  - 视力下降，可在 1 ～ 2 天内减退至光感
  - 发病 1 ～ 2 周时视力损害严重，其后逐渐恢复
  - 多数 1 ～ 3 个月视力恢复正常
- 感染性和自身免疫性视神经炎
  - 无明显的自然缓解和复发的病程
  - 通常可随着原发病的治疗而好转
- 儿童视神经炎
  - 常伴有视盘水肿和双侧同时受累倾向
  - 发病急，但预后好

【治疗】

治疗原则：寻求病因治疗的同时，早期积极应用以皮质激素为主的综合治疗。

- 病因治疗
- 皮质激素治疗
- 血管扩张剂
- 支持疗法
- 抗感染治疗

【影像表现】

- 最佳诊断依据：患侧视神经形态增粗，但无明显肿块形成

CT 表现

- 视神经增粗，但无明显肿块
- 增强后不同程度强化
- 视神经鞘强化而视神经不强化，呈"双轨征"
- CT 一般不能显示视神经无明显增粗的视神经炎

MRI 表现

- 视神经增粗、粗细不均
- 短时间反转恢复序列（STIR）更利于显示病灶
- T2WI 呈高信号
- 病变视神经呈局灶性或弥漫性强化

超声表现

- 可表现为视神经直径增大或变小
- 可伴视盘水肿
- 可伴视神经鞘膜积液（"炸饼圈征"）

【推荐影像学诊断方法】

- MRI 检查，尤其是压脂序列及增强扫描序列，有利于早期诊断视神经炎

【鉴别诊断】

- 视神经脑膜瘤
  - 成人多见
  - CT 呈较高密度，部分可见钙化
  - MRI T2WI 呈等或稍高信号
  - 增强扫描瘤体明显均匀强化，视神经无明显强化，呈"双轨征"
- 视神经胶质瘤
  - 10 岁以下儿童常见
  - 视神经梭形增粗
  - 增强扫描视神经呈轻度至明显强化
- 缺血性视神经病变
  - 视力骤然丧失，眼球运动时无疼痛
  - 视盘肿胀趋于灰白色，视野缺损最常见为下方
  - 增强扫描病灶无明显强化
- 中毒性或代谢性视神经病变
  - 病史及相关检查
- 粥样硬化疾病或栓塞
  - 可引起急性单眼视力丧失
  - 无眼痛
- 颅内肿瘤，特别是蝶鞍区占位性病变
  - 头颅 CT 及 MRI 可见相应表现

诊断与鉴别诊断精要

- 视神经增粗、粗细不均，但无明显肿块
- STIR 序列呈高信号，增强扫描可见强化

典型病例

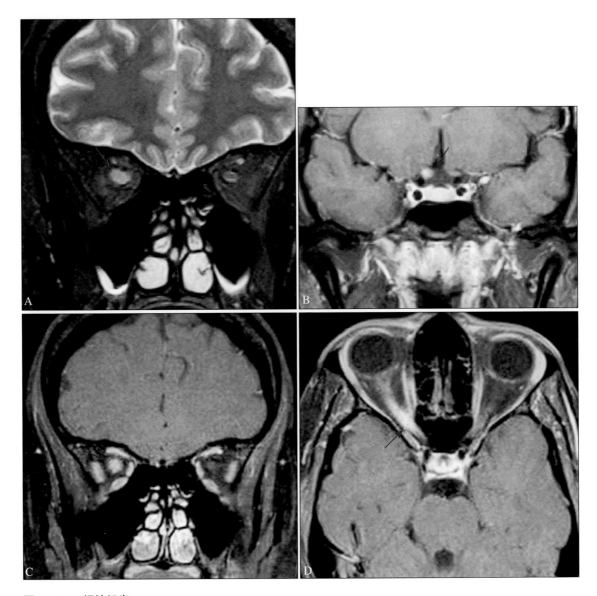

图 9-1-1　视神经炎
A. 矢状面 T2WI STIR 序列可见右侧视神经眶内段明显增粗，呈高信号，对侧为正常视神经；B ~ D. 增强后 T1WI STIR 序列可见病变视神经明显强化，累及眶内段、管内段

重点推荐文献

[1] M. Storoni，I. Davagnanam，M. Radon，et al. Distinguishing optic neuritis in neuromyelitis optica spectrum disease from multiple sclerosis：a novel magnetic resonance imaging scoring system. J Neuroophthalmol，2013，33（6），123-237.

[2] Z. Fatima，U. Motosugi，A. Muhi et al. Diffusion-weighted imaging in optic neuritis. Can Assoc Radiol J，2013，64（2），51-55.

[3] K. Nielsen，E. Rostrup，J. L. Frederiksen，et al.Magnetic resonance imaging at 3.0 tesla detects more lesions in acute optic neuritis than at 1.5 tesla。Invest Radiol，2006，41（2），76-82.

第 2 节　视神经胶质瘤

【概念与概述】

- 起源于视神经胶质细胞
- 80% 以上发生在视神经和视交叉
- 双侧视神经胶质瘤（optic nerve glioma）是神经纤维瘤病的 I 型（NF1）的特征表现，约 1/3 患者并发 NF1
- 儿童的视神经胶质瘤是一种良性的、分化良好的且生长缓慢的肿瘤

【病理与病因】

- 病因学
  - 尚不明确
- 流行病学
  - 视神经最常见的肿瘤
  - 约 75% 发生在 10 岁以下儿童，2～6 岁最多见

【大体病理及手术所见】

- 沿视神经纵轴蔓延、呈梭形肿大
- 表面光滑，淡白色，类似于半透明
- 硬脑膜完整、被撑大

【显微镜下特征】

- 组织学上属于低级别的星形细胞瘤，瘤细胞之间散在少数正常的少突胶质细胞
- 肿瘤表面可见蛛网膜细胞明显增生、脑膜增厚，有时误诊为脑膜瘤
- 儿童多为毛细胞型星形细胞瘤，成人多为胶质细胞型
- 儿童视神经胶质瘤不存在恶变及全身性转移
- 恶性视神经胶质瘤主要见于成人

【临床表现】

- 临床表现与原发位置有明显关系
- 视力下降
- 进行性非波动性突眼
- 眼球运动受限
- 累及颅内可出现下丘脑异常症状，甚至阻塞性脑积水
- 最主要的后遗症是视神经萎缩

【自然病史与预后】

- 预后较好
- 少数病例有自发消退倾向，有的对放射治疗有反应
- 手术治疗即使未完全切除，往往也不再增长
- 年幼患儿术后也可继续增长，且手术年龄越小，继续增长可能性越大

【治疗】

- 观察、放射治疗和手术切除
- 肿瘤局限眶内者可行外侧开眶术切除肿瘤
- 视神经断端仍有肿瘤者可行 X 刀或 γ 刀治疗
- 肿瘤侵犯管内段视神经或视交叉者，可经颅开眶切除视交叉前的肿瘤
- 侵犯对侧或双侧病变者行放射治疗
- 视力良好、眼球突出不明显，进展缓慢，影像学显示肿瘤距视神经管较远者可定期观察

【影像表现】

- 最佳诊断依据：视神经弥漫性扭曲增大，并有特征性的波状迂曲扭折，钙化罕见

CT 表现

- 视神经增粗扭曲
- 视神经梭形或椭圆性肿大，也可呈管状增粗，边界清楚，密度均匀
- 周边常见低密度区为扩大的蛛网膜下腔积液
- 约 3% 的肿瘤内可见钙化
- 与脑实质比较，瘤体呈等密度或低密度，形态不规整
- 多数呈轻到中度强化，少数胶质瘤几乎不强化

MRI 表现

- T1WI 和质子加权图像，视神经胶质瘤与脑白质相比呈等信号或略低信号
- T2WI 上与脑白质相比呈高信号
- 轻～中度强化

超声表现

- 视神经增粗，其内回声缺乏或稀少
- 经眼轴位扫描不能显示后界
- 倾斜探头回声增多

【推荐影像学诊断方法】

- CT 可利用眼眶内脂肪组织为天然对比，有利于显示病灶的形态；MRI 检查具有更高的特异性，且能有效避免骨伪影

【鉴别诊断】

- 视神经鞘脑膜瘤
  - 成年人好发，儿童非常罕见
  - 视神经增粗呈不规则形
  - "双轨征"
- 视神经周围炎型炎性假瘤

○ 眼痛、结膜充血等炎症表现明显

○ 激素治疗有效

○ 视神经周围不规则形状占位，边界不清，向前发展包绕眼球呈"铸型"

诊断与鉴别诊断精要

● 约75%发生在10岁以下儿童，2～6岁最多见

● 视神经增粗扭曲，轻～中度强化

典型病例

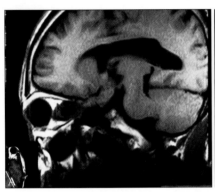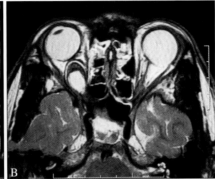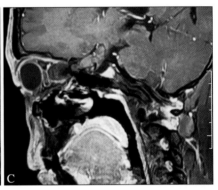

图 9-2-1 视神经胶质瘤
A.矢状面T1WI，右视神经眶内段走行区可见一长圆形肿块影，T1WI中心为低信号，边缘呈等信号；B.横断面T2WI，病变中心为高信号，边缘呈略低信号；C.矢状面增强图像，示病变仅边缘强化，内部无强化

重点推荐文献

[1] 鲜军舫，王振常，于文玲等.视神经胶质瘤的影像学研究[J].中华放射学杂志，2004，38（7）：677-681.

[2] 温楚虹，邱士军，熊炜烽等.视交叉胶质瘤的MRI表现[J].临床放射学杂志，2011，30（10）：1414-

1417.

[3] 周蓉先，潘宇澄，邹明舜等.视神经胶质瘤的CT与MRI表现.临床放射学杂志，2003，22（10）：831-834.

第3节 视神经鞘脑膜瘤

【概念与概述】

● 发生在眶内的肿瘤起源于视神经鞘脑膜者，称为视神经鞘脑膜瘤（meningiomas of optic nerve sheath）

● 发生在蝶骨或额骨骨壁骨膜者，称为蝶骨或额骨脑膜瘤

● 还有极少数患者发生在眶内的异位脑膜细胞

【病理与病因】

● 病因学

○ 可起源于包绕视神经的蛛网膜细胞

○ 或者由颅内脑膜瘤通过视神经管延伸至眼内

○ 较少见的为起源于异位于眶腔内（肌锥内或眼眶壁）的蛛网膜细胞

● 流行病学

○ 常见于中年女性

○ 儿童较少见，但常比成人型更有侵袭性

○ 男女发病率约为1：2，成年好发

【大体病理及手术所见】

● 软而表面光滑的肿块

● 瘤细胞丰富则质软，切面呈颗粒状

● 纤维性病变更坚实而不易切开，切面呈多纤维条索

【显微镜下特征】

- 组织学分类与颅内脑膜瘤相似，也分为 7 型，最常见的是脑膜上皮型
- 蛛网膜来源的脑膜细胞
- 螺旋状排列的纺锤形和椭圆形细胞
- 螺旋状中心玻璃样改变和钙化形成沙样瘤

【临床表现】

- 特征是生长缓慢
- 先出现眼球突出，同时或之后出现视力障碍
- 临床症状可因生长部位不同而不同
- 如原发在眶尖或管内段视神经，可能首先表现为严重的视力障碍和视野缺损

【治疗与预后】

- 手术适应证：脑膜瘤可能扩散到颅内或影响对侧眼、眼球凸出影响外观、眼眶疼痛、眼内并发症、诊断性活检
- 局部高复发率，需要进一步放疗
- 瘤体一经切除，将易因视神经的机械性及缺血性双重损害而致失明，具有争议
- 视力良好或已完全无光感、发生部位局限于眶内的可保守观察或放射治疗，定期复查 MRI
- 根据组织学特征，可分为良性、非典型性和恶性
- 可恶变，年龄越小，恶性程度越高，术后复发率就越高
- 青少年视神经鞘脑膜瘤的特点
  - 伴有神经纤维瘤病 II 型比率高
  - 侵袭性强
  - 术后复发率高
  - 生存率低

【影像表现】

- 最佳诊断依据：瘤体环绕视神经生长呈梭形或锥形，"双轨征"的出现具有诊断价值

CT 表现

- 需要使用 1.5 ~ 3 mm 薄层扫描
- 约 64% 的视神经脑膜瘤呈边界清晰的管状增厚
- 静脉注射造影剂后，肿瘤呈均匀强化
- 可见"双轨征"，即仅视神经鞘强化，视神经本身不强化
- CT 图像中，如果在视神经肿块中见到线状或沙粒状钙化几乎都提示为视神经鞘脑膜瘤

MRI 表现

- 比 CT 更具优势
- 均一的沿着视神经的环形增粗
- 平扫呈等信号
- 静脉注射造影剂后脑膜瘤呈显著均匀的强化，"双轨征"
- 增强扫描 T1WI 压脂像显示病变更清晰

超声表现

- 视神经明显增粗，边界尚清
- 内回声较少，分布不规则
- 衰减显著
- 偶见强回声光斑

【推荐影像学检查方法】

- CT 可利用眼眶内脂肪组织为天然对比，有利于显示病灶的形态；MRI 检查具有更高的特异性，且能有效避免骨伪影

【鉴别诊断】

- 视神经胶质瘤
- 海绵状血管瘤
  - 圆形或椭圆形
  - 呈长 T1 长 T2 信号
  - 增强后呈"扩散性强化"
- 神经鞘瘤
  - 圆形或椭圆形
  - 实质部分呈等 T1 等 T2 信号，信号不均匀，内有片状长 T1 长 T2 信号影
  - 增强后不均匀强化
- 视神经炎
  - 发生快，消失也快
  - 视神经一般不增粗，呈长 T2 信号
  - 增强后视神经强化
  - 视神经周围炎表现为视神经鞘强化，但没有明确肿块
  - 结合临床表现可确诊

表 9-3-1　视神经鞘脑膜瘤与视神经胶质瘤鉴别要点

	视神经脑膜瘤	视神经胶质瘤
发病年龄与性别	中年女性多见	儿童多见
CT	视神经鞘膜增粗，结节状多见，有钙化；增强后可见"双轨征"	视神经增粗，纺锤形多见，无钙化，无"双轨征"
MRI	肿瘤沿视神经管达视交叉之前，不累及视交叉。T1W 和 T2W 为等信号	肿瘤沿视神经管可累及视交叉，达颅内。T1WI 肿瘤边缘有带状脑脊液样低信号。T1W 为略低信号，T2W 为高信号

诊断与鉴别诊断精要

- 先出现眼球突出，同时或之后出现视力障碍
- 视神经呈管状增粗，MRI 平扫呈等信号
- 增强扫描可见"双轨征"

典型病例

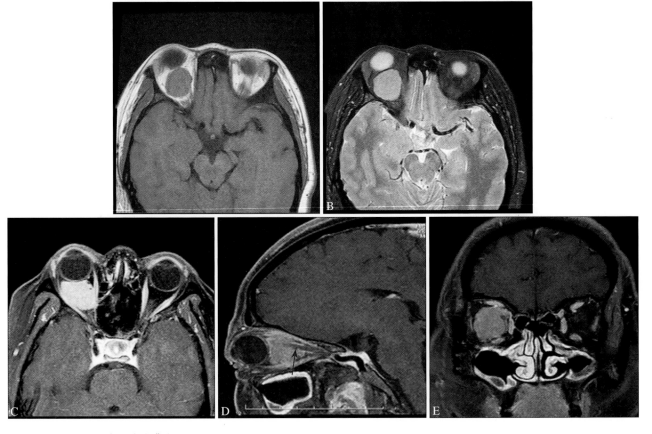

图 9-3-1　右侧视神经鞘脑膜瘤

A，B. 横断面 T1WI 及 T2WI 右侧眶内肿块环绕视神经生长，瘤体信号强度与脑皮质相似，内部信号均匀；C，E. T1WI 压脂增强扫描横断面、矢状面及冠状面，可见瘤体呈明显均匀强化，矢状面可见"双轨征"

重点推荐文献

[1] M. F. Mafee，J. Goodwin，and S. Dorodi. Optic nerve sheath meningiomas. Role of MRI imaging. Radiol Clin North Am，1999，37（1），37-58.

[2] 鲜军舫，王振常，安裕志等．视神经鞘脑膜瘤影像学研究．中华放射学杂志，2004，38（9）：952-956.

[3] 王振常，蒋定尧，鲜军舫等．眶颅沟通性病变的CT和MRI研究．中华放射学杂志，2001，35（5）：351-354.

第4节　视神经转移瘤

【概念与概述】
- 视神经转移瘤（metastatic tumor of optic nerve）少见，眼眶内转移瘤占眼部肿瘤的1%～13%，侵犯视神经的转移瘤则更少
- 原发癌以乳腺癌和肺癌最多，少数可来自胃肠道等

【病理与病因】
- 眼球恶性肿瘤可通过视乳头向后侵及视神经
- 全身恶性肿瘤可以通过血液转移至视神经

【大体病理及手术所见】
- 视神经实质性肿块
- 灰白色或黄白色
- 边界不清
- 有的可见表面蛛网膜血管扩张

【显微镜下特征】
- 组织病理学分型与原发肿瘤有关

【临床表现】
- 部分患者就诊时无原发病灶症状
- 视力下降往往是其首发症状和主要表现
- 病情发展迅速
- 可伴有眼痛、头痛
- 视野改变是其重要体征，严重者可中央视野全部丧失

【治疗与预后】
- 对于术前诊断不明的患者或出现继发性青光眼、眼痛难忍又视力丧失的患者，可考虑手术切除肿瘤
- 确诊患者可予以放疗和化疗的综合治疗
- 早期放疗的疗效优于晚期放疗
- 视神经转移瘤的患者是肿瘤晚期患者，故预后较差

【影像表现】
- 最佳诊断依据：视神经不规则形态肿块形成，可伴有继发性水肿及肿瘤浸润所致的眼环增厚、眼外肌增粗、眶壁骨质破坏等

CT表现
- 视神经不均匀增粗、僵硬
- 可伴有球后壁局限性扁平状增厚
- 也可为多发较小结节状病灶
- 均匀等或略高密度，中度强化

MRI表现
- 视神经增粗
- T1WI呈稍低信号，T2WI呈稍高信号，中度强化
- 可向后侵犯累及视交叉

【推荐影像学诊断方法】
- MRI对眶内软组织分辨力更佳，其发现肿瘤及评价肿瘤侵犯程度的价值优于CT；CT更有利于显示眶壁骨质的破坏

【鉴别诊断】
- 视神经鞘脑膜瘤
  - 视神经梭形增粗
  - T1WI、T2WI呈等高信号，信号较均匀
  - 增强扫描呈明显强化，可见"双轨征"
- 视神经胶质瘤
  - 儿童多见
  - 特征性表现为视神经弥漫性扭曲增大
  - T1WI呈等信号，T2WI呈高信号，信号常不均匀
- 视网膜母细胞瘤
  - 儿童眼内最常见的恶性肿瘤
  - CT可见钙化
- 脉络膜血管瘤
  - 边缘清晰
  - 增强后明显强化

诊断与鉴别诊断精要

- 有原发肿瘤病史，患者出现一侧或双侧视力下降，伴有视野缺损、眼球疼痛
- CT 或 MRI 提示视神经增粗伴信号改变，应高度怀疑视神经转移瘤

重点推荐文献

[1] V. A. Cherekaev，N. V. Lasunin，M. A. Stepanian，et al. Breast carcinoma metastasis to the optic nerve: case report and review of literature. Zh Vopr Neirokhir Im N N Burdenko，2013，77，42-48.

[2] 蔡佩浩，李泽民，邱锋等. 视神经转移瘤一例报道并文献复习 [J]. 海南医学，2010，21（5）：138-139.

[3] 吴化民，孙洪勋，刘新红等. 视神经肿瘤的 MRI 诊断 [J]. 医学影像学杂志，2005，15（12）：1053-1055.

第 5 节　眼结节病

【概念与概述】

- 眼结节病（ocular sarcoidosis）是病因不明的亚急性或慢性全身性炎性肉芽肿性疾病
- 两侧肺门淋巴结肿大为结节病的典型表现
- 眼部病变发病率很高，仅次于肺门淋巴结肿大
- 结节病在眼部的病变被称为眼结节病

【病理与病因】

- 病因学
  - 尚不明确
- 流行病学
  - 非裔美国人结节病发病率为白人的 10 ～ 20 倍，但全球各人种均可能发生
  - 多见于中青年人，儿童及老人亦可罹患
  - 我国男女发病率大致相同

【大体病理及手术所见】

- 类圆形肿块，可呈分叶状
- 切面多呈灰白色
- 血管不丰富

【显微镜下特征】

- 边界清楚的局限性上皮样细胞肉芽肿
- 可见体积较大的 Langhans 多核巨细胞
- 其中偶见 Schaumann 包涵体、双折射晶体包涵体和星状包涵体
- 周边可有少量淋巴细胞浸润，没有或少有坏死
- 抗酸染色阴性

【临床表现】

- 结节病累及视神经时，其临床表现与原发视神经肿瘤相似
- 一般初次发病时，自觉症状多较轻微
- 以葡萄膜炎最常见，主要表现为葡萄膜炎、脉络膜视网膜炎、角膜结膜炎、炎性结节融合、眼肌炎或视神经炎等
- 双侧泪腺和唾液腺发病时，表现为眼和口腔干燥的"Mikulicz 综合征"
- 可有眼痛、睫状体充血，突发或慢性视力丧失，伴或不伴视盘改变

【自然病史与预后】

- 自限性，大多预后良好，有自然缓解的趋势
- 以下原因可造成视力预后不良
  - 不合理治疗史
  - 高龄女性
  - 继发性青光眼
  - 玻璃体混浊
  - 视网膜渗出性病变
  - 黄斑水肿
  - 视网膜新生血管

【治疗】

- 病灶局限者可手术切除
- 病变广泛或并发全身病变者需辅以糖皮质激素治疗，并密切随访

【影像表现】

- 最佳诊断依据：眶内实质性占位，边界清楚，伴有视神经的增粗及信号改变

CT 表现

- 中等密度，CT 值与眼外肌相近
- 多为类圆形，边界较清晰，可呈分叶状
- 无眶骨破坏
- 钙化少见

MRI 表现

- 边界清晰
- 视神经增粗，T2WI 信号增高，可见强化
- 伴硬脑膜和软脑膜异常强化或泪腺肿大

超声表现

- 回声均匀的低回声占位影，无明显压缩性

【推荐影像学诊断方法】

- MRI 对于发现眼眶结节病及显示病变范围更佳

【鉴别诊断】

- 眼附属器 B 细胞黏膜相关性淋巴瘤
  - 在眼眶病中相对较为常见
  - CT 值和超声内回声表现与结节病相近
  - 在形态上更具有可塑性，且常表现为包裹眼球的铸造状
- 眼眶炎性假瘤
  - 炎症的临床表现，如局部红肿疼痛、压痛等

（陶晓峰）

重点推荐文献

[1] H. Takase and M. Mochizuki. The role of imaging in the diagnosis and management of ocular sarcoidosis. Int Ophthalmol Clin，2012，52，113-120.

[2] Terrence Soong，TKJ Chan，Hardeep Mudhar. 儿童眼结节病 1 例. 国际眼科杂志，2010，10（4）：627-629.

[3] 卫承华，钱江，姚亦群，等. 眼附属器结节病临床分析［J］. 中华眼科杂志，2010，46（1）：29-33.

主要参考文献

[1] Sellner J，Boggild M，Clanet M，et al. EFNS guidelines on diagnosis and management of neuromyelitis optica. Eur J Neurol，2010，17（8）：1019-1032.

[2] Plant GT. Optic neuritis and multiple sclerosis. Curr Opin Neurol. 2008，21（1）：16-21.

[3] Becker M，Masterson K，Delavelle J，et al.，Imaging of the optic nerve. European Journal of Radiology，2010，74：299-313.

[4] Phillips YL，Eggenberger ER. Neuro-ophthalmic sarcoidosis. Current Opinion in Ophthalmology，2010，21：423-429.

10 眼部肿瘤及肿瘤样病变

第 1 节　神经鞘瘤

【概念与概述】

　　神经鞘瘤（schwannoma）通常起源于眼眶感觉神经，尤其是三叉神经感觉支的施万细胞（Schwann cell），多为良性肿瘤，极少数为恶性。多位于眼眶肌锥外，眶上方多见。一般为一侧发病，极少数为双侧发病，少数伴有Ⅱ型神经纤维瘤病

【病理与病因】

- 病因学
  - 尚不明确
- 流行病学
  - 多发生于 20 ～ 40 岁青壮年
  - 男女发病率基本一致
  - 占眼眶肿瘤的 1% ～ 4.5%

【大体病理及手术所见】

- 神经起源的肿瘤有神经鞘膜包绕
- 同一病变内有实性细胞区（Antoni A）和疏松黏液区（Antoni B）

【显微镜下特征】

- 多见核呈有规律组织的栅栏状排列
- 可见整齐重叠极性胞浆突，即"Verocay 小体"

【临床表现】

临床特点

- 最常见症状 / 体征
  - 多为无痛、渐进性眼球突出，若伴有明显疼痛，应考虑恶性肿瘤
  - 部分伴视力下降、复视，眼球运动障碍，眶缘部可触及肿块

疾病人群分布

- 年龄

- 可发生于任何年龄
- 20 ～ 40 岁青壮年多见
- 性别
  - 男女发病率基本一致

【自然病史与预后】

- 生长缓慢，病程长，预后较好
- 位于眶尖区病变可致视力减退，若为恶性病变侵犯感觉神经可引起明显疼痛

【治疗】

- 手术治疗为主

【影像表现】

概述

- 最佳诊断依据：有学者认为"小尾巴征"和"哑铃征"是其特征性表现
- 部位
  - 肌锥外间隙多见
- 大小
  - 大小不等，从数毫米到数厘米均可见
- 形态学
  - 多呈圆形、卵圆形或梭形

CT 表现

- 平扫 CT
  - 边界清楚，密度均匀 / 不均匀，内可见片状低密度区
  - 囊变、坏死多见，可见陈旧性出血
- 增强 CT
  - 多为不均匀强化，囊变坏死区不强化
  - 极少数肿瘤呈囊性，增强后仅囊壁强化，囊内容物不强化

MRI 表现

- T1WI
  - 略低信号，信号多不均匀
- T2WI
  - 略高信号，信号多不均匀
- 增强 T1WI
  - 不均匀强化，囊变区无强化
  - 少数肿瘤强化均匀
  - 极少数为囊性神经鞘瘤，仅囊壁强化

超声表现

- 多呈圆形、卵圆形或梭形，边界清楚、光滑
- 内回声少且较均匀，有的肿瘤内部见边界清楚的液性暗区
- 肿瘤可压缩性很小
- 位于眶尖区的肿瘤因其位置较深，难以显示清楚

推荐影像学检查

- 最佳检查法：增强 MRI

【鉴别诊断】

- 神经纤维瘤
  - 鉴别诊断很困难，较神经鞘瘤少见
  - 无包膜，较难切除，术后易复发
- 海绵状血管瘤
  - 常见于肌锥内间隙
  - BUS 探头压迫后多有变形，CDFI 显示瘤体内无血流信号，仅在肿瘤边缘有彩色血流
  - T2WI 呈明显高信号，动态增强扫描呈扩散性强化为其较特征性表现
- 视神经鞘脑膜瘤
  - 中年女性多见
  - 视神经呈管形或球形增粗，部分病变可有钙化
  - MRI 增强时"轨道征"为其特点

典型病例

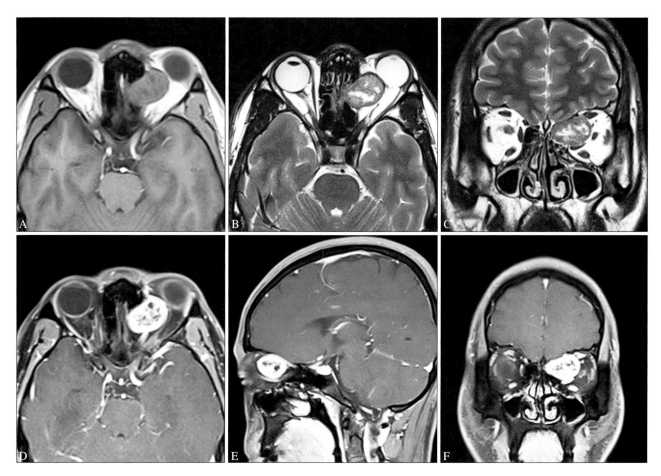

图 10-1-1　眼眶神经鞘瘤

A.横断面 T1WI，示左眼眶内象限可见类圆形肿块影，呈等、低混杂信号；B.横断面 T2WI，肿块边界清楚，呈等、高混杂信号；C.冠状位 T2WI，眼眶内壁骨质不连续，左眼内直肌、上斜肌及视神经受压变形；D～F.增强后横断面、矢状面及冠状面，病灶呈明显不均匀强化

诊断与鉴别诊断精要

- 病变出现"小尾巴征"或"哑铃征"
- 肿瘤信号多不均匀，囊变坏死多见

重点推荐文献

1. 张桐，崔极哲，刘桂琴等. CT 与 MRI 在诊断眼眶神经鞘瘤的价值. 中国实用眼科杂志，2011，29（5）：459-460.
2. 朱卫平，任宏宇. CT 与 MRI 在诊断眼眶神经鞘瘤的临

床分析. 医学影像学杂志，2013，23（4）：604-605.
3. 赵毅凯，杨振海，尹智等. 眼眶海绵状血管瘤与神经鞘瘤的 CT 鉴别诊断. 中国实用眼科杂志，2009，27（10）：1157-1159.

第 2 节　神经纤维瘤

【概念与概述】

　　眼眶神经纤维瘤有 3 种类型：孤立型神经纤维瘤、丛状神经纤维瘤和弥漫型神经纤维瘤。可源于不同的神经，眼眶各部位均可发生

【病理与病因】

- 病因学
  - 尚不明确
- 流行病学
  - 青年和中年人多为孤立型；出生或幼年时期都为丛状型
  - 孤立型和弥漫型各约有 10% 合并神经纤维瘤病（neurofibromatosis，NF），多数丛状型为 NF 的眼部表现
  - 发病率约为 0.5% ~ 2.4%

【大体病理及手术所见】

- 神经外胚叶性肿瘤
- 肉眼观察无包膜

【显微镜下特征】

- 瘤组织内纤维组织成分大量增生
- 瘤内可见大小不一及数量不等的血管及绳索样粗大神经

【临床表现】

临床特点

- 最常见症状 / 体征
  - 孤立型神经纤维瘤：缓慢进展的眼球突出及

斜视等

- 丛状神经纤维瘤：神经纤维瘤病综合征的一部分，主要特征是皮肤咖啡色素沉着斑、皮肤多发神经纤维瘤、面部或肢体软而松垂、颅面骨或其他躯干肢体骨发育不良或部分缺损

疾病人群分布

- 弥漫型神经纤维瘤：较少伴有神经纤维瘤病
- 年龄
  - 孤立型神经纤维瘤：青中年多见
  - 丛状型神经纤维瘤：儿童期发病，但青春期以后病变显著
  - 弥漫型神经纤维瘤：与丛状型相近
- 性别
  - 孤立型神经纤维瘤：无明显性别差异
  - 丛状型神经纤维瘤：男多于女
  - 弥漫型神经纤维瘤：无明显性别差异

【自然病史与预后】

- 丛状型多幼年发病
- 孤立型病变预后较好，但丛状型与弥漫型完全切除困难，易复发

【治疗】

- 该病临床及影像学表现差异很大，手术方法也不尽相同，以手术治疗为主

【影像表现】

概述

- 最佳诊断依据：眼眶内孤立或弥漫性软组织影
- 部位
  - 所有眼眶间隙均可发生
- 大小
  - 大小不等，从数毫米到数厘米均可见
- 形态学
  - 孤立型神经纤维瘤多呈椭圆形或长扁形
  - 丛状型和弥漫型形态多不规则

CT 表现

- 平扫 CT
  - 多呈等密度
  - 弥漫型与丛状型多无清晰边界，孤立型边界清楚
- 增强 CT
  - 可见强化，瘤体较大时，强化密度可不均匀

MRI 表现

- T1WI
  - 低或等信号
- T2WI
  - 高信号，较小瘤体信号均匀

- 增强 T1WI
  - 多呈均匀强化

超声表现

- 肿瘤类型不同，影像表现亦不同
- 中等或低回声，回声光点分布不均匀
- 条索状、类圆形或不规则形，边界不清
- 压缩性差或无

推荐影像学检查

- 最佳检查法：增强 MRI

【鉴别诊断】

- 神经鞘瘤
  - 二者鉴别诊断很困难，神经鞘瘤 30 ~ 70 岁多见，多数有局限性
  - 位于眶上部肿瘤蔓延至颅内时呈哑铃状
  - 囊变坏死多见
- 甲状腺相关眼病
  - 临床表现与神经纤维瘤可相似
  - 眼肌肌腹增粗，多呈对称性
- 炎性假瘤
  - 临床上多有炎性表现，消炎、激素治疗有效
  - 病变多较局限

诊断与鉴别诊断精要

- 眼眶神经纤维瘤多为神经纤维瘤病（NF）的一部分，可有全身性表现，如皮肤咖啡斑、皮下结节等

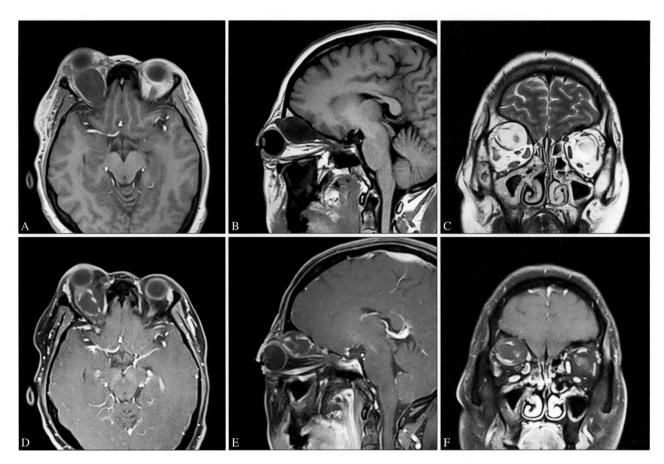

图 10-2-1　眼眶神经纤维瘤（孤立型）

A. 横断面 T1WI，示右侧眼球突出，右眼眶上象限可见类圆形肿块影，呈低信号，信号不均匀；B. 矢状位 T1WI，病变位肌锥外间隙；C. 冠状位 T2WI，呈高信号，信号不均匀，上直肌群、上斜肌、内直肌及视神经受压变形；D ~ F. 轴、矢、冠增强系列图像，病灶呈不均匀条状、片状强化

重点推荐文献

[1] 杨振海，赵毅凯，尹智等 . 神经纤维瘤病眼眶受累影像学诊断（附 12 例分析）放射学实践，2010，25（5）：497-500.

[2] 张淑燕，张虹 . 眼眶神经纤维瘤病 Ⅰ 型的临床分析

[J] . 中国实用眼科杂志，2012，30（12）；1484-1487.

[3] 高文，朱利民，何彦津等 . 眼眶 Ⅰ 型神经纤维瘤颅眶骨异常的 CT 征 . 中国实用眼科杂志，2010，28（10）：1099-1101.

第 3 节　横纹肌肉瘤

【概念与概述】

　　横纹肌肉瘤（rhabdomyosarcoma，RMS）起源于将来分化为横纹肌的未成熟的间叶细胞，是儿童时期最常见的眼眶原发恶性肿瘤

【病理与病因】

- 病因学
  - 尚不明确

- 流行病学
  - 10 岁以下儿童多见
  - 男性稍多于女性，二者比例约 3 ：2
  - 占眼眶肿瘤的 2% ~ 4%

【大体病理及手术所见】

- 病理多样、复杂，组织学上大部分为疏松的黏液结构与致密的细胞构成

- 胚胎型（包括葡萄状型）、腺泡型、多形型

【**显微镜下特征**】

- 肿瘤细胞沿着结缔组织隔整齐排列
- 肿瘤细胞形态、分化不一

【**临床表现**】

临床特点

- 最常见症状/体征
  - 急性发病，发展迅速的无痛性单侧眼球突出
  - 眼眶肿胀，上睑下垂，遮盖眼球，结膜充血、水肿，脱出甚于眼裂之外
  - 眶缘及眼睑触及肿块，生长快，眼球运动受限、固定

流行病学

- 年龄
  - 可发生于任何年龄
  - 10 岁以下儿童多见
- 性别
  - 男性稍多于女性

【**自然病史与预后**】

- 肿瘤生长快，很快蔓延整个眶内并可累及鼻窦甚至进入颅内

【**治疗**】

- 多采用手术治疗、化学治疗及放射治疗相结合的综合治疗方法

【**影像表现**】

概述

- 最佳诊断依据：眼眶内生长迅速的软组织肿块
- 部位
  - 眶上部多见
- 大小
  - 大小不等，从数毫米到数厘米均可见
- 形态学
  - 形态不规则

CT 表现

- 平扫 CT
  - 早期：病变较小，与眼外肌等密度，边界清楚，无眶壁骨质破坏
  - 进展期：病变增大，边界不清，密度不均匀，伴邻近骨质破坏，并侵犯邻近结构
  - 晚期：广泛侵犯眶壁，可出现眶壁骨质破坏，多见于眶内、上壁
- 增强 CT
  - 中度~明显强化
  - 强化不均匀

MRI 表现

- T1WI
  - 与眼外肌比，呈等或稍低信号
  - 进展期：肿瘤形态多不规则，边界不清楚
  - 晚期：广泛侵犯肌锥内结构，破坏眶壁骨质，向邻近结构蔓延
- T2WI
  - 高信号
- 增强 T1WI
  - 多为均匀、中等或明显强化
  - 少数肿瘤强化不均匀
  - 瘤内出血、囊变或坏死区不强化

超声表现

- 不规则形、椭圆或类圆形
- 弱回声或无回声区，声衰减不明显，后界显示清楚
- 肿瘤无明显可压缩性
- 靠近眼球时可使眼球变形

推荐影像学检查

- 最佳检查法：增强 MRI

【**鉴别诊断**】

- 眼眶脓肿
  - 局部红肿等炎症表现明显
  - 体温增加、白细胞总数及中性粒细胞升高，抗生素及激素治疗有效
  - CT 增强扫描或 MRI 可见脓肿内容物和脓肿壁
- 绿色瘤
  - 有中性粒细胞性白血病病史，骨髓检查有急性粒细胞性白细胞的改变
  - 多累及双侧
  - 特点有三：眼球突出、眶骨及扁平骨破坏、周围血中有幼稚白细胞及白细胞总数明显升高
  - CT 或 MRI：病变多位于肌锥外间隙，多伴邻近眶壁骨质破坏
- 神经母细胞瘤
  - 婴幼儿发展迅速的进行性眼球突出，伴有眼睑皮肤淤血
  - 可一侧或两侧同时发病，多发于颞侧，同时广泛累及颅底骨质

- MRI可见骨髓信号异常，CT可见骨皮质破坏及放射状骨膜反应
- 原发病灶多位于肾上腺及腹膜后，少数可位于纵隔或颈部

诊断与鉴别诊断精要

- 儿童多见，无痛性、发展迅速的眼球突出
- 眶内局部性或弥漫性软组织肿块，可伴有眶壁骨质破坏

典型病例

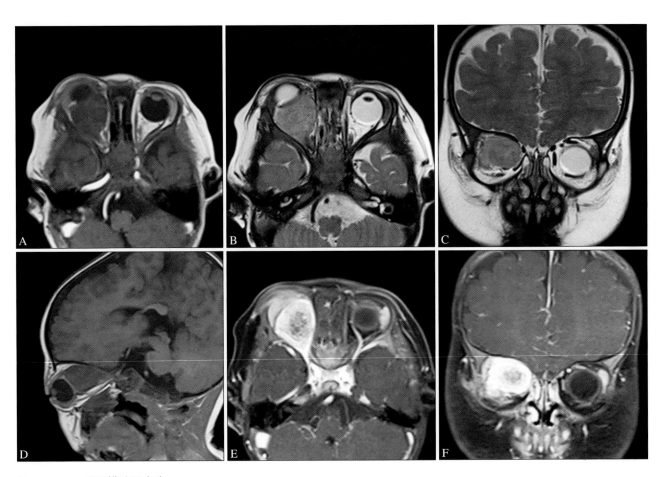

图 10-3-1　眼眶横纹肌肉瘤

A. 横断面 T1WI，示右眼眶内可见类圆形软组织肿块影，呈等 T1 信号，右眼球突出；B. 横断面 T2WI，呈略长 T2 信号，眼球受压变形；C. 冠状位 T2WI，诸眼外肌及视神经受压显示不清；D. 矢状位 T1WI；E，F. 增强后横断面及矢状面，病变呈明显不均匀强化

重点推荐文献

[1] 归云荣，归俊，马春艳等. 左眼眶横纹肌肉瘤 1 例. 中国医学影像学杂志，2008，16（3）：235-236.

[2] 郑向阳，牟作峰，吕信昭等. 眶内横纹肌肉瘤的 CT 影像特点. 山东大学基础医学院学报，2005，19（1）：40.

[3] 李志欣，田其昌，李玉皓等. 眼眶横纹肌肉瘤的临床特点及影像学评价. 临床放射学杂志，2001，20（9）：664-666.

第 4 节　转移瘤

【概念与概述】

　　眼眶是肿瘤血行转移的部位之一，发病率较低，特别是首发症状为眼部的，诊断较困难。根据发病部位可分眶内转移瘤和球内转移瘤，其中球内转移瘤大部分发生于葡萄膜，尤其是脉络膜。

【病理与病因】

- 病因学
  - 由原发肿瘤转移所致

【大体病理、显微镜下特征及手术所见】

- 癌细胞的形态和排列结构基本与原发癌相似

【临床表现】

临床特点

- 最常见症状 / 体征
  - 眶内转移瘤：复视、眼球运动障碍、突眼、视力下降、视盘水肿，疼痛较明显
  - 球内转移瘤：视力明显急剧下降，眼痛、头痛，多伴视网膜脱离

疾病人群分布

- 年龄
  - 儿童：多见于成神经细胞瘤、尤文肉瘤
  - 成年和老年：多见于肺癌、肝癌、前列腺癌、乳腺癌
- 性别
  - 无明显性别差异

【自然病史与预后】

- 发展迅速，预后差

【治疗】

- 手术治疗为主

【影像表现】

概述

- 最佳诊断依据：原发肿瘤病史，眶内或球内软组织影
- 部位
  - 眶内

　- 球内
- 大小
  - 大小不等
- 形态学
  - 形态多不规则

CT 表现

- 平扫 CT
  - 等或稍低软组织密度
- 增强 CT
  - 明显强化，周围受累部位亦可见强化

MRI 表现

- T1WI
  - 眶内转移瘤：等或低信号
  - 球内转移瘤：等信号
- T2WI
  - 眶内转移瘤：等或高信号
  - 球内转移瘤：等或稍高信号
- 增强 T1WI
  - 多可见强化，强化程度不一
  - 与原发病灶有关

超声表现

- 球内转移瘤：可见剥离的视网膜下有实性病灶
- 眶内转移瘤：实性病灶

推荐影像学检查

- 最佳检查法：增强 MRI

【鉴别诊断】

- 原发性视网膜脱离
  - 增强扫描无强化的肿块影
- 黑色素瘤及视网膜母细胞瘤
  - MRI 呈短 T1 短 T2 信号
- 脉络膜血管瘤
  - 良性肿瘤，好发于青少年，常伴脑颜面血管瘤，增强后明显强化

诊断与鉴别诊断精要

- 恶性肿瘤病史，眶内或球内可见软组织影

典型病例

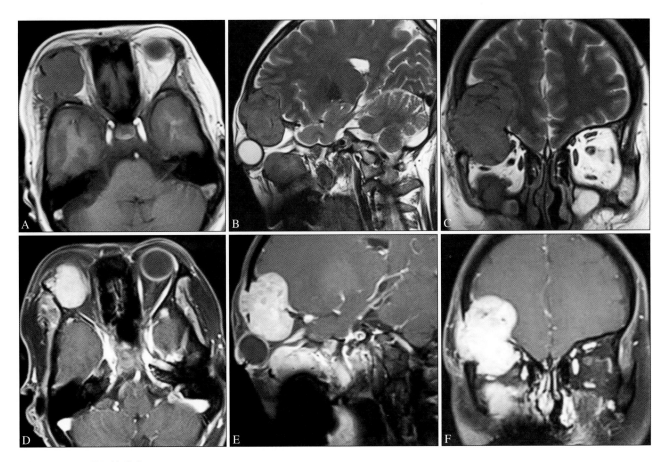

图 10-4-1　眼眶转移瘤
A. 横断面 T1WI，示右眼眶外上象限不规则形肿块影，呈略长 T1 信号；B，C. 矢、冠状位 T2WI，示肿块呈等 T2 信号，上直肌群群、外直肌及视神经受压，眼眶外上壁可见骨质破坏，向上累及颅内；D，F. 增强后横断面、矢状面及冠状位，病灶呈明显不均匀强化，右额叶脑膜增厚强化

重点推荐文献

1. 鲜军舫，王振常，杨本涛等. 眶壁转移瘤的 CT 和 MRI 诊断. 中华放射学杂志，2006，40（6）：581-584.
2. 王振常，蒋定尧，鲜军舫等. 眶颅沟通性病变的 CT 和 MRI 研究. 中华放射学杂志，2001，35（5）：351-354.
3. 吴化民，杨杰，孔庆奎等. 眼眶肿瘤的 CT、MRI 诊断. 中国医学影像学杂志，2006，14（2）：107-111.

第 5 节　眼部绿色瘤

【概念与概述】

　　眼部绿色瘤（chloroma）又称"粒细胞肉瘤"，为急性髓性白血病和慢性粒细胞性白血病侵犯眼眶而形成。常见于儿童或青少年，是儿童单侧眼球突出的常见原因之一

【病理与病因】

- 病因学

- 急性髓性白血病和慢性粒细胞性白血病侵犯眼眶
- 流行病学
  - 儿童、青少年多见

【大体病理及手术所见】

- 肉眼可见肿瘤组织内含有大量骨髓过氧化物酶，呈绿色，在阳光下消退

【显微镜下特征】

- 镜下所见粒细胞肉瘤由不同比例的幼稚粒细胞组成
- 可见不同数量幼稚和成熟的嗜酸性粒细胞、嗜碱性粒细胞，淋巴细胞少见，偶见幼红细胞

【临床表现】

临床特点

- 最常见症状/体征
  - 眼球突出、复视、颅神经麻痹等
  - 侵犯周围鼻窦或颅内可引起相应症状
  - 全身淋巴结肿大

疾病人群分布

- 年龄
  - 儿童、青少年多见
  - 成人也可见
- 性别
  - 男女发病率基本一致

【自然病史与预后】

- 病程进展快，可造成眶壁骨质破坏
- 预后不良

【治疗】

- 手术治疗、化学治疗

【影像表现】

概述

- 最佳诊断依据：有急性髓性白血病和慢性粒细胞性白血病病史，外周血检查幼稚细胞增多，骨髓穿刺显示幼稚细胞增多，出现眼眶肿物，考虑绿色瘤
- 部位
  - 多位于眼眶骨膜下间隙，可侵犯鼻窦或颅内
- 大小
  - 大小不一
- 形态学
  - 形态多不规则，可呈圆形或椭圆形

CT 表现

- 平扫 CT
  - 边界清楚的条状、梭形肿块
  - 等或略高密度
  - 常侵犯眶壁，相应部位可见新月状骨膜反应伴骨质破坏
- 增强 CT
  - 中等强化

MRI 表现

- T1WI
  - 等信号
- T2WI
  - 等或稍高信号
- 增强 T1WI
  - 较均匀明显强化
  - 骨质破坏不明显时，仅可见局部有软组织肿块
  - 骨膜反应为低信号
  - 可伴有眼环局限性不均匀增厚，眼外肌增粗

超声表现

- 眶内异常回声，呈梭形或类圆形，边界清楚，内回声少而弱
- 透声性好，后界显示清楚
- 眼球无明显可压缩性，可伴有眼球筋膜囊积液

推荐影像学检查

- 最佳检查法：增强 MRI

【鉴别诊断】

- 横纹肌肉瘤
  - 结合临床血液、骨髓化验检查及病史
  - 肿块范围较绿色瘤大，骨质破坏后者更常见
- 转移癌
  - 多见于成人
  - 有明确肿瘤病史

诊断与鉴别诊断精要

- 结合临床血液、骨髓化验检查
- 急性髓性白血病和慢性粒细胞性白血病患者，出现眼眶软组织肿块伴骨质破坏，应考虑本病

典型病例

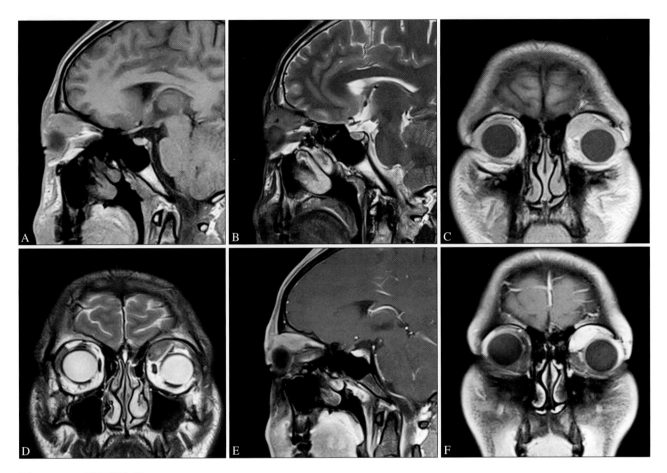

图 10-5-1　眼眶绿色瘤
A.矢状位 T1WI，示左眼眶上象限不规则形肿块影，呈等信号；B.矢状位 T2WI，呈稍高信号；C.冠状位 T1WI，病灶与左侧上直肌群、上斜肌分界欠清；D.冠状位 T2WI，病灶信号尚均匀；E，F.增强后矢状位及冠状位，病灶呈明显均匀强化

重点推荐文献

[1] 高建华，叶道斌，金晶等.颅眶部绿色瘤 1 例.中国医学影像学杂志，2005，13（5）：397-398.

[2] 秦家琨，赵惠利，张志军等.眼眶绿色瘤的 CT 诊断及其价值.眼科新进展，2001，21（5）：368-368.

[3] 鲜军舫，王振常，何立岩等.儿童眼眶转移性神经母细胞瘤和绿色瘤的特征性 MR 表现.临床放射学杂志，2007，26（1）：60-63.

[4] 柯屹峰，张虹，宋国祥等.眼眶绿色瘤临床分析.中华眼科杂志，2011，47（9）：811-814.

第 6 节　泪腺肿瘤

【概念与概述】

　　泪腺肿瘤（tumors of the lacrimal gland）为眶内肌锥外间隙最常见的原发肿瘤，良性肿瘤占 80%，恶性占 20%。良性肿瘤中以泪腺混合瘤最常见，又称为多形性腺瘤，属于上皮源性肿瘤；恶性者中腺样囊腺癌多见，其次还有多形性腺癌、腺癌、黏液上皮样癌。以下介绍泪腺混合瘤及腺样囊腺癌

【病理与病因】

● 病因学
  ○ 尚不明确
● 流行病学
  ○ 良性混合瘤约占泪腺区肿瘤 50%

【大体病理及手术所见】

● 混合瘤一般具有基本完整的结缔组织包膜

- 恶性肿瘤常无包膜或被覆不完整包膜，包膜外可见肿瘤组织向周围呈浸润生长

【显微镜下特征】

- 混合瘤：同一病例切片不同区域，组织成分可有明显差异；光镜下表现为导管上皮和间质成分混杂
- 腺样囊腺癌：光镜下可见肿瘤由柱状基底样细胞构成 5 种不同组织学类型：筛状型、管状型、实体型、粉刺型、硬化型

【临床表现】

临床特点

- 最常见症状 / 体征
  - 混合瘤：缓慢生长、流泪
  - 腺样囊腺癌：迅速进展的眼球突出，视力下降，疼痛

疾病人群分布

- 年龄
  - 混合瘤：30 ~ 50 岁
  - 腺样囊腺癌：30 ~ 40 岁
- 性别
  - 无明显性别差异

【自然病史与预后】

- 混合瘤：生长缓慢，容易切除、预后好
- 腺样囊腺癌：易侵犯周围神经与骨质，故不易完整切除

【治疗】

- 原则上手术治疗为主
- 放疗辅助治疗

【影像表现】

概述

- 最佳诊断依据：泪腺窝区肿块，结合临床症状诊断
- 部位
  - 泪腺窝区
- 大小
  - 大小不等，从数毫米到数厘米均可见
- 形态学

- 混合瘤：椭圆形、多角形
- 腺样囊腺癌：形态不规则，无明显边界

CT 表现

- 平扫 CT
  - 混合瘤：边界清楚，少见钙化，多均匀；泪腺窝扩大，无明显骨质破坏
  - 腺样囊腺癌：边缘不清，密度均匀；可见眶壁骨质破坏，肿瘤可侵入颅内
- 增强 CT
  - 混合瘤：多均匀，明显强化
  - 腺样囊腺癌：强化信号不均匀

MRI 表现

- T1WI
  - 混合瘤：稍低信号
  - 腺样囊腺癌：不均匀低信号为主
- T2WI
  - 混合瘤：高信号
  - 腺样囊腺癌：不均匀高信号为主
- 增强 T1WI
  - 病灶内有坏死灶时，为不均匀强化

超声表现

- 混合瘤：圆形 / 椭圆形，边界清楚；回声中等，分布均匀或不均匀，后界显示清楚
- 腺样囊腺癌：边界不规整，形态多不规则，回声弱，后界不能显示清楚，以探头压迫眼球，肿瘤不变形

推荐影像学检查

- 最佳检查法：增强 MRI

【鉴别诊断】

- 炎性假瘤、泪腺炎
  - 炎性假瘤：可伴眼外肌肥大，眼环增厚，视神经增粗等
  - 抗感染治疗效果明显
  - 泪腺炎：泪腺弥漫性增大，仍保持泪腺形状
- 淋巴瘤
  - 多围绕眼球铸型生长
  - 密度 / 信号一般均匀

重点推荐文献

[1] 张薇，宋国祥，何彦津等. 泪腺腺样囊性癌CT表现的研究. 中国实用眼科杂志，2011，29（5）：461-463.

[2] 于文玲，王振常，李彬等. 泪腺恶性上皮性肿瘤的CT、MRI诊断. 实用放射学杂志，2010，26（3）：

328-330.

[3] 张程芳，孙丰源，唐东润等. 泪腺上皮性肿瘤的特征及影像学分析. 中国实用眼科杂志，2013，31（8）：1064-1067.

典型病例

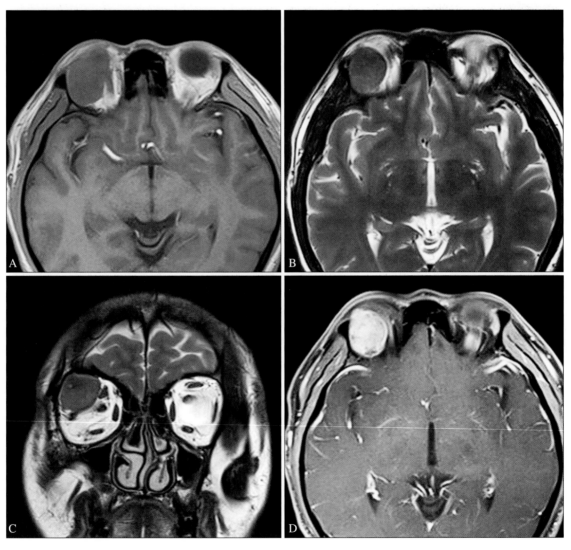

图 10-6-1　泪腺混合瘤

A. 横断面 T1WI，示右泪腺窝区类圆形肿块影，呈等 T1 信号；B. 横断面 T2WI，病灶呈等 T2 信号，边界清楚；C. 冠状位 T2WI，右侧上直肌群、外直肌及视神经受压移位；D. 增强后横断面，病变呈明显不均匀强化

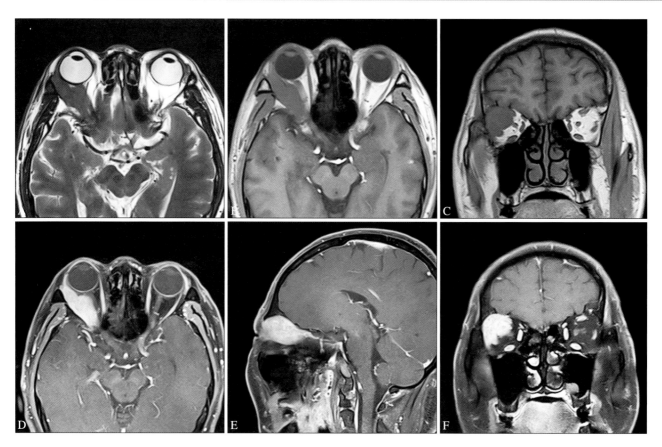

图 10-6-2　泪腺腺样囊腺癌
A. 横断面 T2WI，示右泪腺窝区可见不规则形肿块影，呈等信号，病变向后延伸至眶尖区；B. 横断面 T1WI，呈等信号，右侧泪腺正常形态未见明确显示；C. 冠状位 T1WI，病变与上直肌群、外直肌分界欠清，视神经略受压；D. 横断面增强图像，病变呈明显强化；E，F. 矢状面及冠状面增强图像

第 7 节　泪囊肿瘤

【概念与概述】

　　泪囊肿瘤（tumors of the lacrimal sac）多数为原发性肿瘤，极少数为转移性肿瘤。原发肿瘤包括囊性、实性肿瘤，实性肿瘤主要分上皮性和非上皮性两大类肿瘤。上皮性肿瘤包括乳头状瘤和癌，乳头状瘤又分为良性和恶性乳头状瘤。非上皮性肿瘤包括血管瘤、淋巴瘤、神经鞘瘤、神经纤维瘤、黑色素瘤等。以下分良性及恶性肿瘤分别阐述。

一、良性肿瘤

【病理与病因】

- 病因学
  - 尚不明确
- 流行病学
  - 中老年多见

【大体病理及手术所见】

- 乳头状瘤：鳞状上皮型、过渡细胞型（没有典型的鳞状细胞结构）和混合型，均可呈外生性、内翻性和混合性生长

【临床表现】

临床特点

- 最常见症状 / 体征
  - 溢泪，无明显疼痛，多生长缓慢，有时溢出脓性或血性分泌物，表现为慢性泪囊炎的症状

疾病人群分布

- 年龄
  - 中老年多见
- 性别
  - 无明显差异

【自然病史与预后】

- 预后较好

【治疗】
- 手术治疗为主

【影像表现】

概述
- 最佳诊断依据：泪囊区类圆形肿块影伴邻近骨质受压
- 部位
  - 泪囊区
- 大小
  - 大小不等，从数毫米到数厘米均可见
- 形态学
  - 多呈椭圆形或卵圆形

CT 表现
- 平扫 CT
  - 边界清楚，密度均匀，钙化、囊变少见，可压迫周围骨质变薄
- 增强 CT
  - 不同程度强化

MRI 表现
- T1WI
  - 与正常眼外肌比较，呈等信号
- T2WI
  - 中等或高信号
- 增强 T1WI
  - 形态规则，界限清楚，强化较均匀，压迫邻近结构

超声表现
- 泪囊部肿块，形状多规则
- 内回声弱且不均匀
- 肿瘤无明显压缩性

推荐影像学检查
- 最佳检查法：增强 MRI

二、恶性肿瘤

【病理与病因】
- 病因学
  - 尚不明确
- 流行病学
  - 比较少见

【大体病理及手术所见】
- 泪囊癌：以乳头状的形式多见，分为鳞状细胞癌（乳头状、非乳头状，中度分化或分化不

良）、过渡型细胞癌和泪囊腺癌

【显微镜下特征】
- 泪囊腺癌：瘤细胞小而染色深，排列为筛状

【临床表现】

临床特点
- 最常见症状 / 体征
  - 早期无明显疼痛，有时溢出分泌物
  - 进展期泪囊部可触及肿块，出现疼痛、血性黏液，压迫时无明显溢脓
  - 晚期压痛明显，肿块增大，蔓延至邻近结构，向眶内生长可至眼球向外上方突出，延伸到鼻窦可引起相应症状，易出现颈部淋巴结转移

疾病人群分布
- 年龄
  - 中老年多见
- 性别
  - 无明显差异

【自然病史与预后】
- 生长较快，预后欠佳

【治疗】
- 手术治疗为主

【影像表现】

概述
- 最佳诊断依据：泪囊区不规则形肿块伴骨质破坏
- 部位
  - 泪囊区，累及相邻组织
- 大小
  - 大小不等，从数毫米到数厘米均可见
- 形态学
  - 多不规则

CT 表现
- 平扫 CT
  - 形态不规则，边界不清楚，密度均匀或不均匀，破坏邻近骨质，蔓延至邻近结构
- 增强 CT
  - 多呈不均匀强化

MRI 表现
- T1WI
  - 与正常眼外肌比较，呈等信号
- T2WI
  - 中等或高信号

- 增强 T1WI
  - 不均匀强化，囊变、坏死区未见强化

超声表现

- 泪囊部肿块，形状多不规则
- 多数边界不整齐，内回声不均匀
- 肿瘤无明显压缩性

推荐影像学检查

- 最佳检查法：增强 MRI 或 CT

【鉴别诊断】

- 慢性泪囊炎
  - 有经常流泪的病史，结膜囊内有脓性分泌

物，内眦部球结膜充血，压迫泪囊有黏液
  - 细菌培养多为肺炎链球菌或葡萄球菌
  - 泪囊造影可显示造影剂梗阻或呈串珠状
  - CT、MRI 检查通常不形成肿块，伴骨髓炎时可出现骨质破坏
- 邻近结构肿瘤侵犯
  - 病变中心位于其原发部位，破坏骨质后侵犯泪囊
  - CT、MRI 有助鉴别，临床出现症状较晚
- 泪囊转移瘤
  - 十分罕见，多数有原发肿瘤的病史

诊断与鉴别诊断精要

- 血性溢泪、冲洗不通畅的泪囊炎、内眦韧带以上的实质性肿块为泪囊恶性肿瘤三联征

典型病例

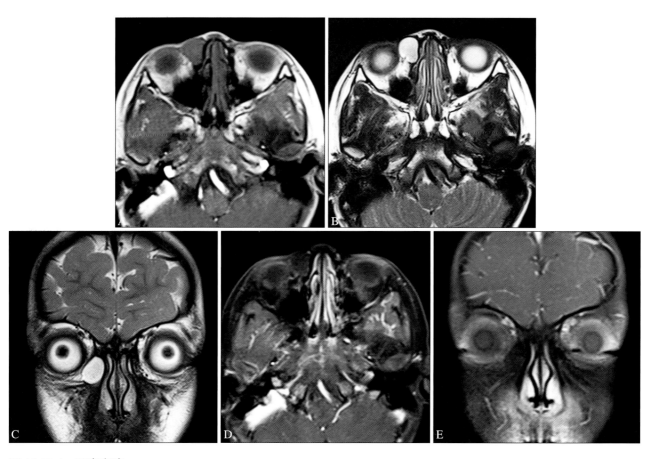

图 10-7-1　泪囊囊肿

A，B. 横断位 T1WI、T2WI，右侧泪囊区可见类圆形长 T1 长 T2 信号影，信号均匀，边缘光滑清楚；C. 冠状位 T2WI，病灶位于右侧泪囊窝区；D，E. 横断面及冠状面增强图像，病灶未见强化

重点推荐文献

[1] 王利华, 谷丽京. 彩色多普勒超声诊断泪囊肿瘤（附 2 例报告）. 中国医学影像技术, 2012, 28（9）：1756-1757.

[2] 徐良, 吴桐, 孙丰源等. 泪囊区占位性病变 43 例病理及影像学分析. 中国实用眼科杂志, 2011, 29（12）：1293-1295.

第 8 节　眶壁骨瘤

【概念与概述】

眶壁骨瘤（osteoma of the orbital wall）主要发生于膜内化骨的骨骼，一般随骨骼发育成熟而停止，颅面骨多见。眶壁骨瘤根据病理分型分为：致密型、松质型和混合型，仅含骨组织

【病理与病因】

- 病因学
  - 病因尚不明确，有学者认为在发育过程中，少许软骨碎屑游离于骨裂隙内形成眶骨骨瘤
- 流行病学
  - 占眼眶肿瘤的 1%～2%

【大体病理及手术所见】

- 境界清楚的硬质肿块，表面无软骨组织
- 致密骨瘤：由骨表面的骨膜发生，又称外周性骨瘤，致密似骨皮质
- 松质骨骨瘤：由骨内膜发生，又称中心性骨瘤，疏松似骨松质

【显微镜下特征】

- 致密骨型：含粗大骨小梁，质地坚硬，深白如象牙，又称为象牙质样骨瘤
- 松质骨型：骨小梁较细，含较多的骨髓腔，疏松如海绵，又称为海绵样骨瘤

【临床表现】

临床特点

- 最常见症状 / 体征
  - 小骨瘤无明显症状，较大肿瘤症状类似慢性鼻窦炎，可引起头痛
  - 眶骨表面骨瘤局部可隆起变形，可触及坚硬肿块，边界清楚，不能活动
  - 视力多无影响，若向眶内突入可引起眼球突出移位

疾病人群分布

- 年龄
  - 可发生于任何年龄
- 性别
  - 男女发病率基本一致

【自然病史与预后】

- 生长缓慢，病程长，预后较好
- 一般随骨骼发育成熟而停止

【治疗】

- 手术治疗为主

【影像表现】

概述

- 最佳诊断依据：CT 示眶骨内密度高于骨质的类圆形肿块影
- 部位
  - 眶骨、颅面骨
- 大小
  - 大小不等，从数毫米到数厘米均可见
- 形态学
  - 多不规则

CT 表现

- 平扫 CT
  - 一般位于骨内，较大者可突出骨轮廓，向眶内突入，局部软组织隆起
  - 呈高密度，致密型骨瘤明显高于同层眶骨密度
- 增强 CT
  - 一般无明显强化

MRI 表现

- T1WI
  - 低信号
- T2WI
  - 低信号
- 增强 T1WI
  - 信号均匀或不均匀，未见明显强化

超声表现

- 骨性病变，超声骨伪影明显

推荐影像学检查

- 最佳检查法：CT 检查

【鉴别诊断】
- 骨纤维异常增殖症
  - 正常骨组织逐渐由增生的纤维组织所代替，

CT 呈磨玻璃样密度
- 增强扫描明显强化，可见坏死液化、囊变及黏液变区

```
诊断与鉴别诊断精要
● CT 可见骨性高密度影，病灶位于眶骨内
```

重点推荐文献

[1] 朱绍成，冯敢生，史大鹏等. 眶骨良性肿瘤与瘤样病变的 CT 诊断 [J]. 实用放射学杂志，2007，23（12）：1606-1609.

[2] 张文静，宋国祥. 眼眶骨瘤 17 例临床分析 [J]. 中国实用眼科杂志，2004，22（10）：835-836.

第 9 节　扁平肥厚型脑膜瘤

【概念与概述】
　　脑膜瘤是神经系统中常见的原发肿瘤之一，好发于成人。起源于蛛网膜颗粒的内皮细胞和成纤维细胞，在颅内，好发于镰旁等大脑凸面，蝶骨脑膜瘤是侵犯眼眶的最常见的颅内肿瘤。好发于蝶骨嵴，其次为蝶骨大翼、蝶骨小翼，以蝶骨大翼和蝶骨嵴脑膜瘤侵犯眼眶为多见。分两种基本形态：一种为球形或分叶状脑膜瘤，多发生于蝶骨嵴；另一种为扁平肥厚型脑膜瘤，多发于蝶骨大翼。本节介绍后者

【病理与病因】
- 病因学
  - 尚不明确
- 流行病学
  - 成年人，45 ~ 55 岁为发病高峰
  - 男女发病率基本一致

【大体病理及手术所见】
- 呈扁平形
- 侵犯蝶骨表面的硬脑膜和（或）蝶骨

【临床表现】
临床特点
- 最常见症状 / 体征
  - 蝶骨骨质增生引起的相应症状，如眼球突出、眼睑水肿
  - 眼球运动受限、复视、视力减退

疾病人群分布
- 年龄
  - 成年人多见
  - 45 ~ 55 岁为发病高峰
- 性别
  - 男女发病率基本一致

【自然病史与预后】
- 生长缓慢，病程长
- 不同部位肿瘤，预后不同；一般为良性，预后较好

【治疗】
- 手术治疗

【影像表现】
概述
- 最佳诊断依据：增厚的蝶骨大翼周围可见软组织肿块影
- 部位
  - 蝶骨大翼周围，肿瘤较大时可累及眼外肌及视神经，可达颅内
- 大小
  - 大小不等，从数毫米到数厘米均可见
- 形态学
  - 多呈扁平形

CT 表现
- 平扫 CT

- 沿蝶骨大翼表面生长的扁平形软组织肿块，边界清楚、锐利
- 眼眶外、上壁可见骨质增生，可向眶内蔓延
- 与正常眼外肌比，呈稍高密度，密度均匀
- 常有点状、不规则钙化影
- 增强 CT
  - 明显均匀强化

MRI 表现

- T1WI
  - 等 - 稍低信号，信号均匀
- T2WI
  - 等 - 稍低信号
- 增强 T1WI
  - 明显均匀强化，边缘清楚

超声表现

- 侵及眶面后，可见眶脂体受压变形

- 强回声弧形光带向前方突出
- 指压痕样改变

推荐影像学检查

- 最佳检查法：增强 MRI

【鉴别诊断】

- 骨纤维异常增殖症
  - 累及范围较广，眶骨周围一般无软组织肿块
  - CT 可见眶骨增厚但骨质密度降低
- 转移瘤
  - 原发肿瘤病史
  - 骨质改变一般为骨质破坏
- 骨髓炎
  - 红、肿、热、痛等炎症表现
  - 病程发展迅速
  - 骨质破坏和骨质增生同时发生

诊断与鉴别诊断精要

- 蝶骨和（或）眶骨骨质增生
- 增生眶骨周围可见扁平状软组织肿块，增强可见明显强化

重点推荐文献

[1] 高爱英，王振常，杨本涛，鲜军舫. 眼眶扁平肥厚型脑膜瘤 CT 及 MRI 表现. 中国医学影像技术，2004，02：186-188.

[2] 陈希奎，唐贵超，廖林森，贺君，吴锟，邢小明. 几种少见病理类型脑膜瘤的 MRI 表现与病理相关性研究[J]. 医学影像学杂志，2013，05：665-668.

典型病例

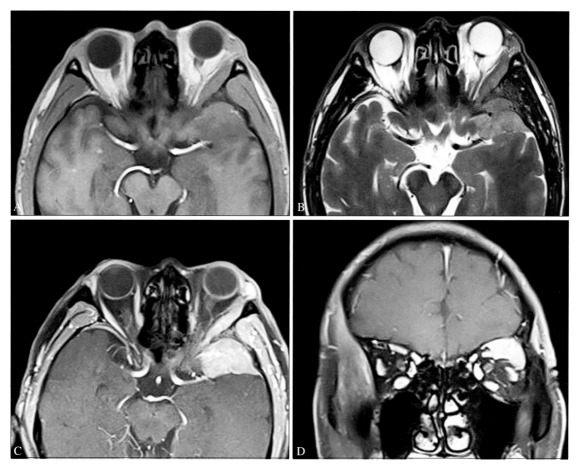

图 10-9-1　蝶骨大翼脑膜瘤
A. 横断位 T1WI，示左侧蝶骨大翼周围条片状软组织影，呈等 T1 信号；B. 横断位 T2WI，病变呈等信号，左蝶骨大翼骨髓腔信号减低；C，D. 增强后横断面及冠状面图像，示病灶明显均匀强化，左眼上直肌群及外直肌受压移位

第 10 节　化学感受器瘤

【概念与概述】

化学感受器瘤（chemodectoma）又称副神经节瘤，是一种少见的良性肿瘤

【病理与病因】

- 病因学
  - 病因尚不明确
- 流行病学
  - 无明显差异
  - 男女发病率基本一致

【大体病理及手术所见】

- 可能来自睫状神经节或有关的神经组织
- 多呈类圆形、结节状或不规则形
- 取新鲜组织，呈红色或淡红色

【显微镜下特征】

- 类上皮样瘤细胞紧密排列成巢状，外有毛细血管及少量纤维包绕
- 少数缺乏包膜

【临床表现】

临床特点

- 最常见症状 / 体征
  - 眼球突出，呈轴性前突或向一侧移位
  - 发展较快者可出现眶区疼痛、视力减退，眼球运动障碍

疾病人群分布

- 年龄
  - 可发生于任何年龄

- 性别
  - 男女发病率无明显差异

【自然病史与预后】

- 病程长短不一，从数月到数年
- 预后较好

【治疗】

- 手术治疗为主

【影像表现】

- 最佳诊断依据：眶内类圆形肿块影，密度／信号均匀，血供丰富
- 部位
  - 眶内，发生部位不定
- 大小
  - 大小不等，从数毫米到数厘米均可见
- 形态学
  - 多呈类圆形、结节状或不规则形，多有包膜

CT 表现

- 平扫 CT
  - 类圆形高密度影，边界清楚，密度均匀
  - 瘤内可有低密度
- 增强 CT
  - 明显强化，多均匀

MRI 表现

- T1WI
  - 中等信号，部分可见血管流空影
- T2WI
  - 中等信号，部分可见血管流空影
- 增强 T1WI
  - 明显强化，多均匀

超声表现

- 边界清楚、光滑
- 内部回声较均匀

推荐影像学检查

- 最佳检查法：增强 MRI

【鉴别诊断】

- 神经纤维瘤
  - 无包膜，较难切除，术后易复发
- 神经鞘瘤
  - 常见于眶内近眶尖段、肌锥外间隙
  - 囊变坏死较多见
- 海绵状血管瘤
  - 常见于肌锥内间隙
  - BUS 探头压迫后多有变形，CDFI 显示瘤体内无血流信号，仅在肿瘤边缘有彩色血流
  - T2WI 呈明显高信号，动态增强扫描呈渐进性强化为其较特征性表现

诊断与鉴别诊断精要

- 化学感受器瘤血液供应非常丰富，临床上易误诊为血管瘤

重点推荐文献

[1] 徐坚民，杜牧，李莹，张景忠，张国志，沈天真. 头颈部副神经节瘤影像学诊断. 放射学实践，2006，10：1003-1006.

[2] 朱光斌，张雪林. 副神经节瘤的 CT 表现与病理对照研究. 中国临床医学影像杂志，2009，05：327-330.

[3] 荀文兴，邹敬才，杜娟，王燕，曲晓莉，杨香菊，肖光裕. 头颈部副神经节瘤 64-MSCT、CTA 及 DSA 诊断和手术治疗. 口腔医学研究，2009，03：308-311.

[4] 杨智云，孙木水，钟运其，陈伟，张翎，冯崇锦. 头颈少见部位副神经节瘤. 中华放射学杂志，2005，04：409-412.

典型病例

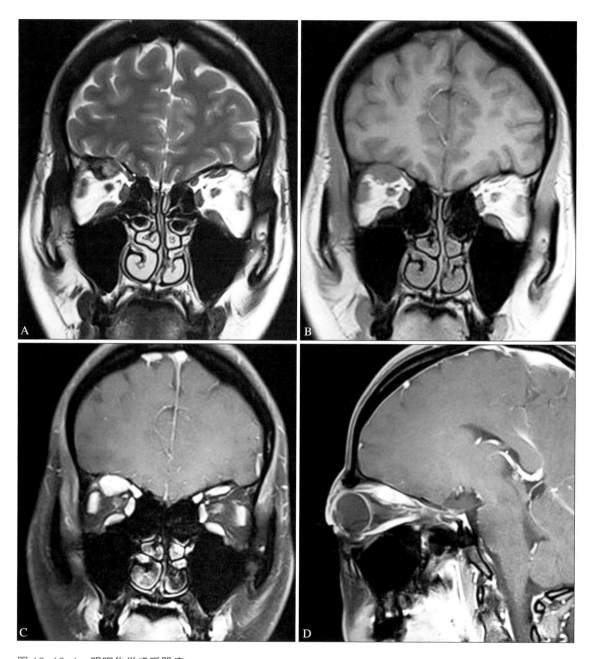

图 10-10-1　眼眶化学感受器瘤
A. 冠状位 T2WI，示右眼眶上象限可见条片状软组织影，边界较清楚，呈等、短 T2 信号；B. 冠状位 T1WI，病变呈等信号，与上直肌群分界不清；C，D. 增强后冠状面及矢状面图像，病灶明显强化

第 11 节　皮样囊肿和表皮样囊肿

【概念与概述】

皮样囊肿（dermoid cyst）和表皮样囊肿（epidermoid cyst）系在胚胎发育过程中，表皮组织陷落到眶内组织或发育中的眶骨缝中，并持续生长，在眶周形成囊肿，为正常结构的组织生长部位异常的一种先天性疾病

【病理与病因】

● 病因学
 ○ 胚胎细胞残留于眼眶内或眶周
● 流行病学
 ○ 儿童和青少年
 ○ 男女发病率基本一致

○ 占眼眶肿瘤的 8.3% ～ 12.1%

【大体病理及手术所见】

- 皮样囊肿：囊内含有皮肤附件，如毛发、皮脂腺、汗腺等
- 表皮样囊肿：内容物为表皮角化物，肉眼观为干酪样或豆渣样
- 二者的组织结构与皮肤结构相似，囊壁最外层是纤维结缔组织和血管，最内为鳞状上皮

【显微镜下特征】

- 皮样囊肿：除含鳞状上皮各层外，还含有皮脂腺、汗腺、毛囊、平滑肌等
- 表皮样囊肿：囊壁含有鳞状上皮的基底细胞层、棘细胞层、角质层及纤维组织层

【临床表现】

临床特点

- 最常见症状 / 体征
  - 早期多无明显症状，由于生长缓慢，可较晚出现症状
  - 眶缘囊肿可见并触及局部隆起，边界清楚，略有波动感
  - 若因外伤或其他原因破裂，可发生炎性反应，局部皮肤红、肿、热、痛

疾病人群分布

- 年龄
  - 儿童期、青少年多见
- 性别
  - 男女发病率基本一致

【自然病史与预后】

- 生长缓慢，病程长，预后较好

【治疗】

- 手术治疗为主

【影像表现】

概述

- 最佳诊断依据：囊性病变，皮样囊肿密度 / 信号不均匀，内可见脂肪组织，内容物无明显强化，壁轻度强化
- 部位
  - 眶缘或眶周，少数位于眶深部，好发于骨缝处
- 大小

○ 大小不等，从数毫米到数厘米均可见

- 形态学
  - 多呈圆形、半圆形

CT 表现

- 平扫 CT
  - 皮样囊肿：边界清楚，囊内密度高低不均，部分可见钙化
  - 表皮样囊肿：边界清楚，囊内呈低密度影
- 增强 CT
  - 囊内容物无明显强化，囊壁可见轻度强化

MRI 表现

- T1WI
  - 皮样囊肿：低信号，间杂脂肪组织呈高信号
  - 表皮样囊肿：低信号
- T2WI
  - 皮样囊肿：高信号，脂肪组织呈中等强度信号
  - 表皮样囊肿：高信号
- 增强 T1WI
  - 囊壁轻度强化

超声表现

- 多呈圆形、半圆形，边界清楚、光滑
- 囊内回声可因内容物成分不同而表现为回声多少及强弱不等
- 皮样囊肿内容物成分复杂，当内容物以脂性液体或汗液为主时，表现为液性暗区
- 表皮样囊肿内容物以角化物为主，回声均匀

推荐影像学检查

- 最佳检查法：增强 MRI

【鉴别诊断】

- 胆脂瘤
  - 多见于 31 ～ 63 岁成年人
  - 临床表现与皮样囊肿无法鉴别，镜下可见炎性组织，囊壁无纤维性膜，无上皮组织
- 畸胎瘤
  - 罕见先天性肿瘤
  - 出生后或婴幼儿时期即见眼球突出，向一侧移位
  - 肿块发展快，眶缘可触及

诊断与鉴别诊断精要

- 青少年发病，眶缘、眶周囊性病变
- 密度／信号均匀或不均匀，增强扫描囊内容物无明显强化，仅囊壁轻度强化

典型病例

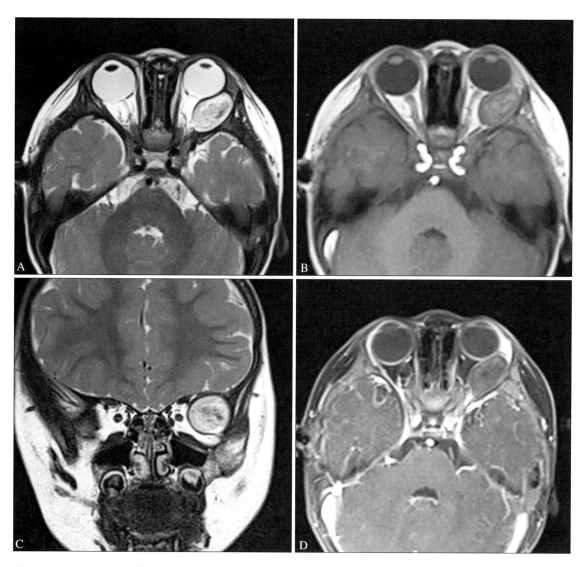

图 10-11-1　眼眶皮样囊肿

A. 横断面 T2WI，示左眼眶外象限类圆形肿块影，边缘光滑清楚，呈等、高混杂信号；B. 横断面 T1WI，病灶信号不均匀，呈等、高混杂信号；C. 冠状位 T2WI，左眼外直肌受压显示不清；D. 增强后横断面图像，病变边缘强化，内部无强化

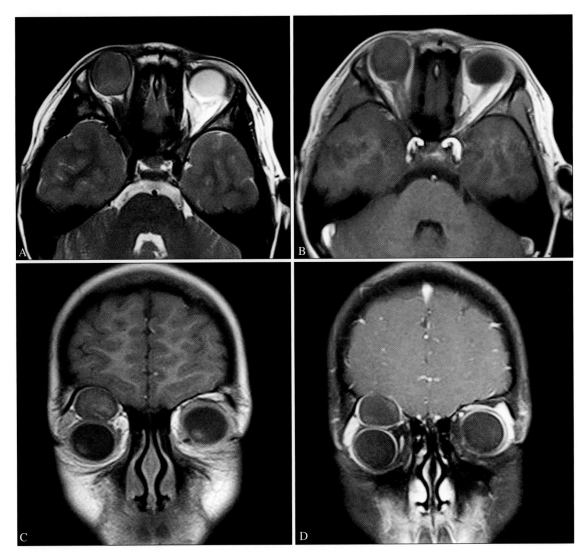

图 10-11-2　眼眶表皮样囊肿
A. 横断面 T2WI，右眼眶上象限可见类圆形肿块影，边界清楚，呈等 T2 信号；B. 横断面 T1WI，呈等、略短 T1 信号；C. 冠状面 T1WI，眼眶上壁骨质明显受压变形，眼球向下移位；D. 增强后冠状面图像，可见病变呈边缘强化，内部未见明显强化

（王　宏）

重点推荐文献

[1] 勾素华，邓庆荣，李中华等. 眼眶皮样囊肿的 CT 诊断 [J]. 实用放射学杂志，2004，20（5）：415-416.

[2] 张长河，钟建胜，李兵等. 眼眶皮样囊肿及表皮样囊肿的 CT 表现. 中国医学影像技术，2003，19（8）：

1016-1018.

[3] 卢斌，覃罗平. 眼眶表皮样囊肿 CT 诊断与病理分析 [J]. 航空航天医学杂志，2013，04：406-408.

主要参考文献

[1] Pham NS，Dublin AB，Strong EB. Dermoid cyst of the orbit and frontal sinus：a case report．Skull Base，2010，20（4）：275-278.

[2] Makhdoomi R，Nayil K，Santosh V，et al. Orbital parag-anglioma-a case report and review of the literature. Clin Neuropathol，2010，29（2）：100-104.

[3] Pritz MB，Burgett RA. Spheno-orbital Reconstruction after Meningioma Resection．Skull Base，2009，19（2）：163-170.

[4] Karikari IO，Syed NA，Cummings TJ. Secretory meningiomas of the orbit. Orbit，2009，28（6）：408-411.

[5] George JL，Marchal JC. Orbital tumors in children：clinical examination，imaging，specific progression［J］. Neurochirurgie，2010，56（2-3）：244-248.

[6] Smolarz-Wojnowska A，Essig H，Gellrich NC，Orbital tumours in children and adolescents. Differential diagnostics and clinical symptoms．Ophthalmologe，2010，107（6）：543-548.

[7] 史季桐，宋国祥，肖利华．常见眼眶内肿瘤的影像诊断分析．中华眼科杂志，1997，3（2）：95.

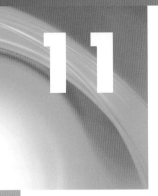

11 眼部常见手术后影像表现

常见眼眶病变的手术后影像

【前路开眶】

适合眶上部或视神经上方肿瘤的切除

- 外上方主要适合于泪腺区肿瘤如泪腺多形性腺瘤的切除

- 内上方主要用于泪囊区病变的切除
- 正上方适合于眶上部肿瘤、内上部肿瘤的切除
- 下睑部入路主要用于眶底减压、骨折修复，眼眶骨折后眼球内陷 2mm 以上、明显的眼球运动障碍、肌肉崁顿等均需手术修复
- 结膜入路适合于眼球周围浅层肿瘤

典型病例

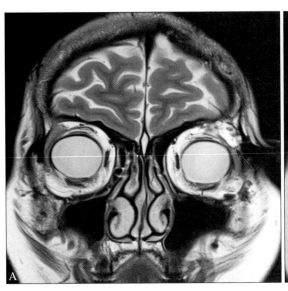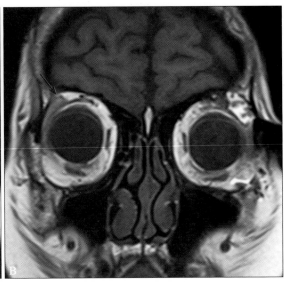

图 11-0-1　左侧泪腺混合瘤术后

女性，47 岁。A. MRI 冠状面 T2WI，显示左侧泪腺区信号混杂，呈等、高信号，左侧眼眶外侧缘可见信号扭曲（术后改变），未见肿瘤复发。B. 冠状面 T1WI，箭头显示右侧正常的泪腺

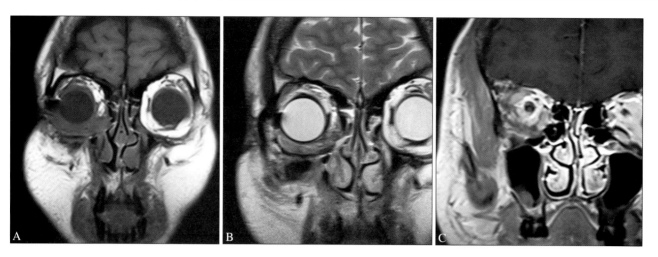

图 11-0-2　右侧泪腺囊腺癌术后复发

女性，32 岁。A，B.冠状面 T1WI，显示右侧泪腺区不规则形软组织影，局部信号扭曲，提示术后改变。右侧眼球周围可见等 T1 长 T2 信号软组织影，病变与下直肌、眶内脂肪边界不清，与眼球界限尚清；C.冠状面 T1WI 增强，可见病变明显强化

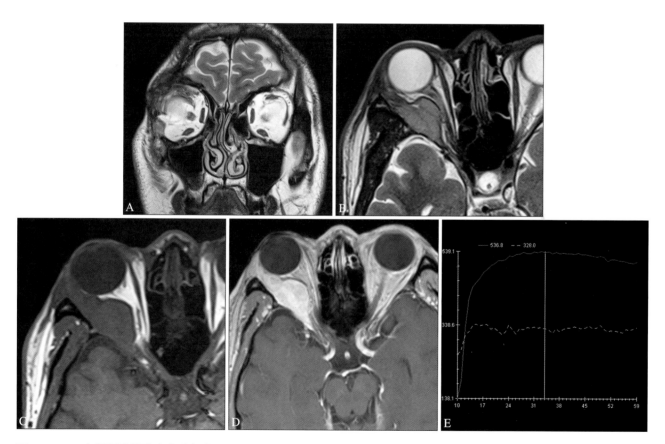

图 11-0-3　右侧泪腺囊腺癌术后复发

男性，44 岁。A.冠状面 T1WI，显示右侧泪腺区信号紊乱，眼眶外上壁信号不均匀；B，C.右侧眼眶肌锥外间隙可见软组织肿块影，呈长 T1 长 T2 信号影；D.横断面 T1WI 增强，肿块可见明显强化；E.动态增强曲线呈速升平台型

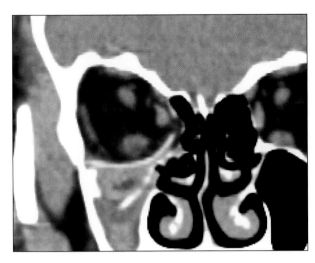

图 11-0-4　右侧眼眶下壁爆裂性骨折修复术后
CT 冠状面显示右侧眼眶下缘可见修复体，下直肌略增粗。右侧上颌窦内可见软组织影

【外侧开眶】

经典的球后肿瘤手术入路，适合于：

● 球后肌锥内间隙视神经外侧肿瘤

● 视神经肿瘤

● 位于视神经外侧眶尖肿瘤

● 泪腺区肿瘤及眶内侧眶上方的深部肿瘤

【内外侧联合开眶】

适用于视神经内外侧面积较广泛的病变

● 血管畸形

● 视神经内侧体积较大的肿瘤

【内侧开眶】

● 术野较窄，位置较深，操作比较困难，适用于：

● 视神经内侧肿瘤，内直肌本身或内直肌内侧病变

● 起源于筛骨的骨瘤

● 额筛黏液囊肿

● 眼眶内侧壁骨折的修复

【冠状切口】

● 适合于开颅手术，也可用于眶上部肿瘤、额部肿瘤

● 优点在于外观无可见的瘢痕

【经额开眶术】

● 适合于颅眶沟通性肿瘤，如脑膜瘤、神经鞘瘤、视神经胶质瘤

● 经颅视神经减压

● 眶顶肿瘤

● 累及眼眶和颅骨的病变，如骨纤维异常增殖综合征

【眶内容物切除术】

为一种破坏性手术，切除范围包括眼球、眶内软组织和骨膜、眼睑

● 适合于侵及眼眶的眼睑、结膜恶性肿瘤

● 眼内恶性肿瘤眶内蔓延

● 眶内原发性恶性肿瘤对放化疗无效

● 眶内复发性良性肿瘤，如视神经脑膜瘤、泪腺多形性腺瘤等

● 眶内转移瘤的姑息疗法；鼻窦恶性肿瘤侵犯眶内

（夏　爽）

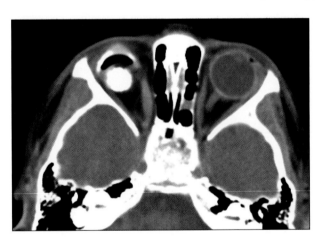

图 10-0-5　右侧视网膜母细胞瘤术后
男性，7 岁。横断面 CT 显示右侧眼球缺如，可见义眼植入，内直肌增粗，余眶内结构未见异常

主要参考文献

[1] 肖利华. 眼眶手术学及图解. 郑州：河南科学技术出版社，2000：64-67.

[2] Natori Y，Rhoton AL. Transcranial approach to the orbit：microsurgical anatomy. J Neurosurg，1994，81：78-86.

[3] Parks SL，Glover AT. Benign mixed tumors arising in the palpebral lobe of the lacrimal gland. Ophthalmology，1990，97：526-530.

[4] 李国珍. 临床 CT 诊断学. 北京：中国科学技术出版社，2001.172.

[5] 宋国祥. 眼眶病学. 北京：人民卫生出版社，1999：399-404.

[6] 鲜军航，燕飞，兰宝森. 眼部病变的 MRI 诊断. 中国临床医学影像杂志，1998，9：167-170.

[7] 徐华，巩若，王涛，等. 多层螺旋 CTMPR 图像对外伤性眼眶骨折的诊断价值. 中国医学影像技术，2004，（20）10：1548-1549.

耳部影像学

12 耳部影像检查方法

第1节 X线

20世纪80年代以前，颞骨检查以X线检查为主，但近年来随着CT和MRI的快速发展和普及，目前X线检查已很少应用。

一、普通X线摄影检查

颞骨解剖结构复杂，为了避免影像相互重叠，头部和X线球管经常要转动一定角度，为了对比常需要两侧同时摄片。常用体位如下：

- 许氏位（Schüller）乳突25°～30°侧位，该体位可显示乳突蜂房、乙状窦、乳突导血管、鼓室盖、颞下颌关节等

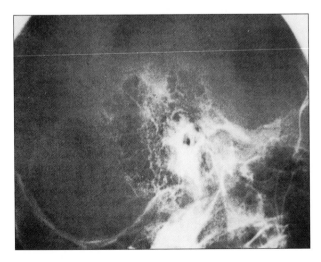

图 12-1-1　许氏位

- 斯氏位（Stenver）颞骨岩部后前位，该体位可显示岩骨尖及其上下缘、乳突尖部及蜂窝、鼓窦、迷路等

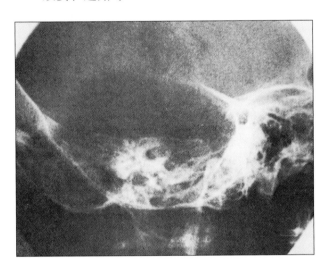

图 12-1-2　斯氏位

- 梅氏位（Mayer）颞骨岩部轴位，该体位显示乳突蜂窝、鼓窦、内听道、外耳道、迷路及颞下颌关节等
- 劳氏位（Law）乳突双15°侧位，该体位可显示乳突气房、乳突窦、鼓室盖、乙状窦等
- 伦氏位（Runstrom）该体位可显示上鼓室、鼓窦及鼓窦入口病变
- 此外还有欧文氏位、汤氏位、格氏位、休舍位、听骨位、前庭窗位、颈静脉孔位等近20种投照方式，投照时要求采用小焦点、加用遮光筒以增加清晰度

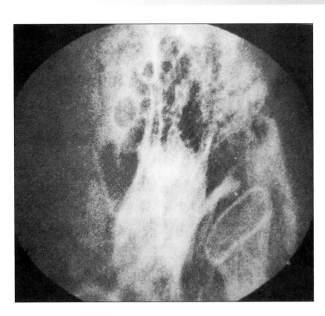

图 12-1-3　梅氏位

一定程度上得到显示

● 咽鼓管造影　了解咽鼓管的通畅情况及咽鼓管的功能

● 鼓室充气造影　了解鼓室大小、形态以及与鼓膜有无粘连

● 正负压灌注乳突造影　了解乳突发育情况，且碘油对中耳炎有治疗效果

● 内听道脑池造影　了解内听道充盈情况，对听神经瘤的早期诊断有一定帮助，还可诊断桥小脑脚区病变

二、特殊 X 线摄影检查

● 中耳体层射影　可分为冠状面和矢状面体层摄影，少数情况下也可采用侧斜位或轴位体层摄影，使中耳、内耳及听小骨等一些细微结构在

三、血管造影检查

● 颈内动脉造影　用于诊断颈动脉体瘤、听神经瘤、富血供的脑膜瘤；有无颈动脉狭窄、闭塞及动静脉畸形；了解血管异常及血管疾患（如动脉瘤、动静脉瘘等）

● 椎动脉造影　用于诊断后颅窝占位性病变

● 颈静脉造影　用于诊断颈静脉球病，观察颈静脉的闭塞、受压情况

第 2 节　CT

颞骨多由骨性结构及气体构成，结构细微且对比度高，仅有少量软组织，因此特别适合高分辨力 CT（high resolution computed tomography，HRCT）检查。

一、常规 HRCT 检查

● 横断面　横断面 CT 检查对于外耳道前后壁，锤砧关节，鼓室的前、后、内、外壁、乙状窦壁以及颞下颌关节显示较清楚。受检者仰卧，头稍后仰。以听眦线为基线，从外耳孔上缘 10mm 开始，以 2mm 层厚向下扫描，窗宽 3000 ~ 4000Hu，窗位 600 ~ 700Hu

● 冠状面　冠状面 CT 检查对于鼓膜嵴、上鼓室、中颅窝底、水平半规管、前庭窗、内听道横嵴等结构，以及鼓室下壁与颈静脉球窝的关系较横断面显示更加清楚。另外，当球管角度与听骨链平行时，还可清楚地显示听小骨的衔接关系，故在耳部 CT 检查中，冠状面检查运用较多。受检者仰卧，肩背部稍垫高，头后仰置于头架中，尽可能使听眦线与水平面平行，或倾斜扫描架向头侧倾 20° 以内，使扫描平面和听眦线大致垂直。自外耳孔前缘开始以 2mm 层厚向后扫描，窗宽 3000 ~ 4000Hu，窗位 600 ~ 700Hu。一般情况下 8 层即能包括中耳腔及内耳结构

二、多层螺旋 HRCT 检查

多层螺旋 CT 可实现快速容积扫描，容积采样使得 Z 轴方向有了连续的数据，大大提高了 Z 轴方向的空间分辨力，为多种后处理技术提供了基础，螺距 0.875、准直 0.5mm、重建间隔 0.3mm、FOV25cm×25cm、矩阵 512×512，采用骨算法重建，颞骨检查常用的后处理方式有以下 5 种：

● 表面遮盖显示（surface shaded display SSD）

能够得到整个颞骨立体解剖图像，自由旋转图像，可获得颞骨解剖的整体印象，可用于术前了解患者的颞骨解剖特点

- 容积再现技术（volume rendering VR）这种检查方法一定程度上弥补了 HRCT 其他后处理方法对内耳膜迷路立体结构显示欠佳的缺陷，在临床上有着独特的应用价值
- CT 仿真内镜显示技术（CT virtual endoscopy CTVE）利用 Navigator 软件对容积数据进行三维重建，获得中耳仿真内镜图像。移动仿真内镜，能较清楚显示外耳道、中耳腔各个壁的内表面，还可从不同角度观察听骨链，使中耳腔这一复杂部位的立体解剖有了直观地显示。

- 多平面重组技术（multi-planar reformation，MPR）和曲面重组技术（curved planar reconstruction，CPR）MPR 是在横断面 CT 图像上按需要任意划线，然后沿该线将一系列横断面重组，即可获得该划线平面的二维重建图像，包括冠状面、矢状面和任意角度斜位面图像
- CPR 指在容积数据的基础上，沿感兴趣区器官划一条曲线，计算指定曲面的所有 CT 值，并以二维图像形式显示出来
- 最大密度投影（maximum intensity projection MIP）在运用 MIP 进行某些结构的图像的后处理时，为了避免结构的重叠过多，常采用薄层最大密度投影（thin MIP）进行处理

典型图像

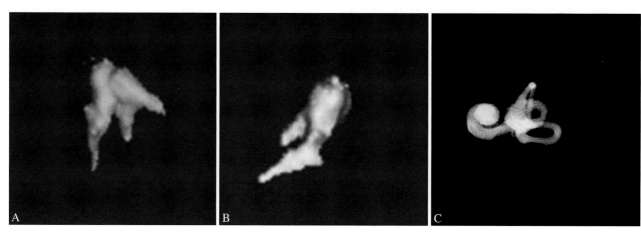

图 12-2-1　听小骨（A、B）及内耳迷路（C）VR 重建

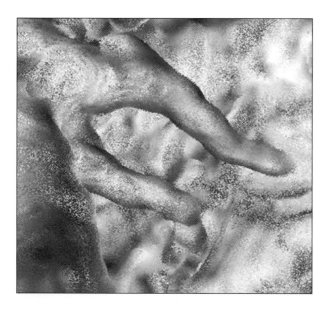

图 12-2-2　听小骨 CTVE 显示

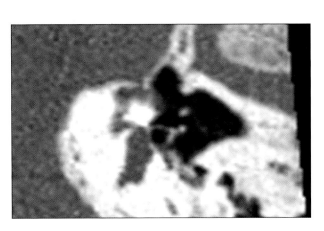

图 12-2-3　MPR 重建显示镫骨

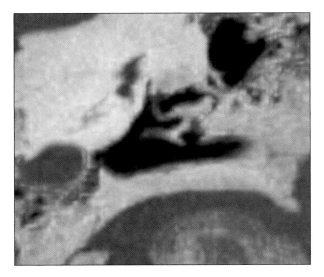

图 12-2-4　MIP 显示听小骨

第 3 节　MRI

应用于颞骨的 MRI 检查常用序列有以下几种：

- 二维自旋回波（two dimensional spin echo）为 MRI 最常用的基本序列，包括 T1WI、T2WI 及 Gd-DTPA 增强 T1WI。增强 T1WI 可用于诊断内听道小听神经瘤
- 三维梯度回波（three dimensional gradient recalled echo，3D GRE）三维破坏性稳态梯度回返采集技术（3D spoiled gradient recalled acquisition in steady state，3D-SPGR）采用翻转角 20° ~ 30°，层厚 1.0 mm ~ 1.3mm。使用头部线圈，两侧同时扫描。T1WI 平扫加 Gd-DTPA 增强，用于显示内听道外颞骨内面神经及各种病变。三维积极干预稳态采集序列（3D constructive interference in steady state，3D-CISS）TR：12.5ms，TE：5.9ms，翻转角 30°，为重 T2WI。用于显示膜迷路及内听道内面神经，亦可显示内听道内小听神经瘤

- 三维快速自旋回波（three dimensional fast spin-echo，3D FSE）T2WI 采用 TR3000 ~ 4000ms，TE102 ~ 250ms，层厚 1.0 ~ 1.5mm，无间隔扫描。进行最大密度投影后处理后可清楚显示内耳膜迷路的影像
- 水成像（hydrography）采用长 TE 技术，获得重 T2WI，突出水的信号，同时采用脂肪抑制技术，行 MIP 和三维重建，可获得 MRI 水成像，使内耳含水的膜迷路清晰显影

典型图像

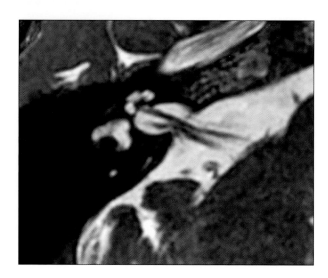

图 12-3-1　MRI 显示内听道内的神经

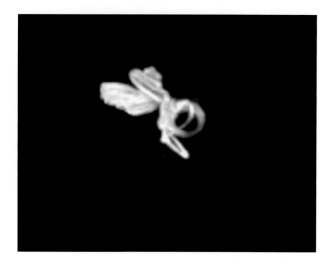

图 12-3-2　MRI 3D 重建显示膜迷路三维图像

（柳　橙）

耳部影像解剖

第1节 影像解剖基础及变异

耳部分为外耳、中耳及内耳。外耳由耳廓及外耳道组成；中耳由鼓室、咽鼓管、鼓窦及乳突组成；内耳由耳蜗、前庭及半规管组成。中耳和内耳位于颞骨内。

一、颞骨大体解剖

耳部重要的解剖结构均位于颞骨内，颞骨位于顶骨、蝶骨与枕骨之间，参与构成颅底和颅腔侧壁，经颞下颌关节与下颌骨相接。颞骨形状不规则，内部各结构相互重叠，方向位置各异，解剖关系极为复杂。以外耳道为中心可将其分为鳞部、岩部、乳突部、鼓部及茎突5部分

- 颞骨鳞部　位于前上方，形似鱼鳞，外面又称颞面，参与组成颞窝的内侧壁，由颞肌附着。顶缘与顶骨相接，蝶缘与顶骨、额骨和蝶骨大翼共同组成翼点；颞鳞的后缘接顶骨和枕骨；前部下方有颧突，该突向后上的弯线即颞线，为颞肌附着处的后界，并有颞筋膜附着。颞线向下1cm处是鳞部与乳突部的交界。颧突水平伸向前，与颧骨的颞突联结构成颧弓。颧弓的后根、乳突前缘的延长线和外耳道后壁之间共同围成外耳道上三角，即乳突窦的外侧壁。颧弓的深面为颞窝，有颞肌充填。颞鳞内面又称大脑面，凹凸不平，可见脑膜中动脉沟前、后支走行

- 颞骨岩部　骨质较密，位于颅底，枕骨与蝶骨之间，从后外斜向前内，为小脑幕外侧缘的附

着处，也是颅中窝与颅后窝的分界标志。内有前庭蜗器、面神经管与面神经、颈动脉管等。可分为前、后、下三个面及一尖、一底。颞骨岩部的底续接鳞部及乳突部。颞骨岩部的尖朝向前内侧，构成破裂孔的后壁，居枕骨及蝶骨大翼之间，尖端有颈动脉管的内口。颞骨岩部的前面为颅中窝后份，借岩鳞缝连与鳞部的内面。岩部的后面朝向颅后窝，续连乳突部的内面，近中央部分有内耳门，内接内听道，长约1cm，有面神经、前庭蜗神经及迷路动脉出入。岩部的下面凹凸不平，参与组成颅底外面的一部分，近中央部有颈动脉管外口

- 颞骨乳突部　居颞骨后份。外面粗糙，有枕肌和耳后肌附着，该面有许多小孔，最大的是乳突孔，有导静脉穿过连与横窦，或枕动脉的分支穿过。乳突部向下形成乳突，大小不等，一般男性大于女性，为胸锁乳突肌的止点。乳突内有乳突小房，数量和大小不一，一般上份小房大而含气，越向下小房越小，近乳突尖处则更小且含骨髓。有的人无乳突小房，整个乳突为实体。乳突的前上份有乳突窦，腔大而不规则，向下连通乳突小房，向前通鼓室上隐窝。乳突窦的上界为鼓室盖，与颅中窝相邻，下界为乳突，外侧界为外耳道上三角，内侧界为水平半规管。乳突内面有乙状窦沟，该沟仅隔一薄的骨板与乳突小房相邻

- 颞骨鼓部　居鳞部下方，乳突部之前，为一弯曲的骨片，组成外耳门和外耳道的骨性部。其

内侧有一窄沟称为鼓沟,有鼓膜附着。上缘外侧续下颌窝后壁,内侧为岩鼓裂后壁。下缘内侧较薄,外侧变厚,容纳茎突。外侧缘附以耳廓软骨。内侧缘与岩部、鳞部和乳突部结合,为鼓乳裂的前壁。外耳道长约2cm,由后外斜向前内,中部略向上凸。其前、下和后壁下份为鼓部,上壁和后壁上份属于鳞部。外耳道底被鼓膜封闭,外耳门上界是颧突后根,根下有外耳道上棘

- 茎突 长短不定,从颞骨的下面伸向前下方,有茎突舌骨韧带、茎突下颌韧带、茎突舌肌、茎突咽肌和茎突舌骨肌附着。茎突舌骨韧带连与舌骨小角,有时该韧带可部分或全部骨化

二、颞骨局部解剖

- 鼓室 鼓室有6个壁
  - 外侧壁为鼓膜,上1/4为松弛部,下3/4为紧张部,中央是鼓膜脐
  - 上壁又称鼓室盖,为一薄的骨板
  - 下壁为颈静脉壁,隔以一薄的骨板,其下方是颈内静脉
  - 前壁为颈动脉壁,即颈动脉管的后壁,其上部为颞骨岩部与鳞部的交界处,有鼓膜紧张肌半管位于上部,咽鼓管半管居其下方
  - 后壁为乳突壁,上部有乳突窦的入口
  - 内侧壁为迷路壁,也是内耳前庭部的外侧壁,该壁中间圆形隆起,称为岬。岬的后上方是前庭窗(前庭窗)。岬的后下方是蜗窗(圆窗)。前庭窗后上方的弓形隆起,称为面神经管凸,内藏面神经
  - 鼓室内有3块听小骨分别为锤骨、砧骨及镫骨
    - 锤骨是3块听小骨中最大者,分为头、颈、柄3部分,锤骨头为上端膨大部分,位于上鼓室,其后内侧面有一长马鞍形关节面,与砧骨体前面的鞍状关节面形成锤砧关节。锤骨头下方稍细,为锤骨颈。锤骨颈以下细扁状部分为锤骨柄
    - 砧骨形似双尖牙状,位于砧骨和镫骨之间,可分为砧骨体和长脚(突)、短脚(突)3部分。砧骨体位于上鼓室,其前面与锤骨头形成锤砧关节。砧骨短突

长约5mm,砧骨长突末端略膨大,称为"豆状突"与锤骨头形成砧镫关节
    - 镫骨为听小骨中最小者,且位于听小骨的最内端,镫骨形如马镫,分为头、颈、前脚、后脚、和底(或称底板、足板)。镫骨头的大小和形状变异甚大,其顶部为一凹陷关节面,与砧骨豆状突形成砧镫关节,镫骨颈很短,有时不易辨认,前脚比后脚细且短而直,后脚相对稍长而弯曲。镫骨底板的大小和形状与前庭窗相当
  - 咽鼓管是鼓室与鼻咽部之间的通道,可分为前内侧的软骨部和后外侧的骨性部,一般软骨部约占咽鼓管长度的2/3,骨性部约占咽鼓管全长的1/3。两部交界处为咽鼓管峡。成人咽鼓管长而倾斜。小儿咽鼓管短、粗而水平

- 内耳 又称迷路,深藏于颞骨的岩部内,由骨性管道和其深面的膜性管道组成。骨迷路为一系列骨性管道,内含外淋巴液。由半规管、前庭和耳蜗构成
  - 骨半规管由3个彼此互相垂直的半环状骨管组成,分别称为前骨半规管、外骨半规管和后骨半规管。每个半规管均有两个骨脚连与前庭,骨脚膨大部称壶腹骨脚(骨壶腹),前骨半规管与后骨半规管两个壶腹骨脚合成一个总骨脚,故3个骨半规管共有5个骨脚,以5个孔开口于前庭的后壁
  - 前庭居骨迷路的中间部分,近似椭圆形的腔隙,有前、后、内侧和外侧4个壁。外侧壁为鼓室的内侧壁,有前庭窗和蜗窗。内侧壁对内听道的底,前庭蜗神经穿经此壁。前壁较窄,有蜗螺旋管入口,通前庭阶。后壁较宽,经5个孔与3个骨半规管相通
  - 耳蜗位居内耳的前内侧,蜗螺旋管沿蜗轴旋转两圈半,耳蜗尖称为蜗顶,朝向前外侧,蜗底朝向后内侧,正对内听道底
  - 膜迷路由膜状结构组成,包含内淋巴液。可分为膜半规管、椭圆囊、球囊和蜗管。膜半规管套在骨半规管内,与骨半规管形态一致,骨壶腹的深面套以膜壶腹,膜壶腹壁上的隆起称壶腹嵴,是位置觉感受器

球囊和椭圆囊位于前庭部的深面，椭圆囊的后壁上有 5 个孔与 3 个膜半规管相通。球囊较小，位居椭圆囊的前下方，向前下经连合管与蜗管相通。蜗管套在骨蜗螺旋管内，一端借连合管与球囊相通，另一端在蜗顶，顶端为细小的盲端

- 面神经　分为 5 段，颅内段、内听道段、迷路段、鼓室段及乳突段。
  - 颅内段离开延髓脑桥沟，穿过脑桥小脑角池，行至内耳门
  - 内听道段从内耳门到内听道底的面神经区，长约 7 ～ 8mm，面神经的第一段与第二段均与前庭蜗神经和迷路动脉伴行，此处的蜗神经瘤极易压迫面神经产生核下性面瘫
  - 迷路段为最短的一段，仅 3 ～ 4mm，行向外侧面微斜向前，在前庭与耳蜗之间到达膝神经节
  - 鼓室段面神经自膝神经节转向后微向下。经鼓室内侧壁前庭窗的后上方，到达鼓室后壁，为中耳炎性病变和手术时最易损伤的部位，该段长 8 ～ 12mm 水平段面神经从水平面转向垂直面进入乳突，弯曲形成一约 110° ～ 127° 向前开放的角，转折膝部长 2 ～ 3mm
  - 乳突段面神经自锥隆起之后，转向下 1 ～ 2mm 开始，或其上端位于外半规管后端下方，相当于砧骨短突之下和锥隆起平面，下达茎乳孔，乳突段全长 15 ～ 20mm
- 乳突窦和乳突小房　乳突窦位居鼓室上隐窝的

后方，向后下与乳突小房相通。乳突小房为乳突部的骨松质气化而成，该部的黏膜与乳突窦和鼓室的黏膜相续，故中耳炎症可经乳突窦侵犯该部并发乳突炎

三、发育变异

- 乳突　乳突的影像学表现与乳突的类型有关。乳突可根据小房气化程度不同分为气化型、板障型、硬化型和混合型 4 型：
  - 气化型乳突表现为乳突小房透明、清晰、间隔完整、锐利，小房的大小不等，靠近乳突边缘者较大，特别是乳突尖部
  - 板障型乳突表现为气房小而多，气房间隔较厚，外层骨质较厚，颇似头盖骨的板障构造
  - 硬化型乳突表现为气房未发育，骨质致密
  - 混合型乳突界于板障型与气化型之间
- 乙状窦前位　横断面 CT 可见乙状窦骨板距外耳道后壁距离小于 1cm，称为乙状窦前位，好发于硬化性乳突。手术如触及易引起大出血
- 鼓室盖低位　冠状位 CT 图像鼓室盖至外耳孔上缘之间的距离，如果小于 5mm 提示鼓室盖低位，手术中如果意识不到鼓室盖的发育特点，很容易造成中颅窝底破坏，引起颅内并发症
- 颈静脉球高位　横断面 CT 图像表现为颈静脉球最高层面超过耳蜗底圈，向上突出部分与颈静脉密度相同并相连，周围骨质结构光整无破坏，MRI 表现为血液涡流信号

第 2 节　CT 影像解剖

一、横断面 CT 影像解剖（由上而下）

- 前骨半规管层面　在颞骨岩部骨质内见两小点状低密度影，分别为前骨半规管前脚、后脚的断面影像，前后脚间可见一向内前走行细管影，称为弓形下窝，其内走行弓下动脉。前骨半规管后脚与后骨半规管上脚为共脚，称为总骨脚稍下层面显示三点状管道断面，从前向后依次为前骨半规管前脚、总骨脚和后骨半规管弓部。后骨半规管上脚、下脚在此相邻层面显

示为线状管道影

- 外骨半规管层面　外骨半规管显示为环状结构，内接前庭，其外侧前为上鼓室经乳突窦入口接乳突窦。其后方圆形点状影为后骨半规管弓断面。前庭内上方与耳蜗底圈之间斜向前外之管状结构为面神经管迷路段，前接膝状神经窝。内侧较粗的管状结构为内听道，其内径约为 4 ～ 6mm，正常两侧对称
- 前庭窗层面　中间椭圆形低密度影为前庭，其外侧通向鼓室骨质缺如区即为前庭窗，由镫骨底板封闭。鼓室内可见两骨性结构，前方圆形

骨结构为锤骨头，后方三角形结构为砧骨体及砧骨短脚，锤骨头与砧骨体形成锤砧关节。其前外侧线状低密度影为鼓膜张肌，其上一层面线状结构为面神经管鼓室段。前庭内侧为内听道，前为耳蜗底圈和中圈影像。前庭后方可见总骨脚入前庭处，后外侧可见后骨半规管点状断面影，后内侧线状低密度影为前庭导水管，其中点处宽度正常值大于 0.5mm，小于 1.5mm

- 耳蜗层面　此层面耳蜗可呈两圈或两圈半结构，呈螺旋状。耳蜗底圈向鼓室突出之骨性结构称为骨岬，与耳蜗底圈相接之后方骨质缺如区为蜗窗。耳蜗前外线状影为鼓膜张肌，其上一层面可见鼓膜张肌经匙突转向外侧以鼓膜张

肌腱连于锤骨柄与锤骨颈交界处的内侧面。鼓室中部可见两骨性结构，前点状结构为锤骨颈断面，线状结构为砧骨长脚。骨室后壁中间骨性隆起称为锥隆起，锥隆起内侧隐窝称为鼓室窦，又称为锥隐窝，锥隆起外侧隐窝称为面神经隐窝，其后方为面神经后膝部。锥隐窝后内方线状低密度影为后骨半规管下脚，在后方可见前庭导水管及其开口

- 颈动脉管层面　颞骨岩部由后外斜向前内的粗管状结构即为颈动脉管，其后方圆形低密度影为颈静脉球，二者之间喇叭口样结构为耳蜗导水管开口。颈动脉管外侧斜行含气管道结构为咽鼓管，咽鼓管开口为鼓室，外侧管状含气结构为外耳道，后方含气小房样结构为乳突气房

典型图像

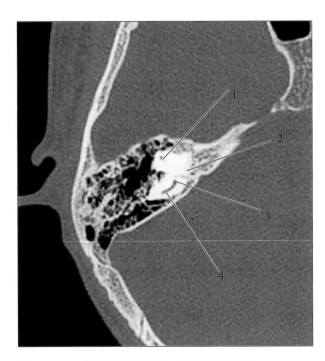

图 13-2-1　颞骨 CT 横断面，前骨半规管层面

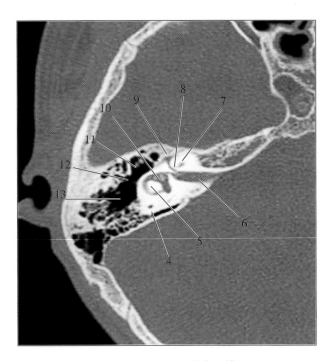

图 13-2-2　颞骨 CT 横断面，外骨半规管层面

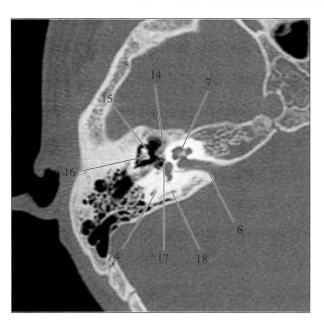

图 13-2-3　颞骨 CT 横断面，前庭窗层面

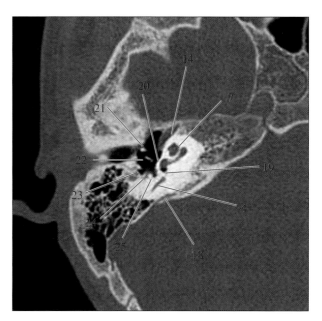

图 13-2-4　颞骨 CT 横断面，耳蜗层面

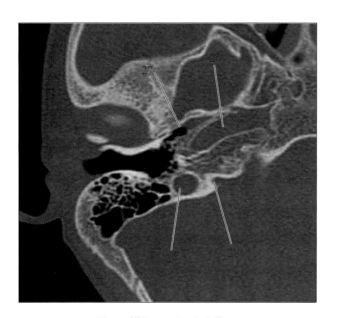

图 13-2-5　颞骨 CT 横断面，颈动脉管层面

1. 前 骨 半 规 管 anterior semicircular canal；2. 弓形 下窝 subarcuate fossa；3. 总 骨 脚 common bony crus；4. 后 骨 半 规 管 posterior semicircular canal；5. 外骨半规管 lateral semicircular canal；6. 内 听道 Internal acoustic meatus；7. 耳蜗 cochlea；8. 面神经管迷路段 labyrinthine segment of facial；9. 膝 状 神 经 节 geniculate ganglion；10. 前庭 vestibule；11. 上鼓室 atticus；12. 乳突窦入口 entrance to mastoid antrum；13. 乳 突 窦 mastoid antrum；14. 鼓膜张肌 tensor tympani；15. 锤骨头 head of malleus；16. 砧骨体 body of incus；17. 前 庭 窗 vestibular；18. 前庭导水管 vestibular aqueduct；19. 圆 窗 round window；20. 鼓岬 promontorium tympani；21. 锤骨颈 neck of malleus；22. 砧骨长脚 long crus of incus；23. 面神经隐窝 facial recess；24. 锥隆起 menta pyramidalis；25. 鼓室窦 sinus tympani；26. 颈内动脉 internal carotid artery；27. 咽鼓管 auditory tube；28. 耳 蜗导水管 cochlea aqueduct；29. 颈静脉球 jugular bulb。

二、冠状面 CT 影像解剖（由前向后）

- 岩尖层面　岩尖部骨质内椭圆形管状结构断面为颈动脉管断面，其外侧点状低密度影为鼓膜张肌断面影像，再外侧含气管道断面为咽鼓管断面影像，最外侧为颞下颌关节
- 耳蜗层面　颞骨岩部致密骨质内螺旋形结构即为耳蜗，耳蜗前外侧分别可见两点状结构，分

别为面神经管迷路段及鼓室段，面神经鼓室段下方可见鼓膜张肌断面，并可见鼓膜张肌腱连与锤骨颈。鼓室内可见锤骨，显示锤骨头、锤骨颈及锤骨柄。上鼓室外侧壁向内下延伸变尖，称为盾板，其与锤骨头及锤骨颈形成的间隙称为 Prussak 间隙

- 前庭窗层面　颞骨岩部致密骨质内中间低密度区为前庭，外侧骨质结构缺如部，呈小窗样结构称为前庭窗。前庭上方接前骨半规管前脚，

外侧接水平半规管，下方接耳蜗底圈。水平半规管下方点状低密度影为面神经管鼓室段断面。前庭内侧管状结构为内听道

- 蜗窗层面　前庭下方骨质缺如区即为蜗窗，前庭上方密质骨内点状结构为前骨半规管弓部，外侧接水平半规管，外上方含气结构为乳突窦入口，前庭内侧为内听道
- 总骨脚层面　密质骨中间垂直管状结构即为前骨半规管与后骨半规管之共脚-总骨脚，外侧

水平管状结构为水平半规管，上方线样结构为弓形下窝。下内侧呈喇叭样管状结构为耳蜗导水管，其外侧较大骨质凹陷区称为颈静脉球窝

- 面神经管乳突段层面　中间垂直走行的管状结构即为面神经管垂直段，也称乳突段，其内上方两点状结构为后骨半规管断面，稍后层面可见后骨半规管呈圆弧状线样影。内侧可见乙状窦

典型图像

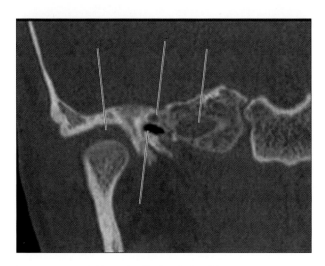

图 13-2-6　颞骨 CT 冠状面，岩尖层面

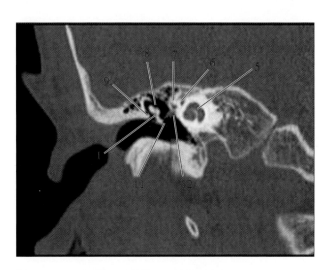

图 13-2-7　颞骨 CT 冠状面，耳蜗层面

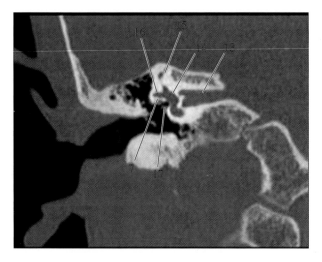

图 13-2-8　颞骨 CT 冠状面，前庭窗层面

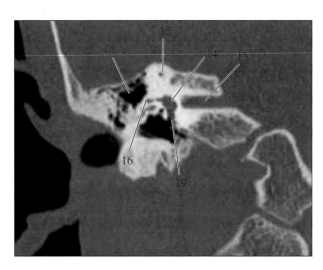

图 13-2-9　颞骨 CT 冠状面，蜗窗层面

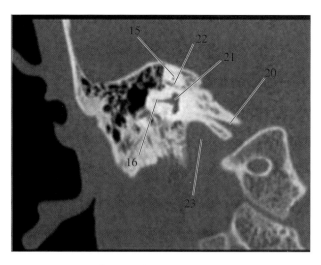

图 13-2-10　颞骨 CT 冠状面，总骨脚层面

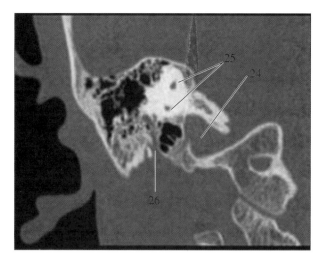

图 13-2-11　颞骨 CT 冠状面，面神经乳突段层面

1. 颈内动脉 internal carotid artery；2. 鼓膜张肌 tensor tympani；3. 咽鼓管 auditory tube；4. 颞下颌关节 temporomandibular joint；5. 耳蜗 cochlea；6. 面神经管迷路段 labyrinthine segment of facial；7. 面神经管鼓室段 tympanic segment of facial canal；8. 锤骨头 head of malleus；9. 盾板 scutum shield；10. 锤骨颈 neck of malleus；11. 锤骨柄 handle of malleus；12. 鼓膜张肌 tensor tympani；13. 内听道 Internal acoustic meatus；14. 前庭 vestibule；15. 前骨半规管 anterior semicircular canal；16. 外骨半规管 lateral semicircular canal；17. 前庭窗 vestibular；18. 乳突窦入口 entrance to mastoid antrum；19. 圆窗 round window；20. 耳蜗导水管 cochlea aqueduct；21. 总骨脚 common bony crus；22. 弓形下窝 subarcuate fossa；23. 颈静脉球 jugular bulb；24. 乙状窦 sigmoid sinus；25. 后骨半规管 posterior semicircular canal；26. 面神经管乳突段 mastoid segment of facial canal

三、矢状面 CT 影像解剖（由内向外）

- 耳蜗层面　前部密质骨内条状低密度影为耳蜗底圈，其后方略圆形结构为内听道断面，后下方骨质凹陷区位颈静脉球窝
- 前庭层面　密质骨中间较大低密度影为前庭，下方骨质缺如区为蜗窗，上下点状低密度影为

前骨半规管与后骨半规管断面，后上与之相连的条状低密度影为总骨脚，后下斜行较细线状影为前庭导水管。前庭前面上下两点状低密度影分别为面神经管迷路段及鼓膜张肌断面

- 面神经管乳突段层面　中间垂直走行的管状结构即为面神经管乳突段，其上方水平管状影为水平半规管，鼓室内点条状骨质结构分别为锤骨颈与砧骨长脚

典型图像

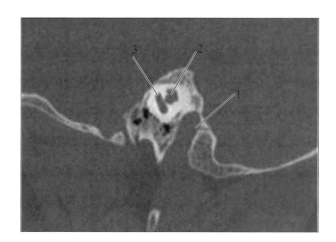

图 13-2-12　颞骨 CT 斜矢状面，耳蜗层面

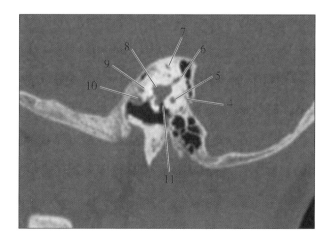

图 13-2-13　颞骨 CT 斜矢状面，前庭层面

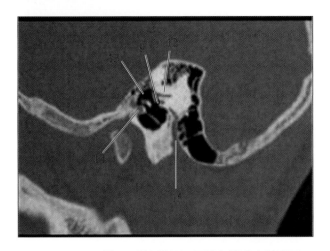

1. 颈静脉球 jugular bulb；2. 内听道 Internal acoustic meatus；3. 耳蜗 cochlea；4. 前庭导水管 vestibular aqueduct；5. 后骨半规管 posterior semicircular canal；6. 总骨脚 common bony crus；7. 前骨半规管 anterior semicircular canal；8. 前庭 vestibule；9. 面神经管迷路段 labyrinthine segment of facial；10. 鼓膜张肌 tensor tympani；11. 圆窗 round window；12. 外骨半规管 lateral semicircular canal；13. 砧骨长脚 long crus of incus；14. 锤骨颈 neck of malleus；15. 面神经管乳突段 mastoid segment of facial canal

图 13-2-14　颞骨 CT 斜矢状面，面神经管乳突段层面

四、特殊后处理影像

- 面神经管　经多方位调整 MPR，面神经管鼓室段及乳突段可同时显示在一个层面上
- 听小骨 CTVE 显示　可清晰显示锤骨颈、锤骨柄、砧骨长脚及砧镫关节。同时可变换不同的方位角度进行观察
- VR 显示　听小骨及内耳 VR 图像，可清晰显示部分结构相互位置关系，并可随意旋转角度进行观察
- 听小骨 MPR 显示　经多方位调整 MPR，锤骨、砧骨及镫骨可同时全程显示

典型图像

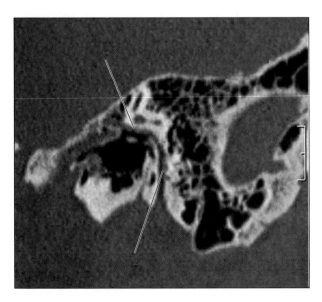

图 13-2-15　面神经管 MPR 图像

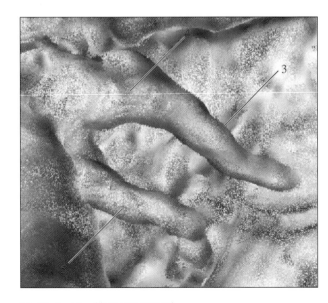

图 13-2-16　鼓室 CTVE 图像

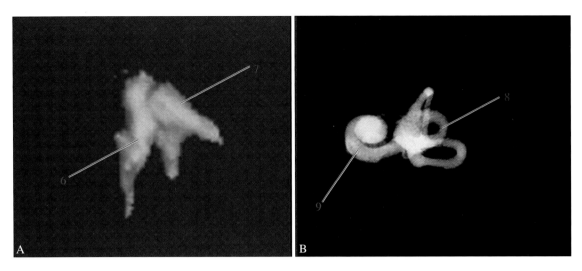

图 13-2-17　听小骨及内耳 VR 图像

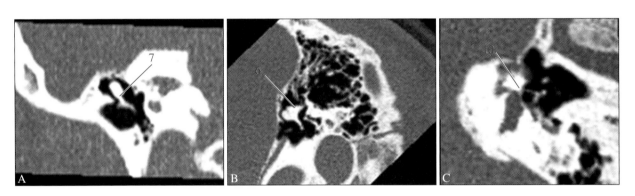

图 13-2-18　听小骨 MPR 全程显示

1. 面神经管鼓室段 tympanic segment of facial canal；2. 面神经管乳突段 mastoid segment of facial canal；3. 锤骨柄 handle of malleus；4. 锤骨颈 neck of malleus；5. 砧骨长脚 long crus of incus；6. 砧骨 incus；7. 锤骨 malleus；8. 半规管 semicircular canal；9. 耳蜗 cochlea；10. 镫骨 stapes

第 3 节　MRI 影像解剖

- 在耳部结构中，中耳由气体及骨质结构组成，在 MRI 图像上无信号显示

- 内耳膜迷路淋巴液及内听道脑脊液，在 T2WI 上呈高信号，神经呈中等信号

- T2WI 横断面内听道脑脊液呈高信号，面神经及蜗神经、前庭神经呈中等信号贯穿其间，耳蜗及半规管均呈高信号

- 内听道断面可见脑脊液高信号间 4 个点状中等信号，前上为面神经，前下为蜗神经，后上为前庭上神经，后下为前庭下神经

- 经 VR 处理，内耳膜迷路亦可显示三维影像，任意旋转角度观察

典型图像

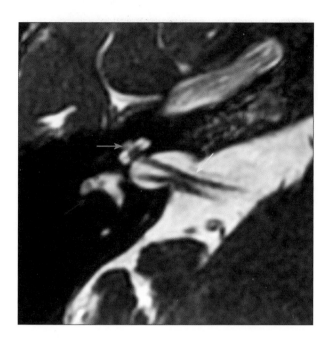

图 13-3-1 内听道横断面
黄箭头示内听道内蜗神经，绿箭头示耳蜗，红箭头示半规管

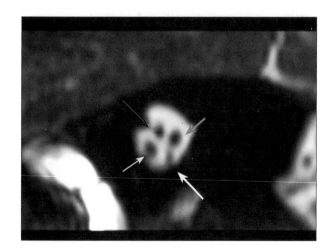

图 13-3-2 内听道斜矢状面重建
显示蜗神经（黄箭头）、面神经（红箭头）、前庭上神经（粗短绿箭头）、前庭下神经（白箭头）

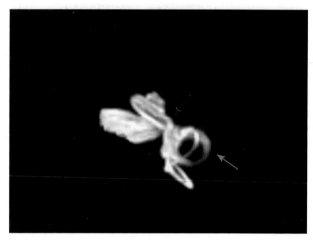

图 13-3-3 内耳三维图像显示，耳蜗（红箭头）和半规管（绿箭头）

主要参考文献

[1] 王振常，鲜军舫，兰宝森. 中华影像医学，头颈部卷. 北京：人民卫生出版社，2011.

[2] 刘凯，柳澄，陈青华. 颞骨高分辨率CT各向同性的研究，中华放射学杂志，2005，1：96-100.

[3] 柳澄，陈青华，刘凯. 多向调整MPR在听小骨及其关节显示中的作用评价，中华放射学杂志，2006，6：709-712.

[4] Zonneveld FW., et al. The value of non-reconstructive multiplanar CT for the evaluation of the petrous bone. Neuroradiology，1983，25（1）：1-10.

[5] Buczylko K，Olszewski J. et al. An attempt at comparing CT images of petrous bone with analogical sections of anatomical specimens. AJNR，April，1988，134（1）：59-65.

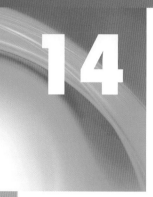

耳部先天发育性病变

第1节 概 述

从胚胎学上来讲，内耳膜迷路是耳部结构出现最早的器官，由原始外胚层内陷入中胚层发育而成。而外中耳结构起源于第一腮弓、第二腮弓、第一腮沟及第一咽囊，其中第一腮沟发育为外耳道，锤骨头及砧骨体由第一腮弓发育而来，锤骨柄、砧骨长突及部分镫骨由第二腮弓发育而来，第一咽囊发育为部分鼓室及咽鼓管。如果任何结构的发育过程受阻，就会导致相应的发育畸形。

一、内耳的发生

- 胚胎第4周初，菱脑的两侧外胚层呈板状增厚，形成听板，几天后向下方间充质内凹陷，形成听窝。第四周末，听窝闭合与外胚层分离，形成一个囊状听泡。听泡继续发育，向其内侧延伸出一条管道，即为内淋巴管，其末端膨大形成内淋巴囊，其在骨迷路的小管称为前庭导水管。随后听泡背侧形成椭圆囊，腹侧形成球囊。第7周前听泡形成3个半规管，前骨半规管最早发育，外骨半规管最后发育。球囊在第11周前发育形成耳蜗。半规管、椭圆囊、球囊感觉细胞的分化是在第8周前，但是耳蜗感觉细胞的分化发生在12周以后，并且直到胚胎中期才发育成熟。胚胎8周前，包绕膜迷路的外层前软骨变成真正的软骨，内层软骨发生吸收、空泡化形成外淋巴间隙，这些间隙围绕前庭周围。鼓阶、前庭阶、半规管的外淋巴间隙不断融合直到形成一个包绕膜迷路的完整的腔隙。直到胚胎发育中期，雏形软骨完全发

育成成年人大小形态时才会发生骨化。当耳蜗软骨在胚胎第16周发育到成人大小时，第一个骨化中心出现在耳蜗

- 内耳发育受阻时间不同，就会导致不同畸形形成。在第3周内耳发育受阻会导致内耳完全不发育，即形成Michel畸形。第4周发育停止，则仅有听泡形成，称作共同腔畸形。第7周发育受阻，耳蜗发育停滞于一圈半，称作Mondini畸形。第8～11周期间受阻会导致球囊、椭圆囊、前庭导水管或半规管畸形而耳蜗发育正常

二、中耳的发生

- 鼓室、咽鼓管、前庭窗、蜗窗的发育 胚胎第4周开始，第一咽囊远端稍膨大形成原始鼓室，为一充满间充质细胞的潜在腔隙。咽囊近端形成长管状结构即为咽鼓管。第22周间充质被吸收，第30周鼓室气化几近完成，但最后完成要到胎儿出生后1个月。前庭窗和蜗窗均发生于第12周至第14周，镫骨底与软骨迷路壁分离形成前庭窗，若此时发育异常，可出现前庭窗和镫骨底缺如。蜗窗是由软骨迷路一处无软骨缺损区发展形成的

- 听骨的发育 第4.5周时，第二腮弓头端的一簇间充质细胞形成镫骨始基，第7周时，镫骨在原始前庭窗位置与耳壳融合。所以镫骨底部来自耳壳，外侧部来自第二腮弓。胎儿5个月时镫骨达成人大小。第5周时第一腮弓的间充

质细胞凝集成团,形成砧骨始基。第二腮弓形成砧骨长脚始基,并向镫骨靠拢与镫骨头始基融合。第16周砧骨开始骨化。第5周时第一腮弓间充质细胞形成锤骨始基,第7周间充质始基变成软骨,第8.5周可辨认锤骨头和锤骨颈,第20周锤骨发育到成人大小,妊娠后3个月骨化完成。锤骨头、颈从第一腮弓而来,锤骨短突和柄从第二腮弓而来。因听骨的发育来源不同,所以听骨发育畸形常常会发生同一听骨不同部位的发育异常

- 鼓窦与乳突的发育 第21周末,上鼓室的疏松结缔组织向外侧扩张,形成一间隙,至第30周形成鼓窦,第34周鼓窦完全发育。第33周乳突气房开始发育,但大部分气房是出生后发育的,5～10岁达到成人的形态。颞骨鳞部是在胚胎第8周开始发育,第9周鼓部开始

骨化,胚胎第5个月时,软骨性的耳周囊形成岩部。茎突是在出生后形成的

三、外耳的发生

- 胚胎第4周开始,第一腮沟逐渐内陷形成原始外耳道,并与内胚层第一咽囊的鼓室接触形成鳃膜,以后发育成鼓膜。第28周外耳道逐渐形成管状结构,出生时已完成发育。胚胎第6周时,第一腮弓和第二腮弓衍生出围绕第一腮沟的6个结节,并相互融合成两个皱襞,两个皱襞的上方相互融合,在12周时,形成耳廓
- 如上述过程受阻,可以出现不同类型的外耳道闭锁,以骨性闭锁较多见,亦可伴有各种耳廓异常。单独鼓膜先天性异常者少见

第2节　外耳畸形

【概念与概述】

外耳畸形(malformations of the external ear)为先天性外耳发育异常

- 分类
  - 先天性耳廓畸形(congenital malformations of auricula)
  - 先天性外耳道畸形(congenital malformations of external auditory canal)
  - 先天性耳前瘘管(congenital preauricular fistula)

【病理与病因】

- 病因学
  - 病因与遗传、染色体变异以及胚胎发育过程受到药物或病毒感染等因素相关
- 病理学
  - 第一鳃沟发育障碍
- 流行病学
  - 外耳道骨性闭锁多见
  - 发病率约为0.05‰～0.1‰
  - 单侧发病约是双侧的4倍
  - 外耳道闭锁与耳廓畸形常同时发生

【临床表现】

临床特点

- 最常见症状/体征
  - 出生时即被发现有耳廓及外耳道畸形
  - 常同时伴有中耳畸形
  - 听力障碍多属于传导性聋

【治疗】

- 手术治疗
- 以提高听力为首要目的

【影像学表现】

概述

- 最佳诊断依据:HRCT图像上,外耳道闭锁表现为无外耳道影像,代之以骨性闭锁板,厚度不一

CT表现

- 无外耳道影像
- 有时可见鼓室外下壁局部骨质缺损,形成自鼓室通于其下软组织的骨性管道,称为"垂直外耳道"。管道上窄下宽,呈喇叭状,管道内充以软组织影
- 外耳道狭窄指外耳道前后径或垂直径<4mm
- 外耳道膜性闭锁较少见

推荐影像学检查

- 最佳检查方法:HRCT,对外耳道及中耳结构可清晰显示

【鉴别诊断】

- 根据临床表现及HRCT表现,诊断较为明确

典型病例

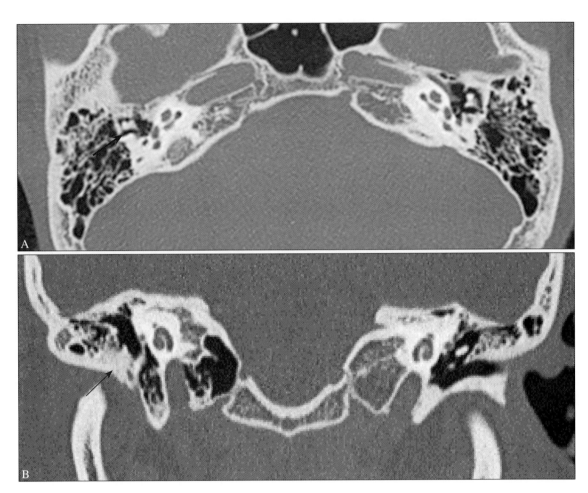

图 14-2-1　外耳道闭锁并中耳听骨链畸形
A. 为轴位 MPR 重组图像，右侧锤骨头与砧骨体融合，锤骨柄缺如（箭头）；B. 为冠状位 MPR 重组图像，双侧内耳结构基本对称，右侧外耳道完全闭锁（箭头）

重点推荐文献

[1] Bobrov VM. The surgical treatment of congenital preauricular fistula. Vestn Otorinolaringol，2012（5）：58-60.

[2] 李幼瑾. 儿童先天性外中耳畸形的高分辨率 CT 及 MPR 重建的影像学分析. 中华耳科学杂志，2010. 8（4）：441-445.

[3] 傅窈窈. 先天性耳廓畸形与中耳畸形的相关性分析. 中华耳鼻咽喉头颈外科杂志，2010. 45（8）：628-631.

第3节 中耳畸形

【概念与概述】

中耳畸形（malformations of the middle ear）为中耳结构先天发育性异常

- 分类
  - 听骨链畸形（malformations of ossicular chain）
  - 鼓室畸形（malformations of tympanic cavity）
  - 前庭窗、蜗窗畸形（malformations of vestibule and fenestra cochleae）
  - 面神经管畸形（malformations of facial canal）
  - 血管畸形（malformations of blood vessel）
  - 咽鼓管畸形（malformations of pharyngotympanic tube）

【病理与病因】

- 病因学
  - 与遗传、染色体变异以及胚胎发育过程受到药物或病毒感染等因素相关
- 病理学
  - 中耳诸多结构的发育过程中如果发育受阻，就会导致相应的发育畸形

【临床表现】

临床特点

- 最常见症状／体征
  - 传导性聋，出生后即出现症状
  - 单侧或双侧发病，单侧发病者可发现较晚，伴或不伴有外耳畸形
  - 耳聋为非进行性，通常无耳鸣

【治疗】

- 以改善听力的手术治疗为主
- 如单耳畸形不影响学习者，宜成年后手术为好
- 如双耳畸形并传导性耳聋明显者，宜学龄前或学龄期手术

【影像学表现】

- 轴位和冠状位图像显示听小骨畸形最佳
- 锤骨和砧骨融合成一形态不规则的骨块
- 砧骨长脚变短甚至消失
- 畸形严重的病例，中耳腔极度发育不良，三块听小骨形成一异位的骨性团块
- 锤骨或砧骨与上鼓室壁融合
- 镫骨缺如，镫骨形态失常
- 前庭窗骨性封闭，以冠状面 HRCT 显示为佳
- 面神经管低位可见面神经管鼓室段遮盖前庭窗，并与听小骨关系密切，面神经管前移常伴有外耳道及鼓室发育畸形

推荐影像学检查

- 首选 HRCT 检查，宜使用容积扫描行多种后处理显示病变

【鉴别诊断】

- 继发性听小骨骨质破坏
  - 继发性病变一般有明确病史，如中耳炎等

典型病例

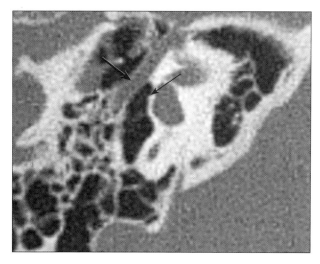

图 14-3-1　前庭窗闭锁

斜位 MPR 图像显示前庭窗骨性闭锁（细箭头），镫骨缺如，面神经鼓室段低位（粗箭头）

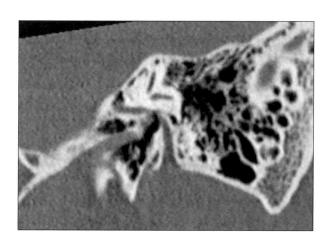

图 14-3-2　面神经管乳突段前移

斜矢状位 MPR 显示面神经管乳突段向前移位，鼓室腔狭小

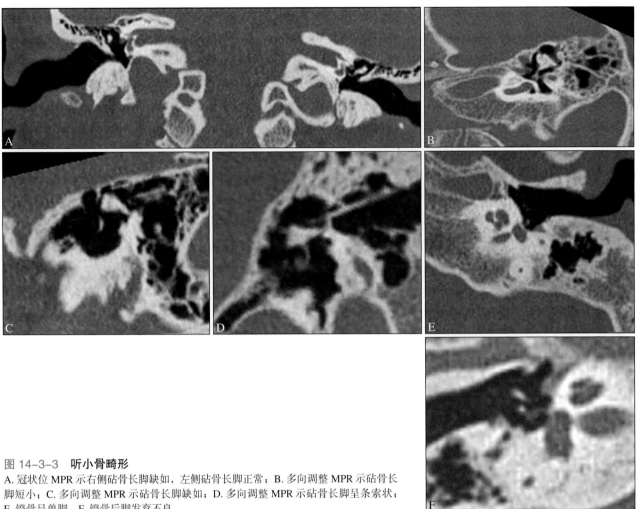

图 14-3-3　听小骨畸形

A. 冠状位 MPR 示右侧砧骨长脚缺如，左侧砧骨长脚正常；B. 多向调整 MPR 示砧骨长脚短小；C. 多向调整 MPR 示砧骨长脚缺如；D. 多向调整 MPR 示砧骨长脚呈条索状；E. 镫骨呈单脚；F. 镫骨后脚发育不良

重点推荐文献

[1] 刘中林. 人工耳蜗植入术前的影像学评估. 中华放射学杂志, 2006. 40（12）：1256-1260.

[2] Kosling, S, Omenzetter M., Bartel-Friedrich, S. Congenital malformations of the external and middle ear. Eur J Radiol, 2009. 69（2）：269-279.

[3] Carter, MT, et al. Middle and inner ear malformations in mutation-proven branchio-oculo-facial（BOF）syndrome：case series and review of the literature. Am J Med Genet A, 2012. 158A（8）：1977-1981.

第 4 节　内耳畸形

【概念与概述】

内耳畸形（malformations of the inner ear）先天性内耳发育异常，分类如下：

- 耳蜗畸形（malformations of the cochlea）
  - Michel 畸形（Michel dysplasia）
  - 耳蜗未发育（cochlea aplasia）
  - 共腔畸形（common cavity deformity）
  - 耳蜗发育不全（cochlea hypoplasia）
  - 不完全分隔Ⅰ型（incomplete partition type Ⅰ，IP-Ⅰ）
  - 不完全分隔Ⅱ型（incomplete partition type Ⅱ，IP-Ⅱ），即 Mondini 型

- 前庭畸形（vestibular dysplasia）
  - 包括 Michel 畸形、共同腔畸形、前庭缺如、前庭发育不全和前庭扩大
- 半规管畸形（semicircular canal dysplasia）
- 前庭导水管扩大，也称大前庭导水管综合征（1arge vestibular aqueduct syndrome，LVAS）
  - 最常见的内耳畸形，占小儿感音神经性聋的 34.9%，多双侧发病
- 内听道畸形（malformation of the internal auditory canal）
  - 包括内听道缺如、内听道狭窄或扩大
  - 内听道直径小于 3mm 为内听道狭窄，可伴有蜗神经发育不良或未发育

【病理与病因】

- 病因学
  - 因胚胎发育期间基因突变、缺失或其他遗传原因，母亲妊娠期间受到病原体感染、药物、理化因素等非遗传因素导致的内耳发育停止或变异
- 病理学
  - 分为骨迷路畸形和膜迷路畸形，其中约 20% 为骨迷路畸形，80% 为膜迷路畸形

【临床表现】

临床特点

- 最常见症状 / 体征
  - 不同程度的感音神经性耳聋
  - 合并中外耳畸形者可表现为混合性聋
  - Michel 畸形与耳蜗未发育者出生时即表现为完全性感音神经性耳聋
  - 共腔畸形、IP-Ⅰ、IP-Ⅱ 和前庭畸形患者可保留部分听功能
  - 单纯半规管畸形可无听功能损害
  - LVAS 通常患者出生一两年内听力正常，多在婴幼儿期出现渐进性和波动性的听力下降
  - 内听道发育畸形伴蜗神经发育不良可出现听力障碍

【治疗】

- 感音神经性聋无特效治疗，如系单侧性而对侧听力正常者，则无需治疗
- 双侧感音神经性聋有残余听力者，可使用助听器
- 无任何听力者但听神经存在，可手术行人工耳蜗植入术
- Michel 畸形与耳蜗未发育畸形患者以及蜗神经缺如者为人工耳蜗植入术的禁忌证

【影像学表现】

- 耳蜗畸形
  - Michel 畸形，HRCT 示颞骨岩部无耳蜗、前庭、半规管等内耳结构显示，被骨质取代
  - 耳蜗未发育，HRCT 示颞骨迷路区完全不见耳蜗结构，半规管和前庭形态可见，可伴前庭与半规管畸形
  - 共腔畸形，HRCT 示耳蜗与前庭融合成一腔，表现为颞骨岩部圆形或椭圆形囊状结构，其内为液体密度
  - 不完全分隔Ⅰ型（IP-Ⅰ），耳蜗缺乏完整的蜗轴和筛区，呈囊状，伴有囊状扩张的前庭
  - 耳蜗发育不全，耳蜗和前庭可相互区分，但尺寸小
  - 不完全分隔Ⅱ型（IP-Ⅱ），即 Mondini 型，耳蜗仅 1.5 圈，中周和顶周融合，常伴前庭和前庭导水管扩大
- 前庭和半规管畸形
  - 前庭和半规管畸形常并存，CT 和 MRI 表现为前庭扩大，半规管短小、融合或扩大
- 前庭导水管畸形

CT 表现

  - HRCT 上可见双侧前庭导水管开口呈喇叭口状扩大，总脚到开口之间中点直径 > 1.5mm，或与总脚相通

MRI 表现

  - 内淋巴管和内淋巴囊明显扩大，多为双侧，内淋巴囊呈三角形、囊状或条形扩大，贴附于小脑半球表面，前方与前庭导水管相通
- 内听道畸形
  - 内听道缺如时，表现为颞骨岩尖区内听道结构完全缺如，为骨质密度取代
  - 内听道狭窄在 HRCT 或 MRI 上表现为内听道直径小于 3mm，内听道明显狭窄时，MRI 应注意观察蜗神经和前庭神经是否存在发育不良或缺如

推荐影像学检查

- 内耳畸形检查方法宜选择 HRCT 与 MRI 相结合检查

- HRCT 显示内耳骨质结构优于 MRI
- 内听道内听神经及内淋巴囊等非骨质结构的显示 MRI 优于 HRCT，内耳水成像为最佳检查序列

【鉴别诊断】

- Michel 畸形与骨化性迷路炎鉴别，后者颞骨岩部发育正常，曾有中耳炎或脑膜炎病史

典型病例

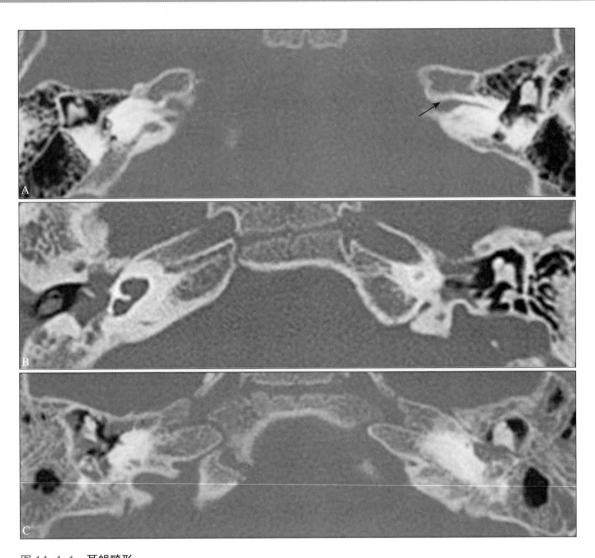

图 14-4-1　耳蜗畸形

HRCT 图像。A. Michel 畸形，双侧无内耳结构显示，左侧显示内听道狭窄（箭头）；B. Mondini 畸形，右侧耳蜗底圈存在，中圈和顶圈融合成小囊样结构；C. 耳蜗未发育，双侧耳蜗均未出现，呈致密骨质结构

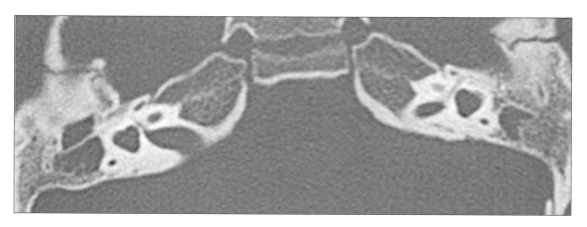

图 14-4-2　前庭半规管畸形
HRCT 图像示双侧前庭和外半规管融合呈囊样结构

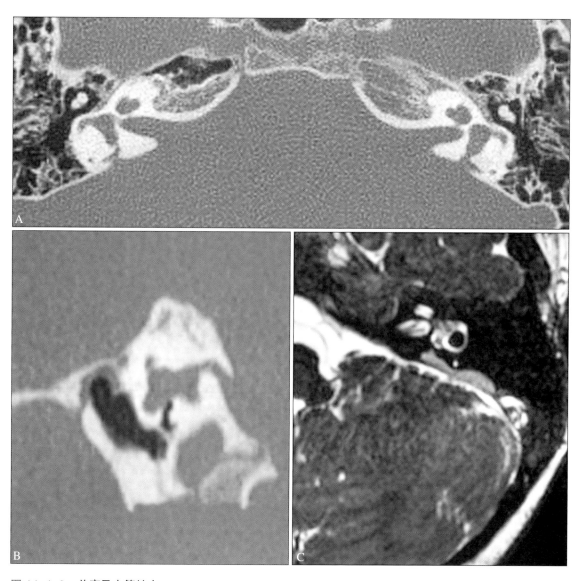

图 14-4-3　前庭导水管扩大
A. 为 HRCT 横断面图像，显示双侧前庭导水管扩大并与前庭相通；B. 为 MPR 重组图像，显示扩大的前庭导水管直接与前庭相通，呈倒 "J" 形；C. 为 MR 内耳水成像，显示内淋巴囊扩大

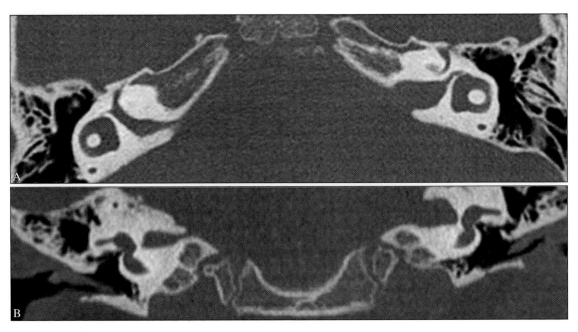

图 14-4-4　内听道畸形
A. 为 HRCT 横断面图像；B. 为冠状位 MPR 重组图像，显示右侧内听道狭窄

重点推荐文献

[1] Sainz M, et al. Auditory maturity and hearing performance in inner ear malformations：a histological and electrical stimulation approach. Eur Arch Otorhinolaryngol，2012. 269（6）：1583-1587.

[2] Masuda S, S. Usui and T. Matsunaga. High prevalence of inner-ear and/or internal auditory canal malformations in children with unilateral sensorineural hearing loss. Int J Pediatr Otorhinolaryngol，2013. 77（2）：228-232.

[3] Cinar，BC. et al. Evaluation of objective test techniques in cochlear implant users with inner ear malformations. Otol Neurotol，2011. 32（7）：1065-1067.

[4] 王林省. 先天性内耳道狭窄的多层螺旋 CT 和 MRI 表现. 中华耳鼻咽喉头颈外科杂志，2011. 46（7）：533-538.

[5] 赵啸天. 内耳畸形患者的人工耳蜗植入术. 中华医学杂志，2003. 83（2）：103-105.

诊断与鉴别诊断精要

● 先天发育性病变，病史明确，影像学表现典型，一般诊断较容易

主要参考文献

[1] 王振常，鲜军舫，兰宝森. 中华影像医学 头颈部卷. 北京：人民卫生出版社，2011.

[2] 刘凯，柳澄，陈青华. 颞骨高分辨率 CT 各向同性的研究，中华放射学杂志，2005，1：96-100.

[3] 柳澄，陈青华，刘凯. 多向调整 MPR 在听小骨及其关节显示中的作用评价，中华放射学杂志，2006，6：709-712.

[4] Kösling S，Omenzetter M，Bartel-Friedrich S. Congenital malformations of the external and middle ear. Eur J Radiol，2009，69（2）：269-279.

[5] Graham JM，Phelps PD.Michaels L Congenital malformations of the ear and cochlear implantation in children：review and temporal bone report of common cavity. J Laryngol Otol Suppl，2000，25：1-14.

[6] Krombach GA，Honnef D，Westhofen M，et al. Imaging of congenital anomalies and acquired lesions of the inner ear. Eur Radiol，2008，18：319-330.

（柳　橙）

第 1 节　颞骨骨折

【概念与分类】

颞骨骨折（temporal bone fractures，TBF）即颞骨骨质不连续

- 分类：横行骨折、纵行骨折、混合型骨折

【病因与流行病学】

- 病因学
  - 常为外伤所致，颅底骨折中约20%会合并颞骨骨折，横行骨折多为额、枕部创伤，纵行骨折常为颞骨局部创伤，其中纵行骨折最常见，约占颞骨骨折的70%～90%
- 流行病学
  - 颞骨骨折约占颅底骨折的14%～22%，机动车事故约占颞骨骨折的31%

【大体病理及手术所见】

- 鼓室积血但鼓膜未破者，表现为蓝色鼓膜
- 如鼓膜破裂，可见外耳道流血

【显微镜下特征】

- 鼓膜撕裂、毛细血管破裂
- 毛细胞及神经节细胞损害等

【临床表现】

临床特点

- 最常见症状 / 体征
  - 神经性耳聋及面瘫常见于颞骨横行骨折
  - 传导性耳聋常见于颞骨纵行骨折
  - 可伴有脑脊液耳漏或鼻漏

疾病人群分布

- 年龄
  - 所有年龄均可发病
- 性别
  - 男性＞女性

【自然病史与预后】

- 预后取决于是否伴有颅内并发症

【治疗】

- 优先处理较重创伤，保证患者生命体征平稳
- 及时应用抗生素，预防颅内感染

【影像表现】

概述

- 最佳诊断依据：颞骨内骨折线
- 部位
  - 颞骨
- 大小
  - 大小不等，从数毫米到数厘米
- 形态学
  - 横行、纵行、混合型

CT 表现

- 平扫CT
  - 横行骨折特点：垂直于颞骨长轴，常累及面神经管及内耳
  - 纵行骨折特点：平行于颞骨长轴，常累及外耳及中耳，也可累及面神经管
  - 轴位显示骨折线清楚

MRI 表现

- T1WI
  - 急性鼓室积血表现低信号，亚急性鼓室积血表现高信号
- T2WI
  - 中耳、乳突高信号
- 增强 T1WI

○ 常用于显示颅内并发症，如面神经受累则出现强化

推荐影像学检查

● 最佳检查法：高分辨 CT

● 备忘建议

○ CT 有助于观察邻近骨质骨折情况

○ MRI 有助于观察并发症

【鉴别诊断】

● 颞骨正常结构

○ 外部裂隙：枕乳缝等

○ 内部裂隙：岩鼓缝等

○ 内部管道：乳突小管等

诊断与鉴别诊断精要

● 颅脑损伤尤其颅底损伤，要考虑 TBF，注意不要将正常缝、裂误诊为 TBF

典型病例

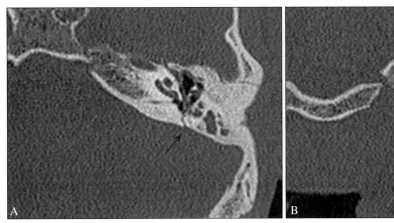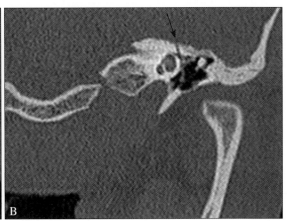

图 15-1-1　颞骨骨折
A. 横断面 CT，示左侧颞骨乳突气房后壁见斜行骨折线（箭头）；B. 冠状面 CT，示左侧颞骨岩部斜行骨折线（箭头）

重点推荐文献

[1] Kwong, Y, D. Yu and J. Shah, Fracture mimics on temporal bone CT：a guide for the radiologist. AJR Am J Roentgenol, 2012. 199（2）：428-434.

[2] Asha' Ari, Z, A, et al. Patterns of intracranial hemorrhage in petrous temporal bone fracture. Auris Nasus Larynx，2012，39（2）：151-155.

[3] Montaser, A, M. Goyal and MA. Weiner, Air in temporomandibular joint：an indirect, specific CT sign of temporal bone fracture in the setting of head trauma. J Trauma, 2011, 70（4）：E73.

第2节　听骨链外伤

【概念与概述】

听骨链外伤（trauma of ossicular chain，TOOC）为外伤所导致的听骨链脱位或骨折

● 外伤性听骨链脱位、外伤性听骨链骨折

【病因学】

● 病因学

○ 多为外伤所致，常伴有颞骨骨折，其中以纵行骨折更常见。外伤常导致听骨链及其韧带或肌腱受损，砧骨的长突与镫骨连接比较薄弱，最易发生脱位及骨折，创伤严重时，镫骨、锤骨也可发生骨折

【大体病理及手术所见】

- 鼓室积血，如鼓膜未破裂，鼓膜呈蓝色
- 可出现鼓膜破裂
- 听小骨脱位或骨折

【临床表现】

临床特点

- 最常见症状/体征
  - 外伤后听力下降，常为传导性耳聋
  - 常伴有鼓膜破裂，外耳道流血

疾病人群分布

- 年龄
  - 所有年龄均可发病
- 性别
  - 性别无差异

【自然病史与预后】

- 如不及时治疗，可造成耳聋
- 及时有效治疗，预后良好

【治疗】

- 外伤后传导性耳聋低于30dB，并且持续6周，则需要考虑手术治疗
- 外科手术：听骨链重建

【影像表现】

概述

- 最佳诊断依据：镫骨、砧骨、锤骨骨质不连续

- 部位
  - 病灶常累及砧骨
- 形态学
  - 线样低密度影

CT表现

- 平扫CT
  - 边界清楚，线样低密度影
  - 可伴有锤砧关节脱位

推荐影像学检查

- 最佳检查法：高分辨CT
- 备忘建议
  - CT冠状位及矢状位有助于观察轻微的侧方脱位或骨折
  - MRI对骨折、脱位诊断价值有限，有助于评价膜迷路的情况

【鉴别诊断】

- 听小骨畸形
  - 一般无外伤史
  - 常伴有外耳及其他部位的畸形
- 胆脂瘤型中耳乳突炎
  - 有中耳炎病史而无外伤病史
  - 骨质改变以破坏为主

诊断与鉴别诊断精要

- 颞骨骨折，伴有传导性听力下降，要考虑TOOC

典型病例

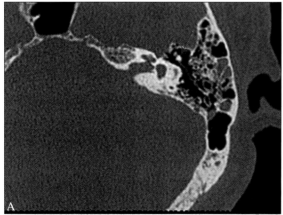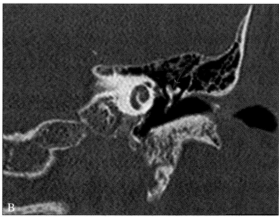

图 15-2-1　听骨链外伤

A.横断面CT，示锤砧关节间隙增宽，锤骨头轻度向内侧移位（箭头）；B.冠状面CT，示左侧锤砧关节脱位（箭头）

重点推荐文献

[1] Inoue，M，M. Inoue and H. Ossicular chain injury due to the head trauma. Nihon Jibiinkoka Gakkai Kaiho, 1988, 91 (7): 1072-1077.

[2] 李晓红，康宏建. 微创面神经减压术治疗颞骨外伤性面瘫 32 例. 中华临床医师杂志（电子版），2011. 05（20）: 6162-6163.

[3] 殷月慧. 外伤性听骨链脱位一例. 中华耳鼻咽喉头颈外科杂志，2008. 43（4）: 307-308.

第 3 节　脑脊液耳漏

【概念与概述】

　　脑脊液耳漏（cerebrospinal fluid otorrhea，CSFO）是因骨皮质及脑膜、鼓膜的破损，导致脑脊液漏入中耳，沿外耳道流出

- 先天性脑脊液耳漏，后天性脑脊液耳漏

【病因】

- 病因学
  - 先天性脑脊液耳漏常伴有内耳畸形，后天性脑脊液耳漏常因外伤、炎症等引起，硬脑膜破损后，脑脊液沿缺损骨质漏出到中耳，如鼓膜穿孔，则顺外耳道流出。两者比较，后天性脑脊液耳漏更为常见
- 流行病学
  - 脑脊液耳漏最常见于外伤，约占头部创伤的 1%～2%

【大体病理及手术所见】

- 急性期漏出液体常带血色，稍久则变为黄色
- 慢性期漏出液体常为清亮水样

【显微镜下特征】

- 可见淋巴细胞、红细胞

【临床表现】

临床特点

- 最常见症状 / 体征
  - 外耳道有液体流出（实验室检查多含 β_2- 转铁蛋白）
  - 传导性耳聋
  - 脑膜炎、颅内脓肿

疾病人群分布

- 年龄
  - 所有年龄均可发病
- 性别
  - 自发性脑脊液漏常发生于肥胖的中年女性

【自然病史与预后】

- 不伴有骨折移位的脑脊液耳漏，患者常可自愈
- 如伴有颅底骨折，可能进展为脑膜炎

【治疗】

- 保守治疗：卧床休息，头部抬高 15°～20°
- 不推荐预防应用抗生素
- 保守治疗无效者，考虑外科修复

【影像表现】

概述

- 最佳诊断依据：颞骨缺损或骨折伴中耳积液征象
- 部位
  - 颞骨、中耳
- 大小
  - 大小不等，从数毫米到数厘米
- 形态学
  - 不规则

CT 表现

- 平扫 CT
  - 先天性脑脊液耳漏常伴内耳畸形，内耳与耳蜗可见骨质缺如；中耳及乳突气房内见软组织影
  - 后天性脑脊液耳漏可见颞骨骨折征象，骨折常贯穿颞骨至乳突气房；中耳及乳突气房内见软组织影

MRI 表现

- T1WI
  - 鼓室上隐窝可见脑脊液长 T1 信号
- T2WI
  - 先天性脑脊液耳漏可见内耳畸形
  - 后天性脑脊液耳漏可见脑脊液长 T2 信号贯穿于颞骨进入中耳
- 增强 T1WI
  - 可出现脑膜炎及脑脓肿征象

推荐影像学检查

- 最佳检查法：轴位及冠状位高分辨 CT

- 备忘建议
  - CT 有助于观察骨折情况
  - MRI 有助于观察内耳畸形及脑膜炎等

【鉴别诊断】
- 外伤后耳出血

- T1WI 常为高信号
  - 实验室检查多不含 β_2- 转铁蛋白
- 中耳乳突炎
  - 无骨折病史

诊断与鉴别诊断精要

- 外伤后外耳道有液体流出，要考虑 CSFL
- 密度 / 信号不均，可以考虑排除 CSFL

典型病例

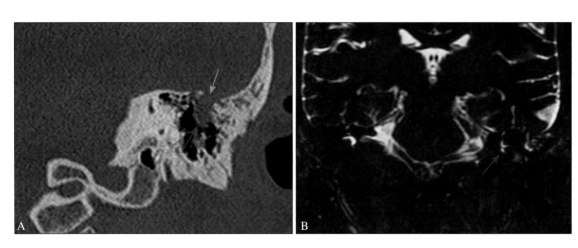

图 15-3-1　脑脊液耳漏
A. 冠状面 CT，示左侧颞骨乳突部上壁骨质不连续（绿箭头），左侧乳突气房内软组织密度影与颅内相连（箭头）；B. MRI 冠状位 T2WI，示左侧中颅窝底可见脑脊液高信号影由颅内进入乳突气房（箭头）

重点推荐文献

[1] Allen，KP，PS. Roland. Bilateral Fallopian Canal Arachnoid Cysts in a Patient With Spontaneous Cerebrospinal Fluid Otorrhea. Otol Neurotol，2013.

[2] Escorihuela，GV，et al. Management of cerebrospinal fluid otorrhea. Acta Otorrinolaringol Esp，2013. 64（3）：191-196.

[3] Iseri，M，et al. Cerebrospinal fluid otorrhea and recurrent

bacterial meningitis in a pediatric case with Mondini dysplasia. Kulak Burun Bogaz Ihtis Derg，2013. 23（1）：57-59.

[4] Rosenfeld，E，et al. Spontaneous cerebrospinal fluid otorrhea and rhinorrhea in idiopathic intracranial hypertension patients. J Neuroophthalmol，2013，33（2）：113-116.

主要参考文献

[1] 鲜军舫，王振常，罗德红. 头颈部影像诊断必读. 北京：人民军医出版社，2007.

[2] Johnson F，Semaan MT，Megerian CA. Temporal Bone Fracture：Evaluation and Management in the Modern Era. Otolaryngol. Clin. N. Am. 2008；41：597-618.

[3] Lloyd KM，DelGaudio JM，Hudgins PA，et al. Imaging of Skull Base Cerebrospinal Fluid Leaks in Adults. Radiology，Sep 2008；248：725-736.

（袁庆海）

16 炎性病变

第 1 节　恶性外耳道炎

【概念与概述】

　　恶性外耳道炎（malignant external otitis，MEO）为累及外耳道及其周围软组织的重度感染性疾病

- 坏死性外耳道炎（necrotizing external otitis，NEO）

【病因与流行病学】

- 病因学
  - 尚不明确，常为铜绿假单胞菌感染，糖尿病患者多发，免疫系统缺陷为易患因素，50% 以上患者发病前有医源性或其他原因造成的外耳道局部皮肤损伤
- 流行病学
  - 温带湿润气候地区发病率较其他地区高

【大体病理及手术所见】

- 外耳道水肿伴肉芽组织增生
- 免疫力低下患者可无肉芽组织

【显微镜下特征】

- 外耳道皮下组织炎症伴坏死

【临床表现】

临床特点

- 最常见症状 / 体征
  - 严重的持续性耳痛，常放射到颞部，止痛剂不能缓解，夜间疼痛明显
  - 头痛或面神经麻痹
  - 外耳道见脓性分泌物

疾病人群分布

- 年龄
  - 所有年龄均可发病，60 岁以上老年人最多见
- 性别
  - 女性＞男性，约 2∶1

【自然病史与预后】

- 逐步累及邻近骨质，如累及颅内可出现颅内并发症，如脑膜炎、乙状窦血栓及颅内积脓
- 如果不给予治疗，可导致死亡

【治疗】

- 口服及静脉点滴抗生素
- 糖尿病患者控制血糖
- 外科手术引流

【影像表现】

概述

- 最佳诊断依据：外耳道软组织肿胀伴邻近骨质破坏
- 部位
  - 外耳道
- 大小
  - 病变范围较大，常累及邻近结构
- 形态学
  - 类圆形，较大者填充外耳道向邻近组织浸润，形态不规则

CT 表现

- 平扫 CT
  - 边界清楚，等密度，密度均匀
  - 常伴有邻近骨质破坏

MRI 表现

- T1WI
  - 等信号
- T2WI
  - 高信号，信号均匀

○ 蜂窝织炎表现为弥漫性高信号，脓肿表现为局限性高信号

- 增强 T1WI
  - ○ 病灶强化不均匀

推荐影像学检查

- 最佳检查法：高分辨 CT
- 备忘建议
  - ○ CT 有助于观察邻近骨质破坏情况

○ MRI 有助于观察颅内并发症

【鉴别诊断】

- 外耳道癌
  - ○ 一般无糖尿病及免疫力低下等病史
  - ○ 软组织肿块及骨质破坏
- 外耳道胆脂瘤
  - ○ 骨质破坏边缘相对光滑
  - ○ 增强 T1WI 病灶周边强化，中央无强化

诊断与鉴别诊断精要

- 糖尿病病史，有弥漫性外耳道软组织影伴邻近骨质破坏，要考虑 MEO

典型病例

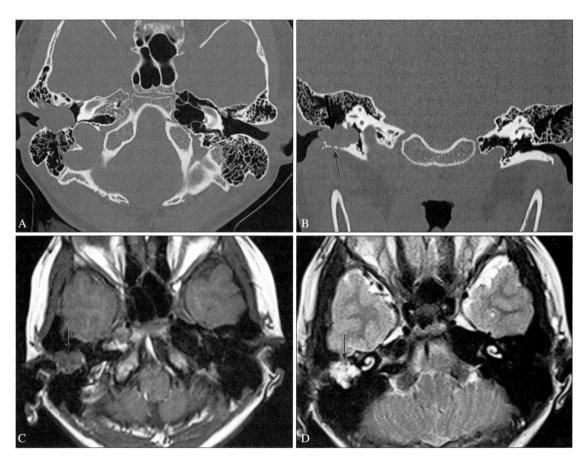

图 16-1-1　恶性外耳道炎

A，B.横断面、冠状面 CT，示右侧外耳道内见类圆形软组织肿块影（绿箭头），可见骨质吸收、破坏（箭头）；C.横断面 T1WI，示右侧外耳道内见类圆形软组织肿块影，呈等 T1 信号（箭头）；D.横断面 T2WI，呈长 T2 信号（箭头）

[1] Morales-Avellaneda，T，et al. Clinical-scintigraphy discordance in a case of malignant external otitis. Rev Esp Med Nucl Imagen Mol，2012. 31（5）：267-269.

[2] Bovo，R，et al. Pseudomonas and Aspergillus interaction in malignant external otitis：risk of treatment failure. Acta Otorhinolaryngol Ital，2012. 32（6）：416-419.

[3] Al-Noury，K. and A. Lotfy，Computed tomography and magnetic resonance imaging findings before and after treatment of patients with malignant external otitis. Eur Arch Otorhinolaryngol，2011. 268（12）：1727-1734.

第2节　中耳乳突炎

【概念与概述】

中耳乳突炎（otomastoiditis）为累及中耳或乳突气房的感染性疾病

- 分为急性中耳乳突炎及慢性中耳乳突炎，慢性中耳乳突炎分为单纯型、骨疡型及胆脂瘤型

【病因学】

- 病因学
  - 急性中耳乳突炎常为急性中耳炎的并发症，急性中耳炎常为上呼吸道及鼻咽部感染，沿咽鼓管通道累及中耳，根据致病菌不同可分为非化脓性中耳乳突炎及化脓性中耳乳突炎
  - 慢性中耳乳突炎常为急性中耳乳突炎迁延不愈、咽鼓管功能紊乱等原因引起，单纯型表现为黏膜充血、水肿。骨疡型伴有骨质破坏；胆脂瘤型常伴有严重骨质破坏及邻近组织受累

【大体病理及手术所见】

- 非化脓性可见中耳、乳突气房内清亮液体
- 化脓性可见中耳、乳突气房内脓液聚集
- 可伴有邻近骨质虫蚀样破坏

【显微镜下特征】

- 单纯型黏膜充血、水肿
- 骨疡型黏膜组织广泛破坏、邻近骨质破坏
- 胆脂瘤型病灶包膜为纤维组织，内含坏死上皮、角化物及胆固醇结晶

【临床表现】

临床特点

- 最常见症状/体征
  - 急性中耳乳突炎：早期无明显症状，进展期可出现不同程度发热、耳痛、耳鸣
  - 慢性中耳乳突炎：不同程度听力下降，呈传导性，可出现外耳道流脓。单纯型间断性流脓，一般无臭味；骨疡型持续性流脓，有臭味；胆脂瘤型长期流脓，有恶臭味

疾病人群分布

- 年龄
  - 急性中耳乳突炎常见于儿童，慢性中耳乳突炎可见于任何年龄
- 性别
  - 急性中耳乳突炎，男性略高于女性
  - 慢性中耳乳突炎，男女无明显差异

【自然病史与预后】

- 急性中耳乳突炎起病急，病程持续时间短，预后较好
- 慢性中耳乳突炎中，单纯型预后较好

【治疗】

- 急性期中耳乳突炎，年龄小于6个月者，给予抗生素治疗；6个月至2岁者，如诊断明确或诊断不明确但症状较重者，给予抗生素治疗，诊断不明确但症状较轻者，不应用抗生素，给予镇痛治疗；年龄大于2岁者，诊断明确伴症状较重者，应用抗生素治疗
- 慢性单纯型中耳乳突炎采取保守治疗；骨疡型先行保守治疗；必要时行手术治疗；胆脂瘤型行手术治疗

【影像表现】

概述

- 最佳诊断依据：中耳、乳突气房内见软组织密度影，可伴有骨质破坏
- 部位
  - 病灶最大直径常位于中耳、乳突气房
- 大小
  - 大小不等，从数毫米到数厘米
- 形态学
  - 类圆形，较大者填充中耳及乳突气房

CT表现

- 平扫CT
  - 急性中耳乳突炎及单纯型慢性中耳乳突炎：

边界清楚，等密度，密度均匀，多无骨质破坏

- 骨疡型、胆脂瘤型慢性中耳乳突炎：中耳、乳突气房内见软组织密度影，伴邻近乳突气房间隔、骨皮质破坏，呈虫蚀样
- 增强 CT
  - 中耳、乳突气房内软组织影可见强化

MRI 表现

- T1WI
  - 等或低信号
- T2WI
  - 高信号，信号均匀
  - 胆脂瘤型可呈稍低信号
- 增强 T1WI
  - 病灶弥漫性强化

推荐影像学检查

- 最佳检查法：高分辨 CT
- 备忘建议
  - CT 有助于观察骨质破坏情况
  - MRI 有助于观察颅内并发症及鉴别诊断

【鉴别诊断】

- 胆脂瘤
  - 增强 T1WI 病灶仅周边强化，内部无强化
- 胆固醇肉芽肿
  - T1WI 高信号
  - 增强 T1WI 中心无强化、周围轻度强化
  - 骨质膨胀性改变
- Langerhans 组织细胞增生症
  - 骨质破坏呈溶骨性
  - 增强后呈不均匀强化

诊断与鉴别诊断精要

- 中耳、乳突气房软组织密度影，伴有虫蚀样骨质破坏，要考虑本病
- 增强 T1WI 无强化及膨胀性骨质破坏，可以考虑排除本病

典型病例

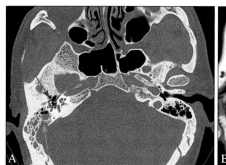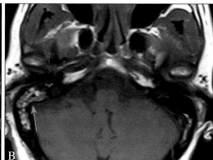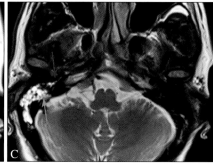

图 16-2-1　慢性中耳乳突炎（单纯型）

A. 横断面 CT，示右鼓室（箭头）及乳突气房内（绿箭头）软组织密度影；B. 横断面 T1WI，示右侧乳突气房内片状高信号（绿箭头），鼓室内见条状等信号（箭头）；C. 横断面 T2WI，示右侧乳突气房及鼓室内见条片状高信号（箭头）

重点推荐文献

[1] Viehman，JA，et al. Mycobacterium avium-intracellulare otomastoiditis in a young AIDS patient：case report and review of the literature. HIV AIDS（Auckl），2013，5：61-66.

[2] Nguyen，JT，et al. Blastomycosis presenting as isolated otitis and otomastoiditis. Pediatr Infect Dis J，2013，32（3）：301-302.

[3] Bal，ZS，et al. Tuberculous otomastoiditis complicated by sinus vein thrombosis. Braz J Infect Dis，2012，16（6）：608-609.

[4] Lammers，TH，DM. Krieser. Unusual presentation of acute otomastoiditis with petrositis. J Paediatr Child Health，2013，49（9）：E457-460.

第 3 节　迷路炎

【概念与概述】

迷路炎（labyrinthitis）为累及内耳特别是膜迷路的感染性疾病

- 常分为局限性迷路炎、浆液性迷路炎、化脓性迷路炎、骨化性迷路炎，按照感染的传播途径可分为鼓室源性迷路炎、脑膜源性迷路炎、血源性迷路炎、外伤源性迷路炎、免疫源性迷路炎

【病因与流行病学】

- 病因学
  - 常为病毒感染及中耳炎的直接侵犯，也可由细菌感染、外伤、过敏、免疫力低下等引起，细菌感染较危险
- 流行病学
  - 病毒感染最常见，常发生于成年人，年龄30～60岁；细菌感染多见于儿童

【大体病理及手术所见】

- 早期内耳充血、水肿，肉芽组织形成
- 晚期膜迷路见新骨形成

【显微镜下特征】

- 急性期淋巴周围间隙可见白细胞，同时伴有浆液性渗出
- 慢性纤维化期可见肉芽组织形成，包含肥大的成纤维细胞及血管
- 慢性骨化期可见新生编织骨形成

【临床表现】

临床特点

- 最常见症状 / 体征
  - 眩晕
  - 恶心
  - 呕吐
  - 平衡失调
  - 耳聋

疾病人群分布

- 年龄
  - 所有年龄均可发病，细菌性迷路炎常累及儿童

【自然病史与预后】

- 急性期迷路炎症状常在数周内恢复，部分患者症状可持续数月至数年
- 持续性单侧耳聋常见

【治疗】

- 静脉点滴抗生素
- 纠正水电解质紊乱
- 如伴有颅内并发症，行乳突凿开术

【影像表现】

概述

- 最佳诊断依据：MRI 增强 T1WI 扫描内耳迷路腔可见轻到中度强化
- 部位
  - 病灶主要位于内耳膜迷路
- 大小
  - 弥漫性或节段性
- 形态学
  - 形态不规则

CT 表现

- 平扫 CT
  - 早期常无影像学变化
  - 晚期迷路内可见软组织密度影、部分可见骨化，可出现邻近骨质破坏

MRI 表现

- T1WI
  - 正常，较重者信号稍增高
  - 如伴有出血表现为高信号
- T2WI
  - 信号减低，耳蜗、半规管、前庭形态改变
- 增强 T1WI
  - 内耳迷路腔可见轻到中度强化

推荐影像学检查

- 最佳检查法：MRI 增强检查
- 备忘建议
  - MRI 增强及 T2WI 有助于区别迷路神经鞘瘤

【鉴别诊断】

- 迷路内出血
  - T1WI 呈高信号
  - 常有凝血功能障碍
- 迷路神经鞘瘤
  - 较迷路炎局限，增强 T1WI 可见局限性软组织影
- 迷路脑膜瘤
  - 很少见
  - 类似于迷路神经鞘瘤

诊断与鉴别诊断精要

- 鼓室源性迷路炎常有乳突炎病史；脑膜源性迷路炎常有细菌性脑膜炎病史；血源性迷路炎常有病毒感染病史
- 典型病史，T1WI 及增强扫描有助于诊断迷路炎

典型病例

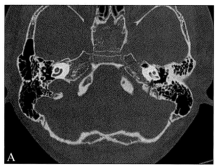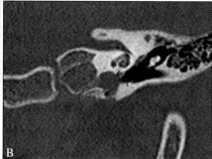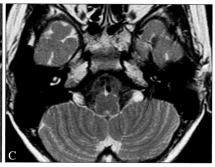

图 16-3-1　迷路炎
A，B. 横断面，冠状面 CT。示左侧耳蜗密度增高（箭头）；C. 横断面 T2WI，左侧耳蜗 T2WI 信号降低、耳蜗管不规则变细（箭头）

重点推荐文献

[1] Ruiz, AP, GJ, Garcia. Labyrinthitis ossificans in a cochlear implant patient with Usher syndrome. Otol Neurotol, 2013, 34（3）: e10-11.

[2] Booth, TN, et al. High-resolution 3-D T2-weighted imaging in the diagnosis of labyrinthitis ossificans: emphasis on subtle cochlear involvement. Pediatr Radiol, 2013.

[3] Hassepass, F, et al. Clinical outcome after cochlear implantation in patients with unilateral hearing loss due to labyrinthitis ossificans. Otol Neurotol, 2013, 34（7）: 1278-1283.

[4] Shibghatullah, AH, et al. Acute labyrinthitis secondary to aural tick infestation. Southeast Asian J Trop Med Public Health, 2012, 43（4）: 857-859.

第 4 节　岩尖炎

【概念】

岩尖炎（petrous apicitis，PA）为累及颞骨岩尖部的感染性疾病

【病因与流行病学】

- 病因学
  - 若颞骨气化良好，气房可达到岩尖部，在中耳乳突的急、慢性炎症中，感染可直接波及至岩部气房，形成岩尖部脓肿，最常见的致病菌是铜绿假单胞菌
- 流行病学
  - 由于急性中耳炎的早期抗生素应用，岩尖炎的发病率较低

【大体病理及手术所见】

- 乳突气房至岩尖部可见脓液及肉芽组织，邻近骨质破坏
- 邻近脑膜增厚

【显微镜下特征】

- 脓液中含有脓细胞、坏死组织碎片、细菌及少量浆液
- 骨质破坏

【临床表现】

临床特点

- 最常见症状 / 体征
  - 面深部疼痛，累及眶周及球后
  - 展神经麻痹、复视
  - 发热、听力下降

疾病人群分布

- 年龄
  - 继发于急性中耳乳突炎时，所有年龄均可发病
  - 继发于慢性中耳乳突炎时，常累及成人

【自然病史与预后】

- 如不加以治疗，可导致感觉迟钝或死亡
- 若及时治疗，预后良好

【治疗】

- 抗生素加乳突凿开引流
- 外科手术，岩尖切开术

【影像表现】

概述

- 最佳诊断依据：岩尖部气房含气下降，伴邻近骨质破坏
- 部位
  - 病灶常累及乳突气房及岩尖部气房
- 大小
  - 大小不等，从数毫米到数厘米
- 形态学
  - 类圆形，较大者填充岩尖部气房，形态不规则

CT 表现

- 平扫 CT
  - 岩尖部气房含气下降，可见不规则软组织密度影
  - 中耳、乳突气房内软组织影
  - 岩尖部弥漫性骨质破坏
- 增强 CT
  - 病灶周边不规则强化
  - 邻近脑膜增厚并强化

MRI 表现

- T1WI
  - 常为等信号
- T2WI
  - 高信号
  - 脓肿表现为局限性高信号
- 增强 T1WI
  - 病灶环状强化

推荐影像学检查

- 最佳检查法：高分辨 CT
- 备忘建议
  - CT 有助于观察邻近骨质破坏情况
  - MRI 有助于观察颅内并发症

【鉴别诊断】

- 胆固醇肉芽肿
  - 膨胀性生长、边缘光滑
  - MRI 上 T1WI 及 T2WI 均为高信号
- 先天性胆脂瘤
  - 膨胀性生长，周围骨质破坏伴骨质硬化
  - T1WI 低信号，T2WI 高信号，增强后无脑膜强化表现
- 岩尖部转移瘤
  - 无急性感染病史
  - 病变不均匀强化

诊断与鉴别诊断精要

- 急、慢性中耳乳突炎病史，伴面深部疼痛或复视，要考虑 PA
- CT 岩尖部气房含气下降，MRI 上 T1WI 等信号，T2WI 高信号，要考虑 PA

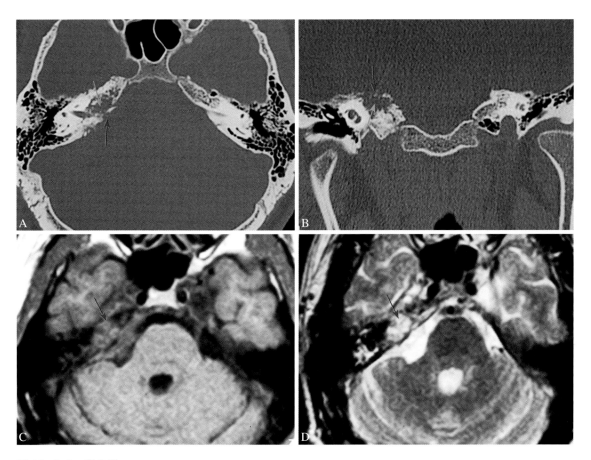

图 16-4-1 岩尖炎
A，B．横断面，冠状面 CT．示右侧颞骨岩尖部气房含气下降，可见软组织密度影（绿箭头），邻近骨质破坏（箭头）；
C，D．横断面 T1WI，T2WI．示右侧岩尖部不规则形软组织肿块影，T1 呈等信号，T2 呈略高信号（箭头）

重点推荐文献

1. Bhatt，YM，N Pahade，B. Nair. Aspergillus petrous apicitis associated with cerebral and peritubular abscesses in an immunocompetent man. J Laryngol Otol，2013，127（4）：404-407.

2. Kong，SK，et al. Acute otitis media-induced petrous apicitis presenting as the Gradenigo syndrome：successfully treated by ventilation tube insertion. Am J Otolaryngol，2011，32（5）：445-447.

3. Hitier，M，et al. Radiology quiz case 2. Gradenigo syndrome caused by right petrous apicitis. Arch Otolaryngol Head Neck Surg，2010，136（2）：201，203.

第 5 节　胆固醇肉芽肿

【概念与概述】

胆固醇肉芽肿（cholesterol granulomas，CG）为中耳、乳突、岩尖部气房或鼓室由于炎性肉芽组织填充而形成的膨胀性病变

- "巧克力"囊肿（"chocolate" cyst）、胆固醇囊肿（cholesterol cyst，CC）
- 中耳 CG、乳突 CG、岩尖部 CG

【病因与流行病学】

- 病因学
  - 各种原因导致黏膜肿胀，使其气房之间的通路受阻，受阻的气房内气体被吸收，出现真空现象，形成的负压造成血管破裂，血液中的红细胞破裂，一部分形成胆固醇结晶，反复出血造成肉芽组织形成，也有特发性

- 流行病学
  - CG 常伴有慢性中耳炎，中耳 CG 较岩尖部 CG 常见

【大体病理及手术所见】
- 无内衬上皮的棕色囊性肿物
- 内含胆固醇结晶及陈旧性出血，有纤维包膜

【显微镜下特征】
- 胆固醇结晶
- 多核巨细胞
- 含铁血黄素
- 炎性细胞及血管
- 红细胞及其降解产物

【临床表现】
临床特点
- 最常见症状 / 体征
  - 中耳 CG：传导性耳聋、眩晕、第 7 颅神经失调
  - 岩尖部 CG：无症状、传导性耳聋、第 6 颅神经失调、耳鸣
  - 乳突 CG：无症状、头痛

疾病人群分布
- 年龄
  - CG 好发于中青年
  - 无性别差异

【自然病史与预后】
- 多数 CG 进展缓慢
- 岩尖部 CG 较中耳 CG 容易复发

【治疗】
- 乳突切除术

【影像表现】
概述
- 最佳诊断依据：中耳、乳突或岩尖部膨胀性生长的肿块、T1WI 及 T2WI 均为高信号
- 部位
  - 常累及中耳、乳突或岩尖部
- 大小
  - 大小不等，从数毫米到数厘米

- 形态学
  - 类圆形，边缘光滑

CT 表现
- 平扫 CT
  - 早期于中耳、乳突或岩尖部可见小类圆形软组织密度影，边缘光滑，邻近骨质无压迫及破坏
  - 晚期于中耳、乳突或岩尖部可见较大类圆形软组织密度影，周围骨质受压
  - 岩尖部 CG 发生骨质破坏较中耳 CG 常见
- 增强 CT
  - 病灶周边轻度强化

MRI 表现
- T1WI
  - 常为高信号
  - 可伴有邻近骨质受压变薄
- T2WI
  - 中央高信号，周围低信号
- 增强 T1WI
  - 中心无强化、周围轻度强化
  - 强化程度难以与正常高信号区别

推荐影像学检查
- 最佳检查法：高分辨 CT 联合 MRI
- 备忘建议
  - CT 有助于观察邻近骨质情况
  - MRI 有助于明确诊断

【鉴别诊断】
- 慢性中耳、乳突炎伴出血
  - 中耳、乳突气房软组织密度影
  - 不伴有骨质膨胀性改变
- 胆脂瘤
  - T1WI 为低信号，T2WI 为高信号
  - 骨质破坏
- 岩尖炎
  - T1WI 低信号
  - 骨质破坏呈弥漫性

诊断与鉴别诊断精要

- MRI T1WI 呈高信号伴有骨质膨胀性改变，要考虑 CG
- T1WI 呈高信可与其他疾病进行鉴别诊断

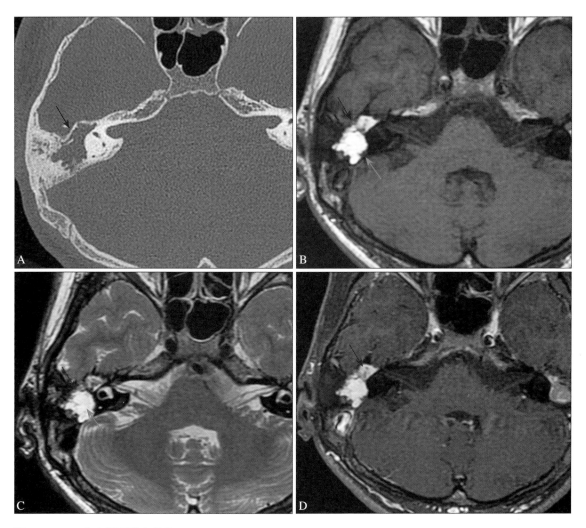

图 16-5-1　乳突胆固醇肉芽肿
A. 横断面 CT，示右侧乳突气房内类圆形软组织肿块影（绿箭头），邻近骨质受压变薄（红箭头）；B. 横断面 T1WI，示右侧乳突气房内类圆形高信号影；C. 横断面 T2WI，呈高信号；D. 横断面增强 T1WI，病灶未见明显强化

重点推荐文献

[1] Scopel，TF，et al. Petrous apex cholesterol granulomas：endonasal versus infracochlear approach. Laryngoscope，2012，122（4）：751-761.

[2] Kusumi，M，et al. Middle fossa approach for total resection of petrous apex cholesterol granulomas：use of vascularized galeofascial flap preventing recurrence. Neurosurgery，2013. 72（1 Suppl Operative）：77-86；discussion 86.

3. Terranova，P，et al. A novel endoscopic technique for long-term patency of cholesterol granulomas of the petrous apex. Laryngoscope，2013.

4. Cavallo，LM，D Solari. Skull base cholesterol granulomas：the endoscopic endonasal perspective. World Neurosurg，2012，78（6）：597.

第 6 节　中耳结核

【概念与概述】

中耳结核（tuberculosis of middle ear，TOME）为结核杆菌累及外耳、中耳、内耳，以中耳多见

【病因与流行病学】

● 病因学

○ 耳部原发性结核少见，多继发于肺结核，

结核杆菌通过咽鼓管或血行播散进入中耳及乳突，外耳结核罕见

- 流行病学
  - 由于生活水平的提高及抗结核药物的应用，耳部结核发病率较低

【大体病理及手术所见】

- 增殖为主：粟粒大小、灰白色半透明
- 干酪样坏死：淡黄色、质地较实，状似奶酪

【显微镜下特征】

- 上皮样细胞、朗格汉斯巨细胞、外周局部集聚的淋巴细胞和少量反应增生的成纤维细胞

【临床表现】

临床特点

- 最常见症状 / 体征
  - 无痛性耳溢液
  - 明显听力下降
  - 面神经麻痹

疾病人群分布

- 年龄
  - 所有年龄均可发病，约 50% 发生于儿童

【自然病史与预后】

- 如不给予治疗，病变逐步累及邻近骨质，如合并颅内并发症，可导致死亡
- 及时抗结核治疗，预后良好

【治疗】

- 早期、适量、规律、全程、联合应用抗结核药物
- 必要时行外科手术治疗

【影像表现】

概述

- 最佳诊断依据：中耳、乳突气房软组织密度影，可伴邻近骨质破坏，"死骨"为典型征象

- 部位
  - 病灶最大直径常位于中耳、乳突气房
- 大小
  - 大小不等，从数毫米到数厘米
- 形态学
  - 类圆形，较大者填充中耳、乳突气房

CT 表现

- 平扫 CT
  - 边界清楚，等密度，密度均匀
  - 可伴有邻近骨质破坏
  - 晚期可合并耳后脓肿及硬膜外脓肿

MRI 表现

- T1WI
  - 等信号
- T2WI
  - 高信号

推荐影像学检查

- 最佳检查法：高分辨 CT
- 备忘建议
  - CT 有助于观察邻近骨质破坏情况
  - MRI 有助于观察颅内并发症

【鉴别诊断】

- 中耳乳突炎
  - 常有感冒史，无结核病史
  - 常伴有耳痛
- 胆固醇肉芽肿
  - T1WI 高信号
  - 增强 T1WI 中心无强化、周围轻度强化
  - 骨质膨胀性改变
- 恶性外耳道炎
  - 老年人、糖尿病患者多见
  - 持续性耳痛

诊断与鉴别诊断精要

- 结核病史，伴无痛性耳溢液，要考虑 TOME
- 中耳乳突炎常规抗感染治疗不缓解，要考虑 TOME

典型病例

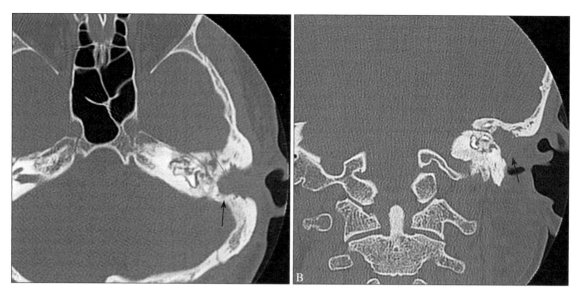

图 16-6-1 中耳结核
A. 横断面 CT，示左侧中耳、乳突气房内见类圆形软组织肿块影（绿箭头），骨质破坏（红箭头）；B. 冠状面 CT，示右侧外耳道内见类圆形软组织肿块影（红箭头）

重点推荐文献

[1] Lalic. H，Kukuljan M，Pavicic，MD. A case report of occupational middle ear tuberculosis in a nurse. Arh Hig Rada Toksikol，2010，61（3）：333-337.

[2] Limviriyakul，S，et al. Tuberculosis of middle ear and mastoid. J Med Assoc Thai，2013，96（2）：243-250.

[3] Arya，M，et al. Tuberculosis of the middle ear with post auricular abscess. Indian J Tuberc，2009，56（3）：160-163.

[4] Parab，SR，Khan，MM，Ghaisas，VS. Simultaneous involvement of larynx and middle ear in pulmonary tuberculosis. Laryngoscope，2010，120（9）：1892-1894.

[5] 郝欣平. 结核性中耳乳突炎的临床特征及疗效分析. 中华耳鼻咽喉头颈外科杂志，2010，45（11）：912-915.

[6] 孙晓卫. 原发结核性中耳炎一例影像学分析. 中华医学杂志，2012，92（22）：1583-1584.

主要参考文献

[1] Harnsberger HR，Glastonbury CM，MichelMA，et al. Diagnostic Imaging：Head and Neck. Lippincott Williams & Wilkins，2010.

[2] 鲜军舫，王振常，罗德红. 头颈部影像诊断必读. 北京：人民军医出版社，2007.

[3] Connor SE，Leung R，Natas S. Imaging of the petrous apex：a pictorial review. J BJR. 2008 May，81（965）：427-435.

[4] Aho TR，et al. Intralabyrinthine Meningioma. AJNR. 2003，24：1642-1645.

[5] Chao JH，Kunkov S，Reyes LB，et al. Comparison of two approaches to observation therapy for acute otitis media in the emergency department. Pediatrics. May 2008，12（5）：1352-1356.

（袁庆海）

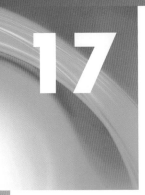

颞骨肿瘤及肿瘤样病变

第1节 胆脂瘤

【概念与概述】

- 胆脂瘤（cholesteatoma）为角化上皮及上皮碎片形成的团块，可分为先天性和后天性。先天性胆脂瘤（以前曾称为真性胆脂瘤）罕见，起源于胚胎性残余上皮，可见于岩尖、乳突和中耳。后天性胆脂瘤最为多见，继发于鼓膜穿孔或鼓膜内陷袋。胆脂瘤也可发生在外耳道
- 影像上常按胆脂瘤发生的部位进行分类，可分为上鼓室胆脂瘤、鼓窦胆脂瘤、中耳乳突巨大胆脂瘤、外耳道胆脂瘤、岩锥胆脂瘤等

【病理与病因】

- 病因学
  - 先天性：胚胎性上皮残存形成
  - 后天性：鼓膜内陷以及上皮细胞侵入
- 流行病学
  - 耳科常见疾病

【大体病理及手术所见】

- 灰白色角化上皮团块
- 常伴有肉芽组织及脓液

【显微镜下特征】

- 典型表现为上皮呈葱皮样层状堆积

【临床表现】

临床特点

- 最常见症状/体征
  - 耳漏，听力下降，脓液较厚，有臭味
  - 鼓膜松弛部或后上边缘穿孔，松弛部内陷袋或痂皮
  - 上鼓室胆脂瘤通常流脓不多

疾病人群分布

- 年龄
  - 可发生于各个年龄段
- 性别
  - 无明显性别差异

【自然病史与预后】

- 胆脂瘤可以破坏听骨、内耳、颅骨、乙状窦等，引起一系列并发症
- 少数情况下，鼓窦和上鼓室内胆脂瘤破坏了上鼓室外侧壁和外耳道深部后上壁，胆脂瘤组织可以自行排出，形成自然根治腔

【治疗】

- 手术治疗

【影像表现】

概述

- 最佳诊断依据：外耳道、上鼓室、鼓窦区膨胀性软组织影，外耳道扩大，鼓膜嵴吸收变钝、Prussak 间隙增宽
- 部位
  - 上鼓室及鼓窦区最常见
  - 发生于岩锥的先天性胆脂瘤多位于内耳周围
- 大小
  - 大小不等，从数毫米到数厘米
- 形态学
  - 多不规则
  - 较大时呈类圆形膨胀性肿块

CT 表现

- 平扫 CT
  - 岩锥先天性胆脂瘤，多发生在岩锥内耳周

围，呈不规则骨缺损区，边界清楚，可破坏内耳、面神经管等结构

- 外耳道胆脂瘤表现为外耳道膨大变形，骨质压迫性吸收变薄，膨大的外耳道内常有低密度的软组织影，鼓室、鼓窦一般不受累。通常外耳道胆脂瘤在引流后遗留膨大的外耳道腔
- 起源于鼓膜松弛部的胆脂瘤常沿着上鼓室—鼓窦入口—鼓窦的行径扩展。早期的上鼓室胆脂瘤，CT 表现为上鼓室扩大，Prussak 间隙增宽，鼓室盾板变钝，听小骨可内移或破坏。胆脂瘤向鼓窦区扩展，表现为鼓窦入口和鼓窦的连续性破坏扩大腔，边缘光滑，骨质明显硬化，听小骨及鼓膜嵴破坏。乳突常呈慢性炎症改变
- 起源于紧张部鼓膜后上区的胆脂瘤，早期 CT 表现为后鼓室和鼓窦入口的软组织小团块影，无鼓室或鼓窦腔扩大，类似于一般的慢性中耳乳突炎，若伴有砧骨长突破坏，需考虑有无胆脂瘤的可能。扩展过程中可充填鼓窦区及上鼓室
- 少数中耳腔内胆脂瘤可以表现为鼓室内软组织团块伴听小骨破坏，而乳突气化良好且乳突气房透亮，鼓膜完整
- 胆脂瘤的听小骨破坏以砧骨长突破坏最多见
- 胆脂瘤向周围扩展可破坏颅骨、乙状窦前壁、内耳，乳突外板，引起一系列并发症，内耳破坏以水平半规管破坏最多见；部分可形成自然引流腔
- 增强 CT
  - 无强化。但病灶较小时在软组织窗上难以显示，无法判断其强化情况，故鉴别诊断困难时一般建议做 MRI 检查

MRI 表现
- T1WI
  - 与脑灰质相比，呈等信号或低信号，信号可均匀或不均匀
- T2WI
  - 呈高信号，近似脑脊液
- 增强 T1WI
  - 周围炎性假包膜可强化，但病灶本身不强化

推荐影像学检查
- 最佳检查法：高分辨率 CT
- 备忘建议
  - 高分辨 CT 详细观察上鼓室、听小骨、内耳等结构情况可以对胆脂瘤做出细致准确的影像学诊断

【鉴别诊断】
- 慢性中耳乳突炎
  - 上鼓室和鼓窦区也可有骨质吸收，但无明显膨大，边缘骨质较模糊
  - 与源于鼓膜紧张部后上方的胆脂瘤有时难以鉴别
- 中耳癌
  - 以中耳腔为中心向周围发展，增强后病灶有强化
  - 骨质破坏呈虫蚀样，边缘不规则
- 嗜酸性肉芽肿
  - 常为多发性颅骨缺损，呈地图状
  - 软组织病灶增强后可强化

诊断与鉴别诊断精要
- 外耳道、上鼓室、鼓窦区膨胀性软组织肿块影，外耳道扩大，鼓膜嵴变钝、Prussak 间隙增宽，需考虑胆脂瘤
- 病灶中有实质性强化，可以考虑排除胆脂瘤

典型病例

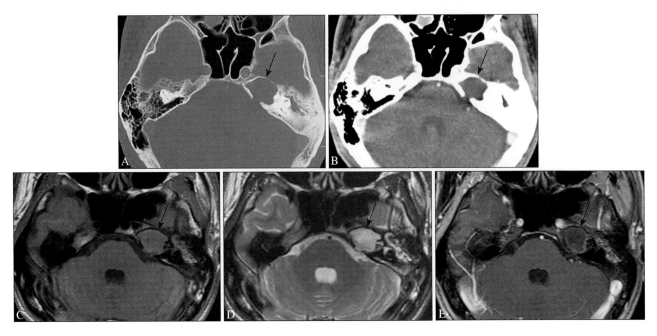

图 17-1-1　岩锥先天性胆脂瘤

A. 横断面 HRCT 骨窗，示左侧岩尖骨质破坏（箭头），边缘光滑，并有左侧慢性中耳乳突炎；B. 横断面 CT 软组织窗，示左侧岩尖软组织肿块，呈低密度（箭头）；C. 横断面 T1WI，左岩尖区类圆形肿块影，呈等信号；D. 横断面 T2WI，示肿块呈高信号；E. 横断面增强 MR，示肿块仅边缘强化，内部无强化

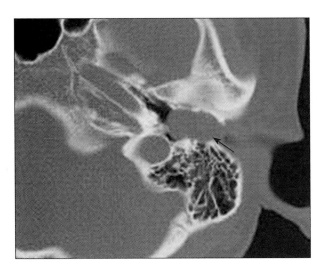

图 17-1-2　外耳道胆脂瘤

轴位 HRCT 示左侧外耳道内软组织影伴外耳道膨大变形，可见骨质吸收

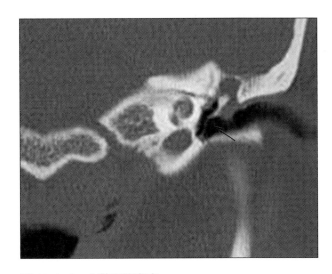

图 17-1-3　上鼓室胆脂瘤

冠状面 HRCT，示左侧鼓室盾板变钝，上鼓室稍扩大，Prussak 间隙增宽

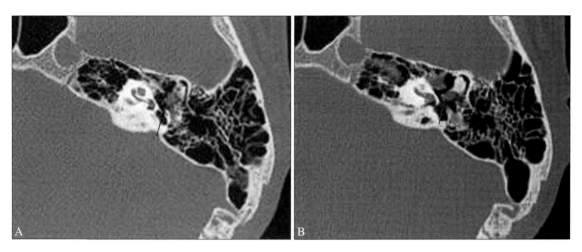

图 17-1-4　中耳先天性胆脂瘤
HRCT 示左鼓室内听小骨内侧软组织影，乳突气化好，乳突气房透亮

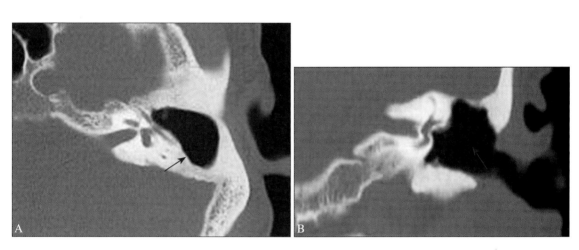

图 17-1-5　胆脂瘤自然根治腔形成
A，B. 横断面及冠状面 CT，示左外耳道后上壁骨质破坏，胆脂瘤已完全自行排出，形成自然根治腔

重点推荐文献

[1] James AL，Papsin，BC. Some considerations in congenital cholesteatoma. Curr Opin Otolaryngol Head Neck Surg，2013，21（5）：431-439.

[2] Takizawa，Y，et al. Relationship between tympanic membrane retraction and habitual sniffing in patients with cholesteatoma. Acta Otolaryngol，2013，133（10）：1030-1034.

[3] Sakalli，E，et al. Extensive tympanic membrane cholesteatoma with marginal perforation：an unusual case. Case Rep Otolaryngol，2013，865043.

[4] Van der Gucht，K，et al. Temporary removal of the posterior bony canal wall with reconstruction using microplate osteosynthesis in cholesteatoma surgery：a case series and description of the technique. Eur Arch Otorhinolaryngol，2013.

[5] Chung，JH，et al. The clinical and radiological status of contralateral ears in unilateral cholesteatoma patients. Surg Radiol Anat，2013.

[6] 司瑜. Toll 样受体在慢性化脓性中耳炎和中耳胆脂瘤中的差异表达及其意义. 中华耳鼻咽喉头颈外科杂志，2012，47（5）：388-393.

[7] 孙晓卫. 高分辨率 CT 对慢性化脓性中耳炎和胆脂瘤中耳炎软组织分型的诊断价值. 中华耳鼻咽喉头颈外科杂志，2011，46（5）：388-392.

第 2 节　面神经瘤

【概念与概述】

面神经瘤（facial nerve tumor）为来自第Ⅶ对颅神经的肿瘤，多为起源于神经鞘膜的 Schwann 细胞的神经鞘瘤，少数为起源于其内结缔组织的神经纤维瘤

【病理与病因】

- 病因学
  - 尚不明确
- 流行病学
  - 少见，颞骨肿瘤中面神经瘤低于 1%，腮腺肿块中约 1% 为面神经瘤
  - 周围性面瘫患者中约 5% 为面神经瘤

【大体病理及手术所见】

- 棕褐色，卵圆形、管状、条状肿块
- 神经纤维瘤沿面神经长轴生长，神经外膜可存在，面神经呈梭形或棒状膨大，或小结节肿块，更倾向于较为广泛的多段面神经受累增粗

【显微镜下特征】

- 神经鞘瘤由 Schwann 细胞束组成，可排列成流线形、环形或栅状，镜下可见 Antoni A 区和 Antoni B 区
- 神经纤维瘤起源面神经干内的结缔组织，与神经纤维分界不清

【临床表现】

临床特点

- 最常见症状 / 体征
  - 一般为起病缓慢的面瘫，亦可 2 ~ 4 周内达到完全面瘫
  - 肿瘤位于内耳附近可有感音性耳聋；位于中耳腔内损及听骨链可致传导性耳聋

疾病人群分布

- 年龄
  - 20 岁 ~ 69 岁，平均 44 岁
- 性别
  - 无明显性别差异

【自然病史与预后】

- 约 50% 出现面瘫
- 行神经移植，可部分恢复面神经功能

【治疗】

- 手术切除
  - 通常取腓肠神经或耳大神经进行移植
  - 对于无面瘫的小肿瘤，可以随访

- γ 刀治疗

【影像表现】

概述

- 最佳诊断依据：沿面神经管或面神经走行的软组织肿块
- 部位
  - 可发生于面神经各段
  - 常累及面神经多段
- 大小
  - 大小不等，从数毫米至数厘米
- 形态学
  - 卵圆形、管状、条状、梭形，形态多不甚规则

CT 表现

- 平扫 CT
  - CT 表现由面神经肿瘤的位置决定
  - 迷路段面神经瘤表现为面神经管迷路段扩大
  - 膝状神经节面神经瘤表现为膝状窝扩大，骨质吸收伴软组织团块影
  - 鼓室段面神经瘤表现中耳腔内面神经鼓室段走行的肿块，听小骨常向外侧移位
  - 乳突段面神经瘤表现为管状或不规则肿块，伴面神经管乳突段扩大及骨质破坏，通常累及邻近乳突，甚至突入颈静脉球窝或外耳道内
  - 腮腺段面神经瘤表现为腮腺内肿块
  - 脑池段、内听道段面神经瘤 CT 表现类似于听神经瘤
- 增强 CT
  - 乳突段及腮腺段面神经瘤增强后呈不均匀强化
  - 迷路段、膝状神经节、鼓室段等处面神经瘤，通常较小，受到部分容积效应影响，增强 CT 难以显示强化情况

MRI 表现

- T1WI
  - 面神经节段性增粗或形成不规则肿块，呈等或低信号
- T2WI
  - 呈等或偏高信号，肿块较大时内部可见囊变区
- 增强 T1WI
  - 明显不均匀强化，囊变区不强化

推荐影像学检查

- 最佳检查法：增强 MRI
- 备忘建议
  - CT 发现面神经管扩大或骨质破坏，MRI 显示面神经增粗或沿面神经走行的肿块需首先考虑面神经瘤可能

【鉴别诊断】

- Bell's 面瘫
  - T2WI 显示面神经增粗，信号增高，增强 MRI 可以显示面神经迷路段及膝状神经节等处节段性强化，但无明显肿块

- CT 通常不伴有面神经管扩大或骨质破坏
- 面神经血管瘤
  - CT 可见病变区钙化或蜂窝样骨针样结构，通常位于膝状神经节区
  - MRI 表现缺乏特异性，可见膝状窝区边界不清肿块，增强后不均匀强化
- 腮腺或外中耳恶性肿瘤沿面神经扩散
  - 有腮腺或外中耳恶性肿瘤病史及原发灶表现
  - 面神经受累段可见不规则增粗，并可伴有骨质破坏

诊断与鉴别诊断精要

- CT 发现面神经管扩大或骨质破坏；MRI 显示面神经增粗或沿面神经走行的肿块，要考虑面神经肿瘤
- 面神经管无扩大，MRI 仅表现为面神经增粗，可排除面神经瘤

重点推荐文献

[1] Acioly，MA，et al. Facial Nerve Monitoring During Cerebellopontine Angle and Skull Base Tumor Surgery：A Systematic Review from Description to Current Success on Function Prediction. World Neurosurg，2011.

[2] Gross，BC，et al. Collision tumor of the facial nerve: a synchronous seventh nerve schwannoma and neurofibroma. Otol Neurotol，2012. 33（8）：1426-1429.

[3] Gogate，BP，et al. Malignant peripheral nerve sheath tumor of facial nerve：Presenting as parotid mass. J Oral Maxillofac Pathol，2013，17（1）：129-131.

[4] Cosetti，MK，et al. Intraoperative Transcranial Motor-Evoked Potential Monitoring of the Facial Nerve during Cerebellopontine Angle Tumor Resection. J Neurol Surg B Skull Base，2012，73（5）：308-315.

[5] 鲜军舫. 面神经瘤的影像学研究. 中华放射学杂志，2001，35（7）：487-491.

典型病例

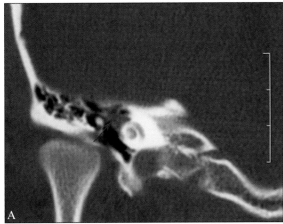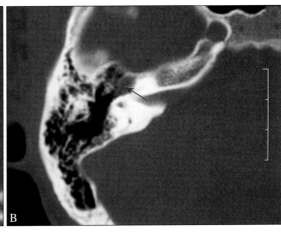

图 17-2-1　**面神经膝部神经鞘瘤**
A，B. 冠状面及横断面 CT，示右侧面神经膝状窝扩大伴软组织团块影（箭头）

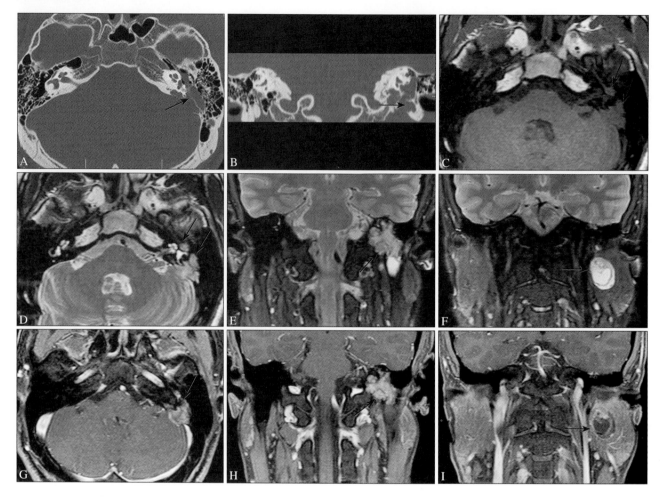

图 17-2-2　面神经神经鞘瘤（鼓室段、乳突段）

A，B. 横断面及冠状面 CT，示左面神经管鼓室段、乳突段均明显扩大伴骨质破坏（箭头）；C. 横断面 T1WI，示肿块呈中等信号；D ~ F. 横断面及冠状面 T2WI，示肿块呈高信号，呈不规则分叶状，部分突入腮腺内，并见囊变区；G ~ I. 横断面及冠状面增强，示肿块中等强化，强化不均匀，囊变区不强化

第 3 节　听神经鞘瘤

【概念与概述】

听神经鞘瘤（acoustic neuroma）为发生于第Ⅷ对颅神经鞘膜的肿瘤，多发生于其前庭支

- 前庭神经鞘瘤（vestibular schwannomas）

【病理与病因】

- 病因学
  - 不明确
- 流行病学
  - 约占颅内肿瘤的 8% ~ 10%；占桥小脑角肿瘤的 71%，为桥小脑角区最常见的肿瘤
  - 70% ~ 75% 发生于内听道内

【大体病理及手术所见】

- 肿块可首先在内听道内生长，进而在桥小脑角区形成肿块
- 一般呈球形或不规则分叶状，有包膜，色灰，质地致密较硬而有弹性，可有囊性变或脂肪变性
- 肿瘤主要由迷路动脉供血，导出静脉位置不定，回流至岩上窦及岩下窦

【显微镜下特征】

- 病理常为神经鞘瘤，由致密度中等的合体细胞组成，可排列成流线形、环形或栅状
- 镜下可分为两型：Antoni A 型和 Antoni B 型

【临床表现】

临床特点

- 最常见症状 / 体征
  - 单侧耳鸣、缓慢进行性感音神经性耳聋，少部分表现为突聋
  - 后期还表现为第Ⅴ、Ⅶ对颅神经症状，小脑功能障碍，脑干症状及桥小脑角综合征，以及脑积水及颅内高压

○ 双侧听神经瘤约占 4%，多为神经纤维瘤病 Ⅱ 型

疾病人群分布

- 年龄
  - 多见于中年，半数以上患者在 30 岁～50 岁之间
  - 70 岁以下与 10 岁以下少见
- 性别
  - 男女无显著差异

【自然病史与预后】

- 肿瘤生长缓慢，甚至有人认为会自行停止生长，小听神经瘤可长期不活动
- 水肿、囊性变和出血可加快其增长速度
- 肿瘤较大时，可牵拉桥小脑角附近的神经根，引起相应功能障碍。肿瘤后期，可阻塞脑脊液循环，引起脑积水及颅内压增高

【治疗】

- 手术切除
  - 根据肿瘤的大小位置可有不同的手术入路
  - 较大的肿瘤手术全切除较难

【影像表现】

概述

- 最佳诊断依据：内听道内及桥小脑角区类圆形或分叶状肿块，不均匀强化，与岩骨后缘成锐角相交
- 部位
  - 内听道内
  - 桥小脑角区
- 大小
  - 大小不等，从数毫米到数厘米
- 形态学
  - 类圆形或不规则分叶状，肿瘤较大时可表现为"冰激凌圆锥征"

CT 表现

- 平扫 CT
  - 内听道扩大

○ 内听道内及桥小脑角区等或稍低密度肿块影，囊性变部分可呈低密度，出血少见

- 增强 CT
  - 肿块呈不均匀强化，囊变区不强化
  - 较小的听神经瘤局限在内听道或前庭内，CT 可能会漏诊

MR 表现

- T1WI
  - 等信号或略低信号
- T2WI
  - 略高信号，信号不均匀
  - 囊变区呈较高信号
- 增强 T1WI
  - 呈不均匀强化，囊变区不强化
- MR 内耳水成像
- 内听道或桥小脑角池内充盈缺损

推荐影像学检查

- 最佳检查法：薄层重 T2WI 及增强 MRI
- 备忘建议
  - 内听道内及桥小脑角区占位，伴有内听道扩大时，需考虑听神经瘤，较小的听神经瘤可局限在内听道或前庭内。双侧听神经瘤时，需考虑有无神经纤维瘤病 Ⅱ 型

【鉴别诊断】

- 表皮样囊肿
  - FLAIR 序列肿块信号不完全一致，DWI 呈高信号
  - 增强后无明显强化
- 脑膜瘤
  - 基底宽，位于硬脑膜，与岩骨后缘常成钝角相交
  - 等 T1 等 T2 信号，增强后可见"脑膜尾"征
- 面神经鞘瘤
  - 位于桥小脑角区或内听道内少见
  - 迷路段受累有助鉴别

诊断与鉴别诊断精要

- 内听道内及桥小脑角区不均匀强化肿块，伴内听道扩大，考虑听神经瘤
- 肿块无强化，可以考虑排除听神经瘤，但需除外听神经瘤完全囊性变

典型病例

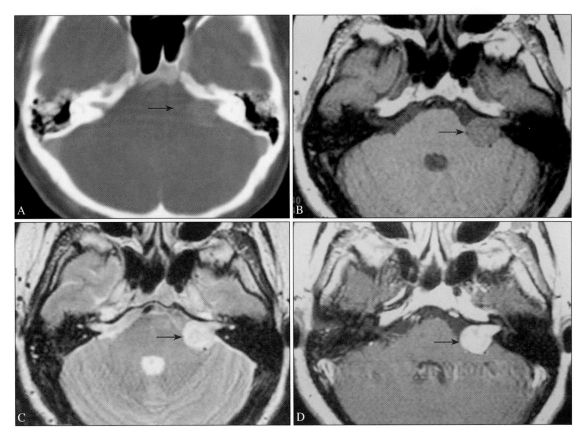

图 17-3-1　听神经瘤
A. 横断面 CT，示左侧内听道口扩大，左侧桥小脑角区可见软组织肿块（箭头）；B. 横断面 T1WI，示左侧内听道及桥小脑角区肿块影，呈等信号；C. 横断面 T2WI，肿块呈高信号；D. 横断面增强 MRI，肿块明显强化

重点推荐文献

[1] Patel J，et al. The changing face of acoustic neuroma management in the USA：Analysis of the 1998 and 2008 patient surveys from the acoustic neuroma association. Br J Neurosurg，2013.

[2] Hardell L，et al. Pooled analysis of case-control studies on acoustic neuroma diagnosed 1997-2003 and 2007-2009 and use of mobile and cordless phones. Int J Oncol，2013. 43（4）：1036-1044.

[3] Benson VS，et al. Authors' response to：The case of acoustic neuroma：comment on mobile phone use and risk of brain neoplasms and other cancers. Int J Epidemiol，2013.

[4] De Vocht，F.，The case of acoustic neuroma：Comment on：Mobile phone use and risk of brain neoplasms and other cancers. Int J Epidemiol，2013.

[5] 孙时斌. 听神经鞘瘤伽玛刀治疗 10 年以上的长期随访. 中华神经外科杂志，2011，27（10）：975-978.

[6] 朱广廷，付莛凯，夏卫东. 以典型三叉神经痛为主要症状的复发听神经鞘瘤. 中华神经外科杂志，2012，28（3）：273-274.

[7] 徐延斌. 囊性听神经瘤显微手术治疗：36 例报告. 中华神经外科疾病研究杂志，2011，10（3）：237-240.

第 4 节　副神经节瘤

【概念与概述】

● 副神经节瘤（paraganglioma）为起源于副神经节的肿瘤

　○ 颞骨的副神经瘤根据其部位，可分为 3 型：鼓室体瘤（10%）、颈静脉鼓室球体瘤（40%）、颈静脉球瘤（50%）

　○ 鼓室体瘤根据 Glasscock-Jackson 分类法又可分为 4 型，Ⅰ型：肿瘤局限于鼓岬处；Ⅱ型：肿瘤充满中耳腔；Ⅲ型：肿瘤充满鼓室，并侵及乳突；Ⅳ型：肿瘤充满鼓室，向

乳突、外耳道及颈内动脉前方咽鼓管扩展。其中以Ⅱ型最多见

- 一般副神经节瘤为良性肿瘤，至今为止鼓室体瘤未见有恶性报道，而颈静脉球瘤可侵犯颅内及周围颅神经，其临床表现类似恶性肿瘤

【病理与病因】

- 病因学
  - 病因不明，但有家族性发病倾向
- 流行病学
  - 占全身肿瘤的 0.03%，占头颈部肿瘤的 0.06%
  - 鼓室体瘤为常见的中耳肿瘤之一

【大体病理及手术所见】

- 略呈结节或分叶状，紫红色，表面光滑，一般有包膜
- 肿瘤类似血管性肉芽组织，质脆，触之甚易出血
- 肿瘤主要由颈外动脉的分支供血

【显微镜下特征】

- 肿瘤由上皮样细胞组成，间质血管网丰富
- 瘤细胞呈多角形、柱状、立方状或不规则形，常排列成泡状或团状，其周围有无数薄壁的血管，管壁为棱形内皮细胞所衬
- 嗜铬反应呈阴性

【临床表现】

临床特点

- 最常见症状/体征
  - 单侧搏动性耳鸣，与脉搏一致，压迫颈动脉耳鸣消失，停止压迫耳鸣迅速重现
  - 鼓膜后或外耳道深部红色肿块，可以有搏动
  - 病变若占据颈静脉孔，可以出现颈静脉孔综合征

疾病人群分布

- 年龄
  - 多见于中年人，一般为 30 ~ 60 岁
- 性别
  - 多见于女性，男女之比为 1:5

【自然病史与预后】

- 多数属良性，生长缓慢，病程可达 15 ~ 20 年而病情无进展
- 预后较好，治疗后复发率为 25%，5 年治愈率可达 60% 以上
- 肿瘤侵入颅内通常预后不佳

【治疗】

- 手术切除
  - 肿瘤范围较广，涉及岩部、迷路、后颅窝、颈动脉管时，不易完整切除
- 放射治疗
  - 肿瘤范围广而无法手术或手术不能彻底切除，或不宜手术的患者，可以选择放疗

【影像表现】

概述

- 最佳诊断依据：鼓室内和（或）颈静脉孔区血供丰富肿块，出现"盐和胡椒征"
- 部位
  - 鼓室内
  - 颈静脉孔区
- 大小
  - 大小不等，从数毫米至数厘米
- 形态学
  - 较小时呈结节状，较大呈类圆形或不规则分叶状

CT 表现

- 平扫 CT
  - 鼓室体瘤表现为鼓岬表面或下鼓室内软组织影
  - 伴有中耳乳突炎时，CT 对于小的鼓室体瘤极易漏诊
  - 颈静脉球瘤或颈静脉鼓室球瘤，CT 可见颈静脉孔区等密度肿块，颈静脉球窝膨大并伴有骨质吸收或破坏，颈静脉孔血管部和神经部之间的棘突变短钝或破坏
  - 通常不伴有囊变、坏死或钙化
- 增强 CT
  - 鼓室体瘤较小时，受部分容积效应影响，增强 CT 价值不大，往往难以做出明确诊断
  - 肿瘤位于颈静脉孔区时，可见颈静脉球窝区血供丰富的软组织肿块，但难以精确评价肿瘤的范围

MRI 表现

- T1WI
  - 呈中等信号
  - 内部可见散在点、条状低信号影，为血管流空影，并可见小片状高信号影，为病灶内出血，称为"椒盐征"
- T2WI
  - 高信号
- 增强 T1WI

　　　◦ 肿瘤显著强化，可清楚显示肿瘤涉及的范围

推荐影像学检查

- 最佳检查法：增强 MRI
- 备忘建议
  - MRI 增强检查有助于明确诊断及判断肿瘤涉及的范围

【鉴别诊断】

- 颈静脉孔区解剖变异
  - 颈静脉球可以疝入鼓室内，也可表现为搏动性耳鸣和蓝色鼓膜
  - 除鼓室底部骨质缺损外，无骨质破坏，亦无软组织肿块
- 颈静脉孔区其他肿瘤

- 颈静脉孔区还可发生神经源性肿瘤、黏液软骨肉瘤
- 肿块的强化程度通常不如副神经节瘤显著
- 鼓室内胆脂瘤或胆固醇肉芽肿
  - 通常无搏动性耳鸣和鼓膜后红色肿块
  - MRI 增强无强化
  - CT 有时难以鉴别
- 中耳癌侵犯颈静脉球窝
  - 常有耳痛，耳出血，长期流脓史，一般无搏动性耳鸣
  - 通常有骨质破坏
  - 强化程度中等，不如副神经节瘤显著

诊断与鉴别诊断精要

- 鼓室内和（或）颈静脉孔区血供丰富肿块，"盐和胡椒征"
- 肿块无强化，可排除副神经节瘤

典型病例

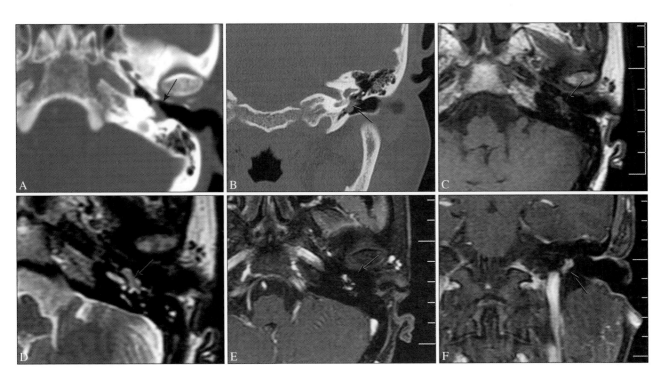

图 17-4-1　鼓室体瘤

A，B. 横断面及冠状面 CT，示左侧下鼓室内鼓岬表面软组织小结节影（箭头）；C. 横断面 T1WI，箭示左鼓室内小结节影，呈中等信号；
D. 横断面 T2WI，呈稍高信号；E，F. 横断面及冠状面增强 MRI，病变明显强化

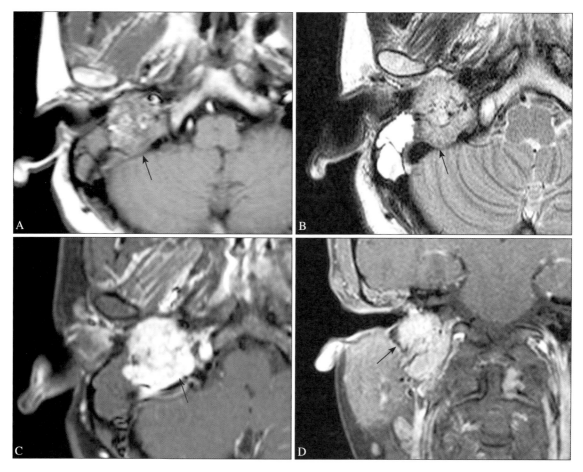

图 17-4-2　颈静脉球瘤

A. 横断面 T1WI，箭示右侧颈静脉孔区软组织肿块影，以中等信号为主，内部见散在点状、小片状低信号及高信号影，为"椒盐征"；B. 横断面 T2WI，肿块呈混杂高信号，内部可见点、条状低信号影；C，D. 横断面及冠状面增强 MRI，示病变明显强化

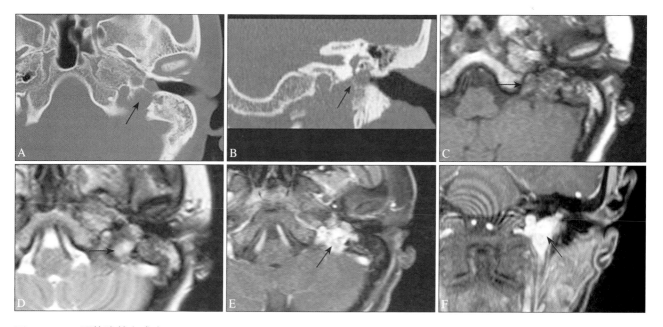

图 17-4-3　颈静脉鼓室球瘤

A，B. 横断面及冠状面 CT，示左侧下鼓室软组织影，伴颈静脉孔区骨质破坏；C. 横断面 T1WI，左侧下鼓室及颈静脉孔区肿块，呈中等混杂信号；D. 横断面 T2WI，肿块呈信号；E，F. 横断面及冠状面增强 MRI，肿块明显强化

重点推荐文献

[1] Ruiz-Zafra，J，S. Sevilla-Lopez and C. Bayarri-Lara，Surgical resection of a functional paraganglioma diagnosed by mediastinoscopy. Cir Esp，2013.

[2] Papathomas，T，et al. Non-pheochromocytoma/paraganglioma tumors in patients with succinate dehydrogenase-related pheochromocytoma-paraganglioma syndromes：a clinicopathologic and molecular analysis. Eur J Endocrinol，2013.

[3] Martins，RG，et al. A founder SDHB mutation in Portuguese paraganglioma patients. Endocr Relat Cancer，2013.

[4] Bozzani，A，et al. Clinical Suspicion of Bilateral Carotid Body Paraganglioma and an Unexpected Histologic Diagnosis. Ann Vasc Surg，2013.

[5] Al-Jiffry，BO，et al. Malignant extra-adrenal pancreatic paraganglioma：case report and literature review. BMC Cancer，2013，13（1）：486.

[6] 邓建华. SDHB、EPAS1 和 MIB-1 在 Zuckerkandl 体副神经节瘤中的表达. 中华医学杂志，2012，92（44）：3125-3127.

第 5 节　血管瘤

【概念与概述】

- 耳部血管瘤多发生于耳廓，一般诊断不难。本节主要讨论发生在颞骨内的血管瘤（hemangioma），此类病变目前已被归类为血管畸形
- 颞骨内血管瘤为少见的良性肿瘤，最常见发生部位为膝状神经节，其次为内听道。由于其主要起源于沿面神经径路广泛分布的血管丛，也称为面神经血管瘤。中耳腔及外耳道内血管瘤更为少见，国内及英文文献中均仅有 10 余例报道
- 面神经血管瘤（hemangioma of the facial nerve）
- 膝状神经节血管瘤（geniculate ganglion hemangioma）

【病理与病因】

- 病因学
  - 尚不明确
- 流行病学
  - 少见的颞骨内良性肿瘤
  - 约占颞骨良性肿瘤的 0.21% ~ 1.3%

【大体病理及手术所见】

- 红色软组织肿块
- 膝状神经节或内听道的血管瘤形态常不规则，可侵犯神经及周围骨质
- 外耳道及中耳血管瘤多不破坏周围骨质

【显微镜下特征】

- 可为毛细血管瘤或海绵状血管瘤
- 也可为肿瘤血管畸形
- 膝状神经节血管瘤以毛细血管瘤多见；内听道内血管瘤以海绵状血管瘤较多
- 中耳腔内血管瘤以毛细血管瘤较多；外耳道内以海绵状血管瘤较多

【临床表现】

临床特点

- 最常见症状 / 体征
  - 膝状神经节血管瘤最常见临床表现为进行性面神经功能障碍，可伴有半面痉挛
  - 内听道血管瘤最常见症状为感音神经性聋，可伴有或不伴有面神经功能障碍
  - 中耳腔血管瘤多表现为传导性耳聋、搏动性耳鸣，耳镜检查可见鼓膜后红色团块，类似于鼓室球瘤
  - 外耳道血管瘤多表现为外耳道深部红色肿块，可有血性耳漏

疾病人群分布

- 年龄
  - 4 个月 ~ 80 岁，以中年人多见
  - 中耳腔内血管瘤可发生在婴幼儿，文献报道最小年龄为 4 个月
- 性别
  - 无明显性别差异

【自然病史与预后】

- 生长缓慢，但出现症状较早
- 就诊较晚时可导致完全性周围性面瘫及患耳全聋

【治疗】

- 手术治疗
  - 肿瘤侵犯神经时可能难以完全切除
  - 婴幼儿中耳毛细血管瘤有自发性消退的报道

【影像表现】

概述

- 最佳诊断依据：HRCT 显示膝状神经节区呈蜂窝状骨针样改变

- 部位
  - 多见于膝状神经节或内听道
  - 中耳腔及外耳道较少见
- 大小
  - 多数较小，呈数毫米
- 形态学
  - 多不规则，边界不清

CT 表现

- 平扫 CT
  - 膝状神经节窝扩大，局部呈蜂窝状骨针样改变，为膝状神经节血管瘤较为特征性表现
  - 内听道血管瘤 CT 往往难以显示，肿瘤内部可见粗大的钙化灶
  - 中耳腔及外耳道血管瘤表现为中耳腔或外耳道深部的软组织团块，通常不伴有骨质吸收破坏，听小骨可被肿瘤包绕，通常亦无破坏
- 增强 CT
  - 肿块常明显强化，但颞骨 CT 受部分容积效应影响，难以判断强化情况

MRI 表现

- 信号缺乏特异性，依肿瘤内部钙化灶或骨针样结构的大小或粗细不同而表现不一
- T1WI
  - 一般为等低信号，信号可不均匀

- T2WI
  - 高信号
- 增强 T1WI
  - 明显强化

推荐影像学检查

- 最佳检查法：HRCT 结合增强 MRI
- 备忘建议
  - 对于面神经麻痹患者，若其不符合 Bell's 面瘫临床特点，均需行颞骨 HRCT 及 MRI 增强检查，以除外面神经肿瘤，尤其是血管瘤

【鉴别诊断】

- 面神经瘤
  - 面神经管扩大、骨质破坏或面神经增粗，通常无钙化或蜂窝状骨针样改变
  - 肿瘤较小或发生在内听道内可能与血管瘤较难鉴别，但一般不伴有钙化
- 听神经瘤
  - 内听道内听神经瘤发生率远高于血管瘤
  - 无钙化或蜂窝状骨针样改变
- 鼓室球瘤
  - 鼓室内最常见的富血供肿瘤，很少发生于婴幼儿或儿童
  - 80% 以上伴有搏动性耳鸣症状
  - 病灶位于鼓岬表面或鼓室内侧壁，明显强化

诊断与鉴别诊断精要

- 膝状神经节窝占位，伴钙化或蜂窝状骨针样改变，需考虑血管瘤
- 增强 MRI 肿块无强化，可考虑排除血管瘤

重点推荐文献

[1] Fierek O，Laskawi R，Kunze E. Large intraosseous hemangioma of the temporal bone in a child. Ann Otol Rhinol Laryngol，2004，113（5）：394-398.

[2] Ibarra RA，et al. Hemangioendothelioma of the temporal bone with radiologic findings resembling hemangioma. AJNR Am J Neuroradiol，2001，22（4）：755-758.

[3] 戴媛媛. 表现为搏动性耳鸣的颞骨占位性病变的影像学诊断. 中华医学杂志，2013，93（33）：2617-2621.

典型病例

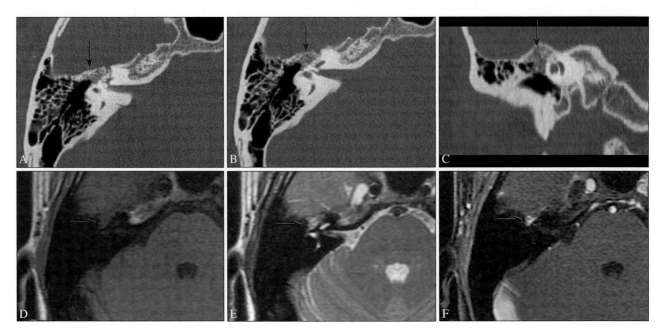

图 17-5-1　面神经膝部血管瘤
A ～ C. 横断面及冠状面 CT，示面神经膝部软组织肿块，局部骨质呈蜂窝状改变（箭头）；D. 横断面 T1WI，示右鼓室内肿块，呈中等偏低信号；E. 横断面 T2WI，呈不均匀高信号；F. 横断面增强，肿块显著强化

第 6 节　外中耳癌

【概念与概述】

- 外中耳癌（carcinoma of the external auditory cannal and middle ear）为耳廓及外耳道恶性肿瘤，均以鳞状细胞癌占大多数，其次，耳廓为基底细胞癌，外耳道为腺样囊性癌，耵聍腺癌很少见。中耳癌亦以鳞状细胞癌最常见，腺癌及基底细胞癌少见
- 中耳癌较外耳道癌更为多见。有学者认为外耳道后壁深部的癌亦属中耳和乳突癌。外耳道癌常向内侵入中耳，中耳癌亦常侵及外耳道，因此肿瘤晚期，难以判断肿瘤起源何处

【病理与病因】

- 病因学
  - 中耳癌患者中有长期慢性中耳炎者占 85% ～ 95%，因此长期慢性炎症可能是其病因。外耳道鳞状细胞癌也常伴有慢性化脓性中耳炎，且常为中耳癌向外发展结果
- 流行病学
  - 耳部恶性肿瘤约占耳鼻喉科恶性肿瘤的 4.4%

  - 中耳癌占全身癌的 0.06%，占耳部肿瘤的 5% ～ 10%

【大体病理及手术所见】

- 红色或暗红色、结节状或菜花状肿块，常有溃烂

【显微镜下特征】

- 鳞状细胞癌镜下可见鳞状上皮不规则增生，形成大小不等的瘤巢，角化珠明显，棘细胞增生，排列紊乱，有明显细胞间桥

【临床表现】

临床特点

- 最常见症状 / 体征
  - 长期慢性化脓性中耳乳突炎患者出现耳道出血或血性分泌物，耳部疼痛等症状
  - 中耳腔或骨性外耳道后壁有肉芽或息肉样新生物，易出血
  - 面瘫、眩晕、张口困难以及颅神经受累等症状

疾病人群分布

- 年龄

- 中老年人多见，多为 40～60 岁
  - 性别
    - 男女无显著差别

【自然病史与预后】

- 起病隐袭，发展缓慢，病程长
- 早期易被忽视，症状明显时，常已累及岩骨、颅内、颞颌关节等处
- 预后不佳

【治疗】

- 手术治疗结合放射治疗
  - 腺癌及腺样囊性癌对放疗不敏感

【影像表现】

概述

- 最佳诊断依据：长期慢性中耳乳突炎患者近期出现耳道流血，耳部疼痛等症状，中耳乳突和（或）外耳道软组织肿块，伴骨质破坏
- 部位
  - 外耳道
  - 中耳乳突
- 大小
  - 大小不等，数毫米至数厘米
- 形态学
  - 不规则，边界不清

CT 表现

- 平扫 CT
  - 中耳乳突多呈慢性炎症性改变
  - 鼓室内或外耳道内软组织肿块，肿块较小不伴骨质破坏时，难以与周围炎症组织分清
  - 肿块较大时多伴有外耳道及中耳乳突骨质破坏，骨质破坏在外耳道深部后壁较早出现，后壁破坏常较前壁破坏严重。面神经管易受累及
  - 肿瘤晚期，颞骨各部及邻近枕骨、蝶骨、

颞颌关节均可破坏，骨质破坏呈虫蚀样，边缘不规则
  - 肿瘤向下可沿咽鼓管累及鼻咽部、咽旁间隙，向上可侵犯颅内
- 增强 CT
  - 病灶较小时可能会受部分容积效应影响，难以显示软组织病灶或难以判断强化情况；肿块较大时可表现为中等强化

MRI 表现

- T1WI
  - 中等或偏低信号
- T2WI
  - 混杂高信号
- 增强 T1WI
  - 中等强化，可以清楚地显示肿块范围及周围侵犯情况

推荐影像学检查

- 最佳检查法：增强 MRI 结合 HRCT
- 备忘建议
  - MRI 增强检查有助于清楚判断肿块范围及周围侵犯情况

【鉴别诊断】

- 胆脂瘤
  - 膨胀性骨破坏腔边缘光滑清晰，有硬化边缘
  - 增强后无强化
- 朗格汉斯组织细胞增生症
  - 多见于儿童及幼儿
  - 骨破坏形态不规则，边界清晰，病变以外、中耳以外的区域为主
- 中耳乳突结核
  - 无明显软组织肿块，偶有骨质破坏
  - 骨质破坏可伴有骨质增生，并可见死骨

诊断与鉴别诊断精要

- 长期慢性中耳乳突炎患者中，中耳乳突和（或）外耳道软组织肿块，伴骨质破坏，需考虑中外耳癌
- 骨质破坏边缘清晰，肿块无强化，可考虑除外中外耳道癌

典型病例

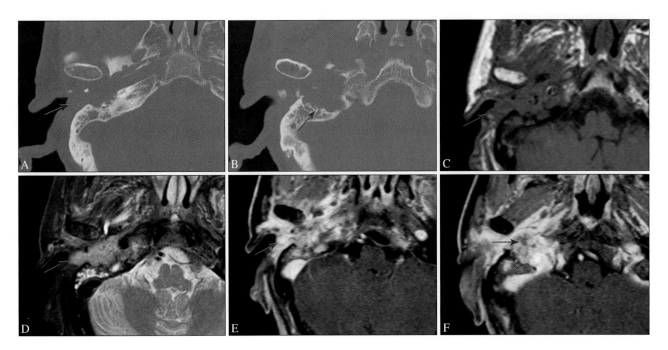

图 17-6-1　外中耳癌

A，B. 横断面 HRCT，示右侧外耳道深部及鼓室内充满软组织病灶，伴外耳道前后壁、颈动脉管及咽鼓管骨性段骨质破坏；肿块破坏颈静脉孔区；C. 横断面 T1WI，右侧外耳道深部及鼓室内软组织肿块，呈中等信号；D. 横断面 T2WI，呈较高信号，信号较均匀，并可见肿块向咽鼓管生长；E，F. 横断面增强 MRI，示肿块明显不均匀强化，向后侵犯颈静脉孔，与颈静脉球分界不清

重点推荐文献

[1] Visnyei K，et al. Squamous cell carcinoma of the external auditory canal：A case report and review of the literature. Oncol Lett，2013，5（5）：1587-1590.

[2] Mourad WF，et al. Trimodality approach for ceruminous mucoepidermoid carcinoma of the external auditory canal. J Laryngol Otol，2013：1-4.

[3] Vasileiadis I，et al. External auditory canal mass as the first manifestation of a bronchogenic carcinoma：report of a rare case. Ann Otol Rhinol Laryngol，2013，122（6）：378-381.

[4] 张放. 侵及颈静脉孔区的原发性中耳癌的 CT、MRI 诊断. 中华放射学杂志，2011，45（11）：1028-1031.

[5] 安常明. 外耳道及中耳鳞癌疗效分析. 中华耳科学杂志，2012（4）：416-420.

[6] 马荣昌. 外耳道 Merkel 细胞癌一例. 中华耳鼻咽喉头颈外科杂志，2012，47（3）：247-248.

第 7 节　内淋巴囊肿瘤

【概念与概述】

● 内淋巴囊肿瘤（endolymphatic sac tumor，ELST）最早由 Hassard 在 1984 年发现，1989 年 Heffner 对 20 例 ELST 的临床、病理及生物学行为进行了综合分析，提出 ELST 是内淋巴囊来源的低度恶性腺癌（low grade adenocarcinoma of probably endolymphatic sac）

● 可以是散发病例，也可以是 VHL 病的一种临床表现，但二者都可有 VHL 基因的失活。ELST 临床很少见，但其发病率可能被低估

【病理与病因】

● 病因学
　　○ 尚不明确，可能与 VHL 基因有关
● 流行病学
　　○ 罕见的低度恶性肿瘤
　　○ VHL 病中出现 ELST 比例约 2%～11%

【大体病理及手术所见】

● 红色或暗紫色乳头状肿块，富含血管，质软，无完整包膜
● 肿瘤内有时含有破坏残留的骨质

- 肿瘤供血动脉主要来自颈外动脉分支，常见为咽升动脉和枕动脉，较大肿瘤也可见颈内动脉和后循环动脉供血

【显微镜下特征】

- 由相互交错的乳头状腺泡结构组成，内含有毛细血管，内衬单层柱状上皮
- 镜下可分两种类型：胶质结构为主；乳头状腺样结构为主

【临床表现】

临床特点

- 最常见症状/体征
  - 单侧进行性加重的感音神经性聋，常伴有面瘫、搏动性耳鸣
  - 肿块较大时可长入桥小脑角，引起相应的症状

疾病人群分布

- 年龄
  - 10～80岁，以40～50岁最多见
- 性别
  - 无明显性别差异，或女性多于男性

【自然病史与预后】

- 病程长，进展缓慢，病程可长达9～10年
- 预后较好

【治疗】

- 手术治疗
  - 以完全性切除肿瘤为佳，切除不彻底易复发
  - 放疗效果尚不确切

【影像表现】

概述

- 最佳诊断依据：岩骨中后部软组织肿块伴骨质破坏，CT发现肿块内细针样骨质或钙化，肿块后缘薄层钙化；MRI T1WI可见高信号出血区
- 部位
  - 岩骨中后部为中心
- 大小
  - 大小不等，从数毫米至数厘米
- 形态学
  - 形态不规则，结节状或分叶状

CT 表现

- 平扫CT
  - 岩骨中后区的软组织肿块，伴虫蚀样骨质破坏

- 肿块内部可见点状或针状高密度骨质或钙化
- 肿块后缘可见薄层钙化
- 肿块较大时向下可累及颈静脉窝，向前侵及蝶骨及海绵窦，向后可扩展至桥小脑角。骨质破坏明显时可蔓延至上鼓室、侵犯鼓膜或进入外耳道
- 增强CT
  - 明显不均匀强化

MRI 表现

- T1WI
  - 不均匀混杂信号，80%可显示高信号，是较为可靠的诊断依据
  - 肿瘤较小时（小于3cm）高信号区出现在肿块边缘
  - 肿瘤较大时（大于3cm）高信号区呈斑点状，出现在肿块内部
  - 高信号区是肿瘤内亚急性出血的产物，脂肪抑制序列时不被抑制
  - 肿块内并可见点状低信号影，为血管流空或残留碎骨片
- T2WI
  - 不均匀混杂信号
- 增强T1WI
  - 明显不均匀强化

推荐影像学检查

- 最佳检查法：HRCT及MRI
- 备忘建议
  - CT发现岩骨中后部肿块内细针样骨质或钙化，MRI T1WI可见高信号出血区域，有助于明确诊断

【鉴别诊断】

- 颈静脉球瘤
  - 颈静脉孔区侵蚀性骨质破坏，很少累及迷路后部及岩骨后方
  - 典型者MRI可见"椒盐"征
- 岩尖先天性胆脂瘤
  - 多发生于内耳周围
  - 病灶呈膨胀性生长，边缘骨质硬化光滑
  - 增强后无强化
- 岩骨转移瘤
  - 有原发肿瘤病史
  - 通常无肿块内部细骨针或钙化

诊断与鉴别诊断精要

- 岩骨中后部软组织肿块伴骨质破坏，CT 发现肿块内细针样骨质或钙化；MRI T1WI 可见高信号出血区域，需考虑 ELST
- 肿块无强化，可不考虑 ELST

典型病例

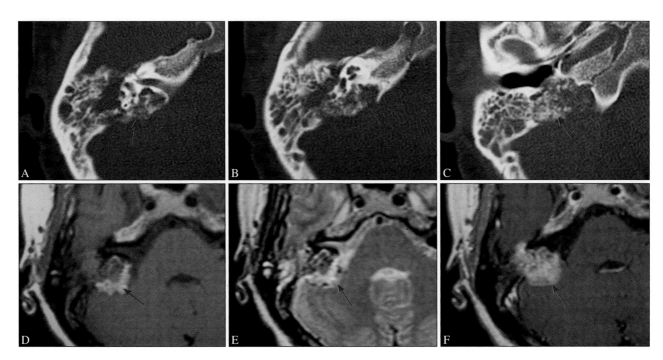

图 17-7-1　内淋巴囊乳头状腺癌

A ～ C. 横断面 HRCT，示以岩骨后缘为中心不规则骨质破坏，并涉及颈静脉孔区，肿块内见残留骨质或钙化（箭头）；D. 横断面 T1WI，肿块呈不均匀混杂信号，肿块后缘可见弧形高信号区，为肿瘤内出血；E. 横断面 T2WI，呈不均匀等高混杂信号；F. 增强 MRI，示肿块明显强化，强化较均匀

重点推荐文献

[1] Zarghouni M，et al. Endolymphatic sac tumor and otalgia. Proc（Bayl Univ Med Cent），2013，26（2）：159-160.

[2] Tunon-Pitalua MC，et al. Papillary endolymphatic sac tumor：Catastrophic presentation in a child. Acta Otorrinolaringol Esp，2013.

[3] Binderup ML，et al. von Hippel-Lindau disease：Deafness due to a non-MRI-visible endolymphatic sac

tumor despite targeted screening. Int J Audiol，2013，52（11）：771-775.

[4] Thompson LD，Endolymphatic sac tumor. Ear Nose Throat J，2013，92（4-5）：184-188.

[5] 张明山. 内淋巴囊肿瘤二例. 中华神经外科杂志，2012，28（6）：631-634.

第 8 节　横纹肌肉瘤

【概念与概述】

- 横纹肌肉瘤（rhabdomyosarcoma RMS）是少见的软组织恶性肿瘤，起源于横纹肌母细胞或

向横纹肌细胞分化的间叶源性细胞，恶性程度较高

- 是儿童较为常见的软组织肉瘤，头颈部为其好

发部位之一，其中以眼眶最常见，耳部横纹肌肉瘤较为少见。

- 横纹肌肉瘤可分为四类：胚胎型、葡萄簇型、腺泡型和多形性型
- 以胚胎型最为常见，占 70% ~ 80%，多见于 10 岁以下儿童，耳部横纹肌肉瘤亦以此型最多见
- 腺泡型多见于青少年
- 多形性型极罕见，多见于中老年人
- 葡萄簇型组织学上属胚胎型，因其外观呈息肉状或葡萄状而得名

【病理与病因】

- 病因学
  - 尚不明确
- 流行病学
  - 幼儿或儿童最常见的中耳乳突肉瘤
  - 耳部横纹肌肉瘤约占头颈部横纹肌肉瘤 8%

【大体病理及手术所见】

- 息肉样、葡萄状、半透明状肿块，灰白或粉红色
- 质脆或软，易出血，切面多呈鱼肉样
- 大小、硬度、颜色及累及范围可有很大差异

【显微镜下特征】

- 由不同发育阶段的横纹肌细胞组成，细胞形态多样，分化极低，排列不规则
- 胚胎型主要由原始圆形细胞核分化好的成横纹肌细胞混合组成，肿瘤细胞以小圆形、星形、梭形为主，可出现各种形态

【临床表现】

临床特点

- 最常见症状 / 体征
  - 持续性耳流脓血，耳部疼痛及面瘫，少数病例以面瘫起病
  - 耳镜检查可见肉芽或息肉样组织自中耳长出，甚至可脱出外耳道，表面光滑，质脆，易出血

疾病人群分布

- 年龄
  - 自出生至 80 岁均可发生
  - 13 岁以内最多见，约占 77%
- 性别
  - 男性较多见

【自然病史与预后】

- 发展迅速，预后极差
- 容易发生岩尖部浸润或侵入颅内导致死亡，也

可向肺部、骨骼和其他脏器转移

【治疗】

- 手术加放化疗的综合治疗

【影像表现】

概述

- 最佳诊断依据：儿童出现中耳乳突不规则软组织肿块，伴广泛骨质破坏
- 部位
  - 中耳乳突
  - 可广泛侵犯周围结构
- 大小
  - 大小不等，数厘米至数十厘米
- 形态学
  - 形态不规则

CT 表现

- 平扫 CT
  - 中耳乳突不规则软组织肿块，肿块边界不清，伴广泛虫蚀样骨质破坏
  - 肿块生长迅速，易侵犯周围结构
  - 有报道成人中耳横纹肌肉瘤病例中，乳突骨质破坏可不明显，类似于慢性中耳乳突炎
- 增强 CT
  - 肿块不均匀强化

MRI 表现

- T1WI
  - 等或略低信号
- T2WI
  - 略高信号
- 增强 T1WI
  - 不均匀强化

推荐影像学检查

- 最佳检查法：HTCT+ 增强 MRI
- 备忘建议
  - CT 有助于发现骨质破坏，增强 MRI 可以更清楚显示肿块范围及周围侵犯

【鉴别诊断】

- 颞骨朗格汉斯组织细胞增生症
  - 多为多发性颅骨缺损
  - 累及颞骨时以鳞部更多见
  - 骨破坏区通常边界清楚
- 中耳乳突其他类型的肉瘤
  - 包括纤维肉瘤、黏液肉瘤、梭形细胞肉瘤等
  - 临床及影像难以鉴别，需病理检查

- 胆脂瘤或胆固醇肉芽肿
  - 骨质破坏腔呈膨胀性改变，常有光整的硬

化边
  - 软组织肿块无强化

> **诊断与鉴别诊断精要**
> - 儿童出现中耳乳突软组织肿块，伴广泛骨质破坏，需考虑 RMS
> - 肿块边界清晰，无明显强化，可除外 RMS

典型病例

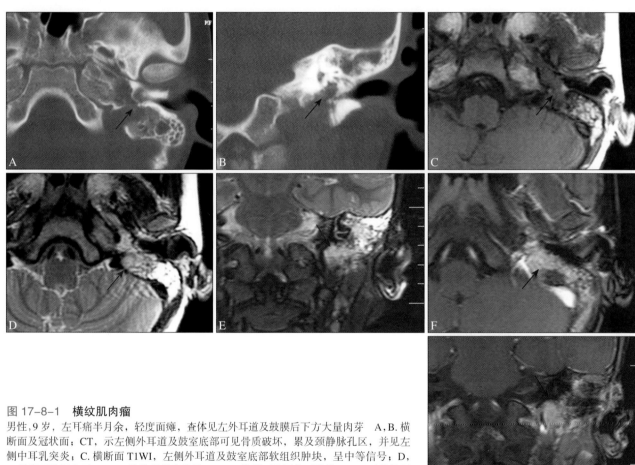

图 17-8-1　横纹肌肉瘤

男性，9 岁，左耳痛半月余，轻度面瘫，查体见左外耳道及鼓膜后下方大量肉芽　A，B. 横断面及冠状面：CT，示左侧外耳道及鼓室底部可见骨质破坏，累及颈静脉孔区，并见左侧中耳乳突炎；C. 横断面 T1WI，左侧外耳道及鼓室底部软组织肿块，呈中等信号；D，E. 横断面及冠状面 T2WI，肿块呈稍高信号；F，G. 横断面及冠状面增强 MRI，示肿块明显均匀强化

重点推荐文献

[1] 李树荣，杨智云，郑少燕，鼻腔鼻窦胚胎型横纹肌肉瘤磁共振表现及临床价值. 中华耳鼻咽喉头颈外科杂志，2010，45（5）：393-396.

[2] Zorzi AP，et al. Cranial nerve palsies in childhood parameningeal rhabdomyosarcoma. Pediatr Blood Cancer，2012，59（7）：1211-1214.

[3] Raney B，et al. Results in patients with cranial parameningeal sarcoma and metastases（Stage 4）treated on Intergroup

Rhabdomyosarcoma Study Group（IRSG）Protocols II-IV，1978-1997：report from the Children's Oncology Group. Pediatr Blood Cancer，2008，51（1）：17-22.

[4] Defachelles AS，et al. Treatment of nonmetastatic cranial parameningeal rhabdomyosarcoma in children younger than 3 years old：results from international society of pediatric oncology studies MMT 89 and 95. J Clin Oncol，2009，27（8）：1310-1315.

第9节　朗格汉斯组织细胞增生症

【概念与概述】
- 朗格汉斯组织细胞增生症（langerhans cell histiocytosis，LCH）是以组织细胞增生浸润为主要病理改变的一组疾病，又称为组织细胞增多症 X（histiocytosis X）
- 通常分为 3 种类型：嗜酸性肉芽肿（eosinophilic granuloma，EG）、婴幼儿网状内皮细胞增生症（勒 - 雪病，Letterer-Siwe disease，LS）、黄色瘤病（韩 - 薛 - 柯病，Hand-Schüller-Christian disease，HSC）
- 通常认为这三种类型是同一种疾病的不同表现
- 组织细胞增多症 X（histiocytosis X）

【病理与病因】
- 病因学
  - 尚不明确，可能与免疫调节紊乱、克隆增殖异常、细胞因子介导、病毒感染等有关
- 流行病学
  - 发病率约为 5/100 万
  - 累及颞骨者约占 15%～61%

【大体病理及手术所见】
- 褐红色肿块，质软较脆，并有黄色条纹

【显微镜下特征】
- 网状内皮细胞异常增生，常呈卵圆形
- 嗜酸性肉芽肿中并可见较多嗜酸性粒细胞浸润

【临床表现】
临床特点
- 最常见症状 / 体征
  - 耳漏、乳突部肿胀，外耳道肉芽
  - 检查可见外耳道上壁塌陷，或为软而淡红色的肉芽组织或息肉样组织填充，触之易出血
  - 约 5%～25% 以颞骨症状首发，其余在全身多系统发病时先后出现颞骨症状
  - 韩 - 薛 - 柯病可表现为尿崩症、眼球突出和骨关节受累三联征；勒 - 雪病可迅速累及全身多个脏器，死亡率高

疾病人群分布
- 年龄
  - 可发生于任何年龄
  - 儿童最多见，多见于 1～3 岁
- 性别

- 男性多见，男女发病率约为 2∶1

【自然病史与预后】
- 累及单系统的局限性病变预后较好，有时也可自愈
- 年龄小，多系统受累且伴有脏器功能障碍者，预后差，死亡率高
- 可复发

【治疗】
- 按不同类型及病变范围，采用不同的治疗手段
  - 手术治疗、放射治疗、激素治疗、化疗等
  - 预防感染及营养支持

【影像表现】
概述
- 最佳诊断依据：儿童或青少年颞骨边界清楚的溶骨性骨质破坏伴软组织肿块
- 部位
  - 颞骨鳞部、岩部、乳突部
  - 可累及听小骨及内耳
- 大小
  - 大小不等，多为数厘米
- 形态学
  - 形态不规则

CT 表现
- 平扫 CT
  - 颞骨溶骨性骨质破坏，轮廓不规则，边界清楚，边缘无硬化带
  - 骨质破坏可为双侧性或多发颅骨破坏
  - 可以伴有听小骨及内耳破坏
  - 伴有软组织肿块
- 增强 CT
  - 中度 - 明显强化，强化不均匀

MRI 表现
- T1WI
  - 信号变化较大，呈低到高信号不等
- T2WI
  - 高信号
- 增强 T1WI
  - 中度 - 明显强化

推荐影像学检查
- 最佳检查法：HRCT 结合增强 MRI
- 备忘建议

○ 影像学发现颞骨大范围边界清楚溶骨性破坏，尤其是多发性，而临床症状较轻，需考虑 LCH

【鉴别诊断】

● 横纹肌肉瘤

○ 骨质破坏为虫蚀样，边界不清，软组织肿块范围较大，呈侵袭性

○ 耳漏多为血性，常有面瘫及颅神经受累症状

● 急性坏死型中耳炎

○ 也可伴有乳突骨质破坏，也可有死骨

○ 一般无软组织肿块

○ 临床症状及全身症状较重

● 胆脂瘤或胆固醇肉芽肿

○ 骨质破坏较小，较局限，有硬化光滑的边缘

○ 软组织肿块无强化

诊断与鉴别诊断精要

● 儿童或青少年颞骨边界清楚的软组织肿块伴溶骨性破坏，尤其是多发性病灶，需考虑 LCH

● 肿块无强化，可除外 LCH

典型病例

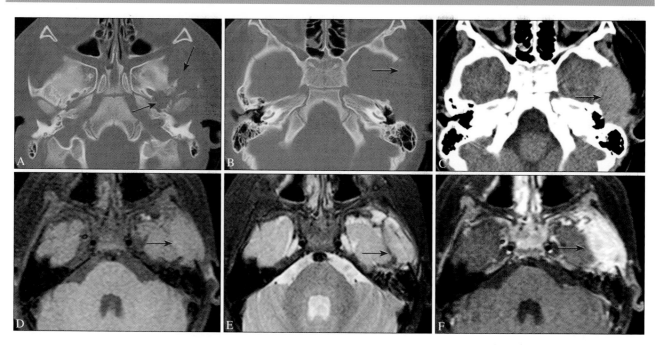

图 17-9-1　颞骨朗格汉斯组织细胞增生症

A，B. 横断面 HRCT 骨窗，示左侧颞骨鳞部、颞颌关节窝、蝶骨大翼均可见不规则骨质缺损，边界清晰；C. 横断面 CT 软组织窗，示相应区域软组织肿块，密度中等均匀；D. 横断面 T1WI，肿块呈中等信号，信号均匀；E. 横断面 T2WI，呈稍高信号；F. 横断面增强 MRI，示肿块明显强化

重点推荐文献

[1] Kurt S，et al. Diagnosis of primary langerhans cell histiocytosis of the vulva in a postmenopausal woman. Case Rep Obstet Gynecol，2013，2013，962670.

[2] Ruiz-Villaverde R，et al. Erythroderma as an Initial Presentation of Langerhans Cell Histiocytosis Involving the Sinus. Actas Dermosifiliogr，2013.

[3] Chaudhary V，et al. Neuroimaging of Langerhans cell histiocytosis：a radiological review. Jpn J Radiol，2013.

[4] 仇波. 儿童脑内多灶性朗格汉斯组织细胞增生症一例并文献复习. 中华神经外科杂志，2012，28（10）：1015-1018.

[5] 陈良. 颞骨朗格汉斯组织细胞增生症 22 例临床分析. 中华耳鼻咽喉头颈外科杂志，2010，45（3）：212-216.

第 10 节　外耳道骨瘤和骨疣

【概念与概述】

- 外耳道骨瘤和骨疣（osteoma and exostosis of external auditory canal）是两种病因及组织学上不同的外耳道良性病变。但其临床表现及治疗原则均相似
- 常规病理检查有时也很难区分
- 多数为致密性骨瘤或骨疣，单发性疏松型骨瘤或骨疣很少见

【病理与病因】

- 病因学
  - 外耳道骨瘤病因不明
  - 外耳道骨疣一般认为与经常冷水浴和游泳，冷水刺激外耳道有关
- 流行病学
  - 均为外耳道少见的良性病变
  - 骨疣相对较为常见

【大体病理及手术所见】

- 外耳道壁圆形或小丘状骨性突起，骨瘤可有蒂，骨疣基底较宽
- 可单个或多个，形态大小变异较多

【显微镜下特征】

- 成熟的致密骨组织
- 骨疣的骨小梁之间通常没有骨髓腔
- 极少数为疏松的海绵状骨

【临床表现】

临床特点

- 最常见症状 / 体征
  - 常被偶然发现，较大时阻塞外耳道可有耳闷及听力障碍
  - 检查时可见外耳道内单个或多个小丘状或圆形突起，表面光滑，质坚硬
  - 骨疣通常为双侧，呈对称性，多发性，基地广，可沿外耳道呈环形

疾病人群分布

- 年龄
  - 15 ～ 57 岁
  - 骨疣多发生于青春期以后
- 性别
  - 骨疣多见于男性，男性患者比女性多 3 倍

【自然病史与预后】

- 生长极为缓慢，无恶变倾向

- 单发性疏松型骨瘤或骨疣生长较快

【治疗】

- 较大或有症状时，手术切除
  - 骨凿凿除或用电钻磨除
  - 体积不大而无症状者，无需治疗
  - 单发性疏松型骨瘤或骨疣生长较快，应及时切除

【影像表现】

概述

- 最佳诊断依据：发生于外耳道骨壁的骨性团块
- 部位
  - 外耳道骨壁
- 大小
  - 多数较小，数毫米
- 形态学
  - 小圆形或小丘状

CT 表现

- 平扫 CT
  - 外耳道骨壁的光滑致密的骨性团块，骨疣通常基底较宽，可沿外耳道呈环形
  - 单发或多发，可为双侧对称性
  - 少数情况，表现为疏松型骨性团块，多为单个，基底较窄小
  - 外耳道骨瘤可阻塞外耳道，伴发外耳道深部胆脂瘤
- 增强 CT
  - 一般不需增强
  - 无强化

推荐影像学检查

- 最佳检查法：HRCT 平扫
- 备忘建议
  - HRCT，采用骨算法重建，骨窗观察有助于发现小的骨瘤或骨疣

【鉴别诊断】

- 外耳道异物
  - 有异物史
  - 可表现为外耳道内高密度团块，但通常不与骨壁相连

<table>
<tr><td colspan="2">

诊断与鉴别诊断精要

● 发生于外耳道骨壁的骨性团块，要考虑骨瘤或骨疣

● CT 值为软组织密度，可考虑排除骨瘤或骨疣

</td></tr>
</table>

（沙　炎　洪汝建）

典型病例

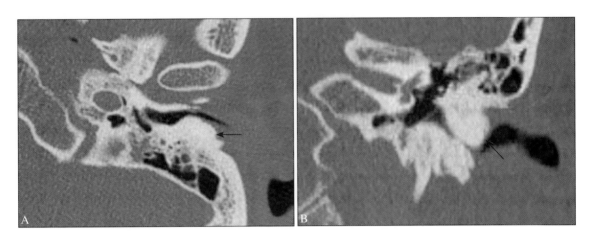

图 17-10-1　外耳道骨疣
A，B. 横断面及冠状面 CT，示外耳道后上壁骨性团块，基底较宽（箭头）

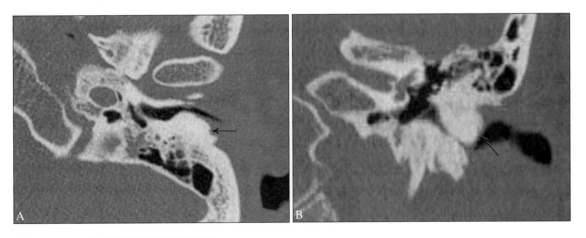

图 17-10-2　外耳道骨瘤伴深部胆脂瘤
A，B. 横断面及冠状面 CT，示外耳道骨性突起，蒂位于前下壁，其深部为胆脂瘤

重点推荐文献

[1] Granell J，Puig A，Benito E，Osteoma and exostosis of the external auditory meatus：a clinical diagnosis. Acta Otorrinolaringol Esp，2003，54（3）：229-232.

主要参考文献

[1] 姜泗长，顾瑞，王正敏. 耳鼻咽喉科全书·耳科学 2 版. 上海：上海科学技术出版社，2002，633-634，661-662.

[2] 洪汝建，张礼春，王正敏. 高分辨率 CT 多平面重组对胆脂瘤型中耳炎听骨链破坏作用的初步评价. 中国眼耳鼻喉科杂志，2010，10（3）：152-153.

[3] 沙炎，黄文虎，迟放鲁. 鼓室球瘤的影像学表现. 中华放射学杂志，2006，40（12）：1265-1268.

[4] Semann MT，Slattery WH，Brackmann DE. Geniculate Ganglion Hemangiomas：Clinical Results and Long-Term Follow-Up. Otol Neurotol，2010，31（4）：665-670.

[5] Rutherford KD，Leonard G. Hemangiomas of the external auditory canal. Am J Otolaryngol，2010，31：384-386.

[6] 陈良，王武庆，徐慧. 颞骨朗格汉斯组织细胞增生症 22 例临床分析. 中华耳鼻咽喉头颈外科杂志，2010，45（3）：212-216.

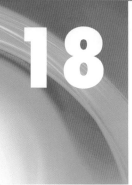

18 耳硬化症

【概念与概述】

- 耳硬化症（otosclerosis）又称为耳海绵化症（otospongiosis），是骨迷路致密板层骨局灶性被富含细胞和血管的海绵状新骨代替，而产生的疾病，可无症状存在，仅见于尸解
- 病灶引起镫骨固定和（或）涉及耳蜗时出现听力障碍，即临床性耳硬化症
- 可分为镫骨前庭窗型、耳蜗型和混合型

【病理与病因】

- 病因学
  - 尚不十分清楚。与种族、遗传、骨迷路结构特殊性（窗前裂结构）、全身性激化因素、骨迷路局限性麻疹病毒感染有一定关系
- 流行病学
  - 高加索各种族中发病率最高，黄种人较少，黑人发病率最低
  - 国外临床耳硬化症发病率约 0.3% ～ 0.5%
  - 组织学耳硬化症，白人女性占 12%，白人男性占 6.5%，黑人只有 1%。组织学耳硬化症发展到临床耳硬化症者，成年白人约 1%，黑人中仅 1‰。
  - 5 岁以下幼儿颞骨很少有组织学耳硬化症，5 岁以上逐渐多见

【大体病理及手术所见】

- 手术显微镜下成熟静息的耳硬化灶为白垩色
- 活动性的耳硬化灶覆有血管丰富的增厚黏膜

【显微镜下特征】

- 活动期病灶镜下骨迷路的软骨内成骨层有骨质吸收破坏，形成骨间隙（或称病理性骨髓腔），其内有活跃的纤维细胞、成骨细胞、破骨细胞及充血的血管等，这些病变的骨质称为海绵化骨
- 静止期病灶骨间隙因新骨形成而缩小或完全闭塞，血管稀少，新骨形成过程中并可反复改造重建

【临床表现】

临床特点

- 最常见症状 / 体征
  - 镫骨前庭窗型耳硬化症表现为缓慢地进行性听力下降，多为双侧性，但常不同时发生，并有耳鸣。盖莱（Gelle）试验呈阴性。电测听多为传导性聋，约半数患者骨导曲线可出现卡哈（Carhart）切迹。镫骨肌反射常为阴性
  - 耳蜗型耳硬化症常表现为双侧缓慢进展的感音神经性聋
  - 混合型耳硬化症表现为不同程度的混合性聋
  - 少数患者可见鼓膜后下区呈淡红色（Schwartze征）

疾病人群分布

- 年龄
  - 临床耳硬化症一般在 20 ～ 40 岁之间出现症状，约占 70% 以上
- 性别
  - 高加索各种族中男女发病率比例为 1：2
  - 日本人、印度人、黑人中男女发病率差异不明显
  - 国内各学者统计有较大差异。我院（复旦大学附属眼耳鼻喉科医院）诊治的耳硬化症病例中，女性明显多于男性，男女比例约为 1：2

【自然病史与预后】

- 听力减退过程缓慢，且常有听力相对稳定阶段
- 发病年龄较小的年轻患者，听力恶化较快，且常伴有感音神经性聋，称为恶性耳硬化症
- 有的患者可因妊娠、分娩、外伤、全身性重病、过劳或烟酒过度等诱因而致听力减退迅速加剧
- 约10%患者在50～60岁后听力不再下降；亦有少数患者这段年龄后听力迅速下降而达次全聋，甚至全聋。全聋者少见，约2%～3%
- 术后听力恢复较好而稳定的患者，可保持听力10～15年的相对稳定

【治疗】

- 佩戴助听器
- 手术治疗，目前多采用人工镫骨手术
- 口服氟化钠促使不成熟病灶钙化，此法尚有争论，仍有待观察

【影像表现】

概述

- 最佳诊断依据：镫骨性耳硬化症表现为前庭窗前区局灶性骨质密度减低；耳蜗性耳硬化症表现为耳蜗周围骨迷路小片状或条形骨质密度减低区，可包绕整个耳蜗，呈"双环征"
- 部位
  - 前庭窗前区
  - 耳蜗周围骨迷路内
- 大小
  - 多数病灶较小
- 形态学
  - 小片状或小条状

CT表现

- 平扫CT
  - 应采用薄层高分辨CT检查，层厚最好小于1mm，并结合多平面重组（MPR）后处理进行观察
  - 镫骨性耳硬化症表现为前庭窗前区局灶性骨质密度减低或骨质增厚、镫骨底板增厚。70%～90%耳硬化症患者有前庭窗前区病灶。前庭窗前区病灶也可向内涉及骨迷路内膜
  - 耳蜗性耳硬化症表现为耳蜗周围骨迷路小片状或条形骨质密度减低区，可包绕整个耳蜗，呈"双环征"
  - 混合性耳硬化症可出现上述两种表现
  - 大多数CT表现为双侧性，单侧耳硬化约20%～30%
  - CT阳性率目前报道约61%～91.3%；CT检查阴性并不能完全排除耳硬化症
  - 儿童中（尤其3岁以下），窗前裂区可以出现小条形局限性低密度区，不涉及镫骨及前庭窗，通常无明确临床意义，不要误诊为耳硬化症
- 增强CT
  - 通常无需增强CT检查

MRI表现

MRI目前还很少应用于耳硬化症诊断，通常认为其价值有限。对于较大的耳硬化病灶MRI可显示骨迷路信号异常。MRI也可以显示内耳腔内有无异常信号改变

- T1WI
  - 中等信号
- T2WI
  - 较高信号
- 增强T1WI
  - 轻至中度强化

推荐影像学检查

- 最佳检查法：薄层高分辨率CT
- 备忘建议
  - 薄层高分辨率CT仔细观察前庭窗前区及耳蜗周围骨迷路有无骨质密度减低，有助于诊断

【鉴别诊断】

- 先天性镫骨固定
  - 患者自幼即有耳聋，无缓慢进行性听力下降
  - CT检查通常无异常发现
- 听骨畸形或中断
  - 多为单侧性
  - 高分辨CT可发现相应听小骨畸形或关节脱位

（沙 炎 洪汝建）

诊断与鉴别诊断精要

- 前庭窗前区局灶性骨质密度减低，和（或）耳蜗周围骨迷路小片状或条形骨质密度减低，需考虑耳硬化症
- HRCT 检查阴性不能完全除外耳硬化症

典型病例

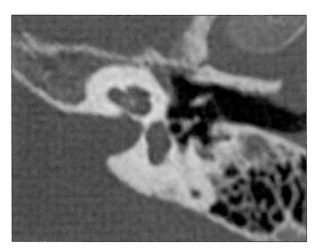

图 18-0-1　正常镫骨及前庭窗区 HRCT 表现

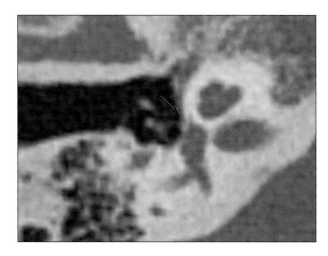

图 18-0-2　耳硬化症（前庭窗型）
箭头示前庭窗前区密度减低，注意前庭窗前区的轻微骨质密度减低

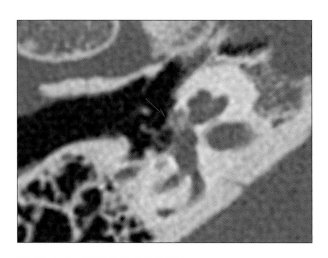

图 18-0-3　耳硬化症（混合型）
箭头示前庭窗前区密度减低区并见累及耳蜗中周，电测听显示骨导下降

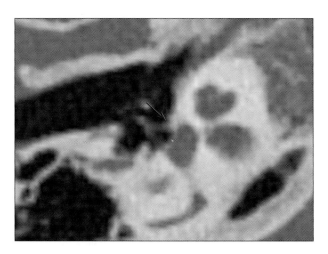

图 18-0-4　耳硬化症静止期（前庭窗型）
箭头示前庭窗前区骨质修复硬化增厚

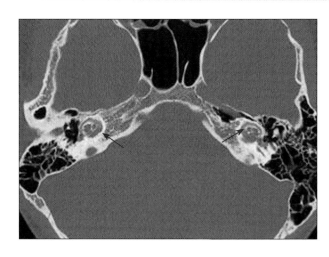

图 18-0-5　**耳硬化症（耳蜗型）**
箭头示双侧耳蜗周围环形密度减低区

重点推荐文献

[1] Sone M，et al. Evaluation of Vascular Activity in Otosclerosis by Laser Doppler Flowmetry：Comparison With Computed Tomographic Densitometry. Otol Neurotol，2013.

[2] Liktor B，et al. Diagnostic value of cone-beam CT in histologically confirmed otosclerosis. Eur Arch Otorhinolaryngol，2013.

[3] Kutlar G，et al. Are computed tomography and densitometric measurements useful in otosclerosis with mixed hearing loss? A retrospective clinical study. Eur Arch Otorhinolaryngol，2013.

[4] 周蔚. 中耳共振频率对耳硬化症的诊断作用. 中华耳科学杂志，2012（4）：473-478.

[5] 常青林. 耳硬化症的高分辨率 CT 表现. 中华放射学杂志，2010. 44（6）：623-625.

[6] 王晓茜. 耳硬化 CT 表现与临床症状的比较分析. 中华耳科学杂志，2011（2）：153-155.

主要参考文献

[1] 姜泗长，顾瑞，王正敏. 耳鼻咽喉科全书·耳科学. 2 版，上海：上海科学技术出版社，2002，777-795.

[2] Markou K，Goudakos J. An overview of the etiology of otosclerosis. Eur Arch Otorhinolaryngol，2009，266（1）：25-35.

[3] Vicente Ade O，Yamashita HK，Albernaz PL，et al. Computed tomography in the diagnosis of otosclerosis. Otolaryngol Head Neck Surg. 2006，134（4）：685-692.

[4] Lee TC，Aviv RI，Chen JM，et al. CT Grading of Otosclerosis. AJNR Am J Neuroradiol，2009，30（7）：1435-1439.

[5] 常青林，王振常，鲜军舫，耳硬化症的高分辨率 CT 表现. 中华放射学杂志，2010，44（6）：623-625.

19 面神经非肿瘤性病变

第1节 概 述

- 面神经非肿瘤性病变（non-neoplasm lesion）主要包括：外伤、面神经炎性改变和面肌痉挛。这些病变均可引起面神经肿胀或变性，面神经走行的特点是穿过狭长的骨管，而且走行迂曲，肿胀后可伸展的余地较小，故而引起症状的机会较其他颅神经多。
  - 面神经损伤病理上分为3种类型：
    - 神经失用，为轻度损伤引起的神经传导阻滞，无轴索变性，无髓鞘与神经纤维中断，肌肉瘫痪而不萎缩，去除病因后短期内能完全恢复。这种情况称为生理性阻断
    - 轴索断裂，面神经远端损伤，神经轴索与髓鞘变性而鞘膜完整。变性轴索和髓鞘被吸收后，轴索即可从近端沿中空的髓鞘管以每日约1mm的速度向远端再生，直至运动终板，神经传导部分或全部恢复
    - 神经断裂，神经干完全断裂，伴神经远端变性。通常需手术吻合或神经移植才可恢复神经功能
- 面神经属混合性神经，所以面神经损伤可致运动和感觉障碍，面神经非肿瘤性病变患者的临床表现主要是周围性面瘫、面肌痉挛以及味觉、泪腺分泌异常等，多表现为单侧性，患侧不能皱眉和闭目，鼻唇沟变浅，口角下垂向健侧歪斜，患侧面部表情动作丧失。面神经损伤的部位不同，引起的临床症状亦有所差别，据此可判断面神经损伤的大致部位
- HRCT和MRI是评价面神经病变的主要检查方法，面神经非肿瘤性病变影像学检查的主要目的是显示病变的部位、范围，明确病变性质及其严重程度，为临床提供重要信息，尽早确定合理有效的治疗方案，尽可能恢复患者的面神经功能。MRI检查应用于病变累及面神经颅内段及内听道段；而当面神经病变位于颞骨内时，常选择HRCT和MRI结合检查。由于面神经走行迂曲，常规轴位、冠状位、矢状位均不能同层显示面神经管全程，HRCT横断面图像观察迷路段、膝状神经节、鼓室段较好；冠状面或矢状面观察乳突段较好；HRCT容积扫描后行MPR或CPR后处理更好地显示面神经各段，对面神经病变的显示有较大帮助

第 2 节　外　伤

【概念与概述】

- 外伤所致面神经损伤（traumatic facial nerve lesion）的常见原因有颞骨骨折和医源性损伤
- 外伤是引起面瘫较常见的原因，仅次于面神经炎性病变

【病理与病因】

- 病因学
    ○ 颞骨骨折和医源性损伤
    ○ 颞骨横行骨折约 50% 致面神经损伤，损伤比较严重，常见的位置是迷路段、膝状神经节；纵行骨折约 20% 引起面神经损伤，损伤的位置常见于膝状神经节和鼓室段
- 病理学
    ○ 面神经损伤的机制为神经离断、挫伤、血肿或骨碎片压迫、神经被拉长引起的神经水肿或血肿

【临床表现】

临床特点

- 最常见症状 / 体征
    ○ 面瘫
    ○ 面神经断裂或骨折所致面瘫常为立即发生，且为完全性
    ○ 外伤后水肿所致者常为迟发性不完全面瘫

【治疗】

- 外伤后立即发生的面瘫，应立即手术探查
- 迟发性面神经损伤的功能可自行恢复，宜采用保守治疗，并密切观察面神经功能，一旦有迹象提示面神经发生变性，应立即做手术减压

【影像学表现】

HRCT 表现

- 骨折线经过面神经管或骨折片嵌入面神经管内，鼓室或乳突蜂房积液，可伴有听小骨骨折或脱位以及内耳骨迷路骨折
- 发生在岩部的横行骨折较易损伤面神经管迷路部，横断面诊断较难，冠状面显示清晰
- 膝状神经窝扩大是颞骨骨折累及膝状神经窝的一个重要间接征象

MRI 表现

- 面神经水肿在 T1WI 呈低信号，T2WI 呈高信号
- 增强后呈高信号
- 如合并出血在 T1WI 可呈高信号

推荐影像学检查

- 面神经外伤性改变以 HRCT 检查为主
- 当骨折累及面神经管不明确时 MRI 可作为补充检查

【鉴别诊断】

- 患者有明确外伤史及面瘫典型临床症状，一般诊断较易，无需鉴别

典型病例

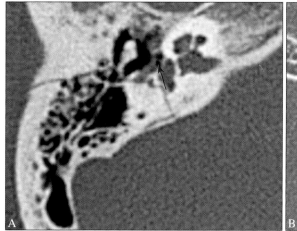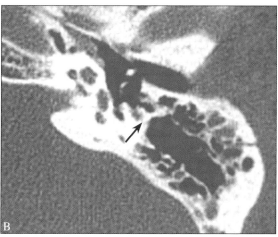

图 19-2-1　面神经管骨折
轴位 HRCT 显示面神经管鼓室段（A）和面神经管乳突段（B）骨折

重点推荐文献

[1] 韩维举. 中耳乳突手术引起面神经损伤的修复与预后分析. 中华耳鼻咽喉头颈外科杂志, 2011, 46 (12): 998-1004.

[2] 于国霞. 面神经损伤 182 例临床资料回顾性分析. 中

华口腔医学杂志, 2008, 43 (10): 579-583.

[3] Dawidowsky K, et al. Anatomical study of the facial nerve canal in comparison to the site of the lesion in Bell's palsy. Coll Antropol, 2011, 35 (1): 61-65.

第3节 炎性病变

【概念与概述】

分类

- 细菌性
- 病毒性

【病理与病因】

- 病因学
  - 当面神经骨管有先天性缺损存在时，中耳急、慢性炎症可侵及面神经鞘，引起面神经炎性改变
  - 病毒性面神经炎常见于 Bell 麻痹及 Ramsay-Hunt 综合征

【大体病理及手术所见】

- 在减压术中，切开鞘膜后神经常向外膨出，提示有神经水肿

【显微镜下特征】

- 受损神经常有红肿、微小出血性梗死、神经内出血或血性渗出液等
- 病变晚期可有神经纤维脂肪变性

【临床表现】

临床特点

- 最常见症状 / 体征
  - 面瘫
  - 相应中耳炎等原发病的表现
  - Bell 麻痹起病急，有些患者可伴有讲话障碍，泪液排泄受到影响，患侧泪水盈眶，同时患侧舌前 2/3 味觉丧失，伴有镫骨肌麻痹时可出现听觉过敏
  - Ramsay-Hunt 综合征累及面神经典型表现为耳部疱疹、周围性面瘫，通常伴有听神经炎，可导致感音神经性耳聋、耳鸣、眩晕等内耳症状

【治疗】

- 对慢性化脓性中耳炎所引起的面瘫，应尽早进行乳突手术以清除胆脂瘤和肉芽肿等病灶组织，若暴露的面神经鞘充血水肿，则应进行减压术
- 急性化脓性中耳炎引起的面神经病变，应积极进行抗感染治疗，预后较好
- 病毒性感染的治疗包括药物治疗、物理疗法以及手术治疗
- 当神经兴奋性测验示神经有变性时，应立即进行面神经管减压，减压范围为全程减压

【影像学表现】

MRI 表现

- 平扫时面神经粗细正常或表现为轻度增粗
- 增强后表现为面神经弥漫性增粗、不均匀强化

推荐影像学检查

- 首选 MRI 增强检查，HRCT 面神经常无异常发现

【鉴别诊断】

- 神经鞘瘤
  - 面神经局限性结节状增粗，而炎性病变只表现为面神经节段性异常强化，无结节状改变
- 面神经管周围病变累及面神经管造成面神经损伤，需仔细观察邻近结构变化

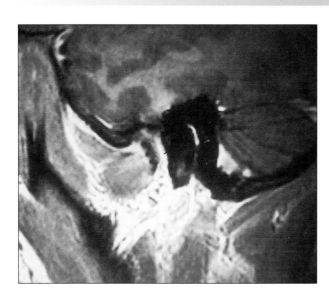

图 19-3-1　面神经炎
增强扫描示面神经乳突段明显强化（箭头）

重点推荐文献

[1] Dawidowsky K，et al. Anatomical study of the facial nerve canal in comparison to the site of the lesion in Bell's palsy. Coll Antropol，2011，35（1）：61-65.

第 4 节　面肌痉挛

【概念与概述】
- 面肌痉挛（hemifacial spasm，HFS）为阵发性半侧面肌的不自主抽动，通常情况下，仅限于一侧面部，因而又称半面痉挛，偶可见于两侧

【病理与病因】
- 病因学
  - 血管性因素
  - 非血管性因素
- 病理学
  - 以髓鞘崩解、轴突扭曲变性为主

【临床表现】
临床特点
- 最常见症状/体征
  - 痉挛常自一侧眼轮匝肌起始，后渐扩展到同侧表情肌，额肌较少受累
  - 抽搐呈间歇性不规则发作，不能自控
  - 疲劳、情绪激动等可诱发或加重

疾病人群分布
- 年龄
  - 多在中年起病，最小的年龄报道为 2 岁
- 性别

- 发病与性别无关

【自然病史与预后】
- 随着病情发展，少数病例可出现轻度面瘫
- 本病自然恢复者少见，如不治疗可发展为强直痉挛与面瘫
- 治疗后易复发

【治疗】
- 无明显原因者可药物治疗，结合中医针灸及物理治疗
- 经检查有明确责任血管者，可行颅内段面神经梳理术或面神经血管减压术

【影像学表现】
MRI 表现
- 非血管因素的面肌痉挛，常规 MRI 检查 T1WI 和 T2WI 即可发现，且可确诊大部分桥小脑角区占位性病变
- 血管性因素的面肌痉挛患者检查，常表现为血管骑跨于面神经上，血管与面神经粘连或血管穿行于面神经间

推荐影像学检查
- 首选 MRI 检查，结合 MRI 后处理技术 MPR

可更好地显示桥小脑角区解剖结构

【鉴别诊断】

- 主要是血管性面肌痉挛与非血管性面肌痉挛之间进行鉴别。非血管因素性面肌痉挛桥小脑角区可见占位性病变，如神经鞘瘤、囊肿等

诊断与鉴别诊断精要

- 面神经非肿瘤性病变具有明确的病史或典型的临床表现，诊断较易
- 观察到面神经局限性结节样改变，可排除非肿瘤性病变

典型病例

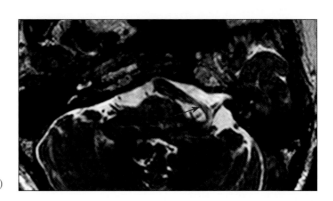

图 19-4-1　MRI 轴位图像
左侧椎动脉较粗大，压迫左侧面神经及前庭蜗神经（箭头）

重点推荐文献

[1] Bonnet L，et al. Hemifacial spasm revealing contralateral peripheral facial palsy. Rev Neurol（Paris），2013.

[2] Lakhan SE，Teaching NeuroImages：concurrent hemifacial spasm and trigeminal neuralgia due to vertebrobasilar dolichoectasia. Neurology，2013，81（8）：e52.

[3] Park JH，K.I. Jo and K Park，Delayed Unilateral Soft Palate Palsy without Vocal Cord Involvement after Microvascular Decompression for Hemifacial Spasm. J Korean Neurosurg Soc，2013，53（6）：364-367.

4．刘江．非典型性面肌痉挛（附 36 例报告）．中华神经外科杂志，2012，28（11）：1157-1159.

5．王凯．微血管减压术治疗老年面肌痉挛的临床疗效和安全性分析．中华神经医学杂志，2012，11（11）：1166-1168.

主要参考文献

[1] 王正敏，陆书昌．现代耳鼻咽喉科学．北京：人民军医出版社，2001.

[2] Borges A. Trigeminal Neuralgia and Facial Nerve Paralysis.Eur Radiology，2005，15（3）：511-533.

[3] 刘冰，刘中林，王振常．外伤性面瘫影像表现与手术对照．临床放射学杂志，2008，27（3）：319-322.

[4] 巩若箴，李玉花，巩武贤．面神经管膝状神经窝扩大：一种面神经管骨折的 CT 新征象．中华放射学杂志，2006，40（12）：1261-1264.

[5] 鲜军舫，王振常．周围神经病变的 MRI 研究进展．中华放射学杂志，2001，35（7）：551-554.

[6] 杨利霞，贾文霄．面肌痉挛病因诊断的影像学研究．放射学实践，2007，22（5）：539-541.

[7] Satoh T，Onoda K，Date I. Fusion imaging of three-dimensional magnetic resonance cisternograms and angiograms for the assessment of microvascular decompression in patients with hemifacial spasms. J Neurosurg，2007 Jan，106（1）：82-89.

（柳 橙）

眩晕影像学

20

第 1 节 概 述

【概念】

● 眩晕（vertigo）是由于空间定位觉障碍导致的一种运动幻觉或错觉，是患者主观空间定向错误，能明确叙述自身转动或环境转动。广义来说分为外周性和中枢性眩晕，或称为耳源性和脑源性眩晕

　○ 中枢性／脑源性眩晕多为头晕（dizziness）

　○ 耳源性／外周性眩晕（vertigo）包括各种外、中和内耳疾病引起的前庭功能障碍

可引起眩晕的耳科疾病根据发病部位分为：

● 外耳道疾病：异物或耵聍栓塞，压迫外耳道后壁迷走神经，神经反射到前庭系统而引发眩晕

● 中耳疾病：包括各种中耳炎、耳硬化症、中耳及乳突肿瘤等。鼓室成形术后镫骨底板被推入前庭窗，压迫到椭圆囊斑或神经也可引起眩晕

● 内耳疾病：见于各种迷路疾患，如迷路炎、半规管裂综合征、大前庭水管综合征、突聋伴眩晕、位置性眩晕、迷路供血障碍、迷路震荡、迷路出血、迷路外伤、前庭肿瘤、梅尼埃病、迟发性膜迷路积水、Hunt 综合征、Hennebert 综合征等

　○ 其中梅尼埃病（Meniere's disease）病最为常见，约占重度眩晕需住院治疗患者的 30.2%

　○ 良性发作性位置性眩晕（benign paroxysmal positional vertigo，BPPV）占住院患者第二位，普遍认为是由耳石膜脱落所致

　○ 约 21.2% 患者未能发现其病因

【病理机制】

● 由于外、中或内耳疾病引起内淋巴流动方向或速度变化，引起感觉神经上皮毛细胞的运动异常

● 毛细胞负责将加速度刺激的机械能转换为生物电能，一侧前庭感受器或神经元受刺激发生兴奋或抑制时，引起两侧前庭核群兴奋性不平衡，经有关中枢传入大脑皮质引起有一定方向和规律的"身体在运动"的错觉，即眩晕

● 如果双侧前庭神经核受到相同的刺激则不引起眩晕

【影像学研究现状】

关于眩晕症的影像学研究热点较多、进展迅速。

● CT 检查：可以明确诊断半规管裂、骨化性迷路炎、大前庭水管综合征、中耳炎等

● MR 检查：近年来对内耳疾病的 MR 检查技术在飞速发展，突出表现在 3D-FIESTA 技术和 3D FLAIR、3D IR 技术。前者可以明确显示内耳液体部分的解剖结构和螺旋板，已为大家普遍熟悉

● 3D FLAIR 序列在内耳疾病中的应用是近两年的研究热点。平扫 T2FLAIR 序列显示迷路炎为高信号，可大大提高其诊断敏感性。鼓室内注射稀释的对比剂后延迟扫描，3D FLAIR 序列可以使外淋巴间隙明确显示为高信号，正常的球囊、椭圆囊等内淋巴间隙显示为低信号；3D IR 序列与 FLAIR 序列相反，内淋巴间隙显示为高信号，外淋巴间隙显示为低信号，克服了 3D FLAIR 序列评估低信号内淋巴间隙时周围低信号骨质的干扰，可更准确地进行内淋巴积水的定量评估

- 通过静脉注射对比剂延迟扫描可以同样显示、并区分内耳的内、外淋巴间隙，该技术的进一步验证、推广有望开创一系列内耳疾病的影像学研究，在内耳疾病的广泛、深入研究方面有

广阔的应用前景

- 各种中耳炎、耳硬化症、中耳及乳突肿瘤，迷路炎见前面相关章节

第 2 节　上半规管裂综合征

【概念与概述】

- 上半规管裂综合征（superior semicircular canal dehiscence syndrome，SSCD），由于上半规管骨性缺损而导致的一系列前庭功能和（或）听功能紊乱的症候群。Minor 等于 1998 年首先报道
- 单侧多见，可为双侧同时发病
- 发病率尚无报道，尸检发现 0.5% 的标本有上半规管裂隙

【病理与病因】

- 病因学
  ○ 尚不明确
- 可能因素
  ○ 多数学者认为可能与出生后颞骨发育不全有关
  ○ 有呈家族性发病的报道

【病理生理机制】

- 上半规管异常的骨质裂隙，相当于内耳迷路的第三窗膜（除圆窗和前庭窗），压力改变时引起上半规管异常传导而引发症状
- 镫骨底板振动引起内耳外淋巴波动时，上半规管裂处膜性封闭随之往复运动导致传入耳蜗的声能衰减，从而引起传导性聋，气导听阈上升
- 骨导声刺激引起内耳淋巴液波动时，上半规管裂处膜性封闭的往复运动可增大前庭窗与圆窗之间的压力差，增加基底膜振动幅度，从而提高骨导听力
- 迷路受到压力刺激时，上半规管裂处膜性封闭的反向运动引起壶腹部纤毛运动，诱发眼震
- 上半规管裂时，上半规管壶腹部对压力敏感性增高，引起经球囊的神经传入冲动增加引起前庭功能紊乱，发生眩晕

【临床表现】

- 眩晕
  ○ 强声刺激诱发，即 Tullio 现象，为特征性表现
  ○ 增加耳道内压力或增加颅内压诱发眩晕，即 Hennebert 征
  ○ 可伴有与受累上半规管平面一致的垂直或旋转眼震
- 听力下降
  ○ 渐进性发生或外伤后突发性聋，主要为低频区域的传导聋
  ○ 典型为骨传导听敏度增高，气传导阈值增加
- 其他：耳内震动感、站立不稳、易倾倒等平衡功能紊乱
- 相关功能检查
  ○ 纯音听阈测试：低频听力下降为主，气导阈值上升，而骨导阈值下降
  ○ 眼震电图：强声或压力刺激诱发的垂直或旋转型眼震，为特征性表现
  ○ 前庭诱发电位：阈值明显降低

【治疗】

- 临床可以治愈
- 手术：填塞上半规管或封闭骨质缺损
- 避免头部外伤、低盐饮食等保守治疗可延缓病情加剧

【影像表现】

- 骨性上半规管局部骨质呈裂隙状缺损，多位于中颅窝底，上半规管的最高点
- 可合并鼓室天盖及鼓窦天盖骨质缺损，邻近颅骨变薄

【推荐影像学检查】

- 多层螺旋 CT，冠状面及斜矢状面重建

典型病例

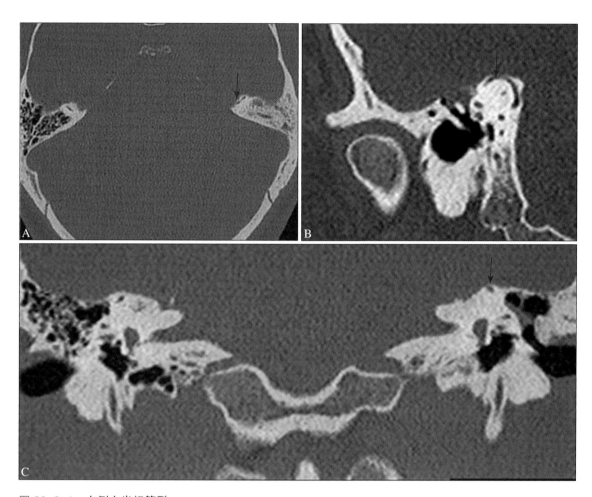

图 20-2-1 左侧上半规管裂

多层螺旋 CT 扫描 A. 横断面 白箭头示左侧上半规管骨质连续性欠佳并左侧中耳乳突炎,右侧为正常上半规管;B. 为斜矢状面重建 白箭头示上半规管弓骨质连续性中断,邻近鼓室天盖骨质缺损;C. 为冠状面重建白箭头所指为左上半规管最高点裂隙状骨质缺损,右侧正常

重点推荐文献

[1] Meehan T,et al. Dehiscence of the posterior and superior semicircular canal presenting in pregnancy. B-ENT,2013,9(2):165-168.

[2] Brandolini C,Modugno GC,Pirodda A. Dehiscence of the superior semicircular canal:a review of the literature on its possible pathogenic explanations. Eur Arch Otorhinolaryngol,2013.

[3] Castellucci A,et al. Tympanometric findings in superior semicircular canal dehiscence syndrome. Acta Otorhinolaryngol Ital,2013,33(2):112-120.

[4] Gartrell BC,et al. Radiographic Features of Superior Semicircular Canal Dehiscence in the Setting of Chronic Ear Disease. Otol Neurotol,2013.

[5] 张礼春. 上半规管裂综合征的多层螺旋 CT 诊断. 中华放射学杂志,2009,43(10):1027-1030.

[6] 沙炎. 上半规管裂综合征一例. 中华放射学杂志,2007,41(3):268.

第3节 大前庭水管综合征

【概念与概述】

- 大前庭水管综合征(large vestibular aqueduct syndrome,LVAS),是一种以渐进性波动性听力下降为主的先天性内耳畸形,伴有反复发作的眩晕或耳鸣等一系列临床症候群

- 多为双侧

- 通常出生时的听力接近正常，多在 2～4 岁发病
- 感冒和外伤常是发病诱因

【病理与病因】

- 致病原因不明确，可能原因主要有两种学说
  - 胚胎发育性疾病，与胚胎早期内淋巴管发育障碍有关，若胚胎期内淋巴管发育障碍，前庭水管可保持宽大，出生后形成前庭水管扩大畸形
  - 与遗传因素有关，潜在的分子缺陷异常表达是发病的遗传学基础

【病理生理机制】

- 发病机制不明
- 比较一致的观点
  - 正常内耳环境由狭小的前庭水管和耳蜗水管协同作用，缓冲内耳迅速改变的颅内压力
  - 当前庭水管扩大而耳蜗水管正常时，头部的创伤可造成脑脊液压力快速波动，经扩大的前庭水管传到内耳，造成耳蜗和前庭内部瞬间压力失衡，损伤膜迷路或引起耳蜗瘘管
- 另一观点：前庭水管扩大时，内淋巴囊内液体反流导致耳蜗和前庭功能受损

【临床表现】

- 波动性听力下降和混杂有低频传导成分的感音神经性听力下降

- 耳鸣：多为高调，也可为低调或不定声调
- 约 1/3 有前庭症状，即反复发作眩晕
- 可有平衡障碍和共济失调症状
- 部分有明确的头部碰撞后诱发耳聋及加重的病史

【治疗】

- 药物治疗：听力急剧下降，尽可能恢复听力时，采用综合治疗，主要是改善内耳微循环代谢和细胞膜通透性，常用金纳多、低分子右旋糖酐、葛根素等以改善患者微循环
- 手术治疗：如内淋巴囊减压、分流手术等。目的是防止听力下降，但得到的结果并不理想。目前临床上已不倾向这种手术
- 应用药物治疗效果不佳者，在系统治疗的基础上观察 3 个月，如果听力无好转可选配助听器，如果助听器无助于听力的改善，建议患儿咨询人工耳蜗植入
- 加强语言训练

【影像表现】

- CT 示前庭导水管远段外口呈喇叭口状或漏斗状；狭窄的近段有时不易显示
- MR 水成像可以显示内淋巴水管，大部分伴有内淋巴囊扩大并不均匀信号

【推荐影像学检查】

- 高分辨 CT 横断面、斜矢状面重建
- MR 水成像

典型病例

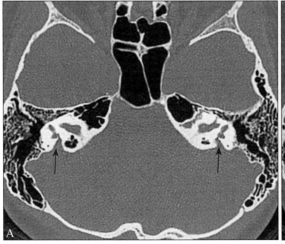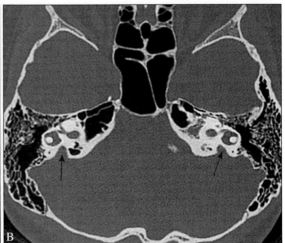

图 20-3-1　双侧大前庭水管
多层螺旋 CT 横断面重建　A.箭头指向双侧扩大的前庭导水管，内口与前庭相通；B.箭头指向双侧大前庭水管外口，呈喇叭口状

重点推荐文献

[1] Emmrich JV，Fatterpekar GM. Dilated dysplastic vestibule：a new computed tomographic finding in patients with large vestibular aqueduct syndrome. J Comput Assist Tomogr，2011，35（6）：674-678.

[2] Chen X，et al. The development of auditory skills in infants with isolated Large Vestibular Aqueduct Syndrome after cochlear implantation. Int J Pediatr Otorhinolaryngol，2011，75（7）：943-947.

[3] Taylor RL，et al. Augmented ocular vestibular evoked myogenic potentials to air-conducted sound in large vestibular aqueduct syndrome. Ear Hear，2012，33（6）：768-771.

[4] Shilton H，Hodgson M，Burgess G. Hyperbaric oxygen therapy for sudden sensorineural hearing loss in large vestibular aqueduct syndrome. J Laryngol Otol，2013：1-5.

第 4 节　梅尼埃病

【概念与概述】
- 梅尼埃病（Meniere's disease）以特发性内淋巴积水为主要病理特征
- 主要临床表现：特发性眩晕、波动性感觉神经性听力下降、耳鸣、耳胀等
- 1861 年由 Prosper Meniere's 首次报道而得名

【病因与发病机制】
- 确切病因至今不明
- 随着越来越深入的研究，发现与多种因素有关，如遗传因素、免疫损害因素、内耳内环境紊乱，致内淋巴液产生过多，或吸收障碍，最终致内淋巴压力增大

【病理生理特征】
- 主要的组织病理学改变：内淋巴积水
- 显微镜下典型表现：前庭膜弓形突入前庭阶、球囊膨胀、椭圆囊、半规管变形、镫骨底纤维粘连物

【临床表现】
- 典型四联症：特发性眩晕（突发短暂眩晕）、波动性感觉神经性听力下降、耳鸣（低频率吹风样）、耳胀等
- 旋转性眩晕：眩晕随头部的运动而加剧，甚至在发作间歇期也有头重感和失平衡感
- 通常伴恶心、呕吐、腹泻、发汗、眼球震颤等症状
- 眩晕急性发作持续数分钟到数小时不等，多为 2～3 小时；发作病程个体差异大，可以在很长的缓解期后单独发作，或一段时期内不间断反复发作
- 多为单侧发病，对侧耳可累及
- 主要发生于 30～40 岁，男女比例 1.3：1

【治疗】
- 药物治疗：控制眩晕，促进前庭康复

【影像表现】
- 内淋巴间隙扩大积水，外淋巴间隙变窄
- 鼓室内注射稀释对比剂延迟 MR 3D FLAIR 序列扫描可见椭圆囊、球囊低信号区域扩大，外淋巴间隙高信号变窄、减小

【推荐影像学检查】
- MR　3D FLAIR 序列

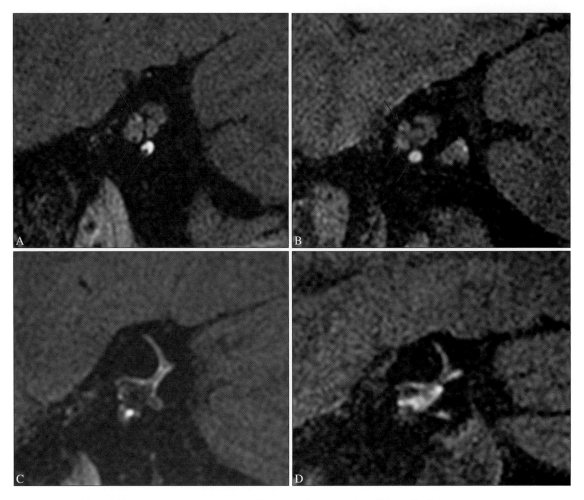

图 20-4-1 鼓室注射对比剂后 MR 3D-FLAIR 序列显示内淋巴积水及其与正常对照

A. 平行于蜗轴的斜矢状面（蜗管横断面）显示蜗管内淋巴积水，箭头所指低信号为扩大的内淋巴间隙，邻近高信号为外淋巴间隙；B. 为与其对应层面的正常内、外淋巴间隙所见，以高信号外淋巴间隙为主；C. 为斜矢状面（平行于前庭长轴）显示前庭积水，箭头示低信号区域为扩大积水的椭圆囊和球囊；D. 为与其对应层面的正常椭圆囊、球囊

（李书玲　王振常）

重点推荐文献

[1] Di Berardino F，et al. Meniere disease and gluten sensitivity：recovery after a gluten-free diet. Am J Otolaryngol，2013，34（4）：355-356.

[2] Pollak L. Meniere-like syndrome in Camurati-Engelmann disease. Isr Med Assoc J，2013，15（7）：390-391.

[3] Kim SH，et al. Significance of the development of the inner ear third window effect after endolymphatic sac surgery in Meniere disease patients. Laryngoscope，2012，122（8）：1838-1843.

[4] 刘芳. 梅尼埃病的内淋巴积水显像. 中华耳鼻咽喉头颈外科杂志，2010，45（4）：324-327.

[5] 李鹏. 继发梅尼埃病良性阵发性位置性眩晕的临床特点. 中华医学杂志，2010，90（27）：1921-1923.

主要参考文献

［1］龚树生，曾祥丽．上半规管裂隙综合征．中国医学文摘耳鼻咽喉科学，2008，23（5）：261-262.

［2］YOSHIO MASAKI. The prevalence of superior canal dehiscence syndrome as assessed by temporal bone computed tomography imaging. Acta Oto-Laryngologica，2011；131：258-262.

［3］Leonardo Manzari. Enlarged vestibular aqueduct（EVA）related with recurrent benign paroxysmal positional vertigo（BPPV）．Medical Hypotheses. 2008，70，61-65.

［4］Liu F，Huang W，Wang Z，et.Noninvasive evaluation of endolymphatic space in healthy volunteers using magnetic resonance imaging. Acta Otolaryngol. 2011 Mar，131（3）：247-257.

［5］Naganawa S，Sugiura M，Kawamura M，et. Imaging of endolymphatic and perilymphatic fluid at 3T after intratympanic administration of gadolinium-diethylene-triamine pentaacetic acid. .AJNR Am J Neuroradiol，2008 Apr，29（4）：724-726.

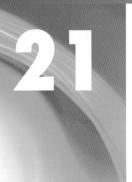

21 耳部常见手术后影像表现

第1节 外耳及外耳道常见病变的手术后影像表现

一、外耳外伤及感染的手术

- 耳部外伤骨折累及外耳道时，需要及时尽早复位，否则会造成外耳道狭窄，影响患者听力
- 常见的耳廓撕裂，需要清创缝合即可
- 耳部血运丰富，如果不发生感染，坏死少见

二、外耳道狭窄

- 外耳道狭窄常导致传导性听力下降及伴发中耳乳突炎
- 手术方式为外耳道成形术，如果伴有乳突炎，可以同时采用乳突根治术。分为先天性和后天获得性
  - 如果为先天性，伴有中耳鼓室狭窄，应同时行外耳道及中耳成形术、人工听小骨等
  - 后天获得性外耳道狭窄常指因外耳道炎症、创伤或手术后瘢痕所致，单侧或双侧均可见

三、外耳道肿瘤

- 包括良性和恶性。外耳道血管瘤可以采用放射治疗或局部注射硬化剂，但是放疗可引起局部皮肤癌变，因此应用较少。手术时除切除肿瘤本身外，还需要连同局部的耳廓及耳廓皮肤一并切除，为防止手术时出血过多，可在术前进行局部小动脉结扎
  - 外耳道骨瘤或骨疣比较大时，可妨碍外耳道脱落上皮的清除或堵塞外耳道，需采用手术切除。手术切除的目的是外耳道通畅，不求去除干净，以免损伤面神经
  - 外耳道恶性肿瘤常见的包括鳞癌和腺癌
    - 如果病变仅仅侵犯局部外耳廓或外耳道软骨部，可做局部清除
    - 病变累及外耳道骨部、中耳等，常见的手术为颞骨外侧切除，将肿瘤连同邻近的骨质一并切除，影像学表现为相应骨质结构缺如，MRI 可清晰显示病变有无复发

典型病例

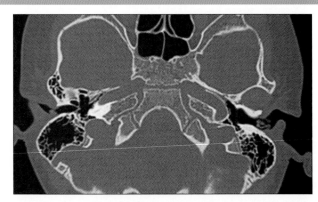

图 21-1-1 **外耳道狭窄**
男性，3 岁 右侧传导性听力下降。颞骨 CT 显示右侧外耳道较左侧明显狭窄。患者施行了右侧外耳道成形术

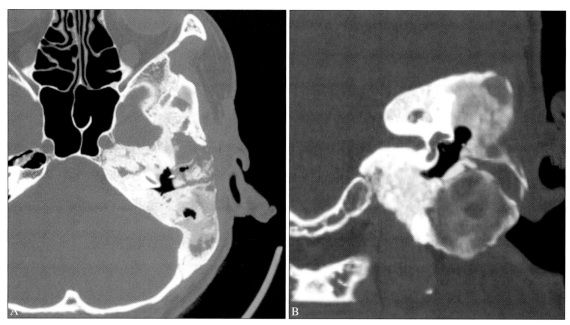

图 21-1-2　左侧颞骨骨纤维异常增殖综合征合并左侧外耳道狭窄外耳道成形术后
HRCT 横断面（A）及冠状面（B）显示左侧颞骨骨质肥厚，呈磨玻璃样改变。外耳道可见一狭窄的通道。其内可见软组织影

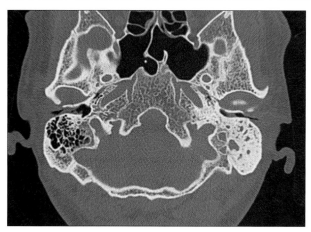

图 21-1-3　双侧外耳道狭窄
男性，36 岁。CT 显示双侧外耳道明显狭窄，内部可见软组织影

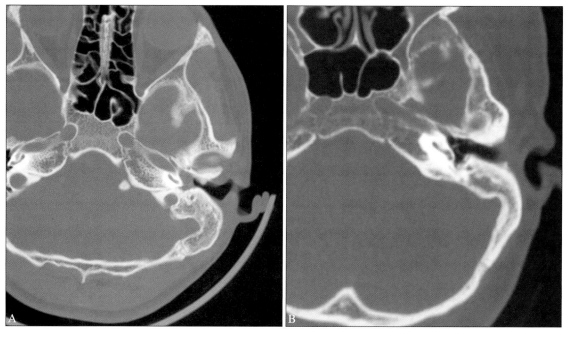

图 21-1-4　外耳道骨瘤伴狭窄术后
男性，22 岁。左侧耳堵半年　A.HRCT 显示左侧外耳道狭窄，外耳道前壁可见小的骨性突起；B.术后复查显示外耳道通畅

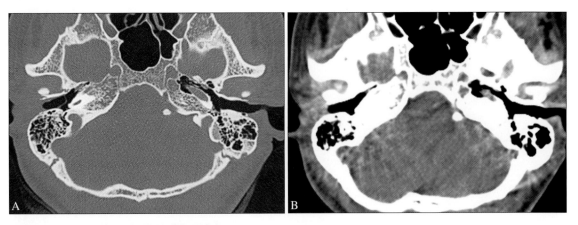

图 21-1-5　右侧外耳道 I 期鳞癌术后半年
女性，32 岁　颞骨 CT 显示右侧外耳道前后壁骨质未见异常。右侧外耳道软组织紊乱，未见异常肿块影

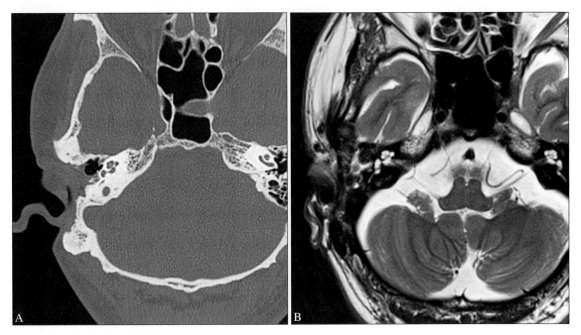

图 21-1-6　右侧外耳道鳞癌术后
男性，59 岁　A. 颞骨 HRCT 显示右侧外耳道后壁、乳突外侧部分骨质缺如。相应区域可见软组织影；B.MRI T2WI 显示右侧颞骨乳突区域少量软组织影。病变无复发

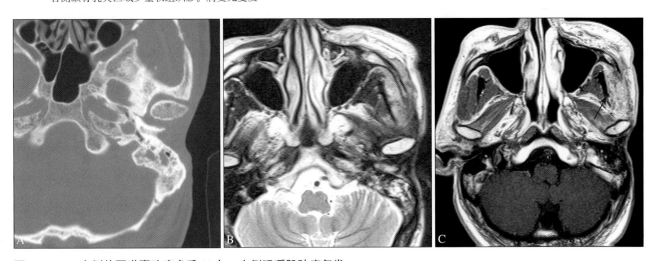

图 21-1-7　左侧外耳道囊腺癌术后 10 年，左侧咀嚼肌肿瘤复发
男性，56 岁　A. HRCT 显示左侧颞部皮肤、腮腺缺如，左侧残存乳突内可见少量软组织影；B. MRI T2WI 显示左侧乳突常 T2 信号影，提示炎症。左侧咀嚼肌可见软组织信号影；C. 增强 MRI 检查显示左侧咀嚼肌明显强化（箭头）

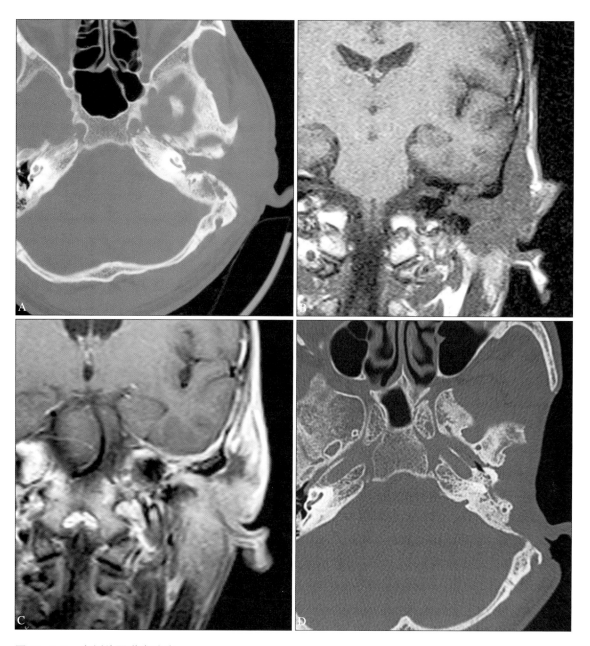

图 21-1-8　左侧外耳道囊腺癌

男性，63 岁　A ~ C. 为术前；D. 为术后 2 年复查。A. 颞骨 CT 显示左侧外耳道被软组织充填，左侧额外耳道前后壁骨质破坏，左侧颞部皮下可见软组织肿物；B，C. 冠状面 MRI 显示左侧外耳道、左侧额颞部皮下可见软组织肿物影，病变侵犯左侧腮腺，左侧颞叶硬脑膜亦可见强化；D. 术后颞骨 CT 显示左侧颧弓、颞下颌关节及左侧颞骨乳突部缺如，病变区未见异常软组织影

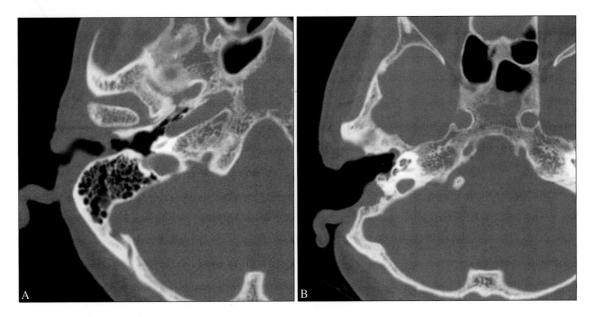

图 21-1-9　右侧外耳道 I 期鳞癌

女性，74 岁　A. 显示右侧外耳道软骨部前后壁可见少量软组织影，外耳道骨部前壁亦可见软组织影；B. 为患者颞骨外侧切除术后 3 年复查，颞骨 CT 显示右侧颞骨外侧部分缺如，其内未见异常密度影

第 2 节　中耳及乳突炎症的手术后影像表现

- 急性化脓性中耳乳突炎，鼓室内积脓，引流不畅，可进行鼓膜切开。分泌性中耳炎鼓室积液，可进行鼓膜穿刺，鼓膜置管。无需影像学检查
- 乳突凿开术
  - 目的是清除乳突腔内的化脓性病灶，建立鼓窦及中耳的良好引流。适用于急性化脓性中耳炎治疗 3 周效果不好
  - 伴有乳突部软组织脓肿、骨膜下脓肿等
  - 慢性化脓性中耳炎不能痊愈、急性发作等。HRCT 显示乳突部分缺如
- 乳突根治术　经典地将乳突、鼓窦、上鼓室、鼓室及其内容物（听小骨）以及下鼓室、耳咽管附近的病变、黏膜完全清除。封闭耳咽

管，促使一空腔上皮化并与外耳道完全通畅，以便获得干耳，达到断绝感染源、防止并发症的目的

- 手术适应证：慢性化脓性中耳炎合并胆脂瘤；慢性化脓性中耳炎合并颅内外并发症等。但是经此手术后，听力一般在 60dB 左右，而且很少再做听力重建术
- 改良的乳突根治术是指尽可能保持鼓膜及听小骨，以维持患者的听力
- HRCT 为中耳术后的首选检查方法，乳突根治术后表现为相应结构缺如
- 部分合并中耳乳突炎患者可合并自然根治术腔，即患者无手术史，HRCT 显示为乳突、鼓窦等结构缺如

典型病例

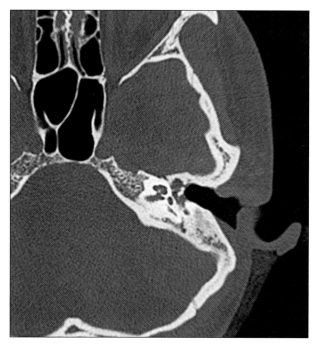

图 21-2-1　左侧中耳炎乳突凿开术后左侧中耳炎
女性，33 岁。HRCT 显示左侧乳突部分缺如，听小骨存在，中耳内可见软组织影

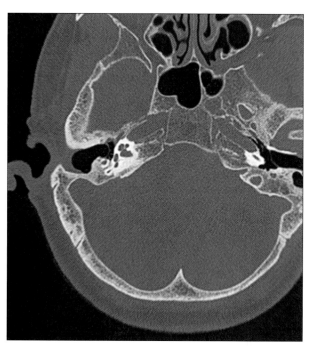

图 21-2-2　右侧中耳乳突炎乳突根治术后
女性，70 岁。HRCT 显示右侧乳突外侧部分、听小骨、鼓窦缺如

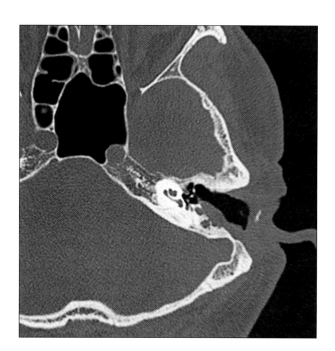

图 21-2-3　左侧慢性中耳乳突炎改良根治术后
男性，35 岁。HRCT 显示左侧乳突部分缺如，听小骨结构完好

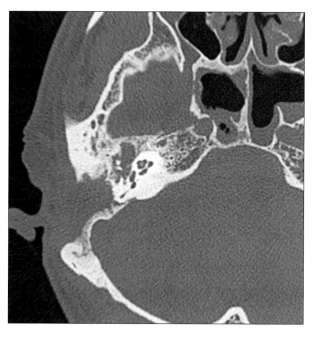

图 21-2-4　右侧中耳乳突炎乳突改良根治术后复发
男性，53 岁。HRCT 显示右侧乳突部分缺如，听小骨存在，残存乳突腔内及中耳内可见软组织影

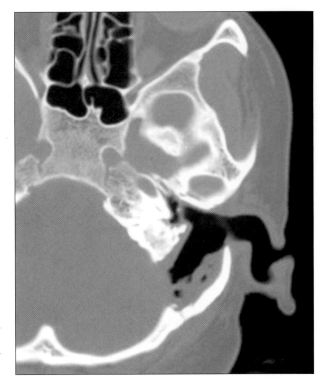

图 21-2-5　左侧慢性中耳乳突炎，乳突自然根治术腔
男性，55 岁。HRCT 显示左侧乳突骨质破坏，听小骨未显示，乙状窦骨壁不完整

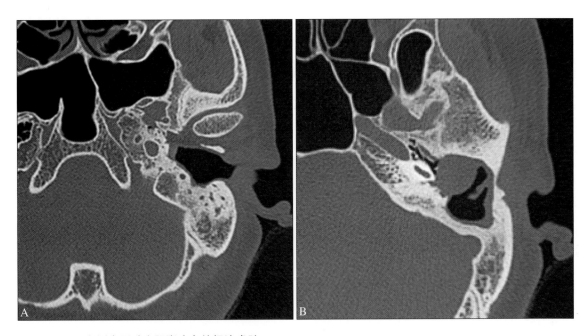

图 21-2-6　左侧中耳乳突胆脂瘤自然根治术腔
女性，48 岁。颞骨 CT 显示左侧外耳道后壁、左侧中耳乳突骨质缺如，听小骨缺如。病变内部可见少量软组织影

第 3 节　中耳癌及颈静脉球瘤的手术后影像表现

● 中耳癌临床比较少见，以鳞癌、腺癌为主。病变发现时往往较晚，当 HRCT 显示乳突骨质不规则骨质破坏，临床上出现耳部疼痛、出血等症状，应考虑恶性肿瘤的存在，MRI 可明确显示病变的范围
　○ 中耳癌以手术切除为主，术后可进行放疗或化疗
　○ 手术方法为乳突根治术加上病变侵袭部位的手术切除

● 颈静脉球瘤可生长在颈静脉球顶部、鼓室底部、下鼓室或鼓岬上，并由原发部位向周围侵犯。彻底切除肿瘤为最好的办法。病变分为 3 期
　○ 1 期，病变局限于中耳或鼓室内壁，鼓膜和听骨链完整，采用经鼓室切除肿瘤
　○ 2 期，肿瘤突破鼓室，累及外耳道，可进行乳突根治术
　○ 3 期，肿瘤范围广泛，累及静脉球及邻近结构，需慎重考虑手术

典型病例

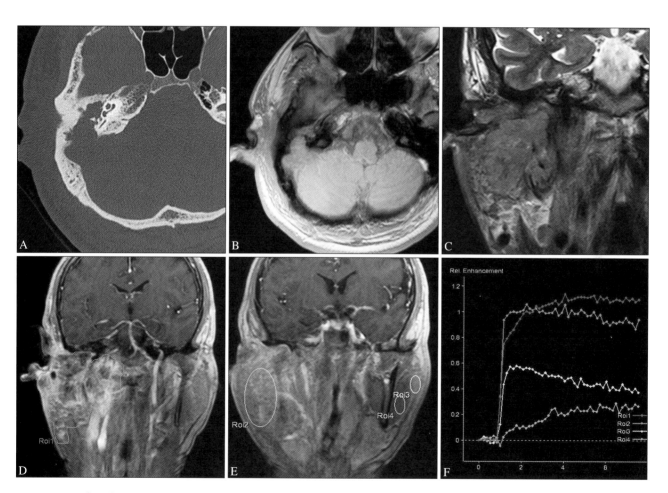

图 21-3-1　右侧中耳癌，累及右侧腮腺、外耳道及咽旁间隙

男性，56 岁。A. 颞骨 CT 显示右侧中耳骨质破坏，右侧颞骨乳突部骨质不规则；B ～ E. MRI 显示右中耳乳突区可见软组织肿物，病变范围广泛，边界不清，增强检查可见明显强化；F. 动态增强曲线可见肿物呈快进、慢出

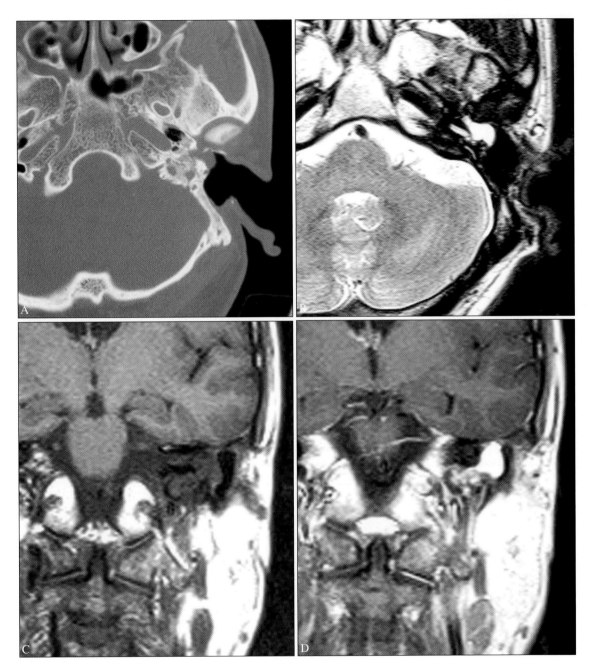

图 21-3-2　左侧颈静脉球瘤术后复发

男性，46 岁。A. 颞骨 CT 显示左侧颞骨部分缺如，中下鼓室可见软组织影；B ～ D. MRI 显示病变呈等 T1 等 T2 信号影，增强检查显示左侧中耳病变明显强化

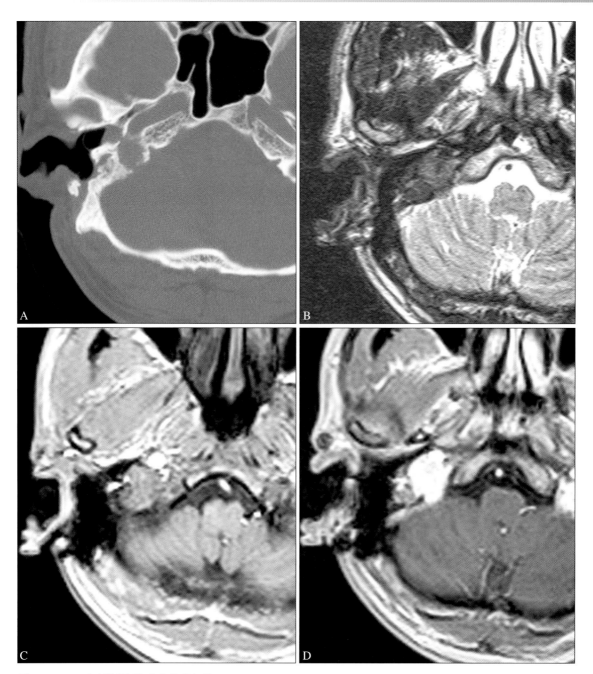

图 21-3-3　右侧颈静脉球瘤术后复发

男性,46 岁。A. 颞骨 CT 显示右侧颞骨乳突部部分缺如, 右侧中耳腔及颈静脉球内可见软组织影, 颈静脉球壁骨质不规则; B ~ D. MRI 显示右侧中耳及颈静脉球呈不规则软组织信号影, 增强检查呈不均匀强化

第 4 节　颞骨内面神经病变的手术后影像表现

- 常见的引起面瘫的病变包括: 外伤、中耳乳突炎、胆脂瘤等。颞骨内面神经病变的手术主要包括面神经减压
  - HRCT 上主要显示面神经管是否完整, 面神经膝状神经节是否增宽等
- 面神经肿瘤　常见的包括神经鞘瘤。面神经肿瘤的患者术后为保持面神经的功能, 可进行面神经移植

- 手术主张全部切除肿瘤及乳突根治术
- HRCT 显示乳突骨质缺如, 面神经走行区未见正常神经
- 颞骨病变手术后复查主要以颞骨 CT 为主, 如果存在病变, MRI 可明确病变有无复发, 复发病变的边界、范围。尤其是动态增强曲线可进一步明确病变的血供特点, 为手术做好准备

（夏　爽）

典型病例

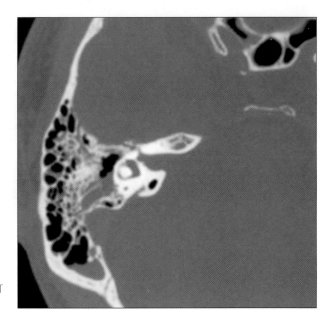

图 21-4-1 外伤后右侧面瘫

HRCT 显示右侧面神经膝段可见小的骨碎片。手术打
开面神经迷路段及膝段，清除骨碎片

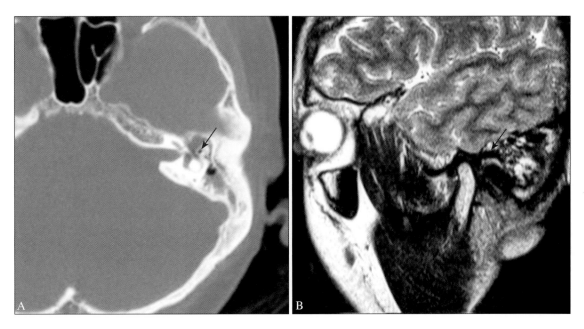

图 21-4-2 左侧慢性中耳乳突炎，面瘫

A. HRCT 显示左侧中耳乳突软组织影，面神经鼓室段不完整（箭头）；B. MRI 平行于面神经水平段的斜矢状面 T2WI 成像
显示面神经肿胀增粗（箭头）。手术除进行乳突根治术之外，还进行了面神经管减压

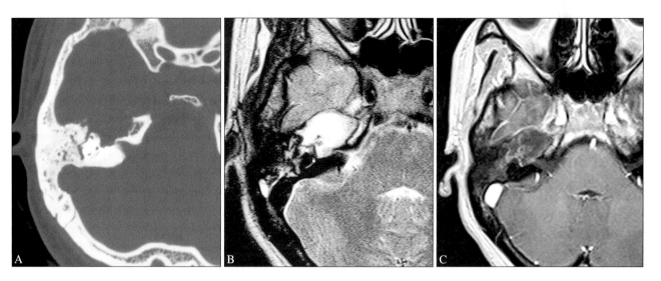

图 21-4-3　右侧面神经膝状神经节胆脂瘤

女性，25 岁。右侧面瘫 2 年。A. HRCT 显示右侧面神经膝状神经节明显扩大，骨质均匀受压变薄；B. MRI T2WI 显示病变呈混杂高信号；
C. 增强检查显示病变无强化。患者经右侧颞骨面神经膝段切除肿瘤

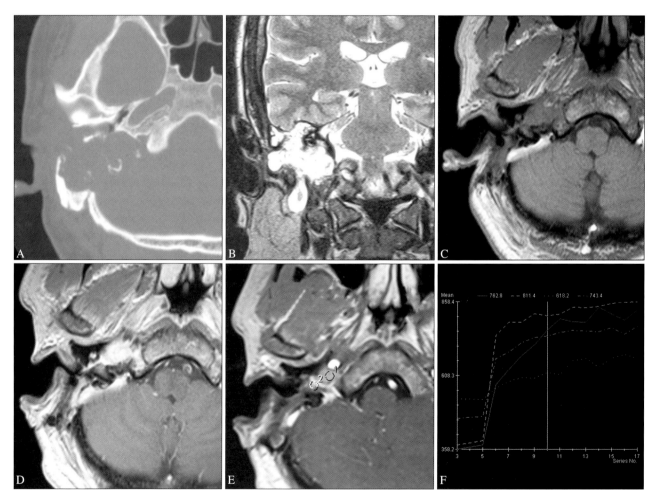

图 21-4-4　右侧面神经纤维瘤术后复发

男性，46 岁。A，B. 为术前，颞骨 CT 显示右侧乳突区及外耳道可见软组织影，乳突可见骨质破坏。MRI T2WI 显示右侧乳突区病变呈明
显高信号，同时可见一尾状信号沿面神经垂直段向下累及面神经腮腺段；C～F. 为 5 年后术后复查。MRI 显示右侧颈静脉孔区可见软组
织影，病变明显强化。动态增强检查显示病变呈延迟强化

主要参考文献

[1] 鲁宏华，杨彩虹. 后天性外耳道狭窄的手术治疗. 中国耳鼻咽喉颅底外科杂，2005，11（4）：243-245.

[2] 朱立新，汪吉宝，孔维佳，等. 先天性外耳道闭锁症手术方法的选择. 中华耳科学杂志，2006，15（3）：346-347.

[3] 袁友文，赵敏，甄泽年，等. 外耳道癌的根治性手术治疗. 耳鼻咽喉头颈外科，1998，5（1）：3-6.

[4] Wang ZM. Skull Base Surgery. Shanghai：Shanghai Scientific and Technology Press，1995：22-24.

[5] 王正敏. 颅底外科学. 上海：上海科学技术出版社，1995：22-24.

[6] 蒋立新；孙连玉，等. 改良颞骨切除术治疗中耳恶性肿瘤. 耳鼻咽喉：头颈外科. 2002. 9（5）：269-271.

[7] 王正敏，陆书昌. 现代耳鼻咽喉科学. 北京：人民军医出版社，2001：478-488.

[8] 段菊如，林敏，熊俊平，等. 面神经颞骨内段在横断薄层和CT上的定位及临床意义. 中国临床解剖学杂志，2004，22（3）：257-260.

[9] 鲜军舫，王振常；等. 面神经瘤的影像学研究. 中华放射学杂志. 2001，35（7）：487-491.

[10] 陈义蔚，陈瑞华. 面神经管及其毗邻结构的观察 [J]. 中华耳鼻咽喉科杂志，1981，16：7-13.

鼻和鼻窦影像学

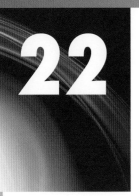

鼻和鼻窦影像检查方法

第1节　X线

X线检查对于鼻和鼻窦病变的显示欠佳，现已被CT检查取代。

常用的投照体位包括：

- Water位　外耳孔-外眦连线与X线机床面成37°角，可显示鼻腔、上颌窦、额窦、筛窦

- Caldwell位　X线中心线向足侧倾斜23°角，可显示额窦及前组筛窦
- 侧位　与头颅侧位相同，可显示蝶窦、蝶鞍、前颅窝底、中颅窝底、鼻咽、鼻骨等结构
- 颅底位　可显示蝶窦及后组筛窦

第2节　CT

CT显示鼻和鼻窦结构清楚，是鼻内镜术的"路径图"；CT可显示病变及其周围结构的受累情况及骨质改变，CT增强扫描不但能显示软组织病变的血供情况，还能更清楚显示软组织病变的范围及周围结构的受累情况。

- 鼻窦CT扫描
  - 非螺旋扫描
    - 扫描体位：仰卧位，横断面扫描基线为听眶下线，冠状面扫描基线垂直于听眶下线
    - 扫描范围：包括额窦、筛窦、上颌窦、蝶窦等全组鼻窦
    - 扫描参数：电压≥120kV，电流≥100mA，层厚2mm，层距3～5mm，FOV 14～18cm，矩阵512×512，骨算法重建（软组织病变时需同时进行骨算法及软组织算法重建）。骨窗：窗宽2000Hu～4000Hu，窗位200Hu～700Hu；软组织窗：窗宽300Hu～400Hu，窗位40Hu～50Hu
  - 螺旋扫描
    - 扫描体位：仰卧位，横断面扫描基线为

硬腭的平行线
    - 扫描范围：包括额窦、筛窦、上颌窦、蝶窦等全组鼻窦
    - 扫描参数：电压≥120kV，电流≥130mA，层厚≤1.25mm，螺距（pitch值）＜1，FOV 14～18cm，矩阵512×512，骨算法重建（软组织病变时需同时进行骨算法及软组织算法重建）
    - 多平面重组（MPR）：包括横断面、冠状面及矢状面。横断面重组基线为硬腭的平行线，冠状面重组基线垂直于硬腭，矢状面重组基线平行于正矢状面。层厚2mm，层距3～5mm，FOV 14～18cm，矩阵512×512，骨算法重建（软组织病变时需同时进行骨算法及软组织算法重建）。骨窗：窗宽2000Hu～4000Hu，窗位200Hu～700Hu；软组织窗：窗宽300Hu～400Hu，窗位40Hu～50Hu
    - 增强扫描：碘对比剂（300～370 mg I/ml），剂量1 ml/kg，注射速度2～3 ml/s，延迟时间可根据具体情况而定，动脉期约

20 ～ 30s，静脉点滴期约 50 ～ 60s，采用软组织算法重建

- 鼻骨 CT 扫描
  - 非螺旋扫描
    - 扫描体位：仰卧位，横断面扫描基线为听眶下线，冠状面扫描基线平行于鼻骨长轴
    - 扫描范围：包括额骨鼻突、鼻骨、上颌骨额突及鼻中隔
    - 扫描参数：电压 ≥ 120kV，电流 ≥ 100mA，层厚 2mm，层距 2mm，FOV 10 ～ 12cm，矩阵 512×512，骨算法重建，窗宽 3000Hu ～ 4000Hu，窗位 600Hu ～ 700Hu
  - 螺旋扫描
    - 扫描体位：仰卧位，横断面扫描基线为硬腭的平行线
    - 扫描范围：包括额骨鼻突、鼻骨、上颌骨额突及鼻中隔
    - 扫描参数：电压 ≥ 120kV，电流 ≥ 130mA，层厚 ≤ 1mm，螺距（pitch 值）＜ 1，FOV 10 ～ 12cm，矩阵 512×512，骨算法重建

多平面重组（MPR）：包括横断面、冠状面及矢状面。横断面重组基线为硬腭的平行线，冠状面重组基线平行于鼻骨长轴，矢状面重组基线平行于正矢状面。层厚 1mm，层距 1mm，FOV 10 ～ 12cm，矩阵 512×512，骨算法重建，窗宽 3000Hu ～ 4000Hu，窗位 600Hu ～ 700Hu。

第 3 节　MRI

- 鼻和鼻窦的 MRI 检查主要用于显示软组织病变
  - 线圈：头部线圈（多通道线圈或正交线圈）
  - 扫描体位：仰卧位，横断面扫描基线为硬腭的平行线，冠状面扫描基线垂直于硬腭，矢状面扫描基线平行于正矢状面
  - 扫描序列：横断面 T1WI、T2WI，冠状面 T1WI。依据病变不同可在显示病变最佳的冠状面或矢状面加扫 T2WI。T1WI 显示病变为高信号时，可加扫脂肪抑制序列 T1WI
  - 增强扫描：可行横断面及冠状面 T1WI，必要时加扫矢状面 T1WI。在显示病变最佳断面同时使用脂肪抑制技术

第 4 节　DSA

- 数字减影血管造影（digital subtraction angiography，DSA）用于明确鼻及鼻窦肿瘤性病变的供血情况

- 对血供丰富的肿瘤如青少年鼻咽纤维血管瘤可在术前行栓塞治疗，明显减少术中出血

（王　冰　杨本涛）

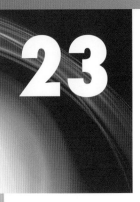

鼻和鼻窦影像解剖

第1节 影像解剖基础及变异

鼻部包括外鼻、鼻腔、鼻窦3部分。

- **外鼻**

外鼻呈三角锥形,上窄下宽,大部分由软骨构成,少部分由骨质构成

  ○ 骨质部分由额骨鼻突、鼻骨、上颌骨额突组成;软骨部分由鼻外侧软骨、大翼软骨构成。鼻骨下缘、上颌骨额突内侧缘、上颌骨腭突游离缘围成梨状孔

  ○ 鼻骨上缘连接额骨鼻突,下缘与鼻外侧软骨连接,两侧为上颌骨额突

- **鼻腔**

鼻腔呈梨形,分为前方的鼻前庭及后方的固有鼻腔,前方为前鼻孔与外界相通,后方为后鼻孔与鼻咽部相通,中间由鼻中隔分割两侧

  ○ 鼻前庭为鼻腔前方较宽阔的部分,后上方止于鼻内孔,鼻内孔为鼻前庭最狭窄处

  ○ 固有鼻腔前方起自鼻内孔,后方止于后鼻孔。固有鼻腔内侧壁为鼻中隔,分为骨部及软骨部。骨部位于鼻中隔后部,由犁骨及筛骨垂直板组成。软骨部位于鼻中隔前部,由鼻中隔软骨及鼻翼软骨组成。鼻中隔偏曲较常见。鼻中隔两侧为总鼻道

  ○ 固有鼻腔外侧壁由泪骨、上颌骨、筛骨、蝶骨翼突组成。外侧壁可见上、中、下3个鼻甲,有时还可见最上鼻甲。各鼻甲上缘连接于外侧壁,下缘游离。各鼻甲外下缘为相应鼻道,与总鼻道相通,鼻泪管开口于下鼻道。下鼻甲最大,位于最下方,附着于上颌窦内壁窦口下方。中鼻甲起自

筛骨,由筛窦内侧壁下方弯曲的骨片构成。中鼻甲前方外侧壁可见一小隆起为鼻丘。中鼻道外侧壁可见两个隆起,上方为筛泡,是筛窦的一个较大气房,下方为钩突,二者之间为半月裂。半月裂外侧浅沟为筛漏斗。额窦开口于半月裂的前部,上颌窦开口于半月裂的后部。此区解剖结构复杂,又称为窦口鼻道复合体。上鼻甲也起自筛骨,附着于筛骨水平板,较小,有时不明显。上鼻甲或最上鼻甲后上方为蝶筛隐窝,蝶窦开口于此

  ○ 固有鼻腔底部及硬腭:前3/4为上颌骨腭突,后1/4为腭骨水平板。腭正中缝前端为切牙孔

  ○ 固有鼻腔顶部由鼻骨、额骨、筛骨、蝶骨构成,并构成部分颅前窝底。前部为筛板,后部为蝶骨水平板。筛板在颅前窝形成骨性突起为鸡冠

- **鼻窦**

鼻窦为颅面骨内含气空腔,根据开口位置分前、后两组。前组鼻窦为额窦、上颌窦、前组筛窦开口于中鼻道,后组为蝶窦及后组筛窦,开口于蝶筛隐窝

  ○ 额窦:额骨两层骨板中间气腔,发育个体差异大,可不发育、单侧发育,或过度气化,双侧额窦多不对称,中隔偏于一侧。额窦前壁为额骨外板、较厚,后壁为额骨内板、较薄,下壁内侧为前组筛窦顶壁,下壁外侧为眶上壁,内壁为额窦中隔

○ 筛窦：位于筛骨内，包括骨板及迷路。筛骨骨板包括底板、水平板、垂直板。水平板构成鼻腔及筛窦的顶壁。垂直板构成骨性鼻中隔及鸡冠。筛骨迷路位于鼻腔及垂直板两侧，筛窦外侧壁称筛骨纸板，构成眼眶内壁的大部分；前壁连接上颌骨；后壁连接蝶窦；下壁部分与上颌窦内壁连接。筛窦迷路由众多小气房组成，小气房分为前、中、后3组，前、中组小气房为前组筛窦，后组小气房为后组筛窦，前后组筛窦以基板为界。迷路变异较多，向上可突向额窦腔内形成额筛泡，挤压鼻额管可导致额窦引流不畅；向后可达蝶窦上方，形成蝶上筛房；还可突入周围其他部位，如眶尖、上颌窦后方、蝶窦侧方等，从而形成异位气房，如鼻丘气房、鸡冠气房、额窦气房、鼻甲气房、眶下气房等

○ 蝶窦：蝶骨体内气腔，发育个体差异大，气化差的可完全不发育，气化好的周围骨质如蝶骨大翼、蝶骨小翼、翼突、鞍背、前床突等可同时气化。蝶窦内常有分隔。蝶窦顶壁为蝶鞍底部，视神经管位于顶壁外侧。下壁为鼻咽顶壁，两旁为翼突根部，其内可见翼管走行。内壁为蝶窦中隔，其位置、大小、形态、薄厚多变。外壁为蝶骨体，组成颅中窝底一部分，两旁为海绵窦，内含颈内动脉，第Ⅲ、Ⅳ、Ⅴ、Ⅵ对脑神经从中穿行。前壁为筛窦后壁和鼻腔顶壁后部。蝶窦开口于前壁，向前通向蝶筛隐窝。后壁为枕骨斜坡，后方为颅后窝

○ 上颌窦：上颌骨内气腔，为鼻窦中最大者，呈三角锥形，窦腔可有骨性间隔，窦腔气化程度因人而异。顶壁为眼眶下壁，该壁有眶下沟穿行，内为眶下神经及血管。下壁为上牙槽骨，上颌窦气化好时，尖牙根可位于窦内。前壁眶下缘下方可见眶下孔，其与眶下沟延续。内壁为中鼻道及下鼻道的外侧壁大部分。上颌窦开口于内壁上部，前半部为骨性，后半部为黏膜。窦口位置可存在变异，并可出现副窦口。骨性窦口由下鼻甲上颌突、筛骨钩突、腭骨垂直板、泪骨下部组成，通向筛漏斗，引流到中鼻道。后外侧壁与颞下窝及翼腭窝相邻

第 2 节　CT 影像解剖

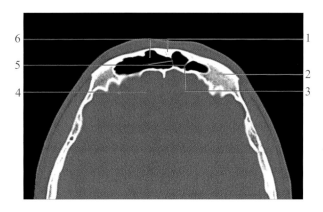

图 23-2-1　**鼻窦横断面 CT（1）**
1. 额窦前壁；2. 额骨；3. 额窦后壁；4. 颅前窝；5. 额窦内骨性间隔；6. 额窦

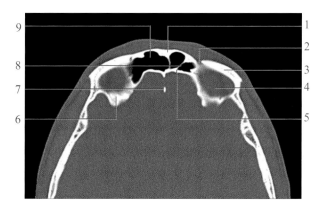

图 23-2-2　**鼻窦横断面 CT（2）**
1. 额窦前壁；2. 眶上切迹；3. 额骨眶突；4. 眼眶；5. 额窦后壁；6. 眼眶上壁；7. 鸡冠；8. 额窦内骨性间隔；9. 额窦

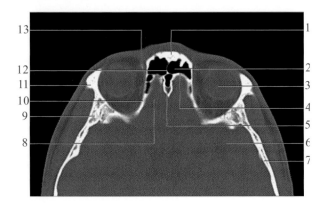

图 23-2-3　鼻窦横断面 CT（3）

1.额骨鼻突；2.额窦；3.眼球；4.额窦后壁；5.鸡冠；6 颅中窝；7.颞骨鳞部；8.颅前窝；9.蝶骨大翼；10.眼眶内壁；11.额骨眶突；12.额窦中隔；13.滑车钙化

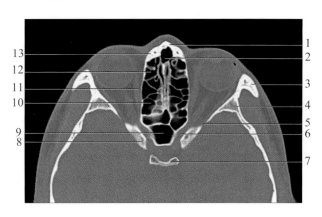

图 23-2-4　鼻窦横断面 CT（4）

1.鼻骨；2.鼻丘气房；3.颧骨眶突；4.蝶骨大翼；5.眶上裂；6.视神经管；7.鞍背；8.前床突；9.蝶窦；10.后组筛窦；11.筛骨纸板；12.前组筛窦；13.上颌骨额突

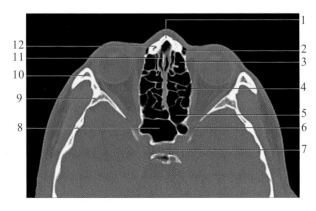

图 23-2-5　鼻窦横断面 CT（5）

1.鼻骨；2.泪囊窝；3.前组筛窦；4.筛骨纸板；5.后组筛窦；6.眶上裂；7.垂体窝；8.蝶窦；9.蝶骨大翼；10.颧骨眶突；11.骨性鼻中隔；12.上颌骨额突

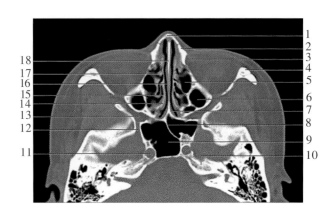

图 23-2-6　鼻窦横断面 CT（6）

1.鼻骨；2.上颌骨额突；3.泪囊窝；4.颧骨眶突；5.筛窦；6.上颌窦；7.蝶骨嵴；8.蝶窦内骨性间隔；9.蝶窦；10.岩尖；11.颈内动脉管；12.圆孔；13.翼腭窝；14.中鼻甲；15.中鼻道；16.总鼻道；17.钩突；18.骨性鼻中隔

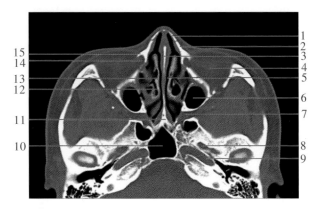

图 23-2-7　鼻窦横断面 CT（7）

1.鼻骨；2.上颌骨额突；3.骨性鼻中隔；4.眼眶；5.总鼻道；6.上颌窦；7.翼腭窝；8.卵圆孔；9.颈内动脉管；10.蝶窦；11.蝶骨嵴；12.中鼻道；13.中鼻甲；14.泪囊窝；15.泪前嵴

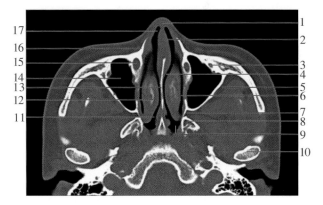

图 23-2-8　鼻窦横断面 CT（8）

1.鼻翼；2.软骨鼻中隔；3.眶下管；4.鼻腔；5.上颌窦后脂肪间隙；6.中鼻道；7.翼腭窝；8.翼突；9.鼻咽腔；10.下颌骨髁突；11.鼻后孔；12.中鼻甲；13.骨性鼻中隔；14.上颌窦；15.鼻泪管；16.上颌骨额突；17.鼻前庭

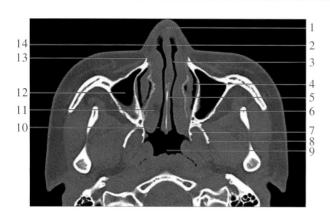

图 23-2-9　鼻窦横断面 CT（9）

1. 鼻翼；2. 软骨鼻中隔；3. 鼻腔；4. 下鼻道；5. 骨性鼻中隔；
6. 上颌窦后脂肪间隙；7. 翼突内板；8. 翼突外板；9. 鼻咽腔；
10. 鼻后孔；11. 下鼻甲；12. 上颌窦；13. 上颌骨额突；14. 鼻前庭

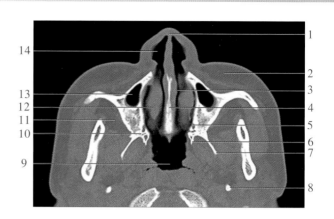

图 23-2-10　鼻窦横断面 CT（10）

1. 鼻翼；2. 颊部软组织；3. 鼻腔；4. 骨性鼻中隔；5. 腭大孔；
6. 翼突内板；7. 翼突外板；8. 茎突；9. 鼻咽腔；10. 腭小孔；
11. 上颌窦后脂肪间隙；12. 下鼻甲；13. 上颌窦；14. 鼻前庭

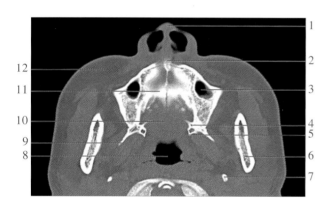

图 23-2-11　鼻窦横断面 CT（11）

1. 鼻翼；2. 鼻嵴；3. 上颌窦；4. 腭小孔；5. 翼突内板；6. 下
颌骨；7. 茎突；8. 鼻咽腔；9. 翼突外板；10. 软腭；11. 硬腭；
12. 颊部软组织

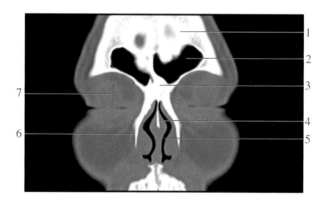

图 23-2-12　鼻窦冠状面 CT（1）

1. 额骨；2. 额窦；3. 额骨鼻突；4. 鼻中隔；5. 鼻腔；6. 上颌骨额
突；7. 眼眶

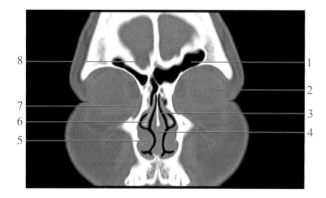

图 23-2-13　鼻窦冠状面 CT（2）

1. 额窦；2. 眼球；3. 总鼻道；4. 鼻中隔；5. 下鼻甲；6. 中鼻甲；
7. 泪囊窝；8. 颅前窝

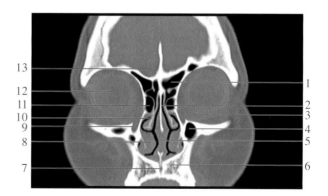

图 23-2-14　鼻窦冠状面 CT（3）

1. 额窦；2. 总鼻道；3. 泪囊窝；4. 上颌窦；5. 鼻中隔；6. 牙槽
突；7. 切牙管；8. 下鼻甲；9. 鼻泪管；10. 中鼻甲；11. 前组筛
窦；12. 眼球；13. 颅前窝

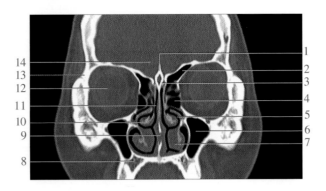

图 23-2-15　鼻窦冠状面 CT（4）

1. 鸡冠；2. 额窦；3. 筛板；4. 前组筛窦；5. 中鼻道；6. 上颌窦；7. 下鼻甲；8. 牙槽骨；9. 鼻中隔；10. 中鼻甲；11. 总鼻道；12. 眼球；13. 额骨眶突；14. 颅前窝

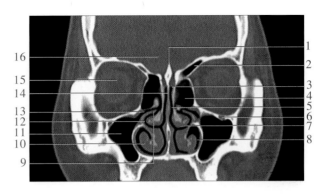

图 23-2-16　鼻窦冠状面 CT（5）

1. 鸡冠；2. 额窦；3. 筛板；4. 前组筛窦；5. 总鼻道；6. 眶下管；7. 中鼻甲；8. 下鼻道；9. 钩突；10. 下鼻甲；11. 上颌窦；12. 中鼻道；13. 上颌窦开口；14. 鼻中隔；15. 眼球；16. 颅前窝

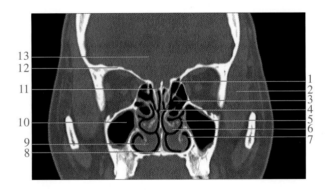

图 23-2-17　鼻窦冠状面 CT（6）

1. 筛凹；2. 颞窝；3. 前组筛窦；4. 鼻中隔；5. 中鼻道；6. 中鼻甲；7. 下鼻道；8. 硬腭；9. 下鼻甲；10. 上颌窦；11. 筛板；12. 眼眶上壁；13. 颅前窝

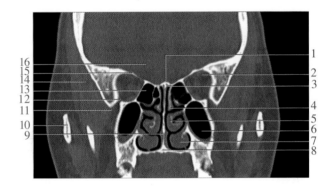

图 23-2-18　鼻窦冠状面 CT（7）

1. 颅前窝底；2. 眼眶；3. 嗅裂；4. 上鼻甲；5. 中鼻甲；6. 上颌窦；7. 下鼻甲；8. 硬腭；9. 鼻中隔；10. 颧弓；11. 颞下窝；12. 眶下裂；13. 后组筛窦；14. 颞窝；15. 眼眶上壁；16. 颅前窝

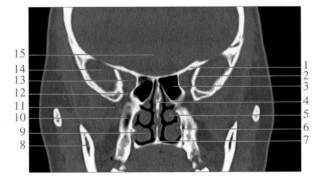

图 23-2-19　鼻窦冠状面 CT（8）

1. 蝶骨小翼；2. 蝶骨大翼；3. 后组筛窦；4. 鼻中隔；5. 中鼻甲；6. 腭大管；7. 硬腭；8. 下颌骨；9. 下鼻甲；10. 上颌窦；11. 颞下窝；12. 眶下裂；13. 眼眶；14. 颅中窝；15. 颅前窝

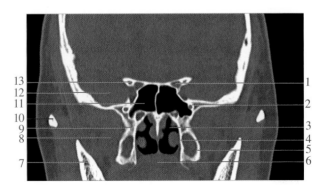

图 23-2-20　鼻窦冠状面 CT（9）

1. 视神经管；2. 圆孔；3. 后鼻孔；4. 翼突内板；5. 翼突外板；6. 软腭；7. 下颌骨；8. 颞下窝；9. 翼突；10. 颧弓；11. 蝶窦；12. 颅中窝；13. 前床突

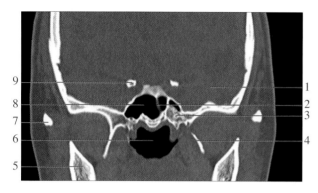

图 23-2-21　**鼻窦冠状面 CT（10）**
1.颅中窝；2.蝶窦骨间隔；3.翼管；4.翼突外板；5.下颌骨；
6.鼻咽腔；7.颧弓；8.蝶窦；9.前床突

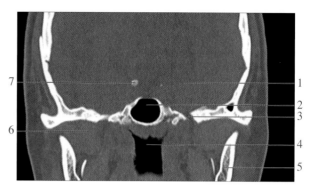

图 23-2-22　**鼻窦冠状面 CT（11）**
1.颅中窝；2.蝶窦；3.卵圆孔；4 鼻咽腔；5.下颌骨；6.颞下
窝；7.鞍背

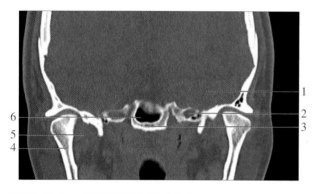

图 23-2-23　**鼻窦冠状面 CT（12）**
1.颅中窝；2.颈动脉管；3.斜坡；4.下颌骨；5.颞下窝；6.蝶窦

（王　冰　杨本涛）

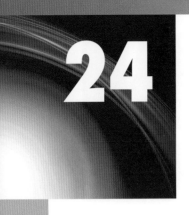

鼻和鼻窦先天性发育性病变

鼻及鼻窦先天性发育性病变种类繁多，可以单独或同时累及外鼻、鼻腔和鼻窦，可以伴有面部或全身其他部位畸形。本章主要介绍先天性后鼻孔闭锁、鼻部脑膜脑膨出和先天性鼻皮样囊肿和瘘管

第1节　先天性后鼻孔闭锁

【概念与概述】

- 先天性后鼻孔闭锁（congenital choanal atresia，CA）为后鼻孔的先天性发育畸形，单侧多见，单侧是双侧发病的 2 倍，骨性闭锁型占 80% ~ 90%，膜性闭锁型占 10% ~ 15%，混合型很少。双侧者常合并有其他系统性发育异常，患儿可伴有鼻部其他畸形、多指趾及先天性心脏病等其他部位的畸形

【病理与病因】

- 病因学
  - 尚不明确，目前大多认同颊鼻膜胚胎性残留学说
- 流行病学
  - 先天性后鼻孔闭锁是婴幼儿常见的呼吸困难的原因之一

【大体病理及手术所见】

- 大体病理及手术所见
  - 闭锁隔厚薄不一，大多在 2mm 左右，大多周边厚而中央凹陷。闭锁隔外缘与蝶骨翼内板和腭骨垂直板相连，内缘与增厚、变宽的犁骨后缘融合

【显微镜下特征】

- 闭锁隔一般由前面的鼻腔黏（骨）膜、后面的鼻咽黏（骨）膜和中间的骨板组成

【临床表现】

临床特点

- 闭锁侧鼻腔内常有黄色脓性分泌物聚集、患儿可有鼻音重、鼻酣
- 单侧后鼻孔闭锁：症状较双侧闭锁明显轻，主要为鼻塞、鼻内分泌物增多、打鼾。不完全性闭锁者在笑或哭闹时上述症状可减轻或缓解，喂养时加重，容易延误至长大后才发现
- 双侧后鼻孔闭锁可导致严重的新生儿呼吸窘迫，出生时即有呼吸困难，发绀，常因窒息而死亡。吮奶与张口呼吸交替进行，出现憋气-哭闹-缓解循环的过程

疾病人群分布

- 年龄　婴幼儿多见
- 性别　女性多于男性

【自然病史与预后】

- 及时治疗，预后良好；延误治疗，长期鼻塞，易造成幼儿长期慢性缺氧，影响智力和身体发育

【治疗】

- 多行鼻内镜下后鼻孔成形术或造瘘术

【影像表现】

概述

- 薄层高分辨率CT（HRCT）是首选的检查方法，横断面骨算法和软组织算法的图像很重要，结合多平面重建技术，可清楚显示闭锁的

类型、位置和闭锁板厚度以及闭锁侧鼻腔结构。仿真内镜技术可立体地显示闭锁情况

CT 表现

- 平扫 CT
  - 后鼻孔与鼻咽腔之间可见软组织影分隔，后鼻孔狭小或闭锁；骨性闭锁者可见位于鼻中隔后端（梨骨）与鼻外侧壁（腭骨或蝶骨）之间一横行或斜形骨片，此骨片将后鼻孔与鼻咽腔分离
  - 有时看不到孤立的闭锁板，可见鼻中隔后端与鼻外侧壁的骨质均明显增厚粘连，阻塞后鼻孔，常伴有其他畸形
  - 闭锁侧的鼻腔、鼻孔狭小，中鼻甲和下鼻甲发育小
- 增强 CT
  - 很少采用，可见闭锁板表面黏膜强化

MRI 表现

- T1WI
  - 闭锁板表面黏膜呈等信号，内部骨性闭锁板呈低信号
- T2WI
  - 信号均匀，闭锁板表面黏膜呈等高信号，内部骨性闭锁板呈低信号
- 增强 T1WI
  - 闭锁板表面黏膜强化

推荐影像学检查

- 一般将 CT 作为首选和治疗后随访复查的方法，尤其是薄层 CT 骨窗对于观察闭锁板位置很重要

【鉴别诊断】

- 通常该病的临床特征和薄层 CT 对于该病诊断较明确，无须鉴别

诊断与鉴别诊断精要

- CT 显示闭锁板是诊断此病的主要征象

典型病例

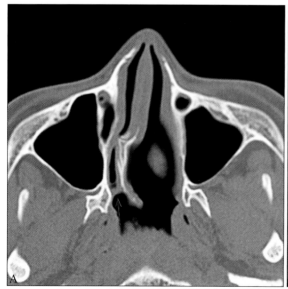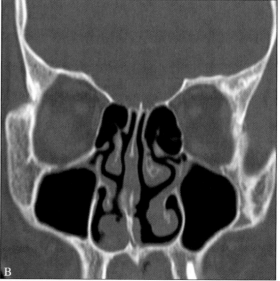

图 24-1-1　右侧后鼻孔闭锁

A. CT 横断位骨窗，示右侧后鼻孔与鼻咽腔之间软组织影分隔（箭头），为后鼻孔膜性闭锁，右侧鼻腔发育小，骨性鼻中隔向右侧偏曲呈棘，并与下鼻甲黏膜粘连；B. CT 冠状位骨窗，示右侧鼻腔体积小，中、下鼻甲发育均较左侧小，下鼻道内可见软组织（鼻腔内滞留的分泌物）

重点推荐文献

[1] Hengerer AS, Brickman, TM, Jeyakumar A, et al. Choanal atresia:embryologic analysis and evolution of treatment, a 30-year experience. Laryngoscope, 2008, 118 (5): 862-866.

[2] 于凤凯, 朱剑. 先天性后鼻孔闭锁一例. 临床放射学杂志, 2003, 22 (4): 290.

[3] Sadek SA.Congenital bilateral choanal atresia:a novel stening technique in neonates RevLaryngoOtolRhinol, 2000, 121 (1): 49-51.

第2节 鼻部脑膜脑膨出

【概念与概述】

- 鼻部脑膜脑膨出（meningoencephalocele）是脑膜和（或）脑组织通过先天性颅骨缺损或不完全闭合的颅缝疝至颅外，可伴有脑积水
- 膨出内容物包括脑膜、脑组织和脑脊液，甚至脑室
- 鼻部脑膜脑膨出按照膨出物的位置大体分为：
  - 鼻外型：骨质缺损多位于额骨鸡冠前方。膨出物位于鼻根部或眼眶内侧。又分为鼻-额型；鼻-筛型；鼻-眶型
  - 鼻内型：骨质缺损多位于额骨鸡冠后方的筛骨水平板、中颅窝底（蝶窦顶壁）等，膨出物多位于鼻腔、后鼻孔和鼻咽部。又分为蝶咽型、蝶眶型、蝶筛型、筛骨内型、蝶颌型
- 前颅底骨质缺损多见，膨出物常进入鼻根、鼻腔和眼眶。中颅窝和后颅窝缺损少见，膨出物常进入鼻咽部或口咽
- 常并发颅脑其他畸形，如颅骨陷窝、脑积水、小脑畸形、胼胝体发育不良等

【病理与病因】

- 病因学
  - 尚不明确，可能与神经管闭合不全和中胚叶发育停滞有关
- 流行病学
  - 东南亚多见，欧美少见。国内未见大宗报道，各家报道不一，从 1/1000 ~ 1/6500

【大体病理及手术所见】

- 大体病理为边界清楚，包含脑膜、脑脊液、伴有或不伴有脑组织的肿物

【显微镜下特征】

- 膨出物包含脑膜、脑脊液、伴有或不伴有脑组织

【临床表现】

临床特点

- 鼻外型：鼻根部或眼眶内侧可见类圆形肿物，触之柔软，表面光滑，轻压前囟门，肿物可增大，压迫肿物，前囟门可外突，提示肿物与颅内相通，常伴有眼距增宽，突眼
- 鼻内型：鼻腔内可见表面光滑的圆形肿物，多表现为鼻塞、哺乳困难。可伴有脑脊液鼻漏，表现为鼻腔流清水或鼻咽部有液体下咽。临床检查，可误认为鼻腔肿块或息肉而手术
- 其他症状如癫痫和神经退行性变，发生率小于50%。膨出物可以伴有感染

疾病人群分布

- 年龄
  - 幼儿多见
- 性别
  - 男性多于女性，男女比例各家报道不一，大约为 8：1

【自然病史与预后】

- 膨出物可增大，引起颅面畸形
- 伴有脑脊液鼻漏的易发生颅内感染
- 合并颅脑其他畸形预后较差

【治疗】

- 2~3 岁手术为宜，切除膨出物，缝合硬脑膜，修复骨质缺损

【影像表现】

- 概述
  - 颅骨缺损伴鼻腔软组织肿块，肿块与脑组织相连
  - MRI 用于判断膨出物的内容物成分
- 大小
  - 骨质缺损大小从小于 0.5cm ~ 几个厘米
- 形态学
  - 膨出物多为椭圆形，质软

CT 表现

- 平扫 CT
  - 冠状面和矢状面可显示颅底骨质，（多见于筛骨水平板、额骨、鸡冠）部分或完全缺损。鼻根部、鼻腔上部或眼眶内侧、后鼻孔和鼻咽区的混杂密度的肿块通过骨质缺损与颅内脑组织相连。可伴有眼球突出
  - 骨质缺损部位多位于颅骨中线区，缺损边缘清晰锐利，可伴有硬化边
- 增强 CT
  - 强化方式与脑组织近似，脑膜呈线状强化

MRI 表现

- 膨出物通过颅底骨质缺损部位与颅内脑组织相连，信号改变根据膨出物内容而定
- 脑膜膨出：仅包含脑膜、脑脊液，呈长 T1 长 T2 脑脊液信号，不强化
- 脑膜脑膨出：包含脑膜、脑脊液、脑组织，信号类似脑组织

- 增强扫描：无强化，或仅见脑膜线性强化；合并脑膜感染时，脑膜增厚强化

推荐影像学检查

- CT 作为首选方法，明确有无骨质缺损
- CT 和 MRI 联合应用诊断最佳

【鉴别诊断】

- 鼻胶质瘤：不同于颅内胶质瘤，并非真正意义的胶质瘤，本病与脑膜脑膨出胚胎发育基础基本相同，但不伴有颅底骨质缺损或缺损面积很小，膨出物不与颅内相通。软组织多位于鼻背部（鼻外型）或鼻骨下（鼻内型），增强扫描不强化
- 鼻息肉：婴幼儿鼻息肉极少见，鼻息肉多位于鼻腔外侧壁，不伴有骨质缺损
- 孤立的皮样或表皮样囊肿：位于眶内侧或鼻根的局限性肿块，囊肿内可含有脂肪和液体成分，不与颅内组织相通，不伴有骨质缺损

> **诊断与鉴别诊断精要**
>
> - CT 发现鼻根部、鼻腔、鼻咽腔或者眼眶内侧软组织肿块，并通过骨质缺损区与颅内的脑组织相连
> - MRI 可进一步判断膨出物的成分

典型病例

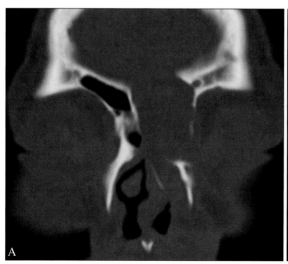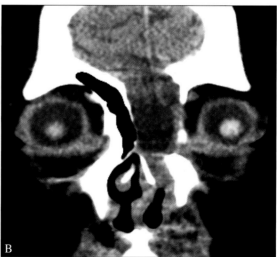

图 24-2-1　左侧鼻腔脑膜脑膨出
A. CT 冠状面骨窗，示左侧前颅底骨质缺损，缺损边缘清晰锐利；B. CT 冠状面软组织窗，示左侧鼻腔内似脑组织结构的混杂密度影，向上通过前颅底骨质缺损与额叶脑组织相连

重点推荐文献

[1] 魏文洲，王晓玲，黄双炎. CT和MRI在诊断鼻内型脑膜脑膨出中的作用. 临床耳鼻咽喉科杂志，2004，18（2）：84-85.

[2] 李松年. 现代全身CT，诊断学. 北京：中国医药科技出版社，2001，315-317.

[3] 魏文洲，黄双炎，刘昌胜. MRI颅底型脑膜脑膨出诊断中的作用. 中国耳鼻咽喉颅底外科杂志，2003，6（3）：70-72.

第3节　先天性鼻皮样囊肿和瘘管

【概念与概述】

- 鼻背中线皮样或表皮样囊肿及瘘管（congenital dermoid cyst, epidermoid cyst and fistula of nose）是一种先天性疾病，起源于沿胚胎闭合线分离的上皮。在胚胎发育过程中，当双侧内侧鼻突与额突融合成外鼻时，外胚层组织残留其中所致
- 当有瘘管穿通并开口于皮肤者，称为先天性鼻瘘管

【病理与病因】

- 病因尚不明确。本病较少见，一般为单发

【大体病理及手术所见】

- 大体病理上为囊性肿块

【显微镜下特征】

- 可以包含多个胚层的组织结构，如皮脂样物、汗腺甚至毛发等结构

【临床表现】

临床特点

- 婴幼儿及儿童多见。囊肿较小，位于皮下，活动度较大；若与下方骨膜粘连则较固定，表面光滑，随年龄增长。可压迫鼻骨和鼻中隔，造成鼻梁塌陷
- 可见开口于鼻部皮肤的瘘管，瘘口常见鼻尖、眉间，挤压时可从瘘管口挤出干酪样物，可伴发感染，瘘口周围可有毛发生长。若瘘管开口于鼻内则不易发现
- 囊肿或瘘管反复感染，可引起局部蜂窝织炎、骨髓炎等

疾病人群分布

- 男女发病无明显差异

【自然病史与预后】

- 囊肿较小时无自觉症状，囊肿较大时，可以对鼻中隔、鼻骨造成挤压，致鼻梁增宽，眼距增宽。术后可致鼻梁塌陷，影响外观

- 合并感染，可造成蜂窝织炎和骨髓炎

【治疗】

- 应手术彻底切除囊肿，清除囊壁

【影像表现】

概述

- 鼻背部类圆形或椭圆形软组织影，大小从几个毫米~几个厘米不等。可伴有鼻骨和鼻中隔骨质受压变形

CT表现

- 平扫CT
  - 鼻根部、鼻腔上部或眼眶内眦部可见等密度的肿块，边界较清晰
  - 伴有鼻骨、鼻中隔骨质受压变形，鼻中隔前部分叉、鼻梁塌陷、眼距增宽等。合并感染时，边界不清，周围软组织增厚模糊
  - 冠状面CT显示瘘管向颅内延伸，前颅底（鸡冠等）骨质改变
- 增强CT
  - 仅囊壁强化

MRI表现

- T1WI：内容物呈等、长T1信号影，囊壁呈低信号
- T2WI：内容物呈等、长T1信号影，囊壁呈低信号
- 增强扫描：仅囊壁轻度环形强化，内容物无强化。如伴反复感染，则囊壁增厚，并伴有周围软组织增厚强化

推荐影像学检查

- CT和MRI联合应用是最佳选择，MRI水成像有利于发现瘘管走行

【鉴别诊断】

- 皮脂腺瘤：多见于成人，囊肿位于鼻背时，需要与皮脂腺瘤相鉴别，皮脂腺瘤内容物为黄色干酪样物质，无毛发等结构。而皮样囊肿内容

物可有毛发等结构，瘘口周围可见毛发生长

- 脑膜膨出：伴有前颅底骨质缺损，鼻腔肿块通过骨质缺损区与颅内的脑组织相连
- 血管瘤：外观为紫红色，触之易出血，增强后

明显强化

- 鼻胶质瘤：肿块成分较皮样囊肿复杂，无瘘管形成

> **诊断与鉴别诊断精要**
> - 婴幼儿鼻背部逐渐生长的囊性肿块，可伴有鼻部瘘管，鼻梁塌陷等

典型病例

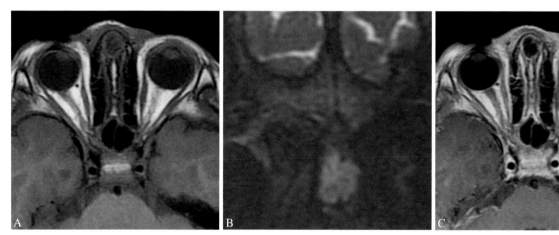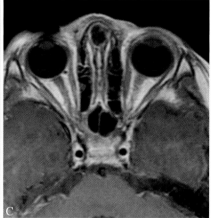

图 24-3-1　鼻根部鼻皮样囊肿
A. 横断面 T1WI，示鼻根部可见一椭圆型长 T1 信号影；B. 冠状面重 T2WI，示鼻根部可见一椭圆型长 T2 信号影；C. 横断面增强 T1WI，示病变仅边缘强化

参考文献

[1] 黄选兆，汪吉宝. 实用耳鼻咽喉科学. 北京：人民卫生出版社，2000；21-22.

[2] 明伟，王保华，梁美庚. 先天性鼻背中线皮样囊肿及瘘管 [J]. 临床耳鼻咽喉科杂志，2004，18（11）：698-700.

[3] 刘卫一，张亚梅，张振英. 先天性鼻正中瘘管及皮样囊肿 10 例. 临床耳鼻咽喉头颈外科杂志，2007，21（15）：709-710.

（陶建华　王　冰　杨本涛）

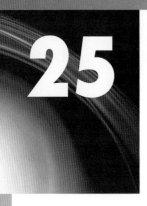

25 外　伤

第 1 节　鼻骨骨折

【概念】

- 鼻骨位于面部最前方，易于受到外伤，导致骨折。是面部最常见骨折，鼻骨下 1/3 骨折多见

【病理与病因】

- 见于颅面部外伤

【临床表现】

临床特点

- 疼痛、鼻背部肿胀、鼻出血、溢泪等
- 鼻外形变形、塌陷、偏曲

疾病人群分布

- 男性多与女性

【自然病史与预后】

- 单纯鼻骨骨折预后良好。合并其他部位骨折，根据骨折造成的组织结构损害程度而定

【治疗】

- 骨折断端无明显移位成角可以不处理；断端成角明显，外观变形明显的，可以手术复位。伴有大量鼻出血的，需要手术止血

【影像表现】

概述

- 骨折多见于鼻骨中下段
- 根据骨折范围可分为单纯线形、粉碎性、凹陷和复合骨折
- 凹陷骨折造成鼻骨塌陷
- 粉碎性骨折可见多条骨折线，断端常分离移位成角
- 复合性骨折经常伴有上颌骨额突和骨性鼻中隔前部的骨折，双侧鼻骨缝和鼻颌缝分离，眼眶

内壁骨折

CT 表现

- 需要 HRCT 横断面和冠状面结合来观察。直接征象为骨质连续性中断，移位、可见碎骨片
- 横断面：可以将鼻骨缝、鼻颌缝、鼻骨和上颌骨额突同时显示在同一个平面上，是首选的检查断面。对于鼻骨区斜行骨折显示较优，断端常分离移位成角，显示鼻骨缝、鼻颌缝的分离移位优于冠状面
- 冠状面：对于鼻骨断端未见明显分离移位的横形凹陷骨折，有时横断面仅显示鼻骨塌陷，冠状面对于显示横形骨折线有优势
- 复合骨折经常伴有上颌骨额突和骨性鼻中隔前部的骨折，双侧鼻骨缝和鼻颌缝分离，眼眶内壁骨折
- 鼻外形变形塌陷扭曲，鼻部、眼睑和面部软组织肿胀、积气

推荐影像学检查

- HRCT 作为首选方法，横断位和冠状位互为补充。三维重建图像对于了解鼻骨区骨折的全面观和整复很有帮助

【鉴别诊断】

熟悉鼻骨区的解剖和血管孔道走行很重要

- 缝间骨：多见于鼻颌缝之间，1 ～ 2 块，边界较清晰，骨质形态正常
- 鼻骨区和上颌骨额突的血管沟：鼻区血管沟多位于鼻骨中下部，多双侧对称光滑，连续多个层面观察，通常可以鉴别

> **诊断与鉴别诊断精要**
> ● 准确判断鼻骨和上颌骨额突有无塌陷移位等形态变化，熟悉鼻骨区的血管孔道走行很重要
> ● HRCT 的横断面和冠状面相结合来观察

典型病例

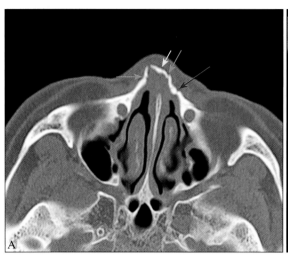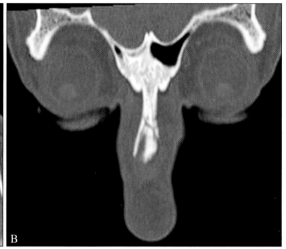

图 25-1-1　双侧鼻骨和左侧上颌骨额突骨折
A. CT 横断面，示左侧上颌骨额突骨折，断端轻度移位，（红箭头）。双侧鼻颌缝略分离（绿箭头），左侧鼻骨可见透亮线影，断端未见移位（黄箭头），右侧鼻骨形态不佳；B. CT 冠状面，示双侧鼻骨可见斜性骨折线

重点推荐文献

[1] 侯开渝，肖德贵，王锡增，等. 鼻骨的细微结构和鼻骨骨折的高分辨率 CT 研究. 中华放射学杂志，2005，39（5）：529-530.

[2] 冯敢生，吴恩惠. 医学影像学. 6 版. 北京：人民卫生

出版社，2008：15.

[3] 兰宝森. 中华影像医学（头颈部卷）. 北京：人民卫生出版社，2002：141.

第 2 节　鼻窦骨折

【概念】
● 见于颅面部外伤。前组鼻窦骨折多见于颌面部外伤；后组鼻窦骨折多见于颅底外伤
● 骨折常累及脑部、眼部和颅面部的神经和血管孔道

【病理与病因】
● 多见于颅面部外伤

【临床表现】
● 新鲜骨折：多伴有鼻出血、面部麻木、失明、突眼、脑脊液鼻漏、脑挫裂伤等。疼痛、压痛、出血、皮下淤血或气肿及溢泪等
● 陈旧骨折：颅面部变形扭曲、面部塌陷、眼球内陷等，相应颅神经损伤症状

疾病人群分布

- 青壮年多见，男性多于女性

【自然病史与预后】

- 根据骨折对组织结构损害程度而定

【治疗】

- 骨折轻微可以不处理。骨折较严重的患者，常需要颅面部整复手术

【影像表现】

概述

- 结合 HRCT 的横断面、冠状面和矢状面图像进行全面观察很重要
- 直接征象：窦壁走行不自然，骨质连续性中断、移位，可见碎骨片
- 间接征象：窦腔内积液、出血，气 - 液平面、眼外肌移位增粗嵌顿、突眼、脑组织挫裂伤、颜面部肿胀、皮下气肿等

CT 表现

- 筛骨纸板骨折最多见，多造成眶内积气，内直肌增粗内移，甚至嵌顿。眶内脂肪疝入筛窦。筛骨筛板和筛凹骨折可造成颅内积气、脑脊液鼻漏、额叶损伤
- 其次是上颌窦前壁和上壁骨折，常累及眶下神经，眶内脂肪向下疝入上颌窦内，下直肌增粗

下移，窦腔内积血积液明显，并可见骨碎片进入窦腔内。后外壁骨折累及翼腭窝内重要的神经血管等结构

- 额窦前壁骨折多见，可为线性或凹陷性骨折，窦腔内积血积液，眶上神经受损。后壁骨折可引起额叶损伤，颅内积气，脑脊液鼻漏
- 后组筛窦和蝶窦骨折相对较少见，常伴有视神经管骨折，第 3、4、5、6 对颅神经受损。发生颈内动脉海绵窦漏时，骨折侧常伴突眼、眼球壁增厚、眼上静脉点滴增粗等

MRI 表现

- 主要用于观察骨折所致的颅内和眶内改变，如脑挫裂伤、脑脊液鼻漏、颈内动脉海绵窦漏、视神经损伤等

推荐影像学检查

- HRCT 作为首选检查方法。MRI 仅在明确有无颅内损伤和脑脊液鼻漏等情况下采用

【鉴别诊断】

- 移位不明显的骨折线需要与颅面部和颅底神经血管孔道相鉴别。要熟悉神经血管孔道的走行和一些变异。神经血管的孔、管、沟通常骨质边缘光滑，边缘为骨皮质。有时需要连续层面仔细观察

诊断与鉴别诊断精要

- 前组鼻窦骨折注意观察眶下神经管、筛前动脉管
- 后组鼻窦骨折注意观察视神经管、圆孔、卵圆孔和海绵窦等结构。颈内动脉海绵窦漏怀疑时行 MRI 检查以明确
- 前颅窝底骨折注意观察有无脑脊液鼻漏

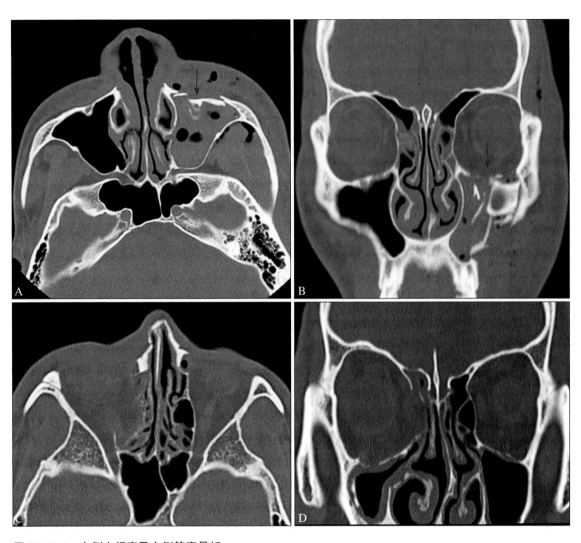

图 25-2-1　左侧上颌窦及右侧筛窦骨折

A，B. CT 冠状面和横断面，示左侧上颌窦前壁、上壁和后外壁多发骨折，上颌窦窦腔内可见骨碎片和积血积液，累及眶下神经管（箭头），左侧面部和颞下窝软组织肿胀，皮下积气；C，D. CT 横断面和冠状面，示右侧筛骨纸板骨折，向内凹陷，内直肌增粗模糊。鼻骨变形，右侧上颌骨额突骨折。右侧上颌窦上壁（眶下壁）骨折，并向下塌陷，累及眶下神经管（箭头）

重点推荐文献

[1] 李雪蕾，姬长友. 鼻和鼻窦骨折的临床诊断及治疗. 创伤外科杂志，2005，7（5）：340-342.

[2] 张民，姬长友，陈继川. 鼻和鼻窦外伤的诊治体会. 创伤外科杂志，2010，12（3）：206-207.

第 3 节　脑脊液鼻漏

【概念与概述】

- 脑脊液鼻漏（fistula of cerebrospinalfluid，FCF）是颅底外伤后脑脊液自鼻孔流出或咽部咽下，称为脑脊液鼻漏，是颅底外伤后较常见的并发症

- 均伴有颅底骨折和硬脑膜的撕裂

【病理与病因】

- 多见于颅面部外伤

【临床表现】

临床特点

- 前颅底骨折：骨折早期多为自鼻腔流出不同程度的血性液体。骨折两个星期以后，鼻腔流出液多由血性转变为透亮清澈液体
- 后颅底骨折：多见于蝶窦上壁/蝶骨平台骨折，通常表现为鼻后孔或咽部有液体流出，并自行咽下
- 通常低头时，流出液较明显。可伴有反复发作的脑膜炎病史
- 外伤性脑脊液漏多发生在外伤后1个月内，达90%。极少数在外伤后几十年才发病

疾病人群分布

- 青壮年多见，男性多于女性

【自然病史与预后】

- 与骨折程度、脑组织损伤程度、有无合并感染等因素有关

【治疗】

- 对急性外伤性脑脊液鼻漏，如有前中颅窝区碎骨片、颅内血肿等并发症需急诊手术的同时行瘘口修补术
- 对外伤早期出现的无其他颅内急症的脑脊液鼻漏患者，可行保守治疗，包括限制活动、加强抗感染、体位治疗。禁用类固醇药物、反复腰穿降颅压等
- 对迟发性脑脊液漏及伴其他颅内并发症者，手术修补是最可靠、有效的方法

【影像表现】

概述

- 常采用HRCT的横断面、冠状面和矢状面多方面观察骨折
- 直接征象为颅底骨质连续性中断，移位、可见碎骨片
- 在明确骨折部位的情况下，MRI水成像通过观察鼻腔内高信号影是否与颅内脑脊液高信号影相连，来明确破口位置，有时伴有骨折部位的脑膜脑膨出

CT表现

- 前颅底骨折以筛骨水平板、筛凹处骨折最多见，其次是额窦后壁骨折
- 中颅窝骨折以蝶窦上壁、蝶骨平台和外侧壁骨折多见
- 伴有窦腔内积血积液、气液平面、脑组织挫裂伤等

MRI表现

- MRI冠状面水成像薄层无间隔扫描可以观察破口具体位置，表现为鼻腔或鼻窦内高信号影与颅内脑脊液高信号影相连
- 脑挫裂伤等表现

推荐影像学检查

- HRCT和MRI的冠状面水成像联合使用，对于显示骨折和破口位置很重要

【鉴别诊断】

- 需与自发性脑脊液鼻漏相鉴别：自发性脑脊液鼻漏通常不伴有明确外伤史，多为颅底骨质先天发育薄弱或局限性缺损，在轻微外伤下，甚至剧烈咳嗽、打喷嚏都可以发生脑脊液鼻漏。而外伤性脑脊液鼻漏通常有明确外伤史，且骨折部位较明显

诊断与鉴别诊断精要

- 当HRCT发现筛板、筛凹处、蝶窦上壁和外侧壁、蝶骨平台骨折时应提示临床有无脑脊液鼻漏的可能
- 当临床怀疑脑脊液鼻漏时，MRI应采用冠状面水成像薄层无间隔扫描以明确破口具体位置

典型病例

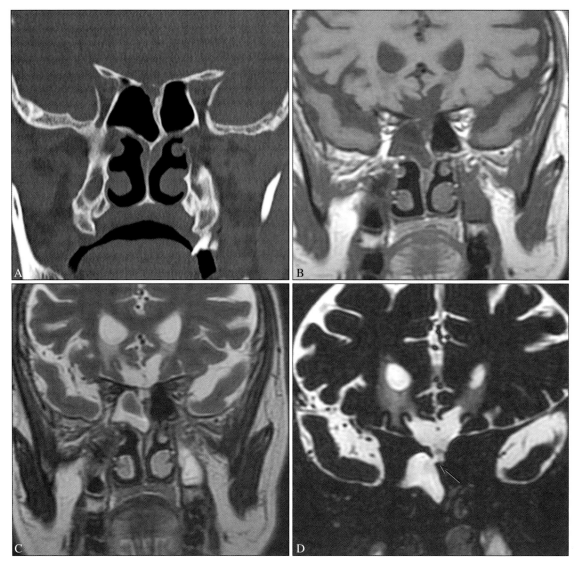

图 25-3-1 蝶窦脑脊液鼻漏

A.冠状面CT骨窗，示蝶骨平台骨折并向下塌陷；B、C.冠状面T1WI及T2WI，示蝶骨平台骨质不连续，蝶窦腔内可见长T1长T2液体信号影；D.冠状面重T2WI（水成像），示脑脊液自骨折破口与蝶窦内长T1长T2信号影相连（箭头）

（陶建华　王　冰　杨本涛）

主要参考文献

[1] Tosun F，Gonul E，Yetiser S，et al. Analysis of different surgicalapproaches for the treatment of cerebrospinal fluid rhinorrhea. Minim Invas Neurosurg，2005，48（6）：355-360.

[2] Chagnaud C，Leluc O，Jaoua S，et al． Imaging of paranasalsinus trauma. J Radiol，2003，84：923-940.

[3] 陈亮，周良辅. 脑脊液鼻漏的诊断和治疗. 中国临床神经外科杂志，2002，7（6）：381-384.

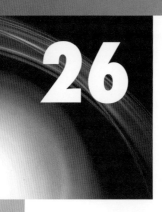

26 炎性病变

第1节 慢性鼻窦炎

【概念与概述】

- 慢性鼻窦炎（chronic sinusitis，CS）病程大于3个月，由急性鼻窦炎治疗不及时或不彻底，反复发作迁延而致
- 由于反复感染，鼻窦黏膜增生、息肉样肥厚、部分萎缩和纤维化，可形成黏膜下囊肿，窦壁骨质硬化、肥厚

【病理与病因】

- 病因学
  - 不明确
  - 与多种因素有关，包括病原体感染、变应性反应、解剖结构异常及全身因素等
- 流行病学
  - 发病率 5% ~ 15%

【大体病理及手术所见】

- 黏膜水肿
- 表面黏液或黏液脓性分泌物

【显微镜下特征】

- 黏膜上皮细胞增生
- 黏膜及黏膜下层炎性细胞浸润
- 间质水肿
- 腺体增生，潴留囊肿形成

【临床表现】

临床特点

- 最常见体征/症状
  - 鼻塞、大量脓涕或黏液涕，严重者可有嗅觉异常、头痛
  - 患侧面部压痛

疾病人群分布

- 年龄
  - 中年人多见
- 性别
  - 男性 ≈ 女性

【自然病史与预后】

- 鼻内镜手术后约半数患者复发

【治疗】

- 药物治疗无效，需鼻内镜手术，最佳方案两者结合

【影像学表现】

概述

- 最佳诊断依据 黏膜肥厚，窦腔实变，窦壁骨质硬化、肥厚
- 部位 上颌窦最常见，其次为筛窦，可累及多个鼻窦
- 大小 不等，从数毫米到数厘米
- 形态学 规则或不规则

CT 表现

- 平扫CT 黏膜肥厚，2 ~ 5mm 为轻度，5 ~ 10mm 为中度，> 10mm 为重度
  - 黏膜下囊肿
  - 严重者窦腔实变
  - 窦壁骨质硬化、肥厚
- 增强 CT 边缘黏膜明显强化

MRI 表现

- T1WI 低信号多见，也可呈等或高信号
- T2WI
  - 高信号多见，也可呈等或低信号，依分泌

物中自由水和蛋白质比例而定

- 信号可不均匀
- 增强 T1WI　边缘黏膜明显强化

推荐影像学检查

- 最佳检查方法：CT
- 备忘建议
  - MRI 增强扫描有助于观察脑膜、脑实质等邻近结构有无受累

【鉴别诊断】

- 鼻窦肿瘤
  - CT 或 MRI 增强扫描呈实性强化
- 真菌球
  - 常发生于上颌窦，突入鼻腔
  - 病变内多有点、条状钙化
  - MRI T2WI 上呈明显低信号，增强后内部无强化

诊断与鉴别诊断精要

- 黏膜肥厚，CT 或 MRI 增强后周边黏膜强化，窦壁骨质硬化、肥厚，要考虑 CS
- 黏膜正常，可排除 CS

典型病例

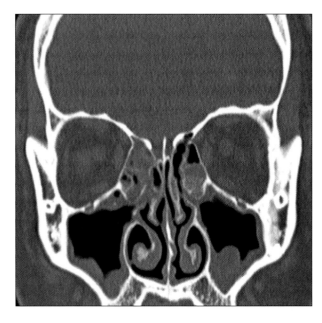

图 26-1-1　**慢性鼻窦炎**
冠状面 CT 骨窗，示双侧筛窦及上颌窦腔内软组织影，双侧上颌窦内病变凹凸不平、欠规整，窦壁骨质硬化

重点推荐文献

[1] 赵昕，田其昌，兰宝森. 副鼻窦 CT 对功能性鼻内镜手术的价值 [J]. 中华放射学杂志，2009，29（1）：81.

[2] 中华医学会耳鼻咽喉科学分会，中华耳鼻咽喉科杂志编辑委员会. 慢性鼻窦炎鼻息肉临床分型分期及内镜鼻窦手术疗效评定标准. 中华耳鼻咽喉科杂志，2008，

33（3）：134.

[3] 鲜军舫，田其昌，王振常. 鼻和副鼻窦解剖变异的 CT 研究. 中华放射学杂志，2008，32（1）：53.

[4] 何庆云，何杰，董玉龙，等. 慢性鼻炎鼻窦炎的 CT 表现及分型. 实用放射学杂志，2010，19（4）：302.

第 2 节　真菌性鼻窦炎

- 真菌性鼻窦炎（fungal sinusitis）是临床上较常见的病变，根据是否有真菌组织侵袭以及宿主的免疫状态，早期多数学者将本病分为侵袭性和非侵袭性两种类型。目前真菌性鼻窦炎根据临床表现和治疗方案不同分为急性暴发型、慢性侵袭型、真菌球和变应性真菌性鼻窦炎 4 种类型，前两者属于侵袭性，后两者属于非侵袭性
- 侵袭性真菌性鼻窦炎病理学特点为菌丝侵犯鼻窦黏膜、血管、骨质等结构，而非侵袭性无此特点
- 真菌性鼻窦炎主要致病菌为曲霉菌、毛霉菌，侵袭性以毛霉菌多见，非侵袭性以曲霉菌多见

一、真菌球

【概念与概述】

- 真菌球（fungus ball）是临床上最常见的一种真菌性鼻窦炎，发生于有免疫能力的非特应性患者，通常只侵犯一个鼻窦，以上颌窦最常见，常压迫受累的窦腔，邻近骨质吸收

【病理与病因】

- 病因学
  - 仍不清楚
  - 常见致病真菌是曲霉菌，其次为毛霉菌
- 流行病学
  - 约占全部慢性鼻窦炎的 6% ～ 13%

【大体病理及手术所见】

- 黑褐色团块状

【显微镜下特征】

- 真菌菌丝缠绕在一起呈团块状，部分可见钙化，菌丝周围有大量孢子
- 黏膜组织慢性炎症，大量炎性细胞浸润

【临床表现】

临床特点

- 最常见体征 / 症状
  - 鼻塞，血涕，头痛
  - 鼻内镜检查见不同色泽、干酪样并易破碎的团块状物，常伴有恶臭

疾病人群分布

- 年龄
  - 18 ～ 86 岁
  - 平均 59.5 岁
- 性别
  - 女性＞男性，比例为 2∶1

【自然病史与预后】

- 预后良好，很少复发

【治疗】

- 首选手术切除病变并采用药物治疗

【影像学表现】

概述

- 最佳诊断依据：CT 示窦腔内点、细条状高密度影，以上颌窦自然开口处最常见
- 部位
  - 单个鼻窦发病，以上颌窦最常见，其次为蝶窦、筛窦，额窦受累罕见
- 大小　大小不等，从数毫米到数厘米
- 形态学　类圆形、椭圆形或不规则形

CT 表现

- 平扫 CT
  - 病变中央可见点、细条或云絮状高密度影，由真菌菌丝中的沉积钙盐、铁和镁等重金属所致
  - 上颌窦内壁骨质吸收、破坏，以上颌窦自然开口处显著，余窦壁骨质增生肥厚
- 增强 CT
  - 外周黏膜明显强化

MRI 表现

- T1WI
  - 低或等信号，外周炎症呈低或等信号
- T2WI
  - 极低信号，外周炎症呈高信号
- 增强 T1WI
  - 病变不强化，增强后外周炎症周边黏膜强化

推荐影像学检查

- 最佳检查方法：CT
- 备忘建议
  - MRI 有助于与肿瘤鉴别

【鉴别诊断】

- 慢性细菌性鼻窦炎

○ 窦腔内出现钙化或骨化少于3%，通常位于窦腔外周，典型者呈圆形或蛋壳状，有时可看到骨皮质和骨小梁
- 变应性真菌性鼻窦炎
  ○ 发生于有免疫能力的特应性年轻人，可有家族过敏史
  ○ 单组或全组鼻窦发病，典型CT表现为窦腔实变、膨胀，伴有多发条状、匍行状或云雾状高密度影
  ○ 伴有单侧或双侧鼻息肉
- 急性暴发性真菌性鼻窦炎
  ○ 有基础病变，进展快

○ 面颅部多部位受累，进行性骨质破坏，很少造成窦腔扩大或窦壁变形，窦腔内高密度影少见
  ○ MRI T2WI高信号，增强后病变明显强化
- 慢性侵袭性真菌性鼻窦炎
  ○ 病变进展缓慢，易蔓延到眼眶、颅内，多以眶尖或海绵窦综合征就诊
  ○ 窦壁骨质破坏，邻近骨质伴有硬化，窦腔内高密度影少见
  ○ MRI T2WI信号通常不均匀，内可见低信号，增强后强化较明显

诊断与鉴别诊断精要

- 上颌窦、蝶窦软组织影伴点、细条状高密度影，MR T2WI为极低信号，要考虑真菌球
- 上颌窦、蝶窦软组织影不伴有钙化，可考虑除外真菌球

典型病例

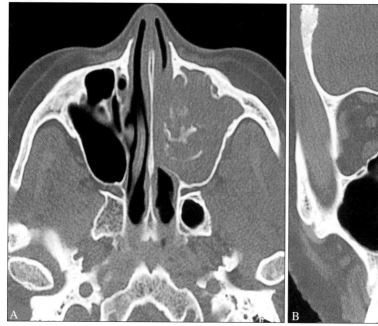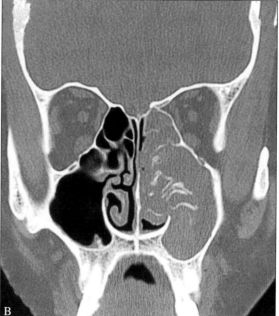

图 26-2-1　**真菌球**

A，B. 横断面及冠状面CT骨窗，示左侧上颌窦窦腔实变伴窦口区多发条状高密度影

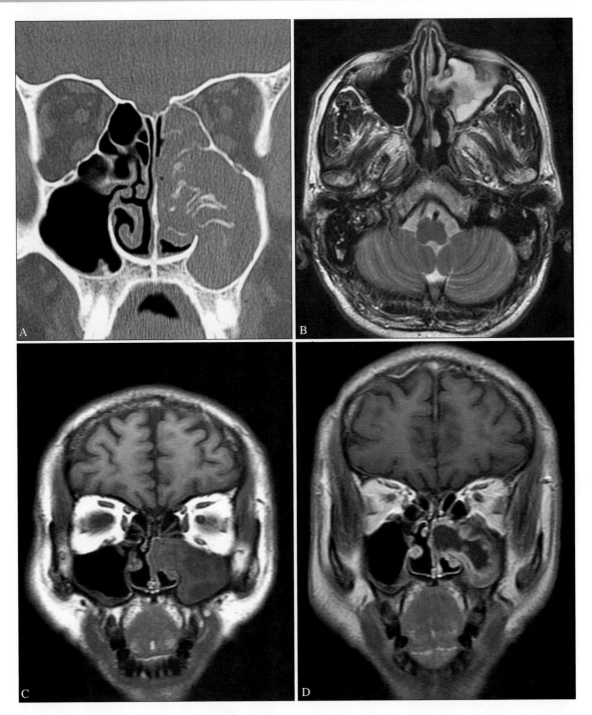

图 26-2-2　真菌球

A ～ D. 为同一患者冠状面 CT 骨窗、MRI 横断面 T2WI、冠状面 T1WI 及增强 T1WI，CT 示左侧上颌窦窦腔实变伴中央条状高密度影，MRI 上中央区域 T2WI 呈低信号，T1WI 呈等信号，增强后无强化，外周炎性病变明显强化

二、变应性真菌性鼻窦炎

【概念与概述】

变应性真菌性鼻窦炎（allergic fungal sinusitis）是一种较常见且最晚被描述的真菌性鼻窦炎

● 20 世纪 80 年代之前，本病属于广义真菌性鼻窦炎的范畴，未被看做一种独立的类型；最近 20 年，随着对真菌性鼻窦炎更深入的研究，许多学者发现本病的发病机制和治疗方案与其他几型不同，于是把它从真菌性鼻窦炎中分离出来而成为一种独立的明确临床病变

● 目前本病尚无统一的诊断标准，现多采用

Bent 氏标准，即：由病史、皮试或血清学证实的 I 型变态反应；鼻息肉病；典型 CT 表现；组织学证实有嗜酸细胞黏液，真菌不侵及鼻窦黏膜；窦腔内容物真菌染色或培养结果阳性

【病理与病因】

- 病因学
  - 常见致病真菌是曲霉菌，其次为毛霉菌
  - 多见于特应性年轻人，有家族过敏史，有长期反复发作的全组鼻窦炎或鼻息肉病史，约 50% 伴哮喘，25% 伴阿司匹林过敏
- 流行病学
  - 约占全部慢性鼻窦炎的 7%

【大体病理及手术所见】

- 黄色或绿色黏稠不易抽吸的"油灰样"分泌物

【显微镜下特征】

- 黏膜水肿
- 大量酸性粒细胞浸润
- Charcot-Leyden 晶体形成

【临床表现】

临床特点

- 最常见体征 / 症状
  - 鼻塞，奶酪样黏涕，鼻区局部疼痛
  - 血清 IgE 水平显著升高，外周血酸性粒细胞增多

疾病人群分布

- 年龄 多在 20 ~ 46 岁
- 性别 女性＞男性

【自然病史与预后】

- 预后良好，但容易复发

【治疗】

- 手术切除病变，术后给予肾上腺皮质激素及抗真菌治疗

【影像学表现】

概述

- 最佳诊断依据：CT 显示全组或半组鼻窦线状、匍行状或斑片状高密度影，伴有单侧或双侧鼻息肉；MRI T2WI 显示低信号
- 部位 全组或半组鼻窦
- 大小 大小不等，从数毫米到数厘米
- 形态学 不规则形

CT 表现

- 平扫 CT
  - 半组或全组鼻窦膜增厚，窦腔内充满软组织影，散在多发形态不一的高密度影，CT 值 100Hu 左右，软组织窗多呈不规则线状、匍行状或斑片状高密度影，骨窗常呈云雾状或磨玻璃状高密度影
  - 伴有单侧或双侧鼻息肉
  - 窦壁骨质膨胀、变薄，局部吸收，病变可随之突入眼眶或颅内
- 增强 CT
  - 外周黏膜明显强化

MRI 表现

- T1WI
  - 低或等信号，外周阻塞性炎症多呈低信号
- T2WI
  - 低或极低信号，外周阻塞性炎症多呈高信号
- 增强 T1WI
  - 病变不强化，增强后外周阻塞性炎症周边黏膜强化

推荐影像学检查

- 最佳检查方法：CT
- 备忘建议
  - MRI 有助于显示鼻窦外累及范围及帮助与肿瘤鉴别

【鉴别诊断】

- 其他各型真菌性鼻窦炎
  - 鉴别要点见前所述

诊断与鉴别诊断精要

- CT 显示全组或半组鼻窦线状、匍行状或斑片状高密度影，伴有单侧或双侧鼻息肉，MR T2WI 显示低信号，要考虑变应性真菌性鼻窦炎
- 鼻窦均匀软组织影，可考虑排除变应性真菌性鼻窦炎

典型病例

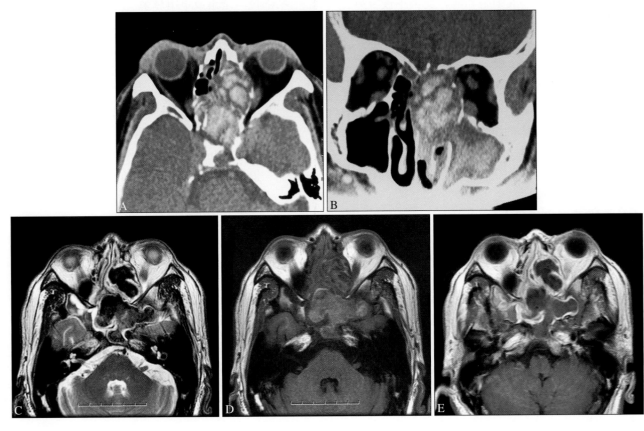

图 26-2-3　变应性真菌性鼻窦炎
A，B. 横断面及冠状面 CT 软组织窗，示左侧筛窦、上颌窦及蝶窦窦腔膨胀、实变，伴斑片状密度增高影；C ~ E. 为 MRI 横断面 T2WI、T1WI 及增强 T1WI，示左侧筛窦、上颌窦及蝶窦内异常信号影，T1WI 呈等信号，T2WI 呈低信号，增强后内部未见强化，周边缘状强化

三、慢性侵袭性真菌性鼻窦炎

【概念与概述】

　　慢性侵袭性真菌性鼻窦炎（chronic invasive fungal sinusitis，CIFS），Stringer 等定义本病为病程大于 4 周、病情进展较慢的一种侵袭性炎性病变

- 本病多发生于健康成年人，少数患者伴发于影响机体免疫功能的全身疾病（如糖尿病、白血病等）
- 本病少见，影像学上极易误诊为恶性肿瘤

【病理与病因】

- 病因学
  - 常见致病真菌是曲霉菌，其次为毛霉菌
  - 机体抵抗力下降可能为诱因
- 流行病学　占侵袭性鼻窦炎的 34%

【大体病理及手术所见】

- 呈肉芽状、息肉状，大量菌丝形成干酪样物

【显微镜下特征】

- 慢性非特异性化脓性炎症，HE 或 PAS 染色在化脓灶中通常能找到真菌菌丝和孢子
- 化脓性肉芽肿性炎症，内有大量真菌菌丝
- 凝固性坏死，坏死组织易找到真菌菌丝
- 血管炎

【临床表现】

临床特点

- 最常见体征 / 症状
  - 眶尖或（和）海绵窦综合征
  - 鼻内镜检查显示鼻腔重度充血和息肉样变的黏膜，或表面被覆黄色或黑色块状软组织样肿物

疾病人群分布

- 年龄　多在 21 ~ 60 岁
- 性别　女性＞男性

【自然病史与预后】

- 术后复发率比较高

【治疗】

- 手术切除病变，术后辅以抗真菌药物治疗

【影像学表现】

概述

- 最佳诊断依据：受累窦壁骨质破坏伴有断端及邻近骨质不同程度的增生硬化，MRI T2WI 呈低信号
- 部位
  - 多发生于一个鼻窦，以上颌窦最常见，其次为筛窦、蝶窦，额窦罕见
- 大小　大小不等，从数毫米到数厘米
- 形态学　不规则形

CT 表现

- 平扫 CT
  - 早期表现为无特异性鼻窦黏膜增厚
  - 典型表现为受累窦壁骨质膨胀、破坏，破坏严重可形成巨大缺损，以上颌窦多见，但同时伴有断端及邻近骨质不同程度的增生硬化
  - 窦腔内充以软组织影，形态多不规整，密度较均匀，钙化少见
  - 病变易向周围结构蔓延，最常见为眶尖或（和）海绵窦，其他包括脑膜、翼腭窝、颞下窝、鼻咽、硬腭等
  - 伴有受累窦腔外周阻塞性炎症
- 增强 CT
  - 中度均匀或不均匀

MRI 表现

- T1WI
  - 病变多呈等信号；外周阻塞性炎症呈低或等信号
- T2WI
  - 信号与病程有关，早期以高信号为主，晚期以低信号为主，但通常不均匀；外周阻塞性炎症呈高信号
- 增强 T1WI
  - 病变明显强化；外周阻塞性炎症增强后周边黏膜强化
  - 能更清楚显示病变范围，尤其易准确显示眶尖、海绵窦、脑实质、脑膜及翼腭窝等部位的病变；病变可沿神经周顺行或逆行侵犯，常见为上颌神经，少数为下颌神经或翼管神经

推荐影像学检查

- 最佳检查方法：CT
- 备忘建议
  - MRI 能更清楚显示病变范围，尤以增强后脂肪抑制序列显示最佳

【鉴别诊断】

- 鼻窦癌
  - 窦壁广泛骨质破坏，多不伴有骨质增生硬化，软组织肿块密度不均匀，形态不规则
  - MRI T1WI、T2WI 多为等信号，增强后中度强化
- 眶尖炎性假瘤
  - 易侵犯同侧海绵窦、翼腭窝、颞下窝等，但很少侵犯鼻窦，邻近骨质破坏少见，部分可伴有轻度骨质增生硬化
  - 激素治疗有效
- 其他几型真菌性鼻窦炎
  - 鉴别要点见前所述

诊断与鉴别诊断精要

- 窦壁骨质破坏伴硬化，病变常蔓延到眶尖或海绵窦；MRI T2WI 信号通常不均匀，内可见低信号，增强后强化较明显，要考虑慢性侵袭性真菌性鼻窦炎
- 窦壁骨质破坏，未见明显反应性硬化，可考虑排除慢性侵袭性真菌性鼻窦炎

典型病例

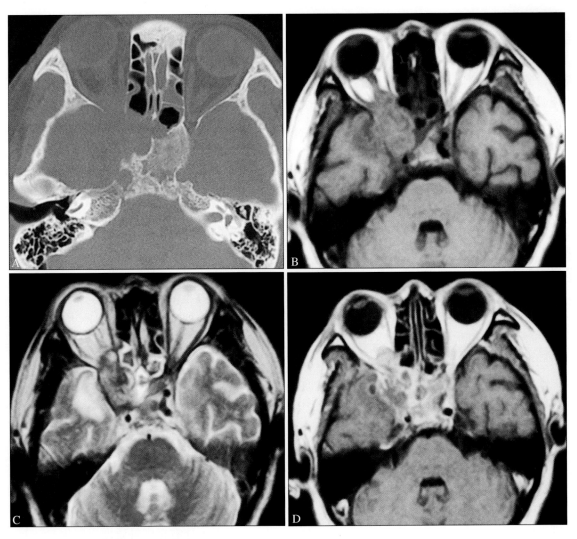

图 26-2-4　慢性侵袭性真菌性鼻窦炎

A. 为横断面 CT 骨窗，示双侧蝶窦窦腔内软组织影，形态欠规整，窦壁骨质破坏，同时伴有增生、硬化；病变累及右侧眼眶和海绵窦区；B ～ D. 为同一患者 MRI 横断面 T1WI、T2WI 及增强 T1WI，T1WI 呈等信号，T2WI 呈等、低混杂信号，清楚显示右侧眶尖区、海绵窦及右侧颞叶受侵

四、急性暴发性真菌性鼻窦炎

【概念与概述】

急性暴发性真菌性鼻窦炎（acute fulminant fungal sinusitis）少见，几乎全部发生于免疫功能低下或缺陷患者，常伴基础病如糖尿病酮症酸中毒、器官移植、长期应用抗肿瘤药物或抗生素或类固醇药物、放疗及 AIDS 等

- 本病急性起病（24 小时～ 1 周），进展快，真菌菌丝侵犯血管、骨质，引起血管炎、血管栓塞、骨质破坏和组织坏死等改变。本病早期即侵犯鼻腔和鼻窦，接着沿血管迅速扩散，短期内蔓延到面颊部软组织、眼眶、颅内等邻近结构。如不及时治疗，患者易发生真菌性脑膜炎、脑炎、脑梗死、脑脓肿

【病理与病因】

- 病因学
  - 最常见致病真菌为毛霉菌，其次为曲霉菌、白色假丝酵母菌
  - 机体抵抗力降低为患病的前提和基础

- 流行病学　发病率比较低

【大体病理及手术所见】
- 黏膜表面大量干痂
- 如组织坏死可形成黑色干痂

【显微镜下特征】
- 典型表现为凝固性坏死
- 常侵犯血管，引起血管栓塞而造成组织缺血性坏死，内见真菌菌丝
- 化脓性肉芽肿形成

【临床表现】
临床特点
- 最常见体征／症状
  - 早期表现发热、眶周面颊部肿胀及疼痛
  - 严重者很快出现剧烈头痛、呕吐、眼球突出、动眼障碍、视力下降、皮肤破溃
  - 晚期可出现严重组织坏死，如鼻腔侧壁、鼻中隔、鼻甲、硬腭、面部皮肤等部位，抗生素治疗不能缓解
  - 鼻内镜检查鼻黏膜呈黑色坏死性改变，鼻腔内可见褐色或黑色干痂，周围可伴有脓性分泌物

疾病人群分布
- 年龄　好发于年轻人
- 性别　男女性别发病率无明显差异

【自然病史与预后】
- 死亡率高达 60%～100%

【治疗】
- 清除病灶，抗真菌疗法

【影像学表现】
- 最佳诊断依据：面颅部多部位受累，骨质破坏，MRI T2WI 呈高信号，增强后明显强化
- 部位
  - 多发生于上颌窦和筛窦，其次为蝶窦，额窦罕见
- 大小
  - 大小不等，从数毫米到数厘米
- 形态学　不规则形

CT 表现
- 平扫 CT

- 早期表现为无特异性鼻腔、鼻窦黏膜，应密切结合临床考虑；Silverman 等提出上颌窦周脂肪间隙软组织浸润为本病较早的表现
- 典型表现为鼻窦内充以软组织影，窦壁及邻近面颅部骨质出现广泛骨质破坏，但无窦腔变形，窦腔内一般无钙化
- 广泛侵犯眼眶、颞下窝、翼腭窝、硬腭、面颅部软组织等邻近结构，严重可侵犯颅内，出现脑膜炎、脑炎、脑脓肿、脑梗死等
- 增强 CT
  - 明显均匀或不均匀强化

MRI 表现
- T1WI　多呈低或等信号
- T2WI　多呈高信号
- 增强 T1WI　明显强化，能更清楚显示眼眶、颅内、海绵窦等鼻外蔓延范围，为选择治疗方案提供依据，对术后随访也有很大帮助

推荐影像学检查
- 最佳检查方法：CT
- 备忘建议
  - MRI 能更清楚显示病变的范围

【鉴别诊断】
- 鼻腔或鼻窦癌
  - 一般不伴有基础病，发热少见，进展较缓慢
  - 多发生 1 个鼻窦或鼻腔，侵犯范围较局限，很少伴有面颅部广泛骨质破坏
  - MRI T2WI 多呈等信号；增强 T1WI 多呈中度强化
- 淋巴瘤
  - 进展较缓慢
  - 多发生于鼻腔前部或中线结构，邻近骨质改变较轻
  - 易侵犯面部软组织并引起明显增厚，颅内受累少见
- 其他几型真菌性鼻窦炎
  - 鉴别要点见前所述

诊断与鉴别诊断精要

- 病变进展快，面颅部多部位受累，骨质破坏，MRI T2WI 高信号，增强后明显强化，伴有基础病，要考虑急性暴发性真菌性鼻窦炎
- 局限病变，不伴有基础病，可考虑排除急性暴发性真菌性鼻窦炎

典型病例

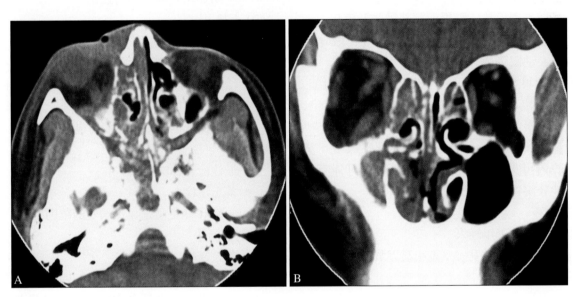

图 26-2-5　急性暴发性真菌性鼻窦炎
A，B. 为横断面及冠状面 CT 软组织窗，示双侧筛窦及右侧上颌窦腔内软组织影伴斑片状密度增高影，病变累及右侧眼眶、双侧翼腭窝，右侧眼眶内眦部也可见软组织增厚

重点推荐文献

[1] Hatten KM，et al. Isolated sinonasal posttransplantation lymphoproliferative disorder：a clinical and radiographic invasive fungal sinusitis look-a-like. ORL J Otorhinolaryngol Relat Spec，2012，74（6）：339-342.

[2] Seo J，et al. Cervicofacial tissue infarction in patients with acute invasive fungal sinusitis：prevalence and characteristic MR imaging findings. Neuroradiology，2013，55（4）：467-473.

[3] Songu M，et al. Staphylococcus aureus cavernous sinus thrombosis mimicking complicated fungal sinusitis. Ear Nose Throat J，2012，91（7）：E26-30.

[4] 吕晶，刘红刚，IgG4 在鼻腔鼻窦炎性病变组织中的表达及其意义. 中华病理学杂志，2013，42（6）：386-391.

[5] 周兵. 鼻内镜下经鼻改良 Lothrop 手术随访疗效分析. 中华耳鼻咽喉头颈外科杂志，2012，47（9）：728-734.

第3节　黏液囊肿及黏膜下囊肿

一、黏膜下囊肿

【概念与概述】

由黏液腺导管口阻塞或血浆外渗造成

- 本病体积较小，不致窦壁骨质吸收、破坏，亦不致窦腔扩大，包括黏液腺（潴留）囊肿和浆液囊肿两种类型
- 黏膜囊肿

【病理与病因】

- 病因学
  - 未定
  - 多数黏液腺囊肿是由于鼻窦黏膜内的腺体在炎症或变态反应作用下而引起黏液腺导管口阻塞，黏液积存，腺腔扩大所致；少数可能因黏膜息肉囊性变而造成。浆液囊肿是由于炎症或变态反应使窦黏膜毛细血管壁渗透性发生改变，致血浆外渗，积存于黏膜下层的疏松结缔组织内，逐渐膨胀、扩大而形成
- 流行病学
  - 发病率 15% ～ 20%

【大体病理及手术所见】

- 黏液腺囊肿位于黏膜下，囊液呈黄色，一般不凝结，常含胆固醇结晶
- 浆液囊肿位于黏膜下层的疏松结缔组织内，囊液呈淡黄、金黄或琥珀色，性质属于血浆，不含胆固醇结晶，易凝结呈胶冻状

【显微镜下特征】

- 黏液腺囊肿囊壁即腺腔壁，囊壁上皮为立方或扁平上皮
- 浆液囊肿无真正上皮

【临床表现】

临床特点

- 最常见体征/症状
  - 小者通常无症状，多为影像学检查时偶然发现；大者可出现类似慢性鼻窦炎表现

疾病人群分布

- 年龄　中老年人多见
- 性别　男性≈女性

【自然病史与预后】

- 小囊肿通常不引起症状，可随访观察；术后一般不复发

【治疗】

- 小囊肿可暂继续观察，不必急于手术
- 大囊肿或症状明显者可行鼻内镜手术治疗

【影像学表现】

概述

- 最佳诊断依据：沿窦壁、单发或多发、形态规整软组织影，CT 或 MRI 增强后周边强化
- 部位　鼻窦，以上颌窦最常见
- 大小　大小不等，从数毫米到数厘米
- 形态学　圆形或类圆形

CT 表现

- 平扫 CT
  - 单发或多发
  - 沿着窦壁、边缘光滑、均质低密度、圆形或类圆形软组织影
  - 邻近窦壁骨质很少发生变形、变薄，但可伴轻度骨质硬化
  - 伴有鼻窦炎
- 增强 CT
  - 内容物不强化，囊壁强化

MRI 表现

- T1WI　低或等信号
- T2WI　高信号
- 增强 T1WI　内容物不强化，囊壁强化

推荐影像学检查

- 最佳检查方法：CT
- 备忘建议
  - MRI 有助于与肿瘤鉴别

【鉴别诊断】

- 黏液囊肿
  - 常见于额窦、筛窦
  - 窦壁骨质膨胀、变薄及吸收
  - 多突入眼眶、颅内等邻近结构
- 鼻窦肿瘤
  - CT 或 MRI 上呈实性强化

诊断与鉴别诊断精要

● 窦壁圆形或卵圆形软组织密度影，CT 或 MRI 增强后表现为周边强化，考虑黏膜下囊肿

● 软组织肿块呈实性强化，可排除黏膜下囊肿

典型病例

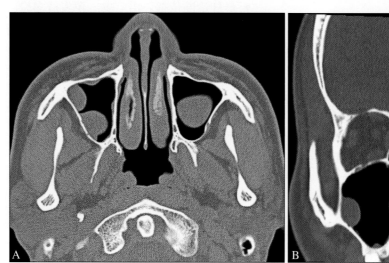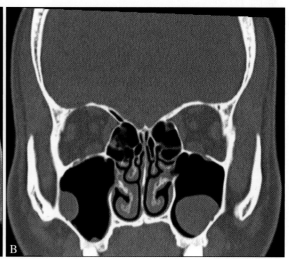

图 26-3-1　双侧上颌窦黏膜下囊肿

A，B.分别为横断面及冠状面 CT 骨窗，示双侧上颌窦内边缘光滑的类圆形软组织影，密度均匀

二、鼻窦黏液囊肿

【概念与概述】

　　由于窦口长期阻塞而造成窦腔膨胀性病变（mucocele）

● 本病继发感染则形成脓囊肿（pyocele），受累鼻窦周围出现炎性改变，邻近软组织肿胀，严重者可并发硬膜外或下脓肿、脑脓肿等颅内感染

● 该病绝大多数单发，极少数多发

【病理与病因】

● 病因学
　○ 未定
　○ 鼻窦自然开口阻塞学说、黏液腺膨大学说及真性肿瘤学说

● 流行病学
　○ 占鼻窦病变 1.5%

【大体病理及手术所见】

● 囊液呈淡黄、黄绿或棕褐色，内含胆固醇结晶

● 鼻窦膨胀、变薄，局部骨质吸收

【显微镜下特征】

● 囊肿壁即囊腔膜因受压而变薄，纤维柱状上皮最终变为扁平上皮

● 黏膜下层见炎性细胞浸润，有时呈现息肉或纤维变

【临床表现】

临床特点

● 最常见体征/症状
　○ 鼻塞、流涕
　○ 眼球突出——额、筛窦黏液囊肿，视力下降——蝶窦黏液囊肿
　○ 继发感染：邻近皮肤出现红、肿、热及痛等炎性表现

疾病人群分布

● 年龄

- 中、青年人多见
- 21 ～ 34 岁占 72%
- 性别 男性 ≈ 女性

【自然病史与预后】

- 切除后预后好，复发率极低

【治疗】

- 明确诊断者应尽早行鼻内镜手术切除

【影像学表现】

概述

- 最佳诊断依据：鼻窦软组织影，窦壁骨质膨胀、变薄及吸收，CT 或 MRI 增强后外周环状强化
- 部位
  - 多发生于额窦、筛窦，上颌窦、蝶窦少见
- 大小 大小不等，从数毫米到数厘米
- 形态学 类圆形或长圆形

CT 表现

- 平扫 CT
  - 膨胀的窦腔充满软组织影
  - 较均匀低或等密度，极少数伴出血、钙化
  - 边界清楚
  - 邻近骨质变形、变薄及吸收
  - 突入眼眶、颅内等邻近结构

- 继发感染者边界模糊，周围出现炎性改变
- 增强 CT
  - 内容物不强化，囊壁呈明显环形强化

MRI 表现

- T1WI
  - 多呈低信号，也可呈等或高信号
- T2WI
  - 信号多变，由含水量及水化状态、蛋白含量及其成分黏稠度决定
- 增强 T1WI
  - 囊肿壁呈规则环状强化，内部囊液无强化；继发感染囊肿壁增厚并明显强化；更准确判断邻近结构有无受累

推荐影像学检查

- 最佳检查方法：CT
- 备忘建议
  - MRI 检查能帮助与肿瘤鉴别，动态增强扫描有助于判断 T1WI 呈高信号的黏液囊肿

【鉴别诊断】

- 鼻窦肿瘤
  - CT 或 MRI 呈均匀或不均匀实性强化
- 黏膜下囊肿
  - 鉴别点见前一节所述

诊断与鉴别诊断精要

- 额、筛窦囊状膨胀性病变，CT 或 MRI 增强后内容物不强化，考虑鼻窦黏液囊肿
- 肿块呈实性强化，可排除鼻窦黏液囊肿

典型病例

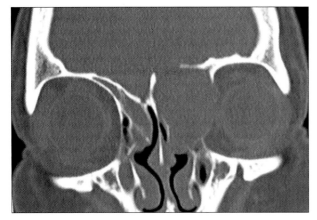

图 26-3-2 左筛窦黏液囊肿

冠状面 CT 骨窗，示左侧筛窦内边缘光滑的类圆形肿块影，左侧眼眶内侧壁骨质缺损，肿块突入左侧眼眶内，左侧内直肌受压

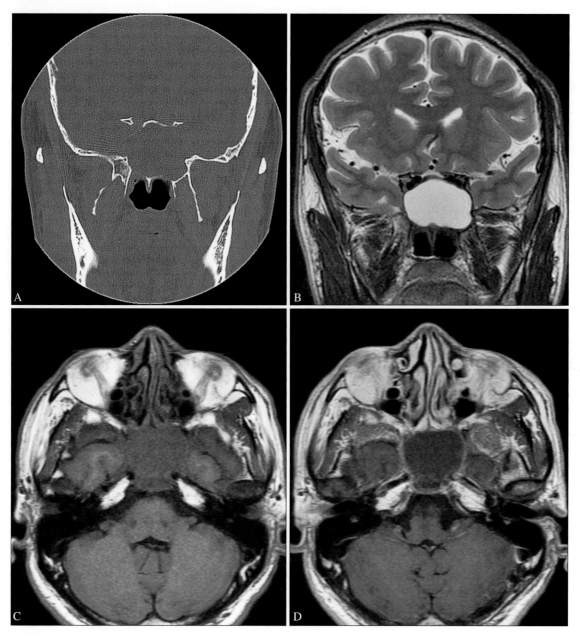

图 26-3-3　蝶窦黏液囊肿
A. 冠状面 CT 骨窗，蝶窦内边缘光滑的类圆形肿块，窦壁骨质吸收；B ~ D. 为 MRI 冠状面 T2WI、横断面 T1WI 及增强 T1WI，双蝶窦内病变呈长 T1 长 T2 信号，增强后中心不强化，周边呈环形强化

重点推荐文献

[1] 徐艳红等. 蝶窦脑膜膨出误诊为蝶窦黏液囊肿一例. 中华耳鼻咽喉头颈外科杂志，2010，45（5）：430.

[2] Karandikar M，et al. Coexistence of dermal sinus tract, dermoid cyst，and encephalocele in a patient presenting with nasal cellulitis. J Neurosurg Pediatr，2013，11（1）：91-94.

[3] Strickland M，et al. Large，expansile odontogenic cyst with bilateral maxillary sinus involvement. N Y State Dent J，2013，79（2）：38-40.

[4] Donizeth-Rodrigues C，et al. Three-dimensional images contribute to the diagnosis of mucous retention cyst in maxillary sinus. Med Oral Patol Oral Cir Bucal，2013，18（1）：e151-157.

第 4 节　鼻息肉

【概念与概述】

　　鼻息肉（nasal polyps）是由于黏膜水肿和增生而形成，伴有黏膜下液体聚集

【病理与病因】

- 病因学
  - 未定论
  - 与变态反应、慢性感染、血管运动性鼻炎和囊性纤维化有关；也与阿司匹林不耐受有关
- 流行病学
  - 发病率 5% ～ 15%

【大体病理及手术所见】

- 黄白色，半透明
- 质软类似鲜荔枝肉

【显微镜下特征】

- 水肿型：最常见，以炎性细胞浸润、血管渗出增多为特点
- 腺体增生型：腺体明显增生
- 纤维增生型：以纤维组织增生为主

【临床表现】

临床特点

- 最常见体征 / 症状
  - 持续性鼻阻、流涕、头痛

疾病人群分布

- 年龄
  - 多在 20 ～ 40 岁
- 性别
  - 男性＞女性

【自然病史与预后】

- 术后复发率 18% ～ 20%
- 术后辅以药物可减少复发

【治疗】

- 手术治疗为主，术后给予抗感染、抗过敏治疗
- 小息肉以药物治疗为主

【影像学表现】

概述

- 最佳诊断依据：单侧或双侧鼻腔充满软组织影，CT 或 MRI 增强后外周线状强化
- 部位
  - 中鼻道和筛窦

- 大小
  - 大小不等，从数毫米到数厘米
- 形态学
  - 不规则形、类圆形、椭圆形等

CT 表现

- 平扫 CT
  - 单侧或双侧鼻腔膨胀、扩大，充以软组织密度影
  - 密度不均，从黏液到软组织密度，中央多为高密度物质，外周伴有低密度环
  - 邻近骨质吸收、变薄，也可伴有骨质硬化
  - 伴有鼻窦炎
- 增强 CT
  - 明显强化的弯曲条带状影，代表息肉内被黏液围绕的黏膜强化

MRI 表现

- T1WI
  - 多呈低信号，也可呈等或高信号
- T2WI
  - 混杂信号，由息肉内水含量、增生黏膜和分泌物不同而定
- 增强 T1WI
  - 强化多变，多为周边黏膜强化，呈波纹或锯齿状，其内水肿组织不强化；少数也可呈不均匀实性强化

推荐影像学检查

- 最佳检查方法：CT
- 备忘建议
  - MRI 检查能帮助与肿瘤鉴别

【鉴别诊断】

- 内翻性乳头状瘤
  - 单侧鼻腔发病多见
  - 基底部骨质硬化，其他部位骨质吸收
  - MRI T2WI 或增强 T1WI 上，病变内部结构多呈规整的"栅栏"状
- 真菌球
  - 常发生于上颌窦，突入鼻腔
  - 病变内多有点、条状钙化
  - MRI T2WI 上呈明显低信号，增强后内部无强化

> **诊断与鉴别诊断精要**
> - 单侧或双侧鼻腔软组织影，CT 或 MRI 增强后多表现周边黏膜强化，要考虑鼻息肉
> - 肿块呈实性强化，可以考虑排除鼻息肉

典型病例

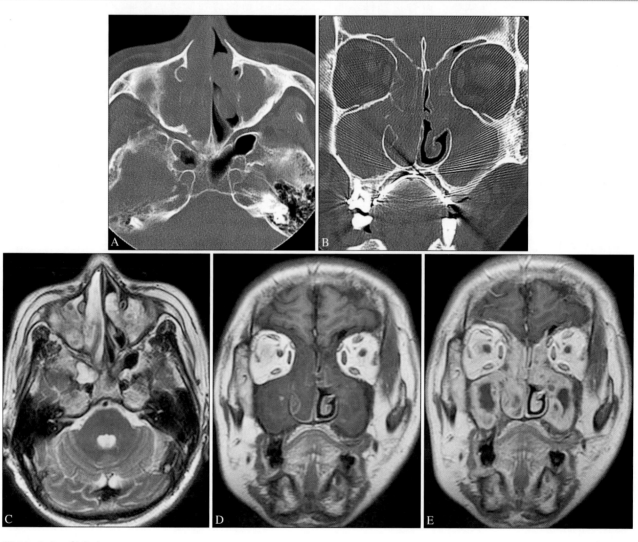

图 26-4-1　鼻息肉

A，B.横断面及冠状面 CT 骨窗，示双侧鼻腔不规则软组织肿块，右侧病变通过后鼻孔突入鼻咽腔；C ～ E. 为 MRI 横断面 T2WI、冠状面 T1WI 及增强 T1WI，示鼻腔肿块大部分呈长 T1 长 T2 信号，少部分于 T2WI 呈低信号，增强后黏膜强化

重点推荐文献

[1] Majima Y, et al. Efficacy of combined treatment with S-carboxymethylcysteine (carbocisteine) and clarithromycin in chronic rhinosinusitis patients without nasal polyp or with small nasal polyp. Auris Nasus Larynx, 2012, 39（1）：38-47.

[2] Das S, et al. An unusual nasal polyp：skull base meningioma with extracranial extension into the nasal cavity. Br J Hosp Med（Lond），2012，73（1）：46-47.

[3] Gupta SC, et al. Lymphangiomatous polyp of the nasal cavity：a rare presentation. Ear Nose Throat J, 2012. 91（5）：E10-12.

[4] 郑永波等. 慢性鼻 - 鼻窦炎主观调查量表与 CT 评估相关性分析. 中华耳鼻咽喉头颈外科杂志，2011，46（4）：303-307.

第 5 节　Wegener 肉芽肿

【概念与概述】

　　韦格纳肉芽肿（Wegener granulomatosis，WG）为多系统受累血管炎性病变，主要累及上、下呼吸道和肾

- 本病 3 个典型的诊断标准包括上、下呼吸道坏死性肉芽肿、全身血管炎和局灶性肾小球肾炎
- 本病通常累及肺、鼻窦、肾、鼻腔、鼻咽、关节、颞骨和眼眶，早期即可累及或首发生于鼻部

【病理与病因】

- 病因学
  - 不清楚
  - 目前认为是一种自身免疫性疾病
- 流行病学　鼻腔鼻窦发生率 64% ~ 80%

【大体病理及手术所见】

- 坏死组织
- 肉芽组织

【显微镜下特征】

- 坏死性血管炎
- 无菌性坏死
- 肉芽肿炎

【临床表现】

临床特点

- 最常见体征 / 症状
  - 黏膜坏死、溃烂、表面有干痂或脓痂，发热，反复鼻出血
  - c-ANCA（抗中性粒细胞胞质抗体）对本病的诊断、治疗及预后的评估具有重要意义

疾病人群分布

- 年龄
  - 9 ~ 78 岁之间
  - 中年人多见
- 性别　男性＞女性

【自然病史与预后】

- 免疫抑制剂应用之前，2 年死亡率达 90%
- 免疫抑制剂应用之后，生存率明显提高

【治疗】

- 免疫抑制剂和糖皮质激素
- 选择性手术治疗

【影像学表现】

概述

- 最佳诊断依据：T2WI 表现为低信号，鼻中线广泛骨质破坏，残余骨质明显硬化，伴有鼻窦炎
- 部位　鼻中线结构
- 大小　大小不等，从数毫米到数厘米
- 形态学　不规则形

CT 表现

- 平扫 CT
  - 首先侵犯鼻部中线区，鼻中隔和鼻甲破坏，伴有索条影
  - 鼻窦炎表现，黏膜增厚，窦壁骨质硬化、肥厚，可出现"双线"征，窦腔狭窄，以上颌窦最常受累
  - 晚期上颌窦内壁、筛窦间隔、纸样板、筛板、鼻甲和鼻中隔明显破坏而形成大空腔，似术后外观
- 增强 CT　轻、中度不均匀强化

MRI 表现

- T1WI　低或等信号
- T2WI
  - 早期多为高信号；晚期多为低信号，提示为纤维组织
  - 信号多不均匀
- 增强 T1WI　不均匀中、高度强化

推荐影像学检查

- 最佳检查方法：CT
- 备忘建议
  - MRI 检查能更清楚显示病变范围及判断病变时期

【鉴别诊断】

- NK-T 细胞淋巴瘤　详见第六章第十节
- 鼻硬结病
  - 属地方病，发病率非常低
  - c-ANCA 阴性
  - 鼻部骨质改变较本病轻，MRI 有典型信号表现，更易蔓延到颅内
- 结节病
  - 发病率非常低
  - 鼻部病变较局限，多伴有胸部病变

诊断与鉴别诊断精要

- 鼻中线广泛骨质破坏，残余骨质明显硬化，MRI T2WI 呈低信号，c-ANCA 阳性，要考虑 WG
- 局限骨质破坏，伴实性软组织肿块，可以考虑排除 WG

典型病例

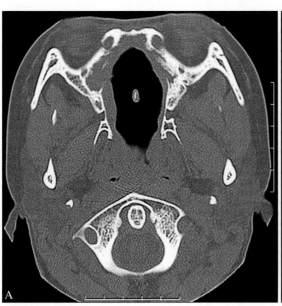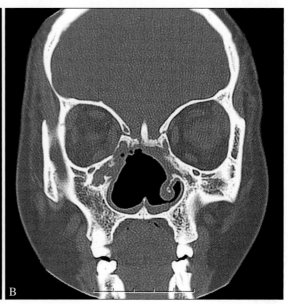

图 26-5-1 Wegener 肉芽肿

A，B. 横断面及冠状面 CT 骨窗，示鼻中隔、双侧上鼻甲、中鼻甲、筛窦间隔及右侧下鼻甲骨质破坏消失，形成一个较大的腔；鼻背部塌陷，鼻咽部软组织影，咽隐窝变平。双侧鼻腔残腔内可见软组织影

重点推荐文献

[1] Goldberg AL，AL Tievsky and S Jamshidi. Wegener granulomatosis invading the cavernous sinus：a CT demonstration. J Comput Assist Tomogr，1983，7（4）：701-703.

[2] Paling MR，RL Roberts and AS Fauci. Paranasal sinus obliteration in Wegener granulomatosis. Radiology，

1982，144（3）：539-543.

[3] 段新旺等. 韦格纳肉芽肿病 34 例临床分析. 中华急诊医学杂志，2012，21（10）：1159-1163.

[4] 张国华等. 韦格纳肉芽肿病 100 例临床分析. 中华风湿病学杂志，2010，14（10）：677-681.

第 6 节 鼻硬结病

【概念与概述】

　　鼻硬结病（nasal rhinoscleroma）是由鼻硬结杆菌引起的一种地方性、慢性肉芽肿性疾病。鼻部是最常见的感染部位，也可累及鼻咽、口咽、喉、气管等部位

【病理与病因】

- 病因学

- 克雷伯鼻硬结杆菌（Frisch 杆菌）感染
- 可能与个体免疫、营养状况、卫生条件、气候等因素有关
- 流行病学
  - 非洲、中美洲和南美洲、中欧南部和东欧、中东及中国多见
  - 我国以山东省最多见

【大体病理及手术所见】

- Ⅰ期：肉芽组织形成期，即卡他期，表现为黏膜增厚
- Ⅱ期：增生或肉芽肿期，表现为肉芽组织形成肿块，不伴有溃疡形成
- Ⅲ期：纤维瘢痕期，结缔组织增生与瘢痕形成

【显微镜下特征】

- 发现 Mikulicz 细胞，周围有大量浆细胞
- 胞体内可见鼻硬结杆菌
- Russel 小体

【临床表现】

临床特点

- 最常见体征 / 症状
  - 鼻塞、鼻干、鼻臭、头痛、憋气及呼吸困难
  - 检查鼻腔黏膜干燥、肿胀、萎缩、结痂、鼻前庭结节状肿块及鼻变形

疾病人群分布

- 年龄　20 岁～40 岁中青年人
- 性别　男性＞女性

【自然病史与预后】

- 卡他性炎症期及肉芽肿期治疗效果好
- 纤维瘢痕期预后差
- 治疗后可能复发，需随访观察

【治疗】

- 抗生素是主要治疗方法，如链霉素加利福平
- 放疗
- 手术治疗

【影像学表现】

概述

- 最佳诊断依据：鼻中隔、鼻甲破坏，残留骨质硬化；伴有多组、慢性鼻窦炎
- 部位　双侧鼻腔受累多见，单纯起源于鼻窦少见
- 大小　大小不等，从数毫米到数厘米
- 形态学　不规则形

CT 表现

- 平扫 CT
  - 鼻腔内弥漫、大块状软组织肿块，密度较均匀，边界清晰
  - 中、下鼻甲及鼻中隔破坏
  - 伴有阻塞性鼻窦炎，窦壁骨质硬化、肥厚
  - 晚期病变多累及面颊部、眼眶、颅内等邻近结构
- 增强 CT
  - 轻、中度不均匀强化

MRI 表现

- T1WI
  - 增生期，呈高信号，由于 Russel 小体和 Mikulicz 细胞内蛋白质或细胞分解并释放胆固醇和脂肪所致；瘢痕期，呈等信号
- T2WI
  - 增生期，呈不均匀等信号，为细胞成分——Russel 小体和 Mikulicz 细胞所致，其内信号不均匀是由于病灶内纤维化造成；早期多为高信号；瘢痕期，呈低信号，为纤维组织所致
- 增强 T1WI
  - 增生期，中度强化；瘢痕期，轻度强化
  - 能更清楚显示病变向眼眶、颅内等蔓延的范围

推荐影像学检查

- 最佳检查方法：CT
- 备忘建议
  - MRI 检查有助于判断病变时期及范围

【鉴别诊断】

- Wegener 肉芽肿　详见第五章第五节
- 萎缩性鼻炎
  - 鼻甲不同程度变小，鼻中隔完整，不伴有软组织肿块

诊断与鉴别诊断精要

- 鼻中隔、鼻甲破坏，残留骨质硬化，伴有多组、慢性鼻窦炎；肉芽肿期，MR T1WI 表现为高信号，T2WI 为中等信号；瘢痕期，T1WI 表现为等信号，T2WI 为低信号，结合流行病史，要考虑鼻硬结病
- 鼻腔局限病变，可考虑排除鼻硬结病

典型病例

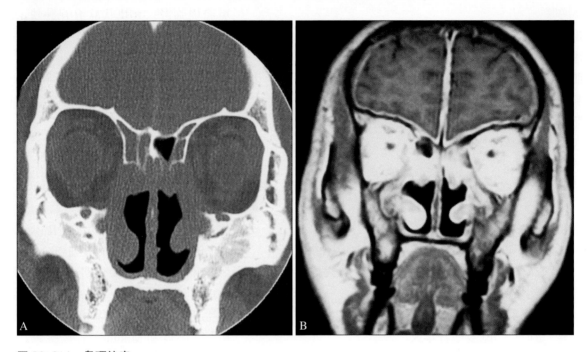

图 26-6-1　鼻硬结病

A，B. 冠状面 CT 软组织窗及 MRI 增强 T1WI，示双侧鼻腔及筛窦内软组织影，双侧眼眶内侧壁骨质破坏，残余骨质明显硬化；MRI 示病变强化，脑膜可见增厚强化

（杨本涛　贾文霄）

主要参考文献

[1] Razek AA，Elasfour AA. MR appearance of rhinoscleroma. AJNR Am J Neuroradiol, 1999, 20（4）: 575-578.

[2] Dawlatly EE. Radiological diagnosis of rhinoscleroma-the 'palatal sign'. J Laryngol Otol, 1991, 105（11）: 968-970.

[3] Castillo M. CT findings in a case of pharyngeal rhinoscleroma. AJNR Am J Neuroradiol, 1993, 14（3）: 770.

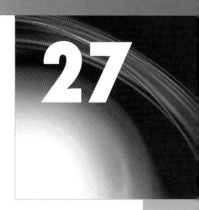

肿瘤及肿瘤样病变

第1节 骨 瘤

【概念与概述】

骨瘤（osteoma）是成熟致密骨或松质骨的良性肿瘤，为鼻窦最常见良性骨源性肿瘤

- 本病组织学上分3种类型：
  - 致密型：多见于额窦
  - 松质型：多见于筛窦
  - 混合型
- 本病生长缓慢，少数随着骨骼发育成熟有自行停止生长的趋势，无恶变
- 本病通常单发，少数可多发，常伴肠息肉或兼有软组织肿瘤，称为加德纳（Gardner）综合征

【病理与病因】

- 病因学
  - 不清
  - 起自胚胎性软骨残余学说，炎症、外伤学说及进化学说
- 流行病学　鼻窦良性肿瘤 5%～14%

【大体病理与手术所见】

- 质韧，色粉红
- 边界清楚
- 表面有薄层黏膜覆盖

【显微镜下特征】

- 致密型主要由成熟的板层骨构成，骨小梁粗大、不规则，紧密连接成镶嵌状，外周围绕成骨细胞
- 松质型由板层骨和编织骨构成，骨小梁间为疏松的血管性结缔组织，并可见骨髓

【临床表现】

临床特点

- 小骨瘤，一般无明显症状，多通过影像学检查偶然发现
- 大骨瘤常造成颅面部畸形，可引起鼻塞、鼻溢、头痛，突入眼眶可致眼球突出、视力下降等

疾病人群分布

- 年龄
  - 中青年多见
  - 20～40岁占80%
- 性别　男性＞女性

【自然病史与预后】

- 生长缓慢，始发于骨发育期，青春期后可停止生长
- 手术后一般不复发

【治疗】

- 小骨瘤可随访观察
- 大骨瘤或有临床症状者可行鼻内镜手术

【影像表现】

概述

- 最佳诊断依据：鼻窦边界清楚骨性高密度影
- 部位　最常发生于额窦，其次为筛窦，上颌窦、蝶窦少见
- 大小
  - 大小不等，从数毫米到数厘米
- 形态学
  - 类圆形、椭圆形、分叶状或不规则形

CT 表现
- 平扫 CT
  - 边界清楚，骨性高密度影
  - 致密型呈均匀骨皮质样高密度影；松质型由厚薄不一的骨皮质构成骨壳，内可见骨小梁结构；混合型具有以上两型表现
  - 大骨瘤易突入眼眶或颅内等邻近结构
- 增强 CT 强化不明显或不强化

MRI 表现
- T1WI
  - 低信号
- T2WI
  - 低信号，松质或混合型可伴等、高信号区
- 增强 T1WI
  - 致密型无强化

- 松质或混合型可有不同程度强化

推荐影像学检查
- 最佳检查方法：CT
- 备忘建议 CT 骨窗有助于明确诊断

【鉴别诊断】
- 骨化性纤维瘤
  - 多发生于筛窦
  - 椭圆形、卵圆形或分叶状骨性高密度影
  - 瘤周骨壳及其下方环形低密度影
- 骨纤维异常增殖症
  - 常见于青少年
  - 多呈磨玻璃样密度，瘤体内可见"岛屿"状低密度影
  - 沿着受累骨生长，除近骨缝外，其他边缘不清楚

诊断与鉴别诊断精要

- 额、筛窦内边界清楚的骨性高密度影，要考虑骨瘤
- 鼻窦软组织密度影，可排除骨瘤

典型病例

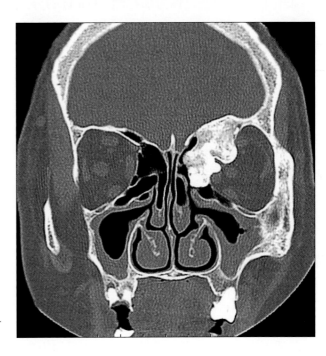

图 27-1-1 骨瘤
冠状面 CT 骨窗，示左侧额、筛窦骨性高密度肿块影，部分突入左侧眼眶

重点推荐文献

[1] 王洪明. 鼻中隔后端骨瘤一例. 中华耳鼻咽喉头颈外科杂志, 2012, 47 (9): 777-778.

[2] 甄宏韬. 筛窦骨瘤. 中华临床医师杂志 (电子版), 2012, 6 (2): 282-284.

[3] Pons Y, et al. Ethmoid sinus osteoma: diagnosis and management. Head Neck, 2013, 35 (2): 201-204.

[4] Janovic A, et al. Paranasal sinus osteoma: is there any association with anatomical variations? Rhinology, 2013, 51 (1): 54-60.

[5] Hazarika P, et al. Frontal sinus osteoma: a difficult surgical decision in the era of endoscopic sinus surgery. Am J Otolaryngol, 2011, 32 (6): 611-614.

第 2 节　内翻性乳头状瘤

【概念与概述】

内翻性乳头状瘤 (inverted papilloma, IP) 为一种来源于 Schneiderian 膜的乳头状瘤 (inverted papilloma, IP)，该肿瘤向上皮下间质内呈嵌入性生长

- 本病在组织学上属于良性肿瘤，其实属于交界性肿瘤，有局部侵袭性
- 本病可以恶变或与癌并存，最常见为鳞癌

【病理与病因】

- 病因学
  - 目前尚不清楚
  - 炎症、肿瘤两种学说
- 流行病学
  - 鼻腔最常见的良性肿瘤
  - 占鼻腔肿瘤的 0.5% ~ 4.0%

【大体病理及手术所见】

- 乳头状、坚硬的息肉样肿块
- 表面有较深裂隙
- 表面黏膜完整

【显微镜下特征】

- 上皮组织高度增生并呈管状、指状或分支状伸入下方间质内
- 基底膜完整

【临床表现】

临床特点

- 最常见体征 / 症状
  - 鼻塞、鼻涕、鼻出血、失嗅及头痛
  - 恶变者常出现疼痛和面部麻木
  - 侵犯眼眶者可出现突眼

疾病人群分布

- 年龄
  - 15 岁 ~ 96 岁，平均 56 岁
  - 50 岁 ~ 70 岁最多见，占 3/4
- 性别　男性 > 女性，比例约 4:1

【自然病史与预后】

- 生长缓慢，容易摘除，预后较好
- 术后易复发，复发率甚至高达 60%
- 恶变发生率一般为 5% ~ 15%，恶变多为鳞状细胞癌，腺癌和小细胞癌则比较少见

【治疗】

- 通常鼻内镜手术切除
- 恶变者可行扩大切除

【影像学表现】

概述

- 最佳诊断依据：MRI T2WI 或增强 T1WI 上显示典型栅栏状或卷曲脑回状外观
- 部位
  - 常发生于鼻腔外壁近中鼻道处
  - 鼻窦少见
- 大小
  - 大小不等，从数毫米到数厘米
- 形态学
  - 分叶状

CT 表现

- 平扫 CT
  - 边界清楚；密度多较均匀，少数伴钙化
  - 邻近骨质受压变薄，局部可有侵蚀、破坏；肿瘤基底部骨质多有硬化，据此可帮助判断起源部位
  - 常伴有阻塞性鼻窦炎
  - 可蔓延到鼻咽部、眼眶、颅内等邻近区域
- 增强 CT　多呈均匀中度强化

MRI 表现

- T1WI
  - 多呈等信号，少数呈低信号
- T2WI
  - 多呈等信号，少数呈高信号

- 信号不均匀，内部结构多呈较规整的"栅栏"状
- 增强 T1WI
  - 多呈中度不均匀强化
  - 内部结构多呈较规整的"栅栏"状，有些文献也称为卷曲脑回状（convoluted cerebriform pattern）、相间条状（septate striated appearance）或柱状（columnar pattern）
  - 易区分肿瘤与伴发的阻塞性炎症
  - 能准确显示肿瘤向鼻外蔓延的范围，尤其对伴发恶变的患者价值更大
  - 有助于鉴别复发肿瘤与瘢痕

推荐影像学检查
- 最佳检查方法：平扫 + 增强 MRI
- 备忘建议

- 参考 CT 所示骨质改变更有助于诊断；CT 也是术后随访常用的影像检查方法

【鉴别诊断】
- 鼻息肉
  - 常两侧发病，单侧发病少见
  - 绝大多数为水肿型，CT 表现为低密度影，边缘黏膜强化
  - MRI T2WI 多为明显高信号，增强后周边黏膜明显强化
- 真菌球
  - 常发生于上颌窦
  - 病变内多有点、条状钙化
  - MRI T2WI 上呈明显低信号，增强后内部无强化

诊断与鉴别诊断精要

- 鼻腔外侧壁近中鼻道区分叶状肿块，MRI T2WI 或增强 T1WI 上显示典型栅栏状或卷曲脑回状强化，要考虑 IP
- MRI T2WI 或增强 T1WI 上显示信号均匀的肿块，可以考虑排除 IP

典型病例

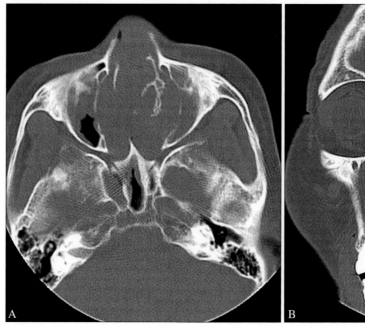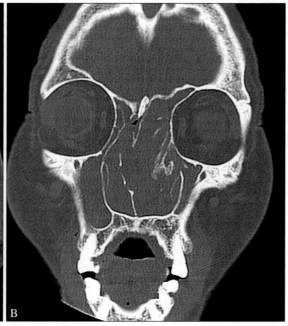

图 27-2-1　内翻性乳头状瘤

A，B. 横断面及冠状面 CT 骨窗，示左侧鼻腔内软组织肿块影，鼻筛区骨质增生、硬化，鼻中隔破坏；双侧上颌窦、筛窦炎，右侧鼻腔息肉

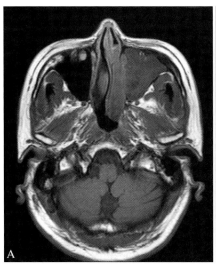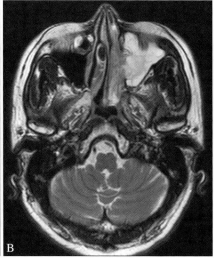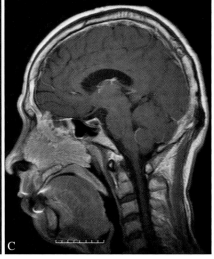

图 27-2-2　内翻性乳头状瘤

A ~ C. MRI 横断面 T1WI、T2WI 及矢状面增强 T1WI，示左侧窦口 - 鼻道复合体病变，呈长 T1 略长 T2 信号影，侵入上颌窦；增强后病变呈典型"栅栏状"外观，额窦及上颌窦腔内为潴留液

重点推荐文献

[1] 叶菁. CT 中骨质变化对鼻腔鼻窦内翻性乳头状瘤的诊断价值. 中华耳鼻咽喉头颈外科杂志，2009，44（2）：141-144.

[2] 杨本涛. 鼻腔及鼻窦内翻性乳头状瘤的 MRI 诊断. 中华放射学杂志，2008，42（12）：1261-1265.

[3] Llewellyn KA, et al. Radiology quiz case 2. Recurrent inverted papilloma（IP）with focal hyperostosis in the right maxillary sinus. JAMA Otolaryngol Head Neck Surg，2013，139（3）：309-311.

[4] Mitchell CA, et al. Combined transnasal/transtemporal management of the eustachian tube for middle ear inverted papilloma. Laryngoscope，2012，122（8）：1674-1678.

第 3 节　血管瘤

【概念与概述】

血管瘤（hemangioma）为血管来源的良性肿瘤，通常分为毛细血管瘤和海绵状血管瘤两大类型

- 本病是鼻腔内较常见的肿瘤，发生于鼻窦者较少见，偶尔也可发生于鼻中隔、鼻骨等骨性结构

【病理与病因】

- 病因学
  - 可能与损伤及激素有关（妊娠或使用避孕药）
- 流行病学
  - 占头颈部血管瘤的 10%
  - 约占鼻腔鼻窦非上皮肿瘤的 25%

【大体病理及手术所见】

- 黏膜下红色或褐色息肉样肿块
- 质软，压之可缩小
- 毛细血管瘤常伴表面溃疡
- 海绵状血管瘤切面呈海绵状

【显微镜下特征】

- 毛细血管瘤较小，增生毛细血管呈小叶状结构，管腔内衬肿胀的内皮细胞，内皮下为网状纤维，毛细血管间有炎性细胞浸润
- 海绵状血管瘤较大，由大量、扩张、大薄壁的血管构成，血管壁间为数量不等的结缔组织

【临床表现】

临床特点

- 最常见体征 / 症状
  - 鼻塞和反复性鼻出血
  - 检查显示暗红色或褐色肿块

疾病人群分布

- 年龄
  - 毛细血管瘤 30 岁左右多见
  - 海绵状血管瘤 40 岁 ~ 50 岁多见
- 性别
  - 毛细血管瘤：女性＞男性
  - 海绵状血管瘤：男性＞女性

【自然病史与预后】

- 通常容易切除，预后良好
- 基底部未完整切除，可反复复发

【治疗】

- 通常采用鼻内镜手术切除
- 大肿瘤可先行栓塞治疗，后选择合适手术方式切除

【影像学表现】

概述

- 最佳诊断依据：类圆形或分叶状肿块，T2WI 呈明显高信号，CT 或 MRI 增强后显著强化，海绵状血管瘤具有"渐进性强化"的特点
- 部位
  - 毛细血管好发于鼻中隔
  - 海绵状血管瘤好发于上颌窦自然开口和下鼻甲处
- 大小
  - 大小不等，从数毫米到数厘米
- 形态学
  - 类圆形、分叶状或不规则形

CT 表现

- 平扫CT
  - 边界清楚，等密度或高密度，密度多不均

匀，少数有静脉点滴石

  - 邻近骨质受压变形或侵蚀
  - 骨血管瘤表现为受累骨膨大，呈蜂窝状或放射状
- 增强 CT
  - 显著强化，大肿瘤多不均匀

MRI 表现

- T1WI 等或低信号
- T2WI 均匀或不均匀高信号
- 增强 T1WI
  - 均匀或不均匀显著强化
  - 海绵状血管瘤示"扩散性强化"

推荐影像学检查

- 最佳检查方法：平扫 + 增强 MRI
- 备忘建议
  - 参考 CT 所示骨质改变更有助于定性诊断

【鉴别诊断】

- 典型的影像学表现，比较容易诊断，一般不需要与其他病变鉴别

诊断与鉴别诊断精要

- MRI T2WI 呈明显高信号，CT 或 MRI 增强后显著强化，要考虑血管瘤；具有扩散性强化的特点，可考虑海绵状血管瘤
- MRI T2WI 呈等或低信号，CT 或 MRI 增强后强化不明显，可以考虑排除血管瘤

典型病例

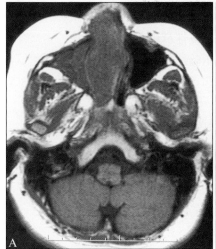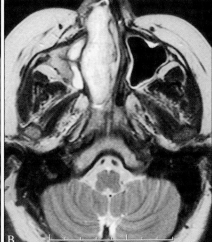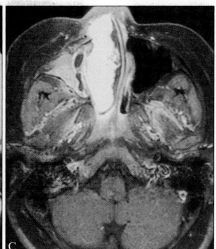

图 27-3-1　毛细血管瘤

A ~ C. MRI 横断面 T1WI、T2WI 及增强 T1WI，示右侧鼻腔内长 T1 长 T2 信号肿块影，增强后明显强化

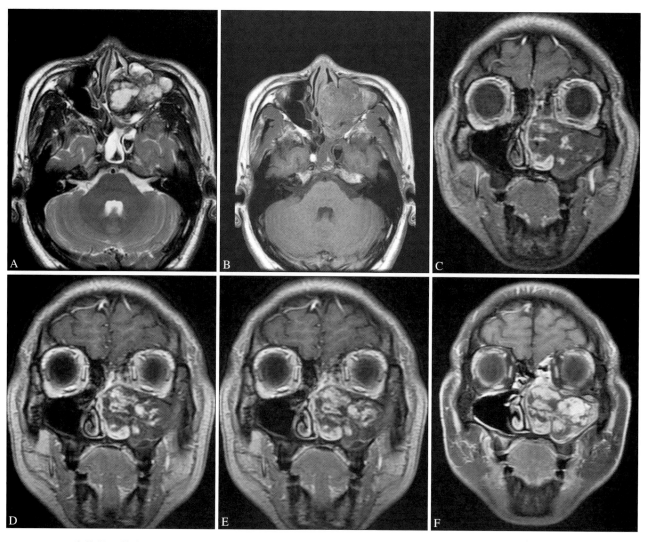

图 27-3-2 海绵状血管瘤
A，B. 为 MRI 横断面 T1WI、T2WI；C ~ F. 为冠状面动态增强 T1WI，示左侧上颌窦病变呈混杂等 T1 长 T2 信号，病变内可见多发点状、线状血管流空信号，还可见条带状短 T2 信号影；动态增强后病变呈"扩散性"强化

重点推荐文献

[1] Dou Y, et al. Diagnosis and microsurgical treatment of cavernous sinus hemangioma. Artif Cells Blood Substit Immobil Biotechnol，2010,38（2）：109-112.

[2] Fitzsimons B，Koch CG. Transverse sinus hemangioma. Anesth Analg, 2008, 106（1）：63-64.

[3] Hasiloglu ZI, et al. Cavernous hemangioma of the cavernous sinus misdiagnosed as a meningioma：a case report and MR imaging findings. Clin Imaging，2013，37（4）：744-746.

[4] 葛全序，姜华伟，许东. 筛窦海绵状血管瘤颅内蔓延一例. 中华放射学杂志，2002，36（7）：656.

第 4 节　神经鞘瘤

【概念与概述】

　　神经鞘瘤（schwannoma）为有包膜的良性肿瘤，由分化好的施万细胞构成。该区域神经鞘瘤多来源于三叉神经的眼支、上颌支或自主神经，最常发生于鼻筛区，其次为上颌窦、鼻腔，额窦、蝶窦少见。

【病理与病因】

- 病因学

- 目前尚不清楚

- 流行病学

- 约占头颈部神经鞘瘤的 4%

【大体病理及手术所见】

- 球形，有包膜，边界清楚

- 黏液胶样外观，质软，切面呈灰白或灰褐色可有出血、坏死及囊性变

【显微镜下特征】

- 富于细胞的 Antoni A 区
- 疏松黏液样的 Antoni B 区
- 细胞核可有异型性，但很少恶变

【临床表现】

临床特点

- 最常见体征 / 症状
  - 鼻塞、流涕、鼻出血、失嗅及头痛
  - 面部或眶窝疼痛

疾病人群分布

- 年龄
  - 6 ~ 78 岁之间
  - 20 ~ 50 岁最多见
- 性别
  - 男性＞女性，比例约 2 ~ 4：1

【自然病史与预后】

- 生长缓慢，容易摘除，预后良好
- 术后复发率极低
- 恶变罕见

【治疗】

- 通常鼻内镜手术切除
- 肿瘤范围大可行扩大切除

【影像学表现】

概述

- 最佳诊断依据：边界清楚的肿块，其内可见结节、斑片状长 T1 长 T2 信号影，且增强后无强化
- 部位
  - 鼻窦或鼻腔
  - 鼻筛区最常见
- 大小
  - 大小不等，从数毫米到数厘米
- 形态学
  - 类圆形、椭圆形或不规则形

CT 表现

- 平扫 CT
  - 边界清楚，等密度，密度均匀或不均匀，一般无钙化
  - 可有囊变及坏死区或疏松黏液基质区（Antoni B 区），出血少见
  - 邻近骨质受压变薄，局部吸收
- 增强 CT
  - 轻、中度不均匀强化，Antoni B 区不强化

MRI 表现

- T1WI
  - 等或略低信号
- T2WI
  - 不均匀等或稍高信号
  - 显示数量不一结节或斑片状高信号（Antoni B 区）
- 增强 T1WI
  - 不均匀中、高度强化
  - Antoni B 区不强化，较 CT 显示更敏感、可靠

推荐影像学检查

- 最佳检查方法：平扫 + 增强 MRI
- 备忘建议
  - 参考 CT 所示骨质改变更有助于定性诊断

【鉴别诊断】

- 鼻腔鼻窦癌
  - 多见于 40 岁以上中老年人，病程短，进展快，症状重
  - 骨质破坏，MRI T1WI、T2WI 多呈等信号，增强后多为中度强化
  - 常侵犯周围结构
- 内翻性乳头状瘤
  - 多发生于鼻腔外侧壁近中鼻道区域
  - 多呈分叶状
  - MRI T2WI 或增强 T1WI 上呈卷曲脑回状外观
- 鼻息肉
  - 常两侧发病，单侧发病少见
  - 绝大多数为水肿型，CT 表现为低密度影，边缘黏膜强化
  - MRI T2WI 多为明显高信号，增强后周边黏膜明显强化

诊断与鉴别诊断精要

- 肿块内显示结节、斑片状长 T1、长 T2 信号影且增强后不均匀强化，要考虑神经鞘瘤
- 肿块伴钙化及造成骨质破坏，可考虑排除神经鞘瘤

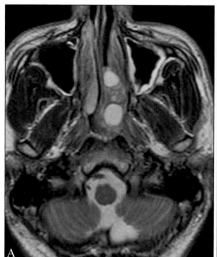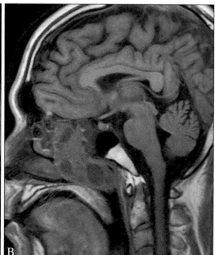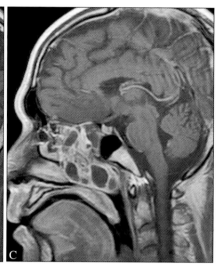

图 27-4-1 **神经鞘瘤**

A ～ C. 分别为 MRI 横断面 T2WI、矢状面 T1WI 及增强后矢状面 T1WI，示左侧鼻筛区类圆形肿块影，呈等 T1 稍高 T2 信号，其内可见多发囊状长 T1 长 T2 信号影，增强后呈不均匀中度强化

重点推荐文献

[1] 杨本涛. 鼻腔鼻窦神经鞘瘤的 CT 和 MRI 表现. 中华放射学杂志，2008，42（6）：618-622.

[2] 王东，熊明辉. 鼻腔及副鼻窦神经鞘瘤二例. 中华放射学杂志，1998，32（1）.

[3] Padua SC, et al. Malignant paranasal sinus schwannoma. Braz J Otorhinolaryngol，2012，78（4）：135.

[4] Hironaka，Y.，et al.，Orbital schwannoma extending to the lateral wall of the cavernous sinus through the superior orbital fissure-case report. Neurol Med Chir（Tokyo），2010，50（2）：154-157.

[5] 凌玲，周水洪，任国平. 鼻腔神经鞘瘤三例. 中华肿瘤杂志，2003，25（6）：621.

第 5 节　骨化性纤维瘤

【概念与概述】

　　骨化性纤维瘤（ossifying fibroma，OF）为一种良性、生长缓慢的骨纤维病变

- 青少年小梁状骨化纤维瘤（JTOF）及青少年砂粒体性骨化性纤维瘤（JPOF）为两种变异类型
- 单发多见，好发于下颌骨，发生于鼻窦者以筛窦多见，上颌窦次之
- 极少数骨化性纤维瘤可发生恶变，多恶变为骨肉瘤

【病理与病因】

- 病因学
  - 目前尚不清楚
- 流行病学
  - 鼻窦常见良性骨源性肿瘤

  - 占鼻窦良性肿瘤的 4%

【大体病理及手术所见】

- 分叶状、质硬肿块
- 包膜完整，边界清楚

【显微镜下特征】

- 由成纤维细胞和致密骨组织构成
- 骨小梁周围可见成骨细胞
- 可见囊变，偶见软骨

【临床表现】

临床特点

- 最常见体征 / 症状
  - 面部畸形或眼球突出
  - 鼻塞、鼻涕及头痛
  - 复视及视力下降

疾病人群分布

- 年龄
  - 6 ~ 63 岁，平均 29 岁
  - 20 ~ 40 岁最多见，约占 2/3
- 性别
  - 女性＞男性，比例约 5 : 1

【自然病史与预后】

- 生长缓慢，预后好
- 手术切除很少复发

【治疗】

- 通常鼻内镜手术切除
- 极少数恶变者可行扩大切除

【影像学表现】

概述

- 最佳诊断依据：边界清楚、形态规整的骨性高密度影，见瘤周骨壳及其下方环形低密度影
- 部位
  - 最常见于筛窦，其次为鼻腔、上颌窦
- 大小
  - 大小不等，从数毫米到数厘米
- 形态学
  - 椭圆形、卵圆形或分叶状

CT 表现

- 平扫 CT
  - 边界清楚，多呈磨玻璃状或硬化性骨样高密度影
  - 密度均匀或不均匀，可伴囊变、坏死，甚至形成液 - 液平面
  - 瘤周厚薄不一的骨壳，其下方常见薄的完整或不完整环形低密度影
  - 可突入眼眶或颅内，压迫邻近结构

- 肿瘤突然增大，形态不规整，密度不均匀，甚至有放射状骨针形成，常提示恶变，多为骨肉瘤
- 增强 CT
  - 少数病变或病变局部呈轻到中度强化

MRI 表现

- T1WI
  - 低或等信号
- T2WI
  - 多呈低信号，少数表现为高信号，信号可不均匀，能更准确显示囊变、坏死及出血，对液 - 液平面显示最佳
- 增强 T1WI
  - 轻到中度强化

推荐影像学检查

- 最佳检查方法：CT
- 备忘建议：MRI 有助于判断与邻近重要结构关系

【鉴别诊断】

- 骨纤维异常增殖症
  - 常见于青少年
  - 密度多呈磨玻璃状，瘤体内可见"岛屿"状低密度影
  - 沿着受累骨生长，除近骨缝外，其他边缘不清楚
- 成骨细胞瘤
  - 少见
  - 形态不规整，骨壳多不完整，瘤体内钙化或骨化影较模糊
  - 易侵犯邻近结构，周围脑膜有不同程度强化

诊断与鉴别诊断精要

- 边界清楚骨性高密度影并有瘤周骨壳及其下方低密度环形成，要考虑 OF
- 软组织肿块不伴有钙化、骨化，可以考虑排除 OF

典型病例

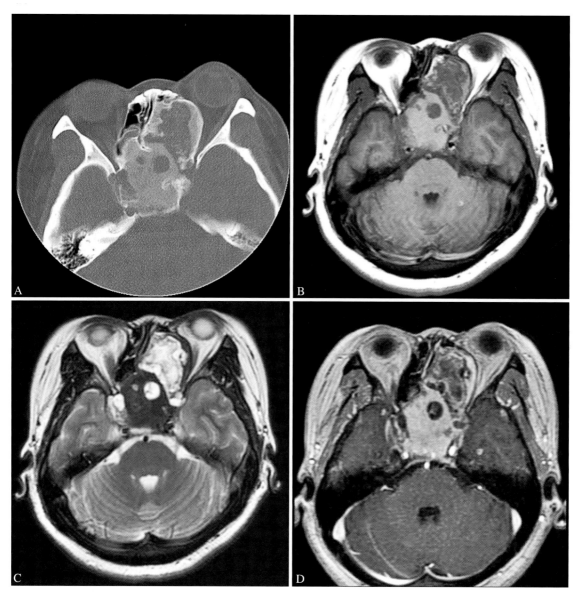

图 27-5-1 左筛窦骨化性纤维瘤

A ~ D. 分别为横断面 CT 骨窗、MRI 横断面 T1WI、T2WI、增强后 T1WI，CT 示左侧筛窦区混杂高密度肿块，内有片状软组织密度影，边缘有不完整的骨性包壳，病变累及左侧眼眶，左侧眼球向前突出。病变在 T1WI 上呈等、低信号，T2WI呈低、高信号，增强后呈不均匀强化

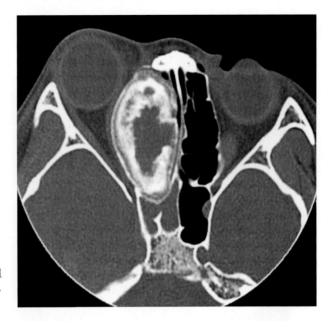

图 27-5-2　右筛窦骨化性纤维瘤
横断面 CT 骨窗，示右侧筛窦区混杂高密度肿块，内有片状软组织密度影，边缘有完整的骨性包壳。右侧蝶窦内可见低密度影，提示阻塞性炎症

重点推荐文献

[1] Hekmatnia A，et al. A case report of cemento-ossifying fibroma presenting as a mAs of the ethmoid sinus. J Res Med Sci，2011，16（2）：224-228.

[2] Yang BT，et al. Imaging study of ossifying fibroma with associated aneurysmal bone cyst in the paranasal sinus. Eur J Radiol，2012，81（11）：3450-3455.

[3] Erdim I，et al. A huge cemento-ossifying fibroma of paranasal sinus：a case report. Acta Medica（Hradec Kralove），2012，55（3）：146-149.

第 6 节　嗅神经母细胞瘤

【概念与概述】

嗅神经母细胞瘤（olfactory neuroblastoma）为一种起源于鼻腔鼻窦嗅上皮神经嵴的恶性肿瘤

- 嗅感觉神经瘤、神经感觉瘤、嗅神经细胞瘤、嗅成感觉神经细胞瘤等
- 患者预后与就诊时病变范围有关，Kadish 将本病分为 3 期：Ⅰ期肿瘤局限于鼻腔，Ⅱ期肿瘤已侵入 1 或数个鼻窦，Ⅲ期肿瘤超出鼻腔，侵入眼眶、颅内或已有颈淋巴结或远处转移

【病理与病因】

- 病因学
  ○ 目前不清楚
- 流行病学
  ○ 约占鼻腔鼻窦肿瘤的 2%～3%

【大体病理及手术所见】

- 血管丰富的息肉样肿块，被覆黏膜

- 有光泽，质软

【显微镜下特征】

- 瘤细胞以小圆、小梭形为特点
- 瘤细胞呈分叶状或巢状，间隔以丰富的血管纤维间质
- 可见到 Homer-Wright 或 Flexner-Wintersteiner 菊形团

【临床表现】

临床特点

- 最常见体征 / 症状
  ○ 鼻塞、鼻出血及失嗅

疾病人群分布

- 年龄
  ○ 2～90 岁均可发病
  ○ 10～20 岁及 50～60 岁为两个峰值
- 性别　男性≈女性

【自然病史与预后】

- 复发多在术后两年内，最常见为局部复发，约占 30%
- 5 年生存率为 78%
- 10% ～ 25% 颈部淋巴结转移，10% ～ 60% 肺、骨等远处转移

【治疗】

- 手术切除加放疗
- 晚期或复发患者，可行化疗

【影像学表现】

概述

- 最佳诊断依据：鼻腔上部、筛窦顶软组织肿块，伴有骨质破坏
- 部位
  - 多发生在鼻腔上部、筛窦顶（嗅神经分布区）
  - 极少数位于鼻腔下部、额窦、蝶窦及鼻咽
- 大小
  - 大小不等，从数毫米到数厘米
- 形态学
  - 不规则形

CT 表现

- 平扫 CT
  - 边界不清楚，等或略高密度，密度多不均匀
  - 少数可见钙化
  - 邻近骨质破坏，可伴有骨质肥厚硬化

- 增强 CT
  - 不均匀中度强化

MRI 表现

- T1WI
  - 低或等信号
- T2WI
  - 高或等信号
  - 信号多不均匀，可有囊变坏死、出血
- 增强 T1WI
  - 不均匀中度强化
  - 可准确判断邻近脑组织及脑膜有无受累

推荐影像学检查

- 最佳检查方法：CT 和 MRI 联合使用
- 备忘建议
  - MRI 增强扫描有助于显示肿瘤侵犯的范围，为肿瘤分期提供准确可靠依据

【鉴别诊断】

- 鳞癌
  - 鼻腔上部、筛窦顶部少见，密度、信号通常更不均匀，T2WI 多呈中等信号，骨质破坏更明显
- 腺癌
  - 少见，T2WI 为高信号，中、高度强化
- 未分化癌
  - 极少见，仅靠影像学不易与本病鉴别

诊断与鉴别诊断精要

- 鼻腔上部、筛窦顶软组织肿块，沿嗅神经分布生长，邻近筛板骨质破坏，考虑嗅神经母细胞瘤
- 鼻部其他区域软组织肿块，嗅神经母细胞瘤可能性较小

典型病例

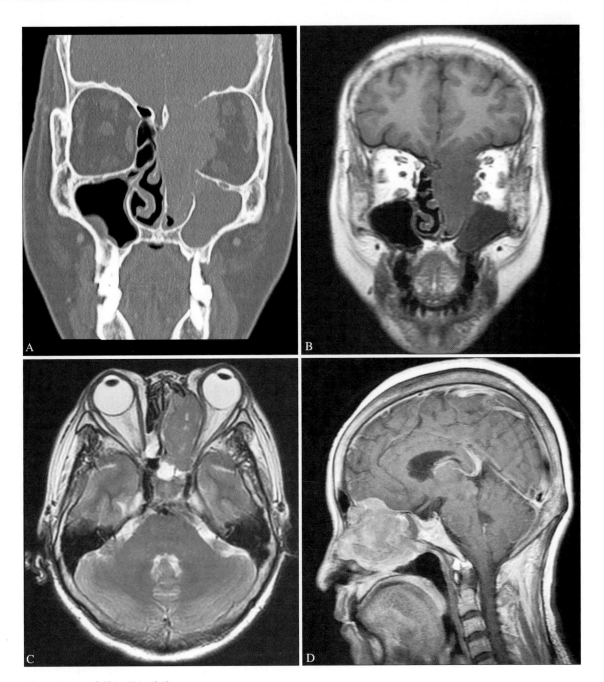

图 27-6-1　嗅神经母细胞瘤

A ~ D. 为冠状面 CT 骨窗及 MRI 冠状面 T1WI、横断面 T2WI、增强后矢状面 T1WI，CT 示左侧前颅底、筛板和眼眶内侧壁骨质破坏，左侧鼻腔顶、筛窦内可见软组织肿块影，呈略低 T1 混杂等、高 T2WI 信号，增强后病变明显强化，肿块侵犯左侧颅前窝底

重点推荐文献

[1] Chan LP, et al. Huge sphenoid sinus olfactory neuroblastoma: a case report. Kaohsiung J Med Sci, 2009, 25 (2): 87-92.

[2] 毛永征，王振常. 鼻咽部嗅神经母细胞瘤一例. 中华放射学杂志，2007，41 (3): 334-335.

[3] 杨智云. 嗅神经母细胞瘤的 CT 和 MRI 表现. 中华放射学杂志，2005，39 (3): 244-247.

[4] Wu HB, et al. Preliminary study on the evaluation of olfactory neuroblastoma using PET/CT. Clin Nucl Med, 2011, 36 (10): 894-898.

第 7 节　鼻和鼻窦癌

一、鳞状细胞癌

【概念与概述】

　　鳞状细胞癌（squamous cell carcinoma，SCC）是一种来源于鼻腔或鼻窦黏膜上皮的恶性肿瘤，包括角化性和非角化性两种类型。

　　早期的临床症状隐匿，类似鼻窦炎，经常延迟诊断，因此预后较差。直到作出诊断时，病变常已蔓延到深部组织，出现相应侵袭临床症状

【病理与病因】

- 病因学
  - 目前不清楚
  - 长期接触镍、木尘、煤烟和铬发病的危险性明显增加
- 流行病学
  - 鼻腔鼻窦最常见恶性肿瘤
  - 约占鼻腔鼻窦癌的 60% ~ 70%

【大体病理及手术所见】

- 外生性质脆的肿物，常伴坏死、出血及溃疡
- 局部软组织浸润和骨质破坏

【显微镜下特征】

- 鼻腔鳞状细胞癌：分化良好，角化性癌，显示角化珠，细胞间桥，核浓染
- 鼻窦鳞状细胞癌：中、低分化，非角化性癌，包括梭形细胞型、乳头状型，内生型，疣状型

【临床表现】

临床特点

- 最常见体征 / 症状
  - 鼻塞、鼻出血、牙齿松动或疼痛及面部麻木

疾病人群分布

- 年龄
  - 中老年人多见
  - 发病年龄多在 50 ~ 70 岁
- 性别
  - 男性＞女性，比例为 2：1

【自然病史与预后】

- 鼻腔鳞状细胞癌较鼻窦鳞状细胞癌预后好
- 鼻腔鳞状细胞癌 5 年生存率约为 60%
- 上颌窦鳞状细胞癌 5 年生存率约为 42%
- 约 15% 的患者可发生颈部淋巴结转移

【治疗】

- 手术切除加术后放疗

- 复发患者，可行扩大切除结合术后放疗和（或）化疗

【影像学表现】

概述

- 最佳诊断依据：等信号、中度强化软组织肿块，窦壁骨质明显破坏
- 部位
  - 上颌窦 60% ~ 70%
  - 鼻腔 12% ~ 25%
  - 筛窦 10% ~ 15%
- 大小
  - 大小不等，从数毫米到数厘米
- 形态学
  - 不规则形

CT 表现

- 平扫 CT
  - 边界不清楚，等密度，密度多不均匀
  - 可伴有出血、囊变坏死，少数可见钙化
  - 邻近骨质明显破坏，局部可伴骨质硬化
- 增强 CT
  - 中度不均匀强化

MRI 表现

- T1WI
  - 等信号
- T2WI
  - 等信号
  - 信号多不均匀，可伴有出血、囊变坏死
- 增强 T1WI
  - 不均匀中度强化
  - 能清楚显示鼻外侵犯范围

推荐影像学检查

- 最佳检查方法：CT
- 备忘建议
  - MRI 能准确显示病变范围，为临床分期提供客观依据

【鉴别诊断】

- 慢性侵袭性鼻窦炎
  - 病程较长
  - MRI　T2WI 多呈低信号
  - 骨质破坏伴有明显硬化肥厚
- 腺癌
  - 少见，MRI T2WI 为高信号，中、高度强化

诊断与鉴别诊断精要

- 不规则软组织肿块，MRI T1WI 和 T2WI 多为等信号，中度强化，骨质明显破坏，要考虑鳞状细胞癌
- 形态光整的软组织肿块，无骨质破坏，可考虑排除鳞状细胞癌

典型病例

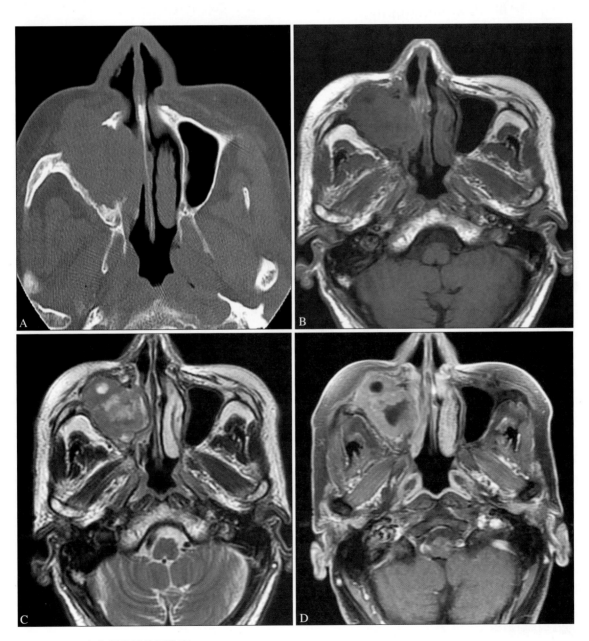

图 27-7-1　右上颌窦鳞状细胞癌

A ~ D. 横断面 CT 骨窗及 MRI 横断面 T1WI、T2WI，增强后 T1WI，示右侧上颌窦内肿块，上颌窦前壁、内侧壁骨质破坏，鼻腔受侵；病变在 T1WI 上呈等、低信号，T2WI 呈等、高信号，增强后呈不均匀中度强化，右侧面颊部皮肤受侵

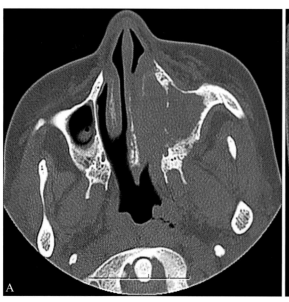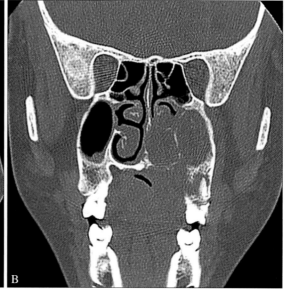

图 27-7-2　左上颌窦鳞状细胞癌

A，B. 横断面及冠状面 CT 骨窗，示左侧上颌窦内肿块，上颌窦内、下及后外侧壁骨质破坏，窦后脂肪间隙和左侧鼻腔受侵，左侧硬腭骨质可见破坏

二、腺样囊性癌

【概念与概述】

　　腺样囊性癌（adenoid cystic carcinoma，ACC）为发生于鼻腔鼻窦最常见的涎腺型腺癌。

- 本病常发生于大、小涎腺，尤其后者更常见，而鼻腔鼻窦则是小涎腺常见的分布部位，因此本病为鼻腔鼻窦常见的恶性肿瘤
- 本病生长较缓慢，常因临床症状隐匿而延误就诊

【病理与病因】

- 病因学
  - 目前不清楚
- 流行病学
  - 鼻腔鼻窦第 2 位常见癌
  - 约占鼻腔鼻窦恶性肿瘤的 5% ～ 15%

【大体病理及手术所见】

- 大而质硬的实性肿块
- 形态不规则，界限不清，广泛浸润周围结构

【显微镜下特征】

- 管状、筛状或实性片状的小基底样细胞构成
- 细胞核浓染，胞质稀少
- 浸润周围神经、骨质

【临床表现】

临床特点

- 最常见体征 / 症状
  - 鼻塞、鼻出血、疼痛及面部麻木

疾病人群分布

- 年龄
  - 20 ～ 80 岁均可发病
  - 以老年人为主，平均 55 岁
- 性别　男性 ≈ 女性

【自然病史与预后】

- 术后易复发并局部扩散，术后 1 年复发率超过 50%，术后 5 年约 75%
- 血行转移发生率约 50%，肺、脑、骨最常受累
- 淋巴道转移少见

【治疗】

- 手术切除加选择性放疗
- 晚期或复发患者，可行化疗

【影像学表现】

概述

- 最佳诊断依据：密度或信号不均匀软组织肿块，增强 MRI T1WI 外观近似管状、筛状，浸润性骨质破坏
- 部位
  - 约 1/2 发生于上颌窦，约 1/3 发生于鼻腔

- 大小　大小不等，从数毫米到数厘米
- 形态学　不规则形

CT 表现

- 平扫 CT
  - 边界不清楚，等或略高密度，密度多不均匀
  - 少数可见钙化
  - 邻近骨质浸润性破坏，可伴有骨质硬化
- 增强 CT　中度不均匀强化

MRI 表现

- T1WI　低或等信号
- T2WI
  - 高或等信号
  - 信号多不均匀，可有多发囊变、坏死区
- 增强 T1WI
  - 不均匀中、高度强化，外观呈管状或筛状
  - 可准确判断眼眶、颅内、翼腭窝、颞下窝等邻近结构受累情况

- 能清楚显示沿神经周蔓延的途径

推荐影像学检查

- 最佳检查方法：MRI
- 备忘建议
  - 结合 MRI T1WI 和增强 T1WI 脂肪抑制序列能更准确显示肿瘤沿神经生长的路径、范围

【鉴别诊断】

- 鳞癌
  - 密度、信号更不均匀，MRI T2WI 多呈等信号，增强后中度强化，骨质破坏更明显
- 腺癌
  - 少见，MRI T2WI 为高信号，中、高度强化
- 软骨肉瘤
  - 少见
  - CT 显示结节或环形钙化
  - 增强 MRI T1WI 外观近似蜂窝状，形态相对更规整

诊断与鉴别诊断精要

- 肿块密度或信号不均匀，增强 MRI T1WI 外观近似管状、筛状，骨质浸润性破坏，嗜神经生长，要考虑腺样囊性癌
- 肿块密度或信号均匀，需要与其他恶性肿瘤鉴别

典型病例

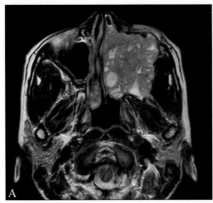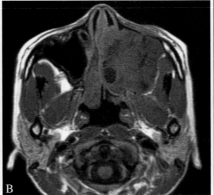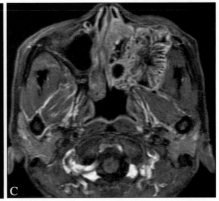

图 27-7-3　左上颌窦腺样囊性癌（病例 1）

A ~ C. 横断面 MRI T2WI、T1WI 和脂肪抑制后增强 T1WI，示左侧上颌窦内肿块呈混杂等、低 T1，等、高 T2 信号，增强后明显不均匀强化，外观呈筛状，病变向后侵犯上颌窦后脂肪间隙，向内突至鼻腔

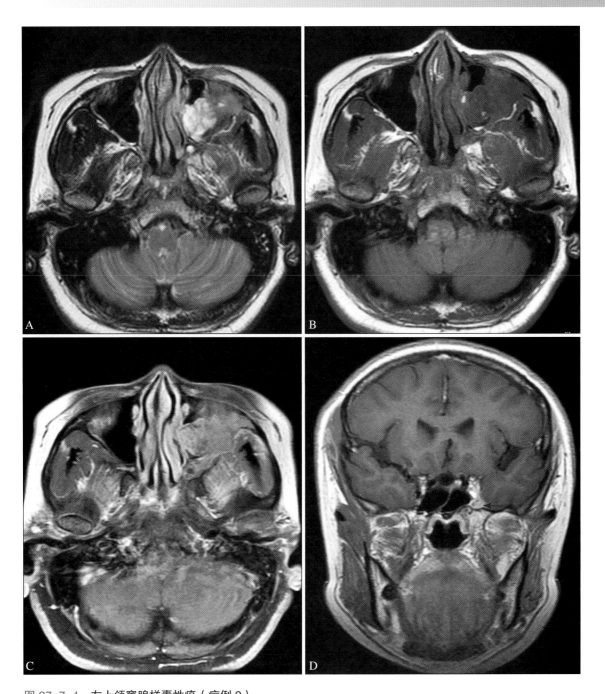

图 27-7-4　左上颌窦腺样囊性癌（病例 2）

A ~ D. MRI 横断面 T2WI、T1WI 及增强后横断面、冠状面 T1WI，示左侧上颌窦窦口处长 T1 长 T2 肿块，其内可见线状低信号影，增强后病变轻度强化，沿着翼腭窝蔓延，累及圆孔（箭头）

重点推荐文献

[1] Wu HB，et al. Preliminary study on the evaluation of olfactory neuroblastoma using PET/CT. Clin Nucl Med，2011，36（10）：894-898.

[2] Ichinose T，et al. Primary squamous cell carcinoma of the frontal sinus treated with en bloc resection：case report. Neurol Med Chir（Tokyo），2009，49（10）：481-483.

[3] Varan O，et al. Malignant hypercalcemia in a patient with maxillary sinus squamous cell carcinoma without skeletal metastases. Am Surg，2010，76（4）：E9-10.

[4] 张青. 鼻窦神经内分泌癌的 CT 和 MRI 诊断. 中华放射学杂志，2012，46（7）：615-618.

第 8 节　鼻腔鼻窦黑色素瘤

【概念与概述】

鼻腔鼻窦黑色素瘤（melanoma）为起源于胚胎发育期从神经嵴迁移到鼻腔、鼻窦黏膜的黑色素细胞，恶性程度高，预后差

本病多为单发，也可多发，多数为有色素性黑色素瘤，10% ~ 30% 为无色素性黑色素瘤

【病理与病因】

- 病因学
  - 目前尚不清楚
  - 甲醛、吸烟可能为致病因素
- 流行病学
  - 约占全身黑色素瘤的 1%
  - 约占鼻腔鼻窦肿瘤的 5%

【大体病理及手术所见】

- 黑色、棕色或淡褐色肿块
- 常伴有出血、坏死及溃疡形成

【显微镜下特征】

- 瘤细胞呈上皮样、气球样、梭形等多种形态
- 大红核仁
- 有数量不一的黑色素颗粒

【临床表现】

临床特点

- 最常见体征 / 症状
  - 鼻塞、血性腐臭分泌物
  - 检查为黑色或粉红色肿块

疾病人群分布

- 年龄
  - 50 ~ 80 岁多见
  - 60 ~ 70 岁为峰值年龄
- 性别　男性 ≈ 女性

【自然病史与预后】

- 复发率 67% ~ 92%，可多次复发，预后差
- 5 年生存率 17% ~ 47%
- 晚期远处转移至肺、脑、骨及肝

【治疗】

- 一般采用手术切除
- 术后可行放射治疗

【影像学表现】

概述

- 最佳诊断依据：鼻腔鼻窦软组织肿块，MRI T1WI 为高信号，T2WI 为低信号

- 部位
  - 鼻腔较鼻窦多见
  - 鼻中隔前部是鼻腔内最常见的发病部位，其次为中、下鼻甲
  - 上颌窦是鼻窦中最常见部位，占 80%，其次为筛窦
- 大小
  - 大小不等，从数毫米到数厘米
- 形态学
  - 规则或不规则形

CT 表现

- 平扫 CT
  - 边界清楚，等或略高密度，密度多不均匀
  - 可有出血、囊变坏死
  - 邻近骨质侵蚀破坏
- 增强 CT
  - 轻、中度不均匀强化

MRI 表现

- T1WI
  - 典型者高信号，不典型者低或等信号
- T2WI
  - 典型者低信号，不典型者等或高信号
  - 信号通常不均匀
- 增强 T1WI
  - 不均匀轻、中度强化
  - 清楚显示沿神经周转移

推荐影像学检查

- 最佳检查方法：MRI 平扫 + 增强
- 备忘建议
  - 较大病变，参考 CT 所示骨质改变更有助于定性诊断

【鉴别诊断】

- 鼻腔鼻窦癌
  - 多见于 40 岁以上中老年人，病程短，进展快，症状重
  - 骨质破坏，MRI T1WI、T2WI 多呈等信号，增强后多为中度强化
  - 常侵犯周围结构
- 内翻性乳头状瘤
  - 多发生于鼻腔外侧壁近中鼻道区域
  - 多呈分叶状

- MRI T2WI 或增强 T1WI 上呈卷曲脑回状外观
  - 鼻息肉
    - 常两侧发病，单侧发病少见
- 绝大多数为水肿型，CT 表现为低密度影，边缘黏膜强化
- MR T2WI 多为明显高信号，增强后周边黏膜明显强化

典型病例

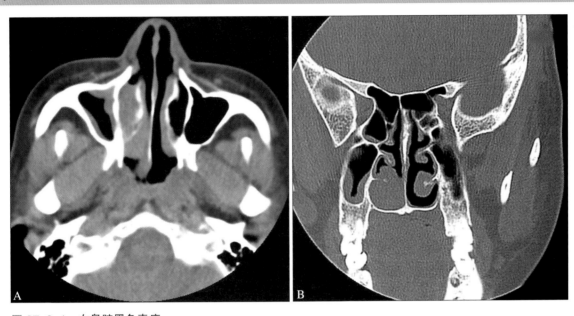

图 27-8-1　右鼻腔黑色素瘤
A，B. 横断面 CT 软组织窗及冠状面 CT 骨窗，示右侧鼻腔下鼻道内软组织肿块，右侧下鼻甲骨质破坏，右侧上颌窦内可见软组织密度影

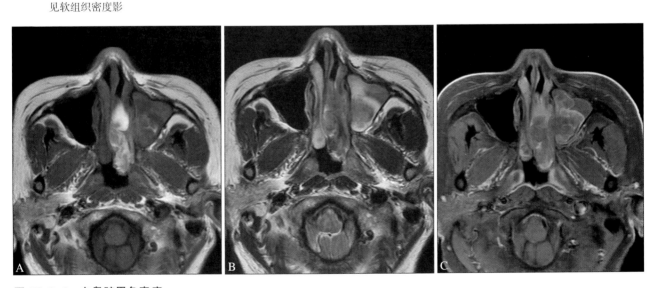

图 27-8-2　左鼻腔黑色素瘤
A ~ C. MRI 横断面 T1WI、T2WI 及增强后 T1WI，左鼻腔下鼻道内可见软组织肿块病变呈短 T1、等低 T2 信号，增强后呈不均匀强化，突向后鼻孔

重点推荐文献

[1] Lynch SC，et al. Primary melanoma of the sphenoid sinus presenting with a third cranial nerve palsy. J Neuroophthalmol，2005，25（4）：289-292.

[2] Ryan MW，S. Cunningham and SY Xiao. Maxillary sinus melanoma as the presenting feature of Carney complex. Int J Pediatr Otorhinolaryngol，2008，72（3）：405-408.

[3] Gurr A，et al. Malignant melanoma of the maxillary sinus-a case report. Laryngorhinootologie，2009，88（1）：35-38.

[4] 张青. 鼻道、鼻咽恶性黑色素瘤的MRI诊断. 中华放射学杂志，2011，45（10）：947-950.

第9节 横纹肌肉瘤

【概念与概述】

横纹肌肉瘤（rhabdomyosarcoma，RMS）为一种来源于骨骼肌的肉瘤，为儿童最常见的鼻腔鼻窦原发恶性肿瘤。本病进展迅速，短期可侵犯眼眶、翼腭窝、颞下窝、颅底，甚至蔓延颅内。

【病理与病因】

- 病因学　目前不清楚
- 流行病学
  - 约40%发生于头颈部，20%发生于鼻腔、鼻窦和鼻咽

【大体病理及手术所见】

- 呈葡萄状或息肉状
- 质软，可有蒂
- 常伴出血、坏死和感染

【显微镜下特征】

- 组织学形态多变，但基本上具有骨骼肌胚胎发育过程不同阶段的形态特点并显示异型性
- 肌母细胞胞浆内可见纵纹、横纹
- 腺泡型由分化差的瘤细胞构成，细胞沿着结缔组织隔整齐排列，类似于肺的腺泡结构
- 多形型具有丰富嗜酸性胞浆且疏松排列的各种不同形态细胞

【临床表现】

临床特点

- 最常见体征/症状
  - 起病急，进展快
  - 鼻塞、鼻出血、眼球突出及头痛

疾病人群分布

- 年龄
  - 胚胎型最常见，占2/3，多见于儿童、青少年
  - 腺泡型少见，多见于成年人
  - 多形型罕见，占1%，多见于老年人
- 性别　男性＞女性，比例为3：2

【自然病史与预后】

- 预后与患者年龄、组织学分型及肿瘤分期有关
- 各型年轻患者较老年患者预后好
- 约40%发生淋巴结、骨和肺转移
- 5年生存率44%～69%

【治疗】

- 手术切除加化疗

【影像学表现】

概述

- 最佳诊断依据　儿童、青少年患者，鼻窦软组织肿块伴骨质破坏
- 部位　多发生筛窦，其次上颌窦
- 大小　大小不等，从数毫米到数厘米
- 形态学　不规则形

CT表现

- 平扫CT
  - 边界不清楚，等或略高密度，密度多不均匀
  - 可伴有囊变、坏死及出血，通常无钙化
  - 窦壁浸润性骨质破坏
- 增强CT　高度不均匀强化

MRI表现

- T1WI　稍低或等信号
- T2WI
  - 高信号
  - 信号多不均匀，可有囊变、坏死及出血
- 增强T1WI
  - 不均匀中度或高度强化
  - 可清楚显示鼻外结构受累范围

推荐影像学检查

- 最佳检查方法：CT和MRI联合使用
- 备忘建议
  - MRI增强扫描后脂肪抑制序列能更清楚显示病变的范围及与邻近结构的关系

【鉴别诊断】

- 鼻窦癌
  - 多见于中老年患者
  - 密度、信号通常更不均匀，T2WI多呈等信号，骨质破坏更明显
- 原始神经外胚层肿瘤
  - 少见，仅靠影像学不易鉴别

诊断与鉴别诊断精要

- 儿童、青少年患者，鼻窦软组织肿块伴骨质破坏，且进展较快，要考虑 RMS
- 中老年患者，横纹肌肉瘤缺乏特异表现，需要与其他恶性肿瘤鉴别

典型病例

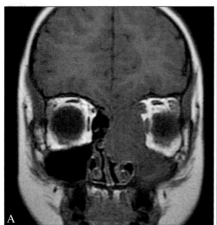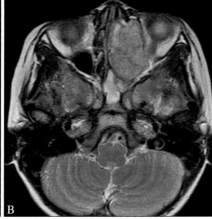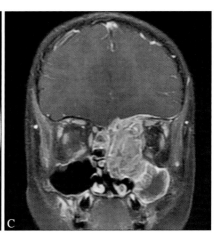

图 27-9-1　横纹肌肉瘤
A ~ C. MRI 冠状面 T1WI、横断面 T2WI 及增强后冠状面 T1WI，示左侧鼻腔鼻窦肿块，呈略长 T1 略长 T2 信号，信号欠均匀，增强后肿块不均匀强化，病变侵犯前颅窝、左侧眼眶及鼻中隔，左侧蝶窦内潴留液

重点推荐文献

[1] El, SA, et al. Paranasal sinus rhabdomyosarcoma: a rare tumor of poor prognosis. Eur Ann Otorhinolaryngol Head Neck Dis, 2013, 130 (1): 26-29.

[2] Daneshbod, Y, B. Khademi. Exfoliative cytologic findings of maxillary sinus spindle cell rhabdomyosarcoma. Acta Cytol, 2010, 54 (3): 358-361.

[3] 李树荣，杨智云，郑少燕. 鼻腔鼻窦胚胎型横纹肌肉瘤磁共振表现及临床价值. 中华耳鼻咽喉头颈外科杂志，2010，45 (5): 393-396.

[4] 戴平丰，裘敏剑，王东宝. 鼻与鼻窦横纹肌肉瘤一例. 中华医学杂志，2008，88 (2): 143-144.

第 10 节　淋巴瘤

【概念与概述】

淋巴瘤（lymphoma）为发生于鼻及鼻窦淋巴细胞的恶性肿瘤

- 多形性网织细胞增生症（polymorphic reticulosis）、中线恶性网织细胞增生症（midline malignant reticulosis）、致死性中线肉芽肿（lethal midline granuloma）、血管中心性免疫增生性病变等
- 结外淋巴瘤大多数为非霍奇金淋巴瘤（NHL），根据免疫组化分为 T、B 和 NK 细胞淋巴瘤。

NK/T 细胞淋巴瘤多位于鼻腔，常见于亚洲、拉丁美洲，并具有进行性血管破坏性生长方式，常引起坏死和骨侵蚀，易并发感染。在我国，90% 以上鼻腔鼻窦淋巴瘤为 NK/T 细胞淋巴瘤。B 细胞淋巴瘤多位于鼻窦，北美和欧洲多见

【病理与病因】

- 病因学
  - 不清
  - 鼻型结外 NK/T 细胞淋巴瘤与 EB 病毒密切

相关
- 流行病学
  - 鼻腔鼻窦第 2 位常见恶性肿瘤
  - 占鼻腔鼻窦恶性肿瘤的 14%

【大体病理及手术所见】
- 息肉样病变,可逐渐发展为溃疡和坏死
- 切面灰白,质脆,均质

【显微镜下特征】
- 早期背景为反应性淋巴细胞浸润,与炎症类似,不易诊断
- 典型表现为伴有坏死的血管中心性和血管壁的瘤细胞浸润

【临床表现】
临床特点
- 最常见体征 / 症状
  - 鼻塞、流涕、鼻出血、疼痛及鼻区或面部肿胀
  - 检查见鼻黏膜坏死、溃疡出血,表面常有干痂或脓痂

疾病人群分布
- 年龄
  - 主要见于成年人
  - 鼻型结外 NK/T 细胞淋巴瘤平均年龄为 53 岁
- 性别
  - 男性＞女性
  - 鼻型结外 NK/T 细胞淋巴瘤男女比例为 4 : 1

【自然病史与预后】
- B 细胞淋巴瘤预后较 NK/T 细胞淋巴瘤稍好
- NK/T 细胞淋巴瘤总生存率 30% ～ 50%
- B 细胞淋巴瘤总生存率 35% ～ 60%
- 完全切除肿瘤,1/3 到 1/2 患者发生局部复发,也可发生全身转移

【治疗】
- 放疗和(或)全身化疗
- 手术切除,后全身化疗

【影像学表现】
概述
- 最佳诊断依据:鼻腔前部或中线结构病变伴有坏死,邻近皮肤增厚——NK/T 细胞淋巴瘤;鼻窦较均匀等信号软组织肿块,浸润邻近骨质——B 细胞淋巴瘤
- 部位
  - NK/T 细胞淋巴瘤多位于鼻腔前部或中线

结构
  - B 细胞淋巴瘤多位于鼻窦,以上颌窦常见
- 大小
  - 大小不等,从数毫米到数厘米
- 形态学
  - 不规则形

CT 表现
- 平扫 CT
  - 局限型 NK/T 淋巴瘤最常见,多位于鼻腔前部或下鼻甲,向前易浸润鼻前庭、鼻翼及邻近面部皮肤;密度不均匀,内可见不成形坏死组织形成的低密度影;鼻中隔、中下鼻甲破坏
  - 弥漫型 NK/T 淋巴瘤表现为鼻腔中线区明显骨质破坏伴软组织肿块,充满鼻腔和上颌窦、筛窦,半数以上病例累及邻近的面部软组织、牙槽骨、硬腭、眼眶、鼻咽部、颞下窝、翼腭窝等
  - B 细胞淋巴瘤多位于鼻窦,表现为窦腔内软组织肿块影,密度较均匀,窦壁可出现轻微骨质破坏,窦周常可见软组织浸润,增强后均匀中度强化
- 增强 CT
  - NK/T 淋巴瘤不均匀中度强化
  - B 细胞淋巴瘤均匀中度强化

MRI 表现
- T1WI 低或等信号
- T2WI
  - 等信号
  - NK/T 细胞淋巴瘤信号多不均匀,伴有坏死;B 细胞淋巴瘤信号多较均匀
- 增强 T1WI
  - 中度均匀或不均匀强化
  - 早期发现骨髓浸润
  - 能够清楚显示肿瘤沿神经周蔓延的途径

推荐影像学检查
- 最佳检查方法:NK/T 细胞淋巴瘤——CT,B 细胞淋巴瘤——MRI
- 备忘建议
  - CT 和 MRI 联合使用有助于显示肿瘤的范围,为肿瘤分期提供准确可靠依据

【鉴别诊断】
- Wegener 肉芽肿

○ 常累及肺、肾
○ 鼻腔改变较局限，多伴有中下鼻甲和鼻中隔破坏
○ 窦壁骨质增生、硬化，可出现"双边"征
○ 侵犯硬腭、牙槽骨和面部皮肤少见

● 鼻腔癌
○ 发病部位更靠后
○ 多伴明显骨质破坏

○ 病变密度或信号常不均匀
○ 侵犯鼻旁软组织少见
○ 颈部转移淋巴结易出现坏死

● 鼻窦癌
○ 发病率高，约占鼻窦恶性肿瘤 90%
○ 形态不规则软组织肿块伴明显窦壁骨质破坏
○ 密度或信号往往不均匀
○ 颈部转移淋巴结常出现坏死

诊断与鉴别诊断精要

● 鼻腔前部或鼻中线区黏膜坏死、溃疡形成，鼻中隔或鼻甲骨质破坏，浸润鼻翼、鼻背或邻近面颊部软组织，要考虑 NK/T 细胞淋巴瘤
● 鼻窦较均匀的等信号软组织肿块，周围骨质浸润性改变，要考虑 B 细胞淋巴瘤

典型病例

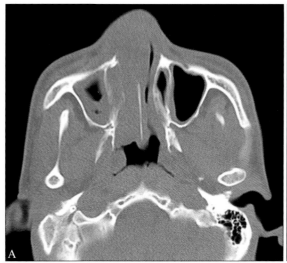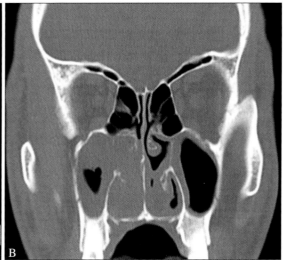

图 27-10-1　NK/T 淋巴瘤
A，B. 横断面及冠状面 CT 骨窗，示右侧鼻腔不规则软组织影，向前达鼻前庭，鼻翼及邻近面部软组织增厚，右侧下鼻甲骨质侵蚀，鼻中隔前部骨质破坏

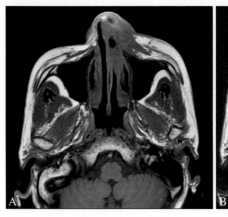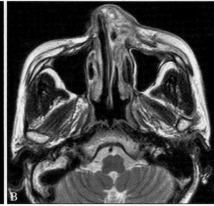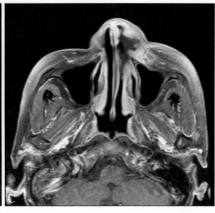

图 27-10-2　NK/T 淋巴瘤

A ~ C. MR 横断面 T1WI、T2WI 及增强后 T1WI，示左侧鼻腔、鼻前庭及鼻翼部等 T1 混杂 T2 信号，增强后轻度强化

重点推荐文献

[1] Nadendla LK，V Meduri，G. Paramkusam. Imaging characteristics of diffuse large cell extra nodal non-Hodgkin's lymphoma involving the palate and maxillary sinus：a case report. Imaging Sci Dent，2012，42（2）：111-114.

[2] Barreira JA，Moura FC，Monteiro ML. Bilateral cavernous sinus non-Hodgkin's lymphoma as the presenting sign of acquired immunodeficiency syndrome：case report. Arq Bras Oftalmol，2011，74（2）：130-131.

[3] Wei CC，Kanowitz SJ. Radiology quiz case 1. Non-Hodgkin lymphoma（NHL）（diffuse large B-cell type）of the frontal sinus. Arch Otolaryngol Head Neck Surg，2012，138（5）：515-517.

[4] 唐光健，王仪生. 鼻腔非霍奇金淋巴瘤的 CT 诊断. 中华放射学杂志，2000，34（2）：103-105.

[5] 吴秀蓉，黄远亮，王小平. CT 诊断鼻腔恶性淋巴瘤的临床价值（附 11 例报告）. 中华放射学杂志，2000，34（7）：461.

（杨本涛　鲜军舫）

主要参考文献

[1] 杨本涛，王振常，刘莎. 鼻腔及鼻窦内翻性乳头状瘤的 MRI 诊断. 中华放射学杂志，2008，42（12）：1261-1265.

[2] 杨本涛，王振常，刘莎. 鼻腔鼻窦神经鞘瘤的 CT 和 MRI 表现. 中华放射学杂志，2008，42（6）：618-622.

[3] 杨本涛，王振常，刘莎. 鼻窦骨肉瘤的 CT 和 MRI 诊断. 中华放射学杂志，2007，41（10）：1062-1065.

[4] Yang BT，Wang ZC，Xian J F，et al. Leiomyoma of the sinonasal cavity：CT and MR imaging findings.Clin Radiol，2009，64（12）：1203-1209.

[5] Yang BT，Wang ZC，Xian JF，et al.MR imaging features of primary melanoma of the eustachian tube：report of 2 cases.AJNR，2009，30（3）：431-433.

鼻及鼻窦常见手术后影像表现

28

【概念与概述】

- 根据鼻及鼻窦不同病变，采用不同手术方式。目前，鼻内镜手术是治疗慢性鼻窦炎的常规手术方式。鼻内镜手术（endoscopic endonasal surgery）以开放鼻旁窦自然窦口，去除不可逆的病变组织，重建、恢复纤毛的功能为原则，以求最大程度保留鼻旁窦腔内黏膜
- 鼻窦炎常见的手术方式包括鼻中隔矫正部分切除术，下鼻甲部分切除术，开筛术，钩突切除和中鼻甲上颌窦开放；额窦、额隐窝手术、筛泡、后组筛窦和蝶窦开放术；脑脊液鼻漏修补术；内镜下垂体瘤术；鼻腔泪囊造孔术；蝶腭动脉结扎术；上颌骨内侧切除治疗上颌骨和翼腭肿窝瘤；经鼻内镜行视神经减压和眶减压术等
- 鼻内镜术后需要定期随访观察，以确定治疗疗效。术后鼻窦 CT 扫描是评价手术效果和远期疗效的一个重要内容

【影像表现】

概述

- 根据手术方式不同，表现不同

鼻内镜术后 CT 常见表现

- 鼻中隔偏曲矫正手术：鼻中隔偏曲部分缺如，弯曲侧中下鼻甲部分缺如
- 上颌窦开放手术：常见钩突、部分中鼻甲、筛泡缺如，上颌窦自然开口扩大窦口－鼻道复合体通畅
- 额窦开放手术：额隐窝扩大，自然窦口扩大，钩突上端缺如
- 筛窦手术：筛骨蜂房骨性间隔缺如
- 蝶窦手术：蝶筛隐窝扩大，蝶窦自然窦口扩大，蝶窦前下壁骨质部分缺如
- 经蝶窦垂体瘤手术：蝶窦下壁骨质部分缺如
- 慢性鼻窦炎术后残存窦壁骨质通常均有不同程度硬化

术后 CT 复查需要观察内容

- 术后窦腔引流情况，自然窦口有无再次阻塞
- 术后窦腔黏膜有无增厚，窦腔内有无出现新的积液
- 术后有无并发症，了解有无前颅底、筛骨纸板、视神经管、颈内动脉等结构的损伤，并为再次手术提供术前解剖依据
- 值得注意的是，由于术后黏膜的肿胀和纤毛功能的恢复需要更长时间，术后 3 个月内行鼻窦 CT 检查，易出现假阳性。通常主张 6 个月后再行 CT 检查

术后 MRI 复查需要观察内容

- MRI 并非鼻内镜术后常规的检查方法。当怀疑术后出现前颅底、筛骨纸板、视神经管、颈内动脉损伤、并发感染等并发症时，需要行 MRI 进一步观察，为进一步治疗提供术前参考。并除外肿瘤性病变

推荐影像学检查

- HRCT 作为术后常规的影像检查方法，MRI 仅在怀疑出现并发症时才采用

诊断与鉴别诊断精要

- 熟悉相关手术方式很重要
- 注意区分手术所致的骨质缺如和肿瘤所致的骨质破坏，了解既往有无手术史很重要

典型病例

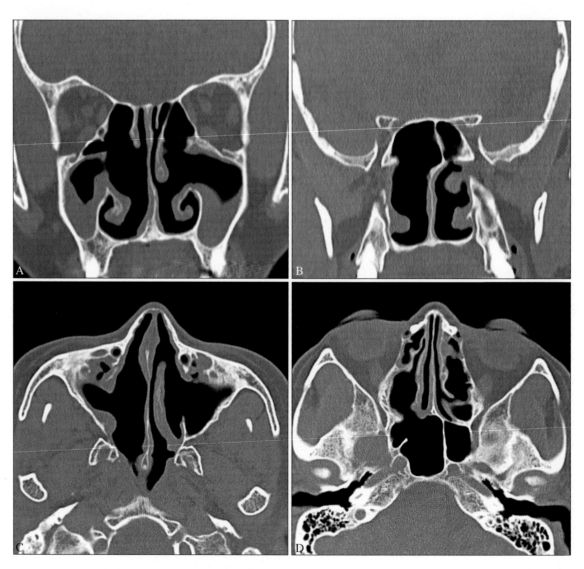

图 28-0-1　双侧筛窦、上颌窦和右侧蝶窦炎鼻内镜术后改变

A. CT 冠状面，示双侧筛窦蜂房骨性间隔、钩突、右侧中鼻甲骨质缺如，双侧窦口鼻道复合体结构消失，双侧筛窦和上颌窦自然开口扩大。双侧上颌窦黏膜增厚；B. CT 冠状面，示右侧中鼻甲、右侧蝶窦下壁骨质缺如，右侧蝶窦自然开口扩大；C. CT 横断面，示右侧中鼻甲骨质缺如，双侧上颌窦自然开口扩大，右侧上颌窦黏膜增厚；D. CT 横断面，示右侧蝶窦前壁骨质部分缺如，蝶窦自然开口扩大

重点推荐文献

[1] 杨本涛，王振常，刘莎，等. 鼻腔鼻窦神经鞘瘤的 CT 和 MRI 表现. 中华放射学杂志，2008，42（6）：618-622

[2] 杨本涛，王振常，刘莎，等. 鼻窦骨肉瘤的 CT 和 MRI 诊断. 中华放射学杂志，2007，41（10）：1062-1065.

[3] Yang BT，Wang ZC，Xian J F，et al. Leiomyoma of the sinonasal cavity：CT and MR imaging findings.Clin Radiol，2009，64（12）：1203-1209.

[4] Yang BT，Wang ZC，Xian JF，et al.MR imaging features of primary melanoma of the eustachian tube：report of 2 cases. AJNR，2009，30（3）：431-433.

（陶建华　杨本涛）

主要参考文献

[1] 王振常，鲜军舫，兰宝森. 中华影像医学头颈部卷. 北京：人民卫生出版社，2011：231-287.

[2] 鲜军舫，王振常，罗德宏，李威. 头颈部影像诊断必读. 北京：人民卫生出版社，2007：172-236.

[3] 韩德民，主译，内镜鼻窦外科学（解剖学基础，CT 三维重建和手术技术）北京：人民卫生出版社，2006.

[4] Cohen NA，Kennedy DW.Endoscopic sinus surgery：where we are-and where we're going.Curr Opin Otolaryngol Head Neck Surg，2005 Feb，13（1）：32-38. Review.

[5] Kane KJ.Recirculation of mucus as a cause of persistent sinusitis. Am J Rhinol，1997 Sep-Oct，11（5）：361-369. Review.

[6] Maran AG. Endoscopic sinus surgery. Eur Arch Otorhinolaryngol，1994，251（6）：309-318. Review.

[7] Bolger WE，Kennedy DW.Nasal endoscopy in the outpatient clinic.Otolaryngol Clin North Am. 1992 Aug，25（4）：791-802. Review.

咽部影像学

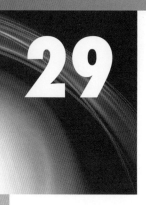

咽部影像检查方法

第 1 节　X 线

一、平片检查

平片检查即往是基本的检查方法，最常用位置有颈侧位和颅底位

- 颈侧位
  - 受检者取直立侧位，两肩自然下垂，下颏略上翘
  - 小儿或婴儿可采用侧卧位，颈部矢状面平行于检查床面
  - 受检者平静呼吸
  - 鼻咽、口咽、下咽的中心线位置分别为外耳孔前上 2cm、下颌角、喉结
  - 成人片——焦距为 120 cm，管电压 65 kV ～ 70kV，曝光时间 0.4 ～ 0.6 秒
  - 软组织摄影一般用钼靶 X 线机，除管电压稍低外，其体位摆法与一般常规摄影方法相同
  - 作用：显示咽腔及咽后壁软组织结构情况
- 颅底位
  - 受检者仰卧于 X 线检查床，背部和臀部垫高，头部后仰
  - 矢状面与检查床面垂直，听眦线与检查床面趋于平行
  - 中心线经两下颌角连线的中点，垂直于听眦线
  - 作用：主要观察鼻咽腔的前后壁和侧壁及颅底骨质情况

二、造影检查

前后位摄影时，咽部软组织与颈椎重叠，引入对比剂（碘油或钡混悬剂），增强对比以显示咽腔轮廓及功能，包括单对比造影、双对比造影和动态造影。

- 鼻咽部造影检查：已被 CT、MRI 取代
- 喉咽部（梨状窝）造影检查
  - 梨状窝疾病的检查方法之一
  - 受检者吞服 150% ～ 200%（W/V）双重造影剂混悬液后正位透视下观察即可显示钡剂经两侧梨状窝进入颈段食管
  - 显示喉咽结构：梨状窝呈倒置三角形，后壁在中线相连呈"W"形称为环后线，中间凹陷为杓间间隙，上方呈小"W"形为会厌谷，中央软组织缺损区为舌会厌正中韧带
  - 正常时大约空咽 2 ～ 3 次后梨状窝内钡剂应完全排空
  - 正常梨状窝随声音、呼吸、Valsalva 动作、屏气时可扩张
  - 左、右斜位和侧位可观察梨状窝的前、后壁
- 咽部动态造影检查
  - 用 X 线录像记录咽部造影吞咽时活动情况的检查方法
  - 研究吞咽障碍的机制和原因，是诊断吞咽障碍的重要方法
  - 可显示咽部快速活动的细节，评估吞咽活动功能，了解吞咽过程中钡剂在口腔有无过早溢入口咽，吞咽是否对称，吞咽量的

多少及吞咽动作的快慢，有无咽部滞留和误吸入会厌等

- 造影方法：用双对比钡剂造影；录像 50 帧以上；受检者口含 20 ml 钡剂，尽可能一次全部咽下（称此法为吞钡一次），一般立位咽部造影吞钡 3 次
- 检查程序及体位：咽部点片、咽部录像、食管录像及点片、咽部漏溢的再观察。在以

下各体位，当患者吞钡后用力发声时及不发生屏气时分别摄取点片

- 直立侧位：分别发"E……"、"O……"及"A……"3 个长音
- 直立正位：发"E"长音或做 Valsalva 动作
- 直立正位：做不吞钡的吞咽动作（空咽）3 ~ 5 次
- 直立左前斜或右前斜位：观察钡剂通过时环咽段的开放情况

典型图像

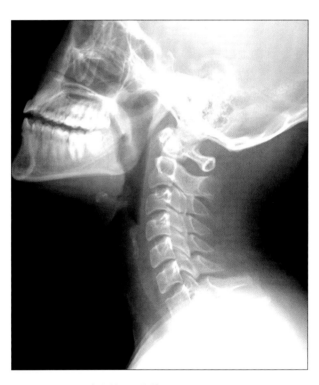

图 29-1-1 颈部侧位 X 线片
显示咽腔及咽后软组织

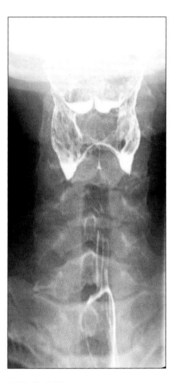

图 29-1-2 梨状窝造影
前后位显示有两个"W"形结构。下面一个大"W"为双侧梨状窝，呈倒置三角形，两侧形态、大小相仿，其后壁在中线相连（底线连接呈弧形），称为环后线，中央凹陷为杓间间隙。其上小"W"为会厌谷，中央软组织缺损区为舌会厌正中韧带。其上方为会厌游离缘

第 2 节　CT

- 鼻咽部 CT 扫描
  - 横断面基线为听眶下线，冠状面基线为听眶下线的垂线，矢状面重组基线平行于矢状面
  - 横断面扫描范围自硬腭至颅底；冠状面扫描范围自后鼻孔至颈椎
  - 螺旋扫描：电压 ≥ 120kV，电流 ≥ 200mA；采集层厚 1.25mm 或 1.25mm 以下，螺距

1.5 或 1.5 以下。源图像重组层厚等于采集层厚，层间距小于采集层厚的 50%。重组层厚 2 mm 或以下，层间距 2.0 ~ 5.0 mm。根据需要进行三维图像重组和后处理，如采用 VE 技术重组观察鼻咽腔
  - 增强扫描，对比剂注射流率 2.0 ~ 3.0 ml/s，总量 80 ~ 100 ml，延迟扫描时间依病变及设备情况而定

○ 软组织窗和骨窗观察

○ CT 可清晰显示鼻咽部解剖、病变部位、范围及周围结构关系，有利于治疗方案的制订及随访，是常用的检查方法

- 口咽部 CT 扫描
  ○ 扫描范围自硬腭至会厌游离缘
  ○ 扫描条件与鼻咽部检查相同
  ○ 常需行增强扫描
  ○ 扫描时平静呼吸或屏气并停止吞咽动作

- 下咽部 CT 扫描
  ○ 扫描范围自会厌上缘至第六颈椎水平
  ○ 扫描条件与鼻咽部检查相同
  ○ 常需行增强扫描
  ○ 扫描时平静呼吸或屏气并停止吞咽动作
  ○ CT 扫描可正确显示咽部病变部位、范围、向周围侵犯情况，增强扫描可了解病变血供及判断有无颈部淋巴结转移，对于疾病定性、治疗方案制订及预后估计有重要意义

第 3 节 MRI

- 咽部 MRI 扫描
  ○ 线圈：头颅正交线圈（或头颅多通道线圈）
  ○ 常规行横断面扫描，冠状面和矢状面作为补充
  ○ 层厚 3～5 mm，间隔 1 mm
  ○ SE 序列横断面 T1WI 和 T2WI，冠状面 T1WI，在显示病变的最佳断面行 T2WI，如 T1WI 显示病变为高信号时，在显示病变

的最佳断面行脂肪抑制 T1WI
  ○ 增强扫描：动态增强及横断面、冠状面和（或）矢状面 T1WI，在显示病变的最佳断面加做脂肪抑制序列
  ○ 扫描时受检者平静呼吸并避免吞咽动作

- MRI 对咽部及周围组织结构的分辨优于 CT，可清晰显示病变向周围侵犯路径及范围、病变性质

第 4 节 DSA

- 咽部 DSA
  ○ 是电子计算机与常规血管造影的结合，兼有诊断和治疗功能
  ○ 主要包括血管造影检查和血管栓塞术
  ○ 方法：按 Seldinger 技术，在局麻下经股动脉穿刺，将导管依次插入患者颈总动脉、颈外动脉，注入造影剂行颈外动脉造影；发现肿瘤的出血血管或受损血管后，将导管插入肿瘤血管，经导管注入栓塞剂（明胶

海绵、钢圈及 TH 胶），达到阻断肿瘤血供或止血目的

- 适应证及特点
  ○ 具有微创、显效、安全、并发症少、可重复操作等优点
  ○ 在咽部主要应用于血管性病变如鼻咽纤维血管瘤的诊断和治疗、鼻咽癌放疗后出血治疗等

主要参考文献

[1] 王振常，鲜军舫，兰宝森. 中华影像医学 头颈部卷. 北京：人民卫生出版社，2011.

[2] 中华放射学杂志编委会. 头颈部 CT、MR 扫描规范（修改稿）. 中华放射学杂志，2007，41（9）：996-999.

[3] 黄新宇，汪国详，张锡龙. DSA 检查和血管栓塞术在鼻咽及口腔颌面中的应用. 中国介入影像与治疗学，2006，3（1）：36-38.

（刘连生 李恒国）

咽部影像解剖

第1节 影像解剖基础

- 咽部作为呼吸/消化的专属通道，大体由3段构成：鼻咽、口咽、下咽。以软腭下缘、会厌软骨上缘为界，上至颅底为鼻咽，下至环状软骨下缘为下咽，两者之间为口咽
  - 鼻咽，是呼吸道的连接通道，其前端毗邻后鼻孔，与鼻腔相通，上缘达颅底蝶骨、枕骨斜坡区，后方靠近椎前肌群、颈椎前缘，两侧由咽隐窝、咽鼓管咽口、咽鼓管圆枕及咽旁间隙等结构组成，下方与口咽交通。咽隐窝为鼻咽重要结构，大多数恶性肿瘤（如鼻咽癌）常累及于此

- 口咽，兼顾呼吸、消化两种功能。由4部分组成：舌根、腭扁桃体区、软腭、咽后壁。舌根为舌的后1/3段，构成口咽前界。侧壁包括腭舌弓、腭咽弓及其间的腭扁桃体，为口咽主要结构，也是疾病好发之地。咽后壁主要由椎前肌群、椎前间隙组成，为恶性肿瘤侵犯邻近组织及转移的重要途径
  - 下咽，亦称喉咽，为咽部的末端。过去喉咽属于喉部，后来才单独划分出来。下咽为环绕喉腔外的间隙，分为梨状隐窝、环后区、咽后壁3部分

典型图像

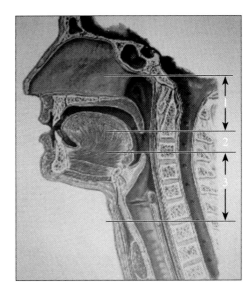

图 30-1-1　咽部大体解剖（矢状位）
1. 鼻咽；2. 口咽；3. 下咽

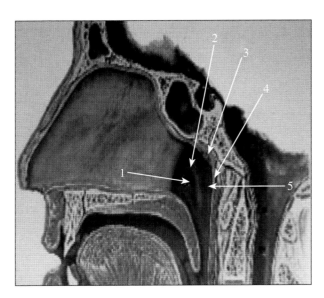

图 30-1-2　鼻咽矢状位解剖图
1. 咽鼓管咽口；2. 咽鼓管圆枕；3. 顶壁；4. 后壁；5. 咽隐窝

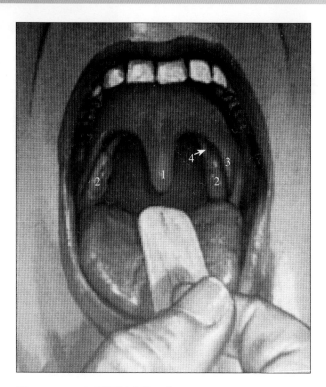

图 30-1-3　口咽解剖（张口）
1. 悬雍垂；2. 腭扁桃体；3. 腭舌弓；4. 腭咽弓

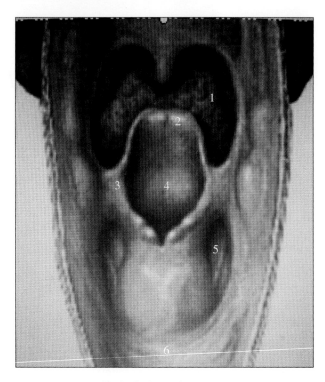

图 30-1-4　下咽解剖（后面观）
1. 舌根；2. 会厌；3. 杓会厌皱襞；4. 喉口；5. 梨状窝；6. 食管

第 2 节　CT 影像解剖

- CT 技术能清晰显示咽部结构，并能准确显示病变的部位、形态、大小、范围及邻近结构的关系
  - 鼻咽横断面解剖，以咽鼓管圆枕层面为经典的鼻咽层面。两侧壁半圆形突起为咽鼓管圆枕（隆突），其前方含气低密度凹陷为咽鼓管咽口，后方斜行的较宽裂隙为咽隐窝，咽隐窝后外方为咽旁间隙，其内包括颈内动脉、颈内静脉及第Ⅸ、Ⅹ、Ⅺ、Ⅻ对颅神经。鼻咽后壁由两侧头长肌构成，中央结构为咽缝，为3对咽缩肌附着处，其周围脂肪间隙为咽缝间隙。冠状位重建是显示鼻咽结构的常规位置，对咽隐窝、咽鼓管圆枕、咽鼓管咽口及咽旁间隙的显示效果为佳
  - 口咽侧壁包括腭舌弓、腭咽弓及腭扁桃体，由于 CT 软组织分辨率低，难区分腭扁桃体及咽缩肌，故统称为腭扁桃体区。横断面上表现为咽腔两侧光滑、清晰的半圆形隆起，前方毗邻舌根，后方靠近咽后壁及咽旁间隙。咽旁、咽后间隙表现为脂肪密度，内可见线条状、圆形、卵圆形软组织密度影，代表穿行的血管、神经、淋巴及纤维结缔组织，增强扫描能将血管及其他软组织区分开，并能提示病灶的血供情况，对病变定性起重要作用
  - 下咽较典型层面：会厌谷底、环状软骨水平。双侧杓会厌皱襞将喉腔与梨状窝分隔开，梨状窝外界为甲状软骨板。正常梨状窝为倒置梨形，两侧形状、大小基本对称。环状软骨层面，相当于真声带水平，可显示环后区、咽后壁。环后区即环状软骨后方软组织，正常厚度不超过1cm。其后方为含气腔隙，再往后为咽后壁

典型图像

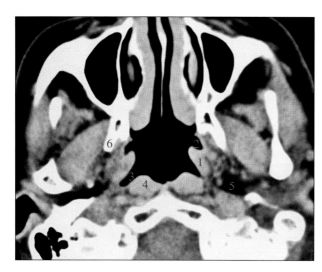

图 30-2-1　鼻咽 CT 平扫（轴位）
1. 咽鼓管圆枕；2. 咽鼓管咽口；3. 咽隐窝；4. 头长肌；5. 咽旁间隙；6. 翼突外侧板

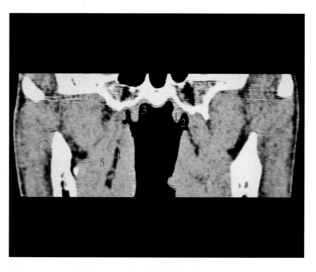

图 30-2-2　鼻咽 CT 平扫（冠状位）
1. 咽鼓管圆枕；2. 咽鼓管咽口；3. 咽隐窝；4. 咽旁间隙；5. 翼外肌

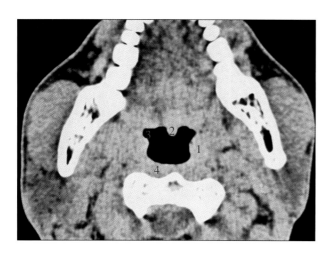

图 30-2-3　口咽 CT 平扫
1. 腭扁桃体区；2. 悬雍垂；3. 腭舌沟；4. 头长肌

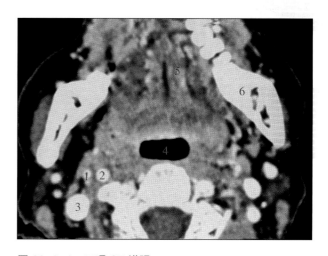

图 30-2-4　口咽 CT 增强
1. 颈外动脉；2. 颈内动脉；3. 颈内静脉；4. 口咽腔；5. 颏舌肌；6. 下颌骨

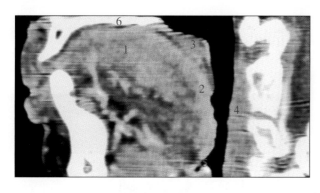

图 30-2-5　口咽 CT 增强（矢状位）
1. 舌体；2. 舌根；3. 软腭；4. 咽后壁；5. 舌会厌谷；6. 硬腭

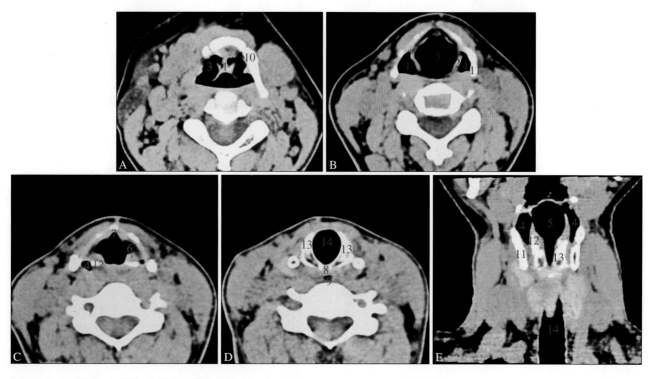

图 30-2-6　下咽 CT 平扫（轴位 + 冠状位）
1. 会厌；2. 杓会厌皱襞；3. 舌会厌谷；4. 梨状窝；5. 喉前庭；6. 喉室；7. 前联合；8. 环后区；9. 下咽腔；10. 舌骨；11. 甲状软骨；12. 杓状软骨；13. 环状软骨；14. 气管

第 3 节　MRI 影像解剖

- 磁共振成像（MRI）软组织分辨率高，可采用多方位、多参数成像，对病变显示有极高价值。虽然 CT 对骨质疾病诊断敏感，但高质量 MRI 扫描可早期诊断骨质受累，尤其是软骨破坏，为早期诊断、治疗提供依据

- 咽部 MRI 图像与 CT 相仿，不同的是 MRI 以

信号表示特征。扫描方位的选择，能提高咽部病变的检出率。如：舌根部病变，矢状位成像为佳。T1WI 肌肉组织呈灰黑色、大血管流空信号为黑色、咽旁间隙内脂肪为高信号，三者清晰区分，无需造影剂，其安全性较 CT 更高

典型图像

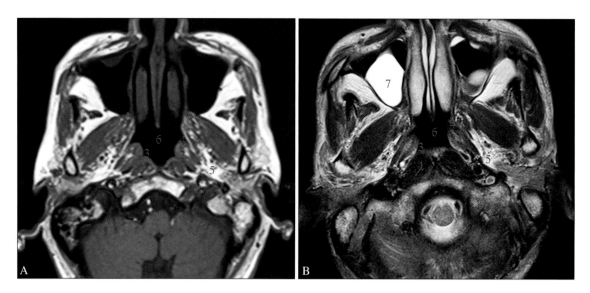

图 30-3-1　鼻咽 MRI 平扫（轴位）

A．T1WI；B.T2WI　1.头长肌；2.咽鼓管圆枕；3.咽隐窝；4.咽鼓管咽口；5.咽旁间隙；6.鼻咽腔；7.上颌窦黏膜下囊肿

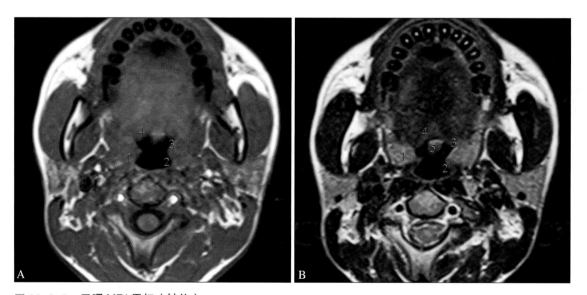

图 30-3-2　口咽 MRI 平扫（轴位）

A．T1WI；B.T2WI　1.腭扁桃体；2.腭咽沟；3.腭舌沟；4.舌根；5.悬雍垂

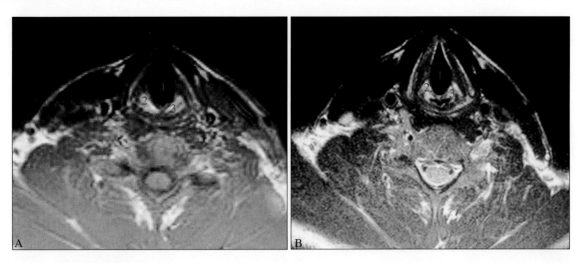

图 30-3-3　下咽（喉前庭层面）

A．T1WI；B.T2WI　1.喉前庭；2.杓状软骨；3.环状软骨；4.环后壁

（陈一鸣　李恒国）

咽部先天性囊肿

第1节　腮裂囊肿或瘘管

【概念与概述】

- 腮裂囊肿或瘘管（branchial cleft cyst or syringo-fistulae）属先天性疾病，系胚胎发育过程中腮弓和腮裂未能正常融合或闭锁不全所致。腮弓发育不全时，可发生各种不同的畸形。若腮裂口愈合而腮裂不愈合则发生腮裂囊肿，若腮裂口及腮裂均未消失则将形成鳃裂瘘管

【病理与病因】

- 病因学
  - 第一鳃器永存
  - 颈窦退化受阻导致第二鳃裂囊肿
- 流行病学
  - 第二鳃裂囊肿常见，约占所有鳃裂异常疾病的90%以上

【大体病理及手术所见】

- 耳廓后方或腮腺周围囊性肿物，边缘清晰
- 颈动脉鞘外侧边缘清楚的囊性肿物

【显微镜下特征】

- 囊壁内衬复层鳞状上皮，也可含一些假复层柱状上皮
- 纤维囊壁内含有大量淋巴样组织并形成淋巴滤泡

【临床表现】

临床特点

- 最常见症状/体征
  - 外耳道、腮腺或腮腺旁区可压缩的肿物
  - 持续的耳漏
  - 下颌下区肿物，间断、柔软、无痛性、可压缩的肿物

疾病人群分布

- 年龄　青少年多见
- 性别　无明显差异

【自然病史与预后】

- 经常误为"脓肿"切开或引流，而反复复发
- 有赖于手术切除，如囊壁残留可以复发
- 如果病变完全切除则预后很好

【治疗】

- 原则上手术切除
  - 完全切除是唯一有效的根治方法
  - 非手术治疗，采用各种腐蚀药物烧灼或电灼瘘管，仅作为不宜手术或暂缓手术的姑息疗法

【影像表现】

概述

- 最佳诊断依据：外耳道周围（Ⅰ型）或腮腺区（Ⅱ型）卵圆形囊性肿物
- 部位
  - 耳廓后方或下方
  - 腮腺区或咽旁间隙、腮腺表面的浅表间隙
- 大小　大小不等，从1～10cm
- 形态学　圆形或卵圆形

CT表现

- 平扫CT
  - 边界清楚，低密度囊性肿物
- 增强CT
  - 不强化或边缘强化，合并感染时囊壁增厚强化

MRI 表现

- T1WI
  - T1WI 上信号强度与蛋白含量有关，如蛋白含量低，为低信号；蛋白含量高，则为高信号
- T2WI　高信号
- 增强 T1WI　增强后不强化，合并感染时，囊壁明显强化

【推荐影像学检查】

- 最佳检查法：增强 CT 或 MRI
- 备忘建议
  - 使用对比增强检查与实性肿物鉴别

【鉴别诊断】

- 囊性淋巴管瘤
  - 常见多腔性、缓慢生长的病变
  - 如为单腔性，与鳃裂囊肿很难鉴别
- 颈部脓肿
  - 淋巴结区域（咽后区或下颌下区）厚壁分叶性肿物，伴蜂窝织炎
  - 有明显的触痛和发热
- 囊性迷走神经鞘瘤
  - 肿瘤位于颈动脉间隙后部，使颈静脉与颈动脉移位
  - 瘤壁厚，强化
  - 腮腺区很少受累

诊断与鉴别诊断精要

- 耳部后下方或腮腺周围区域不强化的囊性肿物，考虑腮裂囊肿

典型病例

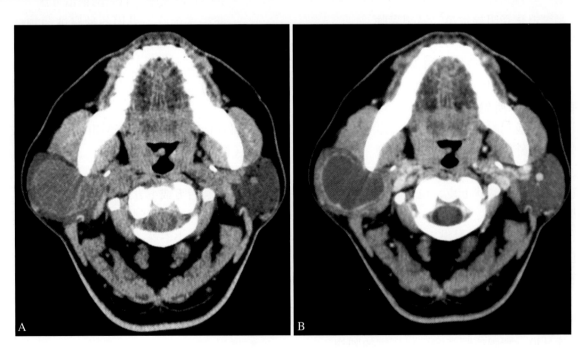

图 31-1-1　腮裂囊肿
A. 横断面 CT 平扫，示右腮腺区椭圆形囊性肿物，边缘清晰；B. 横断面 CT 增强扫描，囊壁呈环形强化，囊内未见强化

重点推荐文献

[1] 黄国鑫，徐坚民，陈宇，等. 鳃裂囊肿的 MRI 及 CT 诊断. 放射学实践，2000，15（5）：356-358.

[2] 刘世忠，梁碧玲，黄穗乔. 腮裂囊肿的 MR 诊断. 影像诊断与介入放射学，2002，11（4）：224-225.

[3] Gaddikeri S，et al. Rathke cleft cyst. MRI criteria for presumptive diagnosis. Neurosciences（Riyadh），2013，18（3）：258-263.

第 2 节　甲状舌管囊肿或瘘管

【概念与概述】

　　甲状舌管囊肿（thyroglossal duct cyst）是舌根盲孔和舌骨下颈部的甲状腺床之间的甲状舌管残留

【病理与病因】

- 病因学
  - 甲状舌管退化障碍
- 流行病学
  - 甲状舌管囊肿是最常见的先天性颈部肿物

【大体病理及手术所见】

- 良性、光滑的囊肿，通常有到舌骨或盲孔的管道

【显微镜下特征】

- 囊壁被覆呼吸上皮或鳞状上皮，常有相关的小块的甲状腺组织沉积

【临床表现】

临床特点

- 最常见症状 / 体征
  - 颈部中线肿物

疾病人群分布

- 年龄　好发于儿童和青少年，10 岁以下多见，占 90%
- 性别　男性居多

【自然病史与预后】

- 常在轻度呼吸道感染后出现间断肿胀的肿物
- 如病变能完全切除则预后极好

【治疗】

- 手术切除

【影像表现】

概述

- 最佳诊断依据：颈部中线部位的囊性肿物

- 部位
  - 舌根、舌骨或包埋在舌骨的下横肌中
  - 大小　大小不等，从数毫米到数厘米
  - 形态学　圆形或类圆形

CT 表现

- 平扫 CT
  - 低密度肿物，偶有分隔
- 增强 CT
  - 不强化
  - 合并感染时，可见囊壁增厚强化

MRI 表现

- T1WI　低信号
- T2WI　高信号
- 增强 T1WI
  - 不强化
  - 合并感染时，囊壁增厚强化

【推荐影像学检查】

- 最佳检查法：CT 或 MRI

【鉴别诊断】

- 淋巴结病
  - 通常为多发性旁正中区的非囊性团块，有坏死时可以为囊性
- 舌下甲状腺
  - 异位甲状腺组织在 CT 或 MRI 上表现为强化的实性团块
- 舌皮样囊肿
  - 皮样囊肿在 CT 上为脂肪密度，在 T1WI 呈高信号

诊断与鉴别诊断精要

● 舌盲孔与甲状腺之间，颈部正中线或近中线区囊性肿物，要考虑甲状舌管囊肿

典型病例

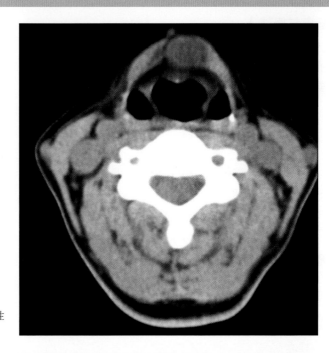

图 31-2-1　甲状舌管囊肿

横断面 CT 平扫，示颈前正中稍偏左、舌骨下方可见类圆形囊性病变，呈低密度，边缘清晰

重点推荐文献

[1] 邵剑波，杨敏洁，徐祖高，等. 婴幼儿甲状舌管囊肿的 CT 诊断（附 23 例分析）. 中华放射学杂志，2001，35（2）：142-143.

[2] 莫显斌，樊世富，叶健. 甲状舌管囊肿的 CT 诊断. 中国临床医学影像杂志. 2004，15（1）：16-18.

[3] Matsuura K，et al. Education and imaging. Hepatobiliary and pancreatic：cystic bile duct remnant after surgery for a choledochal cyst. J Gastroenterol Hepatol，2013，28（4）：754.

[4] Gaddikeri S，Chapman PR，Radiology quiz case 2：papillary carcinoma in a thyroglossal duct cyst（TGDC）. JAMA Otolaryngol Head Neck Surg，2013，139（1）：95-96.

第 3 节　咽囊囊肿

【概念与概述】

● 咽囊囊肿（pharyngeal pouch cyst）为鼻咽中线区的良性病变，其形成与脊索的胚胎发育有关，在胚胎早期，脊索顶端退化回缩时，咽部上皮向内陷形成囊性盲隐窝称为咽囊。咽囊外口如有堵塞，则形成囊肿，如有感染可致咽囊炎

【病理与病因】

● 病因学　咽囊外口堵塞

● 流行病学　发病率 0.2% ～ 5%

【大体病理及手术所见】

● 腺样体后下缘，表面多光滑

【显微镜下特征】

● 囊壁为呼吸上皮和少量淋巴组织

【临床表现】

临床特点

● 临床常无症状，影像学检查时偶尔发现

● 合并感染时可有鼻咽不适，偶有发热，鼻塞、枕后区疼痛及椎前肌痉挛等症状

疾病人群分布

- 年龄 15～30岁最常见
- 性别 无性别差异

【自然病史与预后】

- 多数无临床症状，一般无需处理
- 有临床症状者，彻底切除或破坏囊壁可以根治

【治疗】

- 根治性手术切除

【影像表现】

概述

- 最佳诊断依据：鼻咽中线的壁薄而光滑的黏液密度囊肿
- 部位
  - 咽隐窝水平的中线部位，双侧头长肌之间
- 大小 大小不等，直径2～10 mm
- 形态学 圆形或类圆形

CT表现

- 平扫CT
  - 边缘清楚的囊性病变，如果囊肿内蛋白含量高，可表现为高密度影
  - 感染后囊肿壁厚，囊肿内密度增高，与周围肌肉密度相近
- 增强CT
  - 一般无强化
  - 感染后囊壁可强化

MRI表现

- T1WI
  - 由于囊肿内蛋白含量不一，T1WI表现为低至高信号
- T2WI 高信号
- 增强T1WI
  - 增强后多无强化；合并感染时囊壁环形强化

【推荐影像学检查】

- 最佳检查法：MRI

【鉴别诊断】

- 本病部位特殊，一般不需要与其他疾病鉴别

诊断与鉴别诊断精要

- 鼻咽中线头长肌间囊性肿块，要考虑咽囊囊肿

典型病例

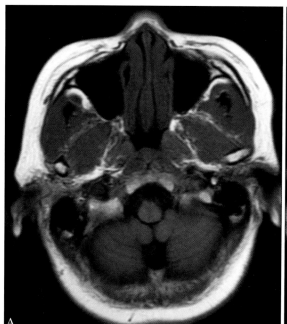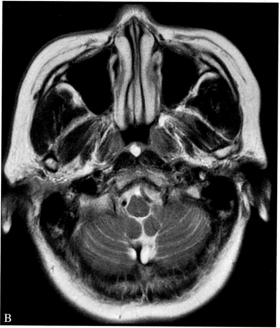

图31-3-1 咽囊囊肿

A.横断面T1WI，示鼻咽中线位置，头长肌之间可见小圆形肿块影，边缘清晰，呈等信号为主，边缘清晰；B.横断面 T2WI，呈高信号

重点推荐文献

[1] 徐胜生，肖家和，邓开鸿，等.Tornwaldt's囊肿的 MRI特征探讨.华西医学，2005，20（2）：355.

[2] 王荣光.Tornwaldt's囊肿.中国耳鼻咽喉头颈外，

2004，11（3）：195-196.

[3] 姜立民等.鼻咽潴留囊肿的MRI诊断.中华放射学杂志，2001，35（2）：119-120.

主要参考文献

[1] 黄国鑫，徐坚民，陈宇.鳃裂囊肿的MRI及CT诊断. 放射学实践，2000，15（5）：356-358.

[2] 刘世忠，梁碧玲，黄穗乔.腮裂囊肿的MR诊断.影像诊断与介入放射学，2002，11（4）：224-225.

[3] 邵剑波，杨敏洁，徐祖高.婴幼儿甲状舌管囊肿的CT诊断（附23例分析）.中华放射学杂志，2001，35（2）：

142-143.

[4] 莫显斌，樊世富，叶健.甲状舌管囊肿的CT诊断. 中国临床医学影像杂志，2004，15（1）：16-18.

（史长征　李恒国）

咽部异物

【概念与概述】

- 咽部异物（pharyngeal foreign body）是耳鼻喉科常见的急症，一般易被发现和取出，如处理不当，常延误病情，发生严重并发症。较大异物或外伤较重者可致咽部损伤

【病理与病因】

- 病因学
  - 进食不慎，鱼刺、肉骨等卡入
  - 儿童嬉戏，将小玩具、硬币等放入口中，不慎坠入下咽
  - 睡眠、昏迷或酒醉时发生误咽（如义牙脱入）
  - 企图自杀，有意吞入异物

【临床表现】

临床特点

- 最常见症状/体征
  - 咽部异物感和刺痛感，在吞咽时症状明显，部位大多比较固定而持续
  - 尖锐异物，刺破黏膜，可见少量出血
  - 较大异物存留下咽或刺破咽壁，可引起咽旁间隙气肿甚至纵隔气肿。可导致吞咽困难和呼吸困难
  - 鼻咽异物可发生鼻塞、存留过久常有腥臭味

【自然病史与预后】

- 较小的口咽部异物，1～2天内可自行脱落，稍深时，通过炎性反应排出
- 巨大异物可致严重的呼吸困难，甚至窒息、死亡
- 在会厌谷、梨状窝等处的细小异物，未被及时取出可致喉水肿等并发症，直接威胁患者生命

【治疗】

- 经喉镜或食管镜及时取出异物

【影像表现】

概述

- 异物可存留于扁桃体窝及下极、舌根部、会厌谷及会厌舌面、咽侧部、梨状窝、食管入口等部位，大部分不需要影像检查，临床间接喉镜检查即可发现
- 钡棉检查，表现为"钩挂征"

【鉴别诊断】

- 一般有异物史，通过临床检查大部分异物可以发现，不需要与其他病鉴别

典型病例

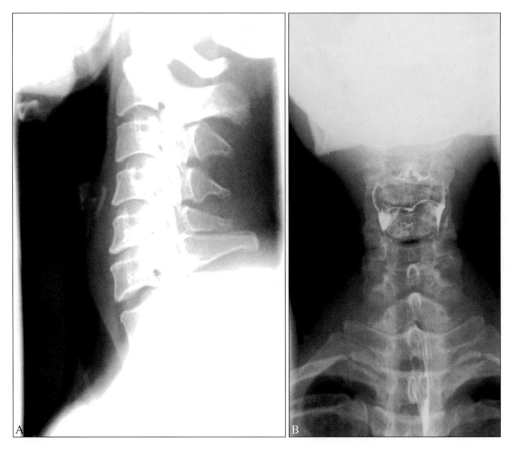

图 32-0-1　左侧梨状窝异物（鱼刺）
A. 咽部侧位平片，见明确阳性异物影；B. 吞钡检查见密度稍低于钡剂的条状低密度影

主要参考文献

[1] 郑根水. 小儿喉咽部鱼骨 52 例诊疗体会. 中国全科医学，2002，5（4）：307.

[2] 郭洪泉. 诊治咽部异物的临床体会. 中华耳鼻咽喉头颈外科杂志，2005，40（3）：217.

[3] Gutierrez-Nibeyro SD, Keoughan CG. What is your diagnosis? A metallic foreign body in the dorsal aspect of the pharyngeal recess. J Am Vet Med Assoc，2007，

230（3）：347-348.

[4] Kim SM, et al. Removal of a foreign body from the lateral pharyngeal space via trans-tonsillar approach. J Plast Reconstr Aesthet Surg，2010，63（1）：e77-79.

（史长征　李恒国）

咽 部 感 染

第 1 节　扁桃体脓肿

【概念与概述】

- 有扁桃体脓肿（tonsillar abscess）和扁桃体周围脓肿
- 扁桃体脓肿：咽（腭）扁桃体化脓，在增大的扁桃体内形成脓肿
- 扁桃体周围脓肿：扁桃体脓肿蔓延至邻近的咽旁间隙、咀嚼肌间隙及颌下间隙

【病理与病因】

- 病因学
  - 急性渗出性扁桃体炎，内部空化、化脓，形成扁桃体脓肿
  - 扁桃体脓肿穿破深层咽旁黏膜间隙、咀嚼肌间隙、颌下间隙，形成扁桃体周围脓肿
- 流行病学
  - 扁桃体 - 扁桃体周围脓肿是儿童和青壮年最常见的颈深部感染
  - 10 岁以下儿童和老年人少见
  - 男性多于女性
  - 好发于秋、冬季

【大体病理及手术所见】

- 扁桃体红肿，表面有渗出物覆盖
- 腐臭的黄绿色液体从脓腔流出

【显微镜下特征】

- 脓肿壁由肉芽组织（微血管，成纤维细胞）和纤维结缔组织（成纤维细胞和胶原纤维）组成
- 最常见的致病菌是 β 溶血性链球菌、葡萄球菌、肺炎链球菌、嗜血杆菌
  - 脓肿可由多种细菌感染引起
- 中央脓液由坏死碎屑、中性粒细胞、淋巴细胞

和巨噬细胞组成

【临床表现】

临床特点

- 最常见症状 / 体征
  - 发热、咽痛、吞咽困难、颈部结节
  - 其他症状 / 体征
    - 牙关紧闭，甚至在不复杂的扁桃体炎中出现
    - 如果出现严重的牙关紧闭，应推荐影像学检查，以排除广泛的扁桃体周围脓肿
- 临床分析
  - 在青少年和青壮年早期为急性扁桃体炎
  - 虽经抗生素治疗，但咽痛加重伴扁桃体水肿，提示扁桃体脓肿
- 体格检查
  - 患侧扁桃体红肿，伴有悬雍垂水肿及向对侧移位
  - 形成脓肿后有局部软组织膨隆、波动感，继之破溃、溢脓

疾病人群分布

- 年龄　通常发生于青少年和青壮年
- 性别　男性 > 女性

【自然病史与预后】

- 未及时治疗，脓肿可能破溃进入咽气道（自体导液法）或深入咽旁黏膜间隙、咀嚼肌间隙及颌下间隙（穿通性脓肿形成）
- 通过切开引流和静脉注射抗生素治疗，预后较好
- 穿刺与切开引流术均可能需要反复引流排脓

【治疗】

- 扁桃体蜂窝织炎采用抗生素治疗或密切临床观察
  - 对抗生素不敏感，提示扁桃体脓肿或扁桃体周围脓肿的存在
- 脓肿采用穿刺、切开引流术、抗生素治疗
- 扁桃体切除术通常在急性感染控制至少 6 周以后
  - 在急性炎症期行扁桃体切除术，即"扁桃腺炎扁桃体切除术"会增加外科手术风险

【影像表现】

概述

- 最佳诊断依据：扁桃体中央为液体密度，伴边缘环形强化
- 部位
  - 咽（腭）扁桃体
  - 扁桃体周围脓肿可经咽上缩肌蔓延至咽旁黏膜间隙或经下方蔓延至颌下间隙
- 大小
  - 患侧扁桃体体积增大，通常 > 2 cm
  - 双侧发病时，扁桃体内侧可相互接触（"扁桃体相吻"），气道阻塞
- 形态学
  - 最早期表现为圆形的咽扁桃体边缘不连续
  - 当感染进展形成扁桃体周围脓肿时，病灶边界不清

CT 表现

- 平扫 CT
  - 炎症时，扁桃体区软组织广泛肿胀，密度欠均，边界不清，口咽侧壁向口咽腔突出
  - 脓肿形成后，肿胀软组织内见均匀低密度区，周围可见等或稍高密度环
- 增强 CT
  - 扁桃体肿胀，并中心低密度，边缘环形强化
    - 扁桃体水肿与分散的脓肿相鉴别有一定困难
    - 因脓肿治疗采用切开引流术，所以，增大的、水肿的扁桃体炎症与脓肿相鉴别非常重要
  - 周围组织边缘不清，尤其当脓肿蔓延至咽旁黏膜间隙、咀嚼肌间隙及颌下间隙时
  - 可见同侧口咽气道不对称消失
  - 在儿童及成人，双侧颈部大量反应性淋巴

结增生常见

MRI 表现

- T1WI 咽扁桃体呈低信号
- T2WI
  - 高信号，咽扁桃体肿胀伴周围间隙水肿
  - 常见高信号的颈部淋巴结反应性增生
- 增强 T1WI
  - 蜂窝织炎时表现为扁桃体弥漫性增大、强化
  - 扁桃体脓肿时可见边缘环形强化

【超声表现】

- 扁桃体内低回声灶提示脓肿
- 口腔超声有助于鉴别扁桃体脓肿与蜂窝织炎
  - 超声在成人不常用，但是诊断脓肿的非常好的检查方法
  - 超声对扁桃体周围脓肿深层蔓延的显示价值不大

【推荐影像学检查】

- 推荐 CT 增强扫描；MRI 作为检查的补充
- CT 增强检查能很好地显示深层的扁桃体周围炎症改变和脓肿形成
- 经皮或口腔超声是非常好的影像检查方法，但不常用

【鉴别诊断】

- 扁桃体潴留囊肿
  - 临床上无症状
  - 咽扁桃体局灶性液性密度区，不伴周围软组织肿胀或水肿
  - 常伴有局灶性钙化
- 扁桃体淋巴样组织增生
  - 咽喉痛，不伴脓毒症
  - 扁桃体突起物是双侧的、对称的
  - MR T1WI 增强或 CT 增强扫描可见强化分隔
  - 常伴有腺样体增殖或颈部淋巴腺病
- 咽后脓肿
  - 咽后壁明显增厚，伴全身中毒症状；最常见于 6 岁以下儿童
  - 咽后化脓性淋巴腺炎，溃破形成咽后间隙脓肿
- 小涎腺混合瘤
  - 无症状的黏膜下肿块
  - 肿块边界清楚，呈圆形或卵圆形，较大者可呈分叶状
- 扁桃体鳞状上皮细胞癌

○ 临床上咽扁桃体黏膜表面有明显的糜烂灶
○ 扁桃体肿块边缘不清伴局部侵犯
○ 常伴有同侧颈部（Ⅱ区）淋巴结转移
● 扁桃体非霍奇金淋巴瘤

○ 可出现全身表现；黏膜下肿块明显
○ 可为单侧扁桃体肿块，边缘清楚或局部侵袭
○ MR T1WI 增强或 CT 增强扫描无强化分隔
○ 伴有大的无坏死的淋巴结（50%）

诊断与鉴别诊断精要

● 青壮年患者，单侧或双侧扁桃体肿胀，扁桃体内中心低密度或扁桃体周围炎性改变，要考虑扁桃体脓肿
● 严重的牙关紧闭，应用抗生素治疗仍持续发病，伴有咀嚼肌间隙或颌下间隙肿块，应考虑广泛的扁桃体周围脓肿

典型病例

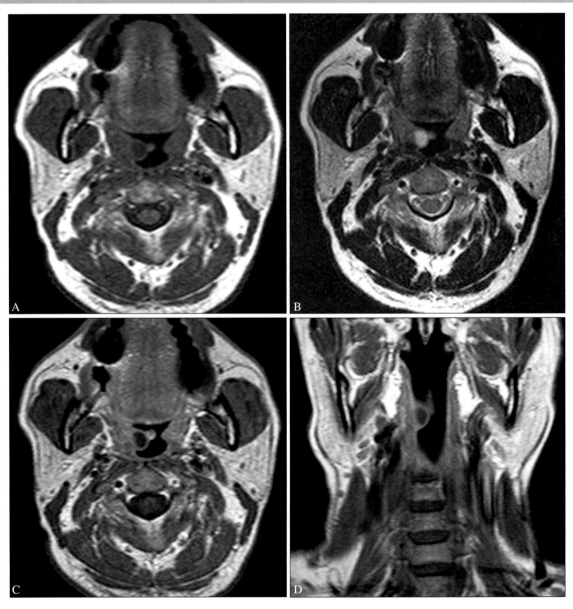

图 33-1-1 扁桃体脓肿
A. 横断面 T1WI，示右扁桃体区类圆形低信号影；B. 横断面 T2WI，病灶呈高信号，信号均匀；C ~ D. 横断面及冠状面 T1WI 增强扫描，可见病灶边缘环形强化，内部无强化

重点推荐文献

[1] Johnson BC et al. Cost-effective workup for tonsillitis. Testing, treatment, and potential complications. Postgrad Med, 2003, 113 (3): 115-118.
[2] Harnsberger HR. Tonsillar abscess. Diagnostic imaging. Head and neck, 2004, 3 (1): 6-9.
[3] 王振常，鲜军舫，兰宝森. 中华影像医学，头颈部卷. 北京：人民卫生出版社，2011，199-200.
[4] 韩文胜. 彩色多普勒超声诊断咽旁间隙脓肿合并颈内动脉假性动脉瘤1例. 中华超声影像学杂志，2012，21 (5): 372-377.

第 2 节　咽后脓肿

【概念与概述】
- 咽后脓肿（retropharyngeal abscess）又称为咽后间隙脓肿
- 咽后间隙内积脓

【病理与病因】
- 病理概述
  - 早期的咽后间隙感染为蜂窝织炎，无积脓
  - 临床和影像学可能难以识别咽后脓肿
- 病因学
  - 多种原因可导致咽后脓肿形成
  - 头颈部感染如咽炎、扁桃体炎所致咽后淋巴结炎
    - 头颈部感染所致颈部淋巴结炎，化脓形成淋巴结脓肿
    - 淋巴结脓肿破裂形成咽后脓肿
    - 最常见的致病菌：葡萄球菌、嗜血杆菌、链球菌
  - 椎间盘炎、骨髓炎、椎前感染向前蔓延引起咽后脓肿
    - 成人咽后脓肿更常见的原因
    - 化脓性炎或结核
  - 咽后脓肿也可由咽部异物、手术或外伤后引起
- 流行病学
  - 咽后脓肿并不多见，因为感染在早期蜂窝织炎阶段常得以及时诊断和治疗

【大体病理及手术所见】
- 黄绿色液体从肿胀增厚的咽后间隙流出
- 厚的脓肿壁为纤维结缔组织

【显微镜下特征】
- 脓液由坏死碎片、多形核白细胞、淋巴细胞、巨噬细胞组成
- 脓肿壁由肉芽组织和纤维结缔组织组成

【临床表现】
临床特点
- 最常见症状 / 体征
  - 脓毒症患者：发热、畏寒、白细胞升高、红细胞沉降率加快
  - 食欲下降，吞咽困难，咽痛
  - 体检：咽后壁水肿或隆起，反应性淋巴结肿大
- 临床分析
  - 颈部疼痛，活动受限
  - 气道阻塞的症状 / 体征不常见

疾病人群分布
- 年龄
  - 最常见于小于 6 岁儿童
  - 成人发病有增加趋势
    - 免疫缺陷或免疫力下降状态：糖尿病、HIV、酒精中毒、恶性肿瘤
    - 成人咽后间隙脓肿多由脊椎感染所致
- 性别
  - 男性更多见
  - 成年男女性发病率 2：1

【自然病史与预后】
- 早期诊断和积极治疗，总体疗效好
- 向邻近间隙蔓延可引起并发症
  - 咽腔狭窄导致喉梗阻
  - 向下经危险间隙蔓延至纵隔，引起纵隔炎（死亡率 50%）
  - 颈动脉间隙受累
    - 颈静脉血栓形成或血栓性静脉炎
    - 常见颈内动脉管径狭窄，但神经后遗症不常见
    - 可出现颈内动脉假性动脉瘤及破裂
  - 吸入性肺炎
  - 鼻咽性斜颈（非创伤性寰枢关节半脱位），

少见并发症

- 头颈部炎症后引起寰枢韧带紧张或松弛

【治疗】

- 静脉内注射抗生素治疗是必要的
- 全身支持疗法
- 无改善、出现大的或复杂的脓肿时，应行外科手术
- 急性咽后脓肿一经确立，应立即切开排脓
- 应重视气道管理和流体复苏术

【影像表现】

概述

- 最佳诊断依据：咽后间隙肿胀、积液并不同方式的壁强化
- 部位
  - 咽黏膜间隙后方 / 椎旁间隙前方
  - 因为弥漫性炎症，可能无法分辨这些结构
  - 可经颈部危险间隙，自下方延至纵隔
- 大小
  - 大小不一
  - 确定脓肿上下范围非常重要
- 形态学　咽后间隙积液，可见分隔

X 线平片表现

- 颈部侧位片常用作咽后脓肿的筛查方法
  - 颈前软组织肿胀增厚，出现蜂巢状透光区，偶见气体或气液平面
  - 颈前与咽后肿胀难以区分
  - 慢性型如为颈椎结核所致，可见颈椎椎体破坏，椎间隙变窄
  - 注意：小儿应在颈部伸展且吸气时摄影

CT 表现

- 平扫 CT
  - 早期蜂窝织炎时为椎前软组织肿胀增厚，椎前肌隔模糊不清
  - 脓肿形成后，局部有低密度区，类圆形，偏一侧，双侧者呈分隔脓腔
  - 慢性型者可见颈椎椎体骨质破坏
- 增强 CT
  - 咽后间隙液体膨胀并后方椎前肌肉受压变平
    - 咽后间隙的边缘强化多种多样
    - 厚壁强化提示成熟的脓肿

MRI 表现

- 脓液在 T1WI 呈低信号，T2WI 呈高信号
- 在脓毒性患者很少应用
- MRI 有助于鉴别蜂窝织炎，因其对比增强更敏感；对显示病变范围及早期椎骨骨质情况更具优势

超声表现

- 对鉴别咽后脓肿与蜂窝织炎的准确性优于 CT 和 MRI
- 受限于检查者操作经验及患者的耐受性
- 不能显示病变的整体范围，因而仅是补充检查

【推荐影像学检查】

- CT 增强扫描是最佳影像检查
  - CT 增强检查不能鉴别咽后脓肿与蜂窝织炎
  - 仔细观察并发症
    - 气道、血管受压，纵隔蔓延

【鉴别诊断】

- 咽后间隙非脓肿性积液
  - 临床：见于颈内静脉血栓、放化疗、咽炎、肌腱炎
  - 影像：咽后积液无占位效应及壁的强化
  - 淋巴回流受阻或过度淋巴结增生导致
  - 不需切开引流
- 咽后间隙化脓性结节
  - 临床：疑患者曾患咽后脓肿病史
  - 影像：增强 CT 显示咽后间隙侧面见囊性结节伴邻近蜂窝织炎
  - 如未及时治疗，可形成咽后脓肿
  - 起因于反应性淋巴结脓肿形成；结内脓肿
- 扩张的颈动脉
  - 临床：无症状或咽后壁搏动性肿块
  - 影像：颈动脉管径增大，颈动脉鞘向咽后间隙移位
- 咽后间隙肿瘤侵犯
  - 临床：年老患者，有咽部鳞状上皮细胞癌病史
  - 影像：增强 CT 显示咽后壁有强化的实性软组织肿块
  - 肿瘤累及咽后壁，可蔓延至咽后间隙及椎前组织

诊断与鉴别诊断精要

- 咽后间隙感染／炎症是连续不间断的，淋巴结炎→蜂窝织炎→咽后间隙脓肿
- 环形强化提示脓肿形成，但不完全可靠，脓肿并不都有环形强化

典型病例

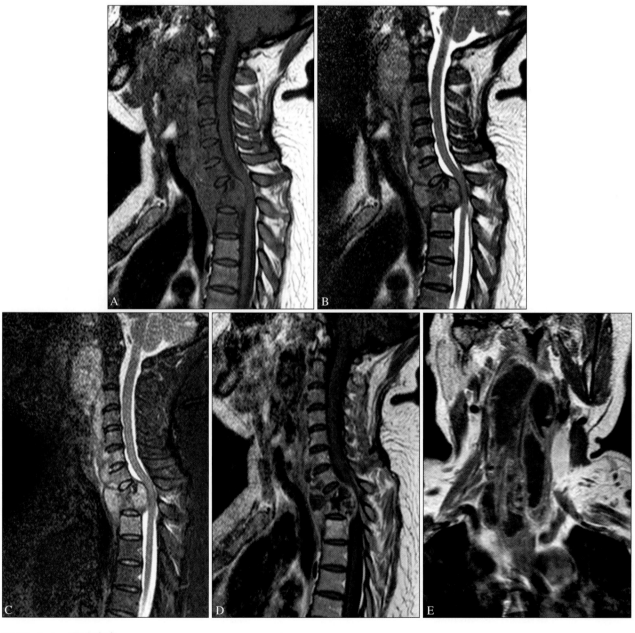

图 33-2-1　咽后脓肿

A. 矢状面 T1WI，示咽后软组织肿胀，呈低信号，椎体信号异常，呈低信号；B. 矢状面 T2WI，呈高信号；C. 矢状面 T2WI 抑脂，咽后软组织肿胀呈高信号，颈椎椎体呈高信号；D. 矢状面 T1WI 增强，示病灶不均匀强化，内部无强化而边缘明显强化，呈花环状；E. 冠状面 T1WI 增强，示病灶呈"液体流注"改变，周围软组织亦见斑片状强化

重点推荐文献

[1] Patel AB, Hinni ML. Tuberculous retropharyngeal abscess presenting with symptoms of obstructive sleep apnea. Eur Arch Otorhinolaryngol, 2013, 270（1）：371-374.
[2] Benmansour N, et al. Retropharyngeal abscess in adults. Rev Laryngol Otol Rhinol（Bord）, 2012, 133（3）：137-139.
[3] Reilly BK, Reilly JS. Retropharyngeal abscess：diagnosis and treatment update. Infect Disord Drug Targets, 2012, 12（4）：291-296.
[4] Singh J, et al. Retropharyngeal cold abscess without Pott's spine. S Afr J Surg, 2012, 50（4）：137-139.

第 3 节　咽部炎性增生性病变

【概念与概述】
- 同义词
  - 反应性淋巴样组织增生，反应性淋巴结增生
- 概念
  - 淋巴组织对病原的反应性增大
  - "反应性"意味着良性病因

【病理与病因】
- 病理概述
  - 反应性淋巴结增生常见于儿童，临床上对咽后区域淋巴结无法评估
- 病因学
  - 最常见的传染源反应
    - 局限性头颈部感染，如咽炎
    - 全身的系统，病毒感染
- 流行病学
  - 咽后间隙反应性淋巴增生常见于儿童，因为口腔接触抗原
- 其他相关异常
  - 咽炎或头颈部其他部位感染

【大体病理及手术所见】
- 咽后结节很少手术或穿刺

【显微镜下特征】
- 反应性改变有滤泡增生、副皮质增生或窦组织细胞增生

【临床表现】
临床特点
- 最常见症状/体征
  - 淋巴结增大，不可触及
  - 症状与感染源有关
- 临床分析
  - 最常见于伴有咽部或全身性病毒感染的年轻患者

疾病人群分布
- 年龄　通常＜30岁
- 性别　男女无明显差异

【自然病史与预后】
- 可发展为咽后脓肿并咽后间隙积脓

【治疗】
- 治疗主要的感染源
- 临床应监测症状进展，可行影像学复查以检测有无化脓/脓肿形成

【影像表现】
概述
- 最佳诊断依据
  - 正常或轻度增大的咽后间隙结节影
  - 颈部其他相关的反应性结节
- 部位
  - 颅底至舌骨平面咽后结节
    - 内侧组和外侧组
  - 外侧组结节常位于椎前肌肉旁而不是椎前肌肉前
    - 主要表现为位于颈内动脉内侧
- 大小
  - ＞1cm少见，无化脓性改变
  - 如果较大，鼻咽/口咽变形
- 形态学
  - 咽后间隙边缘清楚结节，常为圆形而不是椭圆形

CT 表现
- 平扫CT：咽后间隙均匀等密度结节
- 增强CT：强化方式多样，轻度强化

MRI 表现
- T1WI

○ 低至中等信号，信号均匀
- T2WI
  ○ 中等信号，信号均匀
- 增强 T1WI
  ○ 多种多样，通常为轻度强化

【超声表现】
- 超声不易发现咽后增生结节

【核医学表现】
- PET：可见轻度 FDG 摄取，轴位像显示结节部位最佳

【推荐影像学检查】
- 最佳检查方法
  ○ MRI 显示咽后反应性淋巴结增生最敏感，但当有头颈部感染病史时，CT 更为常用
- 成像方案建议
  ○ 为了检出结节及化脓性改变，需行增强扫描

【鉴别诊断】
- 扩张的颈内动脉
  ○ 颈内动脉压迫咽后间隙
- 咽后间隙化脓性结节
  ○ 咽后间隙低密度结节伴有边缘强化
  ○ 可发展为咽后脓肿
- 非鳞状细胞癌转移的咽后间隙结节
  ○ 原发于头颈部的非鳞状细胞癌：与甲状腺癌、头颈部非霍奇金淋巴瘤鉴别
  ○ 非鳞状细胞癌全身的原发部位：乳腺、肺、肾、黑色素瘤
- 鳞状细胞癌转移的咽后间隙结节
  ○ 最常见的原发部位：鼻咽鳞状细胞癌（鼻咽癌）、口咽后壁、下咽后壁

诊断与鉴别诊断精要

- 在 CT 横轴位上，咽后间隙结节位于椎前肌肉旁，关键是位于颈内动脉的内侧
- > 30 岁患者要考虑转移性疾病，尤其如果患者无临床感染症状，注意寻找咽部和甲状腺原发灶

典型病例

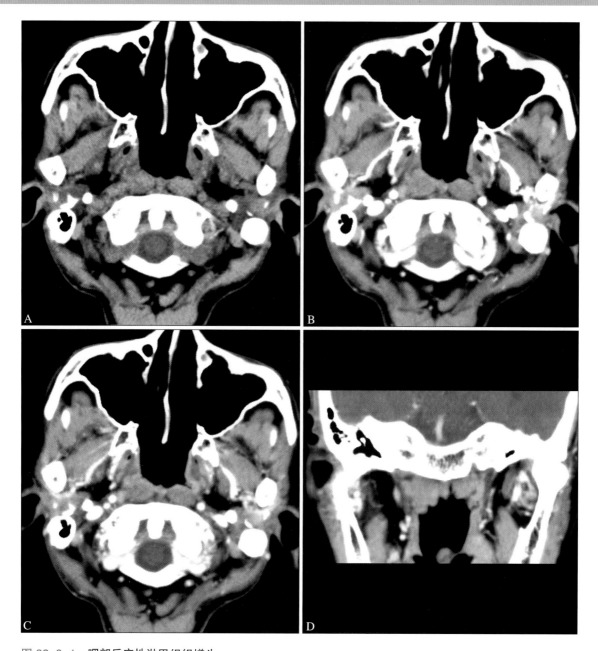

图 33-3-1 咽部反应性淋巴组织增生
A. 横断面 CT 平扫，示鼻咽右侧隐窝增厚、肿胀，右咽后见小结节影，呈等密度；B. 横断面 CT 增强动脉期，右咽后结节影轻度强化，边缘清楚；C. 横断面 CT 增强静脉期，咽后结节密度均匀，边缘清楚，咽隐窝软组织肿胀；D. 冠状面 CT 增强，示鼻咽右侧隐窝肿胀、强化

主要参考文献

[1] Johnson BC et al. Cost-effective workup for tonsillitis. Testing，treatment，and potential complications. Postgrad Med，2003，113（3）：115-118.

[2] Harnsberger HR. Tonsillar abscess. Diagnostic imaging. Head and neck，2004，Ⅲ（1）：6-9.

[3] 王振常，鲜军舫，兰宝森. 中华影像医学 头颈部卷. 北京：人民卫生出版社，2011. 199-200.

[4] Bahari S et al. Craniocervical tuberculosis：protocol of surgical managemeng．Neurosurgery，2003，52（1）：72-80.

[5] Vural C et al. Accuracy of computerized tomography in deep neck infections in the pediatric population．Am J Otolaryngol，2003，24（3）：143-148.

（刘连生　李恒国）

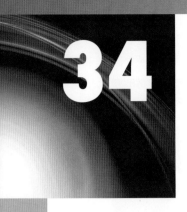

34 肿瘤及肿瘤样病变

第1节 鼻咽腺样体增生

【概念与概述】

● 腺样体又称咽扁桃体或增殖体，隐藏在鼻腔后部，是鼻咽顶后、蝶骨体底和枕骨斜坡颅外面的一团淋巴组织，为咽淋巴环内环的组成部分。正常生理情况下，青春期后逐渐萎缩，在成人则基本消失。长期反复的炎性刺激，会导致腺样体病理性增生肥大

【病理与病因】

● 病因学

○ 急慢性鼻咽炎的反复发作，以及邻近器官如鼻腔、鼻窦、扁桃体的炎症亦可波及鼻咽部，刺激腺样体组织增生

● 流行病学

○ 常见于儿童，但部分成人亦可发生，常合并慢性扁桃体炎

【大体病理及手术所见】

● 咽扁桃体增生肥大

【显微镜下特征】

● 淋巴滤泡增生并慢性炎细胞浸润

【临床表现】

临床特点

● 最常见症状/体征

○ 鼻塞流涕，咽异物感

○ 睡眠打鼾，张口呼吸；听力下降和耳鸣

疾病人群分布

● 年龄　儿童多见

● 性别　无明显差异

【自然病史与预后】

● 腺样体增生，导致儿童鼾症，严重者影响生长

发育

【治疗】

● 4岁以上儿童，可以手术摘除

● 不宜手术者可考虑放射治疗

【影像表现】

概述

● 最佳诊断依据：鼻咽后壁软组织对称性增厚

● 部位　鼻咽后壁

● 大小　增厚程度不等，从数毫米到数厘米

● 形态学　梯形或长梯形

CT表现

● 平扫CT

○ 鼻咽后壁软组织对称性增厚，密度均匀

○ 咽旁间隙清晰

○ 邻近骨质无破坏

● 增强CT　明显均匀强化

MRI表现

● T1WI　等信号，信号均匀

● T2WI　稍高信号

● 增强T1WI　明显均匀强化

【推荐影像学检查】

● 最佳检查法：MRI

● 备忘建议 MRI 显示周围间隙优于CT

【鉴别诊断】

● 鼻咽癌

○ 发病年龄较大，多有涕带血丝史

○ 咽后壁增厚的软组织影浸润性生长，两侧多不对称

○ 咽隐窝不对称性消失，咽旁间隙模糊、变

　　　　窄甚至闭塞
　　　○ 常合并颅底骨质破坏
　● 咽后壁脓肿
　　　○ 增厚的软组织影范围较大
　　　○ 密度不均，可见低密度的脓腔影

　　　○ 增强脓肿壁较均匀的明显强化
　● 咽囊囊肿
　　　○ 两侧头长肌间，圆形低密度灶
　　　○ 边缘清楚
　　　○ 增强无强化

> **诊断与鉴别诊断精要**
>
> ● 鼻咽后壁软组织对称性增厚，咽旁间隙及咽隐窝清晰、对称，要考虑腺样体增生

典型病例

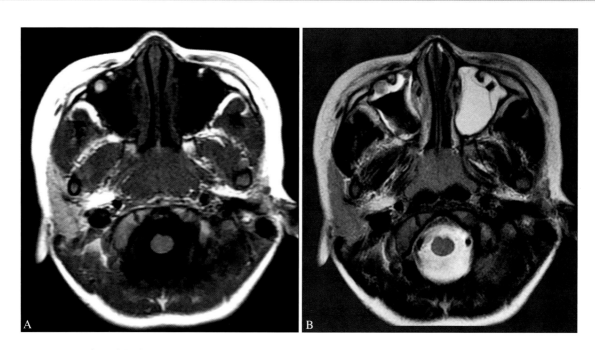

图 34-1-1　**鼻咽腺样体增生**
A. 横断面 T1WI，示鼻咽顶后壁软组织对称性增厚，鼻咽腔明显变窄，双侧咽旁间隙存在，信号均匀；B. 横断面 T2WI，呈稍高信号，信号均匀

重点推荐文献

[1] 邢成颜，翟峰，许昌，等. 儿童腺样体肥大的 CT 诊断 [J]. 中华现代影像学杂志，2006，3（1）：11-13.

[2] 杨全，李晓兰. 儿童腺样体肥大的 CT 表现. 临床放射学杂志，2006，25（1）：72-74.

[3] 廖耿辉，娄明武. 小儿腺样体肥大的 CT 表现（附25例分析）. 实用放射学杂志，2005，21（8）：865-867.

[4] 王振常，鲜军舫，兰宝森. 中华影像医学 头颈部卷. 北京：人民卫生出版社，2011：202-203.

（史长征　李恒国）

第 2 节　鼻咽纤维血管瘤

【概念与概述】

- 鼻咽纤维血管瘤（juvenile nasopharyngeal angiofibroma）是鼻咽部常见的良性肿瘤，瘤组织中含有丰富的血管，容易出血，肿瘤生长扩张能力强，虽为良性肿瘤，但可破坏颅底骨质及周围软组织，导致严重的并发症

【病理与病因】

- 病因学　尚不明确
- 流行病学
  - 多发于 10 ～ 25 岁的男性，女性少见
  - 占头颈部肿瘤的 0.5%

【大体病理及手术所见】

- 病变呈红 - 紫色、有黏膜覆盖、可压缩的结节状肿块；切开表面呈海绵状

【显微镜下特征】

- 由错综复杂的血管网与纤维基质构成
- 肿瘤血管口径不一，血管内膜衬以单层内皮细胞，可有一层完整或间断的平滑肌层
- 血管内有血栓形成，并有血管壁纤维蛋白样坏死

【临床表现】

临床特点

- 最常见症状 / 体征
  - 单侧鼻塞
  - 顽固反复发作的鼻出血，面颊部疼痛和肿胀

疾病人群分布

- 年龄　好发于青少年，10 ～ 25 岁，平均年龄为 15 岁
- 性别　多见于男性，女性罕见

【自然病史与预后】

- 很少自发性退化
- 手术后局部复发率为 6% ～ 24%
- 较大的病变或伴有颅内受累的病变局部复发率更高

【治疗】

- 血管栓塞加手术切除的联合治疗
- 对不能切除的颅内扩展或复发肿瘤行放疗；其他治疗方法包括冷冻疗法、电凝法、单纯栓塞法、硬化剂注射法等

【影像表现】

概述

- 最佳诊断依据：青少年鼻腔后部的肿块
- 部位　鼻腔后部，后鼻孔或蝶腭孔
- 大小　大小不一，数厘米不等
- 形态学　形态不规则，向邻近结构外侵

CT 表现

- 平扫 CT
  - 鼻腔后部后鼻孔或蝶腭孔区的不规则形软组织肿块
  - 边界清楚，密度均匀
- 增强 CT　增强后明显强化

MRI 表现

- T1WI　等信号
- T2WI
  - 等或稍高信号，信号均匀
  - 可见点条状血管流空影
- 增强 T1WI　肿块实质部分明显强化，血管流空影不强化

【推荐影像学检查】

- 最佳检查法：CT+ MRI 增强检查
- 备忘建议
  - MRI 增强扫描有助于显示病变侵犯范围，CT 易于显示骨质改变

【鉴别诊断】

- 鼻息肉
  - 不累及翼腭窝，向前进入鼻腔前部，向后累及鼻咽部
  - 无骨质破坏，仅有病变周围强化
- 鼻咽癌
  - 呈弥漫浸润性生长，与周围组织分界不清
  - 常有颈淋巴结转移，颅底骨质破坏不规则或虫蚀状，无显著受压表现
- 横纹肌肉瘤
  - 少见，生长迅速
  - 等 T1 略长 T2 信号，常见血管流空影
  - 迅速均匀强化

诊断与鉴别诊断精要

● 青少年鼻腔后部后鼻孔或蝶腭孔区肿块，增强后明显强化，
要考虑 JNA

典型病例

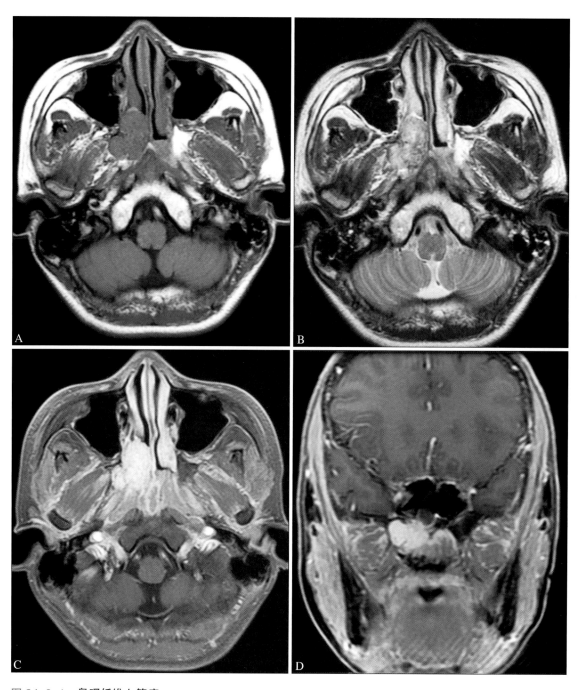

图 34-2-1　鼻咽纤维血管瘤
A. 横断面 T1WI，示右侧后鼻孔区不规则形肿块，呈等信号，边缘清晰；B. 横断面 T2WI，呈高信号，其内见流空血管影；
C，D. 横断面及冠状面增强，病变明显强化

重点推荐文献

[1] 王德辉. 鼻咽纤维血管瘤的诊断和治疗进展 [J]. 中国眼耳鼻喉科杂志, 2009, 9 (2): 140-141.

[2] 陈晓丽, 王振常, 鲜军舫. 鼻咽纤维血管瘤的 CT 和 MRI 诊断. 实用放射学杂志, 2007, 23 (1): 30-32.

[3] 李进让, 单希征, 钱进, 等. 鼻咽纤维血管瘤的诊断和治疗. 耳鼻咽喉 - 头颈外科, 1997, 4 (5): 267-271.

[4] 宋济昌, 钱雯, 卞纪平, 等. 鼻咽纤维血管瘤的 CT 诊断. 中国医学计算机成像杂志, 2002, 8 (3): 15-16.

（史长征　李恒国）

第 3 节　鼻咽癌

【概念与概述】

　　鼻咽癌（nasopharyngeal carcinoma）是发生于鼻咽黏膜上皮的恶性肿瘤, 大多数起自咽隐窝

【病理与病因】

- 病因学
  - 尚不明确
  - 与 EB 病毒感染、饮食、遗传因素密切相关
- 流行病学
  - 中国南部的发病率较高, 发病率由南到北逐渐减低
  - 黄种人好发, 白种人少见

【大体病理及手术所见】

- 鼻咽癌位置隐秘, 难以进行手术切除, 其主要治疗方法是放射治疗, 一般进行非手术治疗

【显微镜下特征】

- 大多数为鳞状分化, 可见细胞间桥和（或）角化珠
- 组织学分型: 角化型鳞癌、非角化癌和未分化癌

【临床表现】

临床特点

- 最常见症状 / 体征
  - 七大症状: 回缩性涕血或鼻出血、鼻塞、耳鸣、耳聋、头痛、面麻、复视, 其中以回缩性涕血常见
  - 三大体征: 鼻咽部新生物、颈部淋巴结肿大、一支或多支颅神经麻痹

疾病人群分布

- 年龄
  - 中年人多见, 也可见于儿童及青少年
- 性别
  - 男性多见, 男、女性别比例为 2.5:1

【自然病史与预后】

- 从初发症状到死亡的自然病程从 3 个月到 113

个月不等

- 鼻咽癌以放射治疗为主, 放射治疗后 5 年生存率为 8% ~ 62%
- 随着放射治疗设备更新, 放射治疗技术改进, 鼻咽癌放射治疗后的 5 年生存率不断提高

【治疗】

- 放射治疗是首选的治疗方法, 可采用放射治疗联合化学药物治疗及免疫治疗和中医药治疗等

【影像表现】

概述

- 最佳诊断依据: 中心位于鼻咽部咽隐窝的肿块
- 部位
  - 鼻咽侧壁或顶后壁
- 大小
  - 大小不等, 早期肿块不明显, 仅表现为咽隐窝变浅, 腭帆提肌肿胀, 晚期表现为突出鼻咽腔的肿块, 大者几乎占满鼻咽腔
- 形态学
  - 形态不规则, 可以侵犯邻近结构, 沿颅底孔道蔓延至颅内

CT 表现

- 平扫 CT
  - 鼻咽黏膜间隙内肿块
  - 向前侵犯鼻腔、达翼腭窝; 向两侧侵犯咽旁间隙; 向后侵犯咽后间隙以及椎前肌; 向下侵犯口咽软腭和扁桃体; 向上侵犯斜坡前及通过颅底孔道进入颅内
  - 颈部淋巴结肿大
- 增强 CT　肿块轻度强化, 边界不清

MRI 表现

- T1WI　肿块相对于肌肉呈低 - 等混杂信号
- T2WI　较高信号
- 增强 T1WI　显示轻度强化

【推荐影像学检查】
- 最佳检查法：增强 MRI
- 备忘建议
  - MRI 动态增强是评价肿瘤颅内侵犯的最佳检查方法

【鉴别诊断】
- 腺样淋巴组织增生
  - 常发生于青少年
  - 腺样组织均衡性扩大
- 鼻咽部淋巴瘤
  - 全身淋巴瘤的局部改变
  - 黏膜下肿块明显
  - 广泛累及腺样组织

诊断与鉴别诊断精要

- 鼻咽部咽隐窝为中心的肿块并邻近结构侵犯及骨质破坏，要考虑 NPC

典型病例

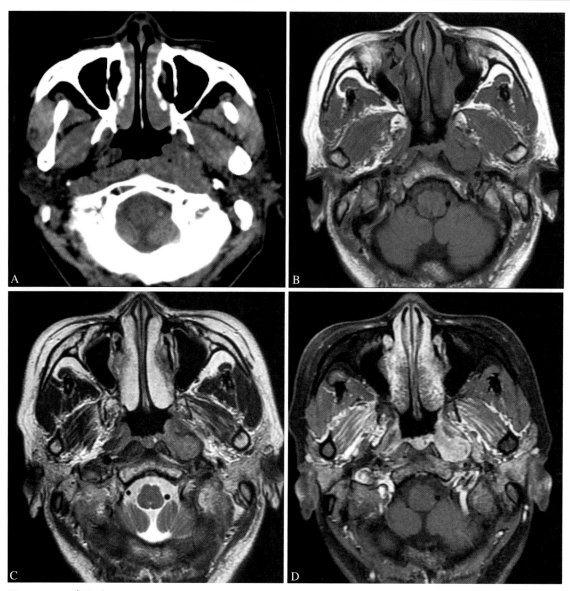

图 34-3-1　鼻咽癌
A. 横断面 CT，示左侧咽隐窝变浅消失，腭帆提肌肿胀，左侧咽旁间隙见软组织肿块影；B. 横断面 T1WI，病变呈等信号，信号均匀；C. 横断面 T2WI，呈高信号；D. 横断面增强，病变明显强化

重点推荐文献

[1] 梁碧玲. 鼻咽癌的影像学诊断—MRI、CT、PET-CT. 肿瘤学杂志, 2009, 15 (7): 590-595.
[2] Chang J T, Lin C Y, Chen T M, et al. Nasopharyngeal carcinoma with cranial nerve palsy: the importance of MRI for radiotherapy. Int J Radiat Oncol Biol Phys, 2005, 63 (5): 1354-1360.
[3] 杨红茹, 王仁生. 鼻咽癌的影像学诊断. 国际肿瘤学杂志, 2007, 34 (8): 592-595.
[4] 曹卡加, 谢传淼, 黄培珏, 等. MRI 在鼻咽癌临床分期中的价值. 癌症, 2007, 26 (2): 164-167.

（史长征 李恒国）

第4节 口咽癌

【概念与概述】

口咽癌（oropharyngeal carcinoma）为口咽恶性肿瘤之一，包括：舌根癌、腭扁桃体癌、软腭癌、咽侧壁癌（腭舌弓癌、腭咽弓癌）及咽后壁癌

【病理与病因】

- 病因学
  - 除吸烟、饮酒等危险因素外，国内外许多研究认为口咽癌的发生与 HPV 感染有关，尤其是高危型 HPV 与鳞癌发生关系密切
- 流行病学
  - 90% ~ 95% 为鳞状细胞癌
  - 罕见的有黏液囊腺癌、未分化癌、梭状细胞癌、基底样癌

【大体病理及手术所见】

- 类圆形、不规则形，部分表面见溃疡
- 切面灰白色，实性，界限不清
- 肿瘤血供丰富，体积较大时可出现坏死、液化

【显微镜下特征】

- 增生的异常鳞状上皮细胞突破基底膜，向结缔组织浸润性生长
- 根据癌细胞不同分化程度，可分为高分化、中分化、低分化和未分化癌

【临床表现】

临床特点

- 最常见症状 / 体征
  - 咽部不适、疼痛、异物感、吞咽困难
  - 部分以颈部肿块就诊

疾病人群分布

- 年龄　发病高峰 40 ~ 60 岁
- 性别　男性 > 女性，约为 2 ~ 3：1

【自然病史与预后】

- 分化程度差，侵袭性强，预后差
- 早期即有淋巴结转移

【治疗】

- T Ⅰ ~ Ⅱ 早期采用同步放化疗，T Ⅲ ~ Ⅳ 期采用手术加放射治疗
- 肿瘤复发或临床不能治愈者，可施行根治性放疗后再手术治疗

【影像表现】

概述

- 最佳诊断依据：类圆形或不规则形肿块，以单侧病变为主，边界多不清，不同程度强化且不均匀，早期即有淋巴结转移
- 部位
  - 扁桃体区、软腭、舌根、咽后壁
  - 扁桃体区更常见
- 大小
  - 大小不等，从数毫米到数厘米，甚至占据整个口咽腔
- 形态学
  - 类圆形、不规则形或局部咽壁增厚

CT 表现

- 平扫 CT
  - 肿块形态多不规则，边界不清，可见不同程度向外浸润
  - 囊变、坏死多见，出血少见，钙化罕见
- 增强 CT
  - 血供丰富，多有不同程度强化且内部密度不均匀，亦可环状强化

MRI 表现

- T1WI　中等偏低信号
- T2WI　不均匀高信号，脂肪抑制后呈高信号为主的混杂信号
- 增强 T1WI　明显不均匀强化，内部可见液

化、坏死区

【推荐影像学检查】

● 最佳检查法：增强 CT 和（或）MRI

● 备忘建议 DWI-MRI 扫描技术是诊断本病的方法之一

【鉴别诊断】

● 淋巴瘤

○ 体积较大，边界多数清晰，少有深部侵犯

○ 常累及数个亚解剖区

○ 密度及信号多均匀，少见坏死、囊变、出血，钙化罕见

○ 轻 - 中度均匀强化，淋巴结转移多为双侧、多发，边界清

● 扁桃体炎及扁桃体周围脓肿

○ 扁桃体区软组织广泛肿胀，密度 / 信号欠均，边界不清

○ 脓肿形成后，可见边缘环形强化，中央未强化坏死区

○ 脓肿可侵犯咽旁、咽后间隙及咽周肌群等结构

○ 临床症状及体征具特异性，结合影像检查可助诊断

诊断与鉴别诊断精要

● 口咽区肿物或咽壁局限肥厚，不同程度强化伴坏死，伴有颈淋巴结转移，考虑口咽癌

● 肿物多发，密度 / 信号均匀，边界清晰，可考虑排除口咽癌

典型病例

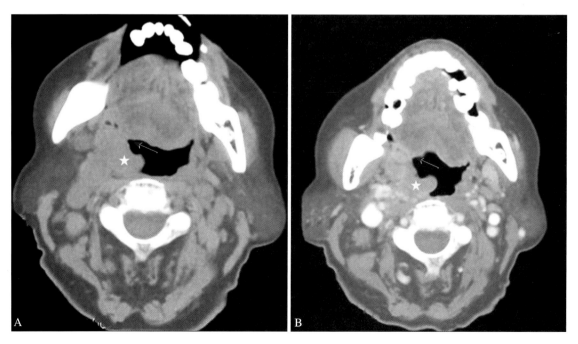

图 34-4-1　右侧腭扁桃体癌

A. 轴位 CT 平扫；B. CT 增强，右侧腭扁桃体区肿胀，可见软组织肿块，边界欠清晰，呈等密度；增强后呈中等均匀强化，右侧腭舌沟受压变浅并向前移位

重点推荐文献

[1] Beil CM, Keberle M. Oral and oropharyngeal tumors. European Journal of Radiology, 2008, 66: 448-459.

[2] Hermans R. Oropharyngeal cancer.//Multidisciplinary Symposium: Head & Neck Cancer. Cancer Imaging, 2005, 5: 52-57.

[3] Licitra L, Bernier J, Grandi C, et al. Cancer of the oropharynx. Critical Reviews in Oncology/Hematology,

2002, 41: 107-122.

[4] Hermans R, Vandecaveye V. Diffusion-weighted MRI in head and neck cancer. Cancer Imaging, 2007, 7: 126-127.

[5] Warnakulasuriya S. Global epidemiology of oral and oropharyngeal cancer. OralOncol (2008), doi: 10.1016/j.oraloncology. 2008.06.002.

（陈一鸣 李恒国）

第5节 下咽癌

【概念与概述】

- 下咽又称喉咽，为环绕在喉腔外的间隙，分为梨状窝、咽后壁及环后区3个部分
- 依据肿瘤发生部位进一步为梨状窝癌（carcinoma of sinus pyriformis）、咽后壁癌（carcinoma of posterior wall of pharynx）及环后区癌（post-cricoid carcinoma）
- 下咽癌（hypopharyngeal carcinoma）中鳞状细胞癌占95%以上，而梨状窝癌发生率最高，约占全部下咽癌的80%

【病理与病因】

- 病因学
  - 嗜烟、酗酒及营养不良为主要危险因素
- 流行病学
  - 较少见，发病率约0.3/10万人~0.8/10万人

【大体病理及手术所见】

- 肿瘤呈浸润状生长，可出现广泛坏死及溃疡形成
- 梨状窝癌易侵犯喉部，环后区癌易侵犯颈段食管

【显微镜下特征】

- 绝大多数为不同分化程度的鳞状细胞

【临床表现】

临床特点

- 最常见症状/体征
  - 临床症状多为咽部异物感、吞咽不畅、疼痛，肿瘤侵犯喉部可出现声嘶、呼吸困难等，颈部淋巴结转移常见

疾病人群分布

- 年龄 好发于60~70岁
- 性别 男性＞女性

【自然病史与预后】

- 与肿瘤分期及治疗方式密切相关
- 预后较差，手术治疗的5年生存率约40%。

【治疗】

- 早期肿瘤治疗以手术或放射治疗为主，较晚期肿瘤综合应用手术及放、化疗治疗

【随访】

- 手术或放疗后3个月行颈部CT或MRI检查，作为基线资料

【影像表现】

概述

- 形态不规则肿块，多呈分叶状，边界清楚或较清楚，可侵犯周围结构
- 梨状窝癌
  - 梨状窝壁、会厌披裂皱襞明显增厚或肿物，梨状窝狭窄、消失
  - 向内直接侵犯喉旁间隙，进而侵犯声带
  - 向外侵犯甲状软骨及环状软骨，向上、下可侵犯会厌、甲状腺
  - 常侵犯环后区及咽后壁
  - 75%~80%伴有颈部淋巴结转移
- 咽后壁或环后区癌
  - 喉腔杓状软骨、环状软骨后方黏膜增厚或软组织肿块
  - 杓-椎间距或环-椎间距增宽
  - 环后区癌可侵犯环状软骨及颈段食管

CT表现

- 平扫CT 等或略低密度
- 增强CT 中度-明显强化，强化不均匀

MRI表现

- T1WI 等信号，与颈部肌肉信号相仿

- T2WI　不均匀中、高信号
- 增强 T1WI　呈均匀或不均匀明显强化

下咽造影

- 早期表现为管壁僵硬，活动差
- 进展期表现为充盈缺损、黏膜破坏及管腔狭窄
- 累及环后区时可有环后线抬高

【推荐影像学检查】

- CT 为最常用的影像检查方法，广泛运用肿瘤诊断及分期
- MRI 检查较常用，能够清楚显示肿瘤软组织内侵犯范围，但易受到吞咽和血管搏动影响
- 下咽造影对下咽黏膜显示优于 CT 或 MRI，能够准确判断下咽、颈段食管黏膜面受侵情况，直观显示管腔狭窄及肿瘤影响吞咽活动程度，早期发现穿孔或瘘管

【鉴别诊断】

- 喉癌
  - 喉癌肿瘤中心多偏向中央，下咽癌多位于喉腔两侧及后方
  - 杓 - 椎间距或环 - 椎间距多不增宽
  - 一般不引起声门移位、旋转
- 下咽其他良、恶性肿瘤
  - 均罕见
  - 良性肿瘤表现为黏膜光滑，边界清楚，密度均匀，无周围结构受侵及颈部淋巴结转移
  - 对其他病理类型的恶性肿瘤一般需要活检明确诊断

诊断与鉴别诊断精要

- 梨状窝、咽后壁及环后区不规则软组织肿块，增强后明显不均匀强化，伴邻近结构侵犯，要考虑本病

典型病例

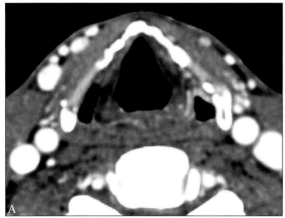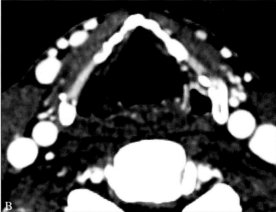

图 34-5-1　左侧梨状窝早期癌（中分化鳞癌）

A.横断面 CT 增强软组织窗（宽窗），示左侧梨状窝前壁及内侧壁略增厚、均匀强化，边界不清楚；B.同层的窄窗，示病变与周围组织对比更加清晰

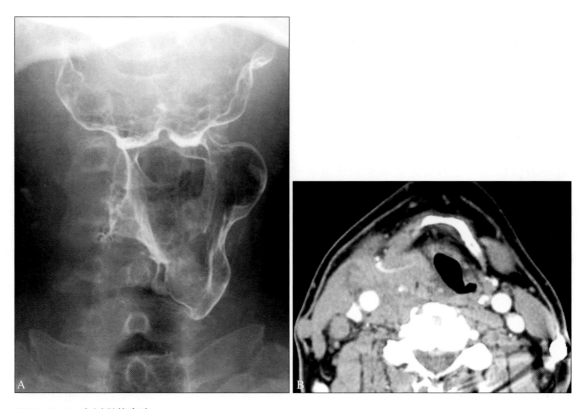

图 34-5-2　右侧梨状窝癌

A. 下咽食管造影正位相，示示右侧梨状窝不规则充盈缺损，黏膜破坏；B. 横断面 CT 增强，示右侧梨状窝不规则形肿块影，中度强化，侵犯右侧颈动脉间隙，局部口咽腔不规则狭窄

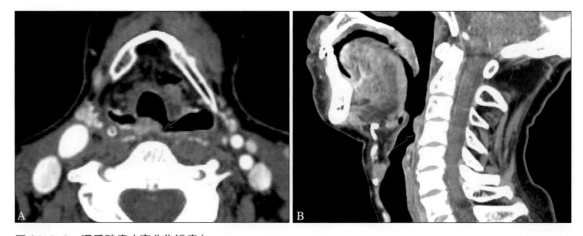

图 34-5-3　咽后壁癌（高分化鳞癌）

A. 横断面 CT 增强，示咽后壁右侧为主隆起结节，形态不规则，明显强化，侵犯咽后壁（箭头）；B. 矢状面 CT 重建，结节基底宽，边界欠清（箭头）

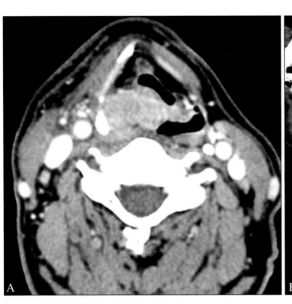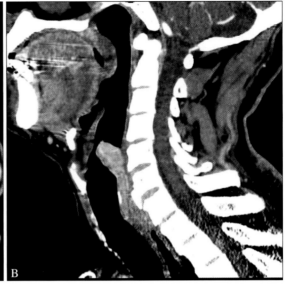

图 34-5-4　右侧环后区癌侵犯梨状窝
A. 横断面 CT 增强，右侧环后区不规则肿物，中等均匀强化，侵犯右侧梨状窝；B. 矢状面 CT 重建，肿物宽基底生长，表面不规则

重点推荐文献

[1] 严志汉等，下咽癌侵犯范围及其术前分期的 CT 评价. 中华放射学杂志，2001. 35（4）：

[2] 王东等，螺旋 CT 仿真喉镜、三维重建和多平面重组在喉及下咽癌的临床应用价值. 中华医学杂志（英文版），2001. 114（1）：

[3] 王东等，螺旋 CT 在喉及下咽癌的临床应用价值. 中华肿瘤杂志，2001. 23（3）：

[4] Nishimura H，et al. Radiotherapy for stage I or II hypopharyngeal carcinoma. J Radiat Res，2012，53（6）：

892-829.

[5] Suzuki H，et al. 18F-FDG-PET/CT predicts survival in hypopharyngeal squamous cell carcinoma. Ann Nucl Med，2013，27（3）：297-302.

[6] de la Torre S，et al. Diagnostic sequence of MRI and PET/CT in a case of bone metastases by hypopharyngeal squamous cell carcinoma. Rev Esp Med Nucl Imagen Mol，2012，31（2）：101-102.

（林　蒙　李　琳　赵燕凤　罗德红）

第 6 节　淋巴瘤

【概念与概述】

● 淋巴瘤（lymphoma）是淋巴网状系统的异常分化和异常增生性疾病

● 分类

  ○ 霍奇金淋巴瘤（Hodgkin Lymphoma，HL）

  ○ 非霍奇金淋巴瘤（Non-Hodgkin Lymphoma，NHL）

● 咽淋巴环（咽扁桃体、腭扁桃体、舌扁桃体、咽鼓管扁桃体）是最常见的头颈部结外 NHL 发病部位

● 咽淋巴环淋巴瘤同时合并颈部淋巴结侵犯的发生率高达 50% 以上

【病理与病因】

● 病因学

  ○ 多数患者病因不明，可能与免疫缺陷状态有关

  ○ 鼻咽部结外 NK/T 细胞淋巴瘤与 EB 病毒密切相关

  ○ 鼻咽部弥漫性大 B 细胞淋巴瘤（DLBCL）与 EB 病毒关系不大

● 流行病学

  ○ 可发生于各种年龄组

  ○ 口咽和口腔 NHL 占全部结外 NHL 的 13%，其中约 70% 发生于扁桃体

- 鼻咽部 NHL 占全部结外 NHL 的 2.5%
- 下咽部原发性 NHL 非常罕见

【大体病理】

- 鼻咽或口咽肿物，发生于黏膜下，表面光滑，可伴有黏膜糜烂甚至坏死或表浅溃疡
- 若并发感染可有脓性分泌物及伪膜覆盖

【显微镜下特征】

根据细胞起源不同，咽部 NHL 主要分为 B 细胞、NK/T 细胞和 T 细胞 3 种

- 弥漫性大 B 细胞淋巴瘤：以大到中等大小的生发中心样细胞为特点，有些病例表现为有明显的多裂核，可见凝固性坏死
- NK/T 细胞淋巴瘤：镜下特征包括广泛性的结构破坏、显著的凝固性坏死、血管中心性生长及广泛的黏膜腺体分离
- 外周 T 细胞淋巴瘤：肿瘤细胞为混合型，胞质中等，核多角及不规则，染色质中等密度，核仁不清

【临床表现】

临床特点

- 最常见症状 / 体征
  - 鼻咽 NHL　鼻塞、涕血、耳鸣、头痛、听力下降、颈淋巴结肿大等
  - 口咽 NHL　吞咽困难、疼痛、咽部干燥、异物感、血痰、打鼾等
  - 下咽 NHL　下咽异物感、疼痛、声音嘶哑等
- 生化检查
  - 大部分患者红细胞沉降率增快，乳酸脱氢酶升高

疾病人群分布

- 年龄　大部分咽部 NHL 见于成年人
- 性别　男性＞女性

【自然病史与预后】

- 早期表现为局限性病变
- 在发展过程中可能转移到其他部位，并有向颈淋巴结扩散的倾向
- 病理类型、临床分期、免疫分型、淋巴结受累情况、治疗方法和初次疗效与预后相关
- T 细胞或 NK/T 细胞类型预后不良

【治疗】

- 目前美国国立综合癌症网络（National Comprehensive Cancer Network，NCCN）中并没有标准的治疗模式。一般主张综合治疗模式，即放疗和化疗联合进行
- 与单纯放疗相比，辅助化疗可提高患者的 5 年生存率

【影像表现】

概述　主要影像学检查方法为 CT、MRI

- 部位
  - 最常见为口咽（扁桃体、舌根、软腭）
  - 鼻咽部亦较为常见
  - 下咽部罕见
  - 可累及多个部位或呈跳跃性生长
- 大小　大小不等
- 形态学　表现为以下 4 型：
  - 结节或肿块型：单部位病变，境界清晰，边缘光整，突向腔内生长为主，对邻近深层结构浸润少，以推移为主。此型病理上以 B 细胞和外周 T 细胞 NHL 多见
  - 浸润型：咽壁软组织呈浸润性增厚，轮廓境界欠清晰，范围较弥漫，多累及多个部位，分不清原发部位。此型病理上以 NK/ T 细胞 NHL 最多见
  - 单纯溃疡型：软组织增厚不明显，CT 不易显示和发现病变，MRI 能够显示黏膜线不完整，有中断，多为 NK/T 细胞 NHL
  - 混合型：腔内肿块与咽壁浸润增厚并存，B 细胞、外周 T 细胞、NK/T 细胞 NHL 均可见

（一）鼻咽 NHL

- 鼻咽顶后壁或侧壁局限性肿块或沿鼻咽腔弥漫生长的不规则软组织增厚
- 可延伸至鼻腔、口咽、鼻旁窦、鼻翼旁，亦可呈跳跃性生长

CT 表现

- 平扫 CT
  - 肿块型密度较均匀，与咽壁肌肉呈等密度；部分浸润型密度不均匀
  - 无钙化、囊变或坏死
  - 无邻近咽旁间隙及颅底骨质侵犯
  - 受累淋巴结密度均匀，边界清楚，液化坏死少见
- 增强 CT
  - 病灶轻 - 中度强化，与周围组织或相邻结构界限较清楚
  - 受累淋巴结呈轻度均匀强化，程度近于肌

肉，坏死液化少见

MRI 表现

- T1WI
  - 等或稍低信号
- T2WI
  - 等或稍高信号，信号均匀，接近正常鼻咽黏膜信号
- 增强 T1WI
  - 病灶轻度强化，肿块与周围组织或相邻结构界限较清楚
  - 受累淋巴结信号及强化程度与原发肿瘤相似

【推荐影像学检查】

- 最佳检查法：MRI 较 CT 具有较高的软组织分辨率，可以更清晰地显示病变的侵犯范围，对区分肿瘤与炎症、肿瘤残留或复发与放射后改变有帮助

【鉴别诊断】

- 鼻咽癌
  - 肿块轮廓不光整，密度不均，呈不均匀强化
  - 常侵犯咽旁间隙，可伴有颅底骨破坏
  - 转移淋巴结密度不均，边界不清，增强扫描淋巴结边缘强化，中央低密度
- 鼻咽腺样体增生
  - 多见于青少年，表现为鼻咽顶后壁或后壁正中对称性均匀性增厚、病变较表浅
  - 少见颈部肿大淋巴结
- 鼻咽纤维血管瘤
  - 多见于青壮年男性，临床主要表现为反复发作的顽固性鼻出血
  - MRI 扫描 T2WI 呈不均匀高信号。肿瘤内可见流空血管信号，呈"盐胡椒"征。增强扫描有明显强化

（二）口咽 NHL

- 扁桃体 NHL　扁桃体窝软组织肿块，凸向口咽腔生长，使口咽腔变形、狭窄
- 咽侧壁 NHL　咽侧壁明显增厚，向周围弥漫生长，可伸入鼻咽、喉咽

CT 表现

- 平扫 CT

- 肿块型密度较均匀，与咽壁肌肉呈等密度；部分浸润型密度不均匀
- 无钙化、囊变或坏死
- 受累淋巴结密度均匀，边界清楚，液化坏死少见
- 增强 CT
  - 病灶轻、中度强化，与周围组织或相邻结构界限较清楚
  - 受累淋巴结呈轻度均匀强化，程度近于肌肉，坏死液化少见

MRI 表现

- T1WI
  - 等或稍低信号
- T2WI
  - 等或稍高信号
- 增强 T1WI
  - 病灶轻度强化，肿块与周围组织或相邻结构界限较清楚
  - 受累淋巴结信号及强化程度与原发肿瘤相似

【推荐影像学检查】

- 最佳检查法：MRI 较 CT 具有较高的软组织分辨率，可以更清晰地显示病变的侵犯范围，对区分肿瘤与炎症、肿瘤残留或复发与放射后改变有帮助

【鉴别诊断】

- 口咽鳞癌
  - 肿块轮廓不光整，形态不规则，密度不均，呈不均匀强化，多见坏死、囊变，更容易侵犯周围深层组织，常侵犯咽旁及舌下间隙和舌根部肌肉
  - 转移淋巴结密度不均，边界不清，增强扫描淋巴结边缘强化，中央低密度
- 慢性扁桃体炎
  - 双侧扁桃体对称性均匀性肿大，形态规整，密度均匀，较少呈向口咽腔内突出的肿块或结节
  - 少见颈部肿大淋巴结
- 急性扁桃体炎
  - 多见于青少年，多为双侧
  - 临床上有高热，反复感染史，扁桃体红肿、咽痛，血白细胞增多，中性粒细胞增高

诊断与鉴别诊断精要

- 肿块密度较均匀，与咽壁肌肉呈等密度，轻度强化，受累淋巴结密度、信号及强化程度与原发肿瘤相似，与周围组织或相邻结构界限较清楚，要考虑淋巴瘤
- 肿块形态不规则，密度不均，强化不均匀，侵犯周围深层组织，转移淋巴结密度不均，边缘强化，中央低密度，应考虑鳞癌

典型病例

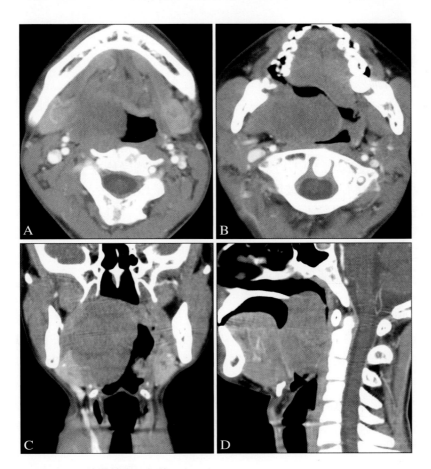

图 34-6-1　弥漫性大 B 细胞 NHL

A，B.增强 CT 横断位，示右侧扁桃体肿物，边缘规则，轻度强化。周围邻近结构受压但无明显侵犯；C. MPR 冠状位；D. 矢状位，示右侧扁桃体肿物，边缘规则，轻度强化。周围邻近结构受压但无明显侵犯

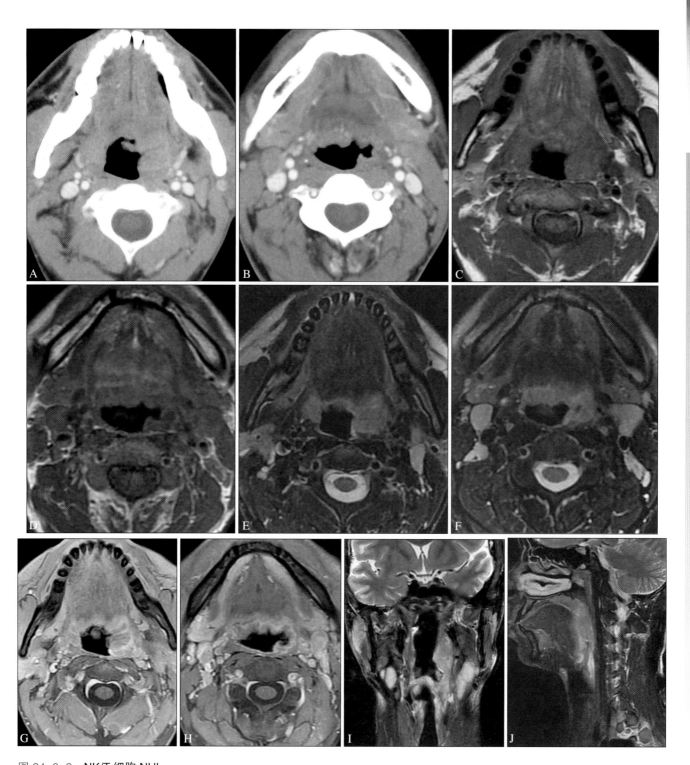

图 34-6-2　NK/T 细胞 NHL

A，B.增强 CT 横断位；C，D.MRI 横断位 T1WI；E，F.T2WI。示左侧扁桃体、舌根、软腭弥漫肿物，轻度强化，双颈部肿大淋巴结形态规整，中度均匀强化

重点推荐文献

[1] Hung CC，Lee JC. Images in clinical medicine. Pharyngeal mass in a patient with B-cell lymphoma. N Engl J Med，2009，360（22）：2340.

[2] 张嵘等. 鼻咽非霍奇金淋巴瘤的 MRI 表现与侵犯特点. 中华放射学杂志，2011. 45（2）：

[3] 吴润叶等，原发韦氏环弥漫性大 B 细胞与结外鼻型 NK/T 细胞淋巴瘤的临床特征和预后比较. 中华放射肿瘤学杂志，2012. 21（3）：

[4] 庄奇新等，Waldeyer 环淋巴瘤的 CT 和 MRI 表现. 中华放射学杂志，2005. 39（8）：

主要参考文献

[1] 杨全，李晓兰. 儿童腺样体肥大的 CT 表现. 临床放射学杂志，2006，25（1）：72-74.

[2] 王振常，鲜军舫，兰宝森. 中华影像医学 头颈部卷. 北京：人民卫生出版社，2011，202-203.

[3] 陈晓丽，王振常，鲜军舫. 鼻咽纤维血管瘤的 CT 和 MRI 诊断. 实用放射学杂志，2007，23（1）：30-32.

[4] 梁碧玲. 鼻咽癌的影像学诊断——MRI、CT、PET-CT. 肿瘤学杂志，2009，15（7）：590-595.

[5] Chang J T，Lin C Y，Chen T M，et al. Nasopharyngeal carcinoma with cranial nerve palsy：the importance of MRI for radiotherapy.Int J Radiat Oncol Biol Phys，2005，63（5）：1354-1360.

[6] Beil CM，Keberle M. Oral and oropharyngeal tumors. European Journal of Radiology，2008，66：448-459.

[7] Hermans R. Oropharyngeal cancer.//Multidisciplinary Symposium：Head & Neck Cancer. Cancer Imaging，2005，5：52-57.

（罗德红）

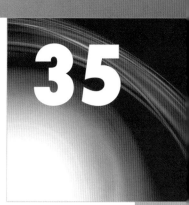

茎突综合征

【概念与概述】

- 茎突综合征（styloid process syndrome）又称为茎突过长症，症状性过长茎突
- 概念
  - 茎突过长或形态、方位异常，刺激邻近血管、神经所致咽部异物感、咽痛、头颈痛及涎液增多等症状的总称

【病理与病因】

- 解剖胚胎学
  - 茎突是颞骨的一部分，由第二腮弓的 Redichert 软骨发育而来
    - 有4个分开的胚胎部分：鼓舌部、茎舌部、角舌部、舌骨下部
  - 位于颞骨底面和乳突区相接处，起自茎乳孔的前内方，颈静脉点滴窝的后外方，呈细条状或圆柱状骨性突起
  - 茎突与神经和血管的关系
    - 茎突尖部位于颈内动脉和颈外动脉之间，颈内动脉位于后方，颈外动脉位于前方
    - 舌下神经、迷走神经和舌咽神经位于其内侧
- 病因学
  - 茎突发育过程中发生异常骨化导致茎突过长
    - 茎突下颌韧带和茎突舌骨韧带通常易骨化，以茎突舌骨韧带最常见
    - 茎突过长不是唯一原因
  - 茎突形态、方位、连接异常
    - 形态异常：分叉、钩状、双茎突
    - 方位（正常，向前内偏斜30°）异常
    - 连接异常：如茎突根部与体部仅为纤维组织连接

- 舌咽神经炎
- 其他因素：局部黏膜瘢痕收缩，如扁桃体术后

- 流行病学
  - 常见于成人
  - 正常茎突（X线测量）长约 2 ~ 3cm
  - 正常人群 4% 有茎突过长，其中仅 4% ~ 10% 有症状

【大体病理及手术所见】

- 茎突为骨性结构
- 茎突增粗、表面毛糙，形态不规则，可与周围组织粘连
- 茎突附着韧带钙化

【显微镜下特征】

- 茎突为骨性结构，可见骨小梁
- 伴有茎突周围炎症时，可见炎性细胞浸润，与周围组织粘连

【临床表现】

临床特点

- 最常见症状 / 体征
  - 典型茎突综合征症状：咽痛、咽部异物感
  - 头痛、颈痛为主的颈动脉压痛症，感觉异常
  - 神经症：神经痛
  - 其他症状 / 体征
    - 耳鸣、流涎、失眠等
- 临床分析
  - 起病缓慢，病史长短不一，临床表现复杂多样
  - 凡年龄 20 岁以上，有咽痛、咽异物感，兼颈痛、头痛、耳痛者，应考虑此病，行触诊或茎突 X 线、CT 检查

385

- 体格检查
  - 触诊：扁桃体区可扪及坚硬条索状或刺状突起，咽部充血
    - 患者诉此处为不适之处，多为单侧
    - 可诱致咽痛或咽痛加重
    - 触诊可能阴性
  - 茎突 X 线片：常显示其长度过长，或有偏斜、弯曲等情况

疾病人群分布

- 年龄　常见于成人，20 岁以上
- 性别　无性别差异

【自然病史与预后】

- 茎突过长、形态方位异常
  - 刺激邻近血管、神经致咽痛、咽异物感等症状
  - 可无症状、症状轻或症状重
- 通过手术截短茎突治疗，疗效较好

【治疗】

- 症状轻者采用中西药、理疗等保守治疗
- 手术治疗：茎突截短术
  - 茎突截短术包括：经口内径路（最常用）和颈外径路
  - 患者症状明显迫切要求手术者可行之

【影像表现】

概述

- 最佳诊断依据：茎突长度过长（＞3cm）、方位异常、茎突增粗、韧带骨化
- 部位
  - 茎突
- 大小
  - 正常茎突长约 2～3cm（颅底茎乳孔至茎突尖端距离），＞3cm 为茎突过长
  - 正常茎突向内、向前各呈 30°角，偏斜度＞40°或＜20°为方位异常
- 形态学
  - 茎突过长：差异较大
  - 茎突增粗：全部或部分增粗，近端、中段、远端或两端增粗
  - 茎突弯曲：向内侧弯曲者较多见
  - 茎突偏斜：即方位异常
  - 韧带骨化：茎突舌骨韧带骨化多见

X 线平片表现

- 常规用茎突正侧位片观察

- X 线检查目的是显示茎突长度、粗细、行径及方位等情况
  - 茎突正常 X 线形态
    - 完整型、分节型、发育不良型、未发育型
  - 茎突 X 线测量
    - 长度：颅底茎乳孔至茎突尖端距离
    - 倾斜角：从茎乳孔向下作一条与颅底平面的垂直线，茎突与之夹角
  - 茎突综合征 X 线诊断
    - 两侧对比
    - 茎突是均匀一致的骨性结构，呈管状，而茎突舌骨韧带等骨化为后天性，密度不均，边缘不整，呈细条索状
    - 需要结合典型临床症状、体征

CT 表现

- 平扫 CT
  - CT 三维图像能直观、清晰、形象地显示茎突的形态、长度、走向
  - 结合轴位测量茎突长度更精确
  - 软组织窗观察茎突与周围肌肉、韧带、血管、扁桃体软组织的毗邻关系
- 增强 CT
  - 一般无需行增强 CT 检查

【推荐影像学检查】

- 最佳检查方法：CT 扫描
- 备忘建议
  - CT 轴位与三维图像结合，有助于茎突综合征诊断

【鉴别诊断】

- 需要与以下疾病鉴别
  - 慢性咽炎
  - 咽易感症
  - 舌咽神经炎
  - 舌咽神经痛
  - 颞下颌关节综合征
  - 咽喉部肿瘤
- 注意多种病并存的可能
  - 不可因确存咽喉部疾病（如慢性咽炎）而忽视茎突变异
  - 不可因确有茎突变异而忽视其他疾病
  - 特别是茎突截短术后，临床症状仍无改善者，应注意其他病变鉴别

诊断与鉴别诊断精要

- 对不明原因的咽痛、耳痛和头痛，应考虑到本病可能，需仔细询问病史，行 X 线或螺旋 CT 检查
- 有症状且 X 线摄片阳性，或咽部触诊阳性者，在排除了咽易感症、舌咽神经痛、颈椎骨质异常等疾病后，可作出该病诊断
- 注意多种病并存可能

典型病例

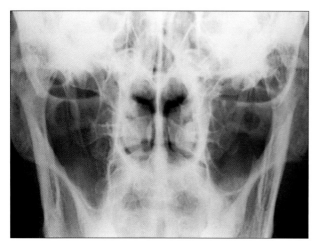

图 35-0-1　茎突 X 线平片
示右侧茎突过长，近段、中段增粗

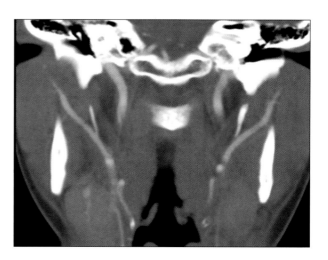

图 35-0-2　茎突 CT 增强扫描冠状位
示双侧茎突过长（茎突舌骨韧带骨化）

主要参考文献

[1] 费洪珍，张传秀，邓立生. 正常颞骨茎突的 CT 测量与茎突综合征的 CT 诊断. 中国医学影像技术，1998，14（7）：530.

[2] 李卫东，肖灿，惠建华. 茎突综合征. 现代口腔医学杂志，2003，17（5）：478.

[3] 张有军，吴珂，李清美. X 线摄影在茎突综合征中的应用. 摄影技术，1997，8（144）：24-25.

[4] 刘解华，陈朝阳. 茎突综合征 25 例临床分析. 中国耳鼻咽喉颅底外科杂志，2006，12（1）：49-51.

（刘连生　李恒国）

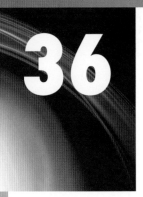

36 吞咽障碍

【概念与概述】

　　吞咽障碍（deglutition disorders）是临床常见的症侯群，涉及多个临床学科。

【病理与病因】

- 病因学
  - 脑血管意外所致延髓性麻痹和假性延髓性麻痹、咽食管肿瘤性疾病、手术及放射性损伤等
- 流行病学
  - 脑卒中最常见伴随症状
  - 发生率 22% ~ 65%
- 发病机制
  - 神经性
    - 主要由中枢神经系统损伤及外周传出神经系统损伤引起
  - 肿瘤性
    - 恶性肿瘤浸润咽食管结构，破坏吞咽肌群引起器质性及功能性狭窄
  - 手术及放射损伤
    - 口腔、咽食管正常结构改变，局部组织缺血、坏死引起

【临床表现】

临床特点

- 最常见症状 / 体征
  - 吞咽不能，吞咽困难
  - 易引起误吸、肺炎、营养不良，甚至窒息死亡

疾病人群分布

- 年龄
  - 60 岁以上老年人，约半数有不同程度吞咽障碍

- 性别
  - 未见明确报道

【治疗】

- 非手术
  - 电刺激治疗适用于神经性吞咽障碍，头颈肺癌术后，颈部肌肉障碍
  - 康复治疗
  - 胃肠营养、心理干预及健康教育
  - 球囊导管扩张术，主要用于治疗中枢神经损伤所致环咽肌痉挛
  - 金属内支架扩张术，包括永久性与暂时性
  - 恶性肿瘤经血管灌注术和栓塞术
- 手术
  - 保留喉功能与不保留喉功能手术
  - 其他：唇、腭裂修补术；咽瓣形成术；胃造瘘术；鼓索神经切断术等

【影像检查】

概述

- 钡剂造影检查常被认为是评价吞咽障碍具体细节失常的"金标准"
- 目前，最常用的是 X 线荧光透视录像或数字胃肠机动态造影检查

【造影检查】

- 吞咽 X 线荧光透视检查（video floroscopic swallowing study，VFSS）
  - 透视下记录吞咽全过程的图像资料，能发现吞咽运动细微异常改变及区分吞咽障碍的结构异常和功能异常
  - 梨状窝对比剂潴留，对比剂经喉进入气管、肺
  - 广泛应用于临床，并誉为吞咽障碍诊断的

"金标准"

【超声检查】

- 对舌异常运动的敏感性较高，尤其在儿童患者中
- 无辐射无创伤，可于床边进行
- 因检查视野较局限，仅能观察吞咽过程某一阶段
- 因咽喉中气体影响较大，不利于食管上括约肌的观察

【其他检查】

- 吞咽电视内镜检查（videoendoscopy swallowing study，VESS）
  - 直观地了解吞咽的解剖结构、运动功能，咽喉感觉功能的测定得以实现
  - 操作灵活，适用于床边、甚至 ICU 中进行
  - 无放射性辐射损伤
- 测压检查（manometry）
  - 目前唯一能定量分析咽部及食管力量的检查手段
  - 费用昂贵、无统一诊断标准，临床使用较少
- 放射性核素扫描（bolus scintigraphy）
  - 可对食团转运和吸入量做定量分析
  - 多用于科研工作，但临床前景乐观

- 表面肌电图检查（surface electromyography，SEMG）
  - 可评价口咽部神经肌肉功能，了解吞咽障碍的电生理机制
- 脉冲血氧定量法（pulse oximetry）
  - 是评估吞咽障碍患者是否发生吸入较可靠的检查方法，尤其是无症状吸入的患者

【推荐影像学检查】

- 最佳检查法：吞咽 X 线荧光透视检查
- 备忘建议
  - 动态 X 线透视结合内镜检查能有效诊断疾病，并为制订恢复计划提供依据

【鉴别诊断】

- 吞咽障碍是一种疾病的伴随症状，区分引起吞咽困难的原因才能更有效地治疗。引起吞咽障碍的原因大致有以下几种：
  - 神经、肌肉器质性疾病，如脑卒中、多发性脑神经炎、重症肌无力
  - 口腔、咽喉疾病：口腔炎、扁桃体脓肿、咽喉结核
  - 食管、胃底贲门疾病：食管炎、食管癌、贲门癌、食管裂孔疝

诊断与鉴别诊断精要

- 支配吞咽运动的肌群、血管、神经发生病变，均可导致吞咽障碍
- 区分引起吞咽困难的原因才是诊断及治疗的关键

典型病例

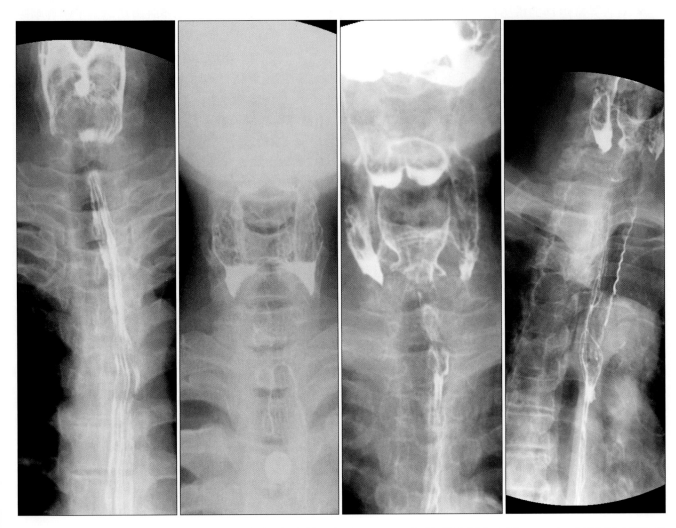

图 36-0-1　食道钡餐（病例 1）
鼻咽癌放疗后吞咽困难，下咽及梨状窝钡剂存留

图 36-0-2　食道钡餐（病例 2）
下咽及梨状窝钡剂存留并见液平

图 36-0-3　食道钡餐（病例 3）
下咽及梨状窝、会厌溪钡剂存留

图 36-0-4　食道钡餐（病例 4）
下咽及梨状窝钡剂存留，钡剂进入气管

主要参考文献

[1] Matsuo K，Palmer J B. Anatomy and Physiology of Feeding and Swallowing-Normal and Abnormal. Phys Med Rehabil Clin N Am，2008，19（4）：691-707.

[2] Martin-Harris B，SLP/BRS-S，Jones B，et al. The Videofluorographic Swallowing Study. Phys Med Rehabil Clin N Am，2008，19（4）：769-785.

[3] Pauloski BR. Rehabilitation of Dysphagia Following Head and Neck Cancer. Phys Med Rehabil Clin N Am，2008，19（4）：889-928.

[4] 李俊樱，窦祖林. 吞咽障碍的功能性检查进展. 中华物理医学与康复杂志，2003，25（8）：505-507.

[5] 尚克中，程英升. 关注吞咽障碍的钡剂造影检查. 临床放射学杂志，2004，23（6）：521-523.

[6] 窦祖林，郭铁成. 关注吞咽障碍的临床康复与研究. 中华物理医学与康复杂志，2009，32（12）：793-794.

[7] 丁瑞莹，Logemann J.A. 利用录像 X 线透视技术评价吞咽障碍. 中国康复理论与实践，2007，13（9）：819-821.

[8] 汪　洁，吴东宇. 吞咽障碍的电刺激治疗研究进展. 中国康复医学杂志，2009，24（6）：573-575.

（陈一鸣　李恒国）

阻塞性睡眠呼吸暂停综合征

37

【概念与概述】

- 概念、命名、分类
  - 睡眠呼吸暂停：睡眠中口鼻气流中止超过10秒以上
    - 阻塞性睡眠呼吸暂停
    - 中枢性睡眠呼吸暂停
    - 混合性睡眠呼吸暂停
  - 阻塞性睡眠呼吸暂停综合征（obstructive sleep apnea hypopnea syndrome，OSAHS）
    - 每小时呼吸暂停加低通气5次以上或每晚7小时呼吸暂停加呼吸低通气达30次以上
    - 是一种潜在致死性的睡眠呼吸紊乱性疾病
    - 睡眠时上气道阻塞引起的呼吸暂停和通气不足、伴有打鼾、睡眠结构紊乱、频繁发生血氧饱和度下降、白天嗜睡等病征

【病理与病因】

- 病理概述
  - 通常有咽解剖、舌及下颌结构的异常
  - 病理解剖部位可在整个上气道，以口咽部最为多见
  - 呼吸暂停使肺泡血气交换障碍，造成低氧血症和高碳酸血症，由此诱发一系列全身症状，甚至可导致猝死
- 病因学
  - 上气道狭窄和阻塞，呼吸中枢神经调节障碍
    - 上气道狭窄和阻塞原因：鼻中隔偏曲、扁桃体肥大、小颌畸形、舌体肥大等
  - 肥胖、上气道组织黏液性水肿
  - 口咽或下咽部肿瘤
- 流行病学
  - 患病率1%～4%，65岁以上患病率高达20%～40%

【大体病理及手术所见】

- 咽部气道与OSAHS发生、发展最为密切
- 口咽部为最常见病理解剖部位
- 咽部气道狭窄，软组织体积增大、质量增加

【显微镜下特征】

- 咽扩大肌肌纤维萎缩、减少，肌肉自身功能紊乱可能是引起OSAHS上气道异常塌陷的重要原因之一
- 咽部软组织改变包括黏膜上皮、血管、唾液腺和横纹肌在内的多重性改变
  - 黏膜上皮细胞肿胀，炎性细胞浸润
  - 血管扩张，血管壁内皮细胞和平滑肌细胞的退变
  - 黏液腺增生，腺管扩张，内有分泌物积聚
  - 横纹肌肌纤维肿胀，肌节模糊、消失，走行紊乱

【临床表现】

临床特点

- 最常见症状/体征
  - 白天嗜睡、睡眠时打鼾、反复的呼吸暂停
  - 体检：有上气道狭窄因素，血氧饱和度下降
- 其他症状
  - 头痛、夜间遗尿、异常行为、性格变化
- 临床分析
  - 多导睡眠监测检查
    - 每夜7小时睡眠中呼吸暂停及低通气反复发作30次以上
    - 睡眠呼吸暂停和低通气指数≥5
    - 呼吸暂停以阻塞性为主

疾病人群分布

- 年龄
  - 常见于 40～70 岁的肥胖者
  - 儿童亦为高发年龄
- 性别
  - 男性更多见
    - 男、女性发病率为 5∶1

【自然病史与预后】

- 呼吸暂停引起反复发作的低氧、高碳酸血症，造成全身多器官多系统损害
  - 引起或加重肺动脉高压、肺心病、高血压、心脑血管疾病、心绞痛、心肌梗死、脑卒中，甚至猝死
- 预后因病情严重程度及个体差异而不同
  - 引起心脑血管并发症，与病情程度明显相关
  - 有效治疗能改善患者症状，可能降低合并症和病死率，提高生活质量

【治疗】

- 一般治疗
  - 改变睡眠、饮食习惯
    - 采用侧卧位入眠、晚餐不宜过饱、戒烟、戒酒
  - 减肥，慎用镇静药和安眠药
- 病因治疗
  - 甲状腺功能减退
- 吸氧和药物治疗
  - 疗效差，少用
- 经鼻持续气道正压通气
  - 可和外科手术配合使用
- 各种矫治器
  - 治疗鼾症的主要手段或非外科治疗的重要辅助手段
  - 对重症患者无效
- 手术
  - 目的是减轻和消除气道阻塞，防止气道软组织塌陷
  - 手术方法根据气道阻塞部位、程度、是否有病态肥胖及全身情况而定
    - 术式多种多样：气管切开造口术、扁桃体切除术、悬雍垂咽软腭成形术、舌成形术等

【影像表现】

概述

- 最佳诊断依据：咽部解剖结构异常（结构性狭

窄），上气道狭窄

- 部位
  - Ⅰ型：狭窄部位在鼻咽以上（鼻咽、鼻腔）
  - Ⅱ型：狭窄部位在口咽部（和扁桃体水平）
  - Ⅲ型：狭窄部位在下咽部（舌根，会厌水平）
  - Ⅳ型：以上部位均有狭窄或有两个以上部位狭窄
- 大小
  - 狭窄程度不一
  - 确定上气道存在的结构性狭窄非常重要
- 形态学
  - 形态各异，如上气道狭窄、腭垂粗长、软腭松弛、舌根肥大等

X 线摄影表现

- X 线头影测量
  - 可用于筛查
    - 在清醒定位下进行的，不能反映睡眠状态时的情况
    - 显示硬性解剖结构，有助于发现头面骨骼的先天性异常
    - 测量软腭、舌体和喉咽体积大小
  - X 线头影测量气道方法
    - ∠SNA，上颌骨对颅底的相对位置
    - ∠SNB，下颌骨对颅底的相对位置
    - ∠ANB，上下颌骨相对位置关系
    - PNS-P，后鼻嵴点（PNS）到软腭末端腭垂（P）的长度，代表软腭长度
    - PAS，舌根至咽后壁间的距离，代表后气道间隙，又称生命间隙
    - MP-H，下颌平面至舌骨最前最上点（H）的距离，代表舌骨的位置
    - SPT，代表软腭外形最宽距离，表现软腭的厚度
  - 气道测量相关数值
    - 睡眠呼吸暂停低通气指数（apneahypopneaindex，AHI）与 PAS 呈显著负相关关系
    - OSAHS 患者的 SNA 角基本正常，表明上颌位置正常
    - SNB 角明显减小，表示下颌明显后缩
    - ANB 角明显增大，表明下颌骨相对上颌骨明显处于后缩位置
    - PAS 明显减小，下咽部气道狭窄
    - MP-H 增大，表明舌骨低于低位

■ PNS-P 大部分正常

CT 表现

● 平扫 CT

■ CT 能了解上气道阻塞情况，阻塞部位及严重程度

■ 精确测定上气道多个层面截面积及咽壁厚度

■ 判断狭窄或阻塞的部位、数目

■ CT 仿真内镜可以模拟纤维喉镜的效果

■ 低剂量 CT 可用于特定人群的普查

■ 可进行睡眠和清醒状态的对比研究

○ 直观显示颅颌面是否异常

■ 如下颌形态和位置，咬合情况以及口咽、鼻咽部的情况

○ 明确鼻咽、口咽、舌根部是否有肿块存在

● 增强 CT

○ 一般不用增强扫描，当平扫显示咽部肿块时可运用

MRI 表现

● 同 CT 一样，可进行二维的测量和三维的上气道重建

● 对 OSAHS 患者的诊断有重要的定位、定性价值

● 可判断上呼吸道狭窄的部位和狭窄程度

● 对 OSAHS 的发病机制进行研究

【推荐影像学检查】

● CT 和 MRI 是最佳影像检查

○ 发现上气道解剖和功能异常

○ 指导术前手术方案制订和术后的预后评估

【鉴别诊断】

● 原发性或良性打鼾、慢性低通气综合征、上气道阻力综合征、肥胖低通气综合征、慢性阻塞性肺病

○ 有人认为上述疾病是 OSAHS 发展的不同阶段

● 甲状腺功能减低、发作性睡眠病、肌无力症、肢端肥大症、癫痫、胃液食管反流以及肾衰竭

诊断与鉴别诊断精要

● 多导睡眠监测检查是 OSAHS 诊断金标准

○ 每夜 7 小时睡眠中呼吸暂停及低通气反复发作 30 次以上

○ 睡眠呼吸暂停和低通气指数 ≥ 5

○ 呼吸暂停以阻塞性为主

● 上气道狭窄的影像学评价

○ 显示上气道狭窄的部位、程度

○ 显示颅面骨异常

○ 明确鼻咽、口咽、舌根部是否有肿块存在

典型病例

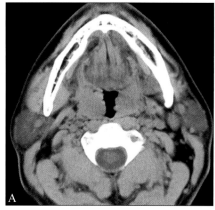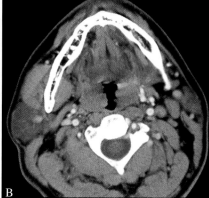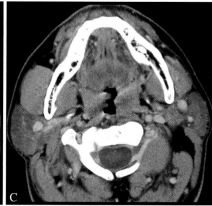

图 37-0-1　阻塞性呼吸睡眠暂停综合征

A. 横断面 CT 平扫；B. 横断面 CT 增强动脉期；C. 横断面 CT 增强静脉期，示上气道狭窄部位在口咽（Ⅱ型），口咽双侧扁桃体肿大，口咽腔气道明显狭窄，增强扫描双侧扁桃体轻度强化，内壁不光滑

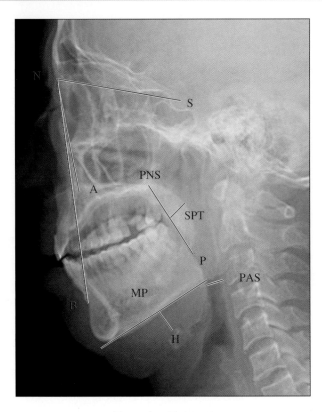

图 37-0-2 咽侧位头像测量

S. 以垂体窝为中点；N. 鼻额缝的最前点；SNA. 齿槽座角；SNB. 下齿槽座角；ANB. 上下齿槽座角；PAS. 于舌根后方测量气道前后径；MP-H. 舌骨最上缘到下颌骨的垂直距离；PNS-P. 软腭长度；SPT. 软腭厚度；

主要参考文献

[1] 潘黎明，严建平. 阻塞性呼吸睡眠暂停综合征与口咽腔大小的相关分析. 临床耳鼻咽喉科杂志，1999，13（3）：133-135.

[2] 乔月华编译. 阻塞性呼吸睡眠暂停的现代概念. 国外医学耳鼻咽喉科分册，1997，21：90-93.

[3] 钮燕（综述），郑明秀（审校）. 阻塞性睡眠呼吸低通气综合征阻塞平面的影像学诊断. 医学综述，2010，16（2）：301-303.

[4] Itai T，Amayasu H，Kuribayashi M etal. Psychological effects of aromatherapy on chronic hemodialysis patients. Psychiatry Clin Neurosci，2000，54（4）：393-397.

[5] 王春娜，田艳艳. 阻塞性睡眠呼吸暂停低通气征的治疗进展. 医学综述，2010，16（3）：433-436.

[6] 王建秋，陈刚文，陈竹碧. 小儿阻塞性睡眠呼吸暂停综合征的鼻咽部多层螺旋 CT 研究. 医学影像学杂志，2009，19（4）：395-397.

（刘连生 李恒国）

咽部常见手术后影像表现

【概念与概述】

- 咽部作为呼吸道和（或）消化道的一部分，暴露于致癌物和危险因子的几率较大，原发性肿瘤不少见
- 分化较高的恶性肿瘤，常采取手术切除原发灶的治疗方法
- 术后影像学检查是延长患者生命的重要环节，正确的影像学检查是早期发现肿瘤复发最重要的方法

【病因】

- 术后肿瘤复发的原因是多方面的，最常见的是肿瘤细胞残留，包括手术切除不彻底、浸润性肿瘤组织间分辨不清、放化疗未达足够剂量等
- 除肿瘤复发外，术后合并感染、出血、种植等也是影响预后的重要因素
- 早期发现复发癌肿及术后并发症，才能制订相应处理措施，提高术后生存率

【临床表现】

- 咽部肿瘤复发
  - 发热、出血、体重减轻、严重疼痛、呼吸 / 吞咽困难、淋巴结肿大

【治疗】

- 根据肿瘤良、恶性，及分化程度、有无远处转移，可选择再次手术、根治性放化疗，或采用放、化疗联合手术治疗，也可采用介入治疗等方法
- 口咽癌根治性放疗后再手术或以手术为主，术后辅以放疗
- 口咽部乳头状瘤冷冻喷射法治疗
- 鼻咽癌手术切除（中 - 高分化癌）、放射治疗（低分化癌）、化学治疗（怀疑远处转移）

【影像表现】

概述

- 咽部病变的诊断常依靠 CT、MRI，而常规 X 线照片及体层摄影由于对软组织改变不敏感，已基本不用
- 恶性肿瘤手术切除后，宜于术后 1 ~ 2 个月行第一次基础 CT 或 MRI 扫描，此时术后的局部出血、水肿或感染灶应已完全吸收
- 术后扫描显示，如鳞状细胞癌侵犯下颌骨采取区段切除术后，除了手术切除所致下颌骨骨质缺如外，其余部位不应有骨质缺损、破坏及软组织肿块形成
- 基础 CT 或 MRI 扫描检查后，每隔 4 ~ 6 个月复查一次，随访时间依肿瘤性质而定

CT 表现

- 新发软组织增厚或结节，呈软组织密度，密度均匀或不均匀
- 增强扫描复发灶强化多不明显
- 可发现肿大淋巴结，强化方式多样
- 若为感染性病灶，CT 增强常表现为明显强化

MRI 表现

- 肿瘤复发于 T1WI 和 T2WI 上一般为低至中等强度信号
- 炎性感染灶在 T1WI 上为低 - 中等信号、T2WI 上表现为中 - 高信号

【推荐影像学检查】

- CT 增强及 MRI 扫描联合检查，对感染灶及肿瘤复发的区别有一定帮助

【鉴别诊断】

- 放射性骨坏死
  - 有相关放疗病史，放射剂量过大引起

- 坏死骨范围与照射区一致，尤其是下颌骨、甲状软骨
- CT扫描可见低密度骨质破坏区内有点/片状高密度死骨，并可见骨质硬化

- 可合并局部经久不愈的软组织溃疡
- 术后放疗所致咽黏膜均匀增厚
  - 增强扫描呈黏膜样线性强化，不出现肿瘤复发形成的局限性黏膜结节

诊断与鉴别诊断精要

- 咽部术后新发软组织肿块或结节，应考虑肿瘤复发或炎性感染灶
- 增强 CT 联合 MRI 扫描，可排除术后放疗所致骨坏死及咽黏膜增厚

典型病例

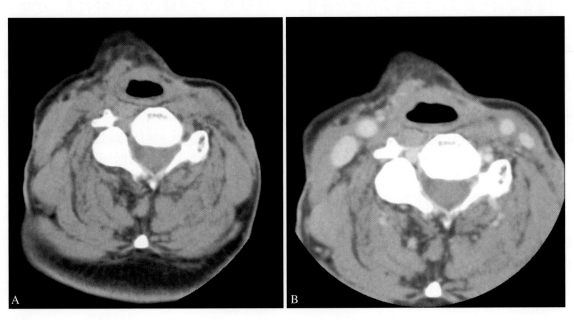

图 38-0-1　下咽癌术后
A. 颈部 CT 平扫；B. 颈部 CT 增强扫描，下咽呈术后改变，未见复发，双侧软组织基本对称

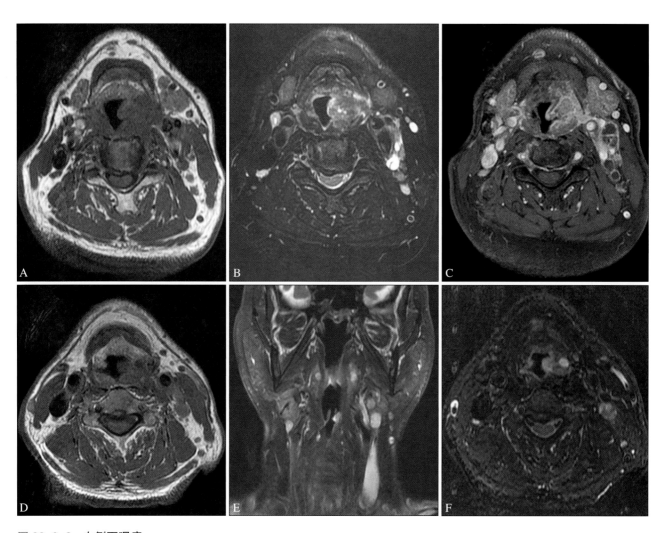

图 38-0-2 左侧下咽癌

A～C.颈部 MRI 术前，分别为横断面 T1WI、T2WI 压脂及增强扫描，示左侧下咽侧壁肿块，呈等 T1 稍长 T2 信号，强化明显；D～F.术后复查，分别为横断面 T1WI、冠状面 T2WI 压脂及横断面增强扫描，口咽左侧壁可见一小结节，为复发

主要参考文献

[1] Hermans R. Oropharyngeal cancer.//Multidisciplinary Symposium：Head & Neck Cancer．Cancer Imaging，2005，5：53-54.

[2] Vigili FBMG，Ruscito P，Marzetti A，et al. Surgical management of parapharyngeal space tumours：results of 10-year follow-up．Acta Otorhinolaryngol ltal，2009，29：10-15.

[3] Licitra L，Bernier J，Grandi C，et al. Cancer of the oropharynx．Critical Reviews in Oncology/Hematology，2002，41：117-118.

[4] Hermans R. Head and neck cancer：how imaging predicts treatment outcome．Cancer Imaging，2006，6：150-151.

[5] Pameijer FA，Hermans R，Mancuso AA，et al. Preand post-radiotherapy computed tomography in laryngeal cancer：imaging-based prediction of local failure．Int J Radiat Oncol Biol Phys，1999，45：359-366.

（陈一鸣　李恒国）

喉部影像学

喉部影像检查方法

第1节　X线

【概述】
- X线为传统的影像检查方法
- 包括喉侧位片、喉正位体层片及造影检查
- 由于密度分辨率较差，结构相互重叠，已被CT及MRI检查取代

【喉侧位片】
- 以甲状软骨为中心在发高调"衣"音时摄片
- 焦-片距为100cm，成人采用60～70KV，100mA，0.4s
- 可以显示会厌、喉室及咽部正常形态与异常改变

【喉正位体层片】
- 提供喉冠状位结构信息，避免喉软骨及颈椎重叠阴影，能够显示室带、室带轮廓及声门下区气道形态
- 受检者仰卧，背部放置薄棉垫，使颈椎较平直。一般可选用直线轨迹操作，选择在喉结皮下1cm处以2～3mm层厚连续向下取样6～8层面，每一层面以平静呼吸相和发"衣"音相作前后位摄片

【喉造影检查】
- 将阳性造影剂引入喉内显示喉腔
- 进行正位、正位体层及侧位摄片
- 表现与喉侧位片及正位体层片相似，但显示更为清楚

第2节　CT

【概述】
- CT密度分辨率高
- 对喉软骨细微骨质破坏及骨质硬化显示清楚
- 扫描速度快，运动伪影及口腔义齿金属伪影影响不大
- 多层面螺旋CT可行容积扫描后进行图像后处理，多平面重建图像可代替冠状位CT扫描

【喉部CT检查技术】
　　以横断位扫描为基础，非螺旋CT可加冠状位扫描。欲了解声带活动可在发"衣"音时行CT扫描，其喉室定位位置应比平静呼吸时上提10mm左右

横断面扫描
- 扫描体位
  - 仰卧位，下颌上抬，肩背部可安放薄棉垫，保持喉腔位置正中
- 扫描基线
  - 先扫描颈部侧位定位片，扫描基线与声带或舌骨平行
- 扫描范围
  - 舌骨平面至环状软骨下缘1cm，需要时可将下界延长至颈根部，以判断颈部淋巴结转移情况

冠状面扫描
- 扫描体位
  - 仰卧位或俯卧位
- 扫描基线

　　○ 与颈椎纵轴平行
- 扫描范围
　　○ 喉表面皮肤至颈椎

扫描条件

非螺旋方式扫描

- 电压≥120kV，电流≥100mA
- 层厚2～3mm，层间距2～3mm
- FOV 为（17×17）cm～（25×25）cm
- 矩阵≥512×512
- 软组织算法重建。需观察喉软骨病变时加骨算法重建，边缘锐化
- 软组织窗：窗宽300Hu～400Hu，窗位30 Hu～50Hu
- 骨窗：窗宽1500Hu～4000Hu，窗位300 Hu～700Hu

螺旋方式扫描

- 电压≥120kV，电流≥200mA
- 准直器宽度2mm，重建间隔小于或等于准直器宽度的50%
- FOV 为（20×20）cm～（25×25）cm

- 矩阵≥512×512
- 软组织算法重建，需观察喉软骨病变时加骨算法重建，边缘锐化
- 重组层厚2～5mm，重组间隔2～5mm
- 软组织窗：窗宽300 Hu～400Hu，窗位30 Hu～50Hu
- 骨窗：窗宽1500 Hu～4000Hu，窗位300Hu～700Hu

增强扫描

- 推荐使用高压注射器
- 非离子型碘对比剂总量100ml，流率3.0ml/s
- 延迟30s扫描，如欲观察肿瘤与动脉关系，延迟20s扫描，再在肿瘤局部行实质期扫描

【CT 图像后处理】

- 多平面重组（multi-planar reconstruction，MPR）
　　○ 二维图像，可任意方向重组，已替代冠状位CT扫描
- CT 仿真喉镜（CT virtual laryngoscopy，CTVL）
　　○ 三维重建，对细小病变显示更敏感，能从足侧入路观察病变病变远端情况

第3节　MRI

【概述】

- MRI 软组织分辨率高，可多方向扫描，多角度观察病变
- 扫描时间长，易受吞咽运动及血管搏动伪影影响，口腔义齿伪影可影响观察
- 对钙化及骨皮质显示不佳，但对骨髓受侵敏感
- 选择颈部正交线圈或头颈联合线圈

【检查技术】

- 扫描基线
　　○ 横断面为听眶下线
　　○ 冠状面为听眶下线的垂线
　　○ 矢状面平行于正中矢状面
- 扫描序列

　　○ 横断面采用T1WI、T2WI 或T1WI、脂肪抑制技术 T2WI
　　○ 冠状面、矢状面采用T1WI
　　○ 脂肪抑制技术：增强扫描使用，低场或化学位移脂肪抑制技术效果较差者可行 STIR
　　○ 增强扫描后，采用横断位、冠状位（必要时加矢状位）脂肪抑制T1WI，但如设备限制可不使用脂肪抑制技术
　　○ 扫描层厚3～5mm，层间距0.3～1.0mm，FOV 为（20×20）cm～（25×25）cm，矩阵≥224×256

（林　蒙　罗德红）

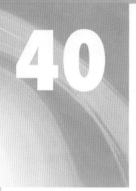

40 喉部影像解剖

喉部（larynx）上通喉咽，下接气管，为呼吸与发音的重要器官，位于颈前正中部，喉上界为会厌游离缘，在成人约相当于第三颈椎水平，下端为环状软骨下缘，前方为舌骨下肌群，后为咽部，双侧为颈部大血管、神经及甲状腺侧叶，为一组软骨、韧带、喉肌及黏膜构成的锥形管状器官

第 1 节　影像解剖基础

【喉软骨】
- 喉的支架由 3 个单一软骨——甲状软骨、环状软骨和会厌软骨；3 对成对软骨——杓状软骨、小角软骨和楔状软骨构成
- 甲状软骨：位于舌骨下方，为喉部最大的软骨，形成喉的前壁大部及侧壁。左右对称的甲状软骨翼板在颈前正中线汇合形成一定的角度，男性夹角较小且上端向前突出，称为喉结。甲状软骨上缘正中有一"V"形凹陷，称为甲状软骨切迹，为识别颈正中线的标志
- 环状软骨：位于甲状软骨下方，为喉软骨中唯一环形软骨。前部较窄，称环状软骨弓，后部向上延展而较宽阔，称为环状软骨板。环状软骨下缘为咽与食管、喉与气管的划分标志
- 会厌软骨：位于舌根和舌骨体后上方，上缘游离呈弧形，茎在下端，附着于甲状软骨前角的内面，借甲状会厌韧带附于甲状软骨交角内面，其下即为两侧声带的前端
- 杓状软骨（又名披裂软骨）：左、右各一，呈三角锥形，位于环状软骨板上方中线两侧。尖端向上微弯向后，其上面扁平与小角软骨相关节。底部和环状软骨连接成环杓关节，由底向前伸出突起，名声带突，声带后端附着于此，由底向外侧伸出突起，名为肌突，为环杓侧肌和环杓后肌附着之处

- 小角软骨：左、右各一，位于杓状软骨的顶部，左右各一，包纳在杓会厌皱襞内，有时和杓状软骨融合在一起
- 楔状软骨：成对，有时缺如，在小角软骨前外侧，也包纳在杓会厌皱襞内

【喉部的肌肉】
喉部的肌肉分内、外两组，均属横纹肌
- 喉外肌组
  - 喉外肌将喉与周围的结构相连，其作用使喉上升或下降，同时使喉固定。升喉的肌肉有颏舌骨肌、二腹肌、甲状舌骨肌、下颌舌骨肌和茎突舌骨肌。降喉的肌肉为胸骨舌骨肌、胸骨甲状肌和肩胛舌骨肌
- 喉内肌组
  - 此组肌的起止点均附着于喉，收缩时使有关的喉软骨发生运动。主要喉内肌除环甲肌外均位于喉内
  - 喉内肌按其功能分 4 组：
    - 使声门外展——环杓后肌：起自环状软骨背面浅凹处，止于杓状软骨肌突之后部，收缩使杓状软骨的声带突向外转动，使两侧声带后端分开，声门开大
    - 使声门内收——环杓侧肌：起自同侧环骨弓两侧的上缘，止于杓状软骨肌突之前面；杓肌（杓横肌，杓斜肌）收缩时

使两侧杓状软骨接近，致两侧声带内收声门关闭

- 改变声带张力——环甲肌：起自环状软骨弓的前外侧，斜向后上止于甲状软骨后部下缘及下角之前缘，收缩时增加声带张力，并略有声带的内收作用；甲杓肌：起于甲状软骨背面中央部前联合，后端附于杓状软骨之声带突及声带部，收缩时使声带松弛，并使声门关闭
- 会厌活动肌——杓会厌肌，收缩时可将会厌软骨拉向后下方使喉口关闭；甲状会厌肌，收缩时可将会厌软骨拉向前下方使喉口及喉前庭扩大

【喉腔及其分区】

- 喉腔上起自喉口与咽腔相通，下止于环状软骨下缘，与气管腔续连。在喉腔中段，两侧黏膜自前至后向喉腔中央游离，形成两对皱襞，上面的一对为室带（假声带），下面的一对为声带（真声带）
- 临床上由声带为界将喉腔分为声门区、声门上区和声门下区3部分
  - 声门上区：指声带以上区域，包括会厌、杓会厌皱襞、室带和喉室。其上口通口咽部，呈三角形称为喉入口，声门上区前壁为会厌，两旁为杓会厌皱襞，后为杓状软骨，介于喉入口与室带之间又称喉前庭
    - 室带由黏膜、韧带（甲杓上韧带）和少量肌纤维组成，位于声带上方并与声带平行。前端附于甲状会厌韧带的下方，声带附着处的上方，后端附于杓状软骨声带突的上方
    - 喉室是室带游离缘与声带游离缘之间空隙，呈纺锤形隐窝，前、后狭窄，中间稍宽
  - 声门区：是两侧声带之间的区域，包括两侧声带、前连合、后连合及杓状软骨区域。声带是位于室带下面的一皱襞，左、右各一，内含声韧带（甲杓下韧带）及声带肌（甲杓内肌）。两侧声带前端相融合成声带腱，附着于甲状软骨交角的内侧，称为前联合，为肿瘤扩散的重要途径。后端附着于杓状软骨的声突。两侧声带之间的空隙称为声门裂（亦称声门），是喉部最狭窄之处。声门裂的前3/5为膜部，相当于前联合至杓状软骨声突的前端；后2/5为软骨部，即杓状软骨声突及其后的部位
  - 声门下区：位于声带下缘和环状软骨下缘之间的喉腔

第2节　CT影像解剖

【横断面像】

- 舌骨体上层面　最前方弧形高密度骨质为下颌骨体部，其后为口底肌肉及舌根部。舌根后方咽腔内孤立弧形结构为会厌的游离缘，其前方与舌根间空隙为会厌谷，两侧会厌谷之间为舌会厌正中皱襞，后方空隙为喉入口，咽腔两侧壁及后壁为咽侧壁、咽后壁。两侧颌下区卵圆形软组织团为颌下腺，后外侧为颈动脉间隙及胸锁乳突肌，咽后壁后方脂肪间隙为咽后间隙，颈椎前方的软组织为椎前软组织
- 舌骨体层面　前方倒"U"形舌骨体及大角，舌骨体前缘附有舌骨上肌群。舌骨和会厌间在中央可见纵行的舌会厌皱襞将会厌谷分为左、右两部分。会厌后方为喉入口。会厌两侧向后内侧延伸结构为杓会厌皱襞
- 甲状软骨切迹层面　前端可见"八"字形甲状软骨板的上缘，中央缺损为甲状软骨切迹，后方与会厌间脂肪间隙为会厌前间隙，会厌两侧向后外呈弧形软组织为杓会厌皱襞，该皱襞的外侧空隙为梨状窝
- 甲状软骨中段（室带）层面　前端为倒"V"形甲状软骨板，成年男性甲状软骨板如完全骨化在甲状软骨内外板之间可见低密度髓腔，如骨化不全时表现为不均匀密度，当合并肿瘤时需与骨质破坏鉴别。喉腔后壁可见左、右各一高密度结构为杓状软骨的上部。两侧壁内缘为室带，室带前部有时可见缺损，这是喉室切面所致。室带与甲状软骨板间可见喉旁间隙
- 甲状软骨中下段（声带）层面　前端甲状软骨形态与室带层面相仿，但后端出现环状软骨部分的背板及其前方的三角形杓状软骨的底部结构，三角形底部前角为声带突，外侧角为肌

突。自构状软骨声带突至甲状软骨交角间的软组织为声带，声带内缘呈平直状，声带与甲状软骨板间为喉旁间隙。两侧声带间三角形空隙为声门裂，声门裂的前 3/5 由声带膜部组成，后 2/5 为构状软骨组成。两侧声带前端会合处称为前联合，该处在甲状软骨交角后的正常软组织的厚度为 1 ~ 2mm，后方会合处为后联合

- 声门下区层面　两侧甲状软骨板下部"八"字形软骨逐渐消失，被环状软骨前弓所取代，后壁构状软骨消失，出现两侧对称的环状软骨板，相对应的椎体为第 6 颈椎。声门下气道呈椭圆形，前后径大于横径，腔面光滑

【冠状面像】

- 冠状面正中层面像，自上而下可以清楚地显示室带、喉室、声带及其两侧的喉旁间隙。室带的上方可区分构会厌皱襞和会厌，室带、声带之间为喉室，声带的下方为声门下区。软骨结构自上而下分别为舌骨、甲状软骨、构状软骨、环状软骨

【矢状面像】

- 典型的喉矢状位像（正中偏外侧层面）自上而下的软组织为舌根、会厌、会厌前间隙、构会厌皱襞、室带、声带，在舌根与会厌之间为舌会厌谷，室带、声带之间的含气腔隙为喉室

典型图像

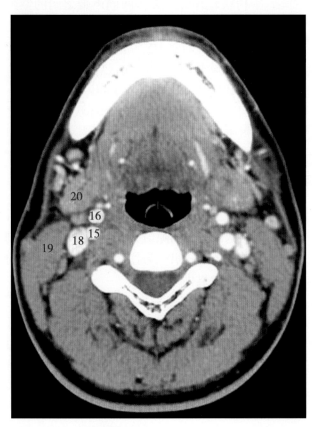

图 40-2-1　舌骨体上层面

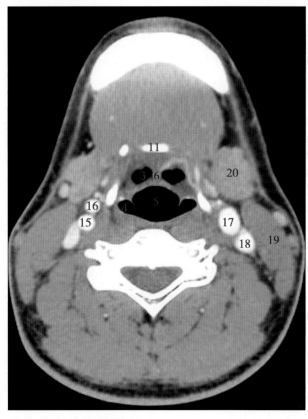

图 40-2-2　舌骨体层面

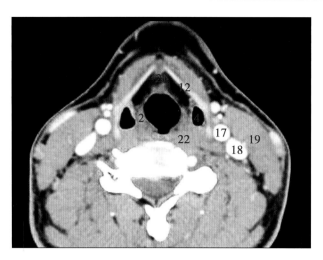

图 40-2-3　甲状软骨切迹层面

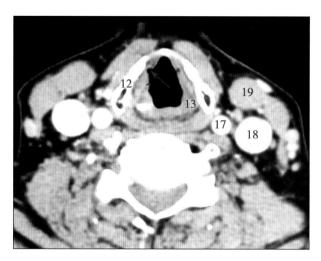

图 40-2-4　甲状软骨中段（室带）层面
箭头所指室带前部缺损，为喉室切面所致

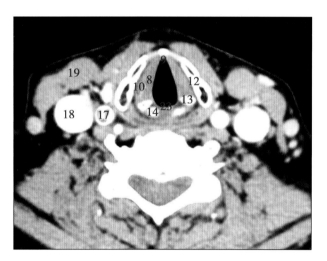

图 40-2-5　甲状软骨中下段（声带）层面

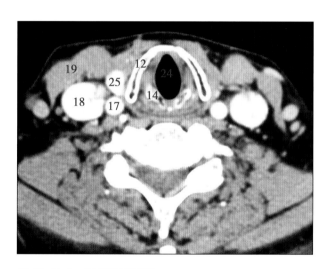

图 40-2-6　声门下区层面

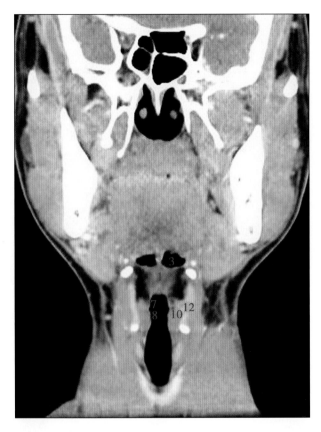

图 40-2-7　冠状面正中层面

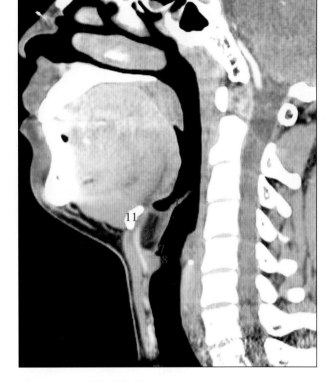

图 40-2-8　喉矢状位像

图 40-2-1 ～ 图 40-2-8

1. 会厌；2. 会厌披裂皱襞；3. 会厌谷；4. 梨状隐窝；5. 喉前庭；6. 会厌正中皱襞；7. 假声带（室带）；8. 声带；9. 前联合；10. 喉旁间隙；11. 舌骨；12. 甲状软骨；13. 杓状软骨；14. 环状软骨；15. 颈内动脉；16. 颈外动脉；17. 颈总动脉；18. 颈内静脉；19. 胸锁乳突肌；20. 颌下腺；21. 会厌前间隙；22. 咽后间隙；23. 后联合；24. 声门下区；25. 甲状腺

第 3 节　MRI 影像解剖

- MRI 解剖结构与 CT 类似，但软组织分辨力更高，肌肉 T1WI 呈等信号，T2WI 信号较 T1WI 略高
- 会厌前间隙、喉旁间隙等含脂肪间隙 T1WI、T2WI 均呈高信号

- 下颌骨、舌骨骨皮质呈低信号，骨髓腔呈中高信号
- 未骨化的软骨与肌肉信号相仿，骨化后内、外骨皮质低信号，中间骨髓高信号的"三层"结构

典型图像

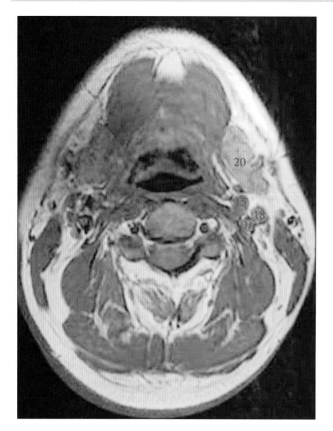

图 40-3-1　舌骨体上层面 T1WI

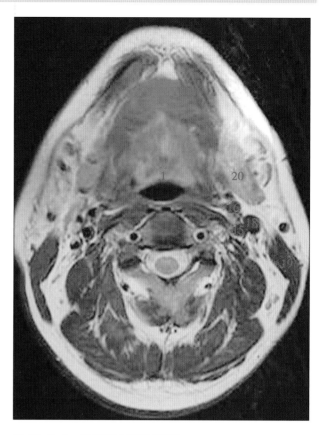

图 40-3-2　舌骨体上层面 T2WI

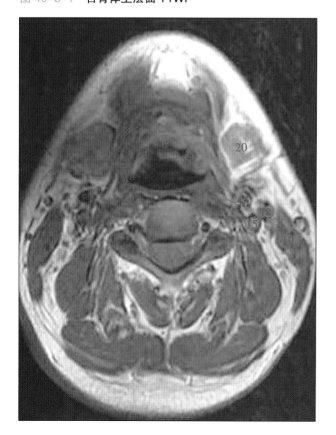

图 40-3-3　舌骨体层面 T1WI

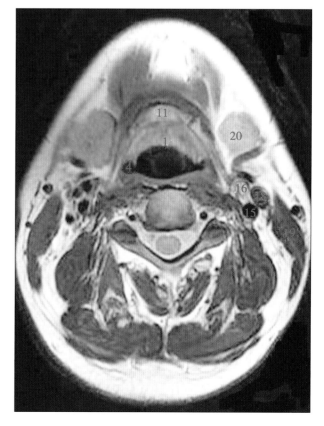

图 40-3-4　舌骨体层面 T2WI

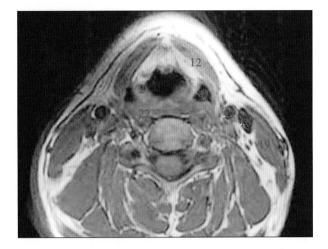

图 40-3-5　甲状软骨切迹层面 T1WI

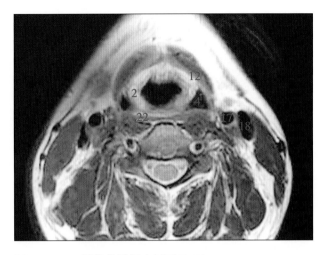

图 40-3-6　甲状软骨切迹层面 T2WI

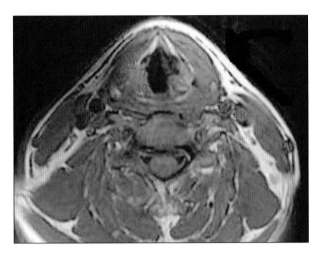

图 40-3-7　甲状软骨中段（室带）层面 T1WI

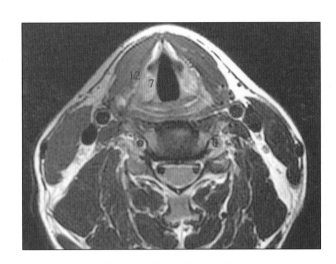

图 40-3-8　甲状软骨中段（室带）层面 T2WI

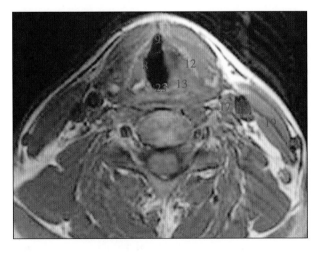

图 40-3-9　甲状软骨中下段（声带）层面 T1WI

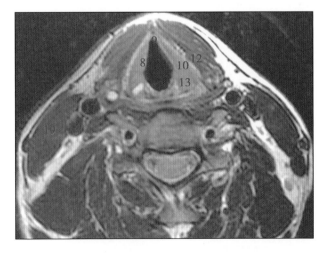

图 40-3-10　甲状软骨中段（声带）层面 T2WI

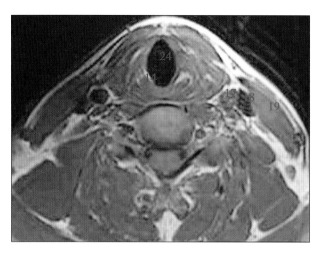

图 40-3-11 声门下区层面 T1WI

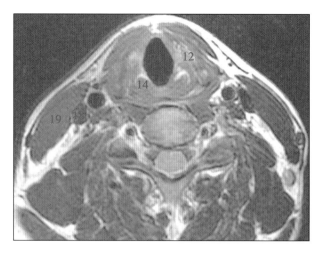

图 40-3-12 声门下区层面 T2WI

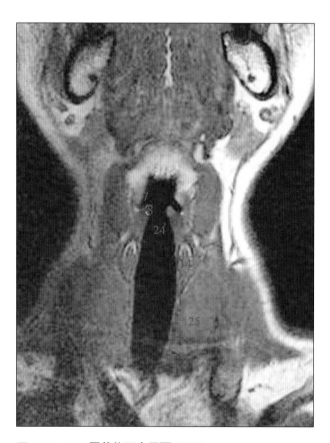

图 40-3-13 冠状位正中层面 T1WI

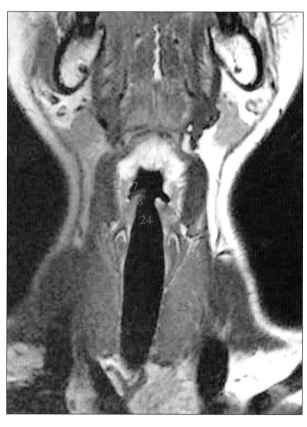

图 40-3-14 冠状位正中层面 T2WI

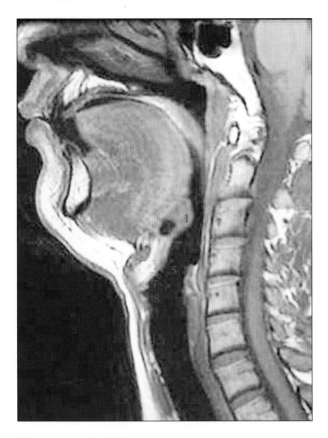

图 40-3-15 矢状位 T1WI

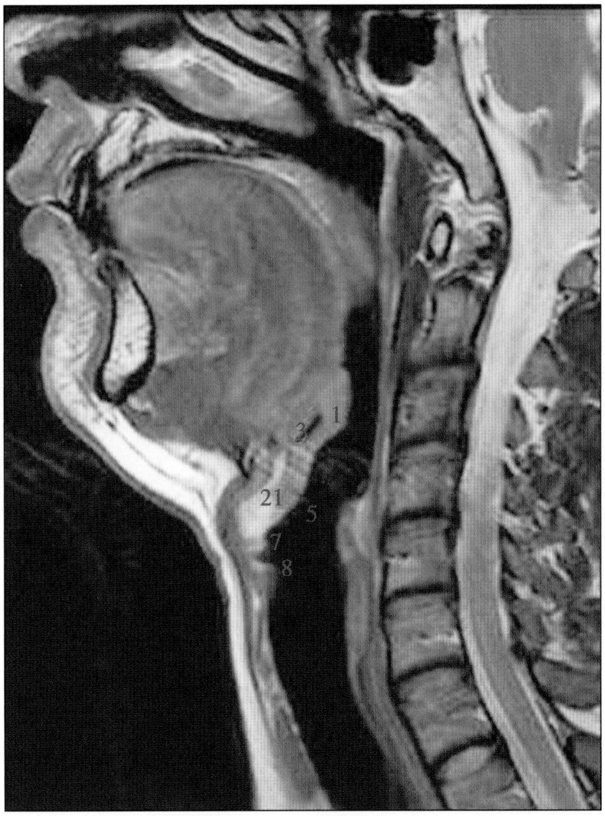

图 40-3-16 矢状位 T2WI

图 40-3-1 ~ 40-3-16 下咽、喉部正常 MR 解剖

1. 会厌；2. 会厌披裂皱襞；3. 会厌谷；4. 梨状隐窝；5. 喉前庭；6. 会厌正中皱襞；7. 假声带（室带）；8. 声带；9. 前联合；10. 喉旁间隙；11. 舌骨；12. 甲状软骨；13. 杓状软骨；14. 环状软骨；15. 颈内动脉；16. 颈外动脉；17. 颈总动脉；18. 颈内静脉；19. 胸锁乳突肌；20. 颌下腺；21. 会厌前间隙；22. 咽后间隙；23. 后联合；24. 声门下区；25. 甲状腺

（林　蒙　赵燕凤　李　琳　罗德红）

主要参考文献

[1] 鲜军舫，王振常. 头颈部影像诊断必读. 北京：人民军医出版社，2007.

[2] 石木兰. 肿瘤影像学. 北京：科学出版社，2003.

[3] 王振常，鲜军舫，兰宝森. 中华影像医学头颈部卷. 北京：人民卫生出版社，2011.

[4] Schmalfuss IM，Mancuso AA，Tart RP. Postcricoid region and cervical esophagus：normal appearance at CT and MR imaging. Radiology，2000，214（1）：237-246.

[5] Becker M，Burkhardt K，Dulguerow P，et al. Imaging of the larynx and hyopharynx. Eur J radiol，2008，66（3）：460-479.

喉先天发育性病变

第 1 节　概　述

- 喉先天发育性异常现已少见
- 后果严重，误诊可能会危及生命
- 主要常见种类
  - 先天性喉鸣
  - 先天性喉蹼或喉隔
  - 喉气囊肿

第 2 节　先天性喉鸣

【概念与概述】

- 先天性喉鸣（congenital laryngeal stridor）又称为单纯性喉鸣或喉软化症
- 因喉部组织软弱松弛，吸气时喉组织塌陷，喉腔变小所引起的喉鸣

【病因】

- 妊娠期营养不良，胎儿的钙和其他电解质缺少或不平衡所致
  - 多数为会厌卷曲和喉部组织软弱，少数为会厌大而软、杓状软骨脱垂
  - 吸气时喉入口呈一狭长裂缝，两侧会厌披裂皱襞互相接近和颤动，发生喉鸣

【临床表现】

临床特点

- 最常见体征/症状
  - 吸气性喉鸣：较多见，狭窄一般发生于声门或声门以上部位
  - 呼气性喉鸣：狭窄梗阻部位常位于声门以下
  - 三四征：胸骨上窝、肋间和上腹部吸气性凹陷
  - 睡眠或安静时无症状，啼哭、受冷、惊动时症状明显
  - 喉镜检查（直接喉镜或纤维喉镜下）
    - 会厌大而软，吸气时会厌两侧和会厌披裂皱襞向后卷曲，互相接近，使喉入口呈一狭长裂缝
    - 披裂软骨及其上的松弛组织向声门内突起梗阻声门

疾病人群分布

- 年龄
  - 可于出生后即出现，或发生于出生后不久
  - 常在 2 岁前发病（94.1%）
- 性别
  - 无明显性别差异

【自然病史与预后】

- 大多数患儿预后良好
- 患儿长大后喉腔渐变大，喉组织变硬，喉鸣在 2 周岁前后消失

【治疗】

- 大多数不需要特殊治疗
- 少数患儿需手术治疗，如会厌部分切除术、喉或喉气管成形术等

【影像学表现】

概述

- 最佳诊断依据：会厌游离段向后弯曲

X 线摄片

- 会厌游离段向后弯曲靠拢喉入口
- 会厌披裂皱襞较厚，喉前庭腔较小
- 喉腔和颈段气管充气较差

推荐影像学检查

- 多次连续摄取吸气相颈侧位片

【鉴别诊断】

- 先天性喉发育异常

- ○ 喉蹼或喉隔
- ○ 声门下狭窄
- ○ 喉囊肿
- ○ 先天性气管异常
- 后天性疾病
  - ○ 喉部炎症
  - ○ 喉外伤或异物
- 主要通过喉镜检查不难鉴别

诊断与鉴别诊断精要

- 喉镜检查　会厌大而软，吸气时会厌两侧和会厌披裂皱襞向后卷曲
- X 线颈侧位片　会厌游离段向后弯曲靠拢喉入口
- 以上两点均可考虑先天性喉鸣

重点推荐文献

[1] 富建华，薛辛东，毛健等.新生儿喉喘鸣病因分析16例报告 [J].中华儿科杂志，2006，44（3）：173-176.

[2] 李兰，冼志雄，郑跃杰等.儿童吸气性喉喘鸣的病因分析 [J].中华耳鼻咽喉头颈外科杂志，2009，44（3）：219-222.

[3] D. Adamczuk，G. Krzemien，A. Szmigielska，A. Pierzchlewicz，M. Roszkowska-Blaim，A. Biejat, et al. Congenital laryngeal stridor-an interdisciplinary problem. Med Wieku Rozwoj，vol. 17，174-178，Apr-Jun 2013.

第 3 节　先天性喉蹼或喉隔

【概念与概述】

先天性喉蹼（congenital web）或喉隔与喉发育异常有关，罕见，约占喉发育异常的 3.1%，是在喉腔间存有的先天性纤维组织或薄膜

【病理与病因】

- 病因学
  - ○ 喉腔发育过程某阶段受阻
  - ○ 遗传可能，一家中数人发病
- 病理学
  - ○ 为一层纤维结缔组织
  - ○ 厚薄不一，有少许毛细血管，或含有少许横纹肌、脂肪、黏液腺甚或软骨组织
  - ○ 喉蹼常因慢性炎症而增厚

【临床表现】

临床特点

- 最常见体征 / 症状　视喉蹼大小、部位以及是否伴发呼吸道感染而异
  - ○ 较大：可引起新生儿窒息，甚或死亡
  - ○ 中等大小：声嘶，吸气性呼吸困难、三凹征
  - ○ 较小：患儿可无明显症状，或出现哭声弱，哭闹时有喉鸣和呼吸困难等
  - ○ 急性呼吸道感染时，可发生严重呼吸困难
  - ○ 直接喉镜检查
    - ■ 喉腔前部有膜状蹼或隔，白色或淡红色，其后缘整齐
    - ■ 多呈半圆形，少数呈三角形
    - ■ 吸气时蹼扯平，呼气时向上突起如声门肿物

疾病人群分布

- 年龄
  - ○ 新生儿、婴幼儿、儿童和成人均可发病

- 性别
  - 无明显性别差异

【自然病史与预后】

- 小儿无明显症状者，预后良好
- 新生儿喉蹼较大者，可引起窒息，甚或死亡
- 成人或儿童喉蹼较厚，并已发生纤维化，易于复发

【治疗】

- 早期治疗甚为关键
- 婴幼儿喉蹼未完全纤维化，喉扩张器扩张
- 成人或儿童喉蹼较厚，并已发生纤维化，手术切除喉蹼，并施以扩张术

【影像学表现】

概述

- 最佳诊断依据：喉腔前部膜状物
- 部位
  - 声门区约 72.5%、声门下区约 7.5%、声门上区约 1.5%
  - 绝大部分位于喉前部（约 96%）

X 线摄片

- 常无异常发现
- 已纤维化或发生炎症的较厚喉蹼
  - 喉前部软组织增厚影
  - 相应部位气道变窄
  - 喉室变小或消失

CT 表现

- 薄层 CT，宽窗技术显示
  - 两侧声带、假声带前部有膜状物连接
  - 声门下区前壁软组织增厚
- 多排螺旋 CT
  - 多平面重组（MPR）、仿真内镜（VE）等，观察喉蹼位置、大小、形态及喉腔、气管通畅程度
  - 相比喉内镜具有无伤害、无需麻醉和可任意角度成像观察的优点

MRI 表现

- T1WI 上为低至中等信号
- T2WI 上为中等至稍高信号
- MR 检查时间相对较长、小儿不宜配合易产生运动伪影

推荐影像学检查

- 多排螺旋 CT 薄层横断面 + 矢状面重建

【鉴别诊断】

- 先天性喉鸣
  - 无声嘶
  - 会厌游离段向后弯曲
- 先天性声门下梗阻、先天性气管畸形、先天性胸腺肥大、先天性纵隔大血管畸形等
  - 喉镜、支气管镜、胸部 X 线摄片等可予以鉴别
- 后天性喉蹼
  - 一般有白喉、红斑狼疮、梅毒以及喉外伤、喉手术病史

诊断与鉴别诊断精要

- 新生儿、婴幼儿两侧声带、假声带前部有膜状物连接，可考虑先天性喉蹼
- 儿童、成人有白喉、狼疮、梅毒以及喉外伤、喉手术病史可除外先天性喉蹼

典型病例

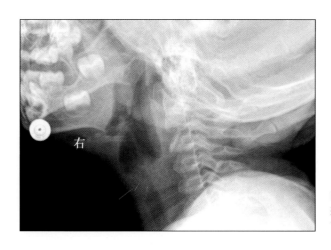

图 41-3-1　**喉蹼伴炎性肉芽组织增生**
颈侧位平片示声门下区前壁软组织增厚隆起（箭头），相应声门下区气道变窄

重点推荐文献

[1] 刘大波，罗仁忠，钟建文，等.婴幼儿喉蹼的诊断与治疗 [J].中华耳鼻咽喉头颈外科杂志，2006，02：120-122.

[2] 黄琦，陈向平，王振涛，陈立.小儿先天性喉喘鸣的诊断和治疗.中华医学会、中华医学会耳鼻咽喉 - 头颈外科学分会.中华医学会第十次全国耳鼻咽喉 - 头颈外科学术会议论文汇编（上），2007：1.

[3] 张维溪，张海邻，李昌崇，罗运春，程建敏，黄磊，白光辉.先天性呼吸系统畸形 234 例的临床和影像学分析 [A].浙江省医学会儿科学分会、上海市医学会儿科学分会、江苏省医学会儿科学分会.第六届江浙沪儿科学术会议暨儿科基础与临床研究进展学术班论文汇编.2009：2.

第 4 节　喉气囊肿

【概念与概述】
- 喉室小囊起自喉室的前端，向上位于甲状软骨与会厌软骨根部之间
- 喉气囊肿（laryngeal air cyst，laryngocele）为喉室小囊的异常扩张，内含气体
- 又称为喉膨出、喉气性疝等

【病因】
- 小儿
  - 6 岁以后喉气小囊未退，且较大，为先天性喉气囊肿
- 成人
  - 先天性发育异常
  - 喉内压增高，如慢性咳嗽、吹号等，使喉室小囊内压力增大、扩张
  - 喉室小囊口水肿狭窄、活瓣作用，气体只进不能逸出，使小囊扩大
  - 喉结核、肿瘤等可并发喉气囊肿

【临床表现】
临床分 3 种类型
- 喉内型（约 70%）
  - 喉气囊肿从喉室突出
  - 或从一侧会厌披裂皱襞突起
- 喉外型（25%）
  - 多从甲状舌骨膜喉上神经和血管处穿出，到达上颈侧
    - 位于舌骨下胸锁乳突肌前缘
  - 少数向下自环甲膜穿出
    - 位于甲状软骨下方
- 混合型（5%）
  - 喉气囊肿可同时出现于喉内和颈部
临床特点
- 最常见体征 / 症状
  - 早期小囊肿可无症状
  - 喉内型

■ 常有发音不清、声嘶、咳嗽到喉鸣、呼吸困难甚至窒息

■ 若伴感染，可出现疼痛、喉部压痛和剧烈咳嗽

■ 喉镜下：肿物大小随呼吸而改变，即吸气时缩小、用力鼓气时增大

○ 喉外型

■ 颈部有圆形突起肿物，时大时小，触之甚软，用手慢慢推压可渐渐缩小

■ 感染时局部红肿和压痛

○ 混合型兼有上述两型症状和体征

疾病人群分布

● 年龄

○ 任何年龄均可发病

● 性别

○ 男性明显多于女性，比率约为 10 ： 1

【治疗】

● 有呼吸困难者应立即刺破囊肿或作气管切开术

● 喉外型和混合型 国内外多采用颈外进路囊肿切除术

● 喉内型

○ 国内主张颈外进路囊肿切除法

○ 国外一般采用喉窥镜下 CO_2 激光切除术

■ 手术损伤小

■ 术后恢复快

● 并发感染者应给抗生素治疗

【影像学表现】

概述

● 最佳诊断依据：与喉室相连通的喉内和（或）喉外含气肿物

X 线摄片

● 喉内型

○ 声门上区以狭颈与喉室上部相连通的含气透亮腔影

○ 倒置的烧瓶状，边缘光滑清晰

○ 屏气时可扩大

● 喉外型

○ 舌骨与甲状软骨间充气影，向颈部膨隆

○ 椭圆形

● 混合型

○ 喉内、喉外透亮腔影

CT 表现

● 喉内型

○ 可发现较小的喉气囊肿

○ 喉中央至甲状软骨板之间中前部椭圆形或类圆形含气空腔

○ 无明显包膜，边缘光滑清晰

● 喉外型

■ 颈部显示含气腔影

■ 约有 10% 可伴感染，腔内可充满液体，也可气液混合，出现气 - 液面

● 混合型

○ 以狭颈通过舌甲膜

○ 喉内外充气腔影呈哑铃状

MRI 表现

● 喉气囊肿在 MRI 所有序列图像上均为无信号区

● 感染时含有液体

○ T1WI 上低信号，T2WI 高信号

○ 三维成像可显示囊肿整体图像和囊内气液特征

推荐影像学检查

● 多排螺旋 CT 扫描后进行多平面重建（MPR）

【鉴别诊断】

● 喉内型 因与喉室相通，不难与其他喉内囊肿相鉴别

● 喉外型并发感染 与腮裂囊肿、甲状舌骨囊肿、皮样囊肿和囊性水瘤相鉴别

○ 喉气囊肿时大时小，变化较快，用手挤压可缩小，而其他几种囊肿无此特点

○ 薄层 CT 或 MRI 多方向观察，喉气囊肿由喉内伸展至颈部

诊断与鉴别诊断精要

● 与一侧喉室相连通的喉内、喉外含气腔影，可考虑喉气囊肿

● 伴感染时与喉黏液囊肿难以鉴别

典型病例

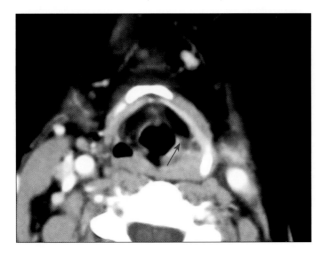

图 41-4-1　喉内型喉气囊肿
颈部横断面增强CT示左侧甲状软骨板内侧椭圆形充气腔影（箭头）

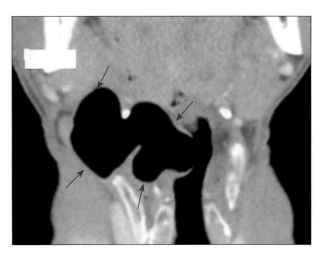

图 41-4-2　混合型喉气囊肿
颈部增强CT冠状面重建示喉内 - 喉外充气腔影呈哑铃状（箭头）

重点推荐文献

[1] A. Alvi，J. Weissman，D. Myssiorek，S. Narula，and E. N. Myers. Computed tomographic and magnetic resonance imaging characteristics of laryngocele and its variants. Am J Otolaryngol，vol. 19，251-256，Jul-Aug 1998.

[2] 高新宇，张国志 . 颈侧部喉气囊肿 [J]. 中华口腔医学研究杂志（电子版），2011，05（4）：435-439.

[3] 陈忠，林云雁，梁长松，王晓波，练旭辉 . 喉气囊肿的MRI诊断 [J]. 临床放射学杂志，2004，12：1037-1039.

主要参考文献

[1] Dursun G，Ozgursoy OB，Beton S. Current diagnosis and treatment of laryngocele in adults. Otolaryngology-Head and Neck Surgery，2007，136：211-215.

[2] 刘大波，罗仁忠，钟建文 . 婴幼儿喉蹼的诊断与治疗 . 中华耳鼻咽喉头颈外科杂志2，2006，41：120-122.

[3] Alan T.L. Cheng *，Edward J. Beckenham. Congenital anterior glottic webs with subglottic stenosis：Surgery usingperichondrial keels. International Journal of Pediatric Otorhinolaryngology，2009，73：945-949.

[4] Sztano B，Torkos A，Rovo L. The combined endoscopic management of congenital laryngeal web. International Journal of Pediatric Otorhinolaryngology，2010，74：212-215.

[5] Antón-Pacheco JL，Villafruela M，Martínez A. et al. Congenital subglottic web：a rare cause of neonatal stridor. Journal of Pediatric Surgery，2009，44：E25-E27.

[6] Yılmaz S，Yıldızbas S，Yaman H，et al. Stridor in a newborn caused by a congenital laryngocele and bifid epiglottis：A case report andreview of the literature. International Journal of Pediatric Otorhinolaryngology Extra，2010，5：28-31.

（沙　炎）

喉 创 伤

42

第 1 节　医源性喉损伤

医源性喉损伤可分为插管性损伤和放射治疗后损伤

一、插管性损伤

【概念与概述】

为喉气管插管和直接喉镜、支气管喉镜检查时引起的喉内损伤

【病因】

- 医务人员技术操作不熟练、器械选用不当
- 患者配合不佳、对器械表面消毒液或润滑剂过敏

【临床表现】

临床类型

- 溃疡及伪膜形成
- 肉芽增生
- 环甲关节脱位与声带麻痹
- 插管上喉气管狭窄

临床特点

- 最常见体征／症状
  - 喉痛、声音嘶哑、咳嗽
  - 喉内不适、痰中带血，肉芽肿较大影响声门闭合，出现失声
  - 插管放置时间长，声门或声门下区粘连或瘢痕狭窄，出现拔管困难
- 间接喉镜检查
  - 喉黏膜表面溃疡、白色伪膜
  - 肉芽肿表面光滑，呈灰白色或淡红色，质软

【治疗】

- 着重预防
- 少说话，禁烟酒
- 抗生素、激素治疗等
- 手术
  - 带蒂肉芽肿可喉镜下予摘除
  - 环甲关节脱位应在直接喉镜下进行复位
  - 声门或声门下狭窄，依据病情有电刀或激光烧割或置"T"形管、喉裂开术等

【影像学表现】

X 线摄片

- 一般无阳性发现
- 喉气管狭窄可见声门下区气道狭窄，倒漏斗形状变形

CT 表现

- 肉芽肿较大时可见局部软组织增厚，表面光滑
- 一侧性环甲关节脱位或声带麻痹
  - 两侧喉结构不对称
  - 患侧声带旁正中位
  - 杓状软骨向前移位
- 喉气管狭窄
  - 声门下区粘连带
  - 前后壁增厚等

二、放射性损伤

【病因学】

一般为喉部、甲状腺和颈部转移性或原发性恶性肿瘤放射治疗时或治疗后对喉部造成的损伤

【临床表现】

临床特点

- 黏膜反应
  - 放疗后 2 ~ 3 周出现
  - 喉部干燥、异物感、刺激性咳嗽、疼痛、分泌物增多
  - 喉黏膜充血、水肿
  - 至 7 ~ 8 周局部症状加重
- 喉水肿
  - 多发生在肿瘤范围广而放射野较大的患者
  - 多见于放疗结束继发喉部感染，水肿范围广
  - 声门裂小，出现呼吸困难
- 喉软骨坏死
  - 可发生于放射治疗结束后数月或数年后，甚少见

【治疗】

- 黏膜反应和喉水肿范围小不影响呼吸的患者不需治疗
- 喉水肿范围广、声门裂小、严重影响呼吸，行气管切开术
- 继发感染可给以抗生素、激素等
- 软骨坏死有的可自行排出死骨而愈合，有时需手术切除死骨

【影像学表现】

- 一般性放射性反应不做影像检查，当出现呼吸困难疑有上呼吸道狭窄时可行影像学检查
- 颈侧位平片喉部软组织增厚，喉室不显示
- 喉部软骨坏死 CT 上可见喉腔变形，喉部软组织弥漫性肿胀增厚、高密度死骨等

【推荐影像学检查】

- 容积增强 CT

典型病例

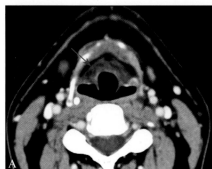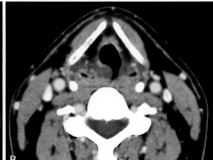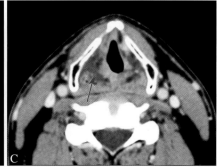

图 42-1-1　放射性喉损伤

右侧声带癌激光 + 放疗后 1.5 年 A. 喉部横断面增强 CT 示会厌喉面为主、双侧会披皱襞、假声带和喉旁间隙弥漫性软组织肿胀增厚，右侧为著，边界模糊不清，无明显强化。A. 会厌平面（箭头）；B. 会厌披裂皱襞平面（箭头）；C. 假声带平面（箭头）

诊断与鉴别诊断精要

- 有明确颈部或喉部肿瘤放射治疗病史
- CT 检查发现喉部软组织弥漫性增厚，双侧对称或不对称

重点推荐文献

[1] 阮炎艳，陈文弦，李贵泽，崔鹏程. 医源性喉气管狭窄的临床研究 [J]. 创伤外科杂志，2004，03：184-186.

[2] 林志宏，王辉萼. 医源性喉环杓关节半脱位 61 例诊治分析 [J]. 中华医学杂志，2006，35：2504-2506.

第2节 暴力性喉外伤

暴力性喉外伤（blunt trauma）是指喉部被暴力所伤，发生喉部组织结构的破损，有自伤和被伤。可分为闭合性和开放性喉外伤两大类

一、闭合性喉外伤

【概念与概述】

- 闭合性喉外伤（closed trauma）指颈前皮肤无伤口
- 种类：喉挫伤、挤压伤和扼伤等

【病因】

- 直接外来暴力作用于颈部而致
- 暴力种类：工伤、交通事故、相对拳击或撞击、悬吊自尽或被扼伤等

【临床表现】

临床特点

- 最常见体征/症状
  - 局部疼痛与压痛
  - 声音嘶哑、甚至失声、咯血以及呼吸困难
  - 喉及颈部软组织肿胀和皮下积气
- 喉镜检查
  - 黏膜红肿、黏膜下血肿、黏膜破损出血
  - 声门变形狭窄、声带活动差
  - 双侧声带活动不对称
- 近年来发病率有增多趋势

疾病人群分布

- 年龄　大部分为 40～50 岁之间
- 性别　75%～90% 为男性

【预后】

- 就诊早、抢救及时，预后较好
- 喉软骨骨折无移位较移位者预后好
- 有骨折伴移位者：舌骨骨折较甲状软骨骨折预后好，甲状软骨骨折较环状软骨骨折预后好
- 环状软骨骨折常因抢救不及时窒息而死

【治疗】

- 轻者一般按外科挫伤处理，包括镇静、镇咳和消炎药物
- 严重者需手术治疗，包括气管切开术、喉软骨复位术或喉裂开术

【影像学表现】

概述

- 最佳诊断依据：外伤史，喉部软组织肿胀、关节脱位或见骨折线

X 线摄片

- 喉部软组织弥漫性肿胀增厚，喉室影模糊或消失
- 喉软骨骨折无明显移位者或未钙化喉软骨骨折伴移位者，往往无异常发现
- 已钙化喉软骨连续性中断、错位
- 整体显示咽、喉、颈段气管通畅程度

CT 表现

- 甲状软骨板骨折最常见，断端通常向喉腔方向移位
- 骨折周围软组织肿胀增厚，或出现血肿、喉旁积气
- 喉软骨多发骨折尤其涉及环状软骨，可发生气道塌陷、闭塞
- 环甲关节脱位
- 多排螺旋 CT 优点
  - 能显示细小骨折
  - 尚未钙化的软骨骨折
  - 3D 重建可直观显示骨折三维空间的移位情况以及骨折碎片的立体形态

MRI 表现

- 因检查时间相对长，而喉外伤又属于急症，其应用极少

【推荐影像学检查】

- 多排螺旋 CT 三维重建
- 同时观察骨窗和软组织窗

诊断与鉴别诊断精要

- 有明确喉外伤史
- 颈前无伤口
- CT 检查发现喉软骨骨折

典型病例

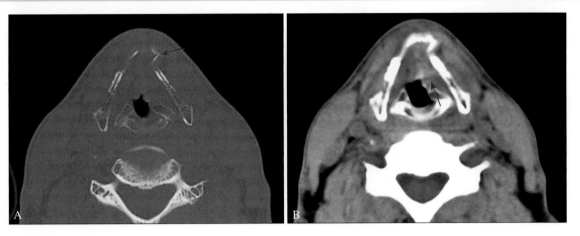

图 42-2-1　左侧甲状软骨板骨折
喉部横断面薄层 CT 平扫：A. 骨窗：左侧甲状软骨板前段骨折，断端向喉腔方向移位（箭头）；B. 软组织窗：骨折周围喉内外软组织肿胀增厚（箭头）。

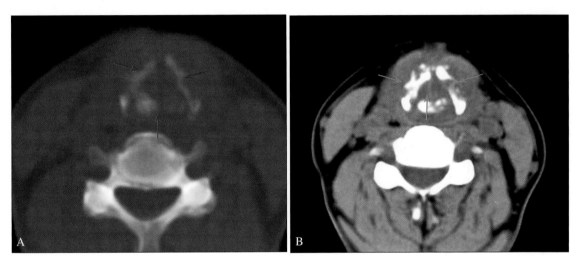

图 42-2-2　喉软骨多发骨折
喉部横断面 CT 平扫：A. 骨窗：双侧甲状软骨板和环状软骨后弓多发骨折（箭头）；B. 软组织窗：气道闭塞（绿箭头）、碎骨片（红箭头）。

二、开放性喉外伤

【概念与概述】
- 开放性喉外伤（open trauma）指颈前皮肤可见伤口
- 种类：喉切伤、刺伤和裂伤等

【病因学】
- 枪、炮、弹片及刺刀等战伤
- 殴斗中的锐器伤
- 工矿爆破时碎片击伤
- 用刀剪锐器自伤

【临床表现】

- 最常见体征 / 症状
  - 声嘶、发音微弱、失声
  - 出血、休克、气肿、气胸和呼吸困难
  - 伤口血性泡沫、咯血、咳嗽

【预后】
- 外伤处理及时多可达一期愈合，预后较好
- 多发性喉切伤贯通咽、喉、食管，或处理不当、不及时，常引起并发症，预后差

【治疗】
- 止血、抗休克
- 气管切开术、缝合伤口
- 术后护理

【影像学表现】

概述

　　病情危急，影像学检查应用相对不多

X 线摄片

- 有无异物
- 异物性质、部位、大小形态
- 异物与颈部大血管等重要器官的关系

CT 检查

- 病情后期稳定了解损伤范围
- 有无肉芽、瘢痕组织形成
- 喉气管腔有无粘连、狭窄等情况

重点推荐文献

[1] 王小鹏，杨军，刘伟等 . 钝性喉气管损伤的 MSCT 诊断 [J]. 放射学实践，2011，26（4）：406-409.

[2] 李学佩 . 喉闭合性损伤诊断与治疗中的一些问题 [J]. 临床耳鼻咽喉科杂志，2001，15（2）：71-72.

[3] 纪凤颖，闫庚涛，王钊等 . 螺旋 CT 对喉损伤的诊断价值 [J]. 中国急救医学，2002，22（4）：236.

主要参考文献

[1] 柴峰，李静波，马嵩 . 开放性喉外伤的急救和创伤修复 . 中国耳鼻咽喉头颈外科，2009，16：380.

[2] 程友，王秋萍，李泽卿 . 开放性喉外伤的综合救治探讨 . 中国耳鼻咽喉颅底外科杂志，2008，14：184-286.

[3] Rastatter J，Jatana KR，Leininger L. et al. Lacrosse-related laryngeal injury. International Journal of Pediatric Otorhinolaryngology Extra，2009，4：96-99.

[4] Comer BT，Thomas J. Gal TJ. Recognition and Management of the Spectrum of Acute Laryngeal Trauma. The Journal of Emergency Medicine，In Press，Corrected Proof，Available online，2010，29：June.

[5] Robinson S，Juutilainen M，Suomalainen A.et al. Multidetector Row Computed Tomography of the Injured Larynx After Trauma. Seminars in Ultrasound，CT，and MRI，2009，30：188-194.

[6] Kempter M，Ross S，Spendlove D，et al. Post-mortem imaging of laryngohyoid fractures in strangulationincidents：First results. Legal Medicine，2009 11：267-271.

（沙 炎）

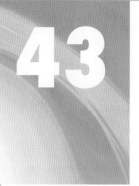

43 喉部炎性病变

第1节 概论

【分类】
- 从致病菌上分为：特异性炎症和非特异性炎症
- 起病和病程上：急性和慢性炎症性

【影像学检查】
- X线检查 主要用于急性炎症：判断上呼吸道

有无阻塞、阻塞程度及范围
- CT检查 主要用于慢性炎症：了解病灶部位和范围

第2节 小儿急性喉炎

【概念与概述】
- 小儿急性喉炎（infantile acute laryngitis）为喉部黏膜弥漫性卡他性炎症，以声门下区的炎性水肿为著，故又名急性声门下喉炎
- 小儿声门下区正常口径为6mm
- 等于或小于4mm则为声门下区狭窄，可发生喉梗阻，出现呼吸困难

【病因与病理】
- 病因学
  - 大多数由病毒感染所引起
  - 最常见为副流感病毒，约占2/3
  - 其次为流行性感冒病毒和腺病毒
  - 飞沫传染，入侵人体后，为细菌感染提供条件
  - 细菌培养多为混合感染：黄色葡萄球菌、链球菌和肺炎链球菌
- 流行病学
  - 好发于冬春气候变换较快时
  - 11月份～次年4月份为发病高峰
- 病理学
  - 小儿喉部黏膜内血管及淋巴结丰富，黏膜

下组织松弛，喉黏膜弥漫性充血
  - 显微镜下可见圆细胞及多形核白细胞

【临床表现】

临床特点
- 最常见体征/症状
  - 早期有不同程度的发热、声嘶
  - 继而有犬吠样咳嗽和吸气性喉鸣
  - 病情较重时可出现吸气性呼吸困难、三凹征和鼻翼扇动、口唇青紫、烦躁不安等
- 喉镜检查
  - 喉黏膜弥漫性充血、肿胀
  - 声门裂变窄，声门附有黏脓性分泌物
  - 声门下黏膜肿胀向中间突出如梭状，声门下成一窄缝

疾病人群分布
- 年龄
  - 病毒性：常见于6个月～3岁的婴幼儿
  - 细菌性：3～7岁儿童多见
- 性别
  - 男孩多于女孩

【预后】

- 治疗及时一般预后良好

【治疗】

- 抗生素、肾上腺皮质激素
- 镇静剂、水电解质等支持治疗
- 病情较重者可给以水氧雾化吸入、直接喉镜吸痰
- 危重者行气管切开术

【影像学表现】

概述

　　通过临床检查多数可直接诊断，可摄 X 线颈侧位片辅助诊断，一般不需要行 CT 与 MRI 检查，少数与其他病变鉴别有困难时可进一步作 CT 检查。

X 线摄片

- 排除声门下区和颈段气管异物存留
- 喉室影模糊甚或不显示
- 声门下区前后壁肿胀增厚，气道前后径变小
- 声门下区气道透亮影模糊

推荐影像学检查

- X 线颈侧位平片

【鉴别诊断】

- 喉、气管异物
  - 多有异物呛入史
  - 突然发病，呛咳，呼吸有痰鸣（拍击音），无犬吠样咳嗽
  - 颈侧位平片因气道内空气对比良好，可发现声门下区及颈段气管异物
  - 胸透或 CT 可鉴别支气管异物
- 急性喉气管支气管炎症
  - 一般中毒症状较重
  - 高热，常呈脱水及衰竭现象
- 急性会厌炎
  - 常见于 3 ~ 6 岁较大儿童
  - 无声音嘶哑
  - 发病迅速而严重，数小时可出现严重的喉梗阻

典型病例

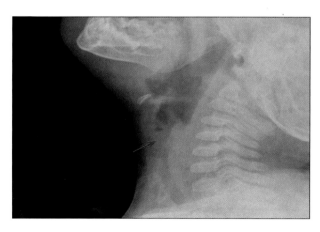

图 43-2-1　小儿急性喉炎
颈侧位平片示声门下区气道透亮影模糊（箭头），其下方颈段气管影清晰，喉室和声门上各结构形态正常

诊断与鉴别诊断精要

- X 线摄片声门下区前后壁肿胀增厚、气道狭窄、模糊伴犬吠样咳嗽的婴幼儿，可考虑小儿急性喉炎
- X 线摄片声门下区或颈段气管内发现异物可排除小儿急性喉炎

重点推荐文献

[1] 郭恒臣 . 小儿急性喉炎 120 例分析 [J]. 中国误诊学杂志，2009，16：3924-3925.

[2] 杨继志 . 小儿急性喉炎 106 例临床分析 [J]. 中国医药指南，2012，25：127-129.

第 3 节　急性会厌炎

【概念与概述】

- 急性会厌炎（acute epiglottitis）为发生于声门以上气道、危及生命的严重感染
- 炎症常局限于会厌的舌面，或延及会厌披裂皱襞、披裂区及假声带
- 很少波及声带和声门下区，故又名急性声门上喉炎

【病因与病理】

- 病因学
  - 细菌性感染
    - 由于受冷、感冒、疲乏、身体抵抗力下降时诱发
    - 通常为混合感染
    - 主要致病菌有流感嗜血杆菌、葡萄球菌、卡他球菌和肺炎链球菌等
    - 病原菌可由呼吸道吸入，或由外伤、邻近组织继发感染
  - 变态反应
    - 呼吸道易受变应原的刺激
    - 主要与 I 型变态反应有关
  - 理化刺激
    - 空气中某些尘埃、气体等刺激性理化物质引起会厌黏膜的炎性病变
    - 或在上述基础上继发感染
- 流行病学
  - 不同的地理条件、种族、社会经济条件，会厌炎发病率差异很大
  - 多见春秋两季
- 病理学
  - 一般发病机制
    - 会厌的静脉回流在其根部，受炎症浸润时回流受阻，可迅速发生水肿
    - 水肿可波及会厌披裂皱襞、披裂和假声带
    - 声带和声门下区很少被累及
  - 组织学改变类型
    - 急性卡他型：以会厌黏膜弥漫性充血、水肿为主
    - 急性水肿型：会厌显著肿大，可达正常的 10 倍，局部可发生脓肿
    - 急性溃疡型：黏膜下层血管壁可被病菌腐蚀，导致糜烂出血

【临床表现】

临床特点

- 最常见体征 / 症状
  - 儿童常突发于夜间，因咽痛、呼吸不畅而惊醒
  - 成人常有发冷、发热、咽喉疼痛、吞咽困难、吸气性呼吸困难甚至昏厥、休克
- 喉镜检查
  - 会厌弥漫性高度充血肿胀呈马蹄形
  - 声带和声门下区难以窥见
  - 脓肿形成，肿胀区发亮，表面出现黄色脓点
- 实验室检查
  - 血液白细胞增加
  - 以中性粒细胞增多为主

疾病人群分布

- 年龄
  - 可发生于任何年龄组
  - 我国几乎全为成年人，以青壮年占多数
  - 国外以 3 ～ 5 岁儿童发病为主
- 性别
  - 男性多于女性

【预后】

- 诊断恰当、治疗及时一般预后良好

【治疗】

- 抗生素与激素治疗，常联合用药
- 保持呼吸道通畅
- 尽早行脓肿切开引流

- 治疗会厌囊肿、邻近器官炎症
- 密切监护，必要时气管切开建立人工气道

【影像学表现】

X 线表现

- 会厌明显肿胀，游离缘肥大可呈球形，会厌谿变浅小、闭塞
- 会厌披裂皱襞和假声带影增厚模糊
- 喉前庭腔变小
- 声门下区和颈段气管可清晰如常

CT 表现

- 会厌舌面为主明显肿胀增厚，与舌根分界不清
- 会厌谿变浅小、闭塞
- 会厌披裂皱襞、假声带肿胀增厚
- CT 平扫呈低或中等密度，增强后无明显强化，边缘模糊
- 脓肿壁可呈环形强化，腔内为无强化的低密度影

MRI 表现

- 水肿区 T1WI 为低信号，T2WI 为高信号
- 会厌前间隙正常高信号脂肪组织区因炎性水肿而信号减低
- 脓液 T1WI 为低信号，T2WI 明显高信号，增强后脓肿壁明显强化

推荐影像学检查

- 容积 CT 平扫及增强

【鉴别诊断】

- 小儿急性喉炎
  - 多见于 3 岁以下的婴幼儿
  - 影像显示以声门下区炎性肿胀为主
  - 常有声嘶、犬吠样咳嗽、吸气性喉鸣及呼吸困难
- 喉部水肿
  - 多见于成人，发病急剧
  - 有声音嘶哑、吞咽困难和呼吸困难
  - 咽喉疼痛和咳嗽症状较轻
  - 影像显示喉部弥漫性软组织肿胀

诊断与鉴别诊断精要

- 颈侧位平片发现会厌游离段球形肿大、CT 示会厌舌面为主软组织明显肿胀增厚且无强化，可考虑为急性会厌炎
- 3 岁以下的婴幼儿、以声门下区炎性肿胀为主伴声嘶、犬吠样咳嗽，可考虑排除急性会厌炎

典型病例

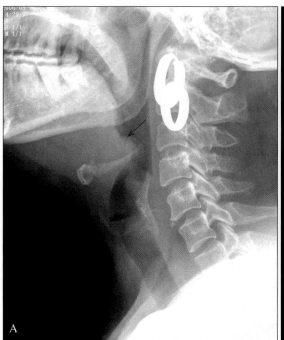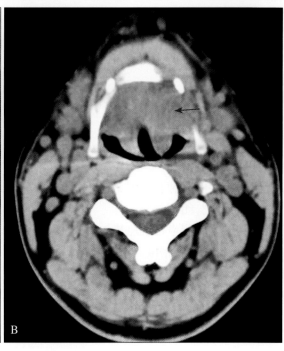

图 43-3-2　急性会厌炎
A. 颈侧位平片：会厌游离段形态肿大（箭头），会厌谿闭塞；B. 与 A 同一患者，颈部横断面 CT 平扫：会厌舌面为主软组织明显肿胀增厚（箭头），累及双侧会披皱襞，会厌谿闭塞

重点推荐文献

[1] 古庆家，秦学玲，梁传余等. 急性会厌炎 142 例临床分析 [J]. 中国中西医结合耳鼻咽喉科杂志，2002，10（6）：279-281.

[2] 杨军. 急性会厌炎 153 例的诊治体会. 临床和实验医学

杂志，2012，11（22）：1803，1806.

[3] 范伟红. 成人急性会厌炎 125 例临床分析 [J]. 中国中西医结合耳鼻咽喉科杂志，2011，19（2）：86-87.

第 4 节　慢性增生性喉炎

【概念与概述】

- 慢性增生性喉炎（chronic hyperplastic laryngitis）表现为喉黏膜的弥漫性或局限性炎性增生或肥厚
- 以细胞增生为主，很少有炎性肿胀
- 局限于喉后 1/3 的病变又称为喉厚皮病

【病因与病理】

- 病因学
  - 多种有害刺激长期综合作用
    - 酗酒、吸烟
    - 粉尘及有害气体吸入
    - 长期张口呼吸
    - 患有慢性鼻旁窦炎和扁桃体炎
  - 慢性单纯性喉炎不注意治疗
  - 可能与 EB 病毒、单纯疱疹病毒、肺炎支原体感染有关
- 病理学
  - 上皮显著增厚，以棘细胞层增厚为主，伴有角化与不全角化
  - 上皮下炎症反应极少，结缔组织可有增厚
  - 老年慢性增生性声带炎并角化不良可能为声带癌的一种癌前病变

【临床表现】

临床特点

- 最常见体征 / 症状
  - 声音嘶哑及声音改变
    - 长期声嘶
    - 音色粗糙
    - 音调低沉与压抑
    - 可反复发作及逐渐加重
  - 喉部不适或疼痛或异物感
  - 刺激性干咳
- 喉镜检查
  - 弥漫性或局限性黏膜肥厚
  - 色泽暗红或略苍白
  - 表面粗糙，但无溃疡
  - 肥厚的部位以披裂间区明显
  - 会厌披裂皱襞和假声带亦可增厚
  - 会厌肥厚较少见

【预后】

- 预后良好

【治疗】

- 去除各种刺激因素、戒烟戒酒、音声治疗

- 对过度增生的组织可进行部分切除

【影像学表现】

X 线表现

- 喉室影模糊或变狭小或不显示
- 披裂影增大
- 会厌披裂皱襞增厚

CT 表现

- 喉黏膜弥漫性或局限性增厚
- 表面粗糙不平
- 局部可有结节状或息肉形成
- 增强后无明显强化或轻度强化

【鉴别诊断】

- 喉部恶性肿瘤
  - 病程较短
  - 常有声带运动障碍
  - 中老年慢性喉炎患者经久不愈应尽早活检
- 喉结核
  - 喉黏膜表面常伴有溃疡
  - X 胸片常合并肺结核

诊断与鉴别诊断精要

- 临床及影像学方面均缺乏特征性表现
- 常需要依靠活检等检查进行诊断和鉴别诊断

典型病例

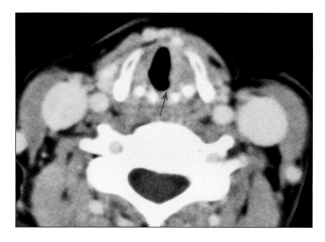

图 43-4-1　慢性增生性喉炎
喉部横断面 CT 增强示左侧声带弥漫性增厚，轻度强化，表面不平伴有小突起（箭头）

重点推荐文献

[1] 赵保晔，田向上，刘宇 . 增生性喉炎致呼吸困难 3 例 [J]. 耳鼻咽喉头颈外科，1995，02：75.

[2] 王天友，聂文彬，蔡先作 . 手术治疗增生性喉炎致呼吸困难 2 例 [J]. 临床耳鼻咽喉科杂志，1996，06：374.

第 5 节　声带息肉

【概念与概述】
- 声带息肉（polyps of vocal cord）为声音嘶哑最常见病因
- 为喉部常见疾病
- 局限性（Ⅰ型）和弥漫性（Ⅱ型）两种类型

【病因与病理】
- 病因学
  - 局限性声带息肉
    - 常始于一次强烈发声，造成声带 Reinke 间隙的外伤所引起
    - 也可继发于上呼吸道感染
  - 弥漫性声带息肉
    - 持久地用声过度和用声不当
    - 吸烟
- 病理学
  - 局限性声带息肉
    - Reinke 间隙中间质水肿、血管增生和扩张、出血
    - 纤维增生、纤维样变性和玻璃样变性
  - 弥漫性声带息肉
    - 声带边缘出现弥漫性水肿样组织
    - 整个声带游离缘肿胀如香肠状
    - 组织学检查 Reinke 间隙显著增宽，并充满黏液性物质
- 流行病学
  - 为教师、歌手或歌唱家等常见病

【临床表现】
临床特点
- 最常见体征 / 症状
  - 声音嘶哑为主要症状
  - 大息肉可致失声
  - 弥漫性息肉还可致气急和喘鸣、音调低沉与压抑
- 喉镜检查
  - 淡红色或黄（或灰）白色

- 局限性息肉常带蒂
- 弥漫性息肉往往位于两侧声带膜部边缘的对称部位，大小可相等，或不一致
- 息肉较大时可悬垂于声门下，严重时可阻塞声门

【治疗与预后】
- 局限性息肉术后很少复发，预后较好
- 弥漫性息肉
  - 两侧声带病灶分期手术切除
  - 避免两侧声带同时手术，以防声带前端粘连形成喉蹼

【影像学表现】
X 线表现
- 局限性声带息肉常无阳性发现
- 弥漫性声带息肉喉室影变形变小或不显示
CT 表现
- 局限性息肉（薄层扫描）
  - 一侧声带中前缘局限性增厚
  - 低或中等密度，表面光滑
- 弥漫性息肉
  - 双侧声带弥漫性增生肥厚
  - 密度与正常声带相仿
- 声带息肉在注射造影剂后强化不明显
MRI 表现
- T1WI 中等偏低信号，T2WI 中等偏高信号
- 增强后无明显强化
推荐影像学检查
- 容积 CT 增强扫描结合宽窗显示

【鉴别诊断】
- 喉癌
  - 进行性声嘶加重
  - 好发部位为声带前中段
  - 喉镜检查其表面不规则
  - CT 或 MRI 检查：肿瘤一般向深部浸润生长，可见明显强化

- 喉结核
  - 有低热、盗汗、乏力等全身症状
  - 喉镜检查除喉部软组织弥漫性增生外还可发现溃疡
  - 胸部 X 线检查常可见肺结核病变

- CT 或 MRI 表现为喉部弥漫性软组织肿胀
- 其他如慢性喉炎、喉乳头状瘤等
  - 影像学检查均无特征性改变
  - 需活检病理检查方可确诊

诊断与鉴别诊断精要

- 声带息肉一般通过临床喉镜检查可得出诊断
- CT 检查喉部软组织弥漫性或多部位增厚，伴深部侵犯、或合并活动性肺结核，可考虑排除声带息肉
- 影像检查可了解病变是否侵犯深部软组织，有时需靠病理检查明确诊断

典型病例

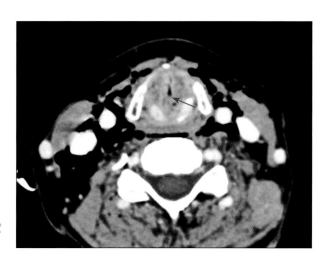

图 43-5-1　**弥漫性声带息肉**
颈部横断面 CT 增强示双侧声带对称性弥漫性软组织增厚，轻度强化，声门狭小呈裂隙状（箭头）。气管切开术后颈部广泛积气

重点推荐文献

[1] 孔阿照. 咽喉部肿块螺旋 CT 的应用 [J]. 中国临床医学影像杂志，2003，14（1）：53-54.

[2] 韩丽，李云英. 声带息肉和声带小结的研究进展 [J]. 黑龙江中医药，2006，02：57-60.

第 6 节　喉结核

【概念与概述】

- 喉结核（tuberculosis of larynx）为结核分枝杆菌所致的喉部特异性感染性疾病
- 常合并肺结核

【病因与病理】

- 病因学　主要为结核分枝杆菌直接或间接传播

至喉部所引起

- 支气管源性感染
  - 带有结核分枝杆菌的痰液通过咳嗽直接侵袭喉黏膜
  - 痰液通过喉部时细菌容易黏附于喉腔黏膜的皱褶处，造成继发感染

- 活动性肺结核被认为是最常见的感染途径
- 血源性或淋巴源性感染
  - 身体其他部位的原发结核病灶经血液或淋巴循环将结核杆菌带至喉部
  - 聚集于喉黏膜下发生病变
  - 粟粒性肺结核所引起的喉结核即属于血源性感染
  - 无胸部病变的喉结核则可能是血行感染
- 原发性喉结核
  - 近年来报道日渐增多
  - 这可能与患者长年吸烟喝酒有关，喉部黏膜受损、萎缩
  - 患有恶性肿瘤、艾滋病、糖尿病等引起的免疫力下降或抑制
- 流行病学
  - 近 30 年来结核病的发病率在世界各地迅速上升
  - 结核休眠菌的复苏进一步扩大其流行趋势
  - 原因
    - 艾滋病及其他免疫缺陷疾病的出现
    - 耐药结核分枝杆菌的出现
- 病理学
  - 病理类型
    - 增生型　国内报道为最多见类型
    - 溃疡型
    - 非特征性　国外报道最多见类型
  - 病理变化及显微镜下特征
    - 结核结节形成，含有 langhans 巨细胞、炎性细胞和干酪样坏死
    - 结节融合发生干酪样变，致上皮糜烂或形成溃疡
    - 结核性肉芽肿可形成宽基的瘤样肿块
    - 喉黏膜及其深部组织可有广泛浸润破坏，发生软骨膜炎和软骨坏死
    - 软骨结构破坏变形，加上肉芽组织、纤维结缔组织增生牵拉，导致声门等喉腔气道变形、狭窄

【临床表现】

临床特点
- 最常见体征 / 症状
  - 声音嘶哑为常见症状，可达到 70% 以上
  - 吞咽痛、咳嗽及咳黏性或黏脓性痰、咽喉

异物感
  - 呼吸及吞咽困难
- 全身症状少见，主要表现为消瘦、乏力、潮热及夜间盗汗
- 喉镜检查
  - 多数为多部位病灶，声带为最常见受累部位
  - 部分为单一病灶，声带为最好发部位，其他部位有假声带或会厌
  - 以增生型病变为主
    - 黏膜肿胀
    - 肉芽增生及息肉样变
    - 结节性肿块
- 动态喉镜检查
  - 声带黏膜波和声带振动减弱或消失
- 喉结核与肺结核的关联
  - 2/3 以上病例合并肺部结核
  - 多数为活动性肺结核，少数可为陈旧性结核
  - 继发于肺结核的喉结核，喉部病变常为多部位病灶
  - 肺部正常的喉结核往往为单发病灶即原发性喉结核，近年来有增多趋势

疾病人群分布
- 年龄
  - 好发于 40 岁以下的男性患者
  - 近年来报道喉结核发生于 50 岁以上中老年有增多趋势
- 性别
  - 男女之比：国内报道为 2.2：1，国外报道可达 4.3：1

【预后】
- 早期诊断和充分合理的治疗预后好
- 预后不良因素
  - 喉部病变范围广
  - 合并肺部纤维空洞性结核
  - 全身健康状况差；如兼有糖尿病等

【治疗】
- 全身支持治疗，包括注意休息、营养，禁烟酒和过度发音
- 抗结核药物治疗，注意联合用药、足疗程，局部可加用抗结核药物雾化吸入或喷雾
- 激素治疗，可减少炎性渗出物和中毒症状等

- 手术治疗 严重喉结核引起喉腔狭窄者
  - 手术切除瘢痕后置 T 形管
  - 喉阻塞严重需行气管切开术

【影像学表现】

概述

喉部病变无论单部位病灶（局限性）还是多部位病灶（弥漫性），影像学表现特征性均不强，结合胸片和临床常能得到准确诊断

X 线表现

- 喉室影变形、狭小或不显示
- 软组织弥漫性或局限性增厚
- 也常常无异常发现

CT 表现

- 软组织增厚
- 增生性病灶表现为息肉状或小结节肿块样病灶
- 多部位或弥漫性病变
  - 喉部软组织双侧、不对称性肿胀增厚
  - 常同时涉及两个或两个以上部位
  - 可累及喉旁间隙和会厌前间隙
- 增强后病变可有不同程度强化
- 伴有溃疡者表面不光滑，边界模糊不清
- 声门下区极少受累
- 伴或不伴有颈淋巴结肿大

MRI 表现

- 双侧会厌、会杓皱襞以及声室带弥漫不对称或对称软组织增厚
- 边缘大多不光整
- T1WI 呈等低信号，T2WI 呈高信号
- 增强扫描病灶均有不同程度强化

推荐影像学检查

- 容积 CT 增强，结合胸片

【鉴别诊断】

- 喉癌
  - 对于中老年喉结核病例最易误诊
  - 局限性病灶尤其发生于声带者，只能依靠病理组织学确诊
  - CT 和 MRI 检查常有深部浸润及喉软骨破坏
- 声带息肉
  - 为局限于声带的增殖型喉结核病灶最易误诊
  - 薄层 CT 可显示声带中前缘局限性增厚，有时可显示蒂部
- 喉部慢性炎症
  - 易与弥漫性喉结核混淆
  - 喉部慢性炎症在增强 CT 或 MRI 检查图像上常无强化
  - 结核病变可有不同程度的强化
  - 有时临床上及影像学检查很难鉴别
- 其他
  - 如喉部淋巴瘤、Wegener 肉芽肿、结节病、真菌病和梅毒等
  - 需借助于活检病理和相关的实验室检查

诊断与鉴别诊断精要

- X 线胸片有肺结核、CT 上喉部弥漫性或多发增生病灶可考虑为喉结核
- 肺部正常时与喉癌鉴别往往需要依赖病理活检

典型病例

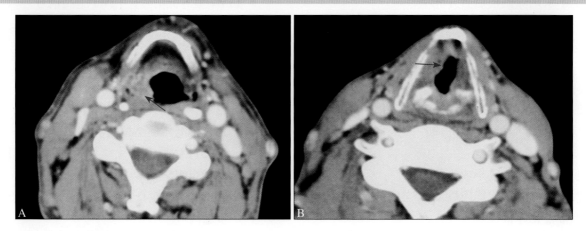

图 43-6-1　**喉结核**
喉部横断面 CT 增强：A. 声门上平面：右侧会披皱襞增厚，密度中等，伴有强化（箭头）；B. 声门平面：右侧声带弥漫性增厚，表面不光滑（箭头）

重点推荐文献

[1] 黄文虎，罗道天，邹明舜等 . 喉结核的影像学表现（附 10 例报道）. 临床放射学杂志，1999，18（10）：588.
[2] 谭均峰，叶桥钦 . 喉结核的 CT 诊断 . 基层医学论坛，2012，16（1）：89-90.
[3] 邹建勋，陈旭高，朱景丽 . 喉结核的 MRI 诊断 [A]. 浙江省医学会放射学分会 . 2008 年浙江省放射学年会论文汇编 . 浙江省医学会放射学分会，2008：3.
[4] Richter B，Fradis M，Kohler G，and Ridder GJ，Epiglottic tuberculosis：differential diagnosis and treatment. Case report and review of the literature. Ann Otol Rhinol Laryngol，vol. 110，197-201，Feb 2001.

主要参考文献

[1] 杜怀栋，周梁，陈小玲 . 喉结核 63 例临床分析 . 中国眼耳鼻喉科杂志，2009，9：97-98.
[2] 邹建勋，陈旭高，朱景丽 . 喉结核的 MRI 诊断价值 . 中国医师杂志，2009，11：238-240.
[3] Ling Ling L，Zhou SH，Wang SQ. Changing trends in the clinical features of laryngeal tuberculosis：a report of 19 cases. International Journal of Infectious Diseases，2010，14：e230–e235.
[4] Vikram K. Bhat，Pushpa Latha，Divya Upadhya，Jyotirmay Hegde. Clinicopathological review of tubercular laryngitis in 32 cases of pulmonary Kochs American Journal of Otolaryngology，2009，30：327-330.

（沙 炎）

肿瘤和肿瘤样病变

第1节　喉部乳头状瘤

【概念与概述】

- 喉乳头状瘤（papilloma of larynx）为喉部最常见的上皮性良性肿瘤
- 约占喉部良性肿瘤的 85%～90%
- 外生性，由分叶状的鳞状上皮和纤维血管轴芯组成
- 临床上分为儿童型和成人型
  ○ 儿童型：复发率高
  ○ 成人型：易恶变

【病因与病理】

- 病因学
  ○ 与人乳头状瘤病毒（human papillomavirus，HPV）6、11 型感染密切相关
    ■ 儿童型和成人型乳头状瘤患者中均可检测到 HPV6，11 型，儿童型较成人型 HPV 检出率高
    ■ 近 10 年国内外学者运用现代实验室技术证实，HPV6，11 型是儿童喉乳头状瘤的致病因素
    ■ HPV6，11 可独立致病
    ■ HPV11 较 HPV6 引起的乳头状瘤更具有侵袭性和复发性，且发病年龄较 HPV6 更趋于幼小
  ○ 传染源和传播途径
    ■ 母亲感染 HPV6、11 是儿童喉乳头状瘤样病变的主要传染源
    ■ 母婴垂直传播是主要的传播途径
  ○ 流行病学
    ■ 近 10 多年来的发病率在国内逐渐上升

- 原因
  ■ 与近年来性病湿疣在我国的流行态势密切相关联
  ■ 生殖器尖锐湿疣在我国占性病发病率的第 2 位
  ■ 有报道约 80% 以上患儿的父母有性病史

- 病理学
  ○ 大体所见
    ■ 外生性生长、疣状，有蒂或无蒂
    ■ 成簇者较单发者多见
    ■ 粉色至红色，表面呈细小分叶状
  ○ 镜下特征
    ■ 乳头状、分支状突起由纤维血管轴芯和被覆其上的鳞状上皮组成
    ■ 基底 - 基底旁细胞增生
    ■ 鳞状上皮表层可见挖空细胞
    ■ 偶见轻度的细胞异型性
  ○ 免疫组化特点
    ■ 检测 HPV 感染

【临床表现】

临床特点

- 最常见体征 / 症状
  ○ 儿童
    ■ 进行性声音嘶哑、失音、喘鸣多见
    ■ 慢性咳嗽、呼吸困难及和呼吸窘迫少见
    ■ 病程侵袭性，多发性病灶，迅速复发，部分需气管切开
    ■ 可蔓延至气管支气管树
  ○ 成人

- 发声困难和声音嘶哑常见
        - 很少复发及蔓延至喉外
    - 喉镜检查
        - 声门上、声门区和声门下区均可发生，声带为最常见发生部位
        - 儿童型喉乳头状瘤多数为多发性病灶，成人型则以单发病灶多见
        - 表面形态可呈乳头状、菜花状或不规则肿块
        - 肿瘤颜色可为灰白、淡红色或暗红色

疾病人群分布

- 年龄
    - 可发生于任何年龄
    - 儿童型 10 岁以下多见，约 80% 发生在 7 岁以前，更多集中于 4 岁以下
    - 成人型好发年龄为 30 ~ 50 岁
- 性别
    - 儿童：无明显性别差异
    - 成人：男性多见，（男：女约为 3 ： 2）

【预后】

- 临床过程难以预知
    - 在明显正常的黏膜中存在 HPV 被认为是疾病复发的根源
    - 孩童发病越早，喉外蔓延的危险性及死亡的可能性会越高
    - 有放疗史的患者恶变占 14%，无放疗史占 2%

【治疗】

- 手术
    - 直接喉镜下喉钳咬除肿瘤，方便、常用
    - 直接喉镜下 CO_2 激光气化肿瘤，最常用
- 药物辅助治疗
    - 干扰素
    - 血卟啉衍生物
    - 抗病毒药

【影像学表现】

概述

喉部病变无论单发病灶（局限性）还是多发病灶（弥漫性），影像学的特征性均不强。由于

小儿乳头状瘤复发率高，动态观察显得重要

X 线表现

常用于 CT、MRI 检查难以配合的小儿患者

- 喉室影变形、狭小或不显示
- 单发于声门下者可见结节状或乳头状软组织块影
- 多发病灶见喉部软组织弥漫性增生，可广泛涉及会厌、假声带、声带、前联合和声门下区等
- 喉腔或喉部气道狭小

CT 表现

- 声带或喉部其他结构表面单发乳头状肿物，突向气道
- 喉部多部位或弥漫性软组织增生病灶
- 密度中等、均匀
- 喉软骨无破坏
- 常不累及喉旁间隙和会厌前间隙
- 增强后病变可有轻至中度强化
- 不伴有颈巴结肿大
- 成人乳头状瘤恶变后可有喉软骨破坏、喉旁间隙受累甚或颈淋巴结肿大

MR 表现

- 喉乳头状瘤 T1WI 呈等信号，T2WI 高信号
- 注射 Gd-DTPA 后肿瘤轻度强化

推荐影像学检查

- 小儿：容积增强 CT 检查
- 成人：容积 CT 增强

【鉴别诊断】

- 喉癌
    - 主要针对成人型喉乳头状瘤
        - 中老年病例尤其要警惕
        - 单发病灶尤其发生于声带者，只能依靠病理组织学确诊
        - 多发或弥漫性病灶病例 CT 和 MRI 检查常有深部浸润及喉软骨破坏
        - 可伴有颈部淋巴结肿大
- 声带息肉
    - 单发于声带者的局限性病灶易混淆
    - 弥漫性声带息肉常发生于双侧或单侧声带
    - 增强后无或轻微强化

> **诊断与鉴别诊断精要**
>
> - 小儿
>   - X线颈侧位片喉部有局限性或弥漫性软组织增生病灶，喉腔气道狭小
>   - 父母或一方有性病史
> - 成人患者可为喉癌前病变，与喉癌和喉息肉鉴别需活检行病理检查

典型病例

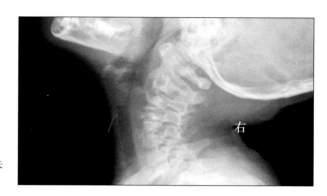

图 44-1-1　小儿喉乳头状瘤
颈侧位平片：声门—声门下区前壁软组织增厚（箭头），喉室未显影，声门—声门下区气道明显变窄

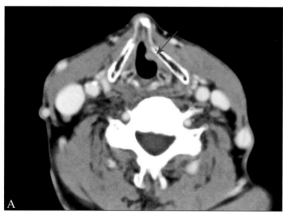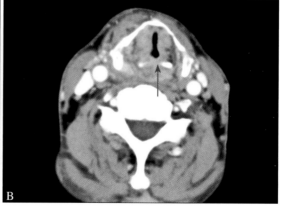

图 44-1-2　成人喉乳头状瘤
A. 喉部横断面 CT 增强：单发性乳头状瘤，左侧声带中前段软组织乳头状生长，突向喉腔（箭头）；B. 喉部横断面 CT 增强：多发性乳头状瘤，双侧假声带、披裂上端和披裂间多灶性软组织增生（箭头），轻中度强化，喉腔狭窄，右侧喉旁间隙受压变窄，无明显肿瘤浸润

重点推荐文献

[1] 应利安.喉乳头状瘤的诊断和治疗(附 26 例报告)[A].中国中西医结合耳鼻咽喉科专业委员会.第三届第二次全国中西医结合耳鼻咽喉科学术大会论文汇编.中国中西医结合耳鼻咽喉科专业委员会,2000:1.

[2] 宋斌.喉乳头状瘤[J].医学文选,2004,02:196-200.

[3] 郑亿庆,区永康,陈洁珠,黄晓明,邹华,许耀东.小儿喉乳头状瘤 62 例临床分析.临床耳鼻咽喉科杂志,2001,06:251-252.

[4] 郭宇.喉乳头状瘤患者 35 例临床分析.吉林大学学报,2008.

（沙 炎）

第 2 节　喉部血管瘤

【概念与概述】

- 喉部血管瘤（hemangioma of laryngeal）为喉部少见的良性肿瘤,却是喉部最常见的非上皮性良性肿瘤
- 约占喉部良性肿瘤的 1% ～ 2%
- 以毛细血管瘤和海绵状血管瘤多见
- 喉部可独立发病,也可以是全身多发性血管瘤在喉部的局部表现

【病因与病理】

- 病因学
  - 先天性或遗传性
    - 源于残余的胚胎血管细胞
    - 有身体其他部位发病的家族史
  - 后天性
    - 外伤压迫
    - 炎症感染
    - 局部血循环障碍,继发血管扩张、扭曲
- 病理学
  - 大体所见
    - 表面光滑,暗红色
    - 质软
  - 镜下特征
    - 由薄壁血管组成
    - 毛细血管瘤的小血管腔清晰可见
    - 海绵状血管瘤的血管腔内充满血液,并可见血栓

【临床表现】

临床特点

- 最常见体征 / 症状
  - 成人
    - 声音嘶哑、咽喉异物感、痰中带血多见
    - 咳嗽、咽喉痛和呼吸困难少见
  - 婴幼儿
    - 喘鸣、呼吸困难多见
    - 声音嘶哑少见
- 喉镜检查
  - 紫红色肿块,表面光滑
  - 成人肿瘤常位于声门上和声门区
  - 婴幼儿肿瘤常发生于声门下

疾病人群分布

- 年龄
  - 85% ～ 90% 发生在成人,20 ～ 60 岁为发病高峰
  - 10% 发生于婴幼儿
- 性别
  - 成人:无明显性别差异
  - 婴幼儿:女性多见（男：女约为 2：1）,毛细血管瘤占绝大多数

【预后】

- 预后好

【治疗】

- 成人
  - 手术：喉裂开或咽侧进路切除肿瘤
  - 激光：
    - CO_2 激光,应用广泛
    - KTP 激光,新型激光治疗手段
  - 药物
    - 瘤内注射平阳霉素
- 婴幼儿
  - 轻症者密切随访观察
  - 重症者手术治疗

【影像学表现】

概述

CT、MRI 检查大部分病例可进行定性诊断

CT 表现
- 平扫
  - 等密度肿物突入或膨向喉腔
  - 喉腔表面黏膜光滑
  - 高密度点状或小圆形高密度静脉石
- 增强扫描
  - 均匀或不均匀明显强化
  - 可随时间延长逐渐强化
  - 病灶内或边缘可见条索状显著强化影，为扩张的引流静脉团
  - 弥漫性病灶增强后边界模糊不清
  - 可累及喉旁、喉外颈部甚至纵隔等部位
  - 不伴有颈淋巴结肿大

MRI 表现
- T1WI 呈低或等信号，T2WI 高信号
- 注射 Gd-DTPA 增强后肿瘤明显强化
- 动态增强扫描呈扩散性强化
- 弥漫性血管瘤可见大量迂曲流空的增粗血管影

推荐影像学检查
- 首选 CT，易显示静脉石
- 弥漫性病变行 MRI 检查，有助于显示肿物范围和异常血管

【鉴别诊断】
- 喉淀粉样变
  - 增强后病灶无明显强化
  - 高密度钙化灶大小不一、形态各异
- 声带息肉、喉乳头状瘤
  - 为上皮来源肿物
  - 局限性或单发病灶向喉腔突出，黏膜下无累及
  - 弥漫性病灶无静脉石
  - 增强检查
    - 声带息肉无强化
    - 喉乳头状瘤轻中度强化
    - 无渐进性强化特征

诊断与鉴别诊断精要

- 临床喉镜检查
  - 紫红色光滑肿块
- 影像学检查特征性表现
  - CT 检查发现伴有高密度静脉石
  - 增强 CT 或 MRI 检查扩散性强化
  - MRI 检查显示大量迂曲流空的增粗血管影

典型病例

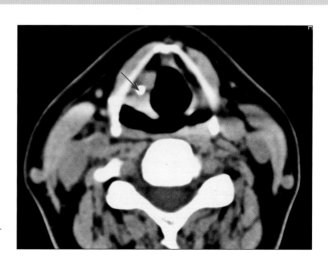

图 44-2-1 **喉部局限性血管瘤**
喉部横断面 CT 平扫示右侧会厌软组织局限性增厚，病灶内见一枚小圆形静脉石（箭头），会厌喉面光滑

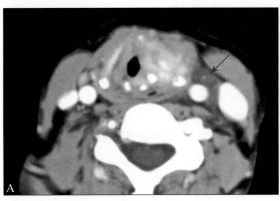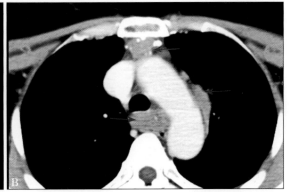

图 44-2-2　**喉部弥漫性血管瘤**

喉部横断面增强 CT（A、B 为同一病例）A.声带平面：左侧声带和前联合弥漫性软组织增厚，延及喉外带状肌及颈动脉间隙（箭头），病灶明显不均匀强化，边界模糊；B.纵隔主动脉弓平面：胸骨后、主动脉弓旁和气管后均可见中等强化多发病灶（箭头），并于胸骨后病灶边缘显示多发静脉石

重点推荐文献

[1] Martins RH，Lima Neto AC，Semenzate G，Lapate R，Laryngeal hemangioma. Braz J Otorhinolaryngol，vol. 72，574，Jul-Aug 2006.

[2] 陈鸣，杨蓓蓓.成人巨大喉血管瘤 1 例.耳鼻咽喉 - 头颈外科 .2003，10（4）：255-256.

[3] B. Berkes and M. Sente. Adult laryngeal heman-gioma. Med Pregl，1998（51），547-550.

第 3 节　喉部淀粉样变

【概念与概述】

- 喉部淀粉样变（amyloid disease of larynx）为一种少见的代谢病
- 是一种原因不明的淀粉样物质（病理性蛋白质）在不同组织细胞间的良性沉积
- 分为全身性和局限性
- 头颈部是局限性淀粉样变最常见的发病部位，喉又在头颈区域中最常见
- 在喉良性肿瘤中所占比例不到 1%

【病因与病理】

- 病因学
  - 尚无定论
  - 几种理论
    - 新陈代谢紊乱
    - 局部组织退行性变
    - 免疫反应
    - 淀粉样蛋白和淀粉样 P 成分反应
- 病理学
  - 大体所见
    - 切面质硬
    - 呈淀粉样、蜡样半透明状
  - 镜下特征
    - 淀粉样物质经 HE 染色呈红色均匀无结构物
    - 该物质沉积于上皮下细胞外的血管壁、纤维组织、黏膜和腺体的基底膜
    - 血管壁增厚，管腔狭窄
    - 黏膜和腺体的基底膜增厚
    - 淋巴浆细胞浸润，异物巨细胞反应

【临床表现】

临床特点

- 最常见体征 / 症状
  - 症状以病变发生部位及范围而异
    - 假声带、声带：声音嘶哑和声音改变，最为常见
    - 声门下区：进行性呼吸困难为主
    - 会厌：咽部异物感，甚至吞咽困难
- 喉镜检查

○ 喉腔黏膜表面
  ■ 呈黄红色
  ■ 光滑、无溃疡
○ 形态
  ■ 单个息肉状突出肿物
  ■ 黏膜下单个或数个结节状隆起
  ■ 黏膜下弥漫性浸润：局部软组织弥漫性增厚，喉腔狭小

疾病人群分布
- 年龄
  ○ 常发生于成人，多见于 16 ～ 50 岁，发病高峰年龄为 50 岁
  ○ 偶见于儿童
- 性别
  ○ 无明显性别差异

【治疗】
- 手术
  ○ 局部性病灶手术切除为首选
  ○ 弥漫性浸润型需寻找原发灶排除系统性疾病

【影像学表现】
概述
- CT 检查最常用
CT 表现
- 喉部软组织局限性或弥漫性增厚

- 喉腔黏膜表面光滑
- 病灶内可见大小不一、形态各异高密度钙化灶
- 增强后无明显强化
- 不伴有颈部淋巴结肿大

MRI 表现
- T1WI、T2WI 均为低信号
- 注射 Gd-DTPA 后病灶可强化
- 动态增强可呈现"快进快出"特征

推荐影像学检查
- 容积 CT 检查，平扫 + 增强

【鉴别诊断】
- 喉癌
  ○ 喉部不规则或菜花状肿物，表面不光滑
  ○ CT 增强检查呈中度至明显强化
  ○ 可伴有喉软骨破坏和颈部淋巴结肿大
- 慢性增生性喉炎和喉结核
  ○ 病变均累及喉黏膜
  ○ 黏膜表面可呈波浪状或伴溃疡
  ○ 胸部检查可发现肺结核
- 喉部血管瘤
  ○ 发生于黏膜下，黏膜表面光滑，但喉镜下呈红色，质软
  ○ 高密度静脉石（钙化灶）为规则的点状或小圆形
  ○ CT 增强伴明显强化及渐进性强化

（沙 炎）

诊断与鉴别诊断精要

- 喉部软组织局限性或弥漫性增厚，表面光滑
- CT 检查显示不规则钙化灶有利于定性诊断及鉴别诊断

典型病例

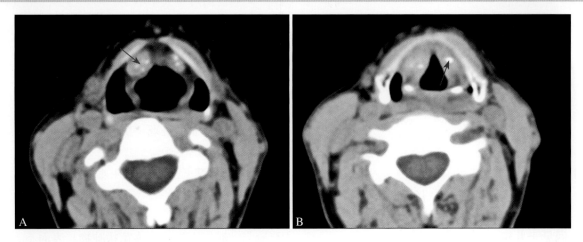

图 44-3-1　喉淀粉样变性

喉部横断面 CT 平扫（同一患者）A. 会厌双侧软组织结节状软组织增生（箭头），表面光滑，伴细小钙化灶；B. 双侧假声带软组织增厚，喉腔黏膜表面光滑，伴较大钙化灶（箭头）

重点推荐文献

[1] Gilad R，Milillo P，Som PM. Severe diffuse systemic amyloidosis with involvement of the pharynx，larynx，and trachea：CT and MR findings. AJNR Am J Neuroradiol，vol.（28），1557-1558，2007.

[2] Akst LM，Thompson LD. Larynx amyloidosis. Ear Nose Throat J，vol. 82，844-845，Nov 2003.

[3] Sataloff RT，Abaza M，Abaza NA，Markiewicz A，and Hawkshaw M. Amyloidosis of the larynx. Ear Nose Throat J，vol. 80，369-370，Jun 2001.

[4] 王秀英、崔进国、潘新元等. 喉淀粉样变 [J]. 临床放射学杂志，1999，（2）：81-82.

第 4 节　喉　癌

【概念与概述】

- 喉癌（laryngeal carcinoma）起源于喉部黏膜组织
- 鳞状细胞癌占喉部恶性肿瘤 98% 以上，腺癌、腺样囊性癌、未分化癌、类癌等罕见
- 依据肿瘤发生部位进一步分为：声门上型癌（supraglottic carcinoma），范围包括室带、喉室、会厌及会厌披裂皱襞；声门型癌（glottic carcinoma），范围包括两侧声带、前联合、后联合；声门下型癌（subglottic carcinoma），范围包括声带下缘到环状软骨下缘
- 部分学者观察喉癌贯穿声门，侵犯声门上、下区时难以判断其起源区域，提出（贯）跨声门型癌（transglottic carcinoma）这一分型，但目前未被 WHO 分期系统采纳

【病理与病因】

- 病因学
  - 嗜烟、酒为喉癌发生的危险因素。可能与长期吸入有害物质及乳头状瘤病毒感染等因素有关
- 流行病学
  - 占全身恶性肿瘤的 1% ~ 5%，近年来发病率有上升趋势
  - 城市发病率高于农村，北方发病率高于南方

【大体病理及手术所见】

- 肿瘤体积与侵犯深度、T 分期、淋巴结转移发生率及预后不良呈正相关
- 大体所见不一，可分为溃疡型、结节型、菜花型、包块型

【显微镜下特征】

- 鳞状细胞分化，常见"角化珠"形成角化，并且侵袭性生长，通常伴有间质反应
- 以中、高分化鳞癌常见

【临床表现】

临床特点

- 最常见症状 / 体征

- 声门上型癌在喉癌中约占 30% ~ 40%，一般好发于会厌，早期表现为喉部异物感或咽部不适，晚期可出现吞咽或呼吸困难，常伴有颈部淋巴结转移
- 声门型喉癌约占喉癌的 50% ~ 70%，好发于声带的前、中 1/3 交界处的边缘，早期就可出现声音嘶哑的症状，淋巴结转移发生率低
- 声门下型喉癌极少见，约为 2% ~ 6%，早期无明显症状，患者出现症状来就诊时多已属临床晚期，主要症状为声嘶、血痰及呼吸困难

疾病人群分布

- 年龄
  - 好发于 40 岁以上中、老年
- 性别
  - 男性＞女性，约占 86%

【自然病史与预后】

- 与肿瘤分期及治疗方式密切相关
- 声门型癌早期症状明显，临床分期较早，预后较好

【治疗】

- 非原位癌局部治疗以手术或（和）放射治疗为主，可联合应用化疗
- 原位癌推荐内镜下切除（剥除、激光）治疗或放疗

【随访】

- 手术或放疗后 3 个月行颈部 CT 或 MR 检查，作为基线资料
- 喉癌根治性治疗后如大于 3 年未复发，应警惕出现第二原发癌的危险，以上呼吸道、消化道鳞癌多见

【影像表现】

概述

- 肿瘤占位及浸润的影像学表现
  - 喉腔肿物：呈浸润性或息肉样生长，使喉腔变形或气道阻塞
  - 会厌前间隙、喉旁间隙肿瘤侵犯，脂肪组织不完整或被肿瘤占据
  - 喉软骨受侵：表现为骨质破坏、溶解消失、膨胀性改变或受压移位，部分表现为软骨硬化。甲状软骨钙化和骨化不规则时，需与肿瘤侵犯鉴别

  - 喉旁结构受累
- 声门上型癌
  - 会厌、室带或构会厌皱襞增厚、肿物
  - 边界不清楚，常侵犯会厌前间隙、喉旁间隙等结构
  - 喉软骨受侵多表现为软骨侵蚀、溶解，亦可有软骨硬化表现
  - 典型转移淋巴结呈环形强化
- 声门型癌
  - 早期肿瘤局限于声带边缘，表现为一侧声带局限性增厚
  - 可侵犯前、后联合并累及对侧声带
  - 可侵犯喉旁间隙及喉软骨
  - 局限于声带者颈部淋巴结转移罕见
- 声门下型癌
  - 声门下环状软骨黏膜增厚或肿物
  - 边缘不规则，常呈环形浸润性生长，伴有气管及周围结构侵犯

CT 表现

- 平扫 CT
  - 均匀等或略低密度
- 增强 CT
  - 以中度—明显强化者多见，强化均匀或不均匀

MRI 表现

- T1WI
  - 等或低信号
- T2WI
  - 中、高信号
- 增强 T1WI
  - 呈均匀或不均匀强化
- 软骨受侵表现为正常骨髓 T1WI 信号消失，增强扫描不同程度强化

推荐影像学检查

- 最佳检查法：CT 增强扫描
- CT 扫描为最常用的影像检查方法，空间分辨率高，能够显示小的病灶和精细解剖结构
- MR 检查软组织分辨率较高，对于肿瘤软组织内侵犯范围显示清楚，但易受到吞咽和血管搏动影响，对设备要求较高
- 备忘建议
  - 肿瘤范围及分期判定为检查主要目的，应联合横断面图像与多平面重建（MPR）等

后处理技术进行诊断

【鉴别诊断】

- 喉结核
  - 多发生于青壮年
  - 喉内结构对称性、弥漫性增厚，密度不均匀及不均匀斑点状强化，双侧喉旁间隙常受累
- 声带息肉

- 多见于一侧声带前中 1/3 交界处，呈小结节状，密度均匀，基底较窄或带蒂，无周围结构侵犯
- 乳头状瘤
  - 多见于声带、室带和声门下区，常多发，呈宽基底或带蒂

（林　蒙　李　琳　赵燕凤　罗德红）

典型病例

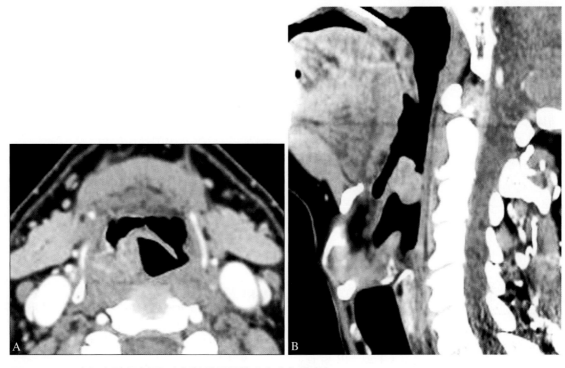

图 44-4-1　声门上型喉癌侵犯右侧杓劈裂皱襞（中分化鳞癌）
A.横断面 CT 增强，示右侧杓劈裂皱襞增厚、均匀强化；B.矢状面 CT 重建图像，示病变向后突出与咽后壁贴邻

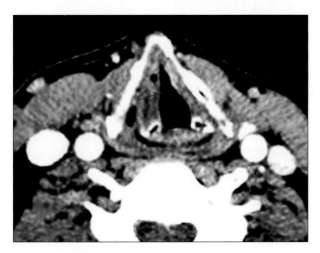

图 44-4-2　左声带癌（高分化鳞癌）
横断面 CT 增强，示左侧声带前部黏膜轻度不均匀增厚、明显强化，表面不规则（箭头）

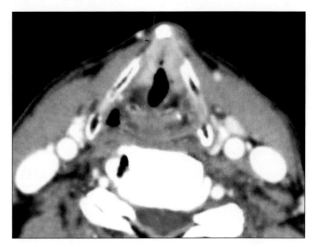

图 44-4-3　声门型喉癌侵犯前联合（中分化鳞癌）
横断面 CT 增强，示双侧声带前 2/3 及前联合不均匀增厚、明显强化，边界不清楚，病变侵犯双侧喉旁间隙

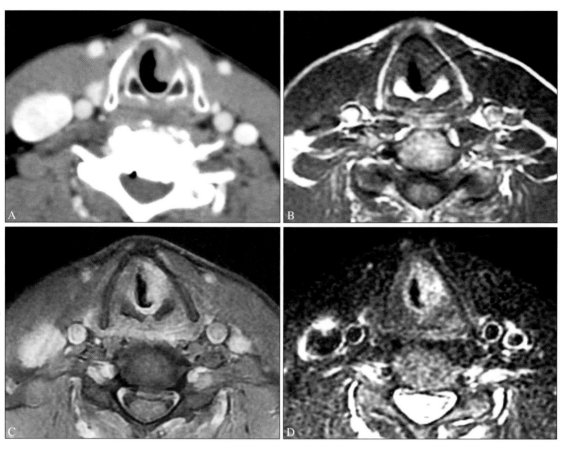

图 44-4-4　声门下型喉癌

A. 横断面 CT 增强，示左侧声带不规则增厚，中度强化，侵犯前联合；B. 横断面 T1WI 平扫，示病变呈等信号；C. 横断面 T2WI 压脂相，示病变呈中高信号；D. 横断面 T1WI 增强压脂相，示病变明显强化，边界清楚

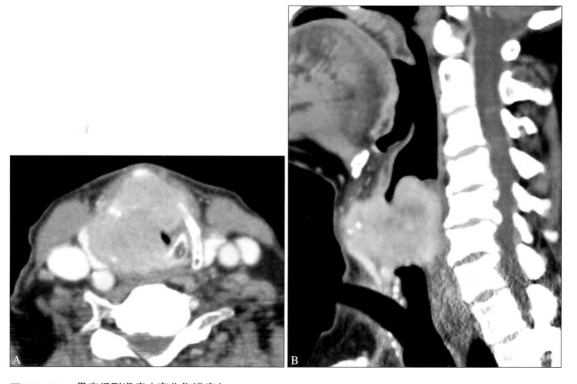

图 44-4-5　贯声门型喉癌（高分化鳞癌）

A. 横断面 CT 增强，示喉腔内不规则肿物，侵犯声门上、下区、喉软骨、喉旁间隙及会厌前间隙，肿物不均匀强化，内见散在钙化，为破坏的骨质，残留喉腔几乎闭塞；B. 矢状面 CT 重建像，示肿物向声门上下侵犯，病变下方可见气管插管

重点推荐文献

[1] K Reimann，M Horger，P S Mauz，and M Schulze，CT and MR imaging of laryngeal carcinoma and correlation with local T staging. Rofo，vol. 185，97-101，Feb 2013.

[2] 王东，熊明辉，张挽时等.喉癌的CT分期（附91例CT一病理对照分析）.中国医学影像学杂志,2000,8（2）：113-115.

[3] 李琳，罗德红，周纯武等.螺旋CT多平面重组技术在喉癌诊断中的价值[J].中华放射学杂志,2006,40（10）：1051-1055.

主要参考文献

[1] 刘红刚主译.头颈部病理学.北京：北京大学医学出版社，2008.

[2] Jinnouchia M，Hatakenakaa M，Yabuuchib H，et al. A case of localized amyloidosis in the mediastinum，CT，MRI，and 18F-FDG-PET/CT Findings.European Journal of Radiology Extra，2011，77：e39–e42.

[3] 李鹃，张天宇.儿童喉乳头状瘤的发病机制与治疗.国际耳鼻咽喉头颈外科杂志，2007，31：227-230.

[4] Lin HW，Richmon J D，Emerick K S，et al. Malignant transformation of a highly aggressive human papillomavirus type 11–associated recurrent respiratory papillomatosis. American Journal of Otolaryngology–Head and Neck Medicine and Surgery，2010，31：291–296.

[5] Seedat RY，Thukane M C. Jansen AC. et al. HPV types causing juvenile recurrent laryngeal papillomatosis in South Africa. International Journal of Pediatric Otorhinolaryngology，2010，74：255–259.

[6] 鲜军舫，王振常.头颈部影像诊断必读.北京：人民军医出版社，2007.

[7] de Souza RP，de Barros N，Paes Junior AJ，et el. Value of computed tomography for evaluating the subglottis in laryngeal and hypopharyngeal squamous cell carcinoma. Sao Paulo Med J，2007，125（2）：73-76.

喉部常见手术后影像表现

第1节 喉癌激光术后的影像表现

● 喉部病变中最常见的需要手术治疗的为喉
　癌。喉癌的术前影像学检查可帮助评价手术的
　选择。如果局限于声带黏膜，浸润深度小于
　3mm，未累及前联合，可采用激光治疗
● 激光治疗术后CT主要表现为声带形态不规
　则，CT平扫很难评价病变，需要CT增强检

查及CT仿真内镜表现
○ 病变复发增强CT显示病变明显强化，尤其
　是静脉期（延迟时间60s）
○ CT仿真内镜可辅助评价病变有无复发以及
　声带的形态

典型病例

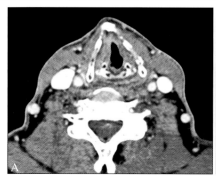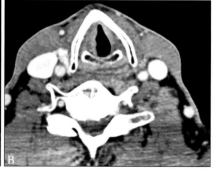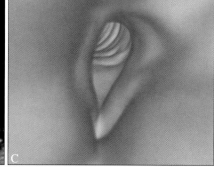

图 45-1-1　右侧声带鳞癌激光治疗术后半年复查
A，B.颈部CT增强检查显示右侧声带略变直，声门下环甲膜不规则，但未见异常强化；C.CT仿真内镜显示右侧声带表面光滑，未见结节影

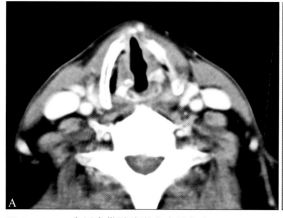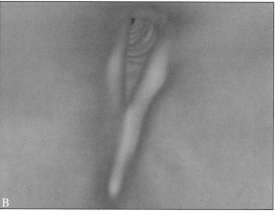

图 45-1-2　右侧声带鳞癌激光术后复查
男性，53岁。术后复查。A.颈部CT增强检查显示右侧声带僵直，表面光滑，未见异常强化影；B.仿真内镜显示右侧声
带表面光滑

第2节　喉癌手术后的影像表现

- 喉癌根据病变的不同范围进行的术式不一样。如果喉癌浸润声带较深，累及喉旁间隙或其他部位，则需要手术治疗
- 喉癌术后的影像学检查主要包括CT平扫及强化。喉癌术后需要评价喉癌手术的范围、术后有无复发或放射性水肿

- 喉癌术后的复发主要关注3个区域：吻合口区、气管切开区域、颈部淋巴结有无转移
  - 喉部分切除术即喉裂开术　切除一侧声带或两侧声带前部、附着的软组织及部分甲状软骨
  - 适应证：病变仅侵及一侧声带、声门癌侵及声带前部及前联合或对侧前部

典型病例

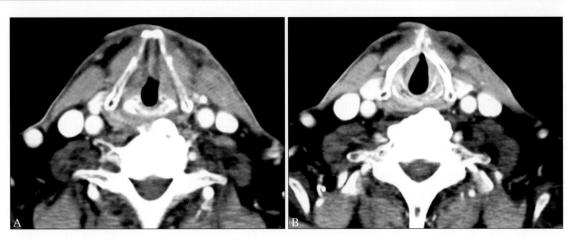

图45-2-1　前联合鳞癌喉部分切除术
男性，64岁。颈部增强CT显示甲状软骨前缘骨质不规则，前联合消失，双侧声带未见异常

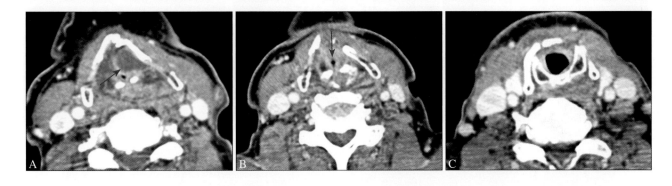

图45-2-2　双侧声带前部鳞癌累及前联合喉部分切除术后
男性，65岁。颈部增强CT显示甲状软骨前缘、环状软骨前缘骨质不规则。A.喉旁间隙可见不规则无强化低密度影（箭头）；B.双侧声带明显增厚，喉腔明显狭窄至闭塞（箭头）

第3节　喉垂直半喉切除术后的影像表现

- 垂直半喉切除术　切除一侧喉的软骨及喉内组织，即一侧的声带、室带、喉室、甲状软骨、披裂软骨以及半个会厌或环状软骨
- 适应证：病变累及一侧声带、向上不超过室带上缘，向下不超过声门下6mm，向后不侵犯

杓会厌皱襞，声带活动可，病变达前联合但不侵犯对侧声带
  - CT显示甲状软骨形态不规则，喉内声带、室带消失

典型病例

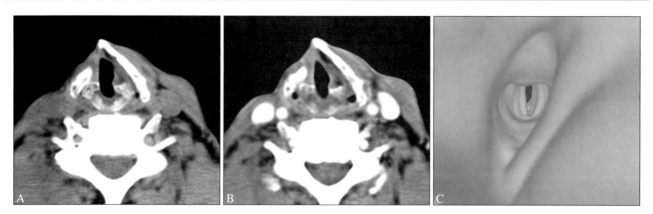

图 45-3-1　右侧声带鳞癌垂直半喉切除术后

男性，61 岁。A. 平扫 CT 显示甲状软骨板右侧部分缺如，右侧残存喉腔软组织未见异常增厚；B. 增强 CT 显示右侧喉腔残存区域未见异常强化；C. CT 仿真内镜显示右侧声带、室带未显示，左侧未见异常

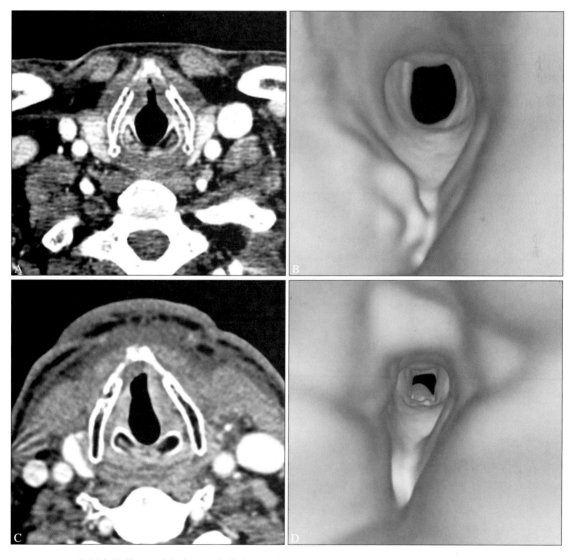

图 45-3-2　右侧声带前 2/3 肿物右侧垂直半喉切除术后

男性，57 岁。A，B. 为术前，增强 CT 显示右侧声带前 2/3 增厚，表面凹凸不平，仿真内镜显示病变呈菜花状，声门旁间隙略增厚；C，D. 为术后半年复查，右侧甲状软骨板形态不规则，声门结构未见异常强化影。仿真内镜显示右侧声带、室带缺如，左侧未见异常

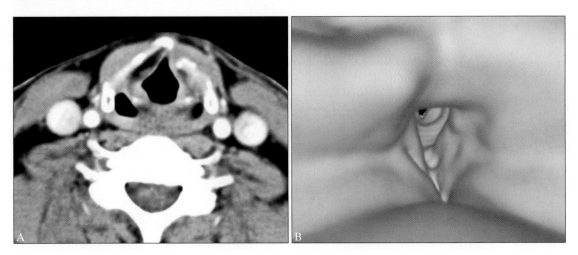

图 45-3-3　左侧声带鳞癌垂直半喉切除术后
A. 增强 CT 显示左侧甲状软骨板形态不规则，相应喉腔结构未见异常；B. 仿真内镜显示左侧声带、室带缺如

第 4 节　声门上水平半喉切除术后的影像表现

- 声门上水平半喉切除　切除范围包括两侧喉室、室带、杓会厌皱襞、会厌、会厌前间隙及舌骨
- 声门上区淋巴引流丰富，向两侧或上方引流，
- 手术时需要进行颈部淋巴结清扫
- 适用于局限于声门上的肿瘤

典型病例

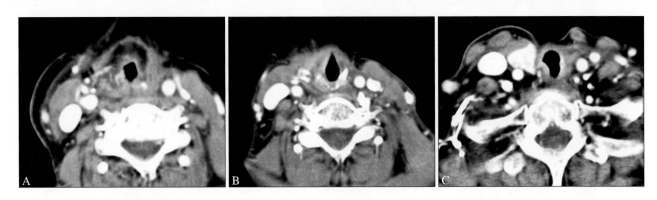

图 45-4-1　左侧会厌软骨鳞癌
左侧Ⅱ区、Ⅲ区淋巴结转移包膜外侵犯，左侧声门上水平半喉切除、甲状软骨左侧板、甲状腺左叶切除术。A. 颈部 CT 增强检查显示舌骨缺如，声门上区软组织结构紊乱；B. 甲状软骨板左侧缺如；C. 左侧颈部软组织结构紊乱，甲状腺左叶缺如

第5节　喉全切除术后的影像表现

- 喉全切除术 范围包括：会厌、杓会厌皱襞、甲状软骨、环状软骨。保留会厌或环状软骨者，称为喉次全切除
- 适用于：跨声门区肿瘤、声门下肿瘤、喉癌术后复发者
- 喉全切除术后一般情况下半年需要影像学复查
- CT增强检查为首选。喉癌术后复发最常见于半年之内

- 喉癌术后的影像学表现包括：
  - 喉腔结构消失
  - 颈部水肿
  - 颈部伴发炎症
  - 颈部病变复发
  - 淋巴结转移

（夏　爽）

典型病例

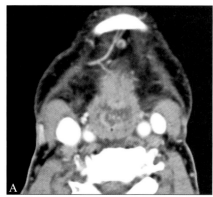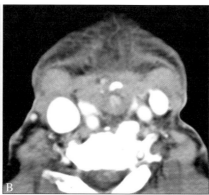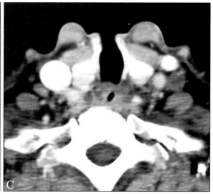

图 45-5-1　增强CT显示舌骨、甲状软骨、环状软骨全部缺如
男性，67岁，喉全切术后半年。喉腔软组织结构紊乱。残存后腔内未见异常软组织强化影。可见颈部气管切开

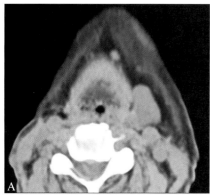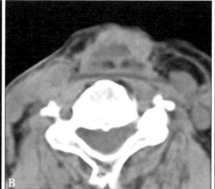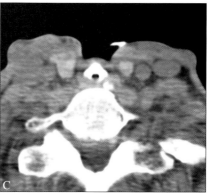

图 45-5-2　CT显示喉腔结构消失
男性，68岁，喉全切术后半年。A，B.残存喉腔内未见异常软组织影；C.图显示气管内发音钮装置

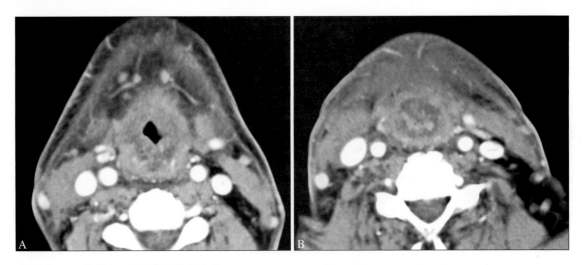

图 45-5-3 增强 CT 显示喉腔结构消失

男性 63 岁，喉癌全切术后放射性水肿。残存喉腔及颈部皮下软组织肿胀，肿胀的组织无强化

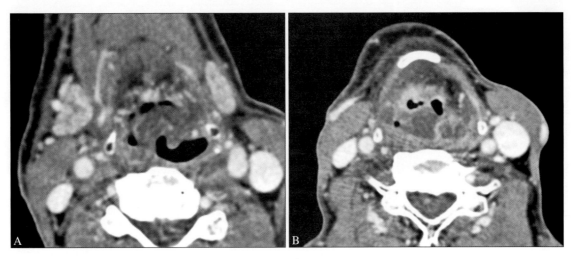

图 45-5-4 喉癌放疗后水肿

男性，65 岁。增强 CT 显示会厌软骨、双侧杓会厌皱襞明显肿胀，肿胀区域无强化

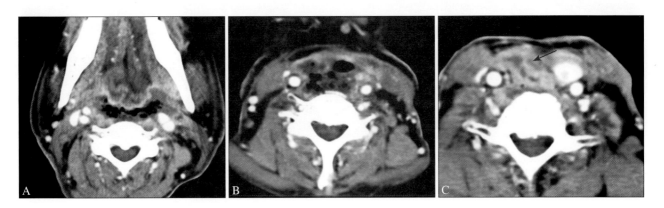

图 45-5-5 喉癌全切术后并发炎症及吻合口复发

增强 CT 显示口咽腔、残存喉腔可见软组织影，病变黏膜明显强化。吻合口区可见软组织肿块明显强化，提示肿瘤复发（C 箭头）

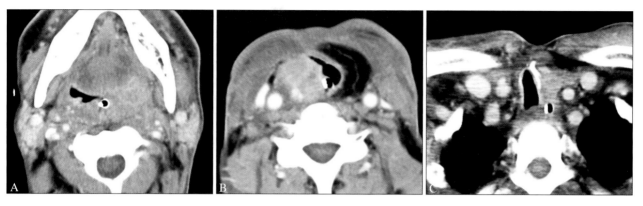

图 45-5-6　喉癌全切术后左侧扁桃体、吻合口肿物复发，左侧上纵隔淋巴结转移

男性，56 岁。增强 CT 显示左侧扁桃体明显增大，可见肿块影，边界不清。吻合口区亦可见强化的软组织肿块影。左侧上纵隔可见增大的淋巴结，边界不清

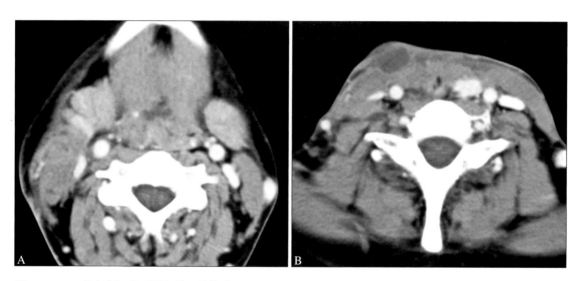

图 45-5-7　喉癌全切术后颈部淋巴结转移

男性，34 岁。增强 CT 显示喉腔结构全部消失。右侧 Ⅱ 区、Ⅳ 区可见多发增大的淋巴结，淋巴结可见融合，并压迫右侧颈内静脉

重点推荐文献

[1] 李伟宁，陈韵彬，刘辉等 . 喉部分切除术后的 CT 表现 [J]. 中国医学影像学杂志，2009，17（1）：45-48.

[2] 周勇森 . 喉癌术后复发的影像学诊断 . 大连医科大学，2007.

[3] 李伟宁，陈韵彬 . 喉部分切除术后的 CT 表现 .//2008 年全国医学影像（呼和浩特）学术研讨会论文集 . 2008：23-26.

主要参考文献

[1] 王东，熊明辉，张挽时，等．喉癌的 CT 分期（附 91 例 CT—病理对照分析）．中国医学影像学杂志，2000，8：133

[2] 郭星，潘子民，费声重，等．声门上水平喉部分切除术应用 55 例．中华耳鼻咽喉科杂志，2000，35（1）：39

[3] 叶茂奎，苏洪英，张景荣，等．30 例喉癌的 CT 分期（兼与部分病理大切片对照）．临床放射学杂志，1997，16：18

[4] 李伟宁，陈韵彬，刘辉．喉部分切除术后的 CT 表现．中国医学影像学杂志，2009，17（1）：45-48.

[5] Castelijns JA，Hermans R．Evaluation of predictive value of CT- and MRI-dependent parameters for recurrence of laryngeal cancer after irradiation treatment．In. Mukherji SK，Castelijns JA. Modern head and neck imaging．New York：Springer-Verlag Berlin Heidelberg，1999，111

[6] Ian Ganly．Snehal Patel．Jeanette Matsuo，et al. Postoperative Complications of Salvage Total Laryngectomy．CANCER，2005，103（10）：2073-2081.

口腔颌面影像学

口腔颌面影像检查方法

第1节 X 线

一、普通X线检查

颌面部解剖结构复杂，为避免重叠，需采用不同投照位置来突出显示不同的解剖结构。近年来，逐渐被CT检查取代

- 上颌骨
  - 后前位（Waters位）　为常规投照位。除重点显示上颌骨外，同时可显示颧骨、颧弓以及鼻部等情况
  - 前后位　适用于颌面部损伤严重不能俯卧的患者
- 下颌骨

  后前位和侧位为常规投照位。可根据需要调整头部与检查桌面角度以重点显示下颌骨的体部、支部和髁状突

  - 颧骨
    - 轴位和侧位　为常规投照位
    - 斜位　对颧弓凹陷骨折诊断价值较大
- 颞下颌关节

  侧位为常规投照位。应分别摄每一侧的张口位和闭口位，以显示关节的活动功能情况
- 牙齿
  - 采用牙片成像
  - 牙片类型　分为口内片、咬翼片和咬合片3类，分别用于一般摄影、齿冠部摄影和较大范围病变摄影

二、体层摄影

- 曲面体层摄影（pantomography）　全面显示上颌骨及下颌骨、牙及颞下颌关节，是目前常用的X线检查方法
- 常规体层摄影　对于显示颌骨微小病灶和评价颞下颌关节仍有价值

第2节 造影检查

一、颞下颌关节造影

- 颞下颌关节造影（arthrography of temporomandibular joint）主要显示关节盘病变
- 方法：向关节腔内注入20%泛影葡胺（上腔1ml，下腔0.8ml），或同时注入等量无菌空气后分别摄张口位和闭口位片

二、涎腺造影

- 涎腺造影（sialography）适用于诊断涎腺慢性炎症、肿瘤、结石、腺瘘以及对其有侵犯的邻近结构病变
  - 腮腺造影　一般选用40%碘化油，经腮腺导管口注入1.5 ~ 2ml后摄正侧位片
  - 颌下腺造影　经口底舌下肉阜处的颌下腺导管开口注入0.5 ~ 1ml 40%碘化油后摄正

侧位片
- 此法可同时显示部分舌下腺导管

三、瘘管造影

- 瘘管造影（fistulography）是一种将造影剂直接引入瘘管使其显影的方法
- 用于诊断颌面部有瘘管形成的病变，如腮裂囊

肿伴瘘管形成等

四、血管造影

- 血管造影（angiography）适用于颌面部血管性病变的诊断，或肿瘤性病变了解其血供或与邻近血管的关系
- 一般采用 DSA 法作颈总动脉或颈外动脉造影

第3节　核素显像

核素显像（radionuclide imaging）是利用器官和病变具有聚集放射性显影剂的特点，将特定放射性显影剂引入人体后应用核医学仪器显示其分布及代谢情况，以达到诊断病变目的的检查方法
- 目前常用的显影仪器为 γ 相机、单光子发射计算机断层摄影（SPECT）和正电子发射计算机断层摄影（PET）
- 颌面部常用的放射性显影剂为 $^{99m}TcO_4^-$、$^{99m}Tc\text{-}MDP$、$^{99m}Tc\text{-}MIBI$、$^{99m}Tc（v）\text{-}DMSA$、

$^{18}F\text{-}FDG$ 等
- 适应证
  - 涎腺疾病：腮腺良恶性肿瘤的鉴别，动态检查评价腮腺功能，诊断和鉴别慢性腮腺炎，舍格林综合征等病变
  - 颌骨病变：颌骨肿瘤定性，口腔颌面肿瘤累及颌骨；颌骨肿瘤治疗后随访
  - 确定口腔颌面部肿瘤有无全身转移

第4节　CT

具有断面成像和分辨率高的优点，对颌面部肿瘤、外伤、感染、先天性病变以及颞下颌关节病变的诊断均很有价值，已逐渐成为常规检查技术
- 常规 CT 扫描　目前多采用容积扫描。范围：横断位从颅底至舌骨，可行横断、冠状和矢状位重建，也可根据需要行任意方向 MPR、SSD 及 VR 重建
- 高分辨 CT 扫描　显示骨和关节细微结构，容积扫描后、骨算法重建图像，根据需要作横断

位、冠状或矢状位重建
- 增强 CT 扫描　适用于颌面部血管性病变、占位性病变以及感染性病变
- 腮腺造影 CT 扫描　先经腮腺导管注入造影剂后，再行扫描
- 颞下颌关节 CT 扫描　先行轴位容积扫描后，行冠状和垂直于关节的斜矢状位重建。检查颞下颌关节盘可行关节造影 CT，即先向关节腔内引入造影剂后再行 CT 检查

第5节　MRI

MRI 具有多参数、多方位以及组织分辨率高等优点，对颌面部、涎腺和颞下颌关节病变诊断十分优越
- 常规 MRI　使用 SE 和 FSE 序列，行 T1WI、T2WI 以及脂肪抑制 T2WI 扫描，层厚 5mm。成像主要采用横断位和冠状位，必要时可加矢状位。横断位检查范围应包全颅底至舌骨区域，可根据需要适当扩大范围，包括颅内鞍

旁、海绵窦和 Meckel 腔区，以探查这些部位有无为颌面部炎性病变或肿瘤性病变所累及。Gd-DTPA 增强 T1WI 对肿瘤、炎症或血管性病变的诊断，以及肿大淋巴结与正常结构的鉴别很有价值
- 颞下颌关节 MRI　可以良好显示颞下颌关节盘和关节腔情况。主要采用斜矢状位、冠状位和横断位。斜矢状位需分别作开口和闭

口像。一般使用 SE 或 FSE 序列作 T1WI 和 T2WI，无间隙隔扫描，层厚 2～3mm。必要时可在斜矢状位上采用 SE 或 GRE 序列作电影成像

（肖家和）

主要参考文献

[1] 邹仲.X线检查技术学.上海：上海科学技术出版社，1983：140-186，289-313.

[2] 张维新，曹来宾.X线诊断造影技术.北京：人民卫生出版社，1986：267-270.

[3] 中华放射学编委会骨学组，第3届全国头颈部影像学术会议学术委员会.头颈部CT、MR扫描规范指南.中华放射学杂志，2005，39（3）：230-233.

[4] 王松灵，朱宣智，朱家瑞.腮腺放射性核素（锝99^m）动态功能定量检查方法探讨.北京口腔医学，1994，2（2）：47-50.

[5] Tvrdy P. Methods of imaging in the diagnosis of temporomandibular joint disorders. Biomed Pap Med Fac Univ Palacky Olomouc Czech Repub, 2007, 151（1）：133-136.

口腔颌面部影像解剖

第1节　影像解剖基础

一、上颌骨

- 上颌骨成对，双侧对称，由1个体部和4个突起构成
- 体部内含上颌窦，上方为眶面，构成上颌窦顶壁和眼眶下壁，从后向前有容纳三叉神经上颌支通过的眶下沟、眶下管
  - 前外侧面为脸面，其上方边缘形成眼眶下缘，眶下缘下方0.5～1cm有眶下管的开口——眶下孔
  - 内侧面为鼻面，构成鼻腔外侧壁，其前份有泪沟与下鼻甲相结合形成的鼻泪管
  - 后方为颞下面，构成颞下窝前壁，并与翼突、腭骨垂直板共同形成翼腭窝
  - 突起包括额突、颧突、腭突和牙槽突。额突向上与额骨相接，并与鼻骨、泪骨相邻
  - 颧突突向外侧接颧骨
  - 腭突呈水平状向后方中部突出，两侧彼此相接，构成硬腭前部，相接处形成腭正中缝，其前端有切牙孔，为切牙管开口
  - 牙槽突位于体下部，双侧合成牙槽弓，其后端在第3磨牙后上方的骨性突起为上颌结节

二、下颌骨

下颌骨位于面部的前下份，由1个体部和2个下颌支构成

- 体部呈弓形，外面正中线下份为颏隆凸，其下部左右有颏结节。自颏结节斜向后上方的嵴状突起为斜线，其上方约对第2双尖牙根处有下颌管的外孔——颏孔。内面正中线下份有上下两对颏棘，为颏舌肌和颏舌骨肌附着部位。自颏棘向外上方斜行的骨嵴为下颌舌骨肌线。该线上方前部的浅凹为舌下腺凹，下方中部的浅凹为颌下腺凹。下颌体上缘为牙槽缘，下缘较肥厚部分为下颌底
- 下颌支系下颌体后方向后上突出的骨板，内面的中央处有下颌孔，为下颌管内口，有下颌神经及伴行的血管通过。后缘最下端为下颌角，前缘与体部外侧面的斜线相续。上缘有前后两个突起，分别为喙突和关节突
  - 喙突是颞肌附着部位
  - 关节突上端为下颌小头（亦称髁状突），与颞颌关节窝形成关节，头下方稍细的部分为下颌颈，其前内侧为翼外肌所附着处
- 下颌支外面后下分为咬肌粗隆，内面对应部位为翼肌粗隆，分别为同名肌所附着部位。翼肌与下颌支之间的潜在间隙为翼下颌间隙

三、颞下颌关节

颞下颌关节由下颌骨的髁状突、颞骨的下颌关节窝、位于二者之间的关节盘以及周围的关节囊和关节韧带所构成

- 髁状突　呈横轴形，由一横嵴将其分为前斜面和后斜面，前斜面有较厚纤维软骨覆盖
- 下颌关节窝　呈卵圆形，表面覆以纤维软骨，窝的前端为颧弓根部所形成的关节结节，窝的后部为岩鼓裂。关节结节的后斜面向前下方倾

斜，与髁状突前斜面平行
- 关节盘　呈卵圆形，位于下颌关节窝和髁状突之间，边缘较厚，尤其是后缘，中分较薄。关节盘上面前凹后凸，呈斜位，其凹面与关节结节的斜面相对。下面凹，覆盖于髁状突表面。关节盘前部有翼外肌附着。此外关节盘前后各有两个附着区将其固定，前部附着于髁状突的前斜面和关节结节的前斜面，后部附着于髁状突后斜面后缘和岩鼓裂。在关节盘后缘和后附着之间有由粗大弹力纤维构成的疏松组织区
- 关节囊　为结缔组织所形成的纤维囊，与关节盘的四周相连，后部附着于岩鼓裂。关节盘将关节囊分成上下两腔，上腔较大而松，关节盘和髁状突可以向前做滑行运动，故叫滑动关节。下腔小而紧，关节盘和髁状突连接紧密，髁状突只能做转动运动，故也叫铰链关节
- 韧带　关节周围韧带主要有颞下颌韧带、蝶下颌韧带、翼下颌韧带和茎突下颌韧带，起悬吊下颌和维持关节正常活动作用，其中颞下颌韧带自关节囊外侧增强关节

四、腮腺间隙

腮腺间隙由颈深筋膜浅层包绕腮腺而形成，间隙内包括腮腺以及位于腮腺内的血管、神经、腮腺导管和淋巴组织等。

- 腮腺　略呈三角形，位于颧弓之下、外耳道前方和下方、咬肌后缘及下颌支深面的下颌后窝（茎突下颌沟）内，下端达下颌角平面，后方邻近胸锁乳突肌、二腹肌后腹及茎突
  - 以下颌支后缘为界可将腮腺分为深浅两叶，浅叶位于咬肌后部表面，又称为面突；深叶突入下颌后窝，呈锥状伸向咽旁前间隙，又称为下颌后突，其突向咽旁间隙部分也称为咽突
  - 腮腺前缘发出腮腺导管并有面神经各表情肌支和面横动脉穿出，后缘有颞浅静脉、颞浅动脉和耳颞神经穿出
  - 腮腺鞘囊由深筋膜浅层包绕形成，由鞘囊发出的多数小隔伸入腺实质将腮腺分成若干小叶。深叶的鞘囊有时不完整，故腮腺间隙可与咽旁间隙和翼下颌间隙交通
- 腮腺导管　从腮腺浅叶前缘发出，在距颧弓下

方一横指处横行于咬肌筋膜浅面，至其前缘时呈直角转向内穿过颊肌，开口于上颌第二磨牙相对处的颊黏膜
- 血管、神经　腮腺内通过的血管、神经包括颈外动脉；面后静脉（下颌后静脉）；面神经和耳颞神经。其排列为面神经位于颈外动脉和面后静脉的浅面
- 淋巴结　腮腺的淋巴结包括浅深两部
  - 浅部淋巴结位于腮腺浅面，其输出管注入腮腺深淋巴结
  - 深部淋巴结位于腮腺实质内，收纳耳部、鼻腔后部和颊深部淋巴管，输出管注入颈外侧深淋巴结

五、下颌下间隙和颏下间隙

两间隙均位于下颌舌骨肌下方，二者毗邻

- 下颌下间隙　呈三角形，上、内界为下颌舌骨肌和舌骨舌肌，前下界为二腹肌前腹，后下界为二腹肌后腹和茎突舌骨肌，外侧邻接下颌骨下缘，表面为颈深筋膜浅层、颈阔肌、浅筋膜和皮肤所覆盖。间隙内包含颌下腺浅叶；Wharton's 导管近段；面动、静脉和淋巴结
- 颏下间隙　呈三角形，位于双侧二腹肌前腹之间，双侧下颌下间隙的内侧，上界为下颌舌骨肌，外侧为二腹肌前腹，前界为下颌颏后缘，后界为舌骨，下界为颈深筋膜和颈阔肌。间隙内主要含淋巴结

六、舌及舌下间隙

- 舌　分前、后两部
  - 前部又称舌体或活动部，约占 2/3
  - 后部又称舌根或基底部，约占 1/3
  - 两部以舌背的人字形界沟为界，沟的顶端有一小孔为舌盲孔
  - 舌体按部位可分成舌尖、舌侧、舌背和舌腹。舌根前界为界沟，侧方为舌腭沟，后方比邻会厌。舌根部中央处黏膜形成一皱襞与会厌相连，为舌会厌正中襞，襞的两侧为会厌谷
  - 舌由纤维骨组织和肌组织构成。纤维骨组织构成舌中隔，将舌对称分成两半。舌肌

由舌内肌和舌外肌组成，前者包括上纵肌、下纵肌、横肌和垂直肌，其起止点均在舌内；后者共4对，包括颏舌肌、舌骨舌肌、茎突舌肌和腭舌肌，均与周围结构有附着。颏舌肌起于上颏棘，向后上呈放射状走行进入舌内，位于舌中隔两侧。舌骨舌肌呈扁平四方形，起于舌骨大角，垂直向上进入舌侧。茎突舌肌起自茎突，在颈内、外动脉之间下行，进入舌侧面，与舌骨舌肌交织。腭舌肌起于悬雍垂两侧软腭的前面，行向前下外方，在腭扁桃体前面汇入舌的后外侧部。舌的两侧均有舌动脉、舌静脉、舌下神经、舌神经及舌咽神经，构成舌的神经血管束

- 舌下间隙　亦称口底，为位于下颌舌骨肌上方，口底黏膜与舌底面之间的马蹄形区域
  - 舌活动部前下方的部分称为前口底（舌下肉阜间隙），其内有舌系带及两侧的颌下腺导管和舌下腺导管的开口
  - 舌两侧下方的部分称为侧口底（颌舌沟间隙），其内包含舌下腺和导管、颌下腺深叶和导管以及舌神经、舌下神经、舌动脉、舌静脉。下颌舌骨肌为口底主要支持结构，呈双侧对称的扁平三角形，两边附着于下颌骨内面的下颌舌骨肌线，悬吊于下颌弓之间，前方和中份的肌纤维汇合于中缝处，后下份纤维止于舌骨，两侧后界游离，颌下腺深叶和颌下腺导管越过其游离缘向前深入舌下间隙
  - 舌下腺位于侧口底，与下颌舌骨肌与下颌骨内缘相邻，其排泄管有大管和小管两种，前者与颌下腺导管共同开口或单独开口于舌下肉阜，后者为数条小导管，直接开口于舌下肉阜后外侧的舌下襞表面。颏舌骨肌成对，位于下颌舌骨肌上方，起于下颏棘止于舌骨，居中线两侧

第2节　CT 影像解剖

一、上颌骨

- 横断、冠状和矢状位的连续层面骨窗像上，可以清楚识别上颌骨体部内的上颌窦，上颌骨的额突、颧突、腭突和牙槽突，眼眶下壁内的眶下沟、眶下管和眶下孔，腭骨的腭中缝和前端的切牙孔等结构
- 容积CT的三维表面重建，可以立体显示上颌骨外形轮廓

二、下颌骨

- 横断、冠状和矢状位的连续层面骨窗及软组织窗上，可清楚显示下颌支及其喙突、髁状突、乙状切迹、下颌孔和下颌管，清楚显示下颌体、下颌角、颏孔以及与下颌骨相关的颞肌、翼内外肌和咬肌等结构
- 容积CT曲面重建可将弓状的下颌骨呈平面展开，在同一层面像上同时显示上述多种结构。容积CT三维表面重建可以立体显示下颌骨的外部形态

典型图像

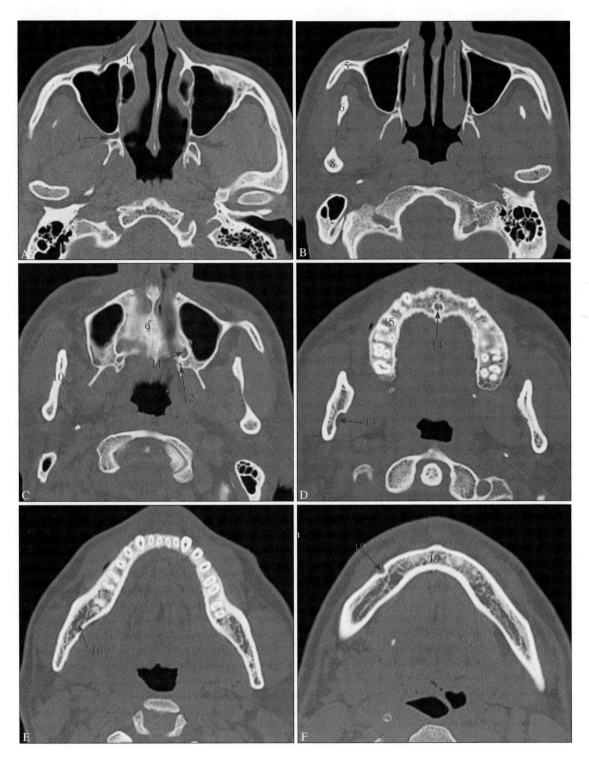

图 47-2-1　正常颌骨 CT 解剖

颌骨 CT 横断平扫，骨窗。A. 经上颌骨额突平面；B. 经上颌骨颧突平面；C. 经上颌骨腭突平面；D. 经上颌骨牙槽突平面；E. 经下颌弓平面；F. 经下颌颏平面。图中标注说明：1. 上颌骨额突；2. 下颌骨髁状突；3. 眶下孔；4. 翼腭窝；5. 上颌骨颧突；6. 下颌骨喙突；7. 乙状切迹；8. 下颌颈；9. 上颌骨腭突；10. 下颌支；11. 腭大孔；12. 腭小孔；13. 下颌孔；14. 切牙管；15. 上颌骨牙槽突；16. 下颌管；17. 下颌体；18. 颏孔 19. 下颌颈

三、颞下颌关节

- 横断和冠状位连续层面的骨窗上可清楚显示髁状突、关节间隙、关节结节以及毗邻的外耳道
  - 软组织窗上可见附于下颌颈前内侧的翼外肌
- 斜矢状 MPR 可清楚显示髁状突和下颌关节窝的形态以及二者之间的关系
- 当窗技术使用恰当时，在关节结节和髁状突之间可见稍低密度的关节盘

典型图像

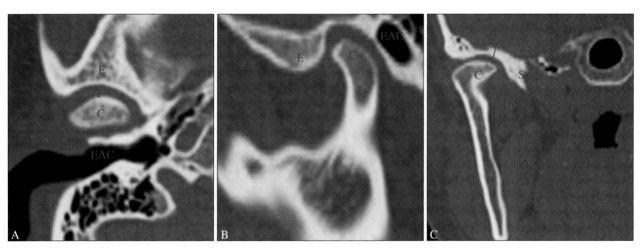

图 47-2-2　**正常颞下颌关节 CT 解剖**
A. 横断位骨窗；B. 斜矢状位骨窗；C. 冠状位骨窗。图中标注说明：C. 髁状突；E. 关节结节；F. 颞下颌关节窝；EAC. 外耳道；S. 茎突；lp. 翼外肌；mp. 翼内肌

四、腮腺间隙

- 横断和冠状位可清楚分辨出腮腺的浅叶、深叶、鞘囊以及毗邻的颈筋膜间隙和肌肉。增强CT 下颌支后方可见面后静脉和颈外动脉
  - 约平下颌孔平面，咬肌浅面和颊间隙内可见腮腺导管的腺外段
  - 当腮腺内脂肪组织较多时，主导管的腺内段有时可以显示

典型图像

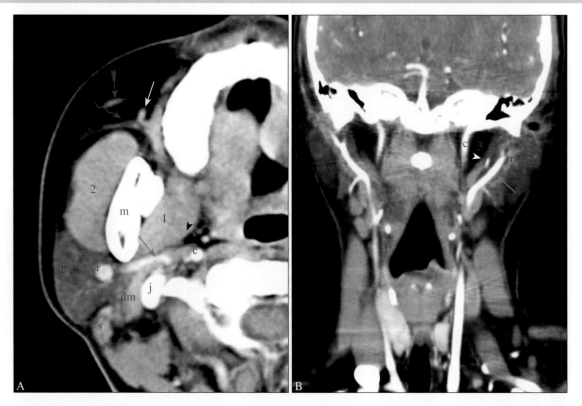

图 47-2-3　正常腮腺 CT 解剖

A. 经下颌支中份横断位增强扫描；B. 经下颌支后方冠状位增强扫描。图中标注说明：p. 腮腺；s. 胸锁乳突肌；dm. 二腹肌后腹；j. 颈内静脉；r. 下颌后静脉；c. 颈内动脉；d. 腮腺深部；m. 下颌支；绿箭头. 颈外动脉；红弯箭头. 腮腺导管；红尾箭. 颧大肌；黄箭头. 面静脉；白小箭头. 茎突肌组；黑小箭头. 腮腺被膜；1. 翼内肌；2. 咬肌；3. 咽旁前间隙

五、下颌下间隙和颏下间隙

- 横断和冠状位可以清楚显示下颌下间隙和颏下间隙的解剖范围，以及与之相关的下颌舌骨肌、舌骨舌肌、二腹肌前、后腹、颈阔肌和下颌骨等结构

- 下颌下间隙内可见颌下腺和相邻的面动脉、面静脉

典型图像

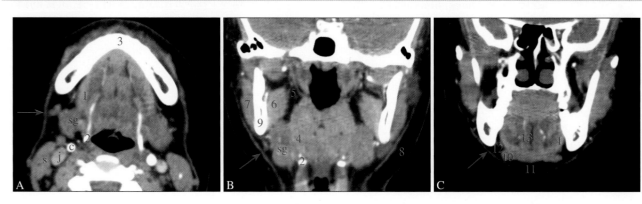

图 47-2-4　正常颌下间隙 CT 解剖

A. 经下颌颏平面横断位增强扫描；B. 经颌下腺中份平面增强冠状位扫描；C. 经二腹肌前腹中份平面增强冠状位扫描。图中标注说明：sg. 下颌下腺；s. 胸锁乳突肌；j. 颈内静脉；c. 颈总动脉；1. 下颌舌骨肌；2. 舌骨；3. 下颌颏；4. 茎突肌组；5. 咽旁间隙；6. 翼内肌；7. 咬肌；8. 面动脉；9. 下颌支；10. 二腹肌前腹；11. 颏下间隙；12. 颌下间隙；13. 颏舌肌；箭头. 颈阔肌

六、舌及舌下间隙

- 舌横断位和冠状位舌中隔可清楚显示
  - 舌内肌的上、下纵肌易于在冠状位上识别，但垂直肌和横肌彼此交织，不易分辨
  - 舌外肌中的颏舌肌、舌骨舌肌均能在两个方位上清楚显示，但茎突舌肌与舌骨舌肌后部交织，不能将二者截然区分
  - 腭舌肌较小，CT 上不易分辨

- 舌下间隙　横断和冠状位可以清楚识别出下颌舌骨肌和舌骨舌肌，以及位于二者之间的颌下腺深叶
  - 冠状位上清楚显示下颌舌骨肌将上方的舌下间隙和下方的下颌下间隙和颏下间隙分开。间隙的前外侧可见舌下腺
  - 颌下腺导管一般不能显示
  - 增强 CT 上，舌骨舌肌内侧和外侧强化的点、条状高密度影为舌动脉和舌静脉

典型图像

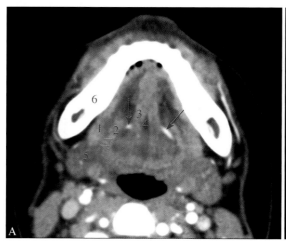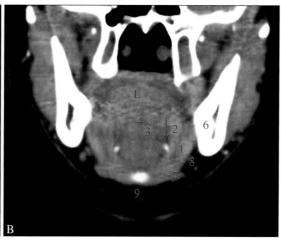

图 47-2-5　正常舌下间隙 CT 解剖
A. 经下颌颏平面横断位增强扫描；B. 经舌骨前缘平面冠状位增强扫描。图中标注说明：1. 下颌舌骨肌；2. 舌骨舌肌；3. 颏舌肌；4. 舌中隔；5. 颌下腺浅叶；6. 下颌骨；7. 二腹肌前腹；8. 颌下间隙；9. 颏下间隙；L. 舌；红箭头 . 舌动脉；绿箭头 . 颌下腺深叶

第 3 节　MRI 影像解剖

一、上颌骨

- MRI 上，上颌骨各部的形态表现与 CT 相同。T1WI 和 T2WI 上，皮质骨呈低信号，松质骨呈高信号。上颌窦窦腔在各脉冲序列上均呈低信号

二、下颌骨

- MRI 上下颌骨各部形态表现与 CT 相同。T1WI 和 T2WI 上，皮质骨呈低信号，松质骨呈高信号，翼内、外肌和咬肌在 T1WI 上呈等信号，T2WI 上呈低信号。翼下颌间隙在

T1WI 和 T2WI 均为高信号

三、颞下颌关节

- 斜矢状像是显示关节结构的主要位置
  - 髁状突在闭口位上位于关节窝内，张口位时移至关节结节下方或前下方，后缘不超过关节结节平面
  - 关节盘呈低信号，前带和后带均较厚，中间带较薄。闭口时，盘的后带位于髁状突正上方，后缘与髁状突横嵴平齐，约相当于时钟 12 点位。开口活动时，髁状突沿关节结节后斜面向前滑动，当移至关节结节

典型图像

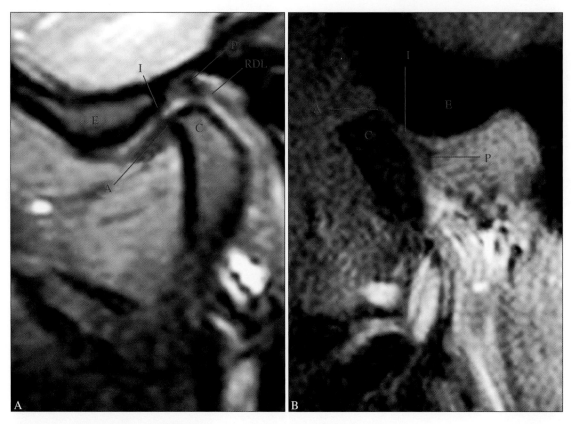

图 47-3-1 正常颞下颌关节 MRI 解剖

A. T1WI 闭口位。关节盘后带位于髁状突正上方，相当于时钟 12 点位；B. T1WI 全张口位。髁状突移至关节结节前下方，关节盘中间带移位于关节结节和髁状突之间。图中标注说明：C. 髁状突；E. 关节结节；A. 关节盘前带；P. 关节盘后带；I. 关节盘中间带；RDL. 盘后板

下方时，关节盘中间带移位于关节结节和髁状突之间，恰在髁状突上方

- MRI 电影成像可以连续显示颞下颌关节的上述功能活动

四、腮腺间隙

- 横断像上腮腺在 T1WI 上呈稍高信号，T2WI 上呈中等信号。面后静脉和颈外动脉呈流空信号。面神经主干呈弯曲线状低信号影由后向前穿过腮腺，行于面后静脉的外侧。腮腺导管在咬肌浅面和颊间隙内显示为线状低信号影，导管前外侧的点状流空信号影为面静脉。腮腺深叶穿过茎突下颌沟突向咽旁前间隙，其后方由外向内可见二腹肌后腹和茎突肌组断面，它们将后方的颈动脉鞘与前方的腮腺深叶和咽旁前间隙分隔开来。腮腺鞘囊表现为腮腺表面的线状低信号影

典型图像

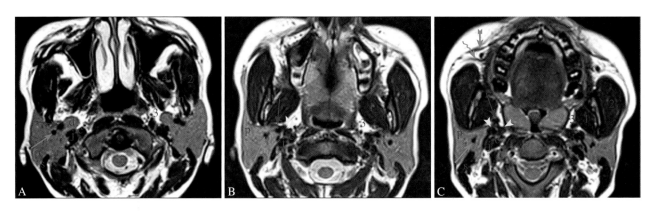

图 47-3-2　正常腮腺 MRI 解剖

T2WI 横断像。A. 经下颌切迹下方平面；B. 经下颌孔平面；C. 经上颌牙槽突平面。图中标注说明：s. 胸锁乳突肌；p. 腮腺；j. 颈内静脉；c. 颈内动脉；m. 下颌骨；d. 腮腺深部；绿箭头 . 下颌后静脉；红箭头 . 颈外动脉；黄箭头 . 茎突肌组；绿弯箭 . 腮腺导管；鱼尾箭 . 颞大肌；1. 翼内肌；2. 咬肌；3. 咽旁前间隙；4. 颞肌

五、下颌下间隙和颏下间隙

- 下颌下间隙内疏松结缔组织在 T1WI 和 T2WI 上呈高信号，颌下腺浅叶在 T1WI 和 T2WI 上呈稍高信号。下颌舌骨肌和二腹肌在 T1WI 上为中等信号，T2WI 上为低信号。冠状位可清

楚显示下颌舌骨肌呈吊带状位于下颌弓之间，形成间隙内上壁，其下方圆形类似信号影为二腹肌前腹，形成间隙前下界。间隙内面动脉、面静脉呈流空信号

- 颏下间隙因含疏松结缔组织亦呈高信号，借二腹肌前腹与双侧下颌下间隙毗邻

典型图像

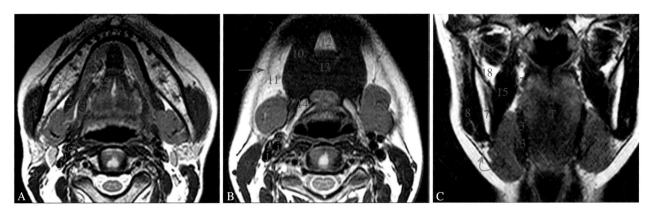

图 47-3-3　颌下腺、舌下腺及相邻结构 MRI 解剖

A. T2WI，经口底平面横断像；B. T2WI，经舌骨平面横断像；C. T2WI，经颌下间隙平面冠状像。图中注解说明：1. 颌下腺；2. 下颌舌骨肌；3. 舌骨舌肌；4. 舌下腺；5. 颏舌肌；6. 舌中隔；7. 下颌骨；8. 咬肌；9. 胸锁乳突肌；10. 二腹肌前腹；11. 下颌下间隙；12. 颏下间隙；13. 下颌舌骨肌；14. 舌骨；15. 翼内肌；16. 翼外肌；17. 咽旁间隙；18. 翼下颌间隙；红箭头 . 颈阔肌；绿弯箭 . 颈深筋膜

六、舌及舌下间隙

- 舌 舌中隔在 T1WI 和 T2WI 上均呈高信号影。舌内肌和舌外肌在 T1WI 上呈等信号，T2WI 上呈低信号
  - 冠状和矢状像上，可以清楚识别上、下纵肌；颏舌肌和颏舌骨肌
  - 横断和冠状像上，可以清楚显示颏舌肌、舌中隔以及舌骨舌肌 - 茎突舌肌复合体
- 舌下间隙 间隙内脂肪组织在 T1WI 和 T2WI

上呈高信号

- 颌下腺深叶呈下颌舌骨肌和舌骨舌肌之间的稍高信号影，T2WI 上，颌下腺深叶外侧有时可见细管状高信号影，为颌下腺导管显影
- 舌下腺呈类似信号影位于间隙前外侧
- 增强像上，舌血管呈点、条状强化，分布于舌骨舌肌两侧和颏舌肌外

（肖家和）

典型图像

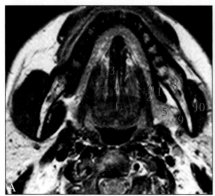 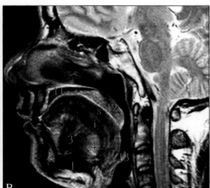 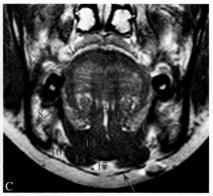

图 47-3-4　正常舌及舌下间隙 MRI 解剖

A. 横断位 T2WI；B. 矢状位 T2WI；C. 冠状位 T2WI。图中标注说明：1. 下颌舌骨肌；2. 舌骨舌肌；3. 颏舌肌；4. 舌中隔；5. 颌下腺浅部；6. 颌下腺深部；7. 舌下腺；8. 下颌骨；9. 翼内肌；10. 咬肌；11. 硬腭；12. 软腭；13. 会厌；14. 颏舌骨肌；15. 二腹肌前腹；16. 下颌下间隙；17. 颏下间隙；s. 舌上纵肌；i. 舌下纵肌；红箭头 . 颈阔肌

主要参考文献

[1] Sigal R. Oral cavity, oropharynx and salivary glands. In Yousem DM, ed：Head and neck imaging. Radiol Clin North Am, 1996, 6：379.

[2] Helms CA, Kaban LB, and McNeill C. Temporomandibular joint：morphology and signal intensity characteristics of the disk at MR imaging. Radiology, 1989, 172：817.

[3] Tabor EK, and Curtin HD. MRI of the salivary glands. Radiol Clin North Am, 1989, 27：379.

颌面骨病变

第1节 颌面骨炎症

一、化脓性颌骨骨髓炎

【概念与概述】

  化脓性颌骨骨髓炎（pyogenic osteomyelitis of thejaws）是由细菌感染所引起的颌骨骨膜、骨皮质、骨髓及其中的血管、神经的炎症。分为中央性和边缘性

【病理与病因】

- 病因学
  - 以牙源性最多见，约占90%。常由坏疽牙、根尖感染、冠周炎或牙周感染所引起。其次因开放性损伤引起；败血症或脓毒血症所引起的感染多发生于婴幼儿；极少数为颜面皮肤或口腔黏膜的感染直接波及颌骨。病原菌主要为金黄色葡萄球菌、溶血性链球菌或为混合性感染
- 流行病学
  - 好发于青年
  - 发病率较其他类型骨髓炎高，多发生于下颌骨

【大体病理及手术所见】

- 中央型：先波及颌骨骨髓，再累及骨皮质和骨膜
- 边缘型：较局限，主要影响骨膜和骨皮质，可向内波及骨髓腔

【显微镜下特征】

- 急性期见骨髓内炎性细胞、渗出、骨吸收及死骨形成
- 慢性期骨髓腔内有大量淋巴细胞、浆细胞、巨噬细胞浸润，有死骨及新生骨

【临床表现】

临床特点

- 最常见症状/体征
  - 急性期：患牙疼痛，沿三叉神经分布区放射。出现发热、畏寒、头痛等全身症状。累及牙槽突骨质时，出现患牙松动，龈沟溢脓。并发颌周间隙化脓性蜂窝织炎时，可出现面部广泛肿胀
  - 慢性期临床主要特点为持续排脓，瘘管和死骨形成。可出现咬颌错乱和面部畸形

疾病人群分布

- 年龄
  - 牙源性多见于青壮年
  - 血源性多见于新生儿和3岁以内的幼儿
- 性别
  - 男性＞女性，约2：1

【自然病史与预后】

- 急性期及时抗感染治疗，预后较好
- 慢性期治疗不当可导致窦道形成，迁延不愈

【治疗】

- 手术切开引流为主
  - 急性期以全身应用抗生素，局部切开引流或拔除松动牙为主
  - 慢性期应以死骨刮除及病灶牙拔除为主

【影像表现】

概述

- 最佳诊断依据：弥散性骨质破坏、局限性骨坏死腔、死骨、骨膜反应、骨膜下新骨形成

等征象
- 部位
  - 中央型以牙槽周围骨质破坏为主
  - 边缘型表现为颌骨皮质、骨膜及周围软组织病变
- 形态学
  - 不规则

X 线表现
- 急性期
  - 中央型：病源牙为中心的弥散性点状和斑片状低密度影，伴有骨膜反应
  - 边缘型：分为增生型和溶解破坏型，颌骨边缘类圆形低密度区
- 新骨形成期
  - 边缘清晰，硬化，髓腔密度增高
- 痊愈期
  - 骨质致密，骨小梁紊乱，颌骨畸形变

CT 表现
- 平扫 CT
  - 颌骨内局限性不规则低密度影，边缘模糊或清晰
  - 病变内高密度死骨
  - 软组织肿胀、液化坏死

- 增强 CT
  - 病灶强化
  - 脓肿形成时见环状强化

MRI 表现
- T1WI
  - 低信号，骨髓受累时，脂肪信号影消失
- T2WI
  - 高信号，信号不均匀
- 增强 T1WI
  - 环形强化

推荐影像学检查
- 最佳检查法：增强 CT
- 备忘建议
  - 多层螺旋 CT 的多平面 MPR 可以清楚显示病灶范围，MRI 对早期病变及软组织病变范围显示更敏感

【鉴别诊断】
- 溶骨性骨肉瘤
  - 中央性颌骨骨髓炎的骨质破坏以病源牙为中心，渐向正常骨组织移行；而溶骨性骨肉瘤无这一特点
- 成骨性骨肉瘤
  - 成骨性骨肉瘤的瘤骨和钙化分布较弥散

典型病例

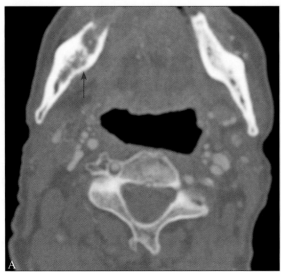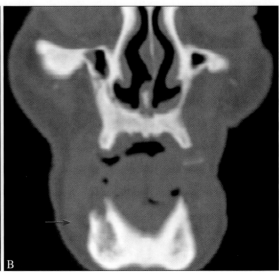

图 48-1-1　下颌骨化脓性骨髓炎
A ~ C.分别为横断位、冠状位及矢状位骨窗显示下颌骨右侧骨质破坏，中心见点状高密度死骨，边缘模糊

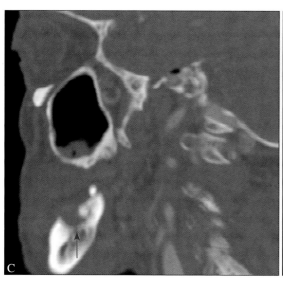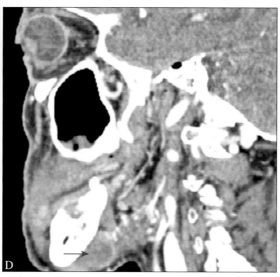

图 48-1-1 续　下颌骨化脓性骨髓炎

A ～ C. 分别为横断位、冠状位及矢状位骨窗显示下颌骨右侧骨质破坏，中心见点状高密度死骨，边缘模糊；D. 矢状位增强软组织窗，显示病变周围软组织强化，颌下见脓肿形成

重点推荐文献

[1] Chen WH, et al. Bacteria detected after instrumen-tation surgery for pyogenic vertebral osteomyelitis in a canine model. Eur Spine J，2013.

二、放射性颌骨骨髓炎

【概念与概述】

　　放射性颌骨骨髓炎（radiation osteomyelitis of jaws）是由放射治疗所引起的颌骨骨髓炎。随着鼻咽及口腔颌面部恶性肿瘤放射治疗人群的扩大，该病的患病率逐步增高

【病理与病因】

- 病因学
  - 放射线导致颌骨动脉内膜炎，当照射剂量超过 50Gy 时，引起血管内膜增厚，纤维化，导致血管狭窄和闭塞，最终引起骨坏死
- 流行病学
  - 长期接受颌面部放疗患者
  - 局部有损伤或患有牙源性感染患者更易诱发放射性颌骨骨髓炎

【大体病理及手术所见】

- 骨组织出现低细胞、低血管、低氧现象

【显微镜下特征】

- 骨细胞皱缩，骨陷窝空虚，成骨细胞消失，骨膜和骨髓腔纤维变性，血管栓塞

【临床表现】

临床特点

- 最常见症状 / 体征
  - 常见发病时间多在放射治疗结束后半年至 3 年内，口腔内唾液分泌减少，易患龋齿；常有拔牙或局部损伤后创口不愈症状
  - 早期有持续性疼痛，颌周软组织感染征象
  - 后期瘘管形成但脓性分泌物少，持续性疼痛

疾病人群分布

- 年龄
  - 老年患者唾液少，更易罹患
- 性别
  - 无差异

【自然病史与预后】

- 病变可以反复急性发作，病程较长，患者全身情况一般较差

【治疗】

- 以预防为主
  - 注意放射剂量及防护
  - 放疗前治疗病灶牙，消除感染源
  - 保持口腔卫生

- 放疗后 3 年内避免拔牙和其他损伤
- 发病后以保守治疗为主
  - 全身应用抗生素和支持治疗
  - 局部保持引流通畅
  - 高压氧治疗

【影像表现】

概述

- 最佳诊断依据：放疗后出现大小不等骨质破坏区，伴有骨质增生、硬化、死骨，周围软组织内感染灶征象
- 部位
  - 放射野范围内的颌面骨
  - 伴有龋齿或创伤的区域
- 形态学
  - 不规则

X 线表现

- 斑片状低密度影
- 周围有粗糙的骨小梁围绕
- 可累及牙槽突
- 可出现斑片状骨质硬化和死骨

CT 表现

- 平扫 CT
  - 周围有硬化带的不规则低密度灶
  - 病变内高密度死骨
  - 软组织肿胀、液化坏死
  - 瘘管
- 增强 CT
  - 病灶强化
  - 软组织脓肿形成时见环状强化

MR 表现

- T1WI
  - 低信号
- T2WI
  - 高、低混杂信号
- 增强 T1WI
  - 病灶强化，软组织显示环状强化

【推荐影像学检查】

- 最佳检查法：增强 CT
- 备忘建议
  - MRI 对早期病变及软组织病变范围更敏感

【鉴别诊断】

- 化脓性骨髓炎
  - 颌面部放疗史对于二者的鉴别很有帮助
- 颌骨恶性肿瘤复发
  - 有局部软组织肿块
  - 随访时病灶扩大快，侵袭性强

典型病例

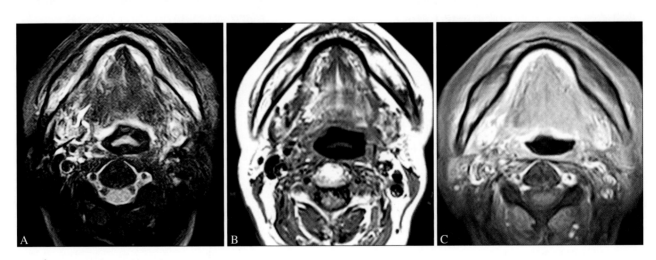

图 48-1-2　**放射性颌骨骨髓炎**
鼻咽癌放疗后患者，A，C. 分别为 T2WI 压脂、T1WI 平扫及 T1WI 增强扫描，显示下颌骨双侧呈大片稍长 T1 长 T2 信号，增强后不均匀强化，周围软组织轻度肿胀

重点推荐文献

[1] Nelson MH and H Aziz. Direct inoculation osteomyelitis due to Eikenella corrodens following oral radiation therapy. Clin Lab Sci, 2007. 20（1）: 24-28.

[2] Micha JP, et al. Pelvic radiation necrosis and osteomyelitis following chemoradiation for advanced stage vulvar and cervical carcinoma. Gynecol Oncol, 2006. 101（2）:

349-352.

[3] 孔琳. 鼻咽癌放疗后长期生存者晚期副反应研究. 中华放射肿瘤学杂志, 2006. 15（3）: 153-156.

[4] 冯崇锦. 放射性颌骨骨髓炎的临床特征与治疗. 中华放射医学与防护杂志, 2006. 26（2）: 159-160.

三、颌骨结核性骨髓炎

【概念与概述】

颌骨结核性骨髓炎（tuber-culosis osteomyelitis of jaws）是结核分枝杆菌通过口腔黏膜累及牙龈，继而侵犯颌骨，或通过血液循环累及颌骨所引起的炎症病变

【病理与病因】

- 病因学
  - 结核分枝杆菌可通过痰和唾液，先累及口腔黏膜；或经拔牙创口或黏膜溃疡累及牙龈
  - 血行播散
- 流行病学
  - 较少见，好发于青少年和儿童

【大体病理及手术所见】

- 骨质破坏，骨皮质形成骨旁冷脓肿，瘘管形成

【显微镜下特征】

- 中央为干酪样坏死物，周围有上皮样细胞、朗汉斯巨细胞、淋巴细胞及纤维组织
- 死骨形成
- 周围的骨组织有骨吸收

【临床表现】

临床特点

- 最常见症状/体征
  - 可分为牙槽突型和中央型
  - 牙槽突型：牙龈溃疡，疼痛，不愈合；患牙出现松动和脱落
  - 中央型：无痛性肿胀或隐痛，病变进展则肿块增大，疼痛加剧，进一步向外扩展，则穿破骨皮质形成骨旁冷脓肿
  - 软组织肿胀，瘘管形成，流脓

疾病人群分布

- 年龄 青少年及儿童
- 性别 无差异

【自然病史与预后】

- 病程较长，预后差

【治疗】

- 手术切开引流为主
  - 以死骨刮除及病灶牙拔除为主
  - 全身抗结核治疗

【影像表现】

概述

- 最佳诊断依据：青少年，具有原发结核病史。X线、CT、MRI上病变如表现为不规则的骨质破坏，内有小死骨，边缘无硬化，周围骨质疏松，软组织内冷脓肿形成，应考虑此病
- 部位
  - 牙槽突、下颌角、眶下缘等部位
- 形态学
  - 不规则

X线表现

- 骨质破坏，病灶边缘常模糊且不规则
- 病变区骨皮质可呈膨胀性改变
- 破坏灶周围常可见骨质疏松
- 伴发感染，表现可类似化脓性骨髓炎

CT表现

- 平扫CT
  - 牙槽突型：不规则骨质破坏区自边缘伸入牙槽骨内
  - 中央型：颌骨松质骨内低密度破坏区，可累及皮质
  - 软组织内低密度坏死区
  - 破坏区内常可见死骨
- 增强CT
  - 软组织病灶强化
  - 软组织脓肿形成时见环状强化

MRI表现

- T1WI

○ 骨质破坏区低信号

○ 死骨呈低信号

- T2WI
  ○ 骨质破坏区高信号
  ○ 死骨呈低信号
- 增强 T1WI
  ○ 病灶强化，软组织脓肿显示环状强化

推荐影像学检查

- 最佳检查法：增强 CT
- 备忘建议

- MRI 对早期病变及软组织病变范围更敏感

【鉴别诊断】

- 化脓性骨髓炎
  ○ 化脓性骨髓炎伴有骨膜下新骨形成，结核则以破坏为主
  ○ 如结核继发感染，可出现骨质增生和新骨，此时与化脓性骨髓炎鉴别较困难
- 颌骨恶性肿瘤复发
  ○ 有局部软组织肿块
  ○ 随访时病灶扩大快，侵袭性强

诊断与鉴别诊断精要

- 青少年颌面骨破坏，形态不规则，周围骨质疏松，软组织内冷脓肿，应考虑结核性骨髓炎
- 如骨质破坏区见软组织肿块，病变侵袭快，可以考虑排除结核性骨髓炎

重点推荐文献

[1] Lynn MM，JR Kukanesen and AW Khan. Troublesome Tuberculosis：A Case Report on Multi-focal Tuberculous Osteomyelitis in An Immunocompetent Patient. J Clin Med Res，2012，4（1）：73-76.

[2] Mannepalli S，et al. Mycobacterium tuberculosis osteomyelitis in a patient with human immunodeficiency virus/acquired immunodeficiency syndrome（HIV/AIDS）：a case report. Cases J，2010，3：67.

[3] 安燕生，吴启秋. 接种卡介苗引发结核性骨髓炎一例报告. 中华骨科杂志，2005. 25（1）：40.

第 2 节 颌骨囊肿

发生于颌骨的囊肿包括牙源性囊肿、面裂囊肿和非上皮性骨囊肿等。

一、牙源性囊肿

牙源性囊肿（odontogenic cysts）与成牙组织或牙有关，发生于颌骨内。根据其不同来源和发生部位，可分为根尖囊肿、牙周侧方囊肿、含牙囊肿和牙源性角化囊肿等

（一）根尖囊肿（radicular cyst）

【概念与概述】

- 在颌骨囊肿中最常见，常继发于深龋、残根和死髓牙
- 在拔牙后由残留在颌骨内的根尖肉芽肿发生而来的囊肿，也称为残余囊肿（residual cyst）

【病理与病因】

- 病因学
  ○ 病变是由于根尖肉芽肿和慢性炎症刺激，引起牙周膜内上皮残余增生，继后发生变性、坏死，同时伴有周围组织液渗出而逐渐形成
- 流行病学
  ○ 牙源性囊肿中最常见类型，约占 32%

【大体病理及手术所见】

病理上，病变常呈膨胀性缓慢生长

【显微镜下特征】

- 囊肿的内膜由复层鳞状上皮组成，无角化质

【临床表现】

临床特点

- 在病灶部位可发现深龋、残根和死髓牙，以前

牙区较为多见。初期无自觉症状，增大后面部局部肿胀膨隆

疾病人群分布

- 年龄
  - 20～50岁患病最多
- 性别
  - 无差异

【自然病史与预后】

- 本病常反复多次发生，通常无自觉症状，或者表现为疼痛肿胀，囊肿增大使颌骨壁变薄、隆起，扪诊有乒乓球样感

【治疗】

- 手术治疗
  - 手术摘除、切除患牙根尖或者拔出患牙
- 非手术治疗
  - 囊腔减压、根管填充等

【影像表现】

X线表现

- 病变呈圆形或类圆形低密度区，边界清楚、光滑，其内常可见病源牙根端，囊肿内有根尖存在为本病的特点
- 囊肿周边可见被压迫骨质所形成的致密带，在伴发感染或有病理性骨折时，该致密带常不完整
- 病变多为单房性，有时也可呈多房改变

- 邻牙的牙根常被推移，但受侵蚀较少
- 突入上颌窦内者可导致细菌性鼻窦炎，或形成类似于潴留囊肿的软组织肿块

CT表现

- 平扫CT
  - 病变呈囊性低密度区，围绕于高密度的根尖周围
  - 囊肿周围的皮层呈薄层高密度带
  - 冠状位或螺旋CT多层面重建可显示囊肿与根尖的关系
  - 易发现病理骨折所致的皮层断裂
- 增强CT 一般不需要增强检查

MRI表现

- T1WI上为中低信号，T2WI上为高信号，其内的根尖呈低信号

推荐影像学检查

- 最佳检查法：CT
- 备忘建议
  - 病灶呈囊性和膨胀性，其内包含牙根尖
  - 位于龋齿、死髓牙等病源牙牙根部

【鉴别诊断】

- 含牙囊肿：囊壁连于牙冠、根交界处，围绕尚未萌出的牙冠，与囊肿内含牙根尖的根尖囊肿不同

重点推荐文献

[1] Scalas，D，et al. Bacteriological findings in radicular cyst and keratocystic odontogenic tumour fluids from asymptomatic patients. Arch Oral Biol，2013，58（11）：1578-1583.

[2] Pavaskar，R，et al. Radicular cyst with severe destruction of the buccal cortical plate secondary to endodontic failure. J

Clin Diagn Res，2013，7（8）：1816-1817.

[3] 陈芬. 下颌骨腺牙源性囊肿并牙瘤一例. 中华口腔医学杂志，2013，48（6）：382-383.

[4] 王晓仪，根尖周病鉴别诊断的经验. 中华口腔医学杂志，2006，41（9）：529-531.

（二）含牙囊肿

【概念与概述】

含牙囊肿（dentigerous cyst）是位居第二位的牙源性囊肿，常见于下颌第三磨牙和上颌尖牙，易累及上颌窦

【病理与病因】

- 病因学
  - 病变来自于恒牙发生过程中牙釉质形成组织，在牙冠或牙根形成之后，牙冠尚未长出之前，由缩余釉上皮与牙冠之间出现液体渗出聚集而形成，可来自一个牙胚，或多个牙胚
- 流行病学
  - 好发于青、中年

【大体病理及手术所见】

- 病理上，病变常呈膨胀性缓慢生长

【显微镜下特征】

- 囊肿壁由复层鳞状上皮组成，偶可发生角质化

【临床表现】

临床特点

- 初期可无自觉症状，病灶增大后可形成面部畸形，可伴先天性缺牙或多余牙。囊肿破裂后，可见囊内有草黄色液体流出

疾病人群分布

- 年龄　好发于 15 ～ 30 岁
- 性别　男性多于女性

【自然病史与预后】

- 一般生长缓慢，但可以膨胀性生长方式向周围扩展，压迫吸收周围骨质，甚至破坏上颌窦各壁而侵入眼眶、鼻腔及翼上颌间隙等部位而出现相应的临床症状

【治疗】

- 手术治疗

【影像表现】

X 线表现

- 病变呈围绕尚未萌出的牙冠或部分牙根的膨胀性低密度囊肿影，囊壁连于冠、根交界处，囊肿周围有连续致密带环绕，致密带可不明显
- 病变多为单房性，有时也可呈多房改变
- 邻近牙常被推移，但牙根少有被吸收

CT 表现

- 平扫 CT
  - 囊肿呈类圆形或不规则形低密度，周围有致密带环绕，边界清楚，囊肿内可见牙冠
  - 突入上颌窦者，可见上颌窦下份囊肿，与颌骨内的囊性病灶相连，内含牙齿，牙槽突骨质缺损
  - 多方位重建对于显示病灶部位以及内含牙齿这一主要病理特点很有价值
- 增强 CT
  - 囊壁可呈环状强化

MR 表现

- 囊液在 T1WI 上显示为低中信号，T2WI 上为高信号，所含牙齿为低信号
- 囊壁在 T2WI 上为中等信号，不如鼻窦黏膜信号高，增强后呈厚度均一的环状强化

推荐影像学检查

- 最佳检查法：CT
- 备忘建议
  - 呈囊性膨胀性病灶，包裹牙冠，附着于未萌出牙牙颈部，周围有致密带
  - 好发于下颌第三磨牙和上颌尖牙

【鉴别诊断】

- 根尖囊肿：其内包含牙根尖，位于龋齿、死髓牙等病源牙牙根部。与包裹牙冠，附着于未萌出牙牙颈部的含牙囊肿不同
- 成釉细胞瘤：可以含牙，应注意区别。囊实性的成釉细胞瘤有强化的实质成分，而牙源性囊肿内无实质成分，这是二者的主要不同。此外，在分房大小、边缘表现、邻牙改变等方面二者表现有所不同，详见成釉细胞瘤

典型病例

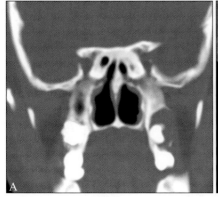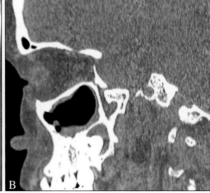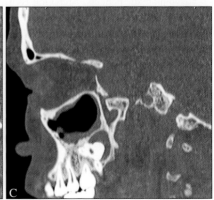

图 48-2-1　含牙囊肿

A ～ C. 分别为 CT 冠状位骨窗、矢状位软组织窗及矢状位骨窗图像。显示左侧上牙槽区囊性膨胀性病灶，包裹牙冠，附着于未萌出牙牙颈部，边缘致密清晰

重点推荐文献

[1] Hegde，R J，S S Khare and V N. Devrukhkar，Dentigerous Cyst in a young child：Clinical Insight and A Case report. J Indian Soc Pedod Prev Dent，2013. 31（3）：209-211.

[2] Shibasaki，M，et al. Actinomyces-associated calcifications in a dentigerous cyst of the mandible. J Craniofac Surg，2013，24（3）：e311-314.

[3] Mohan，KR.，et al. An infected dentigerous cyst associated with an impacted permanent maxillary canine，inverted mesiodens and impacted supernumerary teeth. J Pharm Bioallied Sci，2013，5（Suppl 2）：S135-138.

[4] 吴年周，唐红旗，赵锐，上颌窦口含牙脓囊肿一例. 中华耳鼻咽喉头颈外科杂志，2007，42(4)：309-310.

（三）牙源性角化囊肿

【概念与概述】

- 牙源性角化囊肿（odontogenic keratocyst）病变 75% 发生于下颌骨，尤见于下颌第三磨牙区及下颌支
- 发生于上颌者通常在尖牙区，可累及上颌窦，病变可单发或多发

【病理与病因】

- 病因学
  - 病变来源于原始的牙胚或牙板残件
- 流行病学
  - 好发于青、中年

【大体病理及手术所见】

- 病理上，囊壁的上皮为复层鳞状上皮，表面覆盖角化层，囊内为白色或黄色的角化物或油脂样物。在主囊的囊壁外侧有微小子囊

【显微镜下特征】

- 衬里上皮较薄，上皮表面呈波状或皱褶状，棘细胞层较薄，基底细胞层界限清楚，纤维性囊壁较薄，纤维组织囊壁内有时可见微小的子囊和（或）上皮岛

【临床表现】

临床特点

- 可伴有先天性缺牙或多余牙。囊肿破裂后可流出皮脂样物。多发者可伴有基底细胞痣综合征（basal cellnevus syndrome），出现皮肤、肋骨、颅骨和颅内的异常改变，可有阳性家族史。术后复发率较其他牙源性囊肿高，其原因可能与微小子囊存在有关

疾病人群分布

- 年龄
  - 好发于 10 ~ 30 岁
- 性别
  - 男性多于女性

【自然病史与预后】

- 临床上多数患者无明显症状，多在常规 X 线检查时偶尔发现。有症状者主要表现为颌骨膨大，囊肿继发感染时可出现疼痛、肿胀，伴瘘管形成时有脓液或液体流出，有时甚至引起病理性骨折或神经麻木等症状

【治疗】

- 手术治疗

【影像表现】

X 线表现

- 病变呈膨胀性低密度区，皮层边缘一般光整，也可呈圆齿状，感染时可不连续
- 囊肿内可含牙，发生率为 25% ~ 40%。小病灶常为单房性，大病灶常为多房性
- 突入上颌窦内的小病灶可相似于黏液潴留囊肿，大病灶可致窦腔明显膨大，边缘呈蛋壳状

CT 表现

- 平扫 CT
  - 囊肿呈低密度，边缘有稍高密度带，多数偏向颊侧生长
  - 多平面重建可清楚显示病灶的大小、部位、分隔和含牙情况，并可敏感发现继发的病理性骨折
- 增强 CT
  - 囊壁和分隔一般无强化

MRI 表现

- 可清楚显示病灶的囊腔、囊壁和含牙情况
- 囊腔在 T1WI 上呈低中信号，T2WI 上呈高信号
- 囊壁和分隔在 T2WI 上呈稍低信号，囊内牙齿为低信号
- 如伴感染，囊肿周围颌骨可出现长 T1 长 T2 信号改变

推荐影像学检查

- 最佳检查法：CT

- 备忘建议
  - 多房或单房性囊性病变，膨胀性生长，含牙或不含牙
  - 好发于下颌第三磨牙和下颌支
  - 如伴有皮肤基底细胞痣、叉状肋、小脑镰钙化、颅骨异常等表现者，支持本病诊断

【鉴别诊断】

- 成釉细胞瘤：成釉细胞瘤以囊实性多见，其实质成分在 CT/MRI 上可强化。多房者，分房常不规则，大小不一，间隔较厚。囊性成分在 MRI 上呈明显长 T1 长 T2 信号。而角化囊肿一般无实质成分，多房者分房规则，间隔较薄。因囊内含角化物质和胆固醇结晶，故 T2WI 上的信号较成釉细胞瘤的囊性成分低
- 含牙囊肿：在 X 线片和 CT 上，含牙的角化囊肿可与其表现很相似，但 MRIT2WI 上，牙源性角化囊肿信号较含牙囊肿稍低。此外，角化囊肿发生于下颌支的几率较含牙囊肿高

典型病例

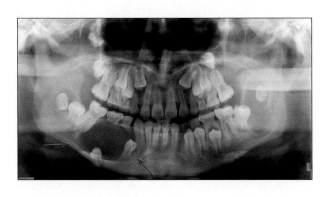

图 48-2-2　**牙源性角化囊肿**
X 线曲面体层片，病变位于右下颌前磨牙区，呈膨胀性低密度，边缘光滑（箭头），内可见含牙

重点推荐文献

[1] Kaminagakura, E, et al. Keratocyst of the buccal mucosa: case report and immunohistochemical comparative study with sporadic intraosseous keratocystic odontogenic tumor. Oral Surg Oral Med Oral Pathol Oral Radiol, 2013. 116 (5): e387-392.

[2] Yadav, S, et al. An unusual case presentation of follicular odontogenic keratocyst with an impacted mesiodens. J Craniofac Surg, 2013, 24(3): e300-302.

二、面裂囊肿

面裂囊肿（cysts of facial fissure）由胚胎发育过程中面突融合线内的残余上皮发生而来，多见于青少年。囊肿发生于不同面突融合部位，导致局部骨质呈膨胀性改变，出现相应临床症状

（一）正中囊肿

【概念与概述】

- 正中囊肿（median cyst）位于切牙孔后方腭中缝任何部位，或发生于下颌正中线处，即胚胎时期的下颌突之间
- 多数呈无痛性肿块

【病理与病因】

- 病因学
  - 病变由胚胎发育过程中面突融合线内的残余上皮发生而来
- 流行病学
  - 好发于青、中年

【大体病理及手术所见】

- 囊肿内附上皮
- 囊壁含有致密胶原纤维成分
- 囊壁内不含神经、黏液腺和血管成分

【显微镜下特征】

- 囊壁为纤维组织，囊内壁衬复层鳞状上皮

【临床表现】

临床特点

- 囊肿较小时无任何症状，增大后可在硬腭中线上出现半球形隆起，表面黏膜正常，囊肿也可向鼻底部发展，在中线上形成明显膨隆

疾病人群分布

- 年龄

○ 好发于青、中年
● 性别
○ 男性多于女性

【自然病史与预后】

● 较小时无症状，较多在常规口腔检查中发现，个别病例由于囊肿向鼻腔突出而出现鼻塞症状

【治疗】

● 手术摘除，注意并发鼻口瘘

【影像表现】

X 线、CT 表现

● 病变为腭中缝或下颌骨中线部位的圆形或卵圆形低密度囊状影，边界清楚，有硬化带环绕

MRI 表现

● T1WI 呈低信号，T2WI 呈高信号

推荐影像学检查

● 最佳检查法：CT
● 备忘建议
　○ 大多数患者出现腭部正中隆起，少数患者可见鼻腔底部隆起
　○ CT 显示本囊肿一般为圆形或椭圆形，可显示腭部骨质受侵变薄

【鉴别诊断】

注意与鼻前庭囊肿、球状上颌囊肿及切牙管囊肿鉴别

● 前两者位置不在腭中线易于鉴别
● 后者位于腭中线，但位置在腭乳头之前，且病理可见囊壁内含神经、黏液腺和血管成分

（二）球状上颌囊肿

【概念与概述】

球状上颌囊肿（globulomaxillary cyst）发生于上颌侧切牙与尖牙之间，即胚胎期球状突与上颌突之间，牙常被推移

【病理与病因】

● 病因学
　○ 病变由胚胎发育过程中面突融合线内的残余上皮发生而来
● 流行病学
　○ 好发于青少年

【大体病理及手术所见】

● 囊肿挤压上颌窦，囊壁菲薄均匀，内部密度均匀，囊肿边界清晰，基底部位于侧切牙与单尖牙之间，并明显将二者分开

【显微镜下特征】

● 囊肿壁由非角化复层鳞状上皮、角化鳞状上皮或纤毛柱状上皮构成

【临床表现】

临床特点

● 临床表现较为明显，面部肿胀甚至畸形，压之有乒乓球感

疾病人群分布

● 年龄
　○ 好发于青少年
● 性别
　○ 患病性别无明显差异

【自然病史与预后】

● 囊肿位于上颌侧切牙与单尖牙之间，并使牙齿向两侧分开，继而出现腭部及上颌唇侧肿胀隆起

【治疗】

● 手术治疗

【影像表现】

X 线、CT 表现

● 囊肿位于侧切牙和尖牙牙根之间，呈低密度，周围可见致密线状皮层带
● 除非伴发感染，皮层带一般连续
● 侧切牙和尖牙牙根彼此分离，但无骨质吸收

MRI 表现

● T1WI 呈低信号，T2WI 呈高信号

推荐影像学检查

● 最佳检查法：CT
● 备忘建议
　○ 本病形成于侧切牙与单尖牙根之间，可引起两者分开

【鉴别诊断】

● 本病症与侧切牙或单尖牙根囊肿非常相似，应注意鉴别，后两者位于牙根尖部

典型病例

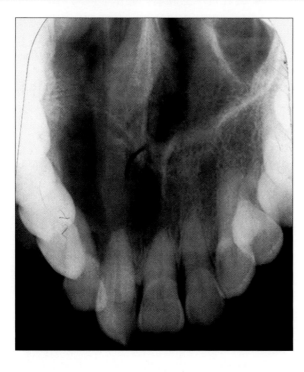

图 48-2-3　**球状上颌囊肿**
X 线平片示右侧上颌侧切牙与尖牙牙根之间及后方类圆形囊肿，周围有线状硬化带

（三）鼻腭囊肿

【概念】

　　鼻腭囊肿（nasopalatine cyst）亦称切牙管囊肿（incisive canal cyst），发生于上颌切牙管内或附近，是上颌最常见的先天性囊肿

【病理与病因】

- 病因学
  - 病变为先天性胚胎发育上皮残留所致
- 流行病学
  - 好发于中年

【大体病理及手术所见】

- 囊肿壁主要由复层鳞状上皮构成，有时也可见纤毛柱状上皮

【显微镜下特征】

- 纤维囊壁样组织，表面被覆鳞状上皮或纤毛柱状上皮

【临床表现】

临床特点

- 病变表现为腭部无痛性肿块，随囊肿增大，可出现局部膨隆和胀痛，致硬腭中线出现半球形隆起和鼻底、前庭、上唇及上牙槽隆起

疾病人群分布

- 年龄
  - 好发于 40 ~ 60 岁，也可见于儿童
- 性别
  - 男性多于女性

【自然病史与预后】

- 囊肿扩展时可突起于鼻腔底或硬腭前段，也可突向口内

【治疗】

- 手术剥离摘除

【影像表现】

X 线、CT 表现

- 囊肿呈类圆形低密度影，位于切牙管部位，常延伸入双侧中切牙之间
- 边缘清楚光滑，周围有致密带
- 伴发感染时，病变边缘多不清楚，周围致密带常不连续

MRI 表现

- T1WI 呈低信号，T2WI 呈高信号

推荐影像学检查

- 最佳检查法 CT
- 备忘建议
  - 一般显示在腭骨前部出现圆形或椭圆形囊肿

【鉴别诊断】

应与鼻前庭囊肿及鼻背中线皮样囊肿相鉴别

- 鼻前庭囊肿指位于鼻前庭底部皮肤下、梨状孔前外方、上颌骨牙槽突浅表软组织内的囊性肿块，表现为一侧鼻前庭、鼻翼附着处或梨状孔外侧部隆起，肿块不会造成腭中线上的膨隆

畸形

- 鼻背中线皮样囊肿多见于儿童，好发于鼻梁中线上的任何部位，多见鼻中隔中上份向左右囊状膨隆，囊腔离鼻腔底较远，此点和鼻腭囊肿有明显区别

典型病例

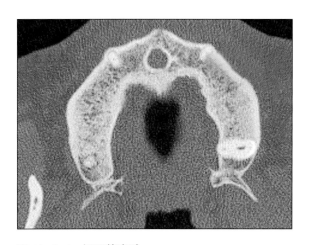

图 48-2-4 切牙管囊肿
CT 横断位骨窗显示上颌骨切牙管区圆形低密度囊状影，边界清楚，有硬化带环绕

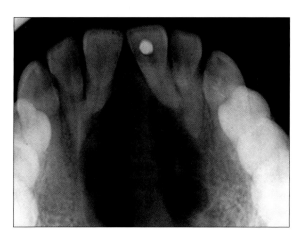

图 48-2-5 切牙管囊肿
X 线平片示切牙管区低密度囊肿，前端伸入双侧中切牙根之间

（四）鼻唇囊肿

【概念与概述】

- 鼻唇囊肿（nasolabial cyst）位于鼻翼下方，上唇底和鼻前庭内，双侧者占 11%
- 病变生长缓慢，可长达数年，对邻近骨结构可造成压迫吸收
- 伴感染时可突然增大，疼痛肿胀

【病理与病因】

- 病因学
  - 病变系胚胎发育期球状突、侧鼻突和上颌窦融合处上皮剩余而发生
- 流行病学
  - 好发于中年女性

【大体病理及手术所见】

- 囊肿内容物多呈黄色或棕黄色黏液状，时见血清状或血清黏液状，透明或半透明，如有继发感染则呈脓性

【显微镜下特征】

- 囊肿包膜由纤维组织和疏松结缔组织构成

【临床表现】

临床特点

- 鼻前庭外下方隆起，重者鼻前庭底部呈半球状突出

疾病人群分布

- 年龄 好发于 30 ~ 49 岁
- 性别 女性多于男性

【自然病史与预后】

- 一般无触痛，如合并感染时，则囊肿迅速增大并有明显触痛

【治疗】

- 手术摘除

【影像表现】

X 线表现

- 在梨状孔底部可见一浅淡均匀的局限性低密度影，周边组织无异常改变

CT 表现

- 囊肿为鼻翼下方鼻前庭内的类圆形稍低密度影，边缘光滑

MRI 表现

- 囊肿边缘锐利，T1WI 上呈低信号，T2WI 上呈高信号
- 囊肿内有时可见非液性物质与液体之间所形成的界面，多由草酸钙结晶所致

推荐影像学检查

- 最佳检查法：CT
- 备忘建议

- 影像学检查方法有助于诊断，并能区别于牙源性囊肿

【鉴别诊断】

- 病变波及牙齿时有类似根尖脓肿的症状，需加以鉴别
- 牙源性囊肿：牙源性囊肿与牙有关，而面裂囊肿与牙无关，且出现在面突融合线内，这是二者的主要区别之处

典型病例

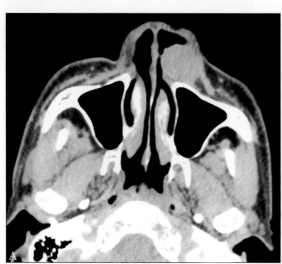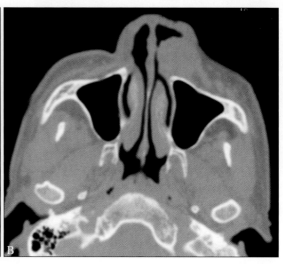

图 48-2-6　鼻唇囊肿
CT 横断位平扫，软组织窗（A）及骨窗（B）。病变显示为左侧鼻翼下方鼻前庭内类圆形稍低密度影，边缘光滑，上颌窦骨质完整

三、非上皮性骨囊肿

【概念与概述】

　　非上皮性骨囊肿（non epit-helial cyst of bone），亦称孤立性骨囊肿、出血性骨囊肿、外伤性骨囊肿、单腔骨囊肿等，在临床上较少见

【病理与病因】

- 病因学
  - 发生机制目前尚不清楚，有人认为与骨梗死或骨损伤有关，也有人认为属正常解剖变异
- 流行病学　多见于青壮年

【大体病理及手术所见】

- 病理上，囊肿壁无上皮组织，这与其他牙源性骨囊肿不同

【显微镜下特征】

- 囊壁由纤维组织构成，厚薄不均

【临床表现】

临床特点

- 主要发生于下颌的前磨牙和磨牙下方，可有明显外伤史，牙数目正常，无移位征象

疾病人群分布

- 年龄　好发于青壮年
- 性别　无明显差异

【自然病史与预后】

- 少数病灶可不经治疗而自然痊愈

【治疗】

- 手术摘除

【影像表现】

X 线、CT 表现

- 囊性病灶呈不规则的低密度骨质缺损区，多出现于下颌前磨牙和磨牙下方
- 周围无致密带，不呈膨胀性改变，一般不引起牙移位

MRI 表现

- 囊肿边缘锐利，T1WI 上呈低信号，T2WI 上呈高信号

推荐影像学检查

- 最佳检查法 CT

- 备忘建议
  - 颌骨内不规则的囊性骨质缺损区，多出现于下颌前磨牙和磨牙下方，周围无硬化带
  - 不呈膨胀性改变，一般不引起牙移位
  - 可有外伤史

【鉴别诊断】

- 应与牙源性囊肿鉴别。牙源性囊肿多呈膨胀性生长，周围有硬化致密带，与牙有明显关系，常引起牙移位，这些均是与本囊肿不同之处

第 3 节　颌骨肿瘤

一、牙源性肿瘤

牙源性肿瘤是由牙源性上皮和牙源性外胚间叶发生而来的肿瘤，多数为良性

（一）成釉细胞瘤

【概念与概述】

- 成釉细胞瘤（ameloblastoma）源于牙板残件是常见牙源性肿瘤，约占颌面部肿瘤的 1%，病变具有侵袭性
- 80% ~ 85% 发生于下颌骨，15% ~ 20% 发生于上颌骨

【病理与病因】

- 病因学

原因不清，多数认为来源于造釉器或牙板上皮，也有认为来源于牙周膜内的上皮剩余或口腔黏膜的基底细胞，还有认为是始基囊肿或含牙囊肿衬里上皮转变而来。极少数发生于其他骨或脑垂体内者可能是由于口腔黏膜基底细胞或牙源性上皮异位而引起

- 流行病学
  - 发病年龄多在 30 ~ 40 岁
  - 发病率占颌骨牙源性肿瘤的 63.2%

【大体病理及手术所见】

WHO 新分类将成釉细胞瘤分为 4 种临床病理行为不同的变异型，包括：实性／多囊型、骨外／外周型、促结缔组织增生型和单囊型

- 囊实型：病变大小不一，实性区呈白色或灰白

色，囊性内含黄色或褐色液体

- 骨外／外周型：发生于牙龈或牙槽黏膜，未侵犯颌骨
- 促结缔组织增生型：肿瘤实性、质地韧，有砂粒感
- 单房型：少见，单囊性颌骨改变，类似于颌骨囊肿

【显微镜下特征】

- 由两类细胞成分构成，一种为栅栏状排列的立方或柱状细胞，位于瘤巢周边；一种呈星形或多角形，位于瘤巢中央

【临床表现】

临床特点

- 最常见症状／体征
  - 下颌骨逐渐膨大，面部畸形
  - 侵犯牙槽突时，可致牙松动、移位或脱落
  - 肿瘤较大时可影响咀嚼、吞咽功能
  - 累及下齿槽神经时，可引起下唇和颊部麻木
  - 发生于上颌骨时可累及鼻腔、上颌窦和眼眶，出现鼻塞、眼球移位或突出等症状

疾病人群分布

- 年龄　多见于 30 ~ 40 岁青壮年，骨外／外周型多发生于 50 岁左右
- 性别　无差异

【自然病史与预后】

- 虽然为良性，但有局部侵袭性，治疗后易复发，也有恶变甚至远处转移的零星报道

【治疗】

- 主要为手术治疗
- 需将肿瘤周围的骨质至少在 0.5cm 处切除
- 需长期随访

【影像表现】

概述

- 最佳诊断依据：偏向唇颊侧的囊性或囊实性占位，呈单房或多房膨胀性生长，邻牙牙根常被侵蚀吸收
- 部位
  - 下颌骨多见于升支远端和磨牙区
  - 上颌骨主要见于前磨牙和磨牙区
- 形态学
  - 不规则，囊性或囊实性，边界清晰

X 线表现

- 多房型
  - 低密度病灶，边缘为线状高密度影，边界清楚
  - 房腔较多时可类似蜂窝状改变
  - 膨胀的方向多向唇颊侧，邻牙根常被浸润吸收呈锯齿状
  - 病变内可含处于不同发育阶段的牙
- 单房型
  - 类圆形或分叶状单一囊状膨胀性低密度病灶，内无间隔，边缘清晰
  - 病灶内可含牙或不含牙，邻牙牙根常有吸收

CT 表现

- 平扫 CT
  - 单房型：肿瘤的囊性部分呈低密度，实质成分、间隔和壁呈等密度
  - 多房型：肿瘤呈囊性低密度区，少数病灶内可见实质成分自囊壁突向囊腔，呈等密度软组织肿块或结节

- 增强 CT
  - 可不均匀强化

MRI 表现

- T1WI
  - 囊性成分呈低信号，实质成分呈低等信号
- T2WI
  - 囊性区呈高信号，实质区和囊壁呈等信号
- 增强 T1WI
  - 囊壁、间隔和实质部分可强化

推荐影像学检查

- 最佳检查法：CT 平扫
- 备忘建议
  - CT 三维重建能很好显示病变范围及邻近结构，为手术方案设计提供依据

【鉴别诊断】

- 牙源性囊肿
  - 牙源性囊肿的分房大小均匀，间隔较薄，邻牙牙根常被推压而非吸收破坏；单房者牙源性囊肿壁一般光滑，分叶少见，而成釉细胞瘤呈分叶状和切迹常较明显
  - 牙源性囊肿内无实质成分，而成釉细胞瘤内可见强化的实质成分
  - 牙源性角化囊肿因内含角化物质和胆固醇，故 T2WI 上信号常较造釉细胞瘤的囊性成分低
- 颌骨囊性骨纤维异常增殖症
  - 囊性骨纤维异常增殖症常可于囊性区附近见到程度不同的骨化区，呈毛玻璃样改变
- 颌骨巨细胞瘤
  - 二者的鉴别困难
  - 巨细胞瘤分隔较粗糙，房不规则；而成釉细胞瘤间隔较光滑，房呈较规则卵圆形和圆形

诊断与鉴别诊断精要

- 颌骨囊性或囊实性占位，膨胀偏向唇颊侧，牙根被侵蚀吸收，应考虑成釉细胞瘤
- 病变周围骨质增生硬化或侵袭周围软组织应排除成釉细胞瘤

典型病例

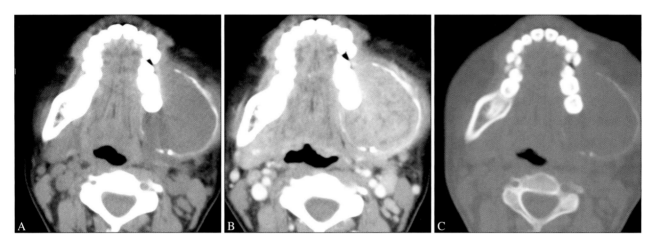

图 48-3-1　**成釉细胞瘤**

CT 横断位扫描。A.平扫软组织窗示左侧下颌骨类圆形囊状膨胀性低密度病灶，内无间隔，边缘清晰；B.增强后软组织窗示病变明显不均匀强化；C.骨窗显示病变区无骨膜反应

（二）中央性骨化纤维瘤

【概念】

中央型骨化纤维瘤（central ossifying fibroma）是最常见的颌骨良性骨纤维性新生物

【病理与病因】

- 病因学
  - 病因不明，有文献报道骨化性纤维瘤可能与染色体异常有关
- 流行病学
  - 20～40岁常见

【大体病理及手术所见】

- 剖面见豆粒状骨结构

【显微镜下特征】

- 瘤内含有不规则形骨片或牙骨质，周围被增生的纤维结缔组织所环绕，可见钙化灶及不成熟编织骨
- 成熟病灶内有致密板层骨，结缔组织较少

【临床表现】

临床特点

- 最常见症状/体征
  - 下颌骨为最常见受累部位，特别是前磨牙区渐进性颌面部肿胀、颌面部畸形、咬合紊乱、牙齿松动以及邻近结构受压等症状

疾病人群分布

- 年龄
  - 病变好发于20～40岁

- 性别
  - 女性＞男性

【自然病史与预后】

- 手术切除，预后较好
- 少数病例可出现恶变

【治疗】

- 手术切除为主

【影像表现】

概述

- 最佳诊断依据：颌骨内类圆形膨胀性病变；有粗糙的骨性分隔和不规则钙化灶、骨化灶；不均匀强化
- 部位　颌骨内
- 形态学　类圆形

X线表现

- 早期呈局限性类圆形低密度影，易被误认为根尖周病变或牙源性囊肿
- 随着肿瘤内牙骨质组织和骨组织沉积，钙质增加，低密度区内逐渐出现点状、斑块状或片团状高密度影，病灶变得致密，呈类圆形肿块，边界清楚
- 皮层受累少见
- 有时可见牙根分离和牙吸收

CT表现

- 平扫CT
  - 病变显示为类圆形肿块，边界清楚

- 初期呈低密度
- 后期病灶内出现不规则高密度
- 增强 CT
  - 不均匀强化

MRI 表现

- T1WI
  - 早期呈均匀低信号
  - 晚期信号不均匀
- T2WI
  - 未钙化的基质成分呈高信号
  - 已钙化和骨化成分呈低信号
- 增强 T1WI
  - 不均匀强化

推荐影像学检查

- 最佳检查法：CT 增强扫描
- 备忘建议
  - 三维 CT 可以更好地观察病变范围

【鉴别诊断】

- 骨纤维异常增殖症
  - 与中央型骨化纤维瘤表现相似，二者区别较困难
  - 骨化纤维瘤边界清楚，而骨纤维异常增殖症病灶边缘呈毛玻璃样

诊断与鉴别诊断精要

- 颌骨内类圆形膨胀性病变，有骨性分隔和不规则钙化灶，边界清晰，可考虑中央型骨化纤维瘤
- 病灶边界不清，其内呈软组织密度可排除中央型骨化纤维瘤

（三）中央性颌骨癌

【概念与概述】

- 中央性颌骨癌（central carcinoma of jaws）也称原发性骨内癌（primary intraosseous carcinoma），是颌骨内生长的上皮性恶性肿瘤，由牙源性上皮残余发生而来
- 临床表现多样，不易早期诊断

【病理与病因】

- 病因学
  - 由牙源性上皮残余发生恶变
  - 囊肿或成釉细胞瘤等恶变
- 流行病学
  - 少见，全身恶性肿瘤的 1.45% ~ 5.6%

【大体病理及手术所见】

- 软组织肿块，切面呈灰白色，可见残余骨质

【显微镜下特征】

- 肿瘤具有鳞癌或腺性上皮癌的组织学特征，但又有明显的牙源性特点

【临床表现】

临床特点

- 早期无自觉症状，继而出现牙痛、下唇麻木、牙松动、脱落
- 穿破骨皮质可出现局部软组织肿块
- 淋巴转移易至颌下及颈深上淋巴结

疾病人群分布

- 年龄
  - 以 50 ~ 60 岁最多见
- 性别
  - 男性：女性 =（2 ~ 6）：1

【自然病史与预后】

- 早期不易发现，晚期易发生转移，预后不佳

【治疗】

- 手术切除为主
- 术后放化疗

【影像表现】

概述

- 最佳诊断依据：下颌骨侵袭性骨质破坏，伴软组织肿块及淋巴结转移
- 部位
  - 好发于下颌骨，特别是下颌磨牙区
- 形态学
  - 不规则

X 线表现

- 不规则骨质破坏，边界不清，具有浸润性
- 表现为单囊型、多囊型、火焰型、骨质破坏型等

CT 表现

- 平扫 CT
  - 早期表现为以颌骨为中心根尖区骨皮质内不规则虫蚀状骨质破坏
  - 晚期呈大块溶骨性骨质破坏，无钙化、成骨和骨膜反应
  - 周围形成软组织肿块
  - 颌下区淋巴结转移
- 增强 CT
  - 软组织肿块的边界清楚，强化明显

MRI 表现

- T1WI
  - 低信号

- T2WI
  - 高信号或混杂信号
- 增强 T1WI
  - 强化明显

推荐影像学检查

- 最佳检查法：增强 MRI
- 备忘建议
  - 增强 MRI 能更清楚地显示病变范围

【鉴别诊断】

- 颌骨慢性骨髓炎：慢性骨髓炎有感染病史，影像上除骨质破坏外，还可见增生修复改变，如骨质增生硬化和骨膜增生，可见死骨，与本病主要为骨质破坏的表现不同
- 颌骨骨肉瘤：本病与颌骨溶骨性和混合性骨肉瘤的影像表现很相似，二者鉴别困难，确诊需组织学检查

诊断与鉴别诊断精要

- 下颌骨根尖区开始逐渐扩大的虫蚀状骨质破坏，强化的软组织肿块及肿大淋巴结，要考虑中央性颌骨癌
- 骨质破坏伴有硬化及骨膜反应，可排除中央性颌骨癌

二、非牙源性肿瘤

【概念】

非牙源性肿瘤（non odonto-genic tumors of the jaws）系来源于颌面部神经肌肉或颌骨的肿瘤

（一）颌面血管瘤

【概念与概述】

颌面血管瘤（maxillofacial hemangioma）临床上多见，分为毛细血管型、海绵型和蔓状 3 种：

- 毛细血管型也称为浅表（皮肤）血管瘤或微静脉畸形，由毛细血管后微静脉组成，病因不清，在出生时就存在。发病率为 0.3%，83% 发生在头颈部
- 海绵型好发于颊、颈、唇、舌、口底和颅骨，也可累及颌骨，病变由衬有扁平内皮细胞的血窦组成，瘤内常见钙化
- 蔓状血管瘤好发于颞部和头皮下组织，可侵蚀基底的骨质，病变由显著扩张的动脉和静脉直接吻合而形成

【病理与病因】

- 病因学
  - 由血管异常增生所引起，属血管畸形或错构瘤
- 流行病学
  - 发生率约占全身血管瘤的 60%

【大体病理及手术所见】

- 蓝色或紫色肿块，边界不清
- 切面见呈蜂窝状，充满血液及机化血栓

【显微镜下特征】

- 扭曲的异常血管网，动静脉沟通
- 毛细血管样大小腔穴，血管腔被阻塞

- 血管内皮细胞及平滑肌细胞增生

【临床表现】

临床特点

- 最常见症状 / 体征
  - 皮肤为暗红色或紫色，高出皮肤部分酷似"草莓"，也称为"草莓痣"
  - 压之可退色
  - 体位变化其大小可发生改变，有时可扪及静脉石
  - 蔓状血管瘤常致皮肤突起呈念珠状，局部皮温增高，扪诊有震颤感，患者可感觉其搏动

疾病人群分布

- 年龄
  - 多发于婴幼儿
- 性别
  - 无差异

【自然病史与预后】

- 随着患儿的生长发育血管瘤增大，一般血管瘤增长速度比患儿生长发育迅速，但部分毛细血管瘤可以萎缩或自然消退

【治疗】

- 目前的治疗方法有外科切除、放射治疗、低温治疗、激光治疗、硬化剂注射等，一般采用综合疗法

【影像表现】

概述

X 线表现

- 软组织密度增高或无明显改变
- 大小、数量不等的稍高密度静脉石是较特征性的征象
- 部分蔓状血管瘤可见粗大迂曲的管状影，管壁可钙化
- 颌骨内血管瘤呈分隔状低密度病灶，部分呈放射状高密度影，周围软组织见静脉石和钙化灶，分隔较粗糙

CT 表现

- 平扫 CT
  - 边界不清的软组织肿块
  - 可见脂肪密度影
  - 散在大小不等高密度钙化灶和静脉石
- 增强 CT
  - 明显强化
  - 可见扭曲强化血管影

MRI 表现

- 平扫 MRI
  - 血管团在 T1WI 上呈低信号，T2WI 上呈明显高信号
  - 钙化灶和静脉石在 T1WI 及 T2WI 均呈低信号
  - 部分可见腔隙状流空信号
  - 瘤内可见 T1WI 及 T2WI 高信号出血灶或低信号含铁血黄素沉着
- 增强 MRI
  - 明显强化
  - 可见流空信号

推荐影像学检查

- 最佳检查法：MRI 增强检查
- 备忘建议
  - CT 显示静脉石及钙化优于 MRI

【鉴别诊断】

- 颌骨骨肉瘤
  - 骨肉瘤病程短，肿瘤生长迅速，无明显脂肪沉积，骨针排列不规则，钙化灶多呈斑点状
  - 血管瘤病程长，多呈膨胀性多房囊性病灶，周围软组织脂肪沉积明显，静脉石多呈类圆形
- 颌面脂肪瘤
  - 呈脂肪密度 / 信号，无强化，无静脉石

> ## 诊断与鉴别诊断精要
>
> - 颌面部软组织肿块，并颌面皮肤异常征象；MRI 呈明显长 T2 信号，病灶内脂肪沉积、钙化灶和静脉石，明显强化，考虑血管瘤
> - 软组织肿块生长快，侵袭强，无脂肪沉积，应排除血管瘤，考虑恶性肿瘤

（二）颌骨骨肉瘤

【概念与概述】

- 颌骨骨肉瘤（osteosarcoma of jaws）是最常见的原发性恶性骨肿瘤之一，好发于下颌骨。
- 该病也可继发于骨纤维结构不良、Paget's 病恶变，以及口腔、颌面部病变放疗后

【病理与病因】

- 病因学
  - 发病原因不清，研究发现外伤及放射线可能为诱发因素
  - 除原发外，该病也可继发于骨纤维结构不良等病
- 流行病学
  - 骨肉瘤发病率占恶性骨肿瘤的 21%，其中发生在颌骨的占 5% ~ 7%

【大体病理及手术所见】

- 成骨性：多见于下颌骨，约 1/4 有骨膜反应
- 溶骨性：多见于上颌骨，大多无骨膜反应
- 切面呈鱼肉状

【显微镜下特征】

- 恶性结缔组织细胞直接形成骨基质

【临床表现】

临床特点

- 最常见症状 / 体征
  - 早期多为无痛性或微痛性肿块，但生长迅速
  - 随着肿瘤增大，患部逐渐出现麻木和持续性疼痛，累及牙槽突时出现牙松动和移位
  - 肿瘤较大时常有面部畸形，病变区域皮肤表面常见静脉怒张

疾病人群分布

- 年龄　平均约 35 岁

- 性别　无差异

【自然病史与预后】

- 颌骨骨肉瘤发病年龄较晚，其预后较好，但发生于上颌窦、下颌升支的骨母细胞型骨肉瘤预后相对较差

【治疗】

- 手术治疗为主，放射治疗和化学治疗等可作为辅助治疗

【影像表现】

概述

- 最佳诊断依据：边界不清的成骨性或溶骨破坏性软组织肿块，侵袭性强
- 部位
  - 成骨性多见于下颌骨，溶骨性多见于上颌骨
- 形态学　不规则

X 线表现

- 边界不清的低密度或高密度影，周围见软组织团块，内含钙化的骨基质或软骨基质
- 骨膜反应不常见，特别是发生于上颌骨者

CT 表现

- 平扫 CT
  - 形态和边缘不规则骨质破坏，其内可见软组织团块
  - 肿块内瘤骨呈不规则斑点状、斑片状或放射状高密度影
  - 成骨型肿瘤的密度较高，边界模糊
  - 溶骨型呈大片状软组织密度，瘤内见低密度坏死灶
- 增强 CT
  - 不均匀强化，瘤内的坏死部分和瘤骨不强化

MRI 表现

- 呈大片状长 T1 长 T2 信号改变，瘤骨或钙化

灶在各序列像上均呈低信号

- 瘤内的坏死灶在 T2WI 上呈明显高信号
- 肿瘤常出现不均匀强化，瘤内的坏死部分和瘤骨不强化

推荐影像学检查

- 最佳检查法：MRI 增强检查
- 备忘建议
  - 多层螺旋 CT 的多平面 MPR 可以清楚显示病灶范围，MRI 对早期病变及软组织病变范围更敏感
  - CT 在显示肿瘤钙化、骨皮层受累、软组织肿块和病变在骨髓内的蔓延等病理改变方面很敏感，而 MRI 在探查骨髓内和骨外的

肿瘤成分，以及显示肿瘤内有无坏死灶存在等方面较 CT 优越

【鉴别诊断】

- 颌骨软骨肉瘤
  - 具有骨质破坏和肿块内钙化灶，应注意与之区别。软骨肉瘤常有比骨肉瘤更明显的钙化，这是二者在影像上的主要不同
- 颌骨骨髓炎
  - 骨肉瘤的瘤骨和钙化可能与慢性骨髓炎的骨膜下新骨混淆。但慢性骨髓炎形成的骨膜下新骨外缘多较整齐，与骨肉瘤的瘤骨和钙化弥散分布于软组织肿块内有所不同，应注意鉴别

诊断与鉴别诊断精要

- 边界不清的成骨性或溶骨性病灶，软组织肿块，内可含钙化灶，浸润征象明显。
- 病灶边缘清晰，无软组织团块，可排除骨肉瘤

典型病例

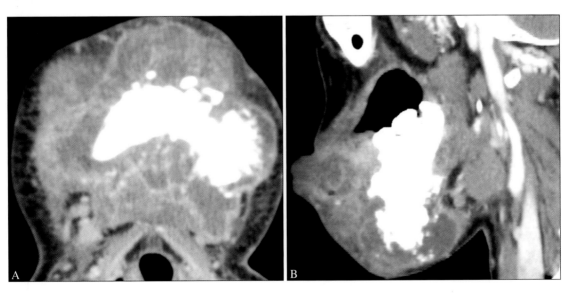

图 48-3-2　**颌骨骨肉瘤**
A，B. 轴位及矢状位 CT 增强软组织窗示下颌骨周围软组织肿块，内含瘤骨，边界不清，浸润征象明显（待续）

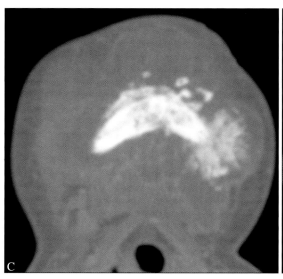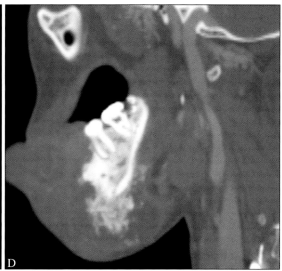

图 48-3-2 续　**颌骨骨肉瘤**
C，D.骨窗显示下颌骨骨质破坏，周围见放射状瘤骨

（三）颌骨纤维肉瘤

【概念与概述】

- 颌骨纤维肉瘤（fibrosarcoma of jaws）属口腔颌面部成纤维细胞来源的恶性肿瘤，可分为发生于颌骨骨膜外层、牙周膜的周围型和发生于颌骨骨髓内、骨内膜的中央型，其恶性程度一般中央型高于周围型
- 病变多见于下颌骨前联合、下颌角及髁状突，也可见于上颌后部及上颌窦

【病理与病因】

- 病因学
  - 病因不清
- 流行病学
  - 病变多见于儿童和青年人

【大体病理及手术所见】

- 肿瘤呈球形或分叶状，发生于口内者，生长较快，多见于牙龈、颌骨；发生于皮肤者可呈结节状

【显微镜下特征】

- 主要组织成分为肥大的核深染的梭形细胞，次要成分为圆形或星状细胞
- 部分肿瘤组织可呈透明变性或黏液样变性，可出现坏死和钙化

【临床表现】

临床特点

- 最常见症状 / 体征
  - 局部疼痛和肿块

- 上颌窦、鼻腔和眼眶易受累
- 中央型早期骨质即可发生破坏，累及牙槽骨可出现牙松动和脱落，穿破骨皮质后形成软组织肿块
- 两型均可致面部肿大变形

疾病人群分布

- 年龄　多发生于青壮年
- 性别　男性＞女性

【自然病史与预后】

- 早期手术预后较好
- 预后较骨肉瘤好
- 5 生存率 28.7% ~ 34%

【治疗】

- 主要采用手术治疗，依肿瘤范围和临床生物行为的不同，可作局部大块切除、节段切除、截肢或关节解脱术
- 对化疗及放疗不敏感

【影像表现】

概述

- 最佳诊断依据：发生于颌骨骨髓内或骨皮质外侧的溶骨性骨质破坏，边缘少见硬化带，无骨膜反应，不规则软组织肿块，内有钙化灶
- 部位
  - 下颌多于上颌
- 形态学
  - 类圆形或不规则状

X 线表现

- 低密度骨质破坏区，少硬化带，无骨膜反应
- 中央型破坏区出现于颌骨内，形态不规则，边缘不清晰，可见斑点状骨膜新生骨，穿破骨皮质后可在骨旁形成边界不清的软组织肿块
- 周围型早期可无明显骨质改变，随病程进展，肿瘤生长增快，常侵蚀骨皮质出现溶骨性骨质破坏区
- 两型肿瘤内均可见斑点状钙化灶

CT 表现

- 平扫 CT
  - 中央型：颌骨内大小不等的溶骨性骨质破坏区，边缘少有硬化带；可突破骨皮质形成周围不规则软组织肿块
  - 周围型：早期表现为颌骨旁软组织肿块；随后侵蚀骨皮质、髓腔及上颌窦、眼眶等邻近结构
- 增强 CT
  - 肿瘤常呈不均匀强化

MRI 表现

- 平扫
  - 肿瘤呈不均匀长 T1 长 T2 信号
  - 瘤内钙化灶在各序列上均呈斑点状低信号
  - 坏死区呈明显长 T1 长 T2 信号
- 增强
  - 明显强化

推荐影像学检查

- 最佳检查法：MRI 增强检查
- 备忘建议：
  - 增强 MRI 冠状位、矢状位显示软组织侵犯范围更佳

【鉴别诊断】

- 颌骨骨肉瘤
  - 与中央型纤维肉瘤影像表现很相似，鉴别较为困难，应结合临床和其他检查
- 颌骨软骨肉瘤
  - 软组织肿块内有明显钙化，其程度和范围均超过纤维肉瘤

诊断与鉴别诊断精要

- 边界不清的不规则溶骨性骨质破坏，明显强化的软组织肿块，浸润征象明显，可考虑纤维肉瘤
- 病灶边缘清晰，有骨质硬化及骨膜反应，无软组织肿块，可排除纤维肉瘤

（四）颌骨骨髓瘤

【概念与概述】

- 颌骨骨髓瘤（myeloma of jaws）也称浆细胞肉瘤，系起源于骨髓网织细胞的恶性肿瘤
- 病变细胞主要在髓腔内浸润，后期破坏骨皮质，侵入软组织
- 最常侵犯的部位为中轴骨，如脊椎、肋骨、颅骨、盆骨等，也可发生于颌骨
- 病变可单发也可多发，以多发者多见，颌骨病变可为多发部位中的一部分，也可为单发

【病理与病因】

- 病因学
  - 病因不明
  - 可能与卡波西肉瘤相关的疱疹病毒有关

- 流行病学
  - 发病率估计为（2～3）/10 万，发病率约占原发性骨肿瘤的 9.6%

【大体病理及手术所见】

- 肿瘤血运丰富，呈暗红色或深红色，质脆软

【显微镜下特征】

- 呈现增生性骨髓象，浆细胞数目至少占有核细胞的 8%

【临床表现】

临床特点

- 主要症状为局部剧烈疼痛，初期为间歇性，后为持续性
- 位于颅骨、颌骨等表浅部位的肿瘤可有骨质膨胀和肿块形成，压痛明显

- 晚期常出现低热、贫血及恶病质表现
- 实验室检查可见高钙血症、高蛋白血症及本周蛋白尿

疾病人群分布

- 年龄　多见于 40 ~ 60 岁
- 性别　男性多见

【自然病史与预后】

- 预后较差，一般多在 1 年内死亡

【治疗】

- 以化疗和放疗为主

【影像表现】

- 最佳诊断依据：广泛性骨质疏松基础上出现无明显硬化边缘的凿孔状骨质破坏以及软组织肿块
- 部位
  - 全身，以颅骨、脊椎、髂骨多见
- 形态学
  - 不规则，穿凿样

X 线表现

- 颌骨中出现多个大小不等的圆形、卵圆形或不规则形溶骨性穿凿样骨质缺损，边界清楚或模糊，周围无骨膜反应，可穿破骨皮质
- 病理性骨折时可见骨折线，骨皮质边缘不连续或断端错位
- 颌骨和颅骨有普遍性骨质疏松改变，密度降低

CT 表现

- 平扫 CT
  - 颌骨和颅骨密度降低，呈骨质疏松改变
  - 颌骨内多发大小不等、类圆形或不规则形骨质破坏区，边缘无明显硬化带

- 仅有少数病灶破坏区边缘可出现硬化缘。骨皮质受累部位可见皮质骨缺损，其旁可出现软组织肿块或结节
- 增强 CT
  - 骨质破坏区和软组织肿块明显强化

MRI 表现

- 平扫
  - 骨质破坏及软组织肿块在 T1WI 上呈低信号，T2WI 上呈高信号，信号的异常改变尤以 T2WI 压脂像为明显
  - 当颌骨病变呈弥漫性浸润性改变时，在 T1WI 上呈广泛弥漫性低信号，T2WI 压脂像上呈明显高信号
- 增强
  - 病变区明显强化

推荐影像学检查

- 最佳检查法：CT 平扫
- 备忘建议
  - X 线平片可显示更大范围的病变

【鉴别诊断】

- 骨质疏松
  - 平片和 CT 上密度降低但骨皮质完整，无灶性骨质缺损区
  - MRI 上因脂肪沉积，T1WI 和 T2WI 上信号增高
  - 实验室检查无本周蛋白尿
- 转移瘤
  - 大小不一，边缘模糊，可有骨膜反应，无明显骨质疏松
  - 如有肿瘤病史，更有助于鉴别

诊断与鉴别诊断精要

- 多发大小不等、类圆形或不规则形穿凿样骨质破坏，考虑多发骨髓瘤
- 病变伴骨膜反应，实验室检查无本周蛋白尿，可排除本病

典型病例

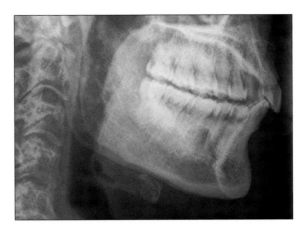

图 48-3-3　多发性骨髓瘤
X 线片显示下颌骨小片低密度影，边缘无硬化及骨膜反应

（五）颌面部神经纤维瘤

【概念与概述】

- 口腔颌面部神经纤维瘤（maxilla of acial neurofibroma）多发生于三叉神经或面神经，是由神经鞘细胞及成纤维细胞两种主要成分组成的良性肿瘤，可累及软组织和颌骨
- 病变可单发也可多发，多发者亦称神经纤维瘤病

【病理与病因】

- 病因学
  - 原因不清，可能与抑癌基因 NFI 的易位，缺失，重排或点突变有关
- 流行病学
  - 发病率为 1/3000 ～ 1/4000
  - 为 20% ～ 50%，有遗传史

【大体病理及手术所见】

- 灰白或灰黄色，半透明，其中可见旋涡状纤维

【显微镜下特征】

- 显微镜下见梭形纤维细胞、神经鞘膜细胞及胶原纤维

【临床表现】

临床特点

- 最常见症状/体征
  - 肿瘤生长缓慢，颜面部软组织神经纤维瘤其病变部位皮肤可出现棕色斑，皮肤内可触及质硬结节，多发者常呈串珠状或丛状沿皮下神经分布
  - 较大的病灶其病变部位结缔组织异常增生，

皮肤松弛、折叠下垂
  - 侵犯颌骨时，颌骨膨大，面部畸形
  - 多发性病变身体皮肤常可见牛奶咖啡色素斑，颅骨或颌面骨可出现骨质缺损，颅内可并发神经纤维瘤、脑膜瘤或胶质瘤

疾病人群分布

- 年龄　多见于青年人
- 性别　男性＞女性

【自然病史与预后】

- 属于良性肿瘤，单发者手术切除后预后较好
- 神经纤维瘤病患者预后不佳
- 部分可复发或恶变

【治疗】

- 手术治疗，病变小者力争一次切除干净，范围大者分次切除或部分切除

【影像表现】

概述

- 最佳诊断依据
  - 部位：沿三叉神经或面神经走行区
  - 形态学：梭形、椭圆或哑铃状

X 线表现

- 局部软组织密度增高，呈结节状或斑片状软组织影
- 受累骨皮质吸收、骨质缺损
- 三叉神经下颌神经管破坏扩大，下颌支骨质缺损，边缘硬化，邻近软组织肿块

CT 表现

- 平扫 CT

○ 软组织内神经纤维瘤表现为中等密度结节或肿块,边界清楚

○ 颌骨的破坏边缘常不规则

○ 来自于三叉神经下颌支的神经纤维瘤常累及下颌神经管,从下颌神经孔至颏孔形成沿下颌神经管分布的骨质破坏

○ 当肿瘤破坏下颌骨皮质后可侵入咀嚼肌间隙,形成类圆形或分叶状软组织肿块

● 增强 CT

○ 软组织和颌骨内病灶均可强化

MRI 表现

● 长 T1 长 T2 信号

● 增强:可见强化

推荐影像学检查

● 最佳检查法:MRI 增强检查

● 备忘建议

○ 在显示肿瘤的分布和大小上,MRI 较 CT 敏感

【鉴别诊断】

● 颌面部血管瘤

○ 病变部位颜面皮肤异常改变主要为红色或紫红色,病灶内可见脂肪沉积、钙化灶和静脉石

○ MRI 上呈明显长 T2 信号,CT 和 MRI 上病灶明显强化

典型病例

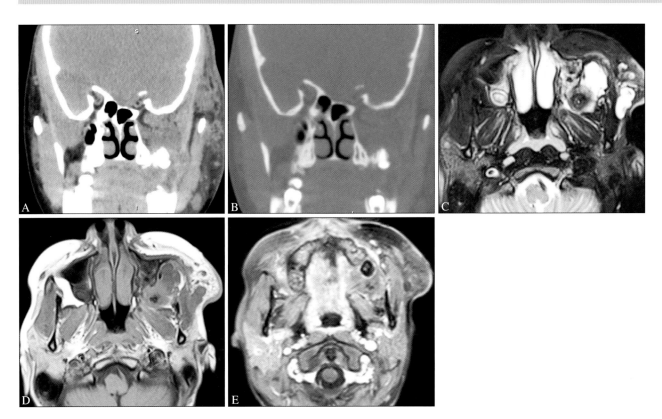

图 48-3-4　颌骨神经纤维瘤

A,B.冠状位 CT 软组织窗及骨窗显示左侧颞下窝和翼腭窝区中等密度多发团块,边界清楚,左侧上牙槽骨质吸收破坏,未见骨膜反应;C,E.同一患者 MRI T2WI、T1WI 平扫及 T1WI 增强扫描显示肿块呈均匀稍长 T1 长 T2 信号,增强后明显强化,左侧咀嚼肌间隙受累

> **诊断与鉴别诊断精要**
>
> - 沿神经走行区的软组织肿块，边界清楚，颌骨不规则骨质吸收破坏，要考虑神经纤维瘤。颜面皮肤有牛奶咖啡色素斑，多病灶及颅内脑膜瘤者，考虑神经纤维瘤病
> - 侵袭性骨质破坏及死骨，软组织不规则液化坏死，则排除神经纤维瘤

（六）颌骨转移瘤

【概念与概述】

- 颌骨转移瘤（metastasis of jaws）以发生于下颌骨居多，上颌骨少见
- 病理类型上，颌骨转移瘤分为溶骨型和成骨型，前列腺癌和某些原发性恶性骨肿瘤所引起的颌骨转移多为成骨型
- 肿瘤的侵犯可发生于颌骨内松质骨，也可发生于边缘的皮质骨

【病理与病因】

- 病因学
  - 原发肿瘤主要来自于乳腺癌、甲状腺癌、肺癌、前列腺癌和肾癌，也可来自其他部位的肉瘤
- 流行病学
  - 发病率是原发性骨肿瘤的 25 倍

【大体病理及手术所见】

- 溶骨型见软组织肿块及坏死灶
- 成骨型见软组织肿块及散在瘤骨

【显微镜下特征】

- 骨质破坏区可见原发肿瘤细胞

【临床表现】

临床特点

- 最常见症状 / 体征
  - 疼痛是颌骨转移瘤最常见症状，早期即可出现，如累及下牙槽神经，常出现剧烈疼痛
  - 累及牙槽骨可致牙松动或脱落

疾病人群分布

- 年龄　老年人
- 性别　男性＞女性

【自然病史与预后】

- 预后不佳

【治疗】

- 放、化疗及保守治疗

【影像表现】

概述

- 最佳诊断依据：原发肿瘤史患者出现颌骨内单发或多发性溶骨性或成骨性病灶，病变边缘不规则，明显强化
- 部位
  - 下颌骨多见
- 形态学
  - 结节状或不规则形

X 线表现

- 溶骨型转移瘤表现为颌骨内单个或多个囊状透亮区，边缘呈虫蚀状，少数可出现骨膜反应
- 成骨型转移瘤表现为颌骨内斑片状或结节致密影，边缘不规则，骨皮质外缘粗糙，或可见日光放射状瘤骨

CT 表现

- 平扫 CT
  - 溶骨型转移瘤表现为颌骨内多个大小不等，边缘不规则低密度骨质破坏区，累及骨皮质者常见颌骨边缘骨质缺失，骨旁软组织肿块形成
  - 由前列腺癌等所致的成骨型转移表现为颌骨内单发或多发致密结节或肿块，无骨小梁，边缘模糊且不规则，累及皮质后可见放射状骨膜反应和瘤骨
  - 如为混合型转移，可同时见到溶骨型和成骨型改变
- 增强 CT
  - 多数可见强化

MRI 表现

- 肿瘤在 T1WI 上呈低信号，T2WI 上呈高信号，脂肪抑制序列显示肿瘤的大小和分布尤为清晰
- 如为成骨型转移，瘤骨在各序列上均呈低信号
- 增强扫描多数可见强化

推荐影像学检查

- 最佳检查法：CT 或 MRI 增强检查
- 备忘建议
  - T2WI 压脂序列能更好地显示病变范围

【鉴别诊断】

- 多发性骨髓瘤

- 溶骨型颌骨转移瘤应与之区别。多发性骨髓瘤常有广泛性骨质疏松背景，骨质破坏呈凿孔状，一般无骨膜反应
- 颌骨转移瘤骨质疏松不明显，骨质破坏区边缘不规则，可有骨膜反应
- 多发性骨髓瘤有高钙血症、高蛋白血症及本周蛋白尿，而转移瘤常有原发肿瘤病史，这些临床资料对于鉴别诊断很有帮助

诊断与鉴别诊断精要

- 原发肿瘤史患者出现颌骨内单发或多发性溶骨型或成骨型病灶，考虑转移
- 无肿瘤病史，骨质疏松基础上出现的多发穿凿样骨质破坏，考虑多发骨髓瘤

典型病例

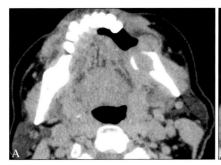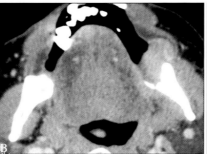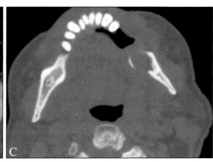

图 48-3-5 **颌骨转移性瘤**
A，B. 轴位 CT 平扫及增强扫描软组织窗示左侧下颌骨不规则骨质破坏，其内及邻近见软组织肿块，增强后明显强化；C. 骨窗示病变破坏下颌骨，未见骨膜反应及瘤骨

重点推荐文献

[1] Aguiar，BD，et al. Osteonecrosis of the jaws in patients with bone metastasis receiving intravenous bisphosphonates. A rising concern. Clin Transl Oncol，2006，8（12）：919-921.

[2] Aguiar，BD，et al. Assessment of renal toxicity and osteonecrosis of the jaws in patients receiving zoledronic acid for bone metastasis. Ann Oncol，2007. 18（3）：556-560.

第4节　颌骨纤维异常增殖症

【概念与概述】

- 颌骨纤维异常增殖症（maxillary fibrous dysplasia）为单个或多个颌骨正常骨组织被增生的纤维组织所取代，并通过化生而形成幼稚的交织骨
- 好发于上颌骨的第一磨牙周围区域；可恶变为骨肉瘤和纤维肉瘤

【病理与病因】

病因学

- 具体发病原因目前尚不清楚
- 多数认为与原始间叶组织发育异常有关
- 流行病学
  - 颌骨病变常见，占全身骨纤维异常增殖症的 27.3%

【大体病理及手术所见】

- 骨质膨胀变形，皮质变薄
- 病变为苍白致密组织，可见囊变、水肿或出血
- 骨膜及周围软组织无受累

【显微镜下特征】

- 大量纤维组织和数量不等的交织骨小梁

【临床表现】

临床特点

- 最常见症状／体征
  - 疼痛、咬合功能紊乱和面部不对称等
  - 伴 Albright 综合征者可出现性早熟
  - "骨性狮面"
  - 侵及眼眶、鼻、神经血管孔道和鼻旁窦可出现相应临床症状

疾病人群分布

- 年龄
  - 好发于 11 ~ 30 岁
  - 儿童期发病，青年或成年时出现症状
- 性别
  - 无差异

【自然病史与预后】

- 病程较长，进展缓慢
- 病灶小则预后较好，病灶累及范围大时预后不佳

【治疗】

- 手术切除为主
  - 病灶较小时可完全切除
  - 较大时做刮除植骨及面部成形术

【影像表现】

概述

- 最佳诊断依据：膨胀性骨质改变，呈不均质高密度、磨玻璃样或囊状，病灶边界不清
- 部位
  - 上颌骨多见，可累及单骨或多骨
- 形态学
  - 膨胀性改变，形态不规则

X 线表现

- 膨胀性骨质破坏
- 如骨样组织较多，则病灶区呈硬化表现，髓腔呈网状改变
- 如纤维组织与骨样组织混杂，则病变呈磨玻璃样改变，边界不清
- 如以纤维组织为主，则病灶呈类圆形单房或多房囊状低密度，边缘常硬化，周围可有程度不等骨化病变区，骨皮质可呈膨胀性改变

CT 表现

- 平扫 CT
  - 不规则膨胀性密度增高区，内可见局部低密度区
  - 边界模糊，骨皮质和骨松质分界模糊或消失
  - 邻近的鼻旁窦、眼眶、鼻腔常发生形态改变
- 增强 CT
  - 不均匀强化

MRI 表现

- CT 上呈高密度的区域，T1WI 及 T2WI 均为低信号
- CT 上呈混杂密度改变的区域，MRI 上信号常不均匀，在 T1WI 和 T2WI 上呈高、低混杂信号
- 增强：呈不均匀强化

推荐影像学检查

- 最佳检查法：CT 平扫
- 备忘建议
  - CT 和 MRI 可以从不同技术角度显示病变的病理特点，有助于判断病变的类型、程度和范围，从而指导治疗方案的制订

【鉴别诊断】

- 中央型骨化纤维瘤
  - 病变较局限，与正常骨组织间有明显边界
- 畸形性骨炎

○ 病变钙化灶常呈棉团状或羊毛状

● 成釉细胞瘤

○ 其囊性灶可相似于囊性骨纤维异常增殖症，但病灶附近无磨玻璃样改变和骨质硬化带

诊断与鉴别诊断精要

● 膨胀性骨质破坏，边界不清，磨玻璃样改变，考虑骨纤维异常增殖症

● 骨质破坏区有软组织肿块，病变边界清晰硬化，可以考虑排除骨纤维异常增殖症

典型病例

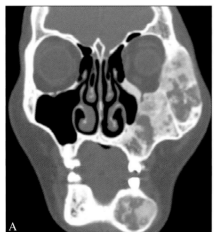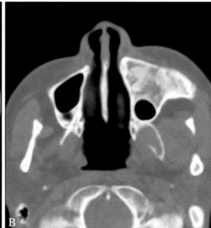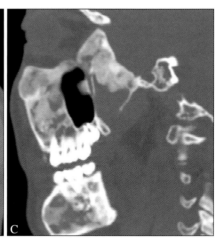

图 48-4-1　**颌骨骨纤维异常增殖症**

A ~ C. CT 平扫骨窗冠状位、轴位及矢状位显示左侧上颌骨及下颌骨膨胀性骨破坏，边界不清，呈磨玻璃样改变

（吕 粟 肖家和）

重点推荐文献

[1] Nieuwland AC，et al. An adolescent boy with fibrous dysplasia of the maxillary bone. Ned Tijdschr Tandheelkd，2012，119（11）：541-545.

[2] Nambi GI，J Jacob and AK Gupta. Monofocal maxillary fibrous dysplasia with orbital，nasal and oral obstruction. J Plast Reconstr Aesthet Surg，2010，63（1）：e16-18.

[3] 刘筠. 颅底肿瘤及肿瘤样病变的影像诊断. 中华医学会第十八次全国放射学学术会议. 2011：9-10.

主要参考文献

[1] Larheim T A. and Westesson. P L. Maxillofacial Imaging. In Chapter 8：Facial Traumas and Fractures. Berlin Heidelberg，Springer，2006.

[2] Grossman R I，Yousen D M. Neuroradiology. 2ed. St Louis，Mosby，2003.

[3] 张志愿. 口腔颌面肿瘤学. 济南：山东科学技术出版社，2004.

[4] 徐爱德. 骨关节 CT 和 MRI 诊断学. 济南：山东科学技术出版社，2002.

[5] Stark DD，Bradley WG. Jr：Magnetic Resonance Imaging，3 ed. St Louis，Mosby，1998.

[6] Khoury NJ，Naffaa LN，Shabb NS，et al. Juvenile ossifying fibroma：CT and MR findings.Eur Radiol，2002，12（Suppl）：109.

[7] Van Resenburg LJ，Nortjé CJ. Magnetic resonance imaging and computed tomography of malignant disease of the jaws.Oral Maxillofac Surg Clin North Am，1991，4：75.

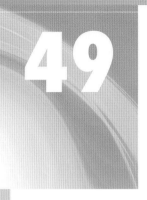

口底、涎腺疾病

第1节　颌面间隙蜂窝织炎

【概念与概述】

- 颌面间隙蜂窝织炎（phlegmon of the maxill-ofacial spaces）是颌面部筋膜间隙内的继发性急性感染
- 颌面间隙包括：咽旁间隙、颞下间隙（翼颌间隙、咬肌间隙）、颞间隙、颊间隙、眶下间隙、颏间隙、舌下间隙及颌下间隙

【病理与病因】

- 颌面间隙感染均为继发性，常见为牙源性或腺源性感染扩散所致，损伤性、医源性及血源性较少
- 致病菌主要为葡萄球菌、链球菌等引起的化脓性感染，也有厌氧菌等引起的腐败坏死性感染

【临床表现】

- 由于受累间隙的部位及数量不同以及感染源不同，患者的局部及全身表现也各具特征

【治疗】

- 处理感染源

- 抗生素治疗，脓肿形成后及时切开引流

【影像表现】

- 最佳诊断依据：颌面部发现感染源，邻近筋膜间隙软组织肿胀
- 感染源的表现，如牙周感染、下颌骨骨髓炎、腭扁桃体感染及咽喉部感染等
- 筋膜间隙感染的表现，筋膜间隙内脂肪消失，软组织肿胀；部分病变其内可见气体；脓肿形成后可见环形强化的囊性病变
- 感染扩散的表现，一个筋膜间隙内的感染可以向邻近筋膜间隙或组织器官扩散蔓延，不同间隙的感染有不同的蔓延途径和影像特点

【鉴别诊断】

- 脓肿形成后主要需要与肿瘤鉴别
  - 脓肿壁厚薄均匀而光滑，中心为均匀的液性密度
  - MRI弥散加权成像对鉴别有帮助，脓肿内弥散受限

重点推荐文献

［1］徐金标，孙鑫，魏军水，口腔颌面部间隙感染的诊断及治疗效果评价．中华医院感染学杂志，2013. 23（8）：1832-1834.

典型病例

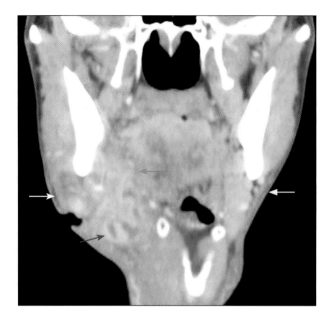

图 49-1-1　颌下间隙及舌下间隙感染
CT 冠状位增强扫描。示右侧颌下腺感染（红斜箭）并邻近颌下间隙及舌下间隙（绿箭头）感染。黄箭头示左侧正常的颈阔肌，其与颌下腺间的脂肪层清晰可见。白箭头示右侧增粗的颈阔肌，其深面的颌下间隙及右侧舌下间隙内脂肪间隙消失，软组织肿胀，与周围组织分界不清。右侧颌下腺可见多个小脓肿

第 2 节　涎石病

【概念与概述】

- 涎石病（sialolithiasis）是涎腺导管内有机物质小巢，如干化的分泌物、菌落或细胞碎片等钙化后形成的涎腺结石，是大涎腺急、慢性感染的最常见原因
- 长期病变可导致慢性涎腺炎、导管扩张和腺体萎缩

【病理与病因】

- 病因学　目前仍不明确。一般认为与导管炎症，唾液黏稠或淤滞有关
- 大体病理
  - 结石大小不等
  - 颜色从白色到黄色
  - 表面光滑或粗糙，有时易碎
  - 切面上结石呈同心圆的板层样结构
- 显微镜下特征
  - 受累导管上皮受压，常有鳞状细胞、瘤细胞或黏液细胞化生
  - 在长期病变中可见导管周围和小叶的慢性

炎症细胞浸润，导管扩张和腺体实质萎缩

【临床表现】

临床特点

- 常见症状 / 体征
  - 约 80% 涎石发生于颌下腺，20% 发生于腮腺，舌下腺罕见；涎石偶可发生于小涎腺，以唇部和颊黏膜多见
  - 通常为单侧
  - 主要症状为腺体肿胀，餐后疼痛；有时可有发热
  - 小涎腺结石通常无症状，表现为小而硬的结节

疾病人群分布

- 年龄
  - 好发于 40 ~ 50 岁；约 4% 患者发病年龄 < 20 岁
- 性别
  - 男性 > 女性

【自然病史与预后】
- 小的涎石可自行排出
- 涎石未排出可导致慢性涎腺炎

【治疗】
- 少数涎石较小者可采取保守疗法促排
- 多数患者需采取手术治疗，主要有两种：
  ○ 导管取石术
  ○ 腺体切除术

【影像表现】

概述
- 最佳诊断依据：平扫在腮腺或颌下腺导管区发现高密度结节影
- 可有腺体肿大（慢性炎症急性发作时则可见腺体缩小），腺体表面软组织肿胀

CT 表现

- 是本病的最佳检查方法，不仅可以发现结石，同时可以了解腺体的炎症情况
- 平扫结石为高密度结节；增强扫描可见受累腺体肿胀，腺体周围脂肪及软组织肿胀，部分患者还可在腺体内见到脓肿

MRI 表现
- 不易发现结石
- 可以较好地显示涎石的继发表现，如导管扩张，腺体炎症

【鉴别诊断】
- 口底或腮腺区血管瘤
  ○ 血管瘤内也可见高密度影，为静脉石
  ○ 血管瘤边界清楚，周围脂肪间隙及软组织无肿胀
  ○ T2WI 呈明显高信号

典型病例

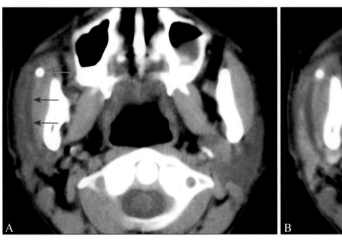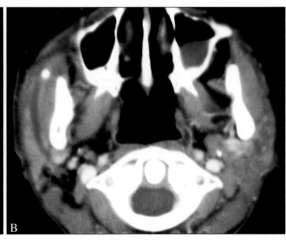

图 49-2-1　腮腺导管结石并腮腺感染
A，B. CT 轴位平扫及增强图像，平扫可见右侧腮腺导管区有一高密度结节（绿箭头），其远端腮腺导管扩张（红箭头）。右侧腮腺体积明显缩小，部分脂肪化。右侧腮腺导管周围及邻近腮腺实质内可见肿胀的软组织影，增强后可见强化（B）

重点推荐文献

[1] Kuruvila, V E, et al. Submandibular sialolithiasis：Report of six cases. J Pharm Bioallied Sci，2013，5（3）：240-242.

[2] Primo, B T, et al. Sialolithiasis in the duct of submandibular gland：a case report in patient with epidermolysis bullosa. J Contemp Dent Pract，2013. 14（2）：339-344.

第 3 节　涎腺炎症

【概念与概述】
- 根据感染性质，涎腺炎（sialadenitis）分为化脓性、病毒性和特异性 3 种。腮腺最常见，颌

下腺次之，舌下腺及小涎腺极其罕见

【病理与病因】
- 由微生物致病菌引起的涎腺炎症

【显微镜下特征】

- 化脓性感染主要表现为受累腺体的水肿，充血。导管上皮破坏，导管内及导管周围中性粒细胞聚集。炎症进展则可见腺泡破坏和小脓肿
- 流行性腮腺炎可见间质内淋巴浆细胞浸润，腺泡细胞空泡及导管扩张，且上述表现可逆
- 腮腺结核则可见坏死性肉芽肿性炎症的表现：干酪样坏死中心周围有上皮样巨噬细胞、郎汉斯巨细胞和淋巴细胞聚集

【临床表现】

- 依致病菌不同，炎症部位不同，临床表现有所不同
- 急性化脓性炎症主要表现为局部的红、肿、热、痛
- 流行性腮腺炎主要表现为肿胀和疼痛
- 腮腺结核主要表现为单侧腮腺的无痛性、实性肿块

【自然病史与预后】

- 流行性腮腺炎为自限性疾病，其他涎腺炎经适当治疗后预后良好

【治疗】

- 主要为抗炎和对症治疗
- 脓肿形成后可切开引流
- 腮腺结核瘤可手术切除

【影像表现】

- 受累腺体肿胀，增强后强化，邻近脂肪间隙消失，邻近软组织肿胀
- 腺体炎症可扩散到颌面部筋膜间隙
- 炎症局限后可形成脓肿，表现为中心为液性的环形强化肿块
- 大多数为淋巴结结核，发生于单侧，可单发，也可多发，与颈部淋巴结表现相似

【鉴别诊断】

- 肿瘤并感染（与急性化脓性和病毒性炎症鉴别）
  - 腺体内可见肿块
  - 肿块强化，邻近结构受推压
- 肿瘤（与腮腺淋巴结结核鉴别）
  - 腮腺淋巴结结核极为少见
  - 多数实性肿瘤密度不均匀；带囊性的肿瘤其壁往往为厚壁及强化不均匀

典型病例

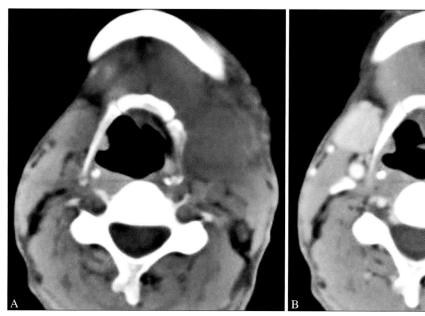
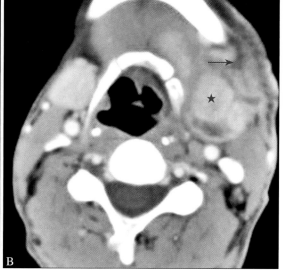

图 49-3-1 左侧颌下腺炎

A. 为 CT 平扫图像；B. 为增强后图像。左侧颌下腺体积增大，密度不均匀，增强后不均匀强化（星号），邻近软组织肿胀。左侧颌下腺浅面的颈阔肌明显肿胀（箭头），颈阔肌浅面及颈阔肌与颌下腺之间的脂肪肿胀

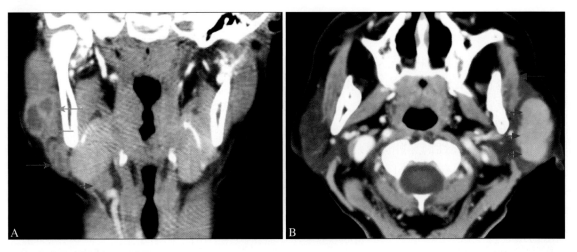

图 49-3-2　**腮腺淋巴结结核**

A，B. 为不同患者 CT 增强扫描。A. 腮腺内可见多发环形强化的肿块，壁均匀光滑（绿箭头），邻近可见肿大淋巴结（红箭头）；B. 也可表现为均匀强化的实性肿块（红短箭头）

重点推荐文献

[1] Troeltzsch，M，et al. Antibiotic Concentrations in Saliva：A Systematic Review of the Literature，With Clinical Implications for the Treatment of Sialadenitis. J Oral Maxillofac Surg，2013.

[2] Vashishta，R. and M.B. Gillespie，Salivary endoscopy for idiopathic chronic sialadenitis. Laryngoscope，2013.

第 4 节　舍格伦综合征

【概念与概述】

舍格伦综合征（Sjögren syndrome）是以进行性淋巴细胞浸润和外分泌腺（尤其是涎腺和泪腺）破坏为特点的自身免疫性疾病，当患者没有其他自身免疫性疾病时，称为原发舍格伦综合征，否则称为继发舍格伦综合征。与 Mikulicz 病的关系不明

【病理与病因】

- 尚不明确

【显微镜下特征】

- 组织学特点为淋巴细胞性的涎腺炎。进行性的淋巴细胞浸润导致腺泡及涎腺实质毁损，体积缩小，后期可见上皮和肌上皮导管细胞增生

【临床表现】

临床特点

- 最常见症状 / 体征
  ○ 口干、眼干

疾病人群分布

- 年龄　中年以上
- 性别　男女比例为 1：9

【自然病史与预后】

- 无法治愈，舍格伦综合征患者罹患非霍奇金淋巴瘤的概率是无此疾病者的 43.8 倍

【治疗】

- 主要是对症治疗
- 继发恶性病变时应按相应方案进行治疗

【影像表现】

- 腮腺导管造影：外周腺泡及小导管扩张，导管呈串珠状
- CT：最早的表现为腮腺弥漫增大，中期腮腺内可见多数小囊肿及小结节，致使腮腺呈"蜂窝"状外观，后期腺体萎缩
- MRI：与 CT 表现相似，对导管、腺泡扩大的显示优于 CT

【鉴别诊断】

- 腮腺 HIV 相关的良性淋巴上皮病
  ○ 相关的临床资料
  ○ 有咽淋巴环的肿大和反应性的颈部淋巴结肿大

典型病例

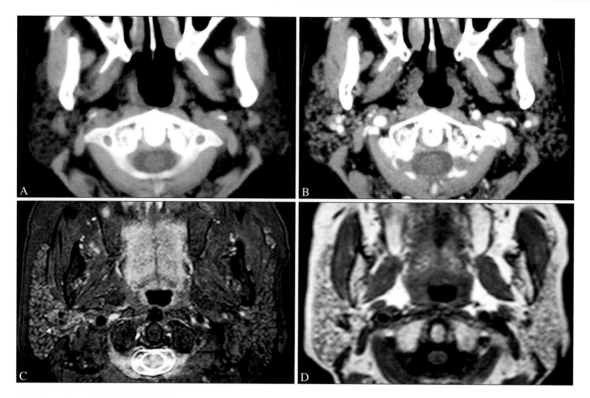

图 49-4-1　原发舍格伦综合征
A. 为 CT 平扫；B. 为 CT 增强扫描；C. 为脂肪抑制的 T2WI 图像；D. 为 T1WI 图像。CT 可见双侧腮腺体积未见明显增大或缩小，其内有弥漫的小结节，增强后可见强化；MRI 上显示为双侧腮腺弥漫的小囊状改变

重点推荐文献

[1] 卢松鹤. 结节型舍格伦综合征与恶性淋巴瘤关系初探. 中华口腔医学杂志，2012，47（4）：208-213.
[2] Iwanaga，Y，et al. A case of neuromyelitis optica spectrum disorder associated with a limited cutaneous systemic sclerosis and Sjogren syndrome. Rinsho Shinkeigaku，

2013，53（9）：695-700.
[3] Teixeira，F，et al. Neurological involvement in Primary Sjogren Syndrome. Acta Reumatol Port，2013，38（1）：29-36.

第 5 节　腮腺肿瘤

【概念与概述】
● 腮腺肿瘤（tumor of parotid gland）80% 发生于腮腺浅叶，良性肿瘤以多形性腺瘤最多，其次为腺淋巴瘤（Warthin 瘤），恶性肿瘤以黏液表皮样癌最多

【病理与病因】
● 不明确

【大体病理及手术所见】
● 良性多形性腺瘤
　○ 边界清楚，圆或椭圆形

　○ 肿瘤切面均质性，白色或褐色，软骨和黏液样软骨样区可有光亮的感觉
　○ 肿瘤内可有广泛出血或坏死
● 腺淋巴瘤
　○ 边界清楚，呈圆形或椭圆形
　○ 病灶可部分呈囊性，大小差异很大
● 黏液表皮样癌
　○ 肿瘤实性、光滑，可有囊性变
　○ 呈褐色、白色或粉红色
　○ 边界清楚或边缘有浸润

【显微镜下特征】

- 良性多形性腺瘤
  - 有很大程度的形态学变异
  - 主要成分有包膜、上皮和肌上皮细胞、间叶或间质成分
- 腺淋巴瘤
  - 呈囊实性
  - 实性区由上皮和淋巴样成分构成；囊和裂隙的大小和形态不一，有乳头状结构突入
- 黏液表皮样癌
  - 以表皮样细胞、产黏液细胞和中间型细胞为特征

【临床表现】

临床特点

- 最常见症状 / 体征
  - 腮腺肿块，可多发
  - 良性肿瘤生长缓慢，无明显症状；恶性肿瘤生长迅速，可有疼痛和面瘫
  - 淋巴结肿大

疾病人群分布

- 年龄　任何年龄，30～50 岁多见
- 性别　无明显差异

【自然病史与预后】

- 虽是良性肿瘤，但多形性腺瘤易复发和恶变
- 2%～2.5% 的腺淋巴瘤切除后会复发
- 多数得到适当治疗的黏液表皮样癌患者预后良好

【治疗】

- 手术治疗

【影像表现】

- 良性多形性腺瘤
  - 绝大多数为单发，少数可多发
  - 边界清楚、光滑的圆形或卵圆形肿块

- 肿块内可有钙化，囊变或出血
- 若无上述表现，肿块多呈均质性，在 CT 上密度比腮腺组织高，MRI 上表现为长 T1 长 T2 信号伴强化
- 腺淋巴瘤
  - 多位于腮腺尾部，约 15% 为多发或累及双侧腮腺
  - 边界清楚、光滑的小圆形或卵圆形结节，囊性成分常见，囊实性成分比例变化很大
  - 在 CT 上表现为低密度，MRI 上表现为长 T1 长 T2 信号伴强化

黏液表皮样癌

- 无特异性
- 早期边界清楚、光滑，可类似良性肿瘤；晚期呈浸润性表现

【鉴别诊断】

腮腺肿瘤无特异性的影像表现，很难区别组织学类型

- 良恶性腮腺肿瘤的鉴别
  - 单凭影像表现，有时很难区分良性和恶性腮腺肿瘤
  - 总的来说，大多数良性肿瘤外形规则，边界清楚光滑，与周围组织分界清楚；大多数恶性肿瘤则相反
- 与炎性团块的鉴别
  - 炎性团块少见
  - 脓肿中心为液性，壁厚，均匀而光滑，强化均匀，DWI 上表现为弥散受限
  - 腮腺淋巴结结核少见，多为单侧腮腺多发肿块，表现与颈部淋巴结结核表现相似
- 囊性团块的鉴别
  - 腮裂囊肿和淋巴上皮囊肿为均匀的囊性肿块，壁薄而光滑，无强化

典型病例

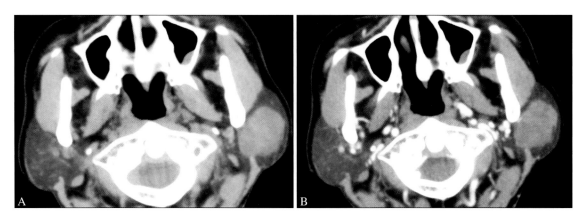

图 49-5-1　左侧腮腺良性多形性腺瘤

A，B. 轴位 CT 平扫及增强图像，左侧腮腺浅叶内可见一密度均匀、边界清楚、光滑的卵圆形肿块，左侧腮腺浅面皮下脂肪清晰，增强后肿块可见中等强化

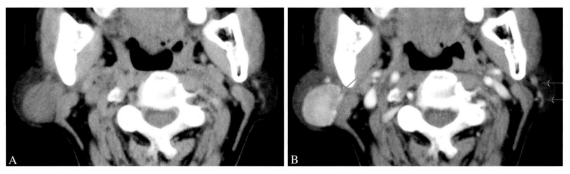

图 49-5-2　双侧腮腺腺淋巴瘤

A，B. 轴位 CT 平扫及增强图像，双侧腮腺尾部可见 3 个密度均匀、边界清楚、光滑的卵圆形肿块（B，红箭头），其中右侧腮腺内肿块较大，呈不均匀强化，其内可见囊状低密度区（B，绿斜箭）

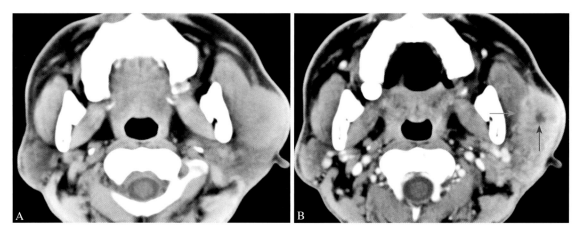

图 49-5-3　左侧腮腺黏液表皮样癌

A，B. CT 平扫及增强图像，左侧腮腺可见一密度不均匀的肿块影，增强后呈不均匀强化，其内可见囊变坏死区（B，红箭头）；其边缘毛糙，与咬肌分界不清（B，绿箭头），肿块部分与邻近腮腺实质分界不清，左侧腮腺浅面皮下脂肪肿胀

重点推荐文献

[1] Anantharajan N，N Ravindranathan and P Rajadurai. Lymphoepithelial carcinoma of the parotid gland，a very unusual tumor：Case report and review. Ear Nose Throat J，2013，92（9）：E7-9.

[2] Woo J，R R Seethala and S S Joseph. Mammary Analogue Secretory Carcinoma of the Parotid Gland as a Secondary Malignancy in a Childhood Survivor of Atypical Teratoid Rhabdoid Tumor. Head Neck Pathol，2013.

[3] Apuhan T，H Iwenofu and E Ozer. Solitary fibrous tumor of the accessory parotid gland：a unique case. Kulak Burun Bogaz Ihtis Derg，2013，23（4）：239-241.

[4] 李彦 . 3 T MR 三维稳态进动快速成像序列显示腮腺肿瘤及其与腮腺内面神经和腮腺导管的关系 . 中华放射学杂志，2010. 44（1）：61-64.

第6节　小涎腺肿瘤

【概念与概述】

- 口腔小涎腺位于黏膜下层，分布于腭、唇、舌及颊部等部位。咽旁间隙等部位可有异位的小涎腺
- 70% 的小涎腺肿瘤（tumor of minor salivary gland）发生于腭后部。良性小涎腺肿瘤中以良性多形性腺瘤（混合瘤）最多见，恶性则以腺样囊性癌和黏液表皮样癌多见

【病理与病因】

- 尚不明确

【大体病理及手术所见】

- 良性多形性腺瘤
  - 边界清楚，圆或椭圆形
  - 小涎腺良性多形性腺瘤包膜常不完整或无包膜
  - 肿瘤切面均质性，白色或褐色，软骨和黏液样软骨样区可有光亮的感觉
  - 肿瘤中可有广泛出血或坏死
- 腺样囊性癌
  - 肿瘤实性，界清但无包膜
  - 呈浅褐色，浸润性生长
- 黏液表皮样癌
  - 肿瘤实性、光滑，可有囊性变
  - 呈褐色、白色或粉红色
  - 边界清楚或边缘有浸润

【显微镜下特征】

- 良性多形性腺瘤
  - 有很大程度的形态学变异
  - 主要成分有包膜、上皮和肌上皮细胞、间叶或间质成分
- 腺样囊性癌
  - 主要由导管细胞和变异肌上皮细胞两种细胞组成
  - 该肿瘤偶尔可发生在其他肿瘤中
- 黏液表皮样癌
  - 以表皮样细胞、产黏液细胞和中间型细胞为特征

【临床表现】

临床特点

- 常见症状 / 体征
  - 缓慢生长的肿块是最常见的症状，但不同部位的肿瘤有各自的特点

【自然病史与预后】

- 虽然是良性肿瘤，但多形性腺瘤易复发和恶变
- 多数得到适当治疗的黏液表皮样癌患者预后良好
- 腺样囊性癌预后与组织学分类和临床分期有关

【治疗】

- 外科手术治疗

【影像表现】

- 良性多形性腺瘤
  - 边界清楚，呈球形或分叶状
  - 密度 / 信号均匀。在 CT 上密度高于腮腺，MRI 上呈长 T1 长 T2 信号
  - 若有囊变，出血或钙化，则密度 / 信号不均匀
- 腺样囊性癌和黏液表皮样癌
  - 不同组织学类型的恶性肿瘤具有相似的影像学特点，不易区别
  - 影像学检查主要是发现病变范围及有无恶性病变的特点，如：浸润生长，沿神经扩散，淋巴结转移等

【鉴别诊断】

- 同腮腺肿瘤

典型病例

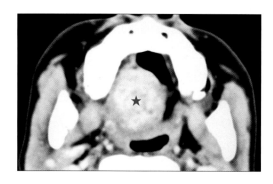

图 49-6-1　软腭良性多形性腺瘤
CT 轴位增强扫描示软腭偏右侧一不均匀强化的肿块（★号），边界清楚

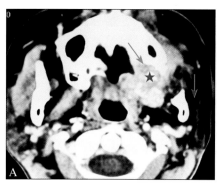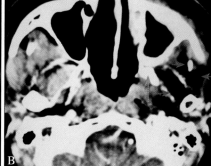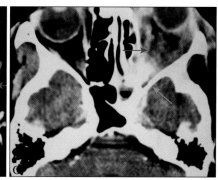

图 49-6-2　左腭腺样囊性癌
CT 增强扫描。A. 左侧软、硬腭交界区可见一边界不清的不均匀强化的软组织肿块（星号），肿块破坏邻近的上颌骨（绿箭头），左侧咀嚼肌脂肪化（红箭头）；B. 左侧翼腭窝轻度扩大，内可见软组织影（绿箭头），左侧咀嚼肌萎缩（红箭头）；C. 左侧眶下裂（绿箭头）及眼眶内可见软组织密度影（红箭），提示左腭部恶性肿瘤沿三叉神经分支扩散，并导致相应的咀嚼肌萎缩

重点推荐文献

[1] Iwai，T，et al. Warthin tumor arising from the minor salivary gland. J Craniofac Surg, 2012, 23（5）：e374-376.

[2] Tapia，J L，et al. Solitary fibrous tumor with entrapment of minor salivary gland tissue：an unusual presentation that requires exclusion of pleomorphic adenoma. Head Neck Pathol, 2011, 5（3）：314-320.

[3] 王佳峰，等，小涎腺腺样囊性癌 52 例临床分析. 中华口腔医学杂志，2012，47（12）：705-710.

第 7 节　口底癌

【概念】

　　口底癌（carcinoma of floor of mouth）是原发于口底黏膜的癌，与舌下腺的癌有所不同

【病理与病因】

- 病因学
  - 尚不明确
- 流行病学
  - 占口腔及唇癌的第 6 位

【大体病理及手术所见】

- 多发生舌系带的一侧或中线两侧
- 早期常为溃疡型，后期向深层组织浸润

【显微镜下特征】

- 角化珠
- 侵袭表现：穿透基底膜，向下方的组织蔓延
- 血管、淋巴管及神经周围侵袭

【临床表现】

临床特点

- 常见症状 / 体征
  - 疼痛，口涎增多，舌运动受限
  - 有时可扪及颈部肿大淋巴结

【自然病史与预后】

- 肿瘤生长快，浸润性强，早期易发生淋巴结转移，转移率仅次于舌癌

【治疗】

- 早期浅表的病变可用放射治疗
- 较晚期病变，若侵及下颌骨或有颈淋巴结转移时，行口底、下颌骨及颈淋巴结联合根治术
- 晚期病变可用放射治疗或化学治疗等姑息治疗手段

【影像表现】

概述

- 最佳诊断依据：口底浸润性、边界不清的混杂密度肿块，伴颈部淋巴结肿大

CT 表现

- 混杂密度，边界不清的肿块；增强后不均匀强化
- 舌中隔偏曲；肿块邻近口底脂肪间隙消失，病变与邻近肌肉、血管分界不清，可包埋血管
- 颈部可见肿大淋巴结

MRI 表现

- 混杂信号，大部分呈长 T1 长 T2 信号
- 增强后呈不均匀强化

【鉴别诊断】

- 脉管性病变
  - 常见于儿童及青少年
  - 淋巴管瘤常呈囊性，无强化，有时因出血可见液 - 液平面
  - 血管瘤内可见静脉石，增强后明显强化；有时在颌面部其他部位可见类似表现
- 皮样囊肿
  - 边界清楚，囊性病变，内可含脂肪，无强化
  - MRI 的 DWI 序列显示弥散受限
- 涎腺黏液囊肿
  - 口底或邻近颌下腺边缘清楚光滑的囊性病变，无强化

重点推荐文献

[1] 刘亮，口底癌的 CT 诊断 . 求医问药（学术版），2010，08（12）：146.

[2] Smee，R I，et al. Floor of mouth carcinoma：surgery still the dominant mode of treatment. J Med Imaging Radiat Oncol，2012，56（3）：338-346.

[3] Ellabban，M A，et al. The functional intraoral Glasgow scale in floor of mouth carcinoma：longitudinal assessment of 62 consecutive patients. Eur Arch Otorhinolaryngol，2013，270（3）：1055-1066.

典型病例

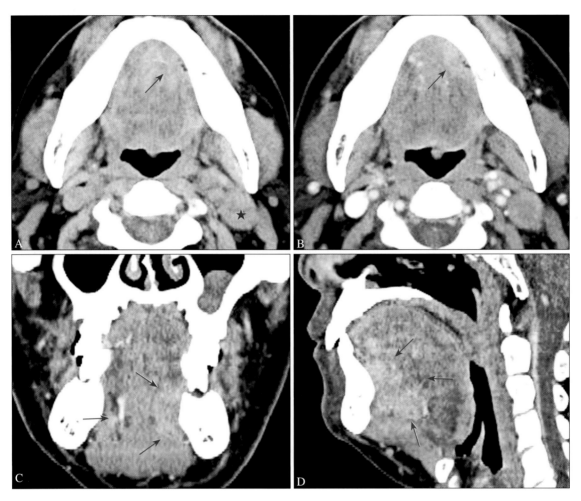

图 49-7-1　左侧口底癌

A，B. 分别为 CT 轴位平扫和增强图像，左侧口底可见一边界不清的软组织肿块，增强后呈不均匀强化（箭头）。左侧颈动脉鞘后方可见一肿大淋巴结影（星号）；C，D. 分别为冠状位及矢状位重建图像，C 图中横箭示右侧正常的口底脂肪和血管；左侧可见一边界不清的肿块（C、D 中斜箭），相应区域口底脂肪间隙消失，肿块包埋口底血管

第 8 节　舌　癌

【概念】

- 舌癌（carcinoma of tongue）是口腔恶性肿瘤，多数为鳞癌，腺癌比较少见，有时也可见淋巴上皮癌及未分化癌

【病理与病因】

- 病因学　不明确
- 流行病学　最常见的口腔恶性肿瘤

【大体病理及手术所见】

- 多发生于舌缘，其次为舌尖及舌背等处
- 常为溃疡型或浸润型

【显微镜下特征】

鳞癌可见：

- 角化珠
- 侵袭表现：穿透基底膜，向下方的组织蔓延
- 血管、淋巴管及神经周围侵袭

【临床表现】

临床特点

- 常见症状 / 体征
  - 舌运动受限
  - 舌部疼痛

- 舌部肿块，有时可扪及颈部肿大淋巴结
- 疾病人群分布
  - 多发于中老年
  - 男性多于女性

【自然病史与预后】

- 肿瘤生长快，浸润性强，早期易发生淋巴结转移

【治疗】

- 以综合疗法为主
  - 早期可选用内放射治疗，原发灶控制后再行淋巴结清扫术
  - 对放疗不敏感的早期病例，可行原发灶切除加淋巴结清扫术
  - 晚期病例首选手术治疗，化学治疗可作为辅助治疗

【影像表现】

概述

- 最佳诊断依据：舌部浸润性、边界不清的混杂密度肿块，伴颈部淋巴结肿大

CT 表现

- 混杂密度，边界不清的肿块；增强后不均匀强化
- 肿块向下可侵及口底
- 颈部可见肿大淋巴结

MRI 表现

- 混杂信号，大部分呈长 T1 长 T2 信号
- 增强后呈不均匀强化

【鉴别诊断】

- 淋巴瘤
  - 常见于舌根，有时可见咽淋巴环其他部位的病变
  - 弥漫大 B 细胞淋巴瘤一般呈密度均匀的肿块，轻度强化
  - NK/T 细胞淋巴瘤一般位于中线，呈边界不清、密度不均匀的软组织影，在黏膜下浸润
- 脉管性病变
  - 常见于儿童及青少年
  - 淋巴管瘤常呈囊性，无强化，有时因出血可见液 - 液平面
  - 血管瘤内　可见静脉石，增强后明显强化；有时在颌面部其他部位可见类似表现

典型病例

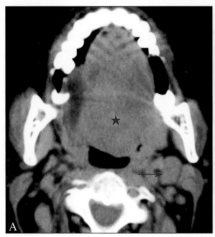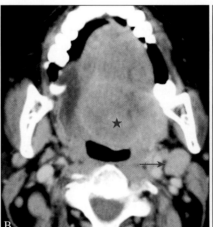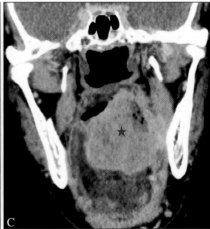

图 49-8-1　左侧舌癌

A ~ C. 分别为 CT 轴位平扫、增强及冠状位增强图像。舌部后份偏左可见一边界不清的软组织肿块，增强后呈中等强化（星号）。左侧颈动脉鞘可见肿大淋巴结影（箭头）

（魏　懿）

重点推荐文献

[1] Okuyemi O T，J F Piccirillo and E Spitznagel. TNM staging compared to a new clinicopathological model in predicting oral tongue squamous cell carcinoma survival. Head Neck，2013.

[2] Stander，S，et al. Oral medicine case book 46：squamous cell carcinoma of the tongue. SADJ，2013，68（1）：32-34.

[3] 刘乔建. 舌癌经舌下彩色多普勒超声表现 1 例. 中华超声影像学杂志，2002. 11（8）：466.

主要参考文献

[1] 邱蔚六. 口腔颌面外科学. 4 版，北京：人民卫生出版社，2000.

[2] Gnepp DR. Diagnostic Surgical Pathology of the Head and Neck. Saunders.

[3] 刘红钢、高岩主译. 头颈部肿瘤病理学和遗传学. 北京：人民卫生出版社. 2006.

[4] Yousem DM，Kraut MA，Chalian AA. Major Salivary Gland Imaging. Radiology，2000，216：19-29.

[5] Lee YYP，Wong KT，King AD et al. Imaging of Salivary Glangd Tumors. EJR，2008，66：419-436.

颞下颌关节疾病

第1节　颞下颌关节紊乱

颞下颌关节紊乱包括关节结构紊乱疾病、关节炎性疾病[滑膜炎及（或）关节囊炎]、骨关节病以及咀嚼肌紊乱疾病等。

一、关节结构紊乱

（一）关节盘、髁状突相对移位（relative displacement of meniscus and condyle）

【概念与概述】
- 颞下颌关节盘和髁状突失去正常位置关系造成关节盘、髁状突相对移位
- 分类
  - 可复性盘前移位
  - 不可复性盘前移位
  - 关节盘侧方移位
  - 关节盘旋转移位

【病理与病因】
- 关节盘后附着松弛，翼外肌牵拉关节盘前移
- 咬合关系紊乱，髁状突后移
- 翼外肌上下二头功能不协调

【大体病理及手术所见】
- 关节盘完整，但位置改变
- 关节盘各附着松弛或撕脱
- 关节囊扩张

【临床表现】
- 疼痛
- 下颌功能障碍，如开口受限、下颌运动偏斜、弹响等

【预后】
- 早期发现，及时治疗，可以治愈，特别是可复性盘前移位者；也有患者长期稳定在这一阶段而不发展；若未得到及时治疗，有的则进一步发展成关节器质性病变

【治疗】
- 主要采用保守治疗方式，通过戴用各种治疗性（牙合）板，矫正髁突 - 关节盘的关系
- 保守治疗无效者，可采用关节镜外科复位治疗，甚至进行开放性关节盘复位术
- 其他：包括关节腔内注射、电凝、牵引缝合等方法

【影像表现】
可复性盘前移位

关节造影表现
- 侧位体层闭口位：关节盘后带的后缘位于髁状突横嵴的前方
- 开口运动：髁状突向前滑动到盘后带时，关节盘向后反跳，继之恢复正常的盘 - 髁状突关系
- 侧位体层开口位：表现为基本正常的盘 - 髁关系，前上隐窝造影剂几乎全部回到后上隐窝

MRI 表现
- 斜矢状像闭口位：关节盘后带后缘位于髁状突横嵴前方
- 斜矢状像开口位：关节盘和髁状突位置恢复正常，即关节盘中间带移位于关节结节和髁状突之间

不可复性盘前移位

关节造影表现

- 侧位体层闭口位：关节盘后缘位于髁状突横嵴前方，关节盘变形
- 侧位体层开口位：关节盘不能恢复正常位置，仍处于前移位状态。前上隐窝造影剂不能完全回到后上隐窝

MRI 表现

- 斜矢状像闭口位：关节盘本体部明显移位于髁状突横嵴前方，盘后附着带拉长，前移
- 斜矢状像开口位：关节盘本体部仍位于髁状突横嵴前方，不能复位

关节盘侧方移位　包括关节盘内移位和外移位。

关节造影表现

- 关节上腔造影许氏位闭口片：关节外部"S"形造影剂正常形态消失；盘内移位时表现为明显过度充盈、增宽，盘外移位时表现为受压变薄或中断

MRI 表现

- 冠状位：关节盘位于髁状突外极的外侧，为盘外移位；如关节盘位于髁状突内极的内侧，则为盘内移位

关节盘旋转移位

关节盘呈旋转状态。可分为前内旋转移位和前外旋转移位

关节造影表现

- 关节上腔造影许氏位闭口片：显示关节上腔"S"形造影剂前部明显聚集，而后部明显变薄，甚至消失

MRI 表现

- 同一侧关节在闭口斜矢状像呈现为盘前移位特征，同时在冠状像上呈现为盘内侧移位，即为关节盘前内侧旋转移位；若呈现出盘外侧移位，则为关节盘前外侧旋转移位

推荐影像学检查

- 最佳检查方法：MRI

典型病例

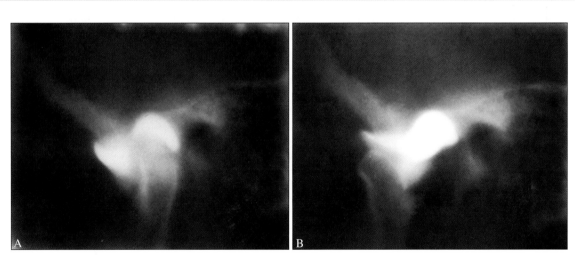

图 50-1-1　**可复性盘前移位**
左侧颞下颌关节造影 A.闭口位，关节盘后带后缘位于髁状突横嵴前方；B.盘-髁关系恢复正常，前上隐窝造影剂几乎全部回到后上隐窝

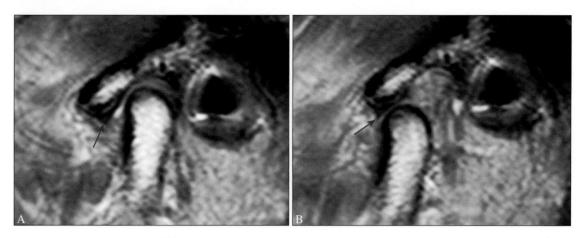

图 50-1-2　可复性关节盘前移位

右侧颞下颌关节斜矢状位 MRI，质子密度加权像。A. 闭口位，关节盘向前移位（箭头），后带后缘位于髁状突横嵴前方；B. 张口位，关节盘中间带位于关节结节和髁状突之间，盘 - 髁关系恢复正常（箭头）

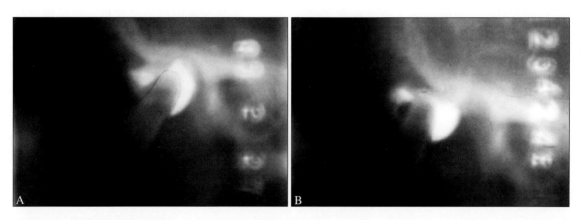

图 50-1-3　不可复性盘前移位

左侧颞下颌关节造影 A. 闭口位，关节盘后缘位于髁状突横嵴前方，关节盘变形；B. 张口位，关节盘仍处于前移位状突，前上隐窝仍可见部分造影剂

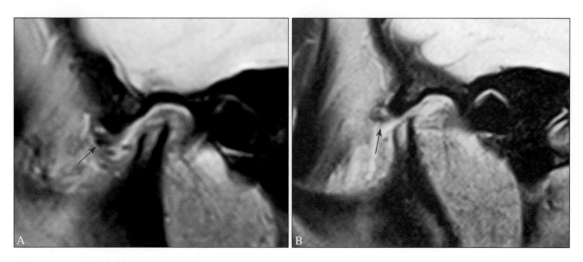

图 50-1-4　不可复性关节盘前移位

颞下颌关节斜矢状位 MRI，质子密度加权像。A. 闭口位，关节盘本体部全部位于髁状突前方和关节结节下方，形态异常；B. 张口位，关节盘仍位于髁状突前方，盘 - 髁关系未恢复正常。髁状突上缘骨质缺损

（二）关节盘穿孔

【概念与概述】

- 关节盘穿孔（disc perforation）是关节器质性破坏的常见表现之一
- 多发生于颞下颌关节紊乱病晚期阶段

【病理与病因】

- 盘后弹力纤维破坏，关节盘向前移位脱出
- 下颌运动中，前移位的关节盘与关节结节、髁状突的机械磨损

【大体病理及手术所见】

- 关节盘破裂穿孔

【临床表现】

- 疼痛，在开闭口、前伸及侧方运动时，关节内可出现多声破碎音
- 伴有髁状突退行性变时，常有关节内摩擦音
- 常有关节绞锁现象
- 开口形状歪曲
- 可同时存在关节盘移位的体征及症状

【预后】

- 预后一般较好，临床症状可得到一定的缓解，但个别患者仍可出现反复疼痛、张口受限的情况

【治疗】

- 首选保守治疗
  - 解除肌痉挛疗法
  - 关节腔内药物治疗
  - 调整咬合关系
- 关节盘手术修补：适用于经长期保守治疗后，仍反复疼痛，影响功能者

【影像表现】

关节造影表现

- 当将造影剂单纯注入关节上腔或下腔时，而另外一腔同时部分显影或充盈
- 侧位体层开口位片：造影剂分布不规则

MRI 表现

- 关节盘变薄
- 穿孔部位关节盘组织连续性中断，出现骨 - 骨直接相对征象，即髁状突与关节窝或关节结节之间无关节盘组织分隔

推荐影像学检查

- 最佳检查方法：关节造影

【鉴别诊断】

- 穿刺造影操作致关节盘双板区损伤，上下腔交通假象
  - 造影剂分布较紊乱，关节盘双板区、前附着或关节周围组织内存在密度不均匀的造影剂
  - 结合穿刺操作情况

诊断与鉴别诊断精要

- 关节造影检查，当造影剂注入上腔或下腔时另一腔同时显影
- 关节盘连续性中断，MRI 上出现骨 - 骨直接相对征象

典型病例

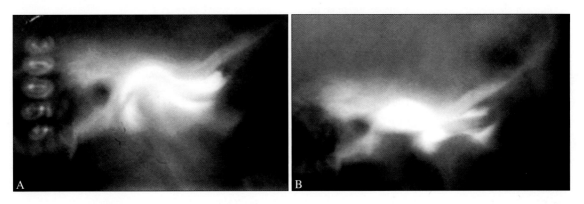

图 50-1-5 **关节盘穿孔**
右侧颞下颌关节上腔造影。A.闭口位；B.张口位，造影剂注入上腔后，可见下腔同时显影

重点推荐文献

[1] Munoz-Guerra，MF，et al. Temporomandibular joint disc perforation：long-term results after operative arthroscopy. J Oral Maxillofac Surg，2013，71（4）：667-676.

[2] 邓末宏. 手术治疗颞下颌关节盘穿孔的临床研究. 中华口腔医学研究杂志（电子版），2008，2（1）：52-56.

二、滑膜炎及关节囊炎

【概念与概述】
- 滑膜炎为关节滑膜炎症，可伴有粘连、关节盘移位和（或）关节腔内渗出
- 急性：病程较短，如数天或数周；慢性：持续、迁延数月或数年

【病理与病因】
- 原发性：病因不明
- 继发性：继发于类风湿性关节炎、强直性脊椎炎、牛皮癣性关节炎，外伤，关节邻近组织炎症、关节盘移位、骨关节病等

【大体病理及手术所见】
- 关节滑膜增厚
- 关节腔内粘连
- 关节腔积液
- 伴发各种关节盘移位

【显微镜下特征】
- 早期：关节滑膜充血、水肿
- 慢性：滑膜肉芽组织增生，后期关节软骨可由纤维肉芽组织取代

【临床表现】
- 关节区疼痛，随功能活动而加重，急性期关节区肿胀
- 开口受限
- 同侧后牙不能咬合
- 下颌运动时可闻及关节杂音
- 可合并关节盘移位和骨关节病临床症状

【自然病史及预后】
- 急性炎症期如得到及时治疗，消除发病因素后可以痊愈；慢性炎症则常常反复发作，疾病迁延，常常出现张口受限，治疗后，可改善疼痛，增大张口度

【治疗】
- 以保守治疗为主，采用服药、休息、封闭以及关节腔冲洗等治疗方法
- 伴关节盘移位或骨关节病等疾病可行牙合垫治疗
- 症状严重者可手术治疗

【影像表现】
X 线及 CT 表现
- 无关节腔积液时，普通 X 线检查无明显阳性发现
- 有关节腔积液时平片可出现关节间隙增宽，髁状突向前下移位等征象。CT 可直接显示关节腔内有液性密度影

- 继发性者可有髁状突骨质异常：疏松、破坏或骨质增生等征象

MRI 表现

- 关节腔内积液：关节上、下腔内出现长 T1 长 T2 信号影
- 滑膜肉芽组织增生：关节腔内小结节状中等信号软组织影，可强化
- 关节盘异常：移位；不均匀信号增高；或信号消失

- 继发性者可有髁状突骨质形态和信号异常

推荐影像学检查

- 最佳检查方法：MRI

【鉴别诊断】

- 颞下颌关节肿瘤
  - 颞下颌关节内或附近软组织性或骨性肿块
  - 关节骨质破坏或增生
  - 软组织肿块可强化
  - 恶性者出现邻近结构破坏征象

重点推荐文献

[1] Le WJ, et al. Pigmented villonodular synovitis of the temporomandibular joint：CT imaging findings. Clin Imaging，2013.
[2] Wojciechowski W，Z Tabor and A Urbanik. Assessing synovitis based on dynamic gadolinium-enhanced MRI and

EULAR-OMERACT scores of the wrist in patients with rheumatoid arthritis. Clin Exp Rheumatol，2013.
[3] 尤玉华. 色素沉着绒毛结节性滑膜炎的 MRI 表现. 中华放射学杂志，2003，37（6）：488-492.

三、骨关节病

【概念与概述】

- 骨关节病（osteoarthrosis）可分为原发性骨关节病和继发性骨关节病两种
- 原发性骨关节病：无先天性、创伤性及感染性关节疾病，无活动性、炎性关节病证据
- 继发性骨关节病：有明确的局部致病因素

【病理与病因】

- 病因学
  - 原发性骨关节病：关节软骨的退行性改变
  - 继发性骨关节病：继发于颞下颌关节结构紊乱疾病、创伤，关节局部感染或先天性髁状突发育异常等

【大体病理及手术所见】

- 髁状突和关节结节纤维软骨关节面呈绒毛状，进而变薄、变脆，出现虫蚀状缺损，继而碎裂和消失，骨性关节面裸露
- 骨性关节面变形，关节面骨质增生，骨赘形成，碎裂后形成游离体
- 骨性关节面下有小囊样骨质吸收区
- 关节囊和韧带附着处纤维软骨增生肥大，钙化或骨化

【临床表现】

- 颞下颌关节运动障碍

- 疼痛
- 关节弹响或杂音

【预后】

- 预后一般，但有的患者经过适当治疗，不仅症状缓解或消除，甚至破坏的骨质也可以修复，关节功能基本恢复

【治疗】

- 以保守治疗为主，采用药物治疗、理疗、开口训练、牙合垫、关节内注射药物等方法
- 保守治疗无效时可采取手术治疗，包括髁突高位切除术、关节盘修补术、关节成形术等

【影像表现】

X 线及 CT 表现

- 髁状突骨质增生硬化：髁状突边缘唇样骨质增生，骨赘形成；前斜面密质骨板增厚、密度增高；髁状突内散在斑点状致密影
- 髁状突破坏：髁状突前斜面密质骨边缘不整齐；髁状突小凹陷缺损，或较广泛骨质缺失
- 髁状突囊样变：髁状突密质骨板下有大小不等囊样改变，周边有硬化带
- 髁状突磨平、变短小
- 关节结节、关节窝硬化
- 关节间隙狭窄
- 常伴有关节盘移位、穿孔等病变

MRI 表现
- 关节形态改变同 X 线及 CT
- 关节信号改变
- 关节面骨质增生：长 T1 短 T2 信号
- 关节内游离体：长 T1 短 T2 信号
- 关节面下囊样吸收区：长 T1 长 T2 信号
- 关节囊和韧带钙化：长 T1 短 T2 信号

推荐影像学检查
- 最佳检查方法：CT

【鉴别诊断】
- 类风湿性关节炎
  - 骨质疏松、骨质破坏，髁状突硬化及磨平征象少见
  - 多同时侵犯双侧颞下颌关节
  - 与全身类风湿活动情况有关

典型病例

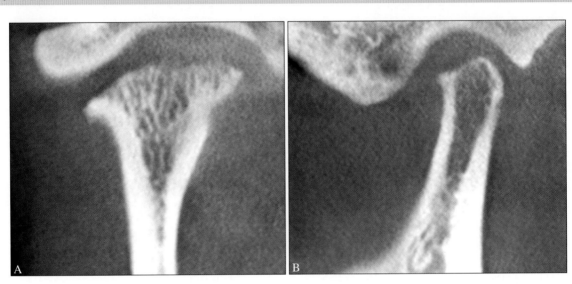

图 50-1-6　骨关节病
A，B. 右侧颞下颌关 CT 冠状位及矢状位，显示髁状突磨平，变短小；髁突前斜面骨皮质变薄、缺失，边缘有骨质增生

第 2 节　颞下颌关节强直

【概念与概述】
- 因器质性病变导致长期开口困难或完全不能开口，造成颞下颌关节强直（ankylosis of temporomandibular joint）
- 分类：纤维性强直；骨性强直

【病理与病因】
- 病因学
  - 关节炎症：邻近器官的化脓性炎症扩散；下颌骨骨髓炎；脓毒血症等
  - 关节损伤
  - 类风湿性关节炎等结缔组织病变累及

【大体病理及手术所见】
- 纤维性强直
  - 关节表面的纤维软骨和关节盘破坏，为含血管的纤维组织取代，关节间被纤维结缔

组织充填
  - 骨性关节面骨质吸收破坏并有纤维组织长入
  - 关节周围大量结缔组织增生
- 骨性强直
  - 髁状突粗大，关节附近骨质增生
  - 关节凹、关节结节、髁状突之间骨性愈着，彼此融合成一致密骨块

【临床表现】
- 开口困难或完全不能开口，纤维性强直患者可以稍有开口活动，而骨性强直则几乎完全不能开口
- 面下部发育障碍畸形：多见于儿童期发生关节强直者，可致小颌畸形
- 咬合关系错乱：多见于儿童期患病者

- 髁状突活动减弱或消失

【自然病史与预后】

- 早期手术能及时恢复咀嚼功能，有利于面下部的生长发育
- 术后复发率约 20%
- 若术中注意手术操作、选择好插补物，术后坚持开口练习，可减少复发

【治疗】

- 必须采用外科手术治疗
- 关节重建

【影像学表现】

X 线及 CT 表现

- 纤维性强直
  - 关节骨性结构不同程度的破坏，形态不规则，关节间隙模糊，但仍存在
- 骨性强直
  - 关节正常结构形态改变，关节间隙消失，髁状突与关节窝、关节结节及颧弓根部融合，骨小梁彼此贯通，形成致密的骨性团块
  - 可累及乙状切迹、喙突和颧弓
- 儿童患本病，可影响颌骨发育形成小颌畸形

MRI 表现

- 纤维性强直
  - 关节间隙 T2WI 上信号降低，关节盘结构不清
  - 骨性关节面边缘形态不规则
- 骨性强直
  - 连接髁状突、关节结节、关节窝，甚至颧

弓部、乙状切迹和喙突的骨性团块影，骨质彼此贯通，无关节间隙，T1WI 和 T2WI 均呈低信号

推荐影像学检查

- 最佳检查方法：CT

【鉴别诊断】

- 咀嚼肌群痉挛
  - 一般均在咬肌、颞肌等部位出现压痛
  - 经治疗肌痉挛一旦解除后，开口困难即可消失
  - X 线检查一般无阳性发现
- 关节外强直
  - 常有坏疽性口炎或上下颌骨较广泛的损伤史，多伴有口腔颌面部软组织瘢痕挛缩或缺损畸形
  - X 线片上，关节骨性结构和关节间隙无重要异常征象
  - 有时可见颌间间隙狭窄，颌间瘢痕骨化，严重者可形成上、下颌间广泛骨性粘连
- 关节及其邻近结构肿瘤
  - 除开口受限外多伴有其他相应临床症状
  - 影像检查：受侵处骨质破坏及软组织肿块等
- 喙突过长及喙突骨瘤或骨软骨瘤
  - 喙突过长
  - 喙突骨瘤或软骨瘤：前者致密，边缘光滑，后者呈膨胀性，内有分隔和钙化

诊断与鉴别诊断精要

- 关节间隙消失，髁状突与关节窝、关节结节及颧弓根部融合，骨小梁彼此贯通，形成致密的骨性团块，应确诊为骨性关节强直
- 关节骨性结构破坏，形态不规则，关节间隙虽模糊但存在，结合开口困难的病史，应考虑纤维性强直

典型病例

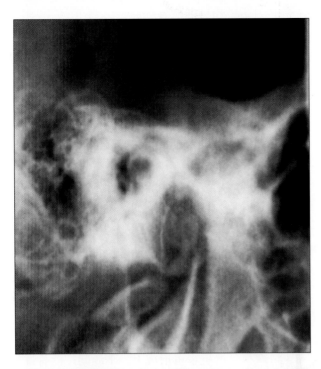

图 50-2-1　颞下颌关节纤维性强直
左侧颞下颌关节侧位 X 线片示骨性关节面骨质缺损，
形态不规则，关节间隙仍可见，但较模糊

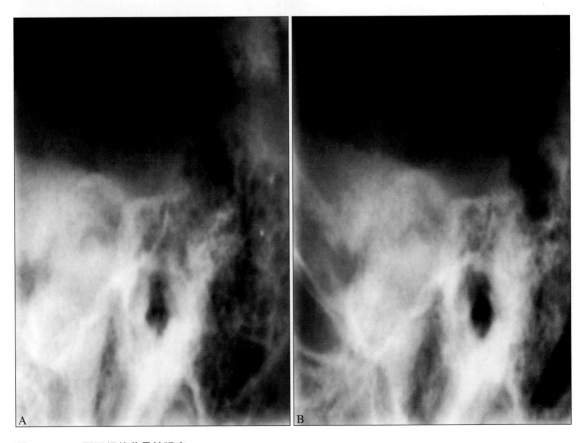

图 50-2-2　颞下颌关节骨性强直
右侧颞下颌关节侧位 X 线片 A. 闭口位；B. 张口位，右侧颞下颌关节间隙大部消失，髁状突和颞下颌关节窝融合，骨小梁
彼此贯通，形成致密骨块。闭、张口位上髁状突和关节窝位置无明显变化

重点推荐文献

[1] Gundlach K K. Ankylosis of the temporomandibular joint. J Craniomaxillofac Surg，2010，38（2）：122-130.

[2] 张益，何冬梅，马绪臣. 创伤性颞下颌关节强直的病程特点与分类治疗. 中华口腔医学杂志，2006，41（12）：751-754.

[3] 乔永明，韩新光，李波，等. 颞下颌关节强直的 X 线研究. 现代口腔医学杂志，2008，22（4）：435-436.

[4] Vasconcelos B C，Porto G G，Bessa-Nogueira RV. Temporo mandibular joint ankylosis. Braz J Otorhinolaryngol，2008，74（1）：34-38.

第 3 节　颞下颌关节肿瘤

一、髁状突骨瘤

【概念与概述】

- 髁状突骨瘤（osteoma of condyle）是由分化良好的成熟骨组织构成的良性肿瘤
- 分类：致密型、松质型、混合型

【大体病理及手术所见】

- 与髁突相连的骨性肿块，由骨膜、活跃区、骨小梁区和硬化区组成

【显微镜下特征】

- 致密型：由成熟的板层骨和宽厚不规则的密集骨小梁构成，较少形成髓腔和哈佛系统
- 松质型：由成熟板层骨和编织骨构成，小梁间髓腔为纤维组织和脂肪充填
- 骨小梁较原始，呈非应力状态排列

【临床表现】

- 功能障碍
- 咬合错乱
- 偏下颌畸形

【治疗】

- 有明显功能障碍和外观畸形者手术切除

【影像表现】

X 线及 CT 表现

- 从髁状突突出的球状或分叶状肿块
- 呈高密度，致密型密度更高
- 边界清楚

MRI 表现

- 髁状突的球状或分叶状肿块
- 各序列上均呈低信号

推荐影像学检查方法

- 最佳检查方法：CT

【鉴别诊断】

- 髁状突骨软骨瘤
  - 有皮质骨和松质骨成分，并分别与髁突的相应部分连续
  - 肿瘤顶端有软骨帽及钙化灶

诊断与鉴别诊断精要

- 与髁状突相连的骨性肿块，CT 呈高密度，MRI 上各序列均为低信号，边界清楚

典型病例

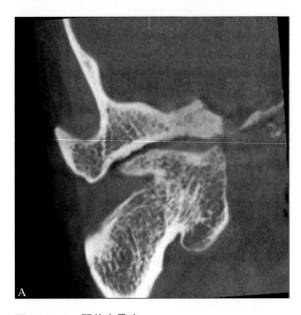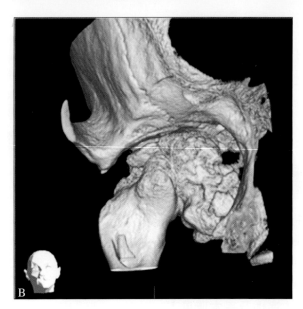

图 50-3-1　髁状突骨瘤

A，B.右颞下颌关节 CT 冠状位及三维重建，显示右髁状突骨性分叶状肿瘤，密度与髁状突密度一致，边界清楚

二、骨软骨瘤

【概念与概述】

- 骨软骨瘤（osteochondroma）是骨软骨性外生骨疣

【大体病理及手术所见】

- 与髁状突相连的骨性突起，皮质和松质分别与髁状突的相应部分连续，有软骨帽

【显微镜下特征】

- 分 3 层结构：纤维组织层、软骨帽层和松质骨层，软骨帽内的活跃细胞具有软骨增殖征象

【临床表现】

- 偏颌
- 咬合错乱
- 关节强直

【治疗】

- 外科手术治疗是唯一的选择

【影像表现】

X 线及 CT 表现

- 与髁状突相连的骨性肿块，外周的皮质骨和中间的松质骨分别与髁状突的相应部分相连续
- 软骨帽钙化显示为斑点状高密度影

MRI 表现

- 肿瘤的皮质骨在 T1WI 和 T2WI 上为低信号，中心部位的松质骨在 T1WI 上呈高信号，T2WI 上呈中等信号
- 软骨帽中的钙化成分在各序列上呈低信号，未钙化部分 T1WI 为低信号，T2WI 上为高信号

推荐影像学检查方法

- 最佳检查方法：CT

【鉴别诊断】

- 骨瘤
  - 致密型无松质骨成分；松质型骨小梁排列紊乱，与髁状突骨小梁方向不一致
  - 顶端无软骨帽

诊断与鉴别诊断精要

- 边界清楚的骨性肿块，皮质骨和松质骨分别与髁状突的相应部分相连续
- 肿瘤顶端有软骨帽和钙化灶

典型病例

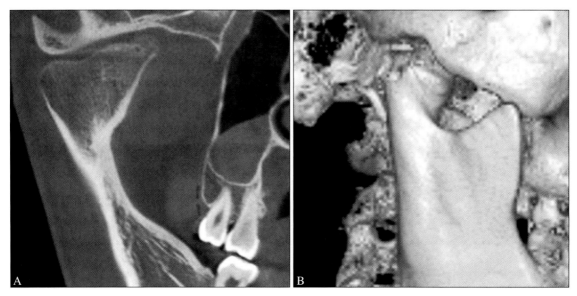

图 50-3-2　**骨软骨瘤**
A，B. 右侧颞下颌关节 CT 冠状位及三维重建，显示髁突正常形态消失，代之以膨大突出的骨疣，与正常的髁突结构没有边界

三、滑膜软骨瘤病

【概念与概述】
- 滑膜软骨瘤（synovial ch-ondromatosis）为滑膜化生形成的瘤样病变

【病理与病因】
- 病因不明
- 有人认为与感染和外伤有关

【大体病理及手术所见】
- 滑膜增生肥厚
- 大小不等的软骨体、骨体或骨软骨体与滑膜相连或游离于关节囊内

【显微镜下特征】
- 骨体由滑膜的类成纤维细胞成骨而形成
- 软骨体表层生发细胞层与滑膜细胞相连续
- 骨软骨体由软骨体化骨而成，中心为骨组织，外层为软骨，周围为纤维结缔组织

【临床表现】
- 局部疼痛肿胀
- 关节运动障碍
- 关节运动时出现摩擦音、破裂音等杂音，可绞锁

【治疗】
- 一般做滑膜切除和软骨游离体移出

【影像表现】
X 线表现
- 颞下颌关节内多数大小不等类圆形高密度结节影
- 髁状突向前下移位，关节间隙增宽
- 合并骨关节病表现

CT 表现
- 附着于滑膜或游离于关节囊内的多数大小不等类圆形结节
  - 钙化性结节：不均匀高密度，中心浅淡，周围致密
  - 非钙化性结节：等或稍低密度
- 合并骨关节病和关节积液表现

MRI 表现
- 瘤体信号强度与瘤体成分有关
  - 骨软骨体：中心 T1WI 和 T2WI 为高信号，外周随钙化程度不同而呈 T1WI 中或低信号，T2WI 为高或低信号
  - 软骨体：未钙化时 T1WI 呈中等信号，T2WI 呈高信号；钙化时 T1WI 和 T2WI 均为低信号
  - 骨体：T1WI 和 T2WI 为高信号，与骨髓信号相似
  - 关节积液：T1WI 为低信号，T2WI 为高

信号

推荐影像学检查
- 最佳检查法：CT
- 备忘建议
  - MRI 有助于瘤体性质的分析和关节囊内积液程度的评价

【鉴别诊断】
- 骨性关节病

- 骨赘脱落形成的关节游离体较小、形态不规则
- 骨赘无中心区和周围区密度及信号差别
- 绒毛结节性滑膜囊炎
  - 增强扫描有明显强化
  - 无钙化、骨化软骨体

诊断与鉴别诊断精要
- 颞下颌关节内多个大小不等类圆形结节，密度／信号不均

典型病例

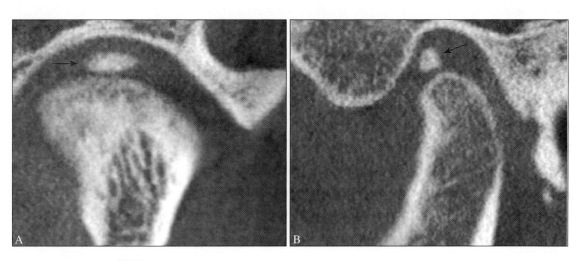

图 50-3-3 髁突滑膜软骨瘤病
A，B．左侧颞下颌关节冠状位及矢状位，显示关节间隙增宽，前间隙内可见类圆形钙化性结节游离其中（箭头），髁突表面骨质光滑

四、巨细胞瘤

【概念与概述】
- 巨细胞瘤（giant cell tumor）又名破骨细胞瘤

【大体病理及手术所见】
- 多发生于关节结节、关节窝、邻近颅底和关节盘
- 病灶呈实性或囊实性
- 囊性部分呈单一或多房性囊腔，囊壁薄
- 有结缔组织或骨组织分隔
- 侵袭型病灶可穿破骨壳，侵入关节腔和邻近软组织

【显微镜下特征】
- 病灶内有丰富的梭形或椭圆形细胞，大量破骨细胞

【临床表现】
- 间隙性不适
- 肿胀
- 运动受限

【治疗】
- 外科手术治疗
  - 根据分级情况，分别采取包囊内搔刮，包囊外界限切除及广泛性切除

【影像表现】

X线表现

- 呈低密度的骨质破坏，有成熟骨皮质包壳
- 病灶内常见分隔，呈小囊多房状

CT表现

- 病变呈囊实性多房状骨破坏区，有分隔，不同程度膨胀
- 骨壳完整或局部缺损
- 病灶内为软组织密度
- 可有钙化、出血和坏死
- 软组织可有受侵犯征象
- 增强扫描非囊变区明显强化

MRI表现

- 肿瘤实质：T1WI上呈低、等信号，T2WI上为高信号
- 肿瘤囊腔：T1WI上为低信号，T2WI上为高信号，可见液-液平面

- 肿瘤内出血：T1WI和T2WI上，亚急性期为高信号；陈旧性为低信号
- Gd-DTPA增强扫描，肿瘤实质部分强化

推荐影像学检查

- 最佳检查方法：CT
- 备忘建议
  - 区别肿瘤的实质部分和囊性部分，发现病灶内出血以及探察肿瘤有无对周围软组织的浸润，MRI很有价值

【鉴别诊断】

- 成软骨细胞瘤
  - 呈圆形或椭圆形，轻度膨胀，边缘硬化
  - 皮质变薄，可局限性缺失
  - 后期有多数斑点状或斑片状钙化灶
- 软骨瘤
  - 皮质膨胀较轻，边缘有硬化
  - 内有斑点状钙化

诊断与鉴别诊断精要

- 颞下颌关节区骨源性囊实性肿瘤，具有分隔，多房、膨胀性骨质破坏等特点

五、骨肉瘤

【概念与概述】

- 骨肉瘤（osteosarcoma）又名成骨肉瘤
- 分类：溶骨性、成骨性、混合性

【病理与病因】

- 肿瘤的主要成分为瘤性成骨细胞，瘤性骨样组织和肿瘤骨

【大体病理及手术所见】

- 肿瘤骨质多者质坚硬
- 细胞成分多者质软，灰红，如鱼肉状
- 可有坏死和囊腔形成
- 好发于成人髁状突

【显微镜下特征】

- 瘤细胞高度异型性，细胞大，形态不一，染色质丰富，核分裂象多见
- 可见瘤巨细胞
- 有大小不等、形态不同的软骨样和骨样基质

【临床表现】

- 疼痛
- 张口受限

【自然病史与预后】

- 可发生远处转移，转移部位以肺、脑为多
- 采用综合疗法，可使生存率提高，但预后仍比鳞癌、腺癌差

【治疗】

- 手术并辅助放、化疗

【影像表现】

X线表现

- 髁状突不规则骨质破坏区，累及骨皮质
- 形态不一的高密度肿瘤骨
- 软组织肿块形成
- 骨膜反应：放射状瘤骨或Codman三角

CT表现

- 髁状突骨质破坏，皮质缺损
- 软组织肿块，内有程度不等肿瘤骨

- 放射状骨针，垂直于髁状突和下颌支，或为 Codman 三角
- 邻近结构受侵
- 增强扫描肿瘤强化

MRI 表现

- 骨质破坏区和软组织肿块
  - T1WI 低信号或低、等、高混杂信号，增强扫描肿块强化
  - T2WI 不均匀高信号或混杂信号
- 肿瘤骨：T1WI 和 T2WI 均为低信号
- 液化坏死区：T1WI 低信号，T2WI 高信号
- 出血灶：T1WI 高信号，T2WI 高或低信号，陈旧性出血为低信号

推荐影像学检查

- 最佳检查方法：MRI

- 备忘建议
  - 显示病灶内的瘤骨，探察骨膜反应的类型和邻近骨质的受累情况，CT 很有价值

【鉴别诊断】

- 软骨肉瘤
  - 肿瘤内有大量点线状、团片状钙化灶
- 化脓性骨髓炎
  - 有感染的临床表现
  - 急性期点片状骨质破坏，融合，范围扩大，慢性期骨质增生硬化
  - 分层状或花边状、波浪状骨膜增生
  - 程度不等的死骨
  - 软组织内无瘤骨
  -

（王　虎　肖家和）

诊断与鉴别诊断精要

- 骨质破坏、放射状骨膜反应或 Codman 三角、软组织肿块和瘤骨，是诊断骨肉瘤的主要影像征象

典型病例

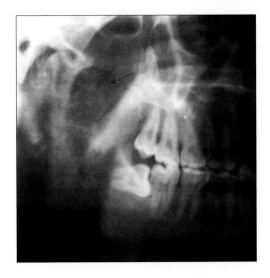

图 50-3-4　**髁突骨肉瘤**
曲面断层片显示右侧髁突区不规则骨质破坏，髁突周围可见放射性瘤骨，形成类圆形肿块（箭头）

重点推荐文献

[1] 杨本涛. 鼻眶部软骨肉瘤的 CT 和 MRI 诊断. 中华放射学杂志, 2006, 40（6）：572-576.

[2] 杨本涛. 鼻窦骨肉瘤的 CT 和 MRI 诊断. 中华放射学杂志, 2007, 41（10）：1062-1065.

主要参考文献

[1] Warner BF, Luna MA, Newland JR. Temporomandibular joint neoplasms and pseudotumors. Advances in Anatomic Pathology, 2000, 7（6）：365-381.

[2] Jones AC, Prihoda TJ, Kacher JE, et al. Osteoblastoma of the maxilla and mandible：a report of 24 cases, review of the literature, and discussion of its relationship to osteoid osteoma of the jaws. Oral Surgery Oral Medicine Oral Pathology Oral Radiology and Endodontics, 2006, 102（5）：639-650.

[3] Tochihara S, Sato T, Yamamoto H, et al. Osteoid osteoma in mandibular condyle. International Journal of Oral and Maxillofacial Surgery, 2001, 30（5）：455-457.

[4] 韩方凯（综述），马绪臣（审校）. 颞下颌关节滑膜软骨瘤病. 现代口腔医学杂志, 2006, 20（4）：425-428.

[5] 邱蔚六，张志愿. 口腔颌面肿瘤学. 济南：山东科学技术出版社, 2004.

颈部影像学

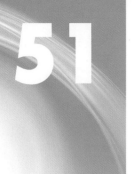

颈部影像检查方法

颈部的解剖结构复杂，传统 X 线检查难以提供足够的诊断信息，影像学检查主要依靠超声、CT 和 MRI 检查。对颈部浅表的病变，超声检查是首选的方法，对深部病变，特别是颌面深部，由于下颌骨的阻挡和咽喉部空腔气体的影响，超声检查难以探测病变的全貌和毗邻关系，CT 和 MRI 成为主要的检查方法，在颈部软组织病变的定位、定性及其肿瘤分期方面发挥了重要价值。核素和血管造影常用于甲状腺、甲状旁腺和颈部副神经节瘤等富血供肿瘤的诊断和鉴别诊断，对肿瘤的定性和治疗具有一定的价值。影像学检查方法的选择，必须充分了解临床病史和体检资料，针对临床要求正确使用恰当的检查方法。各种检查方法各有优势，可以互相弥补，原则上尽量使用一种检查方法。

第 1 节 X 线

颈部正、侧位片对观察颈部软组织病变的价值不大

- 正位片可观察气道是否狭窄、移位、软组织内有无钙化，但正位片显示颈椎与中线部位软组织的重叠太多，价值有限
- 侧位片可以显示椎前软组织包括气道、甲状腺、喉的侧位表现，投照时患者取坐位，肩部尽量下垂，可以嘱患者两手握沙袋使双肩向下牵引，颈部垂直于肩部，头稍仰，尽量显示颈前软组织。中心线对准舌骨水平颈椎前缘。采用软组织条件投照

第 2 节 CT

先扫定位片，扫描基线：横断面扫描基线为听眶下线，冠状面扫描基线根据扫描的器官、部位或需显示的结构而定。扫描及重建参数如下：

- 非螺旋方式扫描 电压 ≥120kV，电流 ≥100mA，层厚 2 ~ 5mm，层间距 2 ~ 5mm；FOV：（17×17）cm ~ （25×25）cm，矩阵 ≥512×512，软组织算法重建（需观察骨质改变的病例同时采用骨算法重建）；软组织窗：窗宽 300 ~ 400 Hu，窗位 30 ~ 50Hu；骨窗：窗宽 1500 ~ 4000Hu，窗位 300 ~ 700Hu
- 螺旋方式扫描 电压 ≥120kV，电流 ≥200mA，准直器宽度 2mm，重建间隔小于或等于准直器宽度的50%，FOV 为（20×20）cm ~ （25×25）cm，矩阵 ≥512×512，软组织算法重建（需观察骨质改变的病例同时采用骨算法重建）；软组织窗：窗宽 300 ~ 400Hu，窗位 30 ~ 50Hu；骨窗：窗宽 1500 ~ 4000Hu，窗位 300 ~ 700Hu
  - 颈部间隙冠状面或矢状面重建：冠状面重建基线在矢状面上，与颈动脉纵轴平行
  - 矢状面重建基线在冠状面上，与颈动脉纵轴平行，必要时使用最大密度投影（maximum intensive projection，MIP）技术以便更直观地显示颈动脉影像。包括横

断面的重组层厚为 2 ~ 5mm，重组间隔 2 ~ 5mm（较小病变的层间距≤层厚）

- 增强扫描，注射碘对比剂 100ml，流率 3 ml/s，延迟 30s 扫描，如欲观察肿瘤与动脉的关系，延迟时间约 20s，再在肿瘤局部行实质期扫描（注入对比剂后约 50s）

- 三维 CT 成像可立体直观地显示病变与咽、喉腔及其颈部大血管的关系。CTA 可显示头颈部血管性病变及肿瘤侵犯血管，是颈部软组织病变最有诊断价值之一的影像检查技术，其主要价值是明确病变的范围及其与周围组织结构的关系

第 3 节　MRI

- MRI 扫描一般选择颈部正交线圈（或头颅多通道线圈、头颈联合线圈）。扫描基线：横断面扫描基线为听眶下线；冠状面根据扫描的器官、部位或需显示的结构确定；矢状面根据扫描的器官、部位或需显示的结构确定

- 扫描序列：横断面采用 T1WI 或（和）T2WI；冠状面（必要时加矢状面）采用 T1WI（病变在横断面显示不佳时，需在显示较好的冠状面或矢状面行 T2WI）

- 脂肪抑制技术：在显示病变的最佳断面行 T2WI 压脂（不进行增强扫描时），如行增强扫描可不需要增强前脂肪抑制技术；如 T1WI 显示病变内有高信号时，在显示病变的最佳断面行 T1WI 压脂；场强低或化学位移脂肪抑制技术效果较差的设备可行 STIR

  - 增强扫描后：脂肪抑制后横断面、冠状面（必要时加矢状面）T1WI（可只在 1 个断面使用脂肪抑制技术，场强低或化学位移脂肪抑制技术效果较差的设备不使用脂肪抑制技术）。扫描参数：层厚 3 ~ 5mm，FOV 为（20×20）cm ~（25×25）cm，矩阵 ≥ 224×256。

- 特别强调（对于 CT 和 MRI 都适用）
  - 所有头面部扫描必须包括横断面和冠状面
  - 如是肿瘤患者，扫描范围应包括相应的淋巴引流区

第 4 节　超声检查

- 选用实时超声诊断仪，探头频率 7.5 ~ 10MHz，高频线阵探头。动态聚焦，使焦轴调节至表浅处

- 检查时患者仰卧或坐位，采用直接探查法，在肿块部位做横纵斜多方位切面扫查

- 彩色多普勒超声观察肿物血流。

- 超声具有快速、安全、无创、经济等特点，常用于颈部肿物、淋巴结及甲状腺等检查，同时还可以在超声引导下穿刺活检，缺点是不能探测深部结构。

第 5 节　核素显像

- ^{131}I 进入体内后主要被甲状腺摄取浓集，且参与甲状腺激素的有机合成，因而可使甲状腺显像

- 此外，分化较好的甲状腺癌也能摄取 ^{131}I，故也能用于寻找全身的甲状腺转移癌

- ^{99m}Tc 与 ^{131}I 相似，也能被甲状腺摄取，故同样可用于甲状腺显像

- 临床上用于

  - 异位甲状腺的定位
  - 甲状腺结节功能及良恶性的判断
  - 甲状腺癌转移灶的确定
  - 甲状腺形态、大小和重量的估算
  - 颈部肿块与甲状腺关系的判断
  - 甲状腺术后残留组织再生修复情况的判断

（徐坚民）

52 颈部影像解剖

第1节 影像解剖基础

颈部的筋膜间隙是由不同的深筋膜分隔而成，解剖结构比较复杂。虽然，传统和临床上将颈部分为颈前区、颈外侧区和颈后区（项部），但CT和MRI主要为横轴位图像，临床和传统的分区已不适用CT和MRI横轴位图像的观察和诊断。颈部疾病的影像学诊断主要依赖于正确的筋膜间隙的定位，因此，熟悉颈部间隙的解剖结构和影像学表现，对判断病变的来源和性质具有重要意义。颈部筋膜分颈浅筋膜和颈深筋膜两层：

- 颈浅筋膜位于颈部皮下组织的深层，是一中等度疏松层，由疏松结缔组织、脂肪、神经、血管及颈阔肌组成，包绕全颈
- 颈深筋膜是分隔颈部间隙的主要筋膜，颈深筋膜分3层：
  - 浅层筋膜主要包裹或覆盖颈部浅层的肌肉
  - 中层筋膜主要包绕颈部脏器和部分深部间隙，如咽、喉、甲状腺、颈动脉间隙等
  - 深层筋膜覆盖在椎前肌和椎体的前面
- 不同的间隙其筋膜的名称有所不同，构成颈部12个间隙，分为咽黏膜间隙、脏器间隙、咽后间隙、椎前间隙、咽旁间隙、颈动脉间隙、咀嚼间隙、腮腺间隙、颊间隙、颈后间隙、颌下间隙、舌下间隙
- 咽黏膜间隙 位于舌骨上正中，咽旁间隙内侧，后方为咽后间隙，该间隙由颈深筋膜中层围绕而成。咽黏膜间隙内主要包含有咽黏膜、淋巴组织环、小的腺体、软骨性耳咽管、上和中咽缩肌、咽颅底筋膜和腭帆提肌
- 脏器间隙 位于舌骨下中部，由颈深筋膜中层

包绕甲状腺和甲状旁腺，气管、食管、食管旁淋巴结和喉返神经等所形成的封闭间隙。脏层间隙向后与咽后间隙相邻，向两侧与颈动脉间隙相邻，向下与前纵隔相通。当感染时可扩展至前纵隔

- 咽后间隙 是一潜在的疏松筋膜间隙，位于咽后壁筋膜与椎前筋膜之间。在舌骨上颈部，咽后间隙前方为咽黏膜间隙，两侧为咽旁间隙，后方为椎前间隙。舌骨上咽后间隙内含有脂肪组织和几个咽后淋巴结，包括外侧咽后淋巴结和内侧咽后淋巴结；舌骨下咽后间隙前方为脏器间隙，两侧为颈动脉间隙，后方为椎前间隙。舌骨下咽后间隙内仅含脂肪组织。咽后间隙上至颅底，下可达纵隔第3胸椎水平面，是颈部与后纵隔相连通的潜在通路。临床上也称为危险间隙，咽后间隙的感染常可从颈部扩散到后纵隔，也可累及两侧咽旁间隙

- 椎前间隙 由颈深筋膜深层（椎前筋膜）包绕而成。其内包含椎前、椎旁肌肉和斜角肌，椎动脉和静脉，椎体和脊髓，还有膈神经、臂丛神经干。颈深筋膜深层在两侧方附着于颈椎横突，将椎前间隙分为前、后两部分。有作者将椎前间隙后部称为椎旁间隙，也就是临床上所称的项部。椎前间隙前方与咽后间隙相邻，前外侧为颈动脉间隙，外侧为颈后间隙。椎前间隙向上始于颅底，向下至第3、4胸椎水平。椎前间隙前部可能累及的病变有感染，脊索瘤，各种假瘤如椎间盘突出、椎体骨赘等。椎前间隙后部可能累及的病变有多种原发性骨

肿瘤，如骨母细胞瘤、脊索瘤、动脉瘤样骨囊肿，由脊副神经损伤致提肩胛肌肥大可能呈现假瘤表现。淋巴瘤、转移瘤和神经源性肿瘤也可累及椎前间隙后部

- 咽旁间隙　位于咽侧壁与腮腺、翼内肌之间的锥状间隙。在鼻咽水平为裂隙状，至口咽水平咽旁间隙向后扩展为一细长的三角形。构成咽旁间隙的筋膜较复杂，前外侧为颈深筋膜浅层与咀嚼间隙内的翼内肌相邻，后外侧为封套筋膜与腮腺筋膜相隔；内侧缘借助颈深筋膜中层与咽黏膜间隙及咽后间隙相隔，后缘为颈动脉鞘与颈动脉间隙相邻；前内侧缘没有颈深筋膜，与颌下间隙后部相通。咽旁间隙主要含有脂肪组织，同时还有一些异位小涎腺、神经分支和少许淋巴结。咽旁间隙向上始于颅底，向下止于舌骨，两侧对称，与翼腭窝、咽后间隙及口底诸间隙相互连通。感染时，脓液可波及咽后间隙、口底诸间隙及颈动脉间隙，引起纵隔炎及颈内静脉血栓。该间隙原发恶性肿瘤少见，其中大部分为小涎腺肿瘤。

- 颈动脉间隙　颈深筋膜三层均参与颈动脉间隙的构成：浅层（套封筋膜）构成间隙的前外侧部；中层形成间隙前内侧部与咽后间隙相隔；深层向前发出翼筋膜构成间隙后内侧部，并与咽后间隙、椎前间隙相隔。间隙上方附着于颅底颈静脉孔和颈动脉管外口周缘的颅底外膜，由上而下逐渐内移、至甲状腺下级水平移至中线附近，向下止于锁骨胸骨端和胸锁关节的深面，可延伸到主动脉弓平面

  在舌骨上颈部，颈动脉间隙前方为咽旁间隙，外侧为腮腺间隙、内后侧分别为咽后间隙、椎前间隙和颈后间隙。在舌骨下颈部，颈动脉间隙外界为套封筋膜所包绕的胸锁乳突肌，内界与脏器间隙内的喉或气管、颈段食管相毗邻，并借翼筋膜与咽后间隙相隔，后界为椎前间隙

  - 颈动脉间隙内含颈内动脉、颈总动脉、颈内静脉、第Ⅸ～Ⅻ对颅神经、颈交感链和颈深淋巴结链等结构。间隙内动脉居前内，颈内静脉位于后外，颅神经位于二者之间，其中以迷走神经最为固定，交感链靠近椎体前外侧，位于颈动脉和颈内静脉的内侧。颈深淋巴结链，从上至下沿颈内静脉纵行

排列，位于颈内静脉的外侧或后外侧。在舌骨大角水平，颈总动脉分为内外两支，在此处颈外动脉离开颈动脉间隙，在颈总动脉分叉处有两个重要结构，即颈动脉窦和颈动脉体。颈动脉窦是颈总动脉末端和颈内动脉起始处的膨大部分，为压力感受器。颈动脉体位于颈动脉分叉的后内侧，经 Mayer 韧带连于颈总动脉分叉壁上，属化学感受器

颈动脉间隙常见的疾病有：恶性肿瘤、颈动脉体瘤、神经源性肿瘤、颈内静脉血栓形成及血栓性静脉炎、感染等。恶性肿瘤多来源于颈深淋巴结链，包括原发性和转移性两类。转移瘤是最常见的恶性肿瘤

- 咀嚼间隙　由颈深筋膜的浅层包绕而成，筋膜在下颌骨的下缘分成内、外两层，外层筋膜覆盖在咬肌的浅面，向上渐向颞部间隙移行；内层筋膜沿翼内肌内缘，在翼突内板与腭帆张肌组成复合筋膜，止于卵圆孔内侧的颅底，构成咀嚼间隙的内界。咀嚼间隙除上方与颞间隙相通外，其余各边均有筋膜封闭

  咀嚼间隙是一个大的筋膜间隙，包含了解剖学上的咬肌间隙、翼颌间隙、颞下间隙。咬肌间隙位于下颌骨与咬肌之间；翼内肌与下颌骨升支之间的疏松结缔组织为翼颌间隙；颞下间隙是颅底与翼外肌之间的疏松结缔组织。这些间隙多为潜在性间隙，存在着潜在的交通，发生感染时，可造成多间隙蔓延

  - 咀嚼间隙分深、浅两部，由下颌升支分隔而成，深部相当于临床上所描述的颞下窝或面侧深区等。咀嚼间隙内主要有 4 对咀嚼肌（咬肌、翼内肌、翼外肌和颞肌下部）、下颌骨升支、下颌神经和上颌动脉等。下颌神经从卵圆孔出颅后，行于翼外肌和咽缩肌之间，继而进入下颌神经孔。下颌神经沿途发出诸多神经，如颊神经、耳颞神经等。上颌动脉在下颌颈后方分出，在翼外肌后缘进入咀嚼间隙深部

- 腮腺间隙　左右各一，位于下颌升支和胸锁乳突肌之间，其内侧部分经下颌茎突管与咽旁间隙相邻，腮腺上极位于颞颌关节后面，下极达下颌角处，腮腺的浅面为颈深筋膜、皮肤，前内面为咀嚼间隙，后面为乳突、二腹肌后腹、

胸锁乳突肌、茎突和附着其上的茎突舌骨肌、茎突舌肌。内含腮腺、腮腺导管、淋巴结、面神经及血管

- 面神经从茎乳孔出颅后在腮腺上部的内后侧进入腮腺，面神经穿行于腮腺内，将腮腺分为深浅两部，穿入腮腺后的面神经行于颈外动脉和下颌后静脉浅面，并在腮腺内分支吻合成丛，该丛再发出分支，由腮腺浅部的上、前、下缘穿出
- 腮腺内重要血管有颈外动脉和下颌后静脉，位于腮腺的深面，颈外动脉在腮腺内常分为颞浅和上颌动脉，下颌后静脉位于颈外动脉的浅面，面神经深面，因此，下颌后静脉可作为寻找面神经的标志

- 颊间隙　位于咀嚼间隙前方、颊肌外方的三角区，内界是上颌骨牙槽外缘颊肌，后缘是咀嚼间隙，前方借表情肌筋膜与皮下脂肪分隔。颊间隙不是完全被筋膜封闭，是显性或隐性感染的途径。颊间隙主要由颊脂体构成，还包含腮腺导管、小涎腺、淋巴结及淋巴管、面动脉及面静脉、颊动脉以及面神经和下颌神经的分支等结构，腮腺导管作为解剖标志将颊间隙分为大致相等的前后两个部分。由于颊间隙不被筋膜完全封闭，造成其与咀嚼间隙；颞肌间隙交通，感染等病变蔓延或侵犯的重要途径

- 颈后间隙　位于颈后三角，占据全颈，从颅底向下延伸至锁骨，颈后间隙主要由颈中后部的颈深筋膜浅层与颈深筋膜深层围绕而成，向后可达棘突。舌骨上颈后间隙狭而细，且不含主要结构。舌骨下颈后间隙的前方为颈动脉间隙，前外侧缘为胸锁乳突肌内缘，后外侧为斜方肌内缘，内侧为颈深筋膜所包绕的椎前肌和椎旁肌肉。内含脂肪、脊副淋巴链、脊副神经等
- 颌下间隙　位于下颌三角内，上界为下颌骨下缘，前界为二腹肌前腹，后界是二腹肌后腹，内有颌下腺、面动脉、舌下神经及丰富淋巴组织。颌下腺的表面有面静脉，下颌下淋巴结常沿颌下腺浅面排列，位于腺体与下颌骨之间，颌下腺导管在下颌舌骨肌上方向前行于下颌骨内面与舌骨舌肌、颏舌肌之间，在舌下腺的前端处接受舌下腺大管开口，末端开口于口底黏膜
- 舌下间隙　位于口底，是口底黏膜与下颌舌骨肌之间的间隙，通过下颌舌骨肌的后方与颌下间隙相通，舌下间隙内有舌下腺、颌下腺的上部及其导管、舌神经和舌动脉。舌下间隙的外侧为下颌骨，其内侧在后份为茎突舌肌和舌骨舌肌，在前份为颏舌肌，两侧的舌下腺在颏舌肌前缘处相遇

第2节　CT影像解剖

- 咽黏膜间隙　咽黏膜间隙内的咽黏膜、淋巴组织环、小的腺体和咽缩肌在CT平扫均呈软组织密度，儿童淋巴滤泡丰富，咽黏膜间隙可以很厚，增强可见明显强化。咽颅底筋膜在CT图像上不能辨认
- 脏器间隙　CT不能显示颈深筋膜，间隙中可见甲状腺和甲状旁腺、气管、食管、食管旁淋巴结
- 咽后间隙　位于咽黏膜间隙和脏层间隙后方，舌骨上颈部咽后间隙内含脂肪组织和几个淋巴结，舌骨下仅含脂肪。咽后间隙一般不能被CT所显示，有时含脂肪丰富时可表现为线样脂肪密度，间隙内淋巴结密度与椎前肌群密度接近，CT扫描不易辨认
- 椎前间隙　以横突为界分为椎前间隙前部和后部。椎前间隙前部包含椎前肌（颈长肌，前、中、后斜角肌）、椎体、椎动脉和静脉、脊髓和脂肪组织。CT横轴位上椎前肌位于椎体的前外侧，呈软组织密度。椎动脉及静脉位于椎体两旁，增强后呈圆点状高密度。CT不能显示椎前筋膜，与咽后间隙难以分开椎前间隙前部前方为咽后间隙，前外侧为颈动脉间隙，外侧为颈后间隙。椎前间隙主要肌肉从外向内分为提肩胛肌、后中前斜角肌、颈长肌等
- 咽旁间隙　因含脂肪而在CT平扫呈负值的低密度，增强后可显示间隙内强化的小血管。鼻咽上部水平咽旁间隙呈裂隙状，口咽水平呈一细长三角形，间隙内的小涎腺一般不能辨认。咽旁间隙在CT和MRI上均能十分清晰显示，因此，理解咽旁间隙的影像学解剖注重其毗邻

结构的关系，根据咽旁间隙脂肪的移位方向，对判断肿瘤的来源具有重要的意义，如咀嚼间隙肿瘤使咽旁间隙脂肪受压、移位于肿瘤的后内侧；腮腺深部肿瘤常使间隙的脂肪移位于肿瘤的前内侧；颈动脉间隙的肿瘤要视肿瘤的位置而定。位于鼻咽或口咽上部水平的肿瘤常使间隙脂肪移位于肿瘤的前外侧，覆盖在肿瘤的表面；鼻咽或口咽来源的肿瘤常使间隙脂肪受压移位于肿瘤的外侧；原发于咽旁间隙的肿瘤，特别是淋巴瘤，常呈铸型生长，脂肪常受压消失

- 颈动脉间隙　位于茎突后，间隙内的颈总动脉、颈内动脉和颈内静脉在平扫时呈圆形或类圆形软组织密度，边界光滑，增强后动脉、静脉均明显增强，易于辨认。颈内静脉两侧粗细可不对称，颈总动脉或颈内动脉与颈内静脉的位置关系在不同层面上可有所变化。在舌骨上颈部，颈内静脉位于颈内动脉后外侧，在舌骨下颈部位于外侧，并随着层面向下逐渐向前移位，至颈根部位于前外侧。虽然 CT 不能显示间隙内Ⅸ-Ⅻ对颅神经和交感神经链，但间隙内动脉、静脉与神经存在一定位置上的解剖关系，即颈内或颈总动脉居前内，颈内静脉位于动脉后外，Ⅸ-Ⅻ对颅神经大致位于动、静脉之间，以迷走神经较为固定，贯穿整个颈动脉间隙，颈交感神经链位于颈总或颈内动、静脉的内侧，当这些神经发生肿瘤时，可造成颈动脉和颈内静脉不同方向的移位，有助于肿瘤的定位和来源判断。颈动脉间隙的淋巴结在 CT 上表现为颈内静脉附近散在的圆形中等密度影，边界完整，直径小于 8mm。颈内静脉二腹肌淋巴结可较大，直径达 1.5cm，注射造影剂后无强化。淋巴结密度与邻近肌肉相等，正常不超过 1.5cm，增强后无明显强化

- 咀嚼间隙　CT 扫描下颌骨升支呈高密度，间隙内 4 对咀嚼肌呈中等密度，咬肌紧贴下颌骨升支，二者之间为咬肌间隙，正常情况下一般不显示。咀嚼间隙深部的翼外肌呈水平走行，连接翼突外板和下颌骨髁状突，翼内肌呈斜行，上端起于翼突内板，下端附着在下颌骨升支内面，翼内肌与下颌骨升支之间的翼颌间隙，主要为脂肪组织，故呈低密度，翼外肌与颅底之间的颞下间隙，也呈低密度，薄层增强扫描可显示强化的上颌动脉

  - 理解咀嚼间隙的解剖重要的一点是内层筋膜，即翼内肌筋膜，虽然该筋膜在 CT 上不能显示，但该筋膜紧贴于翼内肌内侧面，因此，可以将翼内肌内缘作为咀嚼间隙的内界，如果肿瘤位于翼内肌前外侧，可认为肿瘤来源于咀嚼间隙，相反，则为其他深部间隙的肿瘤。另外，咀嚼间隙深部有富含脂肪的翼颌间隙和颞下间隙，发生肿瘤时可使这些脂肪常受压消失。卵圆孔位于咀嚼间隙内层筋膜的内侧，因此，肿瘤可经卵圆孔这个自然通道向颅内生长，并可使卵圆孔周围的脂肪受累消失

  - 咀嚼间隙疾病的诊断应根据组织来源，咀嚼肌是横纹肌，儿童以横纹肌肉瘤最为常见，神经源性肿瘤主要源于下颌神经及其分支，由于下颌神经的解剖特点，发生肿瘤可造成翼外肌与咽缩肌分离，使翼外肌外移，并经卵圆孔向颅内生长，冠状位肿瘤呈哑铃状，下颌神经也是肿瘤沿神经向颅内侵犯的重要途径

- 腮腺间隙　是脂肪性腺体组织，密度低于周围的肌肉，但高于脂肪，其实际的密度取决于脂肪与腺体的比例，当腺体萎缩和脂肪成分增加时，腮腺的密度降低。腮腺的 CT 值常为 -10 ~ 30Hu。腺体内颈外动脉、下颌后静脉衬托为圆形高密度，增强显示更清。腮腺导管和面神经一般不显示，但涎腺造影 CT 可清晰显示腮腺导管

  - 面神经是区别腮腺浅叶与深叶的标志，CT 检查常用下颌后静脉来判断腮腺肿瘤的位置和侵犯范围，以制订手术计划。腮腺深叶经下颌骨与茎突之间缝隙与咽旁间隙相连，因此，来源于腮腺深叶的肿瘤可酷似咽旁间隙肿瘤

- 颊间隙　左右对称，呈脂肪密度，高分辨薄层可显示软组织密度的腮腺主导管，副腮腺信号与腮腺一致

- 颈后间隙　呈脂肪密度，淋巴结呈软组织密度。颈后间隙病变不常见，儿童最多为囊性淋巴管瘤，成人为淋巴结病变，少见肿瘤有脂肪瘤、神经纤维瘤和血管瘤

- 颌下间隙　颌下腺在 CT 扫描呈等密度，与肌

肉密度相近，颌下腺周围常可见若干小淋巴结，直径一般小于 1.0cm，也呈软组织密度

- 舌下间隙　横断位扫描呈对称三角形，两侧间

隙中间相连，CT 扫描呈脂肪性低密度，间隙内舌下腺较小，呈圆形软组织密度，冠状位扫描显示为对称性倒梯形或"酒杯"状

第 3 节　MRI 影像解剖

- 咽黏膜间隙　咽黏膜、淋巴组织环、小的腺体和咽缩肌均呈软组织信号，T1WI 上黏膜的信号略高于肌肉，T2WI 上信号明显高于肌肉，与深部的椎前肌形成明显的对比。咽颅底筋膜在 T1 和 T2WI 上均呈低信号，位于鼻咽黏膜深部和椎前肌之间。儿童淋巴滤泡丰富，咽黏膜间隙可以很厚，增强可见明显强化

- 脏器间隙　MRI 不能显示间隙的筋膜，间隙内可见甲状腺和甲状旁腺、气管、食管、食管旁淋巴结

- 咽后间隙　一般不能被 MRI 所显示，含脂肪丰富时在 T1WI 可表现为线样高信号。在鼻咽和口咽水平，外侧组淋巴结（Rouvier 淋巴结）常可被 MRI 所显示，其直径小于 0.8cm，呈均匀等信号，该组淋巴结是鼻咽和口咽第一组引流淋巴结，如果发现该组淋巴结肿大应高度警惕鼻咽癌可能，咽后间隙的内侧组淋巴结较小，一般不显示

- 椎前间隙　椎前、椎旁肌肉在 T1WI 上呈等信号，T2WI 呈低信号，两侧对称；两对椎前之间的中缝因含脂肪在 MRI 图像呈高信号，椎体及其附件的髓腔呈高信号；骨皮质在任何加权图像上呈低信号；椎间盘含水，如无退变在 T2WI 呈高信号；椎动脉具有流空效应，在常规 T1 和 T2WI 上呈低信号

- 咽旁间隙　MRI 平扫呈高信号，冠状位显示咽旁间隙呈倒置锥形。鼻咽上部水平咽旁间隙呈裂隙状，由于翼静脉丛的存在，表现为丛状或簇状低信号，间隙内的小涎腺一般不能辨认。咽旁间隙的毗邻结构与 CT 相同

- 颈动脉间隙　由于快速流动的血液产生流空效应，颈总、颈内外动脉在 T1WI 和 T2WI 上均呈明显低信号，颈内静脉在 T1WI 和 T2WI 一般也呈低信号，部分病例因血流缓慢而在 T2WI 出现高信号或静脉边缘出现高信号；正常淋巴结大小的标准与 CT 一致，在 T1WI 呈

中等信号，与肌肉相似，T2WI 上信号高于肌肉，两者易于鉴别。神经在高分辨 MRI 上偶可辨认，在脂肪和血管的衬托下呈略低信号，交感神经链一般较难分辨

- 咀嚼间隙　冠状位能良好显示间隙的解剖结构。咀嚼间隙的外层筋膜覆盖在咬肌表面，在高信号皮下脂肪衬托下呈低信号，内层筋膜不易显示，但翼内肌显示十分清晰。4 对咀嚼肌在 T1WI 呈中等信号，T2WI 呈较低信号。间隙内的咬肌间隙、颞下间隙和翼颌间隙含有脂肪和疏松结缔组织，在 T1WI 上呈明显高信号，T2WI 呈中等信号。下颌骨的骨皮质呈明显低信号，髓腔呈高信号。平扫 MRA 和增强 MRA 原始像可显示高信号的颌内动脉，冠状位高分辨图像上可以显示从卵圆孔出颅的下颌神经，卵圆孔周围可见高信号脂肪。咀嚼间隙解剖与病变的关系同 CT

- 腮腺间隙　腮腺信号在 T1WI 和 T2WI 均界于脂肪和肌肉之间，呈中等高信号，腮腺浅面的颈深筋膜在高信号皮下脂肪衬托下呈低信号，腮腺内小叶间隔的筋膜菲薄，常难以显示，MRI 可显示腮腺内面神经，在高信号的腮腺衬托下呈低信号，横断位图像一般只能显示一小段面神经，需要上下几个层面连续观察，面神经显示率为 35.3%。寻找腮腺内面神经主要根据下颌后静脉，下颌后静脉和颈外动脉具有血液流空效应，易于辨认，面神经位于下颌后静脉外侧，腮腺导管在高分辨 T2WI 上呈高信号，T1WI 呈低信号

- 颊间隙　因含丰富脂肪组织而在 T1WI 呈高信号，重 T2WI 像可显示高信号腮腺主导管，副腮腺信号与腮腺一致

- 颈后间隙　呈脂肪信号，其内淋巴结呈软组织信号

- 颌下间隙　颌下腺的信号强度介于肌肉与腮腺之间，颌下腺周围常可见若干小淋巴结，直径

一般小于 1.0cm，也呈软组织信号

- 舌下间隙　横断位扫描呈对称三角形，两侧间隙中间相连，MRI 上呈脂肪信号，间隙内舌

下腺较小，呈圆形软组织信号，冠状位显示为对称性倒梯形或"酒杯"状

（徐坚民）

典型图像

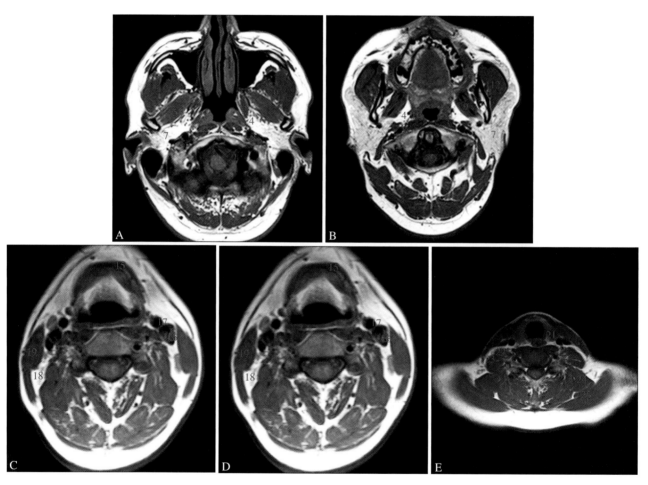

图 52-3-1　颈部 MRI T1WI 横断面正常解剖
A. 鼻咽水平；B. 口咽水平；C. 舌骨水平。D. 甲状软骨水平；E. 甲状腺水平。
主要正常解剖结构：1. 咽鼓管圆枕；2. 腭帆张肌；3. 头长肌；4. 咽旁间隙；5. 翼外肌；6. 颞肌下部；7. 腮腺；8. 颈内动脉；9. 翼内肌；10. 咽缩肌；11. 下颌骨升支；12. 咬肌；13. 颊肌；14. 二腹肌；15. 舌骨；16. 颈内静脉；17. 颈总动脉；18. 颈后间隙；19. 胸锁乳突肌；20. 甲状软骨；21. 甲状腺；22. 前斜角肌；23. 中斜角肌；24. 肩胛提肌；25. 斜方肌

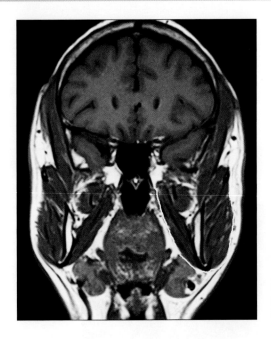

图 52-3-2　左侧咀嚼间隙内、外层筋膜示意图
内层筋膜自翼突内板沿翼内肌内缘达下颌角，外层筋膜从下颌角沿咬肌浅面向上移行于颞部

主要参考文献

[1] Mafee MF，Valvasorri GE，Becker M：Imaging of the Head and Neck. 2nd Edition，revised and enlarged. Thieme，2005：555-620.

[2] 王振常，鲜军舫，兰宝森. 中华影像医学头颈部卷. 北京：人民卫生出版社，2011：229-303.

[3] 何望春，王焕申. 五官及颈部影像诊断学. 天津：天津科学技术出版社，1998：244-247.

[4] 张为龙，钟世镇. 临床解剖学丛书头颈部分册. 北京：人民卫生出版社，1988.162-171.

[5] 陈金城，黄力，刘斯润. 实用临床影像解剖与影像诊断. 北京：科学出版社，2007：227-231.

颈部淋巴结病变

头颈部淋巴结非常丰富，全身约有 800 多个淋巴结，分布于头颈部约有 300 多个，头颈部肿瘤、胸腹部肿瘤均容易引起颈部淋巴结转移。有经验的外科医师可以触及表浅的 0.5cm 大小或深部 1.0cm 大小的淋巴结，但难以触及位于胸锁乳突肌深面、气管食管沟及咽后组等深部的淋巴结。CT、高频超声、MRI 等现代影像学方法对于颈部淋巴结病变的评价有很高的敏感性与特异性，为淋巴结病变治疗计划的制订与实施提供了客观、准确的依据

熟悉头颈部淋巴结的分区，对头颈部淋巴结的定位、定性诊断及查找原发灶至关重要

头颈部淋巴结解剖学的分区方法较为繁琐，主要分为：

- 头部淋巴结
  ○ 枕淋巴结又分浅、深两组
  ○ 乳突淋巴结
  ○ 腮腺淋巴结分浅、深（腮腺内）两组
  ○ 面淋巴结
  ○ 颏下淋巴结
  ○ 颌下淋巴结 分前、中、后、颌下腺囊内淋巴结 4 组
- 颈部淋巴结
  ○ 颈前淋巴结 分浅、深两组，后者又分为喉前、甲状腺、气管前、气管旁组
  ○ 颈外侧淋巴结 分浅、深两组，或分为颈内静脉链淋巴结（上群、下群）、脊副神经淋巴结、颈横淋巴结
  ○ 咽后淋巴结 分内、外两组

近年来结合外科颈清扫术的实际操作以及头颈部肿瘤的转移规律，将颈淋巴结简化为 7 分区，已为国际临床界所普遍接受及应用

- Ⅰ区 颏下及颌下淋巴结（submental and submandibular nodes），位于颏下及颌下三角区内，其边界为舌骨、下颌骨体及二腹肌后腹
- Ⅱ区 颈内静脉链上组（superior internal jugular chain），位于颈内静脉周围，由颅底（二腹肌后腹）至面静脉（舌骨）水平
- Ⅲ区 颈内静脉链中组（middle internal jugular chain），舌骨至肩胛舌骨肌，相当于环状软骨下缘水平
- Ⅳ区 颈内静脉链下组（inferior internal jugular chain），肩胛舌骨肌（环状软骨下缘）至锁骨水平
- Ⅴ区 颈后三角区（posterior triangle），又称脊副链（spinal accessory chain）。胸锁乳突肌后缘、斜方肌前缘及锁骨构成的三角区，又按Ⅱ、Ⅲ、Ⅳ区的水平分为上、中、下区
- Ⅵ区 中央区淋巴结（central compartment nodes），包括喉前、气管前和气管旁淋巴结。上缘为舌骨，下缘为胸骨上切迹，两侧外缘为颈动脉间隙
- Ⅶ区 上纵隔淋巴结（superior mediastinal nodes）

其他，包括咽后组、颊组、腮腺内、耳前、耳后、枕下组淋巴结，不包括在上述 7 分区内

第1节　化脓性淋巴结炎

【概念与概述】

- 化脓性淋巴结炎（suppurative adenopathy）是典型的急性非特异性（非结核感染所致的）淋巴结炎，是链球菌感染、性病性肉芽肿及猫抓病的特征之一

【病理与病因】

- 病因学
  - 与各种感染有关，尤其是细菌性感染
  - 化脓性淋巴结炎，多继发于其他化脓感染病灶，系化脓性病原体沿淋巴管侵入淋巴结，或局部的感染灶蔓延至淋巴结，引起的淋巴结化脓性感染性疾病
  - 头、面、口腔、颈部、肩部和上肢感染，可引起颌下及颈部的化脓性淋巴结炎
- 流行病学
  - 多发生于青少年
  - 在结核病控制之后，其发病比例有所提高

【大体病理及手术所见】

- 化脓性淋巴结炎手术多为切开引流或穿刺抽脓液，可见脓液及坏死物

【显微镜下特征】

- 早期的变化是由于淋巴液流量的增加而导致淋巴窦扩张，继而出现中性粒细胞聚集、血管扩张以及被膜水肿
- 中期为肉芽肿性改变
- 晚期有大小不同脓肿形成，脓肿中心有坏死伴中性粒细胞

【临床表现】

临床特点

- 最常见症状/体征
  - 发病急，同时伴有或不伴有其他部位的感染
  - 局部红、肿、热、痛是典型表现

疾病人群分布

- 年龄
  - 各年龄段均可发生
  - 主要见于青少年，尤其以儿童居多
- 性别
  - 儿童期男女相仿
  - 青年期女性略多于男性

【自然病史与预后】

- 起病急，常伴有头、面、口腔、颈部、上呼吸道、肩部和上肢感染
- 预后好，几乎无后遗症，少部分可出现皮肤破溃，周围组织脓肿

【治疗】

- 内科抗感染治疗结合外科引流或抽脓
  - 患者抵抗力强、炎症较轻时可自愈
  - 如有原发感染首先应及时治疗原发病灶，局部外敷
  - 如炎性硬块变软，触之有波动感，可穿刺抽脓或切开引流

【影像表现】

概述

- 最佳诊断依据：颈部间隙淋巴结肿大，中心液化坏死，边界不清
- 部位
  - 颈部间隙，以Ⅰ区常见，Ⅱ～Ⅳ区及锁骨上区均可出现
- 大小
  - 大小不等，短径多大于 1cm
- 形态学
  - 形态不规则，边界不清

CT 表现

- 平扫 CT
  - 多发肿大淋巴结，孤立或融合成团，形态不规则
  - 中心呈液化低密度，边缘为软组织密度，与周围肌肉软组织分界不清
- 增强 CT
  - "环形强化"是其特征性表现
  - 强化的壁薄厚相对均匀，张力小，形态不规则，片状实性强化区为肉芽肿性病变

MRI 表现

- 化脓性淋巴结炎多为急性起病，临床症状典型，较少需要行 MRI 检查

超声表现

- 颈部间隙多发淋巴结肿大
  - 内部以囊性为主，边界模糊
  - 其内无血流信号，囊液呈细点状回声，部

分可见细小分隔
- 囊性淋巴结周围可见多发肿大实性淋巴结

推荐影像学检查
- 最佳检查法：增强 CT
- 备忘建议
  - 临床症状及患者年龄极有助于明确诊断

【鉴别诊断】
- 转移性淋巴结囊性变
  - 多为中老年患者，起病慢，无痛性淋巴结肿大，无红、肿、热、痛等明显的临床症状
  - 病变边缘多光整、形态规则，与周围组织分界清楚
- 淋巴结结核

- 起病慢，无痛性包块，形成寒性脓肿时破溃、形成皮肤窦道有干酪样物流出
- 淋巴结呈实性或囊实性，囊壁较厚，其内液性区密度略高，超声检查囊液中可探及散在分布的点状回声
- 腮裂囊肿伴感染
  - 为先天性囊肿，长期存在，合并感染时短期内迅速增大
  - 位于颈总动脉的前方或前外方
  - 通常单发，饱满，囊壁厚且强化均匀，与周围组织分界多较清楚

（赵燕凤 罗德红）

典型病例

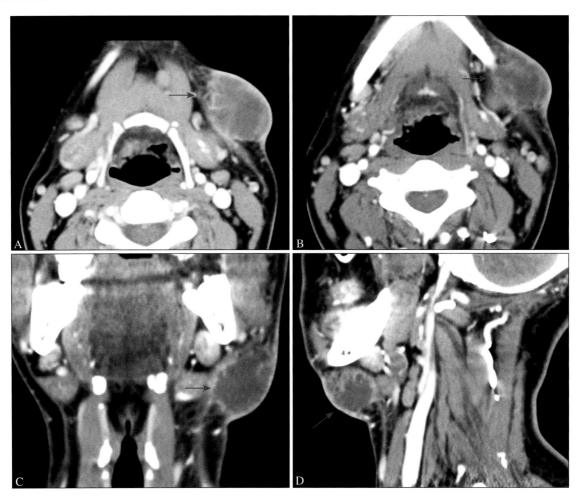

图 53-1-1 **化脓性淋巴结炎**

A，B. 横断位增强 CT 扫描示左侧下颌区肿大淋巴结，边缘不规则环形强化，其内部为低密度，可见强化分隔，病变边缘不规则，周围脂肪间隙内可见强化条索影，病变侵犯局部皮肤，致其增厚、强化；C，D. 同一病例冠状位及矢状位重建示病变边缘形态不规则，环形强化，内部呈大片低密度

重点推荐文献

[1] Raja R. Seethala. Current state of neck dissection in the United States. Head Neck Pathol，2009，3：238-245.

[2] Ferlito A，Robbins KT，Silver CE，et al.Classification of neck dissections：An evolving system. Auris Nasus Larynx，2009，36：127-134.

[3] 罗塞（Rosai.J）原著. 回允中主译. ROSAI& ACKER MAN 外科病理学 9 版 [M]. 北京：北京大学医学出版社，2006：1893-1894.

[4] 鲜军舫，王振常，罗德红，等. 头颈部影像诊断必读 [M]. 北京：人民军医出版社，2007：342-343.

[5] Flint D，Mahadevan M，Barber C，et al. Cervical lymphadenitis due to non-tuberculous mycobacteria：surgical treatment and review. Int J Pediatr Otorhino-laryngol，2000，53：187-194.

[6] Leung AK，Robson WL. Childhood Cervical LymphadenopathyJ Pediatr Health Care，2004，18:3-7.

第 2 节 反应性淋巴结增生

【概念与概述】

- 反应性淋巴结增生（reactive proliferative ade-nopathy）是指淋巴结的不同成分，针对不同的已知和未知的刺激起的反应，有些表现为炎症反应，有些则涉及免疫反应，或两种同时存在，当增生反应十分明显时病理上与恶性淋巴瘤较难鉴别

【病理与病因】

- 病因学

  各种已知和未知的刺激，各种特异性或非特异性病原体均可引起，但口腔、牙源性感染；颌面部、上呼吸道感染是最常见的病因

  - 流行病学
    - 可发生于各类人群中
    - 是颈部淋巴结肿大的最常见原因

【大体病理及手术所见】

- 淋巴结呈轻、中度肿大，质中，整体形态仍呈"肾形"，边缘干净、清楚，与周围组织较少有粘连

【显微镜下特征】

- 按增生方式的不同可分为滤泡增生、外套层/边缘区增生、副皮质区增生、窦性增生、肉芽肿性炎等

- 以最常见的滤泡增生为例介绍其镜下表现：淋巴结结构保持完整，以皮质区滤泡增生为主，滤泡大小、形态差异显著，反应性生发中心境界清楚。无或仅有中度的包膜和包膜周围脂肪细胞浸润，可呈灶性聚集于血管周围，轻微或

无网织纤维支架的变化

【临床表现】

临床特点

- 最常见症状 / 体征
  - 常伴有慢性感染灶，或无明确刺激因素。也可发生在癌灶旁引流区淋巴组织
  - 淋巴结可较大，长期无变化，经久不消，一般无局部压痛及皮温升高

疾病人群分布

- 年龄 各年龄段均可发生，无明显差异
- 性别 无明显性别差异

【自然病史与预后】

- 起病慢，常伴有慢性感染灶，尤其以口腔、牙源性感染常见
- 预后好，治疗原发感染灶后可自行好转消退或长期无变化

【治疗】

- 以治疗原发感染灶为主
  - 患者抵抗力强时可自愈
  - 治疗原发感染灶后，淋巴结反应性增生可缩小、消退

【影像表现】

概述

- 最佳诊断依据：颈部间隙结节，保持正常淋巴结形态（"肾形"），长短径比值较大通常＞2，边缘光滑、清楚，其内密度均匀
- 部位
  - 以颈部 Ⅰ B 区（颌下区）最为常见，Ⅱ～Ⅳ区也可出现；极少发生在锁骨上区、

咽后组；常为单侧，较少发生在双侧

- 大小
  - 大小不等，长径较长，短径可大于或小于1cm，长短径比值较大
- 形态学
  - 形态规则，边界光滑、清楚，整体呈长椭圆形（"肾形"）

CT 表现

- 平扫CT
  - 在同一引流区多个轻度肿大淋巴结
  - 边界清楚、光滑，与周围组织分界清楚；密度均匀，呈软组织密度，较少出现液化低密度区
- 增强CT
  - 呈长椭圆形，边缘光滑
  - 强化均匀，呈中、高强化，部分内见强化略低的淋巴门结构

MRI 表现

- T1WI呈等信号，T2WI呈高信号，在DWI上扩散中、重度受限；部分慢性反应性增生的淋巴结因长期炎症刺激使其被膜与周围软组织发生粘连，在T2WI上可表现为淋巴结周围水肿，脂肪边缘模糊
- 慢性炎症及反应性增生的淋巴结，通常受累淋巴结轻度增大、信号均匀并呈不同程度的强化，它反映了淋巴结内的肉芽肿血管分布情况

超声表现

- 内部呈均匀一致细点状低～中等回声，淋巴结内皮髓质均匀性增长，边界清晰光滑，部分可见正常淋巴门结构
- 长短径比值通常大于2
- 无血流信号或散在小点状血流信号

推荐影像学检查

- 最佳检查法：高频超声
- 备忘建议
  - 对于诊断较为困难的病例超声引导下穿刺是很好的选择

【鉴别诊断】

- 转移性淋巴结
  - 多为中老年患者，有明确恶性肿瘤病史者出现颈部Ⅲ～Ⅶ区中重度淋巴结肿大，应首先考虑转移
  - 淋巴结较为饱满，短径通常大于0.8cm或1.0cm，长短径比值小于2，越接近1越提示转移可能。请参阅本章第五节
- 淋巴瘤
  - 常为多部位多发无痛性肿大淋巴结，以颈内静脉链和锁骨上区淋巴结受侵常见
  - 边界清楚，密度均匀，呈轻～中等程度均匀强化
- 淋巴结结核
  - 起病慢，可有全身结核症状，形成寒性脓肿时破溃、形成皮肤窦道有干酪样物流出
  - 增殖期结核病理上以增殖性肉芽肿为主，密度均匀，中等程度强化，不易鉴别，可以结合临床病史、体征以及穿刺病理

（赵燕凤　罗德红）

典型病例

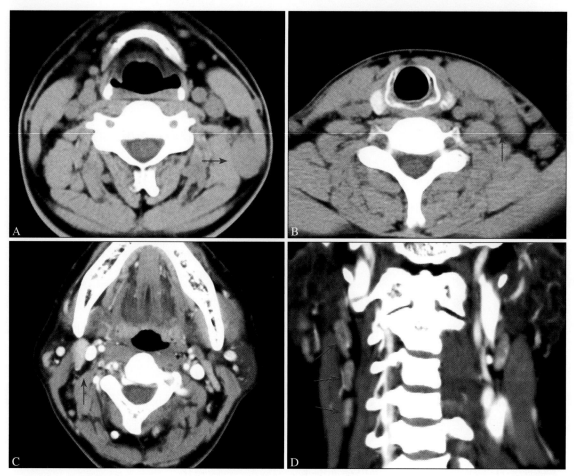

图 53-2-1　反应性淋巴结增生

A，B. 同一病例横断位 CT 平扫示左侧Ⅲ、Ⅳ区可见多发肿大淋巴结，边缘规则光整，密度均匀，与局部肌肉密度相仿

C，D. 同一病例横断位增强 CT 及冠状位重建示右颈Ⅱ、Ⅲ区可见多发肿大淋巴结，淋巴结正常形态存在，长短径比值较大，正常淋巴门结构尚可辨认，边缘光滑、清楚，呈中等程度均匀强化

重点推荐文献

[1] Leung AK, Robson WL. Childhood Cervical Lympha-denopathy. J Pediatr Health Care, 2004, 18: 3-7.

[2] Mack MG, Rieger J, Baghi M, et al.Cervical lymph nodes. Eur J Radiol. 2008, 66: 493-500.

第 3 节　巨大淋巴结增生

【概念与概述】

- 巨大淋巴结增生（Castleman's disease）是一种不同于肿瘤和错构瘤、形态上独特的淋巴结增生。依据镜下表现可分为两种类型：多数（90%）为玻璃样血管型或血管滤泡型（也称作透明血管型），少部分为浆细胞型；依据临床表现可分为孤立型（90% 属于玻璃样血管型）和多中心型（几乎均为浆细胞型）

【病理与病因】

- 病因学
  - 至今尚不明确，主要有异常免疫反应和病毒感染这两种推论（互不排斥）
- 流行病学
  - 巨大淋巴结增生属罕见病，尚无准确的发病率统计

【大体病理及手术所见】

- 大部分包膜完整，呈单发结节状，切面呈灰白色，质地细腻
- 孤立型（局限型）
  - 单个、孤立的肿大淋巴结
- 多中心型（弥漫型）
  - 多部位、多发肿大淋巴结

【显微镜下特征】

- 玻璃样血管型
  - 增生的淋巴组织内散在分布大型的淋巴滤泡，滤泡血管增生明显，异常的生发中心玻璃样变性
  - 玻璃样变性中心有许多核呈空泡状的大细胞，为滤泡树突细胞，呈 CD21 和 CD35 强免疫反应；滤泡周围呈致密同心圆排列的淋巴细胞，形成葱皮样外观
  - 淋巴窦明显缺失
- 浆细胞型
  - 滤泡间弥漫性浆细胞增生，有时伴有许多 Russell 小体
  - 滤泡中的玻璃样血管改变不明显或缺如，代之以滤泡中心无定型的嗜酸性物质沉积，可能为纤维素和免疫复合物

【临床表现】

临床特点

- 最常见症状 / 体征：不同病例差异较大
  - 孤立型玻璃样血管型：多为局部单个、少数为多个肿大淋巴结，可有局部压迫症状，也可无临床症状偶然发现
  - 多中心浆细胞型：多为全身性、非特异性症状，如发热、贫血、红细胞沉降率快、体重减低、高丙种球蛋白血症和血白蛋白减少等，多发淋巴结肿大，有时可伴发 POEMS 综合征（指多发性外周神经病、器官肿大、内分泌疾病、M 蛋白以及皮肤病变）

疾病人群分布

- 年龄
  - 以成年人为主，孤立型玻璃样血管型多见于 20 ~ 30 岁，伴有 HIV 感染的患者多见于 30 ~ 40 岁
  - 也可见于儿童
- 性别
  - 男女相仿
  - 在 HIV 感染的患者中，男性较女性多发
- 种族
  - 无种族差异

【自然病史与预后】

- 孤立型预后较好，手术切除后各种相关病变迅速消退，但是其中玻璃样血管型有发展成树状突 / 间质肿瘤的潜能
- 多中心浆细胞型长期预后较差，可持续数月或数年，最终部分可伴发肾或肺的合并症；有些患者可患 Kaposi 肉瘤，有些可发展为免疫母细胞型大细胞淋巴瘤，可以认为浆细胞型有发展为淋巴细胞肿瘤的潜能

【治疗】

- 孤立型
  - 无论玻璃样血管型还是浆细胞型均以手术切除为主
  - 无法手术切除者可考虑放射治疗
  - 部分患者也可长期观察
- 多中心型
  - 因多有临床症状，均需临床干预，不能仅观察
  - 外科手术切除受侵组织疗效甚微
  - 糖皮质激素可以使淋巴结缩小，但疗效不长久，而且副作用较大
  - 沙利度胺（反应停）在治疗巨大淋巴结增生上有肯定的疗效
  - 化疗是最好的选择

【影像表现】

概述

- 最佳诊断依据：肿大淋巴结明显均匀强化
- 部位
  - 在全身，巨大淋巴结增生最常发生于纵隔，也可发生于颈部、腋窝、肠系膜、腹膜后、腹股沟
  - 在颈部，病变主要见于颈静脉链
- 大小
  - 结节大小不等，在颈部其直径 1 ~ 6cm，发生在其他部位可以更大，甚至到直径 15cm
- 形态学
  - 圆形或椭圆形

CT 表现

- 平扫 CT
  - 边界清楚、密度均匀的中等密度肿大淋

巴结

- 几乎没有囊变坏死，部分（孤立型）可见钙化，以中心分支样钙化为特征性表现
- 增强 CT—孤立型（局限型）
  - 显著均匀强化是其特征性表现
  - 直径小于 5cm 强化较均匀，直径大于 5cm 者也可呈不均匀强化
  - 其增强动态变化过程与主动脉相似，早期明显强化、延迟后有消退
- 增强 CT—多中心型（弥漫型）
  - 一个或多个区域多发的大小相近的肿大淋巴结
  - 直径一般 1～2.5cm，少数浸润周围脂肪间隙、造成局部筋膜增厚，在薄层扫描中显示结节边界不清
  - 增强后呈均匀中等程度强化，强化程度稍低于孤立型
  - 行全身 CT 检查时可见更多其他征象：胸腹水，肺间质性改变，肝、脾、肾等实质性脏器中等程度增大

MRI 表现

孤立型（局限型）

- T1WI
  - 低于骨骼肌的低信号
- T2WI
  - 均匀中高信号
  - 中心可出现星型低信号影，可能为纤维成分或钙化
- 增强 T1WI
  - 多数为显著均匀强化，少数可呈不均匀强化

多中心型（弥漫型）

一个或多个区域的多发淋巴结肿大，多数病灶大小相近

- T1WI
  - 略低于骨骼肌的低信号
- T2WI

- 中等稍高的信号
- 增强 T1WI
  - 呈中等程度均匀强化，边界欠清
  - 其他征象：胸腹水，肝、脾、肾等实质脏器中等程度增大

超声表现

- 多为孤立的、包膜完整的低回声影
- 病灶较大（直径 > 5cm）可不均匀低回声，中心出现伴有声影的强回声常提示为钙化

推荐影像学检查

- 最佳检查法：增强 CT
- 备忘建议
  - 双期或多期增强扫描，动态观察病变强化方式可提供更多诊断信息

【鉴别诊断】

- 颈动脉体瘤
  - 常见于颈总动脉分叉处，使颈总动脉分叉增宽
  - 肿瘤血供丰富，CT 增强扫描时强化明显，密度与邻近的血管相仿
  - MRI 上 T1WI 呈中、低信号，T2WI 呈中、高信号，其内可见流空的肿瘤血管，为典型的"盐和胡椒征"
- 甲状腺癌颈淋巴结转移
  - 甲状腺癌转移部位为颈静脉链周围淋巴结、气管食管沟、甲状腺周围及上纵隔淋巴结
  - 甲状腺癌转移淋巴结血供丰富，且有甲状腺组织的吸碘特性，可明显强化，略低于或与正常甲状腺密度一致
  - 特征性改变：淋巴结内颗粒状钙化、囊性变、囊壁内明显强化的乳头状结节
- 淋巴瘤
  - 为多部位、多发肿大淋巴结
  - 呈均匀轻～中等程度强化
  - 大部分边界清楚
  - 与弥漫型巨大淋巴结增生较难鉴别

（赵燕凤　罗德红）

典型病例

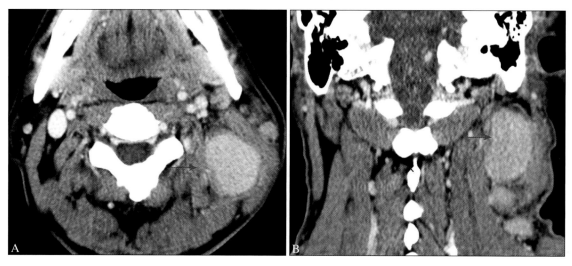

图 53-3-1 巨大淋巴结增生（玻璃样血管型）

A. 横断位增强 CT 扫描示左侧颈静脉链可见肿大淋巴结，边缘光滑、清楚，呈均匀明显强化；B. 为同一病例冠状位重建示左侧颈静脉链肿大淋巴结，边界清楚，周围脂肪间隙尚可见

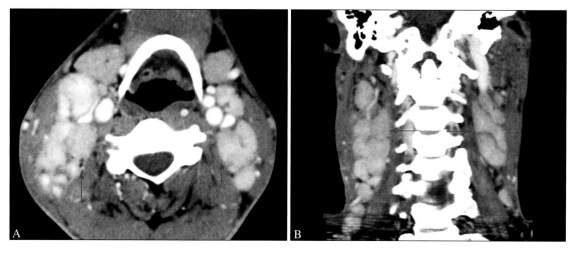

图 53-3-2 巨大淋巴结增生（浆细胞型）

A. 横断位增强 CT 扫描示双侧颈静脉链可见多发肿大淋巴结，大部分边缘光滑、清楚，淋巴结强化均匀，呈中高强化，各淋巴结间强化程度相仿；B. 为同一病例冠状位重建示双侧颈静脉链肿大淋巴结，呈串珠样排列

重点推荐文献

[1] Moloney. F, et al. Castleman disease: an unexpected cause of a solitary pleural mass. Case Rep Radiol, 2013.

[2] Ma Y, F Li and L Chen. Widespread Hypermetabolic Lesions Due to Multicentric Form of Castleman Disease as the Cause of Fever of Unknown Origin Revealed by FDG PET/CT. Clin Nucl Med, 2013, 38（10）：835-837.

第 4 节　颈淋巴结结核

【概念与概述】

- 颈部淋巴结结核（cervical lymph nodes tuberculosis）系结核分枝杆菌感染颈部淋巴结所致，属肺外结核的最常见部位，多见于儿童和青年人

【病理与病因】

- 病因学
  - 结核分枝杆菌感染所致
  - 局部侵犯：结核杆菌感染口腔、鼻咽等部位，最常见的是扁桃体，继而沿淋巴管扩散感染到达颈部浅深层淋巴结或颌下淋巴结
  - 血行播散：在原发结核感染后沿血行播散，一般范围较广，多为双侧同时发生
- 流行病学
  - 肺外结核病占所有结核病的 15% ～ 20%，其中约 35% 为淋巴结结核，在淋巴结结核中以颈部最为常见，可占浅表淋巴结结核的 80%
  - 在 HIV 感染率高的国家，淋巴结结核也相应呈高发趋势
  - 在结核发病率低的发达国家，淋巴结结核常见于移民以及去过结核高发国家的旅行者

【大体病理及手术所见】

- 受累的淋巴结相互粘连融合
- 通过淋巴引流使皮肤受累，形成皮肤瘰疬

【显微镜下特征】

- 可表现为多个小的结节病样的上皮样肉芽肿，也可出现大的干酪样坏死灶
  - 淋巴结结核以增殖为主时，病理表现为多发结核性肉芽肿结构，其内无或仅见微小干酪坏死，包膜完整，血供丰富
  - 淋巴结结核以干酪增殖为主时，病理表现为中央成片的干酪坏死，周围为结核性肉芽肿结构
  - 淋巴结结核以干酪坏死性为主时，病理表现为淋巴结结构消失，有融合成片的干酪或液化坏死，周围为肉芽肿结构
- 周围可环绕朗汉斯巨细胞、上皮样细胞和淋巴细胞

- 淋巴结结核可直接侵犯、感染周围组织，伴病变周围脂肪间隙内纤维组织增生
- 通过特殊染色、细菌培养或 PCR 寻找结核分枝杆菌证据

【临床表现】

临床特点

- 最常见症状 / 体征
  - 单侧颈部渐进性增大的无痛性包块
  - 通常无全身症状

疾病人群分布

- 年龄　儿童或青年人常见，小于 30 岁
- 性别　女性多于男性

【自然病史与预后】

- 生长缓慢
- 皮肤受累可形成皮肤瘰疬

【治疗】

- 正规抗结核治疗
  - 推荐四药联合应用两个月，之后两药联合使用 4 个月
  - 少数病例形成皮肤窦道者或药物治疗无效的可以考虑手术切除

【影像表现】

概述

- 最佳诊断依据：增强 CT 呈"花环状"强化为颈部淋巴结结核的特征性强化方式
- 部位
  - 颈静脉链及颈后三角区淋巴结，其中以颈下深组及颈后三角下区最多见
  - 偶可累及颌下、锁骨上区淋巴结
- 大小　大小不等，0.8 ～ 5cm
- 形态学
  - 受累的淋巴结相互粘连融合，也可为边界清楚的圆形或椭圆形孤立结节

CT 表现

- 平扫 CT
  - 增殖期淋巴结相对较小，密度均匀，边界清楚
  - 以干酪增殖为主时，中央可见不规则低密度区
- 增强 CT
  - 淋巴结结核以增殖为主时，CT 表现为边缘

规则、明显强化、密度均匀的结节及肿物，其内微小干酪坏死 CT 不能显示

- 淋巴结结核以干酪增殖为主时，CT 表现为边缘明显强化，中央干酪性坏死呈低密度，当同一淋巴结内多个结核性肉芽肿及中心的片状干酪坏死区或多个干酪增殖淋巴结相互融合时，CT 表现为肿物边缘环状强化，内有多个分隔及多个低密度区，呈"花环状"改变，为颈部淋巴结结核的特征性 CT 表现
  - 淋巴结结核以干酪坏死性为主时，CT 表现为颈部单发或多结节融合成不规则肿物，中央见大片状低密度坏死区，周围见环形强化
  - 淋巴结结核累及周围组织时，CT 表现为病变边界不清楚，周围脂肪间隙密度增高及短小索条影，可形成"冷脓肿"

MRI 表现

- T1WI
  - 肿大淋巴结呈中低信号
- T2WI
  - 肉芽肿呈中高信号
  - 干酪性坏死呈等或稍高信号，液化坏死呈高信号
  - 纤维化与钙化呈低信号
- 增强 T1WI
  - 强化形式与不同病理分期相关
  - 肉芽肿成分呈明显均匀或不均匀强化
  - 坏死区无强化或低强化，部分可见分隔强化
  - 纤维化及钙化区无强化
  - 周围组织反应性增生呈片状、索条状轻中度强化
  - 典型"花环样"强化占 40%

超声表现

- 颈部单侧多个低回声结节，多沿大血管成串排列
- 圆形或椭圆形，长短径比值小于 1.8
- 多表面光滑，其内回声不均匀
- 淋巴门结构偏移，多数不清晰或完全消失
- 同一患者的多个结节内部回声多样，说明多个结节处于病变的不同阶段

推荐影像学检查

- 最佳检查法：高频超声或增强 CT
- 备忘建议
  - 淋巴结结核处于病变的不同阶段影像表现各不相同

【鉴别诊断】

- 颈部淋巴结转移瘤
  - 常有原发肿瘤病史，中老年多见
  - 可为单侧或双侧发生，常见于颈静脉链周围淋巴结肿大
  - 喉癌及下咽癌淋巴结转移有边缘不规则强化、内部坏死，但罕有淋巴结相互融合、内有多个分隔及多个低密度区的表现
  - 甲状腺癌转移淋巴结血供丰富，且有甲状腺组织的吸碘特性，可明显强化，略低于或与正常甲状腺密度一致。淋巴结内颗粒状钙化、囊性变、壁内明显强化的乳头状结节为甲状腺癌淋巴结转移的特点
- 淋巴瘤
  - 淋巴结受侵部位广泛，主要为咽后组、颈静脉链周围及颈后三角区淋巴结，有时可侵及颌下及腮腺内淋巴结，常为双侧侵犯
  - 淋巴结边缘较清楚，密度均匀，但也可呈边缘薄壁环状、中央低密度（少见），或二者兼有。增强扫描一般呈轻～中度强化，等于或略高于肌肉

（赵燕凤　罗德红）

典型病例

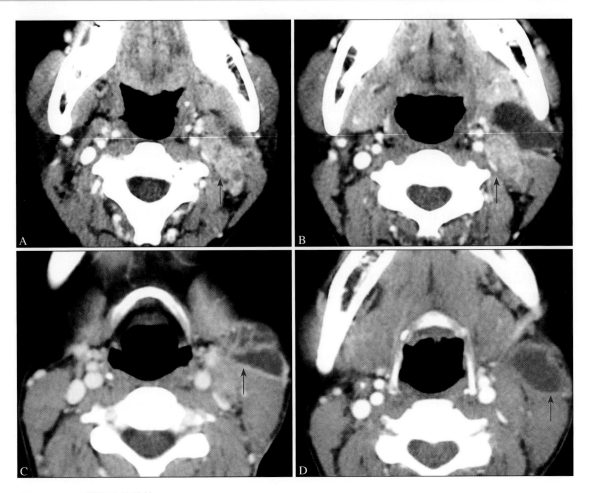

图 53-4-1　颈淋巴结结核

A.横断位增强 CT 示左颈Ⅱ区多发肿大淋巴结，部分融合成团，大部分呈不均匀强化，边缘呈环形强化，中心为少许小灶低密度区，病理提示病变是以增殖为主的结核性肉芽肿；B.同一病例横断位增强 CT 示左颈Ⅱ区多发肿大淋巴结，不均匀强化伴中心小灶低密度区，同时有以液化低密度为主的淋巴结，病理提示以增殖为主的淋巴结与以干酪坏死为主的淋巴结同时存在；C，D.同一病例横断位增强 CT 示左颈Ⅱ、Ⅲ区多发肿大淋巴结融合成团，边缘环形强化，内部以低密度为主，病理提示以干酪坏死为主

重点推荐文献

[1] Owczarek，W，et al. Tubercular inflammation of cervical lymph nodes with a colliquative tuberculosis focus-a case study. Pneumonol Alergol Pol，2009，77（4）：417-421.

[2] Iwata，Y，et al，A case of cervical and mediastinal lymph nodes tuberculosis，tuberculous pleurisy，spinal caries and cold abscess in the anterior chest wall. Kekkaku，2004，79（7）：453-457.

[3] 刘志，成人少见颈部及纵隔淋巴结结核一例 . 中华临床医师杂志（电子版），2012，6（24）：8410-8411.

第 5 节　颈淋巴结转移瘤

【概念与概述】

- 颈淋巴结转移瘤（neck lymph nodes metastasis）颈部肿块中，除淋巴瘤以外，淋巴结转移瘤占有极其重要的地位，由于颈部淋巴结丰富，各种头颈部恶性肿瘤以及肺癌、食管癌、乳腺癌等常出现颈部淋巴结转移，不少患者往往以颈部淋巴结转移为首发症状就诊，特别是鼻咽癌

【病理与病因】

- 病因学
  - 全身各种恶性肿瘤均可发生颈部淋巴结转移
  - 以头颈部原发恶性肿瘤发生颈淋巴结转移最为常见
  - 部分原发病灶不明，仅见颈淋巴结转移
- 流行病学
  - 淋巴结转移瘤占全部颈部肿块的 14% ～ 28%，是中老年人颈部无痛性多发肿大淋巴结常见原因
  - 鼻咽癌初诊时有 60% ～ 90% 有颈淋巴结转移，其中 36% ～ 45% 颈淋巴结转移为鼻咽癌首发症状
  - 口腔、下咽、喉鳞癌占颌面部恶性肿瘤的 90%，其中 50% ～ 59% 出现颈淋巴结转移
  - 甲状腺乳头状癌中有约 25% 发生淋巴结转移

【大体病理及手术所见】

- 单侧或双侧发生，多发多见，少数亦可为单发，可融合成团
- 结节呈圆形，灰黄色，剖面呈灰白色，质地中、硬
- 病变可以外侵（原发灶不同，发生率有一定差异），侵及周围脂肪组织，甚至侵及皮肤形成皮肤破溃

【显微镜下特征】

- 淋巴结转移瘤的变化：肿瘤细胞先驻留在边缘窦，进而占据窦腔，穿破窦壁侵入淋巴结实质，形成多个小转移灶，之后小灶融合整个淋巴结结构被破坏，晚期可以穿透被膜侵犯淋巴结外
- 根据原发病灶不同、病理类型不同，颈淋巴结转移瘤的镜下表现不尽相同

【临床表现】

临床特点

- 最常见症状/体征
  - 数月内渐进性增大的颈部肿物
  - 一般较硬，压痛不明显，可为多个肿物，晚期活动度小
  - 甲状腺癌颈淋巴结转移瘤也可较软，呈囊性

疾病人群分布

- 年龄
  - 多发生于 40 岁以上的成年人
  - 40 ～ 60 岁患者占 70% ～ 80%
- 性别
  - 男性多于女性，男性占 60% ～ 70%

【自然病史与预后】

- 有颈淋巴结转移的患者治愈率明显下降
- 原发肿瘤的局部或区域治疗失败率较高
- 肿瘤远处转移率明显增高：头颈鳞癌 N2 和 N3 病例的远处转移率（24%）要比 N0 和 N1 病例的远处转移率（6%）高出 3 倍

【治疗】

- 颈清扫术一直是颈部淋巴结转移的传统治疗方法
  - 颈清扫术后有 10% ～ 40% 颈部局部复发，为降低术后颈部局部复发率可行术前或术后放疗
- 单纯放射治疗
- 化疗 + 放疗

【影像表现】

概述

- 最佳诊断依据：有原发肿瘤病史，颈部多发肿大淋巴结，结节饱满，短径大于 10mm，呈均匀或不均匀强化
- 部位
  - Ⅰ～Ⅳ区多为头颈部恶性肿瘤转移所致
  - Ⅴ区为鼻咽、肺和消化道来源较多
  - 鼻咽癌转移淋巴结常见于咽后组、颈静脉链Ⅱ、Ⅲ区及颈后三角区Ⅴ区，咽后组淋巴结是鼻咽癌引流首站淋巴结，转移率约 70%
  - 甲状腺癌除转移至颈静脉链Ⅲ、Ⅳ区淋巴

结外，亦常见转移至 Ⅵ、Ⅶ 区、气管食管沟

- 大小
  - 诊断头颈部鳞状细胞癌的颈静脉链转移淋巴结以最小径 ≥ 8mm 为宜
  - 甲状腺癌的转移淋巴结较鳞状细胞癌小，最小径 5 ~ 8mm 的淋巴结也应引起警惕
  - 甲状腺癌患者出现气管食管沟区的任何大小的淋巴结均应高度警惕为转移的可能
- 形态学
  - 圆形或类圆形，形态饱满，长短径相仿

CT 表现

- 平扫 CT
  - 多发肿大淋巴结，部分形态规则、边界清楚（鼻咽癌淋巴结转移），部分边界欠清（其他头颈部鳞癌转移）
  - 鼻咽癌转移淋巴结密度多较均匀、坏死囊变较少
  - 其他头颈部鳞癌转移淋巴结中央坏死囊变较多见
  - 甲状腺乳头状癌转移淋巴结内常见囊变及细颗粒状钙化
- 增强 CT
  - 不同原发灶、不同病理类型增强 CT 表现各不相同
  - 鼻咽癌颈淋巴结转移多为双侧，形态规则，边缘清楚，CT 增强扫描常呈中等程度强化，40% 内部可见低密度区、10% 边缘不规则强化、内部见低密度坏死改变
  - 其他头颈部鳞癌颈淋巴结转移多为单侧，典型的鳞癌转移淋巴结的 CT 表现为边缘不规则强化伴中央低密度坏死囊变，形态不规则且边缘不清，常有明显外侵征象，约 80% 的喉癌及下咽癌淋巴结转移具有此表现
  - 甲状腺乳头状癌转移淋巴结的特征性表现为颗粒状钙化、囊性变、囊壁内明显强化的乳头状结节。甲状腺癌转移淋巴结边缘大多规则，无明显外侵征象，血供丰富，且有甲状腺组织的吸碘特性，可明显强化，略低于或与正常甲状腺强化程度一致

MRI 表现

- T1WI

- 等信号，中央坏死区为更低信号
- T2WI
  - 均匀或混杂的高信号，中心出现更高信号灶提示有液化坏死灶
  - 由于淋巴结位于脂肪间隙，脂肪抑制技术是必不可少的
- DWI
  - 转移淋巴结多扩散受限，呈高信号
  - 表观扩散系数（ADC）对鉴别淋巴结良恶性有很大帮助，以小于 $1.38 \times 10^{-3} mm^2/s$ 作为诊断淋巴结转移瘤的界值，可以达到 96% 准确性，98% 敏感性，和 88% 的特异性
- 增强 T1WI
  - 磁共振增强扫描强化形式与增强 CT 扫描相似，脂肪抑制的增强 T1WI 对淋巴结包膜外侵犯更加敏感
- 超小型超顺磁氧化铁粒子增强（USPIO）
  - 淋巴结转移瘤在 T2 或 T2* 的 USPIO 增强扫描上呈高信号

超声表现

- 多呈多发圆形、低回声结节，有时回声不均
- 淋巴门多偏移或消失
- 淋巴结皮质偏心性增厚
- 长短径比值小于 2
- 淋巴结与颈动脉邻近时，高回声的动脉壁中断提示有颈动脉受侵可能

推荐影像学检查

- 最佳检查法：高频超声或增强 CT
- 备忘建议
  - 影像诊断困难时可行超声导引下淋巴结穿刺，可获得较为准确的结果

【鉴别诊断】

- 淋巴瘤
  - 淋巴结受侵部位广泛，双侧多见，主要为咽后组、颈静脉链周围及颈后三角区淋巴结，有时可侵及颌下及腮腺内淋巴结，常为双侧侵犯
  - 淋巴结边缘较清楚，密度均匀，但也可呈边缘薄壁环状、中央低密度（少见），或二者兼有。增强扫描一般呈轻～中度强化，等于或略高于肌肉
- 巨大淋巴结增生

- 多数为单发肿大淋巴结，边缘光整或呈浅分叶状
- CT 平扫密度均匀，增强扫描呈特征性均匀显著强化，部分可显示淋巴结周围的引流血管
- MRI 上 T1WI 呈均匀低信号，T2WI 呈均匀中高信号
- 主要和甲状腺癌淋巴结转移瘤鉴别，注意观察甲状腺有无病变

- 颈部淋巴结结核
  - 青少年多见，多数边界不清楚，浸润周围脂肪组织
  - 淋巴结可相互融合，如出现不规则环形强化，内有多个分隔及多个低密度区，呈"花环状"改变，为颈部淋巴结结核的特征性改变
  - 严重者可有窦道或伴有皮肤窦道或软组织"冷脓肿"

典型病例

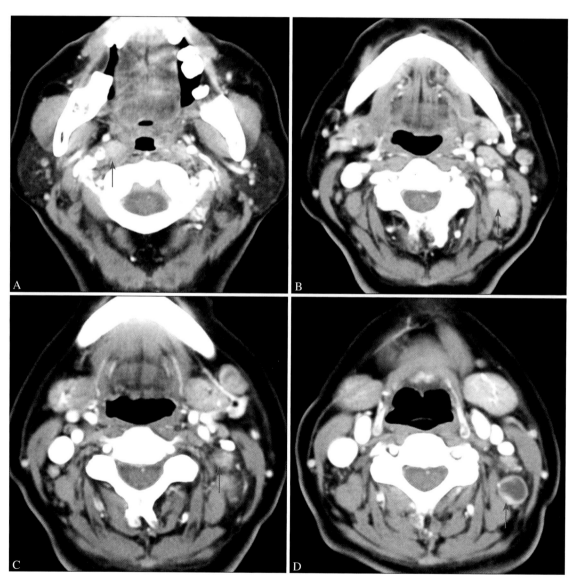

图 53-5-1　鼻咽癌伴颈淋巴结转移（CT）

A. 横断位增强 CT 扫描显示双侧咽后组多发淋巴结肿大，均匀强化；B. 同一病例横断位增强 CT 扫描显示左颈 Ⅱ 区多发淋巴结肿大，淋巴结边缘规则，密度均匀，呈中等度强化；C. 同一病例横断位增强 CT 扫描显示左颈 Ⅱ 区多发淋巴结肿大，淋巴结边缘规则，密度均匀，呈中等度强化；D. 横断位增强 CT 扫描显示左颈 Ⅲ 区肿大淋巴结，边缘环形强化，中心呈低密度

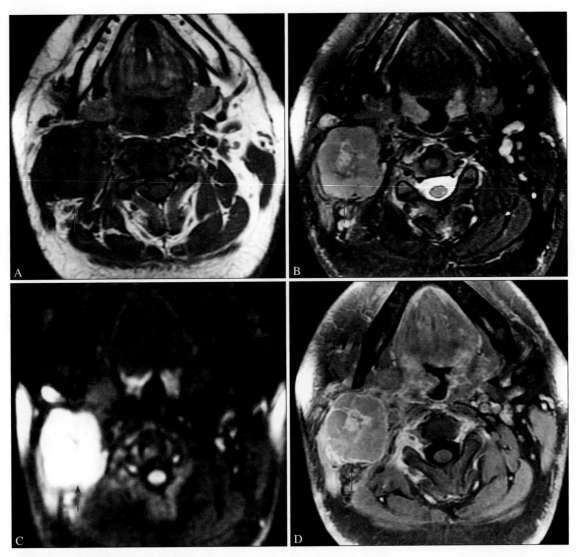

图 53-5-2　鼻咽癌伴颈淋巴结转移（MRI）

A. MRI 横断位 T1WI 示右颈 Ⅱ 区肿大淋巴结，浅分叶，边界清楚，其内为均匀低信号；B. 横断位 T2WI 压脂示右颈淋巴结呈高信号，信号欠均匀；C. 横断位 DWI 示右颈淋巴结呈高信号，提示扩散受限；D. 横断位增强 T1WI 示右颈淋巴结呈中到高等程度强化

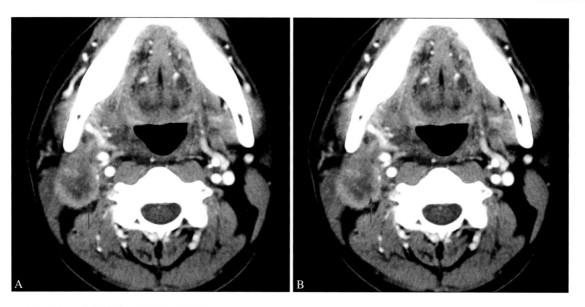

图 53-5-3　扁桃体癌伴颈淋巴结转移

A，B.横断位增强 CT 扫描显示右颈Ⅱ、Ⅲ区多发肿大淋巴结，中心低密度坏死，病变明显外侵，与局部胸锁乳突肌分界不清

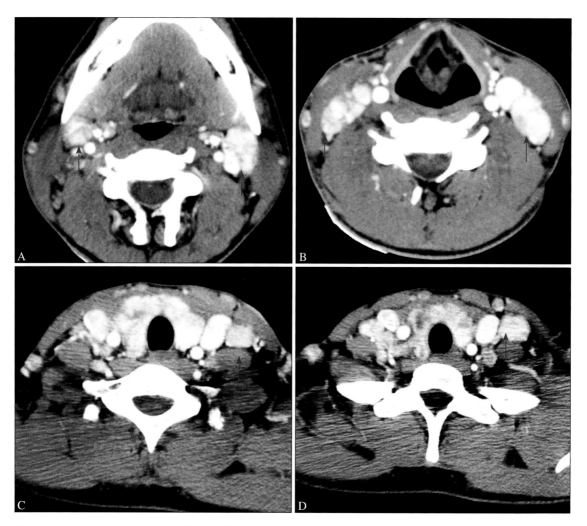

图 53-5-4　甲状腺乳头状癌伴颈淋巴结转移

A，B.横断位增强 CT 扫描显示双侧颈上深组及颈中深组多发淋巴结肿大，呈均匀或不均匀明显强化，边缘规则；C，D.横断位增强 CT 扫描显示颈下深组多发淋巴结肿大，呈均匀或不均匀明显强化，边缘规则，甲状腺增大，右侧为著，内见不规则低密度区

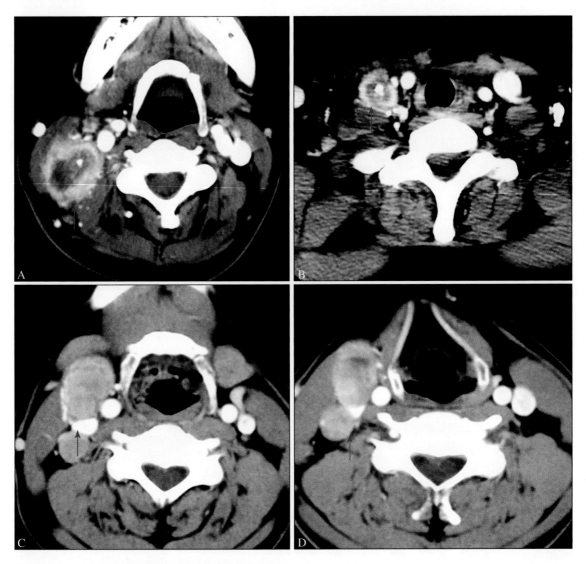

图 53-5-5 甲状腺癌伴颈淋巴结转移特殊表现

A，B. 甲状腺乳头状癌伴颈淋巴结转移，横断位 CT 增强扫描显示右侧颈深组多发肿大淋巴结，其内囊性变，可见钙化灶，边缘环形强化；C，D. 甲状腺髓样癌伴颈淋巴结转移，横断位 CT 增强扫描显示右颈Ⅱ、Ⅲ区多发肿大淋巴结，中等均匀强化，边界清楚

重点推荐文献

[1] Elsheikh M，N. M E Mahfouz and E Elsheikh. Level Ⅱb lymph nodes metastasis in elective supraomohyoid neck dissection for oral cavity squamous cell carcinoma：a molecular-based study. Laryngoscope，2005，115（9）：1636-1640.

[2] Romero-Rojas，A E，et al. Glioblastoma Metastasis to Parotid Gland and Neck Lymph Nodes：Fine-Needle Aspiration Cytology with Histopathologic Correlation. Head Neck Pathol，2013.

[3] Erdamar，B，et al. Metastasis to infraclavicular lymph nodes in head and neck cancer：a report of three cases. Kulak Burun Bogaz Ihtis Derg，2002，9（5）：368-371.

主要参考文献

[1] Raja R. Seethala．Current state of neck dissection in the United States．Head Neck Pathol，2009，3：238-245．

[2] Ferlito A，Robbins KT，Silver CE，et al．Classification of neck dissections：An evolving system. Auris Nasus Larynx，2009，36：127-134．

[3] Restrepo R，Oneto J，Lopez K，et al．Head and neck lymph nodes in children：the spectrum from normal to abnorma. Pediatr Radiol，2009，39（8）：836-46．

[4] 屠规益．现代头颈肿瘤外科学．北京：科学出版社，2004：687-740．

[5] Vandecaveye V，De Keyzer F，Hermans R．Diffusion-weighted magnetic resonance imaging in neck lymph adenopathy．Cancer Imaging，2008，Sep 30；8：173-180．

[6] 李琳，罗德红，葛江梅．头颈部不同原发肿瘤颈部淋巴结转移的CT表现．临床放射学杂志，2005，24（2）：116-120．

[7] 石木兰．肿瘤影像学．北京：科学出版社，2003：217-234．

（赵燕凤　罗德红）

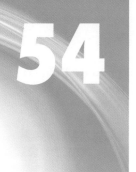

颈部肿瘤及肿瘤样病变

颈部最常见的肿物是淋巴结病变，见53章内容；鳃裂囊肿、甲状舌管囊肿、咽囊囊肿等先天性肿物在相关章节描述。本章重点叙述神经、血管和淋巴管及结缔组织肿物

第1节　神经源性肿瘤

【概念与概述】

神经源性肿瘤（neurogenic tumors）系起源于颈部颅神经、颈丛、臂丛、交感神经链和皮神经等的原发肿瘤。

- 种类：分类较多，根据神经细胞的胚胎发生分为神经鞘瘤、神经纤维瘤、节神经细胞瘤和副神经节细胞瘤；恶性为恶性神经鞘瘤、神经纤维肉瘤、节神经母细胞瘤和神经母细胞瘤
- 临床上所称的神经源性肿瘤实际上是指神经鞘瘤和神经纤维瘤，恶性和节神经细胞瘤罕见。副神经节细胞瘤在第二节描述
- 颅神经的肿瘤为神经鞘瘤，皮神经和多数周围神经的肿瘤为神经纤维瘤
- 神经鞘瘤多为单发，主要并发神经纤维瘤病Ⅱ型（NF-2）；神经纤维瘤常多发，主要并发神经纤维瘤病Ⅰ型（NF-1）

【病理和病因】

- 病因学
  - 不明，多因素致病
  - 神经纤维瘤病为常染色体显性遗传性疾病
- 流行病学
  - 颈部是神经源性肿瘤最好发的部位之一，约占全身10%，主要为神经鞘瘤，少数为神经纤维瘤或神经纤维瘤病
  - 神经鞘瘤多见于30～60岁，女/男为2∶1

  - 神经纤维瘤常为30多岁，神经纤维瘤病发病率为1/3000～1/2500

【大体病理及手术所见】

- 神经鞘瘤圆形或椭圆形，表面光滑，质软韧；肿瘤愈大坏死囊变愈广，有时大部坏死囊变呈囊性和多房囊性
- 神经纤维瘤多为实性，质韧，通常无包膜，肿块形态不规则，少见出血和囊变
- 多发性神经纤维瘤病为多发大小不等结节或肿块，发生于脊神经丛、干上或皮神经

【显微镜下特征】

- 神经鞘瘤有两种组织学类型：
  - 瘤细胞排列为旋涡状或彼此平行排列，细胞呈栅栏状，为 Antoni A 型
  - 组织结构疏松，瘤细胞间常有水肿液，形成微小囊肿或小泡，为 Antoni B 型。两种结构混合存在。常见脂样变、囊变和血管的改变
- 神经纤维瘤为施万细胞、成纤维细胞、神经元和黏多糖基质的混合体。脂样变、囊变和血管的改变少见

【临床表现】

临床特点

- 最常见症状/体征
  - 颈部无痛性肿块，质韧

○ 不同神经来源的肿瘤其位置有所不同，来源于第Ⅸ～Ⅻ对颅神经、交感神经链的肿瘤主要表现为颈前三角肿块或咽侧壁肿物；来源于颈丛、臂丛的肿瘤主要表现为颈后三角或项部肿块

○ 肿物如压迫颈交感神经可出现 Horner's 综合征，舌下神经鞘瘤可出现声音嘶哑、吞咽障碍和一侧舌肌明显萎缩

○ 皮肤色素咖啡斑状沉着是纤维神经瘤的重要诊断之一

疾病人群分布

- 年龄
  ○ 神经鞘瘤多见于 30 ～ 40 岁，但可发生于任何年龄，NF-2 型患者相对年轻；单发神经纤维瘤常发生在 30 岁以后，在 NF-1 型的儿童中可见丛状神经纤维瘤
  ○ 节细胞母神经瘤和节神经细胞瘤多见于儿童和青年，神经母细胞瘤多见于婴幼儿
- 性别
  ○ 神经鞘瘤女 / 男比例为 2：1
  ○ 神经纤维瘤病无明显性别差异

【自然病史与预后】

- 神经鞘瘤和神经纤维瘤生长缓慢，一般病程较长，神经鞘瘤容易摘除，预后较好
- 神经鞘瘤一般不发生恶变，神经纤维瘤病者约 8% 可以恶变

【治疗】

- 原则上一旦确诊手术切除
  ○ 生长缓慢，肿瘤小可观察
  ○ 神经纤维瘤不能广泛切除或切除不彻底者可辅以放疗，但效果不佳

【影像表现】

概述

- 最佳诊断依据：颈动脉间隙和椎前间隙类圆形肿块，密度均匀，T2WI 呈高信号，增强后轻～中度强化
- 部位
  ○ Ⅸ～Ⅻ对颅神经、交感神经链的神经源性肿瘤位于颈动脉间隙，其共同的特点是肿块位于茎突和颈内或颈总动脉后方，茎突和动脉可受压前移，咽旁间隙脂肪向前移位并受压变窄。迷走神经位于颈动脉和静脉之间，发生肿瘤时则可使颈动脉和颈内

静脉分离；舌下神经肿瘤的特征是枕大孔和舌下神经孔附近软组织肿块，舌下神经孔扩大；交感神经链肿瘤可见颈内、外动脉或颈总动脉和颈内静脉受压外移

○ 三叉神经的下颌神经肿瘤可见翼外肌与咽侧壁咽缩肌分离，可经卵圆孔向颅内生长，可累及海绵窦的半月神经节

○ 脊副神经肿瘤位于颈后间隙，肿块主体在胸锁乳突肌内后方和颈内动脉和静脉之后

○ 颈丛及臂丛神经肿瘤可以压迫推移邻近肌肉，主要使前斜角肌前移，肿瘤可沿神经干经椎间孔延伸至椎管内

○ 神经母细胞瘤、节神经母细胞瘤起源于椎体旁交感神经链，可以浸润邻近肌肉及破坏邻近椎体骨质

- 大小
  ○ 大小不等，从 2 ～ 10cm 以上
- 形态学
  ○ 椭圆形肿块，长轴与神经走行一致；皮肤神经纤维瘤呈片状或块状
  ○ 神经纤维瘤常多发

CT 表现

- 平扫 CT
  ○ 边界光滑，密度低于肌肉，均匀或不均匀
  ○ 较大的神经鞘瘤可呈囊状或多房囊状
  ○ 少数肿瘤，特别是节神经细胞瘤，可见少量钙化
- 增强 CT
  ○ 密度不均，多数肿瘤有轻～中度强化，强化区可能由于造影剂进入瘤床细胞外间隙所致，低密度区由少细胞富脂质及黏液样基质的 Antoni B 组织构成
  ○ 不均匀强化
  ○ 神经鞘瘤和单发神经纤维瘤表现相似，不易鉴别。相比而言，神经鞘瘤为有较厚包膜的软组织肿块，边界光滑，呈椭圆形，易出现囊变，可呈囊性和多房囊实性，而神经纤维瘤多为实性，没有包膜，形态可不规则，常多发

MRI 表现

- T1WI
  ○ 信号与肌肉相同
- T2WI

- 多数肿瘤呈高信号，信号强度不均，富细胞纤维的 Antoni A 组织呈稍高信号，少细胞富脂质及黏液样基质的 Antoni B 组织呈较高信号
- 肿瘤常因周边黏液性间质而致高信号环，中央则因细胞和纤维组织所致低信号
- 肿瘤坏死囊变时呈长 T1 和长 T2 信号，伴有厚壁，多数神经鞘瘤可显示包膜
- MRI 的冠状位和矢状位图像可以显示神经与肿瘤的关系以及脊柱的改变。神经纤维瘤可以侵犯多条神经，表现为多个团状或囊状肿物
- 增强 T1WI
  - 不同程度增强，多呈不均质增强，囊变坏死时可呈环状强化
  - 动态增强可显示肿瘤为渐进性强化
  - 节神经细胞瘤常无明显强化或轻微强化

超声表现

- 圆形或椭圆形肿物，界清，回声均匀。神经鞘瘤常可见明显的包膜线，神经纤维瘤多无明显的包膜线。肿物内常见出血囊变，大部分病例囊变区较规则，类似"无壁囊肿"或"无壁管道"样形态，少部分病例囊变区形态不规则
- 彩超的图像大部分肿物血流较丰富，属于 Ⅱ ～ Ⅲ 级

推荐影像学检查

- 最佳检查法：增强 MRI
- 备忘建议
  - 表浅或项部的神经源性肿瘤，结合临床病史，超声学检查多能作出良性肿瘤的诊断
  - 对于深部，特别是位于颌面深部、颈动脉间隙和椎旁的肿瘤，则需要 CT 或 MRI 检查，相比之下，MRI 能提供更丰富的诊断信息，有助于诊断和鉴别诊断

【鉴别诊断】

- 腮腺深叶肿瘤
  - 肿瘤位于茎突和颈内动脉前方，肿瘤向深部生长压迫咽旁间隙，受压的咽旁间隙呈弧形位于肿瘤内侧
  - T2WI 肿瘤多呈等信号，增强后呈较均质明显强化，肿瘤囊性变少见
  - 常需与颈动脉间隙的神经源性肿瘤鉴别
- 第二鳃裂囊肿
  - 多见于 20 岁后，肿块位于颈动脉间隙前外侧和胸锁乳突肌深面
  - 呈囊性，伴有感染时囊壁可明显增厚和强化
- 转移瘤和淋巴瘤
  - 常为多发，但可表现为单一肿块，多有原发病灶，病史短
  - 肿块多位于颈部大血管外侧和颈后间隙，转移瘤可发生囊变坏死，单发淋巴瘤较少囊变坏死
- 韧带样型纤维瘤病
  - 形态多不规则，境界模糊不清，侵袭相邻肌肉
  - 信号不均匀，T2WI 肿块内可见条片状致密胶原纤维形成的低信号，无囊变坏死

（徐坚民）

诊断与鉴别诊断精要

- 颈部椭圆形软组织肿块，边界清楚，密度均匀或 T2WI 高信号，增强后不均匀强化，要考虑神经源性肿瘤
- 完全囊性或肿块内见较多扭曲血管影像，可以考虑排除神经源性肿瘤

典型病例

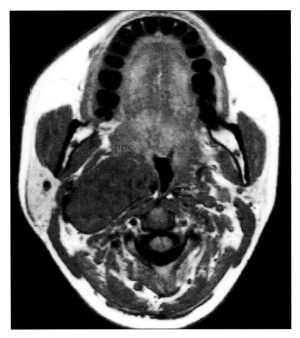

图 54-1-1　迷走神经鞘瘤
MRI T1WI 示右侧颈动脉间隙肿物，咽旁间隙（PPS）受压前移，呈弧形覆盖在肿物前方，颈内动脉（IC）受压内移，颈内静脉（JV）受压外移，显示颈动静脉分离

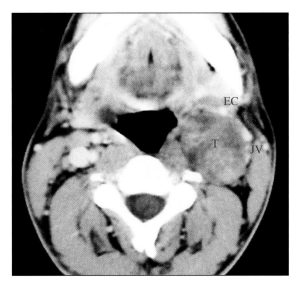

图 54-1-2　左颈动脉间隙神经鞘瘤
增强 CT 示左侧颈动脉间隙肿块，颈内（EC）、颈外动脉（IC）和颈内静脉（JV）均受压外移

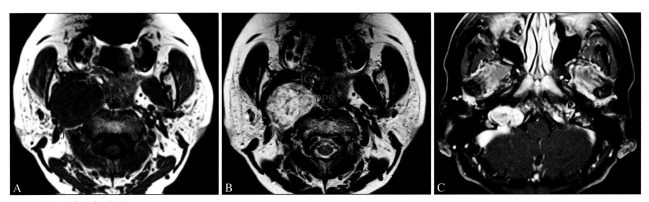

图 54-1-3　神经纤维瘤
A. MRI T1WI，示肿瘤位于右侧颈动脉间隙，清晰显示颈内动脉（IC）、颈内静脉（JV）和咽旁间隙（PPS）移位的方向；B. T2WI，示肿瘤呈均匀高信号；C. 增强后 T1WI 压脂像，示肿瘤向上生长，累及舌下神经孔

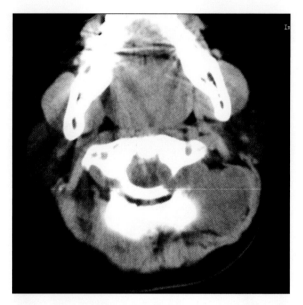

图 54-1-4　**左椎前间隙神经鞘瘤**
CT 平扫示左颈椎前间隙肿瘤，经椎间孔向椎管内生长

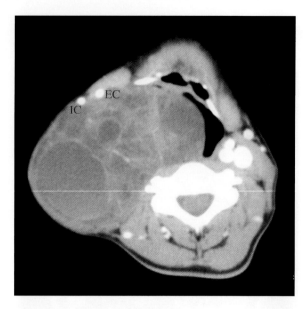

图 54-1-5　**右颈部神经鞘瘤**
增强 CT 示右侧颈部多房囊实性肿块，颈内（EC）、颈外动脉（IC）受压前移

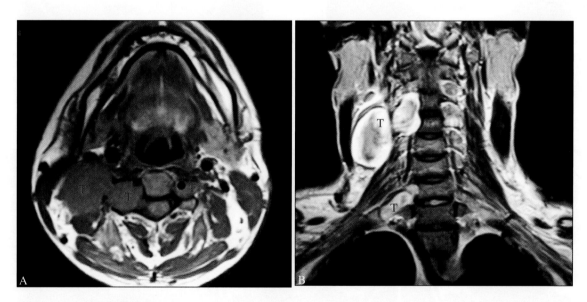

图 54-1-6　**神经纤维瘤病**
A. MRI T1WI 示右侧颈前间隙肿块，同时可见双侧脊神经根明显增粗；B. T2WI 示右侧颈部高信号肿块，呈哑铃状向椎管内生长，同时可见多个神经根明显增粗，信号缙高

重点推荐文献

[1] Faria，M H，et al. Melanotic Schwannoma of the Cervical Spine Progressing With Pulmonary Metastasis：Case Report. Neurol Med Chir（Tokyo），2013.

[2] Bracale，U，et al. Cervical vagal schwannoma Single case report. Ann Ital Chir，2013. 84.

[3] Chowdhury，F H，M.R. Haque and M.H. Sarker，High cervical spinal schwannoma；microneurosurgical management：an experience of 15 cases. Acta Neurol Taiwan，2013. 22（2）：59-66.

[4] Ramesh，V G，et al. Cervical extradural and extraspinal ependymoma mimicking dumb-bell schwannoma：an unusual tumor. Neurol India，2013. 61（3）：303-305.

[5] Alexiou，G A，et al. Cervical neurofibroma in a child without neurofibromatosis. Pediatr Emerg Care，2010. 26（10）：784-785.

[6] Lastra，R R，et al. Neurofibroma of the cervix presenting as cervical stenosis in a patient with neurofibromatosis type 1：a case report. Int J Gynecol Pathol，2012. 31（2）：192-194.

第 2 节　化学感受器瘤

【概念与概述】

化学感受器瘤（chemodectoma）系发生于颈动脉体、颈静脉球体及头颈部其他相似组织的化学感受器的肿瘤群，目前统称副神经节瘤

- 种类：颈动脉体瘤、颈静脉球瘤、迷走神经体瘤（迷走神经副神经节瘤）和主动脉体瘤等

【病理和病因】

- 病因学
  - 尚不明确
- 流行病学
  - 发生于颈动脉体和颈静脉球体最为常见，占98%，5% 为双侧
  - 颈动脉体瘤最常见，其次为颈静脉球瘤，发生在主动脉体和迷走神经较少见，其他部位罕见

【大体病理及手术所见】

- 圆形或类圆形
- 多有包膜，表面有迂曲粗大之血管
- 切面可见薄层结缔组织分隔成许多不规则的小叶，血管非常丰富

【显微镜下特征】

- 间质为丰富的毛细血管网与血窦，其间为结缔组织基质

【临床表现】

临床特点

- 最常见症状 / 体征
  - 颈动脉体瘤：颈部肿块，肿瘤较大时可发生颈动脉窦综合征
  - 颈静脉球瘤：耳鸣和IX～XII对颅神经症状
  - 迷走神经体瘤：颈外侧或咽旁的肿块
  - 主动脉体瘤：可出现胸痛、胸闷等非特异性症状

疾病人群分布

- 年龄　好发 30～40 岁
- 性别　女性＞男性，1∶1.55

【自然病史与预后】

- 生长缓慢，病史数月至20余年，平均8年，少数可发生恶变
- 肿瘤如能全部切除，预后良好

【治疗】

- 原则上手术切除

- 本病一般对放疗敏感性较低，效果不如外科手术，但安全性较大
- 不适合手术者可试用放疗，不能完全切除术后可辅以放疗

【影像学表现】

概述

- 最佳诊断依据：颈动脉间隙及颈总动脉分叉、颈静脉孔和主动脉弓上类圆形肿块，显著强化，MRI 上呈"盐和胡椒征"
- 部位
  - 颈动脉间隙及颈总动脉分叉、颈静脉孔和主动脉弓上
  - 大小不等，从 2～6cm
- 形态学
  - 圆形或类圆形

CT 表现

- 平扫 CT
  - 边界清楚，等密度，密度均匀
  - 颈静脉球瘤：颈静脉孔扩大，呈侵蚀性骨质破坏
- 增强 CT
  - 显著强化，密度与邻近动脉相近，CT 值可达 90～130Hu，动脉早期可显示瘤内蚯蚓状扭曲血管
  - 颈动脉体瘤：颈总动脉分叉增大，表现为颈内动脉后移及颈外动脉前移的动脉分离征象，受压移位的动脉常镶嵌在肿瘤边缘内
  - 迷走神经体瘤：颈内、外动脉或颈总动脉被推移至肿瘤的前缘
  - 主动脉体瘤：肿瘤推移、包绕锁骨下和颈总动脉起始部

MRI 表现

- T1WI
  - 等信号，与邻近肌肉信号强度相等或稍高
- T2WI
  - 不均匀高信号
- 典型病例可见"盐和胡椒征"
- 增强 T1WI
  - 显著强化，瘤内蚯蚓状血管影像仍呈低信号，MRA 的原始图像有助于明确瘤内血管影像
  - 增强脂肪抑制 T1WI 可显示较小肿瘤，特别

是颈静脉球瘤

颈动脉造影表现

- 富血管性肿物，由颈外动脉供血，肿瘤染色浓
- 颈动脉体瘤还可显示颈动脉分叉增宽，颈内、颈外动脉呈弧形移位，颈内外动脉壁受蚀而显示不规则
- 主要用于术前肿瘤供血动脉的栓塞，减少术中出血

超声表现

- 实质性肿块，边界清楚，较大瘤体常围绕血管生长
- 彩色多普勒超声显示肿瘤内丰富彩色血流

推荐影像学检查

- 最佳检查法：MRI 和 MRA
- 备忘建议
  - 颈动脉造影可明确诊断，目前主要用于术前肿瘤供血动脉的栓塞
  - 颈静脉球瘤位于颅底深部，超声难以显示肿瘤的全貌

【鉴别诊断】

- 神经源性肿瘤
  - 轻、中度强化，且不均匀，瘤内无血管影像
  - 位于颈动脉间隙的神经源性肿瘤可推移颈内外动脉，造成动脉分叉增大，但分叉以前后位明显，即颈外动脉外移，颈内动脉内移，且推移的动脉一般位于肿瘤的边缘，而不是镶嵌在瘤内
  - 起源于颈静脉孔神经部肿瘤，颅底骨质呈膨胀性扩大
- 淋巴结转移瘤
  - 甲状腺癌、肾癌等淋巴结转移可表现为颈部单发富血供肿块，肿块位于颈动脉和颈内静脉外侧或后外侧，一般不造成颈动脉分叉增大
  - 瘤内无扭曲血管影像

（徐坚民）

诊断与鉴别诊断精要

- 颈部特定解剖部位的富血供肿瘤，增强 CT 显示肿瘤强化接近动脉密度，CT 动脉期和 MRI 发现瘤内"盐和胡椒征"，要考虑化学感受器瘤
- 无明显强化的颈部肿块，可排除化学感受器瘤

典型病例

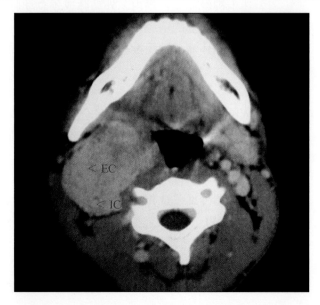

图 54-2-1　**右侧颈动脉体瘤**
增强 CT 示右侧颈部见明显强化肿块，强化程度与颈动脉密度接近，颈内、外动脉（EC, IC）分离，分别镶嵌在肿瘤的后、前缘

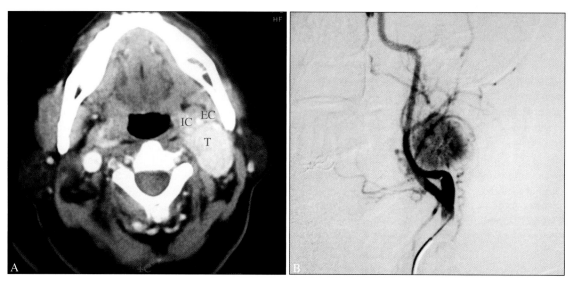

图 54-2-2 迷走神经副神经节瘤
A. 增强 CT 示左颈部类圆形明显强化肿块影，颈内、外动脉被推向肿块前方；B. DSA 示颈内、外动脉后见明显肿瘤染色肿块，颈内、外动脉（EC，IC）移位方向一致

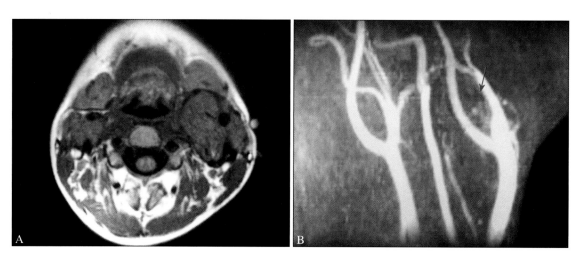

图 54-2-3 双侧颈动脉体瘤
A. MRI T1WI 示双侧颈动脉分叉肿块，颈内外动脉分离，镶嵌在肿块前后缘，左侧肿块较大，其内见流空血管影像；B. MRA 示双侧颈动脉分叉加大，并见瘤内血管影像

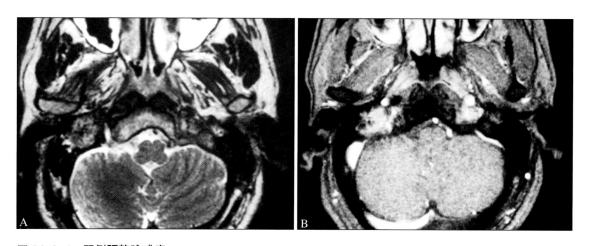

图 54-2-4 双侧颈静脉球瘤
A. 横断面 T2WI，示双侧颈静脉孔区肿块，肿块内见点状和扭曲小条状流空血管影像；B. 横断面增强压脂 T1WI，示双侧颈静脉孔肿块明显强化

重点推荐文献

[1] Landolfi A，et al. Bilateral chemodectoma：medicolegal considerations on a case report of aeromedical concern. J Forensic Leg Med，2013，20（4）：339-342.

[2] Lau D，et al. Metastatic paraganglioma of the spine：Case report and review of the literature. Clin Neurol Neurosurg，2013.

[3] Lodder W L，et al. Value of MR and CT Imaging for Assessment of Internal Carotid Artery Encasement in Head and Neck Squamous Cell Carcinoma. Int J Surg Oncol，2013. 2013：968.

[4] Kromhout K，et al. Magnetic resonance and computed tomography imaging of a carotid body tumor in a dog. Acta Vet Scand，2012，54（1）：24.

[5] Kami Y，et al. Imaging findings of neurogenic tumours in the head and neck region. Dentomaxillofac Radiol，2012. 41（1）：18-23.

[6] Hammer S，et al. Case of spontaneous regression of carotid body tumor in a SDHD mutant：a discussion on potential mechanisms based on a review of the literature. World J Surg Oncol，2012. 10：218.

第3节　淋巴管瘤及血管瘤

【概念与概述】

● 淋巴管瘤（lymphangioma）：是由原始淋巴发育增生形成的肿物

　○ 种类：毛细管性淋巴管瘤（又称单纯性淋巴管瘤）、海绵状淋巴管瘤和囊状淋巴管瘤，3种可同时混合存在

● 血管瘤（hemangioma）：系血管内皮细胞异常增殖产生的真性肿瘤。

　○ 种类：海绵状血管瘤、毛细血管瘤及混合型3类

【病理与病因】

● 病因学

　○ 尚不明确

● 流行病学

　○ 淋巴管瘤是婴幼儿颈部最常见的囊性肿块，80%～90%在2岁前被发现；75%的淋巴管瘤发生在颈部，腋部为20%，纵隔为5%

　○ 血管瘤发病率为1%～2%，颈部约占全身中的14%～21%

　○ 70%～90%血管瘤见于＜1个月龄新生儿，女/男3：1～5：1，约有1/5病例属于多发

【大体病理及手术所见】

● 淋巴管瘤

　○ 肿瘤柔软，囊腔常呈多房性

　○ 囊内含有淡黄色的水样液体，可混有血性

　○ 钻缝样生长，病变可延伸至深部的肌肉间隙

● 血管瘤

　○ 毛细血管瘤：分叶状肿块，边界清楚，稍突出于皮肤表面，颜色鲜红

　○ 海绵状血管瘤：肿块较柔软，呈紫红色，不与周围血管相连，界限不清楚，常侵犯深层组织，以侵犯咬肌及斜方肌最为多见

　○ 混合型：具有上述两种血管瘤的特点

【显微镜下特征】

● 淋巴管瘤

　○ 单纯性淋巴管瘤：由扩张的不规则的毛细淋巴管丛所组成，间质较少

　○ 海绵状淋巴管瘤：淋巴管扩大呈窦状，其内充满淋巴液，呈多房性囊腔，周围间质较多

　○ 囊状淋巴管瘤：其囊腔大，可单房或多房，相互交通，覆有内皮细胞，间质很少

　○ 实际上临床见到的淋巴管瘤往往是混合型的

● 血管瘤

　○ 毛细血管瘤是由许多管壁扩张细小而密集毛细血管交织在一起构成

　○ 海绵状血管瘤由许多扩张毛细血管腔构成血窦状，血窦大小不一，形状不同，外围由纤维结缔组织包绕组成，如同海绵

　○ 混合型具有上述两种血管瘤的特点

【临床表现】

临床特点

● 最常见的症状/体征

　○ 淋巴管瘤：颈后三角区囊性肿块，可累及面颊部、口底、锁骨上下和腋下等，界限常不清楚

　○ 血管瘤：高出皮肤的鲜红色斑块或软组织肿块，其他视瘤体类型、大小、侵犯部位、

深浅及范围而定

疾病人群分布

- 年龄
  - 淋巴管瘤：儿童多见，80%～90%在2岁前被发现，偶见于成人
  - 血管瘤：多为出生后2周时出现，也可见于成人
- 性别
  - 淋巴管瘤男女相仿，血管瘤女/男性比例为3∶1～5∶1

【自然病史与预后】

- 淋巴管瘤一般不会自行消退，通常会继续生长、增大
- 生长缓慢，出生后2周时出现的80%～90%可自发性消退

【治疗】

- 原则上手术切除
  - 单纯性淋巴管瘤可用电干燥、冷冻或激光治疗，囊性及海绵状淋巴管瘤应手术切除，海绵状者常易复发，需要根治性手术
  - 婴幼儿血管瘤大多数可自发性消退（80%～90%），一般不需治疗。小的浅表血管瘤可行激光、冷冻和注射硬化剂治疗，较大的血管瘤需手术

【影像学表现】

概述

- 最佳诊断依据
  - 淋巴管瘤：颈后间隙和颌下间隙多房性囊性肿块，无强化
  - 血管瘤：颈部"渐进性强化"软组织肿块，肿块内见多发圆点状静脉石
  - 淋巴管瘤及血管瘤可以在同一肿瘤内同时存在
- 部位
  - 淋巴管瘤：颈后间隙和颌下间隙多见，可蔓延至面颊部、口底、气管食管旁、纵隔及腋下
  - 血管瘤：浅表型位于皮下和黏膜下；深在型常位于颌面深部和椎前间隙
- 大小
  - 大小不等，淋巴管瘤从数厘米到几十厘米；血管瘤一般为1厘米到数厘米
- 形态学
  - 淋巴管瘤：多囊状，延伸至深部肌间隙肿物形态不规则
  - 血管瘤：形态多样，常多发

CT表现

- 淋巴管瘤
  - 平扫CT
    - 单房或多房囊状，边界清楚
    - 囊内密度均匀一致，等或稍高于水样密度，合并出血时，可见典型的液-液平面
    - 并发感染时囊壁增厚且与周围组织分界不清
    - 沿疏松结缔组织间隙生长，可以越过胸锁乳突肌至颈前软组织并越过中线，向上可达腮腺、颊部、口底及舌根部，向下可达腋部及纵隔
  - 增强CT
    - 囊内无强化，囊壁不强化或轻度强化
    - 合并感染时囊壁增厚，可强化
- 血管瘤
  - 平扫CT
    - 密度与肌肉相仿，边界常欠清
    - 有时可见钙化的静脉石，是其特征
  - 增强CT
    - 明显强化

MRI表现

- 淋巴管瘤
  - T1WI
    - 低信号，合并出血呈等信号或高信号
  - T2WI
    - 高信号
    - 合并出血可见典型的液-液平面
  - 增强T1WI
    - 囊内无强化，囊壁不强化或轻度强化
    - 合并感染囊壁可明显强化
- 血管瘤
  - T1WI
    - 等信号
  - T2WI
    - 高信号，信号均匀
    - 可见圆点状静脉石钙化
  - 增强T1WI
    - 显示"扩散性强化"优于CT，一般在5～10分钟内肿块全部明显强化

超声表现

- 淋巴管瘤
  - 囊性和多房性肿物
  - 囊腔内无回声暗区，囊壁菲薄
- 血管瘤
  - 实质性团块，边界欠清或与肌肉分界欠清
  - 回声多而强，均质
  - 团块内见较丰富的血流信号

推荐影像学检查

- 最佳检查法：MRI 检查
- 备忘建议
  - MRI 冠状位和矢状位多方位观察能明确病灶范围，获得更明确的影像学信息，优于 CT 检查

- 动态增强扫描有助于明确血管瘤的诊断

【鉴别诊断】

- 神经源性肿瘤
  - 常位于颈动脉间隙和椎前间隙
  - 肿瘤囊变坏死时可呈囊性，但囊壁厚而不均匀，囊壁强化
- 鳃裂囊肿
  - 多见于 20 岁以上
  - 单囊多见，少有出血
  - 好发于颈动脉间隙外侧和胸锁乳突肌深面，不沿结缔组织钻缝生长
- 甲状食管囊肿
  - 多为单房
  - 一般位于颈前中线

（徐坚民）

> **诊断与鉴别诊断精要**
>
> - 儿童颈部多房囊性肿块，沿肌间隙钻缝生长，要考虑淋巴管瘤；颈部质地柔软肿块伴有圆点状钙化和明显"扩散性强化"，要考虑血管瘤
> - 单发囊实性肿块可排除淋巴管瘤；囊性肿块可排除血管瘤

典型病例

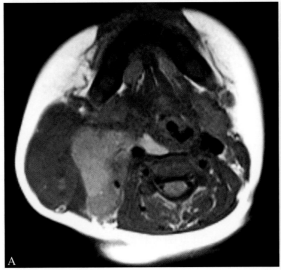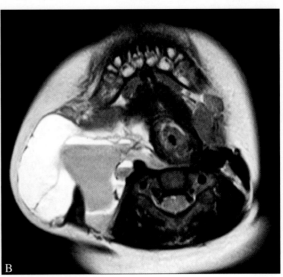

图 54-3-1　右颈部淋巴管瘤

A. MRI T1WI，示右颈部多房囊性肿物，囊内信号不均匀；B. T2WI，示右颈部肿物内可见典型的液 - 液平面

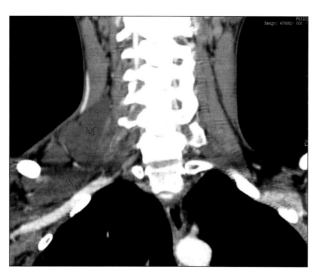

图 54-3-2　右颈部淋巴管瘤
增强 CT 冠状位 MPR 重建，示右颈部多房囊性肿物（M），向腋部延伸，肿物无强化

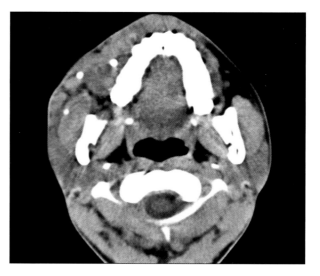

图 54-3-3　右面颊部血管瘤
CT 平扫，示右面颊部软组织肿胀，可见多发圆点状钙化

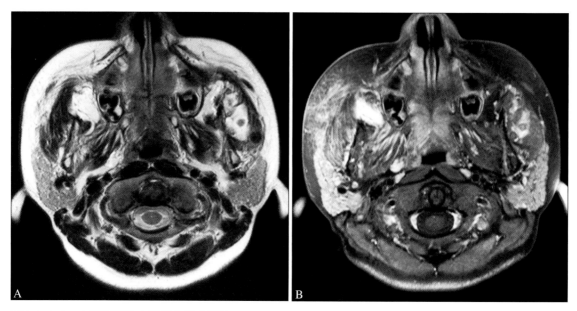

图 54-3-4　右颊间隙和左咬肌多发血管瘤
A. MRI T2WI 示病灶边界欠清，呈高信号，左侧病灶内见圆点状低信号钙化；B. 增强后 T1WI 压脂像，示病灶明显强化

重点推荐文献

［1］ Enomoto Y，et al. Transarterial embolization for cervical hemangioma associated with Kasabach-merritt syndrome. Neurol Med Chir（Tokyo），2011. 51（5）：375-378.

［2］ Romeo G P，et al. Thrombosed cavernous hemangioma arising in cervical ectopic thymus tissue：a case report. Conn Med，2012. 76（7）：401-404.

第 4 节　皮样囊肿和表皮样囊肿

【概念与概述】

- 皮样囊肿（dermoid cyst）和表皮样囊肿（epidermoid cysts）：先天性外胚层起源的新生物

【病理与病因】

- 病因学
  - 尚不明确
- 流行病学
  - 多发生在眼眶部和鼻根部，颈部皮样囊肿可见于口底、颏下和腮腺等部位
  - 皮样囊肿 5 岁以前发现者为 62.7%
  - 颈部表皮样囊肿罕见

【大体病理及手术所见】

- 皮样囊肿：圆形或卵圆形，囊肿有结缔组织包膜，囊腔内有皮脂腺样物质、角化物质、胆固醇、毛发、坏死细胞等，可有钙化
- 表皮样囊肿：囊性肿物，囊腔内仅有角化物质及脂肪物质，不含毛发

【显微镜下特征】

- 皮样囊肿：由鳞状上皮组织及其附件反向围绕而成的囊性肿物
- 表皮样囊肿：囊壁不含皮肤附件结构

【临床表现】

临床特点

- 最常见症状/体征
  - 口底、颏下肿物

疾病人群分布

- 年龄
  - 多见儿童，但可见于成人；表皮样囊肿常见于婴儿
  - 无明显性别差异

【自然病史与预后】

- 生长缓慢，容易摘除，预后较好

【治疗】

- 原则上手术彻底切除
  - 生长缓慢，不影响功能和外观可以随访

观察

【影像表现】

概述

- 最佳诊断依据：口底和腮腺区含脂性肿物
- 部位
  - 口底、颏下和腮腺
  - 口底多见
- 大小
  - 大小不等，从数毫米到数厘米
- 形态学
  - 圆形或类圆形

CT 表现

- 平扫 CT
  - 边界清楚
  - 皮样囊肿为含脂密度，CT 值为负值
  - 表皮样囊肿为液体密度
- 增强 CT
  - 无强化

MRI 表现

- T1WI
  - 边界清楚
  - 皮样囊肿为高信号，脂肪抑制序列 T1 序列呈低信号
  - 表皮样囊肿为低信号
- T2WI
  - 皮样囊肿为略高信号
  - 表皮样囊肿为高信号

推荐影像学检查

- 最佳检查法：CT 检查

【鉴别诊断】

- 舌下腺囊肿
  - 位于口底偏一侧舌下间隙
  - 呈梭形，长轴与舌下间隙一致
  - 液体密度和信号

（徐坚民）

> **诊断与鉴别诊断精要**
>
> ● 口底部和腮腺区含脂性囊性肿块，要考虑皮样囊肿
> ● 非脂性多囊状肿块，可排除皮样囊肿

重点推荐文献

[1] Guo S and Y Xing. A review on five cases of intramedullary dermoid cyst. Childs Nerv Syst，2013.

[2] Zhao D，et al. An unusual dermoid cyst in subcutaneous tissue of the mastoid region：A case report. Exp Ther Med，2013，6（1）：75-76.

[3] 魏秋彩，李晓华，郝远瑞. 儿童眼部肿瘤 213 例的病理学分类. 中华眼科杂志，2013，49（1）：37-40.

[4] Somasundaram，A，et al. Malignant transformation of an intramedullary epidermoid cyst in the thoracic region of the spinal cord. J Neurosurg Spine，2013.

第 5 节　脂肪瘤

【概念】
● 脂肪瘤（lipoma）是由增生的成熟脂肪组织形成的良性肿瘤

【病理与病因】
● 病因学
  ○ 尚不明确
● 流行病学
  ○ 是脂肪瘤好发部位之一，常见于颈外侧部和项部
  ○ 肥胖者好发

【大体病理及手术所见】
● 分叶状肿物，界清，质软
● 单发或多发

【显微镜下特征】
● 由成熟的脂肪及少量间质组织组成，瘤周有一层薄的结缔组织包裹

【临床表现】
临床特点
● 最常见症状 / 体征
  ○ 表现为无痛性柔软的软组织肿块
  ○ 生长缓慢
疾病人群分布
● 年龄
  ○ 成人，40 ～ 50 岁多见
  ○ 无明显性别差异

【自然病史与预后】
● 生长缓慢，容易摘除，预后较好
● 肿瘤不大可以观察

【治疗】
● 较大者宜行手术切除
● 肿瘤切除完整，无复发

【影像表现】
概述
● 最佳诊断依据：颈部皮下脂肪性肿物
● 部位
  ○ 颈背部（项部）和颈根部
● 大小　大小不等，从数毫米到数厘米
● 形态学　圆形或类圆形
CT 表现
● 平扫 CT
  ○ 边界清楚，脂肪密度，CT 值 –80 ～ –100Hu
● 增强 CT　无强化
MRI 表现
● T1WI
  ○ 均匀高信号
  ○ 脂肪抑制序列 T1WI 肿块信号低于周围软组织
● T2WI
  ○ 略高信号，信号均匀
  ○ 可见化学位移伪影

● 增强 T1WI
  ○ 无强化
推荐影像学检查
● 最佳检查法：CT 检查

【鉴别诊断】
● 血肿
  ○ 脂肪抑制序列 T1WI 病灶信号不抑制或不减低

（徐坚民）

诊断与鉴别诊断精要

● 肿块密度和信号与脂肪组织相同或接近，要考虑脂肪瘤
● 密度或信号明显与脂肪组织不同，可排除脂肪瘤

典型病例

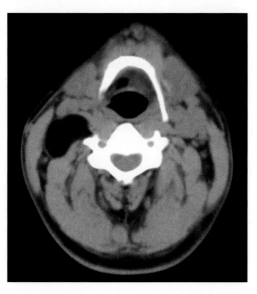

图 54-5-1　右颈部脂肪瘤
CT 平扫示右颈部低密度肿物，CT 值低于皮下脂肪

重点推荐文献

[1] Derin A T，et al. Giant cervical lipoma invading carotid artery：a case report. Kulak Burun Bogaz Ihtis Derg，2009，19（1）：28-31.

[2] Roka Y B，et al. High cervical nondysraphic intradural extramedullary lipoma. Neurol India，2012. 60（3）：350-351.

主要参考文献

[1] 王振常，鲜军舫，兰宝森. 中华影像医学头颈部卷. 北京：人民卫生出版社，2011：314.

[2] Mafee MF，Valvasorri GE，Becker M. Imaging of the Head and Neck .2nd Edition，revised and enlarged. Thieme，2005：603-604.

[3] Koeller K，Alamo L，Adair C. Congenital cystic masses of the neck：radiologic-pathologic correlation. Radiographics，1999，19：121-146.

[4] Barnes PD，Burrows PE，Hoffer FA，Mulliken JB. Hemangiomas and vascular malformations of the head and neck.MR characterization，AJNR，1994，15：193-195.

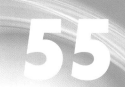

甲状腺疾病

第1节 甲状腺弥漫性病变

一、毒性弥漫性甲状腺肿

【概念与概述】

- 甲状腺毒症（thyrotoxicosis）为甲状腺激素过高导致的临床综合征，是个宽泛的术语
- 甲状腺功能亢进症简称甲亢（hyperthyroidism），又名毒性弥漫性甲状腺肿（toxic diffuse goiter）或 Graves 病，1835 年由 Robert Graves 首次报道，指甲状腺激素合成和分泌增高导致的疾病，表现为血清中的 T3 和 T4 水平异常升高，促甲状腺激素（thyroid-stimulating hormone，TSH）水平降低，而促甲状腺激素受体抗体（thyrotropin receptor antibody，TRAb）增高。Graves 病临床三联征为甲状腺肿大、突眼和胫前黏液水肿

【病理与病因】

- 病因学
  - 由于血液中存在能与甲状腺细胞上促甲状腺激素受体结合并刺激甲状腺激素合成和分泌的自身抗体 TRAb，该抗体作用与促甲状腺激素（TSH）作用酷似，以致甲状腺功能受到刺激，引起甲亢和甲状腺肿
- 流行病学
  - 发病率占总人口 1.2%
  - Graves 病是最常见的甲状腺毒症，约占全部甲状腺毒症患者的 90%

【大体病理及手术所见】

- 甲状腺弥漫性对称性肿大，表面轻度凹凸不平，血管扩张增多，呈略带光泽的红色。切面分叶状，表现明显缺乏胶质的光泽，呈暗红色肉样，由于淋巴滤泡的形成切面呈斑点状

【显微镜下特征】

- 甲状腺弥漫性肿大，腺滤泡上皮细胞过度增生是基本特征，泡壁增生呈乳头状突起伸向滤泡腔，高尔基体肥大，内质网发育良好，核糖体增多，线粒体增多
- 腺体组织中出现弥漫性淋巴细胞浸润，甚至出现淋巴组织生发中心。淋巴细胞浸润较强的病例也可出现类似于桥本甲状腺炎的滤泡破坏和滤泡上皮嗜酸性变等改变

【临床表现】

临床特点

- 最常见症状 / 体征
  - 代谢增高、弥漫性甲状腺肿大和突眼为最常见症状，胫前黏液水肿的发生率相对较低
  - 心悸、神经质、易激动、畏热多汗、多食而体重减轻、月经失调和双手震颤
  - 甲状腺双侧叶可闻及血管杂音和扪及震颤，心动过速，脉压增大，皮肤温潮，有时并有胫前黏液水肿
  - 部分患者可表现突眼，大多数为非浸润性突眼又称良性突眼；少数表现为浸润性突眼，又称眼肌麻痹性突眼或恶性突眼，病情严重

疾病人群分布

- 年龄　在 20 ～ 50 岁之间
- 性别　男 / 女比例为 1 : 4 ～ 6

【自然病史与预后】

- 甲亢长期不愈（达到病程 10 年以上时）可出现一系列合并症，如甲亢性心脏病、甲亢性肌病、甲亢性高血压、甲亢性糖尿病、甲亢性肝病、甲亢性精神病等
- 甲亢危象为甲亢病情急剧恶化，导致全身代谢严重紊乱，心血管系统、消化系统、神经系统等功能严重障碍，治疗不及时可危及生命
- 放射性核素碘治疗和手术治疗均可以治愈甲亢，而完成一个疗程的抗甲状腺药物治疗的治愈率仅为约 30%

【治疗】

Graves 病的治疗方法包括 ^{131}I 治疗、抗甲状腺药物或手术

- 抗甲状腺药物治疗最传统，在我国为首选治疗手段。以下情况首选药物治疗：有缓解倾向的患者（如病情轻微、甲状腺体积小、促甲状腺激素受体抗体滴度低等），老年患者合并症多手术风险高，有甲状腺手术既往史；有颈部外放疗既往史，外科手术医生缺乏经验，有中度或重度突眼
- ^{131}I 治疗是可以治愈甲亢的方法。以下情况首选 ^{131}I 治疗：老年患者，合并症多手术风险高，有甲状腺手术既往史，有颈部外放疗既往史，外科手术医生缺乏经验，有抗甲状腺药物使用禁忌或毒副作用

【影像表现】

概述

- 最佳诊断依据：甲状腺普遍性、对称性增大，CT 密度减低，核素扫描放射性浓集程度增高
- 部位　两侧叶和峡部
- 大小
  - 增大程度不等，可为正常的 2～3 倍，横断面峡部厚度超过 10mm 可资诊断
- 形态学
  - 两侧叶对称性增大，峡部增大相对较显著

CT 表现

- 平扫 CT
  - 两侧叶和峡部普遍性对称性增大，边缘清楚
  - 密度呈均匀一致性减低，呈软组织密度
- 增强 CT
  - 临床拟诊为毒性弥漫性甲状腺肿或其他原

因甲亢时，由于碘对比剂可能诱发甲状腺危象，应禁忌增强 CT 检查

MRI 表现

- 仅反映毒性弥漫性甲状腺肿外形增大，甲状腺信号强度对鉴别诊断价值有限
- T1WI
  - 等或稍高信号，亦可稍低低信号
- T2WI
  - 稍高信号或等信号

超声表现

- 甲状腺普遍性、对称性增大
- 内部回声密集细小，回声强度正常或稍强
- CPFI 检查，肿大甲状腺内血流非常丰富，血流速度加快，甲状腺内血流呈"五彩缤纷"状表现，称之为"火海征"

核素显像

- 双侧甲状腺叶呈弥漫性肿大，放射性浓集程度增高，放射性分布均匀

推荐影像学检查

- 临床拟诊毒性弥漫性甲状腺肿，影像学检查应以超声作为首选检查方法
- 核医学检查用于鉴别甲状腺毒症病因，并可反映毒性弥漫性甲状腺肿功能状态

【鉴别诊断】

- 毒性多结节性甲状腺肿
  - 核素扫描可见放射性示踪剂呈不均匀性分布，在大多数情况下，结节性甲肿状腺的结节为低功能，表现为异常示踪剂分布稀疏区或缺损区
  - 发病年龄较大，有长期多结节性甲状腺肿病史
- 慢性淋巴细胞性甲状腺炎（桥本甲状腺炎）
  - 多发生在 40 岁以上妇女，甲状腺进行性肿大，质硬，甲状腺功能减退，甲状腺抗体低度明显升高
  - 终末期桥本甲状腺炎核素扫描可见放射性碘浓集程度减低
  - 可与毒性弥漫性甲状腺肿合并存在
- 亚急性甲状腺炎
  - 急性发病，起病前有上呼吸道病毒感染的病史，伴发热、甲状腺疼痛和触痛
  - 核素扫描可见放射性碘浓集程度部分或广泛减低

- 高功能性甲状腺腺瘤
  - 甲状腺局灶性结节或肿块，核素扫描可见局灶性"热结节"

- 单纯性甲状腺肿
  - 除甲状腺肿大外，无甲亢症状和体征。血清 T_3、rT_3 均正常

诊断与鉴别诊断精要

- 甲状腺对称性增大，核素扫描放射性浓集程度增高是毒性弥漫性甲状腺肿主要影像学表现
- 毒性弥漫性甲状腺肿鉴别诊断应密切结合临床资料

典型病例

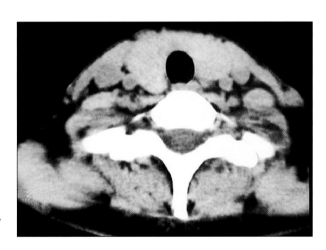

图 55-1-1　弥漫性毒性甲状腺肿的 CT 表现
CT 平扫可见甲状腺双侧叶轻度对称增大，峡部增宽，实质密度均匀减低，接近肌肉密度

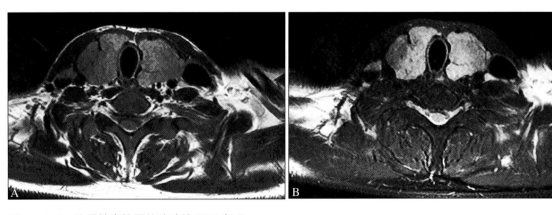

图 55-1-2　弥漫性毒性甲状腺肿的 MRI 表现
A. 甲状腺弥漫增大，FSE T1WI 表现为均匀稍高信号；B. FSE T2WI 脂肪抑制像表现为均匀较高信号

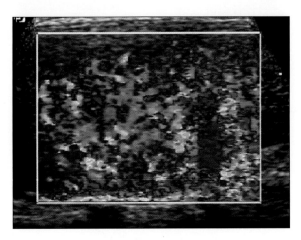

图 55-1-3　毒性弥漫性甲状腺肿的超声表现
超声 CDFI 检查可见甲状腺内血管丰富，血流速度加快，呈"火海征"

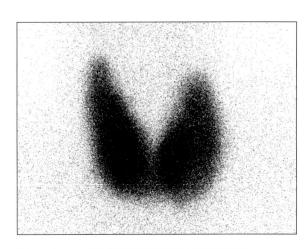

图 55-1-4　毒性弥漫性甲状腺肿的核素表现
核素扫描可见甲状腺核素摄取能力弥漫增高

重点推荐文献

1. Saleh A，et al. Differential diagnosis of hyperthy roidism：Doppler sonographic quantification of thyroid blood flow distinguishes between Graves' disease and diffuse toxic goiter. Exp Clin Endocrinol Diabetes，2002，110（1）：32-36.

二、多发结节性甲状腺肿

【概念与概述】
- 多发结节性甲状腺肿（multinodular goiter）多数是单纯性甲状腺肿（simple goiter）病程发展的晚期表现，少数由地方性甲状腺肿进展所致。初期甲状腺弥漫性肿大，病程较长后，滤泡上皮转变为局灶性增生并出现退行性变，由于长期增生性病变和退行性病变反复交替，腺体内出现不同发展阶段结节

【病理与病因】
- 病因学
  - 甲状腺结节的发病机制与病因目前仍不明了。一般认为病因是由于缺碘或体内甲状腺激素相对不足致使垂体 TSH 分泌增多，导致甲状腺反复增生，伴有各种退性变，最终形成结节
- 流行病学
  - 甲状腺结节临床发病率为男性 1%、女性 5%
  - 尸检甲状腺结节发现率为 8.2% ～ 65%，平均 40% ～ 50%

【大体病理及手术所见】
- 甲状腺不对称肿大，有多个结节，数量及大小不一，结节境界清楚，无包膜或包膜不完整
- 结节因供血不良，发生退变，形成坏死、囊变、出血及钙化

【显微镜下特征】
- 甲状腺滤泡显著扩大，内积有多量浓厚的胶质；甲状腺组织内可见结节，结节内可见出血或钙化

【临床表现】
临床特点
- 最常见症状 / 体征
  - 甲状腺有不同程度的肿大，质地较软或呈中等硬度，可触及多个结节，数目及大小不等
  - 病情进展缓慢，多数患者无症状。较大的结节性甲状腺肿可引起压迫症状，结节内急性出血可致肿块突然增大及疼痛
  - 甲状腺激素水平正常

疾病人群分布
- 年龄
  - 发病年龄一般大于 30 岁
- 性别
  - 男：女为 1：5

【自然病史与预后】
- 结节性甲状腺肿的结节随时间增多、增大
- 甲状腺结节均有恶变的可能，恶变率为 5% ～ 15%

- 甲状腺激素治疗后，腺体呈对称性缩小，结节可缩小

【治疗】

- 甲状腺激素治疗，治疗期间应观察甲状腺功能变化
- 甲状腺囊性结节多为良性结节，实质性结节者应进行甲状腺扫描或穿刺病理检查
- 采取手术治疗更为积极与稳妥，尤其是对于有沙砾样钙化的结节，可防止恶性结节漏诊

【影像表现】

概述

- 最佳诊断依据：甲状腺进行性不对称肿大并多发结节
- 部位
  - 两侧叶及峡部
- 大小
  - 甲状腺不对称增大，伴有多发大小不等的结节
- 形态学
  - 囊性或实性结节，数量及大小不一，常伴有坏死、囊变、出血及钙化

CT 表现

- 平扫 CT
  - 甲状腺轮廓呈结节状或波浪状表现
  - 甲状腺的密度减低且不均匀，内有多发大小不等的更低密度结节，结节内可有钙化灶
  - 若囊性结节内有急性出血，则呈高密度表现
- 增强 CT
  - 临床拟诊为结节性甲状腺肿时，由于碘对比剂可能诱发甲状腺危象，应禁忌增强 CT 检查

MRI 表现

- 外形增大表现同超声与 CT，但不能可靠发现甲状腺较小结节，亦不能根据信号强度区分恶性结节
- T1WI
  - 甲状腺结节表现等或低信号，出血坏死结节可表现为高信号

- T2WI
  - 结节表现等信号等或高信号，囊变结节可表现为水样信号

超声表现

- 甲状腺不对称性肿大，其内分布有多发大小不等的结节。结节内部回声多呈中等偏高，亦可为低回声。结节之间可见纤维组织增生所形成的散在点、线状高回声
- 部分结节内发生出血、囊变、纤维组织增生和钙化，结节回声不同，可见索状高回声、强回声伴声影及无回声区

CDFI 检查

- 表现血流信号减少，并显示分支状血管环绕结节或穿行于结节间

核素显像

- 多结节性甲状腺肿表现双侧甲状腺叶肿大，失去正常形态，放射性分布不均，其内有多个放射性分布稀疏区或缺损区
- 当甲状腺内结节过多时，正常甲状腺组织明显减少，以致核素摄取能力明显减低，甲状腺显像不清晰

推荐影像学检查

- 超声作为首选检查方法，可随诊观察结节形态学变化以早期发现结节恶变
- 核素显像能观察多结节性甲状腺肿内结节的摄取功能，大多数情况下结节是低功能的，表现为多发示踪剂分布稀疏区或缺损区

【鉴别诊断】

- 与 Graves 病鉴别
  - 伴甲状腺功能亢进症应与 Graves 病鉴别，后者甲状腺普遍性、对称性增大，无局灶性结节病灶
- 甲状腺癌
  - 甲状腺癌广泛浸润甲状腺时需要与结节性甲状腺肿鉴别，甲状腺癌肿块边界不清，浸润邻近组织
  - 多结节性甲状腺肿的结节均有恶变的可能，尤其是对于有沙砾样钙化的结节，早期鉴别诊断困难，需要进行针吸活检
- 甲状腺腺瘤
  - 均质，边界清楚，超声可见晕环征

诊断与鉴别诊断精要

● 甲状腺不对称肿大并多发结节首先考虑多结节性甲状腺肿
● 甲状腺结节均具有恶变可能，尤其是有沙砾样钙化的结节，
  应密切随访观察并积极治疗

典型病例

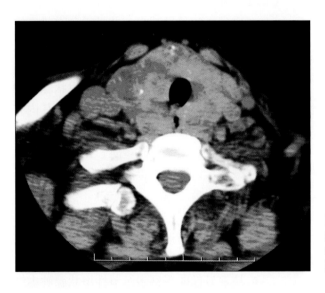

图 55-1-5　多结节性甲状腺肿 CT 表现
CT 平扫可见甲状腺不对称增大，边缘呈波浪状。甲
状腺密度减低且不均匀，内有多发大小不等的更低密
度结节，结节内可见钙化灶

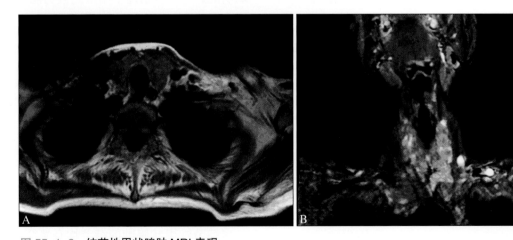

图 55-1-6　结节性甲状腺肿 MRI 表现
A. FSE T1WI 横轴位可见甲状腺不对称增大，信号不均；B. FSE T2WI 冠状位扫描可见甲状腺内多发高信号结节，增
大的甲状腺突向胸腔入口水平

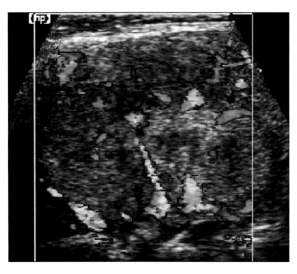

图 55-1-7　多结节性甲状腺肿声像图
甲状腺内可见多发结节；CDFI 检查，腺体内血流增多，血管走行迂曲，穿行于结节间

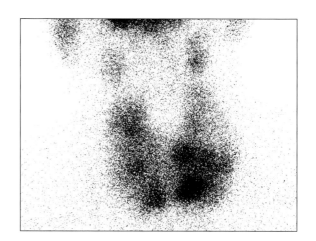

图 55-1-8　多结节性甲状腺肿核素扫描
双侧甲状腺叶肿大，失去正常形态，放射性分布不均，其内有多个放射性分布稀疏区

重点推荐文献

[1] Hze-Khoong E P, et al. Ectopic lingual thyroid with a m ultinodular goiter. Surgery，2013. 153（2）：294-296.

[2] Pilavaki M，et al. Imaging of ectopic intrathoracic multinodular goiter with pathologic correlation：a case

report. Cases J，2009. 2：8554.

[3] Bahn R S. and M R Castro，Approach to the patient with nontoxic multinodular goiter. J Clin Endocrinol Metab，2011. 96（5）：1202-1212.

三、桥本甲状腺炎（慢性淋巴细胞性甲状腺炎）

【概念与概述】

● 桥本甲状腺炎又称为慢性淋巴细胞性甲状腺炎（Hashimoto thyroiditis），属于自身免疫性甲状腺疾病（autoimmune thyroid diseases，AITD），是最常见的甲状腺炎。多见于中老年女性，早期可有甲状腺毒症，晚期则出现甲状腺功能减退表现

【病理与病因】

● 病因学
　○ 属于自身免疫性疾病，桥本甲状腺炎患者几乎 100% 均表现血清抗甲状腺过氧化物酶抗体或抗甲状腺微粒体抗体水平明显增高，抗甲状腺球蛋白抗体亦有不同程度升高

● 流行病学
　○ 22.5 ～ 40.7/10 万
　○ 文献报道，人群中 5% ～ 10% 血清中抗甲状腺球蛋白抗体、抗甲状腺过氧化物酶抗

体或抗甲状腺微粒体抗体水平增高
　○ 占全部甲亢患者约 20%

【大体病理及手术所见】

● 甲状腺的大体检查多呈弥漫性肿大，质地坚韧或橡皮样，表面呈结节状，边缘清，包膜完整，无粘连

【显微镜下特征】

● 初期表现为淋巴细胞性甲状腺炎，甲状腺腺体内大量淋巴细胞浸润，形成淋巴滤泡。甲状腺滤泡受到破坏，滤泡基底膜损伤，胶样物质排空。某些上皮细胞增大，胞浆呈特征性嗜酸性表现，称为 Askanazy 细胞。随病程进展，以上病理改变进展为中间型的"嗜酸型"，最终呈严重的"纤维化型"

【临床表现】

临床特点

● 最常见症状 / 体征
　○ 临床触诊可发现甲状腺弥漫性增大，多数对称，质硬，常有咽部不适
　○ 疾病早期，由于甲状腺滤泡破坏致甲状腺

激素释放增多等原因，部分患者可有一过性甲亢的临床表现

- 随着病程进展，出现甲状腺功能减退表现，发生水肿、尿少、腹胀、动作迟缓和心率减慢等，并有甲状腺变硬和萎缩
- 表现为 T3、T4 降低和 TSH 升高。病变早期 T3 可以正常或轻度升高。抗甲状腺过氧化物酶抗体或抗甲状腺微粒体抗体水平明显增高，抗甲状腺球蛋白抗体亦有不同程度升高

疾病人群分布

- 年龄　中老年女性在 40～60 岁多见
- 性别　男：女为 1：(4～10)

【自然病史与预后】

- 发展缓慢，可以维持多年不变，如不予治疗，除少数病例自行缓解外，最终均发展成甲状腺功能减退
- 可合并原发甲状腺淋巴瘤，与甲状腺癌之间的关系尚有争论

【治疗】

- 表现甲状腺功能减低时应终生甲状腺激素替代治疗
- 如无明确恶性肿瘤表现，或无明显压迫症状，不应手术治疗

【影像表现】

概述

- 最佳诊断依据：甲状腺普遍肿大且质硬，核素检查见甲状腺内有散在斑片状放射性分布稀疏区；常有甲状腺功能减退表现，甲状腺大小的变化与病变程度及病期相关
- 部位
  - 两侧叶和峡部
- 大小
  - 增大程度不等
- 形态学
  - 两侧叶增大（以横径显著），峡部增厚较显著

CT 表现

- 平扫 CT
  - 两侧叶和峡部普遍性对称性增大，边缘清楚
  - 甲状腺密度均匀性减低，无明确低密度结节，无钙化灶
- 增强 CT

- 甲状腺病因不明时，由于碘对比剂可能诱发甲状腺危象，应禁忌增强 CT 检查

MRI 表现

- 仅反映甲状腺外形增大，诊断价值有限
- T1WI
  - 等或低信号
- T2WI
  - 等或稍高信号

超声表现

- 病变早期，腺体内部弥漫性回声减低，腺体内有多发小的低回声结节，结节周围有回声晕环
- 随着病程进展，甲状腺体积增大（以横径显著）、峡部增厚，腺体内出现散在条状中、高回声，致实质呈分隔状或网格状改变，网格内为低回声，无占位效应
- CDFI 检查，病变区的血流信号丰富，其余部分血流无改变或略有增加

核素显像

- 甲状腺肿大（以横径显著），峡部增厚、增宽，腺体内放射性分布不均，大多数病例甲状腺组织摄取核素能力较好，而终末期时双侧叶内有多发放射性分布稀疏区

推荐影像学检查

- 超声显示弥漫性回声减低、峡部增厚明显
- 终末期时核素检查见甲状腺内有放射性分布稀疏区

【鉴别诊断】

- 多结节性甲状腺肿
  - 甲状腺不对称肿大并多发结节
- 毒性弥漫性甲状腺肿
  - 发病年龄较轻，甲亢症状明显，实验室检查抗甲状腺过氧化物酶抗体或抗甲状腺微粒体抗体滴度增高不明显，而促甲状腺激素受体抗体显著升高
  - 核素摄取能力弥漫增高
  - 可合并存在
- 亚急性甲状腺炎
  - 急性起病，有呼吸道感染病史，甲状腺触痛
  - 核素摄取能力明显减低
- 单纯性甲状腺肿
  - 除甲状腺肿大外，无甲亢症状和体征。血清 T_3、rT_3 均正常

> **诊断与鉴别诊断精要**
>
> - 甲状腺普遍肿大，网格状回声，密度/信号强度均匀，散在斑片状放射性分布稀疏区
> - 桥本甲状腺炎的临床表现和实验室检查常具有特征性

典型病例

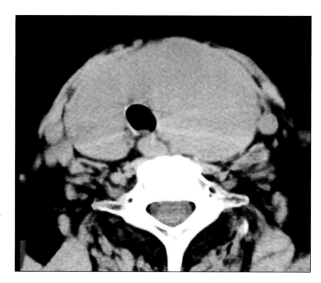

图 55-1-9　**慢性淋巴细胞性甲状腺炎晚期 CT 表现**
CT 平扫示甲状腺两侧叶和峡部明显增大，边缘清楚，密度均匀性减低

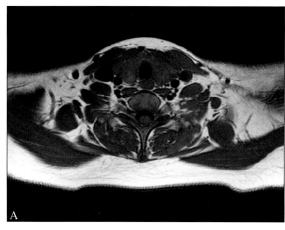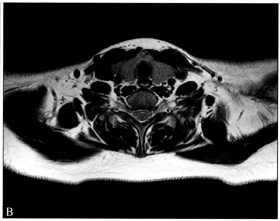

图 55-1-10　**慢性淋巴细胞性甲状腺炎初期 MRI 表现**
MRI 平扫，A. 甲状腺两侧叶和峡部轻度增大，FSE T1WI 呈均匀等信号；B. FSE T2WI 呈均匀稍高信号

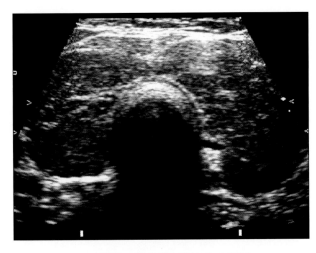

图 55-1-11　慢性淋巴细胞性甲状腺炎声像图
甲状腺对称增大，腺体出现散在条状中、高回声，呈网格状改变，网格间低回声结节

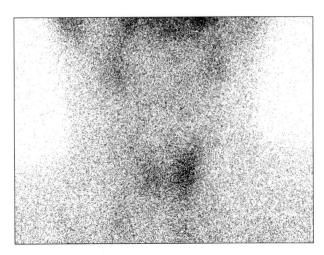

图 55-1-12　慢性淋巴细胞性甲状腺炎晚期
核素扫描示甲状腺组织摄取核素能力明显下降

重点推荐文献

[1] Kaya T，et al. Ultrasonographic findings of thyroid in patients with Hashimoto thyroiditis：overt hypothyroid and euthyroid. Med Glas (Zenica)，2013，10（2）：343-347.

[2] Anderson L，et al. Hashimoto thyroiditis：Part 1，sonographic analysis of the nodular form of Hashimoto thyroiditis. AJR Am J Roentgenol，2010，195（1）：208-215.

[3] Anderson L，et al. Hashimoto thyroiditis：Part 2，sonographic analysis of benign and malignant nodules in patients with diffuse Hashimoto thyroiditis. AJR Am J Roentgenol，2010，195（1）：216-222.

[4] Shih G，et al. Hashimoto thyroiditis and Takayasu aortitis：visualization of the thyroid gland and ring appearance of the mediastinum on F-18-FDG PET. Clin Nucl Med，2008，33（5）：377-379.

四、亚急性甲状腺炎

【概念与概述】

- 亚急性甲状腺炎（subacute thyroiditis）又称病毒性甲状腺炎、De Quervani 甲状腺炎、肉芽肿性甲状腺炎或巨细胞性甲状腺炎，是甲状腺自限性和一过性炎性疾病

【病理与病因】

- 病因学
  - 病因尚未明确，一般认为与病毒感染有关，起病前数周或数日有上呼吸道感染，发病时血清中对某些病毒的抗体滴度增高。这些抗体可作用于甲状腺滤泡细胞，产生淋巴细胞或多形核白细胞浸润，造成滤泡细胞和滤泡结构被破坏，后期有肉芽组织形成和纤维化。在疾病恢复期滤泡会逐渐再生形成，一般可以恢复正常甲状腺结构。

  多数情况下，抗甲状腺过氧化物酶抗体或抗甲状腺微粒体抗体以及抗甲状腺球蛋白抗体不会升高

- 流行病学
  - 人群中发病率为 0.03%
  - 发病前常有呼吸道感染或腮腺炎病史

【大体病理及手术所见】

- 甲状腺可呈弥漫性或结节性肿大，最大较正常时大一倍，但不会更大，切面可见透明胶质散在有灰色病灶区

【显微镜下特征】

- 显微镜下见病变甲状腺腺泡为肉芽肿组织替代，其中有大量慢性炎症细胞、组织细胞和吞有胶性颗粒的巨细胞形成，病变与结核结节相似，故有肉芽肿性或巨细胞性甲状腺炎之称
- 疾病后期和恢复期，巨细胞逐渐减少和消失，出现淋巴细胞浸润，发生显著的纤维化和滤泡

上皮再生，经过数周至数月这些炎性改变随着滤泡上皮不断再生而逐渐消退

【临床表现】

临床特点

- 最常见症状 / 体征
  - 临床触诊可发现甲状腺弥漫性增大，多数对称，质硬，有明显触痛
  - 疾病早期，甲状腺滤泡破坏致甲状腺激素释放增多、T_3 和 T_4 升高，部分患者可有一过性甲亢的临床表现，但是甲状腺摄碘率明显降低，出现分离现象
  - 随着病程进展，出现甲状腺功能减退表现，极个别情况发生水肿、尿少、腹胀、动作迟缓和心率减慢等。一般亚急性甲状腺炎有自限性，多可以恢复正常，但是有复发倾向，需避免上感等诱发因素
  - 多数情况下抗甲状腺过氧化物酶抗体或抗甲状腺微粒体抗体以及抗甲状腺球蛋白抗体不会升高

疾病人群分布

- 年龄　20 ～ 50 岁
- 性别　男：女为 1：5

【自然病史与预后】

- 亚急性甲状腺炎甲亢期通常持续 4 ～ 10 周，随后甲状腺功能减退期持续时间与甲亢期相近。整个病程可持续 2 ～ 3 个月，最后大部分患者可恢复正常
- 约 5% 患者，特别是病情严重或病程长者，发生甲状腺功能减退表现

【治疗】

- 治疗原则为内科对症治疗
- 对于临床症状轻微的亚急性甲状腺炎应该首先使用 β 受体阻滞剂和非甾体抗炎药
- 上述治疗数日无效或临床症状明显的亚急性甲状腺炎应该使用肾上腺皮质激素治疗

【影像表现】

概述

- 最佳诊断依据：甲状腺对称性肿大，回声 / 密度减低，核素检查见甲状腺弥漫性放射性分布稀疏
- 部位　两侧叶和峡部

- 大小　增大程度不等
- 形态学　两侧叶对称性增大，峡部增大相对较显著

CT 表现

- 平扫 CT
  - 甲状腺两侧叶弥漫性对称性或非对称性增大，密度呈一致性或不均一性减低
- 增强 CT
  - 由于碘对比剂可能诱发甲状腺危象，应禁忌增强 CT 检查

MRI 表现

- 仅能反映甲状腺外形增大，诊断价值有限
- T1WI
  - 等或低信号
- T2WI
  - 等或稍高信号

超声表现

- 甲状腺呈轻、中度肿大，对称或不对称，腺体内弥漫性回声减低，不均质，无结节状表现
- CDFI 检查，腺体内部血流正常或偏低

核素显像

- 甲状腺摄取核素能力明显减低。在甲状腺解剖部位无正常清晰显像的甲状腺，有时仅有部分甲状腺组织显像，轮廓不清

推荐影像学检查

- 甲状腺摄取核素能力减低、吸碘率下降并与 T_3、T_4 出现分离表现是临床诊断亚急性甲状腺炎的重要依据

【鉴别诊断】

- 毒性弥漫性甲状腺肿
  - 甲状腺核素摄取能力明显升高
  - CDFI 显示甲状腺血流增加
- 慢性淋巴细胞性甲状腺炎
  - 中年妇女，病程长，常有甲状腺功能减退表现，甲状腺对称性增大，质硬
  - 抗甲状腺球蛋白抗体和抗甲状腺微粒体抗体的滴度明显增高
- 单纯性甲状腺肿
  - 除甲状腺肿大外，无甲亢症状和体征。
  - 血清 T_3、T_4 水平均正常

> **诊断与鉴别诊断精要**
> ● 起病急，发病前常有呼吸道感染或腮腺炎病史，甲状腺触痛
> ● 甲状腺摄取核素能力减低、吸碘率下降并与 T_3、T_4 出现分离表现是临床诊断亚急性甲状腺炎的重要依据

典型病例

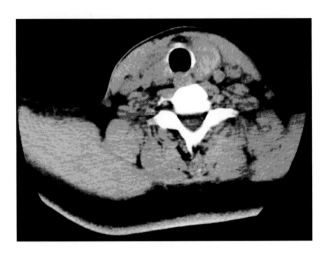

图 55-1-13　亚急性甲状腺炎 CT 表现
CT 平扫示甲状腺两侧叶对称性增大，密度一致性减低

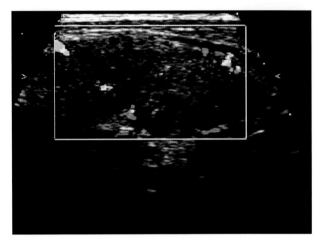

图 55-1-14　亚急性甲状腺炎超声表现
甲状腺轻度肿大，腺体回声不均匀减低；CDFI 检查，腺体内部血流偏低

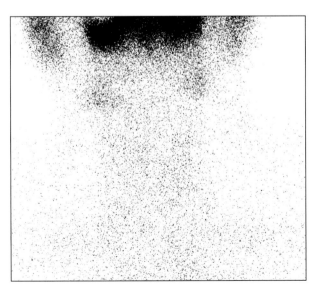

图 55-1-15　亚急性甲状腺炎核素扫描
甲状腺摄取核素能力明显减低，以致在甲状腺解剖部位无正常清晰显像的甲状腺

重点推荐文献

[1] Yeo S H, et al. Subacute thyroiditis presenting as a focal lesion on [18F] fluorodeoxyglucose whole-body positron-emission tomography/CT. AJNR Am J Neuroradiol, 2011, 32 (4): E58-60.

[2] Assir M Z, A. Jawa and H I Ahmed. Expanded dengue syndrome: subacute thyroiditis and intracerebral hemorrhage. BMC Infect Dis, 2012, 12: 240.

[3] Frates M C, et al. Subacute granulomatous (de Quervain) thyroiditis: grayscale and color Doppler sonographic characteristics. J Ultrasound Med, 2013, 32 (3): 505-511.

[4] 董宏. 亚急性甲状腺炎超声诊断价值分析. 中华超声影像学杂志, 2011. 20 (3): 270.

第2节　甲状腺良性肿瘤

甲状腺腺瘤

【概念与概述】

- 甲状腺腺瘤（thyroid adenoma）是最常见的甲状腺良性肿瘤，按形态学可分为滤泡状和乳头状囊性腺瘤两种：
  - 滤泡状腺瘤多见，周围有完整的包膜
  - 囊性乳头状腺瘤少见，常不易与乳头状腺癌区分
- 部分腺瘤表现为功能自主性腺瘤，即 Plummer 病，在核素显像上表现为"热结节"

【病理与病因】

- 病因学
  - 病因未明，可能与性别、遗传因素、射线照射、TSH 过度刺激等有关
- 流行病学
  - 与其他甲状腺结节不易区别，无确切人口发病率统计数据
  - 病理资料提示，大部分甲状腺结节（42%～77%）是腺瘤样结节
  - 沿海地区发病率高于内陆

【大体病理及手术所见】

- 单发的圆形或椭圆形实性结节/肿块，包膜完整，表面光滑，质韧，直径 1.5～5cm 之间。部分可呈囊性，切面因组织结构不同而呈黄白色或黄褐色，可发生坏死，纤维化，钙化或囊性变

【显微镜下特征】

- 甲状腺腺瘤的组织学类型不同，它们具有某些共同的组织学特点：常为单个结节，有完整的纤维包膜；瘤体内部结构具有一致性，而与周围甲状腺组织不同

- 滤泡性腺瘤最常见，瘤组织分化程度较好，接近正常腺组织，根据滤泡的大小和细胞形态以及胶质含量又分为多个亚型
- 良性乳头状腺瘤少见，多呈囊性，具有乳头状结构者有较大的恶性倾向。乳头由单层立方或低柱状细胞覆于血管及结缔组织来构成，细胞形态和正常静止期的甲状腺上皮相似
- 不典型腺瘤少见，镜下细胞丰富，密集，常呈片块状、巢状排列，结构不规则，多不形成滤泡

【临床表现】

临床特点

- 最常见症状/体征
  - 大部分患者无任何症状
  - 颈部可扪及圆形或椭圆形结节，多为单发，稍硬，表面光滑，无压痛，随吞咽上下移动
  - 当乳头状囊性腺瘤因囊壁血管破裂发生囊内出血时，肿瘤可在短期内迅速增大，局部出现胀痛

疾病人群分布

- 年龄
  - 发病于甲状腺功能活跃期，40 岁以下，以 20～40 岁最多见
- 性别
  - 男：女为 1：（5～6）

【自然病史与预后】

- 良性腺瘤生长缓慢，患者预期寿命正常
- 手术治疗预后良好，偶有复发
- 恶变率高达 10%～20%

【治疗】

- 手术是最有效的治疗方法，目前多主张行腺叶切除或腺叶次全切除

【影像表现】

概述

- 最佳诊断依据：边缘清楚锐利的均质实性肿块
- 部位
  - 任何部位，多单发，少数多发
- 大小
  - 圆形或类圆形，直径 1～5cm，少数可达 10cm
- 形态学
  - 边缘清楚锐利的均质实性肿块，可有囊变或钙化

CT 表现

- 平扫 CT
  - 低密度灶，多为单发，边缘清晰、锐利，密度均匀，部分腺瘤内可见囊变和钙化
- 增强 CT
  - 均匀强化，但强化程度仍低于周围正常的甲状腺组织，病变的边缘更加清楚
  - 少数腺瘤可不均匀强化

MRI 表现

- 不能依据信号强度区分甲状腺腺瘤与甲状腺癌，诊断价值有限
- T1WI
  - 等或低信号
- T2WI
  - 高信号，病变的边界较为清楚

超声表现

- 单发圆形或椭圆形肿块，边界清楚、光滑，有包膜。腺瘤与周围正常甲状腺组织间，常可见"晕环征"。腺瘤内部可呈均匀等或低回声
- 滤泡型腺瘤常有囊性变
- CPFI 检查，常见腺瘤周边有彩色血流环绕，内部有少许条状血流

核素显像

- 甲状腺腺瘤常表现为"冷结节"，也可以是"温结节"或"热结节"
  - "冷结节"是甲状腺腺瘤最常见的显像类型，指病变部位对核素的摄取能力低于周围正常的甲状腺组织
  - "温结节"亦常见，指病变组织摄取核素能力与周围正常组织近似
  - 高功能性甲状腺腺瘤表现为"热结节"，即甲状腺区圆形或椭圆形放射性浓集灶，肿瘤所在腺叶和对侧叶正常甲状腺组织的摄取核素能力受到抑制

推荐影像学检查

- 影像学检查应以超声作为首选检查方法，边界光整，回声均一，病变有完整的包膜，"晕环征"为常见表现
- 放射性核素扫描，大多数表现为"冷结节"，需要与甲状腺癌鉴别；"热结节"可诊为甲状腺高功能性腺瘤，即 Plummer 病

【鉴别诊断】

- 甲状腺癌
  - 临床体格检查甲状腺癌肿块质硬，边界不清，活动度差，伴颈淋巴结肿大
  - 甲状腺癌多表现为冷结节，而甲状腺腺瘤可表现为温结节、凉结节或冷结节
  - 甲状腺癌边界不清，形态不规则，具有浸润表现；而甲状腺腺瘤多有完整包膜，边缘清楚
- 结节性甲状腺肿
  - 甲状腺多呈普遍肿大，表现多发结节
  - 如结节性甲状腺肿初期表现单发结节，则经一段时间后常变为多个结节；而腺瘤大小和数目保持稳定

诊断与鉴别诊断精要

- 甲状腺单发结节，圆形或椭圆形，边缘光滑，回声／密度／信号均匀，核素扫描温结节或热结节提示甲状腺腺瘤
- 不典型病变需要与甲状腺癌鉴别，必要时需要穿刺活检或手术探查

典型病例

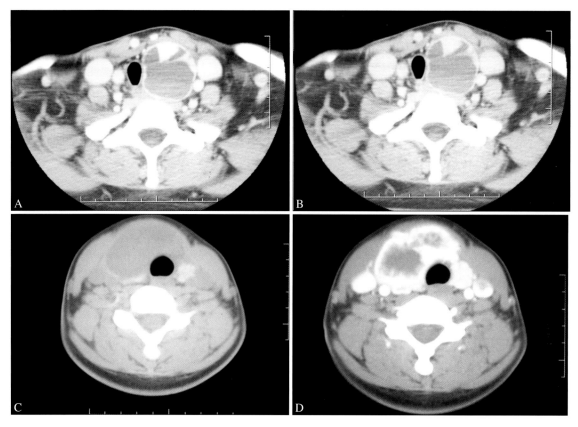

图 55-2-1　**甲状腺腺瘤**
颈部增强 CT。A. 血管期和 B. 实质期显示，甲状腺左侧叶类圆形低密度肿块，边缘锐利，仅肿块边缘可见环状和结节状强化；C，D. 甲状腺右侧叶和峡部不典型腺瘤。C. 平扫呈均匀低密度，边缘锐利；D. 增强血管期肿块周边部分明显强化

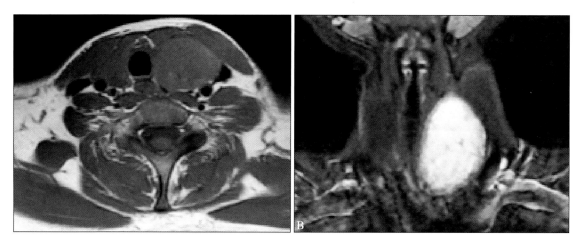

图 55-2-2　**甲状腺腺瘤**
A. 左侧甲状腺腺瘤于 FSE T1WI 上呈等信号；B. 冠状位 FSE T2WI 脂肪抑制像上肿块呈明显高信号，边界清楚

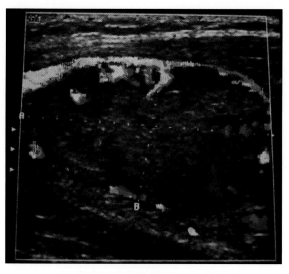

图 55-2-3 甲状腺腺瘤超声检查

甲状腺左侧叶椭圆形肿块，边界清楚，内部呈等回声，周围可见包膜；CPFI 检查，腺瘤周边有彩色血流环绕，内部有少许条状血流

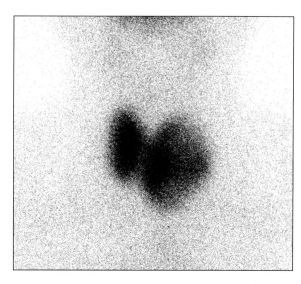

图 55-2-4 甲状腺腺瘤核素显像

甲状腺左侧叶轮廓增大，可见"温结节"，病变区摄取核素能力较正常组织稍低

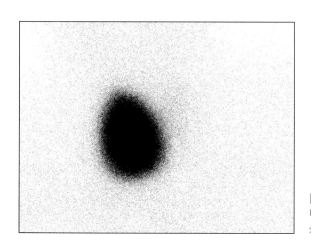

图 55-2-5 Plummer 病核素显像

甲状腺右叶明显肿大，其内可见一较大的"热结节"，右叶其余部位及左叶甲状腺组织受到抑制未见显像

重点推荐文献

[1] Oruci M，et al. Right thyroid hemiagenesis with adenoma and hyperplasia of parathyroid glands -case report. BMC Endocr Disord，2012，12：29.

[2] Kwon L S. Hurthle cell thyroid adenoma with an eggshell calcification：Sonographic-pathologic correlation. J Clin Ultrasound，2013.

[3] Manchanda C，et al. An unusual association of cerebral schwannoma，parathyroid adenoma，and papillary thyroid carcinoma. Am Surg，2012，78（8）：E375-376.

第 3 节　甲状腺恶性肿瘤

一、甲状腺癌

【概念与概述】

甲状腺癌（thyroid carcinoma）分乳头状癌、滤泡癌、未分化癌、髓样癌 4 种类型。它们的发病年龄、生长速度、转移途径、预后都明显不同

【病理与病因】

- 病因学
  - 确切病因尚难肯定，可能与摄碘过量和血液中存在 TSH 样物质或碘缺乏有关，其他甲状腺弥漫病变或腺瘤可继发恶变，青少年放射性损伤可诱发甲状腺癌，甲状腺癌还与多基因突变有关（如 BRAF、RAS、RET/PTC 等）
- 流行病学
  - 内分泌系统常见的肿瘤，约占全身恶性肿瘤的 1.5%
  - 人群中发病率约为 8.7/10 万人

【大体病理及手术所见】

- 乳头状癌是甲状腺癌中最常见的类型，约占 70%，中心常有囊性变，囊内充满血性液。组织脆软易碎，色暗红，但老年患者的乳头状癌一般较坚硬而苍白。癌组织可发生钙化，切面呈砂粒样
- 滤泡癌约占甲状腺癌的 20%，呈圆形、椭圆形或分叶结节，质硬，包膜完整，但常侵犯包膜。切面呈红褐色，可见纤维化、钙化、出血及坏死灶
- 未分化癌占甲状腺癌的 5%，肿块实性、质硬而不规则，弥漫累及甲状腺
- 髓样癌占甲状腺癌 2% ~ 5%，肿瘤多为单发结节，质硬而固定

【显微镜下特征】

- 乳头状癌一般分化良好，恶性程度低，于显微镜下见到癌瘤由柱状上皮乳头状突起组成，有时可混有滤泡样结构。乳头状腺癌一般有完整的包膜，晚期可穿破包膜而侵及周围组织
- 分化良好的滤泡癌在镜下可见与正常甲状腺相似的组织结构，但有包膜、血管和淋巴管受侵袭的现象；分化差的滤泡癌则见不规则结构，细胞密集成团状或条索状，很少形成滤泡

- 髓样癌多见淀粉样沉积，癌细胞由多边形和梭形细胞组成，排列多样化
- 未分化癌显微镜下见癌组织主要由分化不良的上皮细胞组成，细胞呈多形性，常见核分裂象

【临床表现】

临床特点

- 最常见症状 / 体征
  - 大部分患者可无任何症状，而无意中发现颈部肿块或肿大的淋巴结
  - 少数患者表现为颈部迅速增大的肿块，质硬、固定，常并有喉、气管和食管等周围结构受累的症状
  - 髓样癌常有副肿瘤综合征；血中降钙素明显增高，具有诊断价值

疾病人群分布

- 年龄
  - 乳头状癌可见于 10 岁以下儿童至百岁老人；滤泡癌多见于 20 ~ 100 岁；髓样癌多见于 40 ~ 80 岁，未分化癌多见于 40 ~ 90 岁
- 性别
  - 男：女为 1：3

【自然病史与预后】

- 乳头状癌、滤泡癌、未分化癌、髓样癌 4 种类型，其生长速度、转移途径、预后都明显不同
- 乳头状癌术后 10 年生存率将近 90%，15% ~ 25% 的患者复发；年龄较大、男性、肿瘤较大的患者预后不良
- 未分化癌变程很短，一般仅生存几个月；滤泡癌和髓样癌生存期介于乳头状癌和未分化癌之间

【治疗】

- 根据肿瘤病理类型和临床分期选择根治性手术或腺叶切除
- 乳头状癌和滤泡癌根治性手术后应进一步行 ^{131}I 放射性核素治疗
- 仅未分化癌对化疗和放疗较敏感，可采用联合化疗
- 甲状腺素抑制 TSH 分泌，甲状腺癌手术后和 ^{131}I 治疗后口服甲状腺素可将促甲状腺激素维持在低水平，对甲状腺组织的增生和分化好的癌有抑制作用

【影像表现】

概述

- 最佳诊断依据：浸润生长的不规则分叶状、边缘模糊的不均质肿块，大多数无核素摄取能力
- 部位
  - 甲状腺任何部位，两侧叶多见
- 大小
  - 多数 2～5cm，早期无症状癌灶仅数毫米，晚期肿瘤可累及全部甲状腺
- 形态学
  - 多数单发，10% 多发，轮廓不清，边界不整，无包膜或包膜不完整，质地不均匀，较大的肿块内可出现坏死或囊变，血供不丰富。肿瘤常侵犯邻近的组织结构

CT 表现

- 平扫 CT
  - 不均匀低密度肿块，约半数瘤灶内可见钙化灶，呈细粒状
  - 形态不规则，与邻近的甲状腺组织分界不清
- 增强 CT
  - 肿瘤实性部分强化不均匀，强化程度低于正常甲状腺组织
  - 较平扫 CT 显示肿瘤周围浸润范围更加清晰准确

MRI 表现

- 肿块信号强度并无特异性，而肿块周围不完整包膜样低信号影是甲状腺癌特征性表现；此外，MRI 检查确定晚期肿瘤范围和有无颈部血管侵犯有很大价值
- T1WI
  - 可呈低信号、等信号或混杂高信号
- T2WI
  - 肿块多呈明显不均一高信号，瘤周假包膜表现为低信号影，发生颈部血管侵犯则血管内流空信号消失

超声表现

- 低回声或不均质混合回声肿块；轮廓不清，边界不整常呈锯齿状；无包膜或包膜不完整，无"晕环征"
- 肿块内常可见到钙化，以细小点状、微粒状的强回声钙化点最具有特征性
- CDFI 检查，肿块血供丰富
- 2009 年美国甲状腺癌诊疗指南描述提示甲状腺癌的超声表现包括：有沙砾样钙化，结节的回声低，富血管，结节边界不规则并向周围浸润，横截面前后径大于左右径

核素显像

- 甲状腺癌病灶常呈现为放射性稀疏区或缺损区，即低或无功能的"凉"或"冷"结节，但极个别由于甲状腺癌可表现为高功能的"热"结节
- 进一步采用亲肿瘤的 ^{99m}Tc-MIBI 示踪剂扫描后，原"冷结节"处出现放射性"充填现象"，即显示该稀疏区或缺损区消失或出现放射性浓集，则为"亲肿瘤"显像阳性，提示甲状腺癌

推荐影像学检查

- 超声是甲状腺癌首选检查方法
- CT 检查能清楚显示肿瘤的形态以及有否周围结构侵犯和淋巴结转移
- 核素显像能够提供甲状腺结节性病变的功能，缩小鉴别诊断的范围

【鉴别诊断】

- 甲状腺腺瘤
  - 甲状腺单发结节，圆形或椭圆形结节，边缘光滑，回声/密度/信号均匀
  - 核素扫描温结节或热结节
- 弥漫性甲状腺增大
  - 甲状腺癌侵犯一侧叶或全部甲状腺时，应与 Graves 病、桥本甲状腺炎相鉴别
  - 甲状腺癌可与多结节性甲状腺肿合并存在
  - 根据病史、症状、体检、实验室检查和相应的影像学表现，其间鉴别多无困难
- 多发性内分泌腺瘤 髓样癌患者应详细检查，以除外可能合并存在的肾上腺嗜铬细胞瘤和甲状旁腺增生（MEN II 型）或多发神经节瘤（MEN III 型）
- 甲状腺原发淋巴瘤
  - 影像学表现相近，不易区分
  - 临床长期桥本甲状腺炎病史和甲状腺肿块短期迅速增大提示淋巴瘤

诊断与鉴别诊断精要

● 甲状腺癌诊断应着眼于早期发现，应考虑到孤立性甲状腺结节均需排除甲状腺癌可能

● 超声检查是早期甲状腺癌的首选鉴别手段，点状、微粒状的强回声钙化点具有特征性；CT 和 MR 对确定晚期肿瘤浸润范围有很大价值

典型病例

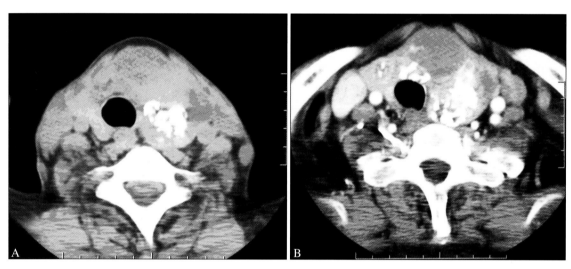

图 55-3-1　甲状腺左侧叶乳头状癌并颈部多发淋巴结转移

A. 平扫 CT 甲状腺左侧叶可见边界不清的不均质肿块，肿块内可见囊变和钙化；B. 增强检查肿块实性部分不均匀强化，可见双侧颈动脉鞘间隙内多发肿大淋巴结

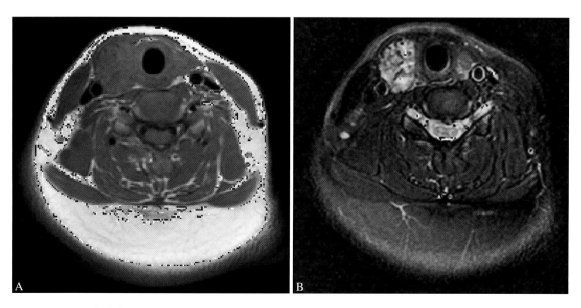

图 55-3-2　甲状腺右侧叶乳头状癌

MRI 平扫，A. 右侧叶肿块于 FSE T1WI 上呈等信号；B. FSE T2WI 脂肪抑制像上肿块呈混杂高信号，边界尚清楚，与甲状腺腺瘤不易区分

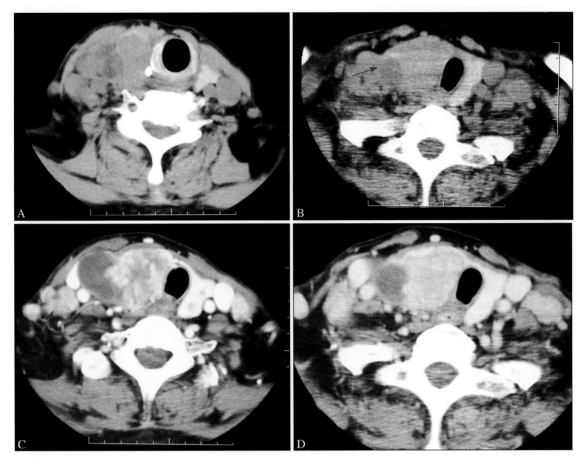

图 55-3-3　甲状腺右侧叶乳头状癌并淋巴结转移

A，B. CT 平扫示甲状腺右侧叶不规则形稍低密度囊实性肿块，右侧颈动脉鞘间隙内可见多发软组织密度结节影（箭）；C. 增强早期示甲状腺右侧叶肿块呈明显不均一强化，囊变区边缘可见强化，右侧颈动脉鞘间隙多发肿大淋巴结可见中度强化（箭）；D. 增强晚期示病变强化程度减低

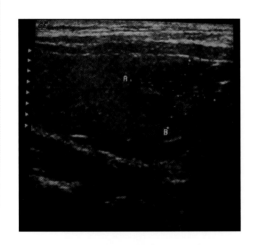

图 55-3-4　甲状腺左侧叶乳头状癌

甲状腺左侧叶内可见不均质低回声肿块，边界不清，无清晰包膜，中心可见多个囊变区

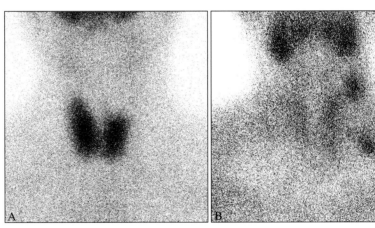

图 55-3-5　甲状腺癌并颈淋巴结转移核素显像

A. 甲状腺 99mTcO4 核素静态显像，可见左侧叶上极放射性缺损区，即"冷结节"；B. 进一步进行亲肿瘤 99mTc-MIBI 示踪剂检查，延迟 30min 后扫描，左侧叶上极出现放射性浓集，并可见左颈部两处异常浓集区，提示甲状腺癌并颈淋巴结转移

重点推荐文献

[1] Yarmohammadi H, et al. Imaging of dedifferentiated papillary thyroid carcinoma with left ventricular metastasis: A rare presentation of papillary thyroid metastatic disease. J Cancer Res Ther, 2013. 9 (3): 490-492.

[2] Santrac N, et al. Lymphatic drainage, regional metastases and surgical management of papillary thyroid carcinoma arising in pyramidal lobe-a single institution experience. Endocr J, 2013.

[3] Lee K M, et al. Intrathyroidal parathyroid carcinoma mimicking a thyroid nodule in a MEN type 1 patient. J Clin Ultrasound, 2013.

二、原发性甲状腺淋巴瘤

【概念与概述】

- 原发性甲状腺淋巴瘤（primary thyroid lymphoma）是指以甲状腺肿瘤为首发表现的淋巴瘤，不包括既往有淋巴瘤病史的甲状腺受累病例

【病理与病因】

- 病因学
  - 病因不明，可能与病毒感染、免疫缺陷等因素有关，桥本甲状腺炎发生恶性淋巴瘤的危险性增高
- 流行病学
  - 发病率为 2% ~ 8%，占所有非霍奇金恶性淋巴瘤的 2% ~ 3%
  - 占甲状腺恶性肿瘤的 5% ~ 10%
  - 40% ~ 80% 原发性甲状腺淋巴瘤发生在桥本甲状腺炎的基础上

【大体病理及手术所见】

- 甲状腺弥漫性肿块或局限性肿块，质硬

【显微镜下特征】

- 通常为中度恶性的弥漫性大细胞淋巴瘤，其中 69% 主要为黏膜相关性淋巴样组织来源的淋巴瘤

【临床表现】

临床特点

- 最常见症状 / 体征
  - 常表现为甲状腺短期迅速增大，并可出现气管、喉部受压症状
  - 颈部可触及甲状腺肿块，肿块大小不等、质地硬实，常固定，活动度差。可累及局部淋巴结及邻近软组织，40% 可出现颈部淋巴结肿大

疾病人群分布

- 年龄

  - 平均发病年龄 60 岁
- 性别
  - 男：女为 1：2.7

【自然病史与预后】

- 原发性甲状腺淋巴瘤早期 5 年生存率为 89%，若已经发生了转移 5 年生存率则降到 5%

【治疗】

- 治疗原则至今仍有争议
- 早期肿瘤一般主张手术切除，术后辅以放疗或化疗
- 放射和化学联合治疗是晚期原发性甲状腺恶性淋巴瘤的最适宜方案

【影像表现】

概述

- 最佳诊断依据：甲状腺肿块短期迅速增大，伴颈部淋巴结肿大
- 部位
  - 两侧叶和峡部
- 大小
  - 可局限于一侧叶内，直径 2 ~ 3cm，也可弥漫浸润整个甲状腺
- 形态学
  - 甲状腺内不规则形质硬结节或广泛占据甲状腺的灰白色肿块，常有囊变

CT 表现

- 平扫 CT
  - 甲状腺弥漫性或局限性低密度肿块，边界不清，伴颈部多发肿大淋巴结
- 增强 CT
  - 淋巴瘤的强化程度低于正常甲状腺

MRI 表现

- T1WI
  - 表现为均一等或高信号
- T2WI

- 肿块呈等或高信号表现
- 1/3 显示肿块内有囊性部分

超声表现

- 多发边界清楚或不清的低回声肿块，甚至呈假囊性改变，后壁回声增强

核素显像

- 双侧甲状腺叶呈弥漫性肿大，病灶部位表现为放射性缺损区

推荐影像学检查

- 文献报道，CT 扫描检查当前对甲状腺淋巴瘤进行分期最准确

【鉴别诊断】

- 慢性淋巴细胞性甲状腺炎
  - 两侧叶和峡部普遍性对称性增大，边缘清楚
  - 核素扫描可见甲状腺放射性稀疏区，但影像学检查甲状腺内无明确结节
  - 原发甲状腺淋巴瘤常继发于慢性淋巴细胞性甲状腺炎
- 甲状腺癌
  - 影像学鉴别诊断困难
  - 患有桥本甲状腺炎病史并且甲状腺肿块迅速增大提示原发淋巴瘤

诊断与鉴别诊断精要

- 甲状腺淋巴瘤的影像学表现并无特异性
- 中老年女性患有桥本甲状腺炎病史，甲状腺迅速增大时应考虑原发甲状腺淋巴瘤可能

典型病例

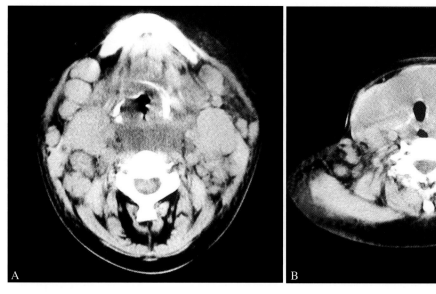

图 55-3-6　**甲状腺原发淋巴瘤**
CT 平扫。A.可见双侧颈部及颌下间隙内多发明显增大淋巴结；B.甲状腺表现弥漫对称性肿大，密度均匀减低，不具特征性

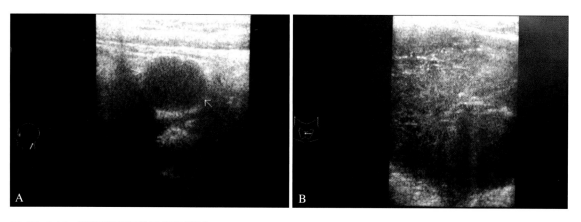

图 55-3-7　甲状腺原发淋巴瘤声像图
A. 甲状腺被低回声肿块占据，肿块回声不均匀；B. 左侧颈部可探及肿大淋巴结

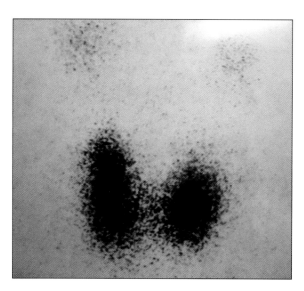

图 55-3-8　甲状腺左侧叶原发淋巴瘤
核素扫描，甲状腺左侧叶上极可见放射性缺损区

重点推荐文献

［1］Arabi，M，et al. Fluorodeoxyglucose positron emission tomography in primary thyroid lymphoma with coexisting lymphocytic thyroiditis. Thyroid，2011，21（10）：1153-1156.

［2］Nakadate，M，et al. Is 18F-FDG PET/CT useful for distinguishing between primary thyroid lymphoma and chronic thyroiditis? Clin Nucl Med，2013，38（9）：709-714.

第 4 节　异位甲状腺

【概念与概述】
- 正常解剖部位甲状腺的缺如，绝大多数（90%）位于舌根部
- 少数为正常解剖部位甲状腺与异位腺体并存，故后者又称为副甲状腺

【病理与病因】
- 病因学
  - 在甲状腺的胚胎发育过程中，甲状腺的原基或其一部分未能正常移行和下降，而停留在中途某一部位所致
- 流行病学
  - 人群中约 1/3000

【大体病理及手术所见】
- 形成 2 ~ 3cm 大小的肿块，呈分叶状，表面黏膜正常
- 肿物切面大致同正常甲状腺，可伴有囊性变或

增生结节

【显微镜下特征】

- 组织病理学与正常甲状腺相同

【临床表现】

临床特点

- 最常见症状 / 体征
  - 多偶然发现，吞咽不畅最常见
  - 内分泌实验室检查无异常

疾病人群分布

- 年龄
  - 任何年龄，幼年时常不被注意，常因青春期或妊娠期甲状腺素生理需要增加导致肥大时被发现
- 性别
  - 男：女为 1：4

【治疗】

- 无需治疗，但应该避免错将异位甲状腺判断为肿瘤而切除，造成终身甲状腺功能减退

【影像表现】

概述

- 最佳诊断依据：核素显像发现甲状腺区域无核素浓集，同时在异位甲状腺部位见到异常浓集
- 部位
  - 舌部及舌下甲状腺体占绝大多数（90%）
  - 气管内异位甲状腺，自声带到支气管分叉部均可发生
  - 胸腔内异位甲状腺
  - 颈动脉旁异位甲状腺
- 大小
  - 大小不等，从数毫米到数厘米

- 形态学
  - 圆形或类圆形

CT 表现

- 平扫 CT
  - 舌部及舌下或气管内、胸腔内可见异位甲状腺形成边界清楚高密度团块
  - 颈部甲状腺区无甲状腺结构
- 增强 CT
  - 异位甲状腺明显均匀强化

MRI 表现

- 舌部及舌下或气管内、胸腔内可见异位甲状腺形成异常信号团块
- T1WI
  - 呈与肌肉组织等或低信号
- T2WI
  - 呈与肌肉组织等或稍低信号

超声表现

- 发现颈部甲状腺缺如

核素显像

- 甲状腺部位无放射性浓集而舌根部等区域出现异常放射性浓集

推荐影像学检查

- 最佳影像学检查方法是核素显像
- CT 检查可根据异位甲状腺密度较高的特点精确定位

【鉴别诊断】

- 甲状舌管囊肿
  - 颈部正中类圆形或椭圆形囊状肿块，边界清楚，可压迫舌骨、甲状软骨，使之变形或骨吸收
  - 增强检查无强化

（孙浩然　孟召伟）

诊断与鉴别诊断精要

- 正常解剖部位甲状腺的缺如，舌根部发现异常密度 / 信号肿块应考虑异位甲状腺
- 甲状腺部位无核素浓集而舌根部出现异常核素浓集可资诊断

典型病例

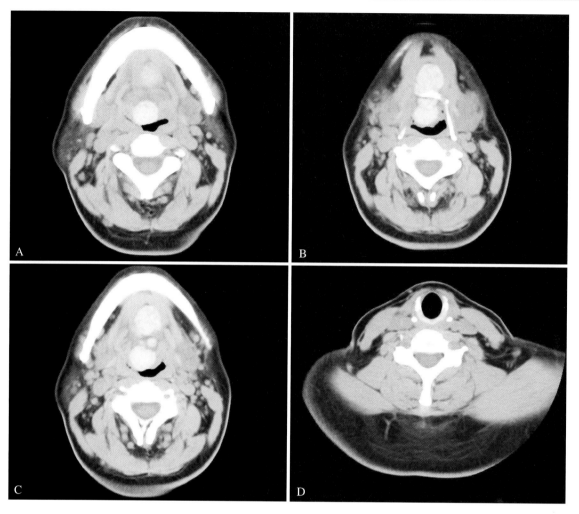

图 55-4-1　异位甲状腺颈部 CT 平扫

A，C 自头侧至足侧连续观察，可见舌根部近椭圆形高密度团块边界清楚；D. 而颈部两侧食管旁未见甲状腺

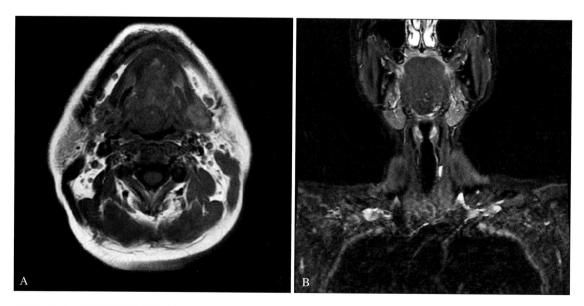

图 55-4-2　异位甲状腺 MRI 检查

MRI 平扫（与图 55-4-1 为同一患者）。A. 可见舌根异位甲状腺于 FSE T1WI 上呈与肌肉等信号；B. 冠状位 FSE T2WI 脂肪抑制像上可见颈部甲状腺缺如

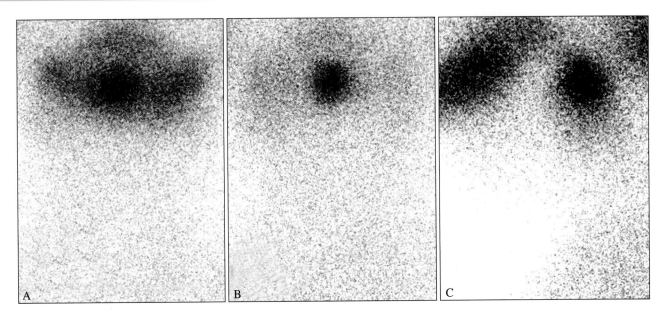

图 55-4-3 舌根部异位甲状腺核素显像

甲状腺 $^{99m}TcO_4$ 核素静态显像，可见正常甲状腺位置处未见甲状腺组织显像，在舌根部位可见示踪剂浓集区，前位相（A）、后位相（B）和侧位相（C）均可见上述病灶，符合舌根部异位甲状腺

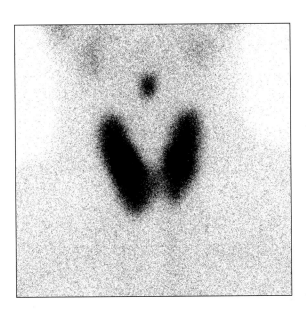

图 55-4-4 异位甲状腺核素显像

甲状腺 $^{99m}TcO_4$ 核素静态显像，可见正常甲状腺显像，此外甲状腺的正上方（约舌骨水平）可见异常示踪剂浓集区，符合副甲状腺影像

重点推荐文献

[1] Altay C，et al. CT and MRI findings of developmental abnormalities and ectopia varieties of the thyroid gland. Diagn Interv Radiol，2012，18（4）：335-343.

[2] Harisankar C N，G R Preethi and M. George. Hybrid SPECT/CT evaluation of dual ectopia of thyroid in the absence of orthotopic thyroid gland. Clin Nucl Med，2012，37（6）：602-603.

主要参考文献

[1] Bahn Chair RS，Burch HB，Cooper DS，et al. Hyperthyroidism and Other Causes of Thyrotoxicosis：Management Guidelines of the American Thyroid Association and American Association of Clinical Endocrinologists. Thyroid，2011 Jun，21（6）：593-646.

[2] Hong YJ，Son EJ，Kim EK，et al. Positive predictive values of sonographic features of solid thyroid nodule. Clin Imaging. March-April，2010，34（2）：127-133.

[3] 白人驹等. 内分泌疾病影像学诊断. 北京：人民卫生出版社，2003，55-58.

[4] Cooper DS，Doherty GM，Haugen BR，et al. Revised American Thyroid Association management guidelines for patients with thyroid nodules and differentiated thyroid cancer. Thyroid，2009，19（11）：1167-1214.

[5] Moon WJ，Jung SL，Lee JH，et al. Benign and malignant thyroid nodules：US differentiation—multicenter retrospective study. Radiology，2008，247（3）：762-770.

[6] Shaha AR，Tuttle RM，Shah JP. Papillary microcarcinoma of the thyroid. J Surg Oncol，2007，95（7）：532-533.

[7] Cooper DS，Doherty GM，Haugen BR，et al. Revised American Thyroid Association management guidelines for patients with thyroid nodules and differentiated thyroid cancer. Thyroid，2009，19（11）：1167-1214.

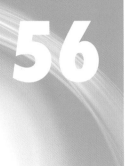

56 甲状旁腺疾病

第 1 节　甲状旁腺腺瘤

【概念与概述】

　　甲状旁腺腺瘤（parathyroid adenoma）是原发性甲状旁腺功能亢进最常见病因，占 85%～90%，根据临床表现和实验室检查临床诊断一般较明确，影像学检查的意义在于精确定位

【病理与病因】

- 病因学
  - 甲状旁腺腺瘤分泌过多的甲状旁腺激素导致高血钙是造成甲状旁腺功能亢进临床表现的主要原因
- 流行病学
  - 原发性甲状旁腺功能亢进发病率 0.1%～0.2%
  - 原发甲状旁腺功能亢进中，80%～85% 由单发甲状旁腺腺瘤引起，2%～3% 由多发甲状旁腺腺瘤引起

【大体病理及手术所见】

- 80% 腺瘤的重量超过 500mg，大小可为 1cm 至数厘米
- 肿瘤有完整的包膜，瘤内极少有脂肪组织，无分叶状表现
- 病变与周围残存的甲状旁腺组织有明确的分界，后者常呈薄环状围绕在腺瘤的周围，也可无此薄环状结构

【显微镜下特征】

- 瘤组织绝大多数属主细胞，也可由透明细胞组成，腺瘤内找不到残留的脂肪细胞
- 无论是增生或腺瘤都是细胞成堆排列紧密，病理切片检查有时很难区别，但腺体大小超过 2cm 者腺瘤可能性较大

【临床表现】

临床特点

- 最常见症状 / 体征
  - 肾结石、消化道溃疡、胰腺炎
  - 骨痛、关节痛、肌肉酸痛
  - 疲惫感、抑郁焦急等精神症

疾病人群分布

- 年龄
  - 甲状旁腺功能亢进多发生在中青年，儿童发病率很低
- 性别
  - 男：女为 1：（2～4）

【自然病史与预后】

- 甲状旁腺腺瘤全身骨骼改变病程漫长，就诊较晚时，由于骨骼严重脱钙，常发生病理性骨折
- 甲状旁腺腺瘤患者的高血钙和骨骼病变的完全恢复也需要长期的过程

【治疗】

- 原则上均应行手术切除
- 有手术禁忌证患者可行超选择性供血动脉注射消融术或超声引导下乙醇注射消融术

【影像表现】

概述

- 最佳诊断依据：气管食管旁沟富血供结节；^{99m}Tc-MIBI 行双时相检查时，甲状旁腺腺瘤早期显像，并持续存在或逐渐增浓
- 部位
  - 80%～85% 位于甲状腺叶后方的气管 - 食管旁沟以及甲状腺叶下极下方

○ 异位甲状旁腺腺瘤约占 20%，可位于上颈部颈总动脉分枝处、颈动脉鞘处、颈根部、甲状腺内、前上纵隔或后上纵隔等部位

- 大小
  ○ 大小不等，从数毫米到数厘米
- 形态学
  ○ 椭圆形、类圆形或类三角形，上、下径较大

CT 表现

- 平扫 CT
  ○ 边界清楚的均匀软组织密度肿块，类似颈部大血管的密度
  ○ 较大的腺瘤可出现囊变坏死
- 增强 CT
  ○ 早期明显强化，增强程度低于颈部血管而明显高于颈部软组织，易于识别
  ○ 廓清迅速，数分钟后与颈部血管呈等密度，不易识别

MRI 表现

- 腺瘤周围常有薄层脂肪组织包绕，因而易于识别
- T1WI
  ○ 稍低信号
- T2WI
  ○ 高信号
- 增强 T1WI
  ○ 早期明显强化，廓清迅速

超声表现

- 能发现增大的甲状旁腺肿块，如共存有甲状腺病变，特别是甲状腺多发结节，将影响超声发现甲状旁腺腺瘤的敏感性；此外，超声对异位的甲状旁腺腺瘤诊断困难
  ○ 低回声实性肿块，边缘光整
  ○ CDFI 见腺瘤内有丰富血流信号
  ○ 腺瘤与甲状腺叶之间有高回声界面将两者分隔
  ○ 腺瘤内发生出血、囊变或坏死时，可见其内有液性无回声区

核素显像

- 由于甲状腺组织对 ^{99m}Tc-MIBI 的摄取能力低

于甲状旁腺腺瘤组织，而甲状腺组织对 ^{99m}Tc-MIBI 的排出速度又明显快于甲状旁腺腺瘤组织，因此应用 ^{99m}Tc-MIBI 行双时相检查时，甲状旁腺腺瘤早期显像，并延迟相持续存在或逐渐增浓

- 核素显像对上颈部、颈根处或纵隔内的异位甲状旁腺腺瘤具有较高的敏感性
- 核素显像应用的是组织特异性较强的放射性示踪剂，因此有可能确定甲状腺内的异位腺瘤

推荐影像学检查

- 最佳检查法：首先进行 ^{99m}Tc-MIBI 双时相核素显像检查，进一步行增强 CT 或 MRI 检查进行精确定位
- 备忘建议
  ○ 原发性甲状旁腺功能亢进患者，若颈部甲状旁腺区未发现异常，则应继续向上扫描至下颌水平和（或）向下检查至主动脉根部水平，以寻找异位的甲状旁腺腺瘤

【鉴别诊断】

- 甲状腺结节
  ○ 甲状腺背侧或下极外突的结节性病变可能被误认为甲状旁腺腺瘤，多平面全面观察结节的回声/密度/信号/强化表现可判断其来源
  ○ 异位腺瘤位于甲状腺实质内时，依据回声/密度、信号强度很难与甲状腺本身的结节鉴别
  ○ 应用双时相 ^{99m}Tc-MIBI 核素显像时，甲状旁腺腺瘤早期显像，持续浓聚
- 颈部增大淋巴结
  ○ 异位的甲状旁腺腺瘤，当其发生在上颈部、颈动脉鞘处或颈根处时，常难与增大的淋巴结鉴别
  ○ 增大淋巴结中度强化，按淋巴结分组分布
  ○ 可根据核素扫描结果予以鉴别
- 甲状旁腺增生
  ○ 结节体积较小，常双侧多发
- 甲状旁腺癌
  ○ 罕见，体积较腺瘤大
  ○ 囊变坏死常见，密度/信号不均匀

诊断与鉴别诊断精要

- 患有原发甲状旁腺功能亢进症状者，应当首先进行 ^{99m}Tc-MIBI 双时相核素显像检查
- 影像学检查发现气管食管旁沟内明显强化软组织结节时，应考虑甲状旁腺腺瘤
- 异位腺瘤或体积较小腺瘤有时发现较困难

典型病例

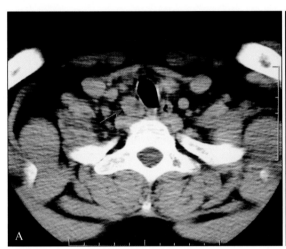 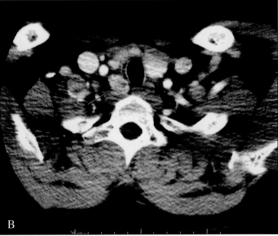

图 56-1-1　右侧颈部甲状旁腺腺瘤

A. 平扫 CT　右侧甲状腺下极下方气管食管旁沟的脂肪间隙内有可见椭圆形软组织密度结节（箭头）；B. 增强 CT　结节明显均一强化，但强化程度低于颈部大血管（箭头）

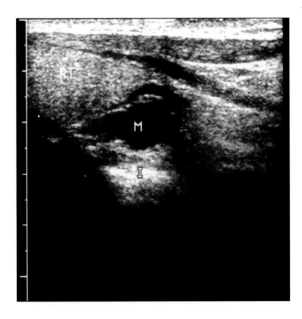

图 56-1-2　左下甲状旁腺腺瘤声像图

左侧甲状腺叶下极后方可见边界清楚的椭圆形低回声肿块（M）

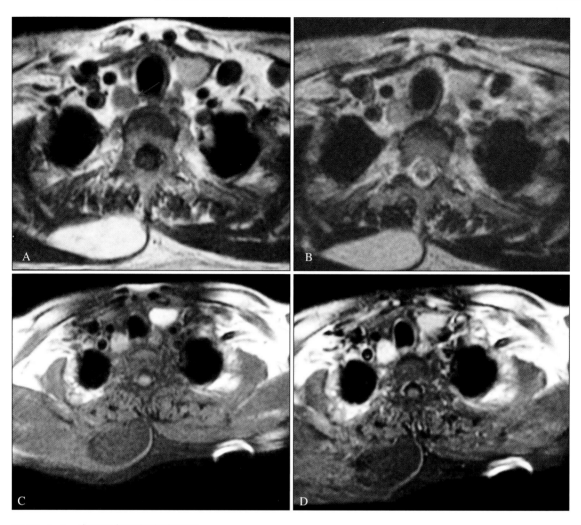

图 56-1-3 右侧颈部甲状旁腺腺瘤

A ~ C.平扫 MRI 右侧气管 - 食管旁沟内类圆形肿块（箭头），SE T1WI 上（A）信号强度类似肌肉，FSE T2WI 上（B）呈稍高信号；左侧甲状腺下极于 T1WI 和 T2WI 均呈较高信号；脂肪抑制像（C）上高信号不被抑制，代表囊变的甲状腺腺瘤；D.增强 MRI，右侧气管 - 食管旁沟内肿块明显均一强化

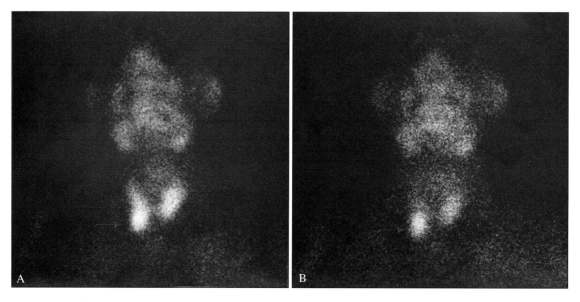

图 56-1-4 右下甲状旁腺腺瘤核素显像

A，B. ⁹⁹ᵐTc-MIBI 双时相检查 早期显像（20 分钟），相当于右下甲状旁腺位置可见一显像浓集灶（箭头），但此时甲状腺显像也较清晰（A）延迟显像（2 小时），右下异常浓集灶仍显像清晰（箭头），而甲状腺显像已明显减弱（B）

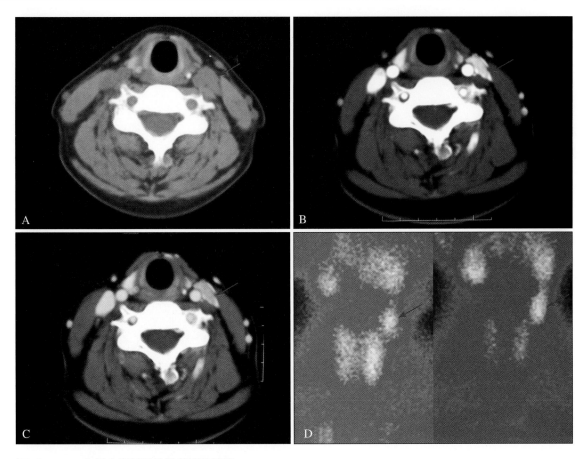

图 56-1-5 左侧上颈部异位甲状旁腺腺瘤
A. 平扫 CT 左侧颈动脉鞘前方见三角形软组织密度肿块（箭头），易被误认为颈静脉；B. 增强 CT 早期，可见肿块呈明显强化（箭头）；C. 增强晚期，肿块强化程度迅速下降（箭头），可见受压颈静脉贴附于肿块前外侧；D. ^{99m}Tc-MIBI 双时相检查，左侧早期显像（5min）于甲状腺左侧叶外上方见浓集灶（箭头），右侧延迟显像（40min）该浓集灶仍显像清晰（箭头）

重点推荐文献

[1] Garcia-Talavera P，et al. SPECT-CT in the localization of an ectopic retropharyngeal parathyroid adenoma as a cause for persistent primary hyperparathyroidism. Rev Esp Med Nucl Imagen Mol，2012，31（5）：275-277.

[2] Devcic Z，et al. The elusive parathyroid adenoma：techniques for detection. Ultrasound Q，2013，29（3）：179-187.

[3] Mohammadi A，F. Moloudi and M. Ghasemi-rad. Spectral Doppler analysis of parathyroid adenoma：correlation between resistive index and serum parathyroid hormone concentration. AJR Am J Roentgenol，2013，201（2）：W318-321.

[4] 陈克敏. 双能量 CT 定位异位甲状旁腺腺瘤. 中华内分泌代谢杂志，2010，26（10）：902-903.

第 2 节　甲状旁腺增生

【概念与概述】

　　甲状旁腺增生（parathyroid hyperplasia）是原发性甲状旁腺功能亢进第二常见病因，占 10%～30%，表现多个腺体增大而体积较小，但增生肥大的程度可以不一致，常以一个或两个腺体为明显，因此其影像学表现与甲状旁腺腺瘤难以区分

【病理与病因】

- 病因学

　　○ 甲状旁腺腺体分泌过多的甲状旁腺激素导致高血钙是引起甲状旁腺功能亢进临床表现的主要原因

- 流行病学

　　○ 占原发性甲状旁腺功能亢进病因 10%～30%

【大体病理及手术所见】

- 4 个腺体均增大，体积小于 2cm，其中下甲状

- 旁腺的增大程度常较上甲状旁腺明显
- 腺体外形不规则，无包膜，一般无囊变、出血

【显微镜下特征】

- 甲状旁腺增生根据病理表现分为两型，即主细胞型和亮细胞型，前者多见。亮细胞实际上为胞浆内富有过量糖原的主细胞，但腺体增大的程度要更为明显
- 增大腺体内的主细胞或亮细胞数量明显增多，呈弥漫性分布，间质和细胞内的脂肪量增加，病变与正常甲状旁腺组织间呈移行状态，无明确分界，小叶结构仍保持

【临床表现】

临床特点

- 最常见症状 / 体征
  - 肾结石、消化道溃疡、胰腺炎
  - 骨痛、关节痛、肌肉酸痛
  - 疲惫感、抑郁焦急等精神症

疾病人群分布

- 年龄
  - 甲旁亢多发生在中青年，儿童发病率很低
- 性别
  - 男：女为 1：（2 ～ 4）

【自然病史与预后】

- 原发甲状旁腺亢进症的全身骨骼改变病程漫长，就诊较晚时，由于骨骼严重脱钙，常发生病理性骨折
- 手术切除增生腺体后患者的低血钙和骨骼病变的完全恢复需要长期的过程

【治疗】

  - 原则上均应行手术切除
  - 有手术禁忌证患者可行超选择性供血动脉注射消融术或超声引导下乙醇注射消融术

【影像表现】

概述

- 甲状旁腺增生时，各种影像检查技术对发现增大腺体的敏感性要明显低于甲状旁腺腺瘤，并且各种影像检查技术所能发现的显著增大腺体的表现均同于甲状旁腺腺瘤，两者难以分辨
- 最佳诊断依据：两侧气管食管旁沟多发结节，体积较小
- 部位
  - 两侧气管食管旁沟和甲状腺下极下方
- 大小
  - 数毫米到 2 厘米
- 形态学
  - 类圆形或三角形

CT 表现

- 平扫 CT
  - 两侧气管食管旁沟和甲状腺下极下方多发小结节
- 增强 CT
  - 早期明显强化，廓清迅速

MR 表现

- T1WI
  - 稍低信号
- T2WI
  - 高信号
- 增强 T1WI
  - 早期明显强化，廓清迅速

超声表现

- 甲状旁腺增生腺体体积较小，超声检查敏感性较低
- 增生腺体表现低回声实性结节，边缘光整

核素显像

- 应用 ^{99m}Tc-MIBI 行双时相检查时，增生腺体早期显像，并持续存在或逐渐增浓
- 由于增生腺体较小，核素扫描假阴性率较高

推荐影像学检查

- 最佳检查法：对于原发性甲状旁腺功能亢进患者，当一种检查技术未发现异常时，应联合其他影像检查技术，以发现较小的腺体病变，提高诊断的准确率

【鉴别诊断】

- 甲状腺结节
  - 甲状腺背侧或下极外突的结节性病变可能被误认为甲状旁腺增生或腺瘤，多平面全面观察结节的回声 / 密度 / 信号 / 强化表现可判断其来源
- 甲状旁腺腺瘤
  - 甲状旁腺腺瘤体积相对较大，常单发
  - 甲状旁腺增生腺体的影像学表现与甲状旁腺腺瘤难以区分
- 颈部淋巴结
  - 颈部淋巴结呈中度强化，按淋巴结分组分布

> **诊断与鉴别诊断精要**
> - 原发性甲状旁腺功能亢进的多腺体增生，体积较小，常双侧多发
> - 各种影像检查表现均与甲状旁腺腺瘤相似，两者难以区分
> - 增生腺体体积较小时发现困难

典型病例

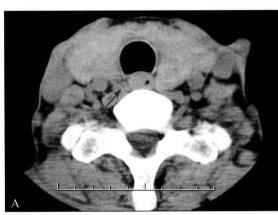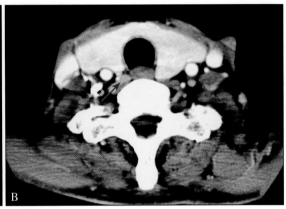

图 56-2-1 甲状旁腺增生

A. 平扫 CT 双侧甲状腺弥漫性肿大、密度减低，于右侧气管 - 食管旁沟内可见一小结节（箭头）；B. 增强 CT 早期扫描，见上述小结节呈均一强化

重点推荐文献

[1] Papathanassiou，D，et al. SPECT/CT in localization of parathyroid adenoma or hyperplasia in patients with previous neck surgery. Clin Nucl Med, 2008, 33（6）：394-397.

[2] Chazen，J L，et al. Diagnostic accuracy of 4D-CT for parathyroid adenomas and hyperplasia. AJNR Am J Neuroradiol, 2012, 33（3）：429-433.

[3] Oruci，M，et al. Right thyroid hemiagenesis with adenoma and hyperplasia of parathyroid glands -case report. BMC Endocr Disord, 2012, 12：29.

第3节 甲状旁腺腺癌

【概念与概述】

甲状旁腺腺癌（parathyroid carcinoma）是原发性甲状旁腺功能亢进的一种少见病因

【病理与病因】

- 病因学
  - 病因不明
- 流行病学
  - 少见，仅占原发性甲状旁腺功能亢进 0.4% ~ 3.2%

【大体病理及手术所见】

- 与腺瘤相比，腺癌通常较大，平均重量为 12g。肿块易发生出血和纤维化，约 1/4 肿瘤内有显著钙化，常侵犯被膜和血管
- 较大的甲状旁腺腺瘤也常有出血、纤维化，甚至表现增多的有丝分裂，以致两者的组织学鉴别发生困难，下列情况提示腺癌：腺体与周围组织粘连；出现转移；切除后复发

【显微镜下特征】

- 肿瘤细胞排列成小梁状，并为厚的纤维束所分隔，细胞核大而深染，可见有丝分裂

【临床表现】

临床特点

- 最常见症状 / 体征
  - 颈部常有生长迅速的肿块，约 1/3 患者可触及，质地较硬肿块
  - 血钙和 PTH 水平显著增高

疾病人群分布

- 年龄
  - 发病年龄较甲状旁腺腺瘤晚
- 性别
  - 男 : 女为 1 : （2 ~ 4）

【自然病史与预后】

- 甲状旁腺癌最确切的诊断依据是发生转移，包括侵犯局部淋巴结或发生远隔脏器的转移，后者以肺转移多见
- 甲状旁腺癌手术治疗后常有复发

【治疗】

- 原则上均应行手术切除
- 必要时进行颈部淋巴结清扫术

【影像表现】

概述

- 最佳诊断依据：气管食管旁沟肿块，体积较甲状旁腺腺瘤大，内部出现囊变、钙化，局部淋巴结转移或远隔脏器出现转移
- 部位
  - 气管食管旁沟
- 大小
  - 体积较腺瘤大
- 形态学
  - 形态常不规则

CT 表现

- 平扫 CT
  - 密度不均，常见钙化
  - 囊变坏死、出血多见
- 增强 CT
  - 实性部分早期明显强化，廓清迅速

- 相邻结构如甲状腺、气管、食管和颈动脉、静脉的受压移位或被肿块包绕浸润

MRI 表现

- 由于 MRI 良好的组织分辨力，可显示肿块对周围组织结构的浸润程度
- T1WI
  - 等或低信号，信号不均
- T2WI
  - 混杂高信号，中心可见囊变区
- 增强 T1WI
  - 实性部分早期明显强化，廓清迅速

超声表现

- 颈部甲状旁腺区的较大肿块，肿块深度与宽度的比值常常大于 1
- 呈实性不均一低回声，轮廓多呈分叶状，边界不清

核素显像

- 与甲状旁腺腺瘤表现相似，应用 ^{99m}Tc-MIBI 行双时相技术检查时，肿块早期显像，并存在放射性持续浓集
- 核素显像能发现局部淋巴结转移或远隔脏器转移

推荐影像学检查

- 最佳检查法：颈部 CT 和 MRI 检查对于判断肿块浸润范围和发现淋巴结转移较敏感；核素扫描对鉴别甲状旁腺癌及发现远隔转移有帮助

【鉴别诊断】

- 甲状腺癌
  - 甲状旁腺癌形成较大的肿块并有邻近结构侵犯和（或）转移时，仅据影像学表现，多不能与常见的甲状腺癌鉴别
  - 临床高血钙表现和 PTH 增高提示甲状旁腺癌诊断
  - 应用 ^{99m}Tc-MIBI 行双时相技术检查时，甲状旁腺癌显示放射性持续浓集，可资鉴别
- 甲状旁腺腺瘤
  - 较大的腺瘤常出现囊变出血，与甲状旁腺癌术前不易鉴别，甲状旁腺癌最有力的诊断依据是出现转移

（孙浩然　孟召伟）

诊断与鉴别诊断精要

● 患有原发甲状旁腺功能亢进症状者，当发现甲状旁腺区较大肿块，应考虑甲状旁腺癌可能

● 肿块局部浸润或出现转移征象是诊断依据

典型病例

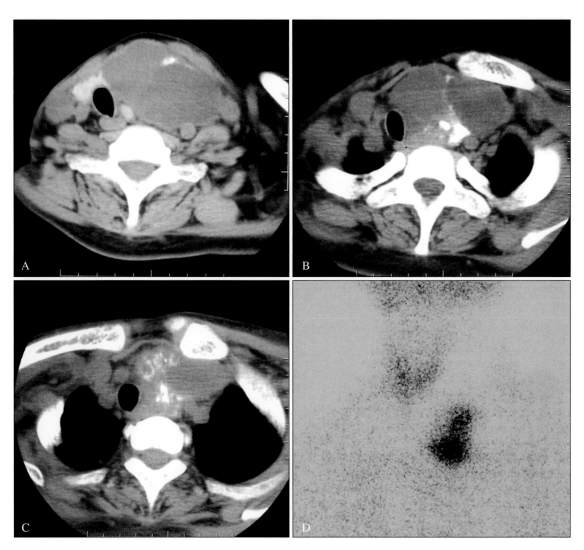

图 56-3-1　左侧甲状旁腺癌并纵隔转移

A. ~ C. 平扫 CT 左侧颈部可见较大囊实性肿块，延伸至颈根和纵隔，推挤甲状腺、气管、食管和颈动静脉，与纵隔软组织分界不清，肿块可见囊变区和钙化灶；D. ^{99m}Tc-MIBI 延迟显像，可见肿块内放射性浓集

重点推荐文献

［1］ Lee，K M，et al. Intrathyroidal parathyroid carcinoma mimicking a thyroid nodule in a MEN type 1 patient. J Clin Ultrasound，2013.

［2］ McEvoy-Hein，B，et al. Radiology case of the month. 32-year-old male with parathyroid carcinoma. J La State Med Soc，2013，165（1）：43-45.

主要参考文献

［1］ 白人驹，张云亭，吴恩惠．CT 和 MRI 对甲状旁腺腺瘤的诊断价值．中华放射学杂志，1999，33：526-529.

［2］ Casara D，Rubello D，Piotto A，et al. ^{99m}Tc-M1BI radio-guided minimally invasive parathyroid surgery planned on the basis of a preoperative combined ^{99m}Tc-pertechnetate/^{99m}Tc-M1BI and ultrasound imaging protocol. Eur J Nucl Med，2000，27：1300-1304.

［3］ Weber AL，Randolph G，Aksoy FG. The thyroid and parathyroid glands．CT and MR imaging and correlation with pathology and clinical findings．Radiol Clin North Am，2000，38：1105-1129.

［4］ Dotzenrath C，Goretzki PE，Sarbia M．Parathyroid carcinoma：problems in diagnosis and the need for radical surgery even in recurrent disease．Eur J Surg Oncol，2001，27：383-389.

颅底影像学

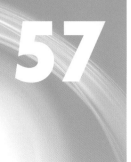

57 颅底影像解剖

- 颅底结构解剖关系复杂，涉及面广，位置深在，一直是临床学科和影像学研究的难点
- 自1992年国际颅底学会正式宣告成立以来，有关颅底的相关学科，如显微解剖外科、脑外科、影像诊断科、耳鼻喉科等都在从各自的领域对这一区域的正常结构和病理改变进行深入的研究
- 影像设备的飞速发展也为颅底影像学的进步创造了条件
  - 传统X线平片上重叠结构较多，仅能利用某些特殊体位显示部分重叠较少的结构
  - 随着CT技术的不断发展，尤其是高分辨CT的应用，其密度和空间分辨率均得到很大的提高，对颅底骨性微细结构可清晰显示，目前已成为观察颅底骨性结构的首选检查方法
  - MRI也以其清晰的软组织分辨率、多方位成像等特点在显示正常颅底神经、血管等结构及其病变的诊断方面表现出了强大的优势
- 颅底分区目前尚无统一标准，根据朝向，颅

腔面称为内颅底，背面称为侧颅底（或外颅底）。颅底主要由额骨眶板、筛骨筛板、蝶骨、枕骨及左右两块颞骨岩部构成
- 内颅底从解剖学角度出发，可以根据蝶骨小翼后缘和颞骨岩部骨嵴将内颅底分为前颅底、中颅底和后颅底三部分，颅底骨面凹凸不平，从前向后呈台阶状逐级降低。目前文献多采用这种分区。也有部分学者将内颅底正中矢状线两旁的长条状区域称为中央颅底，分布众多骨孔和裂隙，走行多条神经及血管，是颅底病变蔓延的重要途径
- 颅底下面结构无明显自然标记与内颅底的前颅底、中颅底、后颅底的分界相对应，分区困难，为适应临床手术入路解剖定位要求，有学者提出侧颅底的概念并进行相应的分区，了解侧颅底结构间的相互关系，对此区结构及病变的病理改变进行评估和定位，对临床治疗和制订手术入路等具有重要的意义
- 由于颅底结构复杂，颅底内面和颅底外面结构不同，需要分别进行叙述。

第1节 内颅底影像解剖

一、前颅底

- 前颅底前起额骨鳞部，后界为蝶骨小翼及鞍结节。两侧大部为额骨眶板构成，中央小部分由筛骨筛板构成，后部为蝶骨小翼。额、筛骨交界区有盲孔，其后方骨性突起为鸡冠
- 普通X线及MRI难以显示盲孔

- 儿童头颅CT薄层扫描可分辨盲孔，于横断面呈低密度圆形小孔，于矢状面呈不完全性细小骨管，向前下走行，自颅腔向鼻腔延伸，囟门型脑膜脑膨出时可见其扩大
  - 鸡冠位于筛骨水平板中部，分隔左右两块筛板，每侧筛板上分布近40多个筛孔，是嗅丝入颅的通道

- 当前颅底骨折累及筛板时，由于脑膜与颅底骨结合紧密，黏膜常伴有脑膜和鼻腔顶部黏膜撕裂，可造成脑脊液或血液直接漏至鼻腔，若伴有嗅神经损伤会导致嗅觉丧失
- 额骨眶板与蝶骨小翼之间为蝶额缝，外伤时不要误诊为骨折

典型图像

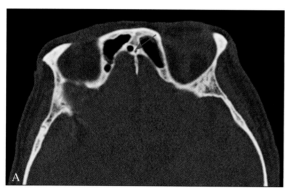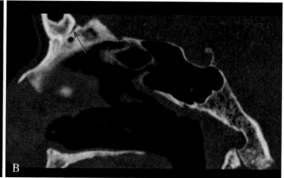

图 57-1-1　**盲孔**
A. CT 横断面；B. CT 矢状面重组，清晰显示盲孔（箭头）

二、中颅底

- 中颅底前以蝶骨大翼、小翼及鞍结节与前颅底分隔，后以颞骨岩部与后颅底分隔。中间高的部分为蝶鞍，蝶鞍上面的浅窝为垂体窝，其内容纳垂体，垂体两侧为海绵窦及 Meckel 腔。蝶鞍上方为鞍上池，下方为蝶窦。蝶鞍前壁为鞍结节，蝶鞍后壁为鞍背。鞍结节前方为交叉沟，交叉沟两端各通视神经管
  - 视神经管由蝶骨小翼的两个根与蝶骨体的外侧缘围合而成，内衬硬脑膜，沟通眼眶和中颅底。53°后前斜位摄片（即瑞氏位，Rhese 位）是视神经管传统 X 线检查方法，HRCT 可准确了解管壁细微结构改变，是筛查外伤患者视神经管骨折的首选检查手段
  - 蝶骨大翼内缘分布圆孔、卵圆孔和棘孔，由前内向后外弧形依次排列，两侧对称，呈"八"字形。圆孔、卵圆孔于传统 X 线平片可分辨，棘孔常难于识别。HRCT 可清晰显示三者解剖关系
  - 颈动脉管位于颞骨岩部内，自后外向前内接近水平走行，外口位于颈静脉孔外口的前方，内口连破裂孔，沟通海绵窦与颈动脉间隙，其内通过颈内动脉和交感神经丛
    - 颈动脉管于普通 X 线片常难识别，常规 CT 横断面呈管道状低密度影，向内止于破裂孔
    - 破裂孔由颞骨岩尖内侧、蝶骨体、枕骨斜坡外侧缘围成，其内口与颈动脉管内口相通，外口由下蝶岩韧带封闭，咽升动脉的脑膜支及其静脉以及交感神经由此走行。常规 CT 横断面可显示破裂孔呈不规则形低密度影，位于颞骨岩尖内侧
- 中颅底由于有多个孔、裂和腔的存在，是颅底骨折的好发部位
  - 伴发相应的临床症状，如颞骨岩部骨折伤及鼓室盖并伴有鼓膜撕裂时，外耳道有血性脑脊液流出；穿越岩骨的面神经和前庭窝神经也可能被受累
  - 如伤及海绵窦和颈内静脉时，可形成动静脉瘘，引起眼静脉淤血和搏动性突眼症状等

典型图像

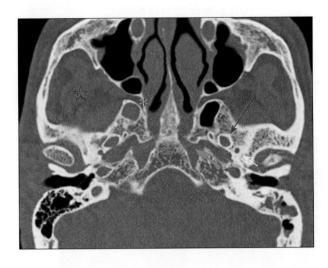

图 57-1-2　CT 横断面，显示中颅窝底及孔道
卵圆孔（红箭头）、棘孔（黄箭头）和破裂孔（绿箭头），翼腭窝（绿星）与颞下窝（红星）借狭长的翼上颌裂相通

三、后颅底

- 后颅底主要由枕骨构成，仅前侧壁由颞骨岩部的后面构成。最低点为枕骨大孔，连接颅腔与椎管，其两侧的骨壁内穿行舌下神经管及髁管
  - 后颅底前界为枕骨斜坡，并向上与鞍背相接，斜坡两侧各有一圆形隆起为颈静脉结节
  - 前外侧界为颞骨岩部的后缘，后缘有内耳道的开口
    - 内耳道为位于颞骨岩部内的骨性管道，由内向外接近水平走行，其内有面神经、前庭蜗神经和伴随的迷路动静脉通过
    - 在内耳道经眶位 X 线片上，内耳道呈横行管状或壶腹状低密度影，成人平均宽径 5.5mm，最大不超过 10mm，双侧基本对称，相差不超过 0.5mm，如超过 2mm 可认为内耳道扩大。HRCT 显示内耳道更为清晰，对细微骨质改变判断更为准确
    - 颈静脉孔位于岩枕裂后部，由颞骨岩部的颈静脉切迹与枕骨的同名切迹围成，是一个具有内口、孔腔和外口的不规则管道。内口与乙状窦沟连接，外口与舌下神经管以一薄骨板相隔。孔腔部紧邻下鼓室并自颞骨岩部向下发出骨突（颈静脉内突），将颈静脉孔分为前内侧的神

经部和外后方的血管部。神经部走行岩下窦及舌咽神经，血管部走行迷走及副神经、颈内静脉及咽升动脉脑膜支。70°颏顶位 X 线片，颈静脉孔呈卵圆形透亮影，位于岩枕裂后端。CT 横断面可显示颈静脉孔，神经部狭小近呈三角形，血管部宽阔呈圆形或椭圆形，骨壁光滑清晰。MRI 上颈静脉孔区信号较为复杂，流速缓慢时可呈球形高信号，不要误诊为肿瘤

- 舌下神经管位于枕骨髁上方，向前外方贯穿骨质。内口位于枕骨大孔前上部，外口位于颈静脉结节下方。内壁衬硬膜，走行舌下神经、舌下神经管静脉丛及咽升动脉脑膜支。普通 X 线不能显示。CT 和 MRI 均可清晰显示舌下神经管影像，MRI 高分辨成像可见到管腔内等信号的舌下神经。髁管外口位于枕骨髁后的髁窝内，其内走行髁导静脉，沟通枕下静脉丛和乙状窦。普通 X 线无法显示髁管，CT 横断面显示为斜穿枕骨髁的小骨管，低于舌下神经管层面。枕骨大孔由枕骨基底部围成，椭圆形，前后径大于左右径，延髓及椎动脉由此出入颅。普通 X 线、CT 及 MRI 均可清晰显示

典型图像

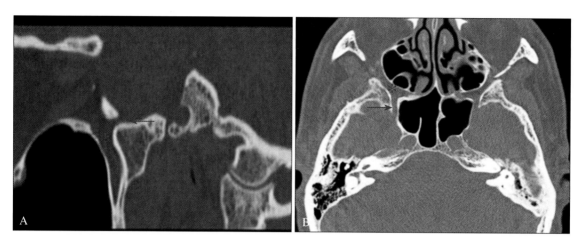

图 57-1-3　**CT 矢状面及横断面，显示部分颅底结构**
A. CT 矢状面重组；B. CT 横断面。显示圆孔（箭头）表现为一短骨管连接中颅底与翼腭窝（红星），双侧内耳道呈管道状低密度影位于岩骨内（B），内口通后颅窝，外口连接内耳

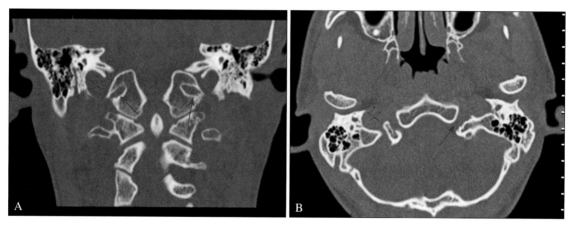

图 57-1-4　**CT 冠状面及横断面示颈静脉孔（红星）与舌下神经管（箭头）**

第 2 节　侧颅底影像解剖

- 侧颅底是指颅底下面的区域，它的分区方法目前尚缺乏统一的标准，目前最为常见的是 Van 等 1984 年提出的六区分法。在颅底下面沿眶下裂和岩枕裂各作一延长线，两条延长线向内交角于鼻咽顶，向外分别指向颧骨后缘和乳突后缘，此两条线所围成的三角形区域称为侧颅底，为了便于解剖定位和临床研究，他们又将每侧侧颅底分为 6 个小区
  - 颞下区：位于咽鼓管区和关节区之间，此区上方相当于颅中窝，它的前界为眶下裂，外界为颞下脊，内界为茎突，此区内有卵

圆孔、棘孔和蝶骨脊
- 咽鼓管区：位于鼻咽区外侧，为咽鼓管骨部，腭帆张肌和腭帆提肌附着处，前方为翼突基底部构成的舟状窝
- 鼻咽区：以鼻咽在颅底的附着线为界，外侧为咽隐窝（Rosenmuller's 隐窝），前方至翼内板，后达枕骨髁及枕骨大孔前缘。两侧的鼻咽区共同构成鼻咽顶
- 关节区：位于听区前外侧，以颞颌关节囊附着处为界限，内有下颌骨的髁状突
- 听区：为颞骨鼓部构成，前界为鳞鼓裂，后

界为茎突。位于神经血管区的前外侧

- 神经血管区：位于咽鼓管区后方，由颈内动脉管外口、颈静脉孔、舌下神经孔和茎乳孔构成
- 侧颅底区域的重要结构包括：颈内动脉管外口、颈静脉孔外口、颞下窝、翼腭窝等
- 颈内动脉管外口：颈内动脉管外口位于颞骨底面的后外侧部，形状不规则，呈前外低后内高的形态。颈内动脉管外口前方与咽鼓管相毗邻；后方与颈静脉窝相毗邻；前外侧与鼓室相邻。结合 CT 和 MRI 能显示颈内动脉管的骨性结构及其周围的神经、血管
- 颈静脉孔外口：颈静脉球在颈静脉外口延续于颈内静脉。管道外上部为岩骨皮质；内下壁为枕骨皮质；内邻颈静脉结节。高分辨率 CT 和 MRI 所提供的信息是相互补充的，高分辨率 CT 对骨性结构的显示具有明显的优势，MRI 采用特殊的序列，能有效地显示神经和血管结构
- 颞下窝　颞下窝是位于颧弓内侧，蝶骨大翼下方的软组织间隙，其内包含翼内肌、翼外肌、颞肌深头和上颌内动脉、上、下颌神经及静脉丛。CT 具有很好的骨性结构分辨率，能清晰地显示上述肌性结构。增强 CT 和 MRI 能显示其内的血管结构
- 翼腭窝　由蝶骨、上颌骨及腭骨构成的不规则的狭长扁状骨性间隙，内含上颌动脉、三叉神经分支、翼管神经和翼腭神经节等结构。有很多骨性孔道开口于此并与相邻结构相通，如前方的眶下裂与眼眶相通；前下方的翼腭管与口腔相通；后方的圆孔与颅中窝相通（图 57-1-3）；内侧的蝶腭孔与鼻腔相通；外侧的翼上颌裂孔与颞下窝相通。临床上很多病变都可侵犯此窝，在影像上准确地辨认和区分对指导临床具有重要的意义。CT 对此区结构的显示优于 MRI，两者联合应用更能清晰显示其结构和与周围毗邻的关系
- 侧颅底病变可见于上述分区的某一区域或几个区域内。影像科医生可以根据分区情况精确报告病灶的部位，根据不同的区域判断病变的起源、良性抑或恶性肿瘤的不同发展阶段，进而为临床医生设计精确的手术入路提供依据，提高病变的治愈率

典型图像

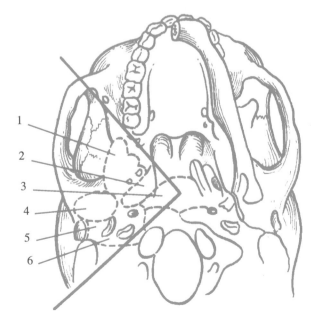

图 57-2-1　侧颅底分区示意图
1：颞下区；2：咽鼓管区；3：鼻咽腔；4：关节区；5：听区；6：神经血管区

第 3 节　颅颈交界区影像解剖

颅颈交界区位于枕骨、乳突、颞骨岩部、颈椎椎体等骨性结构所围成的间隙内，一些重要的支撑韧带（翼状韧带、十字韧带、齿突尖韧带、寰枕前后膜、覆膜、前纵韧带、后纵韧带）、脑神经（舌咽神经、迷走神经、副神经、舌下神经）及一些血管（颈内动、静脉和椎动脉）等结构穿行其中，同时该区又是脑干生命中枢所在地，一旦损伤极易导致严重后果。

一、骨性结构及其连接

- 颅颈交界区是由枕骨、寰枢椎及其韧带共同组成。枕骨和枢椎之间由覆膜、翼状韧带（一对）、齿突尖韧带连接。枕骨和寰椎之间的联系主要依赖两侧成对的寰枕关节和寰枕前、后膜。寰椎和枢椎之间的韧带连接通过十字韧带、寰枢椎副韧带。寰枢椎间共有 4 个关节。寰椎下关节突与枢椎上关节突构成寰枢关节，关节面前后水平并向外倾斜，左右各一；枢椎齿状突前缘与寰椎前弓后缘形成齿突前关节（寰齿关节）；齿状突后缘与横韧带前缘形成齿状突后关节

- 普通 X 线颈椎开口正位片，寰枕关节通常显示不清，寰枢关节向外倾斜，双侧对称呈"八"字形。颈椎侧位片上乳突与寰枕关节影重叠，寰枢关节面接近水平走行，正常寰齿前间隙（ADI）成人不超过 3mm，儿童不超过 4mm。部分人群寰椎斜韧带骨化，完全或部分封闭椎动脉沟，形成寰椎后桥。HRCT 联合 MPR 技术对骨性结构的显示有明显优势，可灵敏显示椎体形态及骨密度的细微改变，此外能弥补普通 X 线对寰枕关节显示的不足。MRI 可较 CT 更敏感地显示骨髓信号的改变

二、韧带结构

- 颅颈交界区韧带从后向前的关系依次为：寰枕后膜、覆膜、十字韧带（包括上下纵束、横韧带）、翼状韧带、齿突尖韧带及寰枕前膜，其中以十字韧带横部即横韧带、翼状韧带与覆膜的稳定作用最重要

  - 十字韧带由水平部和垂直部组成，在齿状突后方形成十字交叉。垂直部又称为十字韧带的上、下纵束，为较菲薄的纵行纤维束，分别止于枕骨大孔前缘及枢椎椎体后面；水平部又称为横韧带，为附着于寰椎两侧块内侧面结节的横行纤维束，将寰椎管分成前小后大两部分，前部容纳齿状突，后部容纳脊髓，限制齿状突过度活动，防止寰椎向前移位，是寰枢椎间最重要的稳定结构

  - 翼状韧带起自齿状突的背外侧，斜向外走行的纤维束，附着于同侧枕骨髁下内侧面，双侧对称，呈蝶翼状，双侧协同限制头及寰椎过度旋转及侧方半脱位

  - 覆膜为覆盖齿状突、十字韧带后表面的纵行纤维束，较薄，起自枢椎体的后方，上达枕骨大孔前方枕骨基底部的上部，外侧附着于寰枕关节的内侧面，为后纵韧带向上的延伸。覆膜宽而强韧，有防止枕骨纵向分离的作用

- 普通 X 线不能显示韧带结构，主要依据 ADI 宽度间接判定横韧带是否损伤，ADI 达 3~5mm 提示横韧带部分撕裂，超过 5mm 则提示横韧带断裂

- CT 扫描韧带呈条带状稍高密度影

- MRI 高分辨质子成像序列是韧带的最佳显示手段，翼状韧带以冠状面显示最好，表现为灰黑色带状信号影，双侧对称，呈翼状连接于齿状突尖与枕骨髁内下缘之间；横韧带以横断面显示最佳，呈灰色或黑色纤维束，弓形越过齿状突断面的后部；覆膜以正中矢状面显示最佳，呈粗线状的黑影附着于枕骨基底部和枢椎体后缘

典型图像

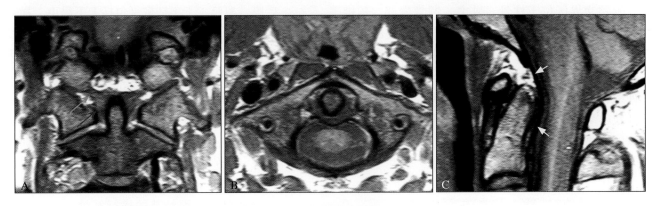

图 57-2-2　显示翼状韧带（绿箭头）、横韧带（红箭头）及覆膜（黄箭头）
A～C. 分别为 MR 高分辨质子序列冠状面、横断面和矢状面，呈均匀黑带或灰带影。

先 天 畸 形

第 1 节 颅底凹陷

【概念与概述】

- 颅底凹陷（basilar invagination）系枕大孔周围骨质，如枕骨基底、枕骨髁、枕鳞上升向颅腔内陷入形成的畸形，第 1～2 颈椎也随之上升，凸入

【病理与病因】

- 病因学
  - 多属先天性发育异常，可伴发寰枕融合、齿状突发育不良、颈椎分节不全、脊椎裂、Chiari 畸形及脊髓空洞等
  - 也可继发于颅底骨软化病，如畸形性骨炎、佝偻病等
- 发病机制
  - 枕大孔周围骨质内陷，挤压颈延髓及椎 - 基底动脉系统
  - 脑干、颈延髓屈曲，与小脑扁桃体相互挤压
  - 蛛网膜粘连

【临床表现】

临床特点

- 常出现短颈、后发际低、头颈痛及活动受限
- 还可见共济失调、眼球震颤、四肢与躯干运动及感觉障碍，颅内压增高及后组脑神经、颈段脊神经障碍等
- 颅底畸形程度与临床症状并不成正比

疾病人群分布

- 年龄
  - 见于各年龄段，以青少年发病多见
- 性别
  - 性别差异不详

【自然病史与预后】

- 一部分人可终生无症状

【治疗】

- 无症状者可临床观察，无需处理
- 出现神经脊髓压迫症状，可行去骨板减压并内固定手术治疗

【影像表现】

概述

X 线表现

- 由于重叠结构的影响，难以准确显示骨形态学变化，常需借助一些标准径线测量（多以齿状突向颅内移位程度为标准）间接评价颅底发育状态
  - 钱（Chamberlain）氏线：侧位片，硬腭后端与枕大孔后唇连线，齿状突顶端超过线上 3mm 有诊断意义
  - 马哥（McGregor）氏线：侧位片，硬腭后端至枕骨鳞部外板最低点连线，齿状突顶端超过线上 6mm 有诊断意义
  - Klaus 高度指数：又称骨性后颅窝高度指数。侧位片，鞍结节与枕内粗隆连线，齿状突与此线的垂直距离小于 30mm 有诊断意义
  - 二腹肌沟间线：正位片，两侧乳突内上面与颅底交点间连线，齿状突顶端接近或高于此线有诊断意义

CT 表现

- 平扫 CT：除能满足上述骨径线测量之外，还可以直接显示

- ○ 枕大孔变形，前后径缩小
- ○ 枕骨斜坡上升变平
- ○ 岩骨升高，两侧可不对称
- ○ 寰枢椎上升，寰枕融合
- 增强 CT
  - ○ 无需增强检查

MRI 表现

- 直接显示脑干、颈髓及小脑，对并发的神经血管压迫、脊髓空洞、Chiari 畸形有很好的显示

推荐影像学检查

- HRCT 及 MPR 后处理技术明确骨结构异常

- MRI 直接显示神经血管病变

【鉴别诊断】

- 扁平颅底
  - ○ 可单独发生，也可与颅底凹陷并存
  - ○ 失去正常前颅底、中颅底、后颅底如台阶状依次降低的解剖关系
  - ○ 基底角大于 148°
- 寰枕融合畸形
  - ○ 可单独发生，也可与颅底凹陷并存
  - ○ 寰椎前弓、后弓及侧块与枕骨融合，寰枕关节消失

诊断与鉴别诊断精要

- 寰枕区发育正常的病例，以齿状突顶端为标志的测量方法对诊断有价值，以钱氏线测量最简便易行
- 合并寰枕融合畸形的病例，需注意骨性后颅窝形态，Klaus 高度指数测量有诊断意义

典型病例

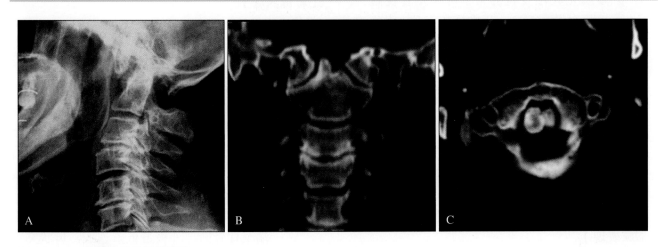

图 58-1-1　寰椎枕化并颅底凹陷
A. 头颅侧位片，示寰椎前结节与枕骨斜坡融合，寰椎后弓与枕鳞融合，齿状突上升超过钱柏林氏线 3mm 以上；B. CT 冠状面，示寰椎侧块与枕骨髁融合，双侧寰枕关节消失；C. CT 横断面显示齿状突进入枕骨孔，枕大孔缩小

重点推荐文献

[1] Sinha S，et al. Endoscopic endonasal resection of the odontoid peg for paediatric basilar invagination. Br J Neurosurg，2012，26（4）：487-489.

[2] Dahdaleh N S，B J. Dlouhy and A H. Menezes，Application of neuromuscular blockade and intraoperative 3D imaging in the reduction of basilar invagination. J Neurosurg Pediatr，2012，9（2）：119-124.

[3] Salunke P，et al. Ventral compression in adult patients with Chiari 1 malformation sans basilar invagination：cause and management. Acta Neurochir（Wien），2012，154（1）：147-152.

[4] 解中福，et al. 多层螺旋 CT 对成人颅底凹陷症手术前后骨性后颅凹的测量价值. 中华放射学杂志，2011，45（12）：1151-1154.

第 2 节　扁平颅底

【概念与概述】

- 正常前、中、后颅底高度由前向后逐级降低，呈阶梯样。扁平颅底（flat skull base）则失去这种关系，颅底变为平坦

【病理与病因】

- 病因学
  - 先天发育异常
- 流行病学
  - 发病率不详
  - 可独立发病或合并颅底凹陷

【临床表现】

临床特点

- 最常见体征 / 症状

- 单独发病时可无任何体征或症状，常由影像学检查偶然发现

【自然病史与预后】

- 一部分人可终生无症状

【治疗】

- 临床观察，无需处理

【影像表现】

概述

- 最佳诊断依据：颅底角测量大于 148°
- 形态学：颅底平坦，失去正常颅底由前向后呈台阶样逐级降低的形态
- 颅底角：侧位片上，由鼻额缝、蝶鞍中心和枕大孔前唇连线，其夹角为基底角

重点推荐文献

1. Bartling，S H，et al. Large scan field，high spatial resolution flat-panel detector based volumetric CT of the whole human skull base and for maxillofacial imaging. Dentomaxillofac Radiol，2007，36（6）：317-327.

第 3 节　寰椎枕化

【概念与概述】

- 寰椎与颅底骨性融合称为寰椎枕化（occipital assimilation of the atlanto）
- 又称为寰椎同化或寰枕融合
- 常伴有枕骨、寰椎、齿状突发育不良、寰枢关节脱位及颅底凹陷等

【病理与病因】

- 病因学
  - 先天发育畸形
- 发病机制
  - 胚胎发育期，颅颈交界区由 4 个枕部生骨节和 C_1 生骨节发育而来。C_1 生骨节头侧半同化形成枕骨髁与齿状突尖，尾侧半与 C_2 生骨节头侧半同期形成寰椎及齿状突基底部。如果 C_1 生骨节头侧半与尾侧半不分离或分离不全则形成寰椎枕化
- 流行病学
  - 发病率约为 0.14% ~ 0.25%
  - 60% 合并寰枢关节半脱位

- 50% 合并 $C_{2 \sim 3}$ 椎体分节不全

【临床表现】

临床特点

- 最常见体征 / 症状
  - 单纯寰椎枕化可无任何不适
  - 合并寰枢关节脱位或颅底凹陷时，则可出现四肢无力、共济失调、颈肩部麻木疼痛等症状，部分病例可因脑干压迫突然死亡

疾病人群分布

- 年龄
  - 青少年发病多见
- 性别
  - 性别差异不详

【自然病史与预后】

- 一部分人可终生无症状
- 部分病例可因脑干压迫突然死亡

【治疗】

- 无症状者可临床观察，无需处理
- 神经脊髓压迫症状严重者，可行手术治疗

【影像表现】

概述

- 最佳诊断依据：寰椎与枕骨完全或部分融合，寰枕关节消失
- 部位：寰椎及枕骨

X 线表现

- 开口位显示单侧或双侧寰枕关节间隙消失，枕骨髁与寰椎侧块融为一体
- 侧位片显示寰枕间隙缩小，寰椎前弓、后弓上移贴近枕骨，或与枕骨完全融合
- 合并颅底凹陷症时，齿状突上升，突入枕骨大孔
- 合并寰椎前脱位时，则寰齿前间隙增宽

CT 表现

- 平扫 CT
  - 融合部可单独发生于寰椎前弓、后弓、侧块或多处同时融合，以寰椎前弓最多见
  - 矢状面显示寰椎前弓、后弓形态不良并上移贴近枕骨，或与枕骨融合，部分患者显示齿状突向上突入枕大孔、寰齿前间隙增宽
  - 冠状面重组图显示正常的寰枕关节间隙消失，关节突骨性融合
  - 横断面显示寰椎后弓纤细、部分或完全缺如
- 增强 CT
  - 无需增强检查

MRI 表现

- 不作为常规检查
- 合并颅底凹陷或寰枢关节脱位时，可用于评估继发的神经损害，表现为脊髓受压变形，如合并脊髓水肿，则呈斑片状长 T1 长 T2 信号

推荐影像学检查

- HRCT 及 MPR 后处理技术以明确骨结构异常
- MRI 检查可除外神经血管异常

【鉴别诊断】

- 颅底凹陷
  - 齿状突上升，但多不突入枕大孔内，枕大孔有效前后径无明显变小
  - 寰椎前弓、后弓及侧块发育正常
- 寰椎肿瘤及炎症
  - 肿瘤及炎症破坏侧块，骨质塌陷，致寰椎高度变小，寰枕间隙消失、齿状突抬高，可能误诊寰椎枕化，但前者通常可见到明确的骨质破坏及邻近软组织异常（水肿、脓肿或肿块），而寰椎枕化不具备上述特征，可资鉴别

诊断与鉴别诊断精要

- HRCT 并 MPR 后处理技术可准确显示寰枕区骨结构异常
- 寰椎与枕骨完全或部分融合，寰枕关节消失

主要参考文献

[1] Yin, Y H, et al. Three-dimensional configuration and morphometric analysis of the lateral atlantoaxial articulation in congenital anomaly with occipitalization of the atlas. Spine (Phila Pa 1976), 2012, 37 (3): E170.

[2] Wang, S., et al. Cable-strengthened C2 pedicle screw fixation in the treatment of congenital C2-3 fusion, atlas occipitalization and atlantoaxial dislocation. Neurosurgery, 2012, 71 (5): 976.

颅 底 骨 折

【概念与概述】

- 颅底骨折（skull base fracture）见于头颅外伤患者，指由于直接或间接外力的作用，颅骨质完整性或部分性断裂
- 可伴有邻近软组织肿胀及血肿形成

【病理与病因】

- 病因学：三种受力机制可导致颅底骨折
  - 直接暴力打击颅底附近
  - 头部挤压伤
  - 垂直作用力冲击头顶或臀部，再传导至颅底
- 流行病学
  - 多同时合并穹窿骨骨折
  - 发生于中颅底最多见

【临床表现】

临床特点

- 最常见体征/症状
  - 因合并颅脑损伤，症状通常较重，头痛、昏迷及脑神经损害症状
  - 脑脊液漏：见于前、中颅底骨折且骨折线累及鼻窦及中耳乳突，骨折处脑膜撕裂，脑脊液进入鼻窦及乳突气房，经鼻腔及外耳道流出
  - 熊猫眼征：前颅底骨折，造成眶内、淤斑眶周皮下及球结合膜下淤血淤斑，眼周青紫
  - Battle 征：颞骨岩部骨折引起乳突部皮下淤斑

疾病人群分布

- 年龄
  - 见于各年龄段，以青壮年更多见

【自然病史与预后】

- 因损伤不同而异，合并神经损伤者将遗留症状

【治疗】

- 手术困难，常采用姑息保守治疗

【影像表现】

概述

- 最佳诊断依据：颅底骨折线
- 形态学
  - 线性骨折：最多见
  - 粉碎骨折：骨折线贯穿骨质，形成 3 个及 3 个以上骨折片/段
  - 骨缝分离：宽度超过 1.5mm 或两侧颅缝宽度相差 1mm 以上

X 线表现

- 通常无诊断价值，不能显示骨折线

CT 表现

- 平扫 CT
  - 骨折线：呈线样低密度影贯穿骨质，骨质断裂，可伴有骨碎片的移位。前颅底及后颅底骨折线多为纵行；中颅底多为横行骨折线；颅缝分离常见于儿童及少年
  - 颅内积气：见于开放性骨折，或骨折线累及鼻窦或乳突气房。气体通常位于骨折线邻近的骨板下方，呈圆形、条状极低密度影，可随体位变化而移动
  - 气窦积液：前颅底骨折累及眼眶、额骨及筛骨，可使额窦及筛窦积液，可形成气液平面。中颅底骨折累及蝶骨，可使蝶窦积液；累及颞骨岩部和乳突部，可使中耳及乳突小房积液。鼻窦及中耳乳突炎症也可出现气窦积液现象，需注意鉴别
  - 软组织肿胀：骨折由于出血及渗出，邻近软组织肿胀增厚

623

- 增强 CT
  - 适用于颅底骨折合并颈内动脉损伤时

MRI 表现

- 难以显示骨折线，其优势在于评价伴随的颅内、外血肿及脑实质损伤。血肿随其演变过程而信号各异，积气在各序列上均呈无信号，软组织肿胀于 T2WI 呈高信号

推荐影像学检查

- HRCT 是首选检查手段，结合 MPR 后处理技

术可以清晰显示骨折线形态及伴随的间接征象

- 应用 MRI 检查以除外血肿及脑损伤

【鉴别诊断】

- 颅缝
  - 位于两块或多块颅骨的交接区，呈锯齿状，缝线不清晰，部分可见缝间骨
  - 有完整的硬化边缘
  - 在对侧往往能找到对称的颅缝

诊断与鉴别诊断精要

- 颅底线状低密度影贯穿骨质，两侧骨端分离移位，即可确诊骨折
- 颅内积气、鼻窦或乳突气房积液是重要的间接征象
- 低密度线影如果两侧对称出现，需注意与颅缝鉴别

典型病例

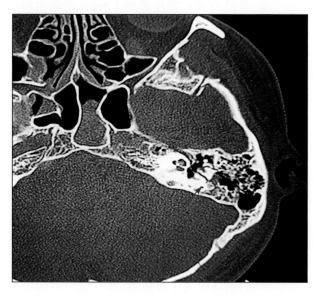

图 59-0-1　颅底骨折
CT 横断面，示左侧颞骨线样骨折（箭头）贯穿乳突及中耳鼓室，乳突气房积液

主要参考文献

[1] Wieczorek，P，et al. Primary PCI with endothelial progenitor cell-capture stent in patient with skull base fracture and aspirin allergy. Kardiol Pol，2013，71（2）：210.

[2] Ringl，H，et al. Three-dimensional fracture visualisation of multidetector CT of the skull base in trauma patients：comparison of three reconstruction algorithms. Eur Radiol，2009，19（10）：2416-2424.

[3] Bozkurt，G，et al. Cervical pneumorrhachis caused by impact loading forces after skull base fracture：case report and review of the literature. Cent Eur Neurosurg，2011，72（4）：215-218.

[4] 张法云. 外伤性脑脊液鼻漏术前漏口的影像学定位. 中华创伤杂志，2008，24（9）：690-691.

肿瘤及肿瘤样病变

第 1 节　骨纤维异常增殖症

【概念与概述】
- 骨纤维异常增殖症（fibrous dysplasia of bone）又称为骨纤维结构不良、纤维软骨结构不良或骨泛化性纤维囊性病
- 是一种非肿瘤性、正常骨组织逐渐被增生的纤维组织代替的慢性进行性疾患

【病理与病因】
- 病因学
  - 病因及发病机制不明
  - 多数学者认为与胚胎原始间充质发育异常有关，由于骨发育异常，骨成熟自发停留在编织骨阶段
  - 也有作者认为与外伤、代谢或内分泌失调有关
- 流行病学
  - 单骨型：约占 70%，以股骨颈最多见，其次为胫骨及肋骨
  - 多骨型：约占 30%，明显好发于身体的一侧，常见受累部位为骨盆、其次为长骨、颅骨及肋骨
  - McCune-Albright 综合征或 Albright 综合征：多骨型合并相关内分泌障碍（性早熟、其他甲状旁腺功能亢进及其他内分泌病）及皮肤异常色素沉着，少见

【大体病理及手术所见】
- 病灶与周围正常骨分界不清
- 由于纤维及骨组织成分含量不同，不同病灶的质地可存差异，切剖有沙砾感，切面呈灰红色或白色
- 颅底病灶常成骨较多，质地较硬
- 多骨性病灶有时可见透明软骨小结节或囊性变区，内含血液或浆液

【显微镜下特征】
- 正常骨结构消失，代之以未成熟的编织骨
- 成骨细胞和破骨细胞稀少或缺乏
- 成熟程度不同的成纤维细胞大量存在，细胞间有大量的胶原纤维和钩状或逗点状骨小梁，骨小梁纤细、紊乱，其间无骨母细胞围绕

【临床表现】
临床特点
- 最常见体征 / 症状
  - 早期多无症状
  - 症状与发病部位有关：最常见为头痛、视力减退、听力下降及精神障碍等
  - 颅面部不对称骨性隆起，眶间距增宽，硬腭下陷或齿槽骨膨大，眼球突出，形成骨性狮面
- 化验室检查：血钙、血磷、碱性磷酸酶等一般均无异常改变，偶在广泛多骨发病时碱性磷酸酶略可增高

疾病人群分布
- 年龄
  - 大多发病于儿童或青年期
- 性别
  - 单骨型或多骨型男女发病率无差异
  - Albright 综合征几乎仅女孩发病

【自然病史与预后】
- 自幼发病，进展缓慢，病程数年至数十年不等

- 病变数目及大小均可进展，至骨骼成熟后病灶有静止或自愈的倾向，仅有 5% 的病例仍持续性增大
- 少数（约为 0.5%）可恶变为骨肉瘤、软骨肉瘤或纤维肉瘤

【治疗】
- 单骨病变可手术刮除并植骨治疗
- 多骨病变难以根除，可采用放射治疗
- 合并病理性骨折者可行内固定治疗

【影像表现】
概述
- 最佳诊断依据
  - 青少年发病
  - 颅底及颌面骨增厚致密，板障消失
  - 合并四肢、躯干多骨膨胀变形
- 部位
  - 颅底以筛骨发病率最高，次为蝶骨、额骨、颞骨及枕骨
  - 多同时累及颌面骨
  - 50% 为多骨发病
- 形态学
  - 早期以骨破坏为主，正常骨结构被异常增殖的纤维组织取代，表现为条片状、圆形骨密度减低，周围环绕硬化边
  - 随病变发展，骨破坏区逐渐扩大融合，颅板变薄，板障增厚膨胀
  - 当病变趋于成熟，编织骨数量增多，即出现修复性骨硬化，骨破坏区密度增高，颅骨增厚，最终板障与内外板融合，呈磨砂玻璃样改变，硬化边缘消失

X 线表现
- 诊断价值有限
- 颅底骨增厚并不均匀密度增高，同时显示病变累及部分颌面骨及穹窿骨

CT 表现
- 平扫 CT
  - 硬化型：颅底骨纤维异常增殖症的最常见类型，常双侧对称，也可不对称发病，颅底骨广泛增厚致密并与正常骨分界不清，颅缝消失，颅底孔道缩窄，反映病变以修复性反应为主
  - 囊肿型：反映病变以骨破坏为主，患骨膨胀呈囊状，板障厚度增加，密度减低，内外板变薄并向骨外膨隆，以外板显著，囊内可有斑点状致密影，病灶邻近骨质硬化
  - 变形性骨炎型：颅骨增厚膨胀，骨密度不均匀，其内常见不规则透亮区和致密区，反映骨破坏与骨硬化并存
- 增强 CT
  - 无需增强检查

MRI 表现
- 通常不作为常规检查
- 稳定期病变以纤维及磨玻璃样骨组织构成为主，T1WI 及 T2WI 呈低信号
- 活动期病变，代谢活跃，骨小梁、细胞成分及胶原含量较少，可出现囊变坏死，形成 T1WI 低信号、T2WI 高信号
- 如病变内出血则随血肿演变而信号各异

推荐影像学检查
- CT 是首选检查方法，宜采用薄层螺旋容积扫描并 MPR 后处理技术

【鉴别诊断】
- 泛发性纤维囊性骨炎
  - 患者甲状旁腺功能亢进
  - 全身性骨质疏松与囊性骨改变并存
  - 指骨骨膜下骨质吸收为本病特征
  - 化验室检查血钙升高、血磷降低，如发现甲状旁腺瘤可以确诊
- 畸形性骨炎
  - 多见于成年及老年人
  - 头围逐渐增大
  - 颅底因骨质软化而变平、内陷，齿状突上移，形成颅底凹陷
  - 化验室检查碱性磷酸酶升高

诊断与鉴别诊断精要

- 青少年发病，颅底及颌面骨呈增厚并硬化型改变，合并四肢躯干骨膨胀变形，应考虑骨纤维异常增殖症

典型病例

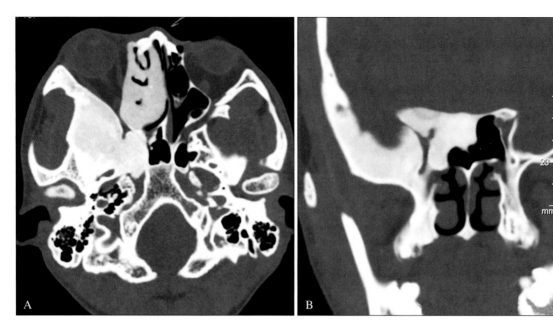

图 60-1-1 骨纤维异常增殖症（硬化型）
A.CT 横断面；B.CT 冠状面，示病变位于右侧蝶骨大翼及筛骨，骨板显著增厚，板障致密，呈磨玻璃样改变

重点推荐文献

[1] Jethanamest D，P Roehm. Fibrous dysplasia of the temporal bone with complete canal stenosis and cholesteatoma. Otol Neurotol，2011，32（7）：52-53.

[2] Sakamoto，Y，et al. Long-term outcome of fibrous dysplasia：reconstruction with dysplastic bone--case report. Neurol Med Chir（Tokyo），2011，51（12）：

857-860.

[3] Terkawi，AS，et al. Fibrous dysplasia and aneurysmal bone cyst of the skull base presenting with blindness：a report of a rare locally aggressive example. Head Neck Oncol，2011，3：15.

第 2 节 畸形性骨炎

【概念与概述】

● 1876 年首先由 Paget 描述，畸形性骨炎（osteitis deformans）又称为 Paget 病

● 少见的慢性进行性骨组织结构紊乱性骨病

【病理与病因】

● 病因学

○ 病因尚不明确

○ 可能与病毒感染及遗传因素有关，易感基因位于第 18q21 ～ 22 染色体，发病机制不明

● 流行病学

○ 欧美白种人发病率较高，我国很少见

○ 可有家族发病倾向

【大体病理及手术所见】

● 病变特征是发病过程中同时出现骨质吸收和骨

质增生

● 通常，在早期以骨质吸收为主，晚期则以骨质增生为主

● 新生骨骨化不全，结构紊乱，骨质增厚增粗

● 溶骨期骨轻而软，容易发生弯曲畸形和病理骨折

● 硬化期，骨肥大增重且很坚硬

【显微镜下特征】

● 不规则的哈氏系统由于黏合线的杂乱排列而呈"镶嵌状"。首先，哈氏系统的某些部分被破坏吸收，随后由成骨细胞进行修复，新生的骨样组织沉积于表面，由于新生骨不按原来的层次排列沉积，因此形成许多杂乱的黏合线。这种典型表现并非所有病例均可见到

- 新生骨组织可由骨母细胞或纤维结缔组织化生而来，在骨破坏区可见到多数破骨细胞，破骨作用与成骨现象可以反复交替或重叠进行，也为本病的特殊表现

【临床表现】

临床特点

- 最常见体征 / 症状
  - 半数以上无症状
  - 如有症状则以腰背痛和肢体畸形最为常见
  - 约有 15% 病例并发骨折，骨折愈合迟缓，虽有骨痂形成，但在活动后又被重新溶解，形成假骨折线
  - 头围逐年增大
  - 实验室检查：血钙、血磷一般正常，碱性磷酸酶常显著升高，后者与病变范围及活动情况有关

疾病人群分布

- 年龄
  - 多见于 50 岁以上
- 性别
  - 男性多于女性，男女之比为 3：2

【自然病史与预后】

- 发病隐袭，病程较长
- 5% ~ 10% 可恶变为骨肉瘤、纤维肉瘤等
- 1/3 可合并颅底凹陷

【治疗】

- 采用降钙素、二磷酸盐制剂等药物保守治疗

【影像表现】

概述

- 最佳诊断依据：骨小梁粗糙、患骨增大增粗并弯曲变形为特征性表现
- 部位：可侵犯任何中轴骨、四肢长骨或多骨并发，颅底好发于额骨及枕骨
- 形态学：多骨发病，范围广泛，无对称发病倾向

X 线表现

- 对穹窿骨病变尚可显示，对颅底病变难以清楚显示

- 根据表现一般分为海绵型、硬化型和混合型，不同时期内三型可相互转化
  - 海绵型以骨质吸收为主，表现为骨密度减低
  - 硬化型以修复为主，表现为骨密度增高
  - 混合型为吸收与修复均衡者

CT 表现

- 平扫 CT
  - 早期为圆形或椭圆形骨密度减低区，边界清楚，始于颅骨外板
  - 病变区骨破坏与修复并存，呈不整形溶骨和硬化性骨增生交错存在，或低密度骨破坏区出现棉球状致密骨影
  - 晚期板障消失，内外板融合为一体，头围增大，颅骨增厚可达正常的 2 ~ 5 倍
  - 颅底因骨质软化而变平，有的向内凹陷，颈椎突入，形成颅底凹陷
- 增强 CT
  - 无需增强检查

MRI 表现

- 通常不作为常规检查，肉瘤变时，可有助于显示软组织肿块及颅内神经侵犯

推荐影像学检查

- CT 是首选检查方法，宜采用薄层螺旋容积扫描并 MPR 后处理技术

【鉴别诊断】

- 颅底转移瘤
  - 原发肿瘤病史
  - 除骨质破坏外，患骨体积无增大或畸形
- 颅底骨纤维异常增殖症
  - 单凭影像学有时很难鉴别
  - 骨纤维异常增殖症多为青少年发病，常与颌面骨病变并存，枕大孔形态正常，而畸形性骨炎常为中老年发病，常同时合并穹窿骨病变，因骨质软化发生颅底凹陷，化验室检查血碱性磷酸酶增高

诊断与鉴别诊断精要

- 中轴骨发病、骨吸收与骨硬化区镶嵌状并存、结合颅底凹陷及血碱性磷酸酶增高即可确诊

典型病例

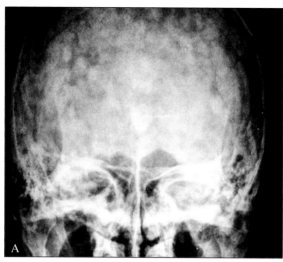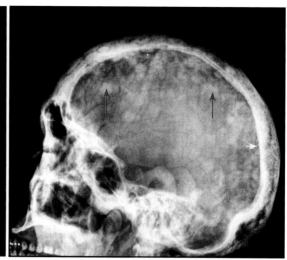

图 60-2-1　畸形性骨炎

A，B. 分别为头颅正、侧位片，示颅骨多发圆形低密度影（绿箭头）及棉球状致密影（红箭头），颅骨板障增厚致密并与内外板融合（黄箭头）

重点推荐文献

[1] Galiova，M，et al. Investigation of the osteitis deformans phases in snake vertebrae by double-pulse laser-induced breakdown spectroscopy. Anal Bioanal Chem，2010，398（2）：1095-1107.

第 3 节　骨软骨瘤

【概念与概述】
- 骨软骨瘤（osteochondroma）也称为外生骨疣

【病理与病因】
- 病因学
  - 单发多见，病因尚不明确
  - 多发者约占 25%，系常染色体显性遗传疾病
- 流行病学
  - 最常见的良性骨肿瘤，占原发颅骨肿瘤的 20%
  - 主要发生于颅底软骨化骨，如筛骨、蝶骨和枕骨

【大体病理及手术所见】
- 由三部分构成：瘤蒂和瘤体、软骨帽、软骨膜
- 瘤蒂细长或粗短，颅底病变蒂一般较宽，多发病灶常常无蒂
- 瘤体呈球形、杵状或菜花状
- 软骨帽厚薄不一，多不超过 1cm，表面光滑

【显微镜下特征】
- 瘤体表面披覆骨皮质并与载瘤骨皮质延续
- 瘤体内为骨松质，富含脂肪，与载瘤骨松质延续
- 软骨帽由透明软骨构成
- 软骨膜由薄层纤维组织构成，与软骨帽密切相连，不易剥离，其深层为产生透明软骨的成软骨组织，为肿瘤的生长板

【临床表现】

临床特点
- 最常见体征 / 症状
  - 生长缓慢，可无任何症状
  - 肿瘤压迫颅底神经血管可导致视力减退、眼球运动障碍、头痛、头晕或听力下降等症状

疾病人群分布
- 年龄
  - 青少年发病，常在 30 岁之前确诊

- 性别
  - 男性多见，男与女的比率为（1.5 ～ 2）∶1

【自然病史与预后】

- 常在骨骼成熟后停止生长
- 约 1% 的病例可恶变为软骨肉瘤或骨肉瘤

【治疗】

- 通常可仅作随访观察，无需处理
- 如病变压迫相邻神经血管引起症状、继发病理骨折、诊断不明或怀疑恶变则应手术切除

【影像表现】

概述

- 最佳诊断依据：与颅骨相连的带蒂骨性肿物
- 部位：可位于颅内或颅外
- 大小：数厘米不等
- 形态学：瘤体常不规则，基底较宽，呈菜花状或蘑菇状

X 线表现

- 通常难以清楚显示颅底的骨软骨瘤

CT 表现

- 平扫 CT
  - 起自颅骨的菜花状或蘑菇状骨性肿物
  - 瘤体密度不均匀，表面凹凸不平，可见蜂窝状低密度区，软骨帽钙化呈不规则点片状致密影
- 增强 CT
  - 通常无需增强检查

MRI 表现

- T1WI
  - 混杂信号，骨皮质呈低信号，骨松质内骨髓呈高信号
- T2WI
  - 混杂信号，骨皮质呈低信号，骨松质内黄骨髓及软骨帽呈高信号
- T1 脂肪抑制
  - 黄骨髓信号显著衰减，软骨帽呈高信号
- 增强 T1WI
  - 通常无需增强检查

推荐影像学检查

- CT 是首选检查方法，宜采用薄层螺旋容积扫描并 MPR 后处理技术
- MRI 的优势在于显示软骨帽形态及厚度

【鉴别诊断】

- 突出骨外的肿瘤，具备成熟的骨皮质及骨松质，并分别与载瘤骨相应结构延续，诊断明确，无需鉴别

诊断与鉴别诊断精要

- 突出骨外的肿瘤，具备成熟的骨皮质及骨松质，并分别与载瘤骨相应结构延续，应考虑骨软骨瘤

重点推荐文献

[1] More CB. and S Gupta. Osteochondroma of mandibular condyle：A clinic-radiographic correlation. J Nat Sci Biol Med，2013，4（2）：465-468.

[2] Yun，SJ，et al. Simultaneously detected parosteal osteoma and osteochondroma in the distal femur of a single patient. Clin Imaging，2013，37（5）：950-953.

[3] Nagata，S，et al. Chondrosarcoma arising within a radiation-induced osteochondroma several years following childhood total body irradiation：case report. Skeletal Radiol，2013，42（8）：1173-1177.

典型病例

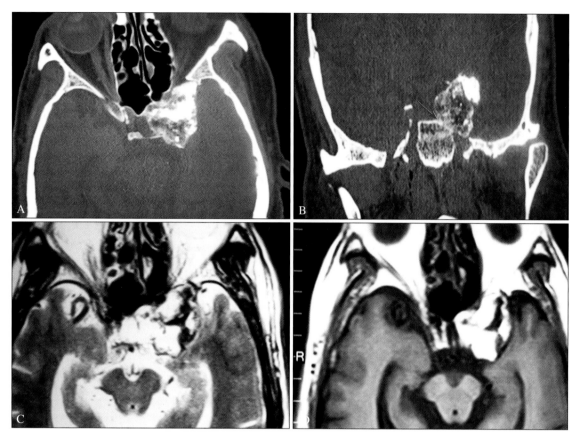

图 60-3-1　**骨软骨瘤**
A，B. 分别为 CT 横断面及冠状面，示颅内菜花状骨性肿物起自蝶骨体，基底较宽（箭头）；C，D. 分别为横断面 T2WI 及 T1WI，瘤体内黄骨髓呈高信号，骨皮质呈低信号

第 4 节　软骨肉瘤

【**概念与概述**】

- 软骨肉瘤（chondrosarcoma）为恶性骨肿瘤
- 分为中心型和周围型，前者起于骨内，可原发或继发于内生性软骨瘤恶变；后者指起于骨旁软组织的软骨肉瘤或继发于骨软骨瘤恶变者
- 中心型与周围型总体发病率之比约为 5∶1，而颅底软骨肉瘤多为周围型
- 恶性程度易于转化（恶性度增加）

【**病理与病因**】

- 病因学
  - 病因不明
- 流行病学
  - 可以发生于软骨化骨的任何骨，以长骨骨端最多见，约占全部病例的 45%
  - 颅底软骨肉瘤少见，主要见于蝶骨、筛骨及枕骨

【**大体病理及手术所见**】

- 中心型软骨肉瘤位于骨内，边界不清，骨髓腔膨大，可有骨膜新骨形成，肿瘤可突破骨皮质形成跨骨内外生长的哑铃状肿块
- 继发于骨软骨瘤者，恶变始于软骨帽，瘤体位于骨外
- 瘤体呈分叶状，质韧，可有不同程度的出血、黏液变及囊性变
- 常可见逗点状、半环形钙化，分化好的肿瘤钙化更明显

【**显微镜下特征**】

- 细胞成分多，在软骨基质中排列不规则，细胞核大小及形状具多形性
- 含有相当数量的大核或双核的肥胖细胞

- 有丝分裂不常见

【临床表现】

临床特点

- 最常见体征/症状
  - 生长缓慢，可无任何症状
  - 肿瘤压迫颅底神经血管可导致视力减退、眼球运动障碍、头痛、头晕或听力下降等症状

疾病人群分布

- 年龄
  - 约半数患者年龄在 40 岁以上，周围型发病年龄略轻
  - 颅底软骨肉瘤发病年龄偏轻，20～40 岁
- 性别
  - 男多于女

【自然病史与预后】

- 颅底软骨肉瘤常由骨软骨瘤恶变而来
- 发病年龄迟，生长慢，转移晚，预后较好

【治疗】

- 手术切除
- 放、化疗

【影像表现】

概述

- 最佳诊断依据：不规则形软组织肿瘤，其内可见环形、半环形或不规则形钙化，颅底溶骨性破坏
- 部位
  - 颅底软骨肉瘤多位于蝶筛联合或桥小脑角区
  - 可位于骨内或骨旁，以骨旁更常见
- 大小
  - 通常较大，直径多超过 4cm
- 形态学
  - 不规则，呈菜花状或蘑菇状

X 线表现

- 应用价值不大

CT 表现

- 平扫 CT
  - 溶骨性骨质破坏
  - 边界不清且不规则的软组织肿物
  - 瘤体密度不均匀，可见半环形、点片状或不规则形钙化
- 增强 CT
  - 不均匀轻、中度强化

MRI 表现

- T1WI
  - 不均匀低信号
  - 肿瘤出血则随血肿演变而信号各异
  - 继发于骨软骨瘤恶变者，因瘤体内残存正常黄骨髓而呈高信号
- T2WI
  - 不均匀高信号
  - 钙化呈低信号影
- T1 脂肪抑制
  - 瘤体内残存的正常黄骨髓于抑脂序列信号显著减低
  - 软骨帽呈高信号
- 增强 T1WI
  - 瘤体不同程度强化，强化程度与肿瘤分化及血供有关

推荐影像学检查

- CT 薄层容积扫描联合 MR 检查，必要时增强 MR 检查

【鉴别诊断】

- 脊索瘤
  - 单纯形态学有时很难鉴别
  - 发病部位有助鉴别：脊索瘤通常位于中线区且以枕骨斜坡为中心发病，而软骨肉瘤可以偏离中线且常以蝶筛联合为中心发病
- 鼻咽癌
  - 软组织肿块位于鼻咽腔
  - 常无钙化

诊断与鉴别诊断精要

- 颅底软组织肿块，伴不规则或半环形钙化，MRI 发现肿瘤软骨及黄骨髓，即可确诊软骨肉瘤

重点推荐文献

[1] Nguyen D V，A S Muda and Y Yaacob. Mesenchymal chondrosarcoma：a case report. Malays J Med Sci，2013，20（3）：71-77.

[2] Ishida M，et al. Primary bone carcinosarcoma of the fibula with chondrosarcoma and squamous cell carcinoma components. Int J Clin Exp Pathol，2013，6（10）：2216-2223.

[3] Nortje C J，Maxillo-facial radiology case 111. Chondro-sarcoma. SADJ，2013，68（5）：231.

[4] 陈铟铟. 骨外间叶型软骨肉瘤的 CT、MRI 特点. 中华放射学杂志，2012，46（3）：248-251.

第 5 节　脊索瘤

【概念与概述】

- 脊索瘤（chordoma）为起源于残余脊索组织的一种良性 / 低度恶性的肿瘤
- 缓慢进行性生长，病程长
- 部分可发生转移

【病理与病因】

- 病因学
  - 尚不明确
- 流行病学
  - 发病率低，占颅内肿瘤 0.15% ~ 0.2%

【大体病理及手术所见】

- 透明的灰色肿块，质地软硬不一
- 可含有较大的钙化和多发出血灶
- 对邻近骨组织呈浸润性破坏

【显微镜下特征】

- 空泡细胞为镜下特征性表现。大的细胞内有空泡和（或）黏液与糖原

【临床表现】

临床特点

- 最常见特征 / 症状
  - 头痛、进行性脑神经麻痹和锥体束征、颅高压症状
  - 逐渐发生的眼肌麻痹和视力障碍
  - 鼻塞或咽部不适等症状

疾病人群分布

- 年龄
  - 发病年龄广泛
  - 高峰年龄在 20 ~ 40 岁
- 性别
  - 男性＞女性，男女比例约为 2∶1

【自然病史与预后】

- 良性脊索瘤，生长缓慢，常偶然被发现
- 恶性脊索瘤呈破坏性生长

- 肿瘤较大时，向下可侵犯鼻咽腔，向上累及海绵窦及蝶窦，向外可侵犯至颈静脉孔和岩尖，向后累及基底动脉和脑干，手术无法完全切除，预后不良

【治疗】

- 原则上手术切除
  - 肿瘤向周围组织扩展，很难彻底切除，辅以放射治疗
- 放射治疗
  - 质子束放疗和立体定位放疗施以肿瘤更高的剂量，保护周围组织的功能

【影像表现】

- 部位
  - 35% 的脊索瘤发生于颅底，50% 发生于骶尾部，15% 发生于椎体
  - 颅底脊索瘤大多位于中线的枕骨斜坡、蝶 - 枕软骨联合处
- 大小
  - 大小不等，从数毫米到数厘米
  - 类圆形或不规则形

CT 表现

- 平扫 CT
  - 边界清楚，略高密度，其间散在点、片状钙化
  - 明显的骨质破坏
- 增强 CT
  - 不均匀强化

MRI 表现

- T1WI
  - 等信号、低信号和高信号，信号不均
- T2WI
  - 高信号，信号不均
  - 破坏的骨质碎片呈低信号

- 增强 T1WI
  - 不均匀强化
  - 动态增强 MRI 呈持续缓慢不均匀强化，有助于诊断

推荐影像学检查
- 最佳检查法
  - 增强 MRI
  - CT 扫描对于显示骨质破坏及钙化更为清晰直观

【鉴别诊断】
- 鼻咽癌
  - 病变主体位于鼻咽腔
  - 极少见钙化
- 快速强化，快速消退
- 颅咽管瘤
  - 位于鞍山区，斜坡不受累
  - 囊性肿块和壁结节
  - 结节状或弧形钙化
- 脑膜瘤
  - 颅底脑膜瘤常呈扁平状
  - 均匀强化，骨质破坏不明显
- 软骨肉瘤
  - 中心位于中颅窝底、蝶鞍旁及斜坡外侧缘的岩枕裂
  - 肿块较大，侵犯范围广
  - 可见钙化，典型的呈环形钙化

诊断与鉴别诊断精要

- 枕骨斜坡肿块伴骨质破坏
- 动态增强 MRI 表现为持续缓慢不均匀强化有助于诊断

典型病例

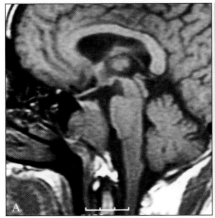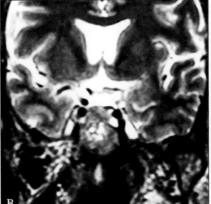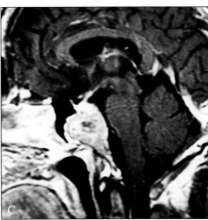

图 60-5-1　斜坡脊索瘤

A. 矢状面 T1WI；B. 冠状面 T2WI；C. 为增强矢状面 T1WI，瘤体位于枕骨斜坡，T1WI 呈较均质低信号，T2WI 主体呈等或稍高信号，瘤体中心点片状明显高信号，增强检查瘤体明显不均匀强化

重点推荐文献

[1] Elefante A，et al. Paravertebral high cervical chordoma. A case report. Neuroradiol J，2013，26（2）：227.

[2] Yeom，K W，et al. Diffusion-weighted MRI：distinction of skull base chordoma from chondrosarcoma. AJNR Am J Neuroradiol，2013，34（5）：1056.

第 6 节　神经鞘瘤

【概念与概述】

- 神经鞘瘤（schwannoma）为生长缓慢的良性肿瘤
- 起源于施万细胞构成的神经鞘膜
- 发生于不同的颅神经表现为不同的临床症状 / 体征

【病理与病因】

- 病因学
  ○ 尚不明确
- 流行病学
  ○ 占颅内肿瘤 5% ~ 10%
  ○ 听神经鞘瘤最常见，占桥小脑角区肿瘤的 75% ~ 80%

【大体病理及手术所见】

- 呈圆形分叶状肿块
- 有包膜，界限清
- 囊变、坏死、脂肪变和出血常见

【显微镜下特征】

- AntoniA 型：肿瘤细胞呈梭形，排列致密
- AntoniB 型：肿瘤细胞形态不一，排列疏松，但黏液及囊变较常见

【临床表现】

临床特点

- 最常见特征 / 症状
  ○ 临床症状 / 体征与肿瘤累及的颅神经有关
  ○ 前庭蜗神经：耳鸣、听力障碍、颅高压症状
  ○ 三叉神经：首发症状为三叉神经痛、面部麻木、突眼、复试、共济失调
  ○ 颈静脉孔区Ⅸ、Ⅹ、Ⅺ颅神经：味觉减退、声带麻痹、胸锁乳突肌麻痹

疾病人群分布

- 年龄
  ○ 好发于 40 ~ 60 岁
  ○ 儿童罕见
- 性别
  ○ 女性＞男性

【自然病史与预后】

- 听神经瘤早期即可出现单侧的听力障碍
- 肿瘤很大压迫推移小脑、脑干、第四脑室引起梗阻性脑积水

【治疗】

- 原则上行肿瘤全切术或次全切除术
- 放射治疗
  ○ 对于位置深在，不能全切的肿瘤辅以伽马刀放射治疗

【影像表现】

- 部位
  ○ 听神经瘤最好发于桥小脑角区及扩大的内听道内
  ○ 三叉神经鞘瘤好发于三叉神经根部、半月节和海绵窦，跨中、后颅窝生长
  ○ 舌下神经鞘瘤好发于舌下神经走行区，舌下神经管附近，跨颅内、外生长
- 大小
  ○ 大小不等，从数毫米到数厘米
  ○ 圆形、类圆形、哑铃形

CT 表现

- 平扫 HRCT
  ○ 听神经瘤常表现为双侧内听道不对称，病侧扩大，双侧内听道宽度差异 ≥ 2mm，即可疑，常伴有岩骨尖的骨质破坏
  ○ 三叉神经鞘瘤表现为等密度、稍低密度或混杂密度，常有岩锥的骨质破坏
  ○ 舌下神经鞘瘤表现为舌下神经管扩大、可见骨质吸收及等密度肿块
- 增强 CT
  ○ 呈明显均匀、不均匀强化，部分囊变

MRI 表现

- T1WI
  ○ 均匀或不均匀等、稍低信号
- T2WI
  ○ 高信号，较大肿瘤信号不均，并见瘤周水肿
  ○ 内听道内圆柱状或桥小脑角 - 内听道区"冰淇淋筒"状高信号
- 增强 T1WI
  ○ 均匀或不均匀强化
  ○ 管内型听神经瘤神经束增粗、明显强化，健侧听神经不强化
  ○ 三叉神经鞘瘤跨中、后颅窝生长，冠状面有助于显示半月神经节受累情况

○ 舌下神经鞘瘤矢状面有助于显示肿瘤跨颅内、外扩展的全貌，少有囊变

推荐影像学检查

- 最佳检查法：增强 MRI
- 备忘建议
  ○ HRCT 扫描可观察肿瘤引起的骨性内听道增宽、舌下神经管的扩大或颞骨岩尖的骨质吸收改变

【鉴别诊断】

- 脑膜瘤
  ○ 广基底均匀明显强化

○ 听神经无增粗、强化
○ 无骑跨中、后颅窝及跨颅内、外生长的特征

- 表皮样囊肿
  ○ 沿腔隙性生长的形态学特征
  ○ 病灶无强化
  ○ 成分复杂，于 DWI 序列显示扩散受抑制（高信号）
- 颈静脉球瘤
  ○ CT：颈静脉孔骨质边缘虫噬样骨质破坏，颈静脉孔常扩大
  ○ MRI："盐和胡椒"征是特征性表现

诊断与鉴别诊断精要

- 听神经瘤：内听道扩大，内听道区"冰淇淋筒"状肿块
- 三叉神经鞘瘤：骑跨于中、后颅窝哑铃形肿块，患侧 Meckel's 腔扩大
- 舌下神经鞘瘤：舌下神经径路上跨颅内、外生长肿块，舌下神经管扩大和（或）骨质吸收

重点推荐文献

[1] Friedrich R E. Transoral or parapharyngeal approach to remove sporadic skull base schwannoma. Anticancer Res，2012，32（10）：4557.

[2] 郝大鹏. 颈动脉间隙内颈动脉体瘤和神经鞘瘤的影像学鉴别诊断. 中国医学影像技术，2010，26（2）：258-261.

典型病例

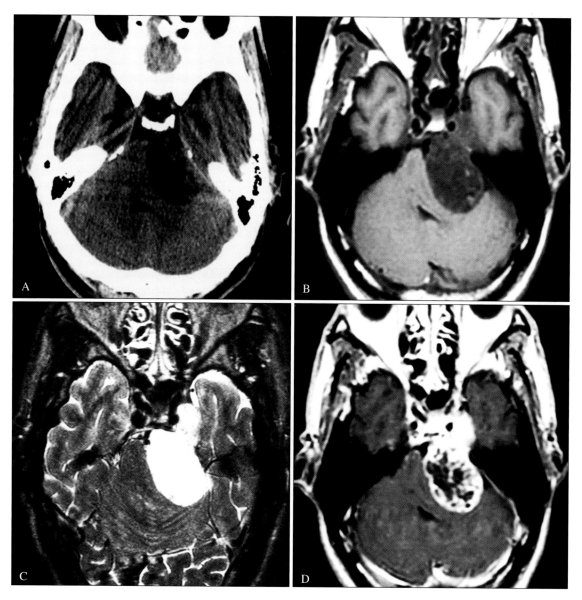

图 60-6-1　**左侧三叉神经鞘瘤**
A. 横断面 CT 平扫显示左侧桥小脑角区跨中、后颅窝生长的低密度肿块影,其内密度欠均匀,第四脑室受压、变形;
B. 横断面 MRI T1WI,显示病灶呈"哑铃形"不均匀长 T1 长 T2 信号,脑桥及第四脑室明显受压、变形,病灶向前累及左侧 Meckel's 腔并包绕左侧颈内动脉海绵窦段;C. 横断面 MRI T2WI,显示病灶呈"哑铃形"不均匀长 T1 长 T2 信号,脑桥及第四脑室明显受压、变形,病灶向前累及左侧 Meckel's 腔并包绕左侧颈内动脉海绵窦段;D. 横断面增强 T1WI 显示病灶呈不均匀强化

第 7 节　转移瘤

【**概念与概述**】

- 颅底转移瘤(metastases)虽然不常见,但相对于此的原发肿瘤还是多见的
- 原发癌常为前列腺癌、肺癌、乳腺癌、肾癌、甲状腺癌等

- 颅底各部分均可发生,以蝶骨体、蝶骨大翼和颞骨岩部好发

【**病理与病因**】

- 病因学
  - 原发肿瘤细胞进入血液循环,穿破内膜,

软组织着床于颅底组织

- 少数经淋巴系统转移，如乳腺癌
- 流行病学
  - 颅内转移瘤是成人较常见的肿瘤，占成人脑肿瘤的 40%。颅底转移瘤在颅内肿瘤中较少见，约占颅内肿瘤的 0.24%

【大体病理及手术所见】

- 颅底转移瘤大体特征变化多样，取决于原发肿瘤的病理类型特征
- 来源于乳腺的成骨转移灶为灰白色质硬病灶
- 来源于肾的转移灶为质软的出血灶
- 对邻近骨组织呈浸润性破坏

【临床表现】

临床特点

- 最常见特征 / 症状
  - 发病急
  - 头痛、呕吐、视力下降
  - 眼球外斜、面部麻木

疾病人群分布

- 年龄
  - 老年患者好发
  - 高峰年龄在 40 ～ 60 岁
- 性别
  - 男性＞女性

【自然病史与预后】

- 病史短，原发肿瘤史数月即可发病
- 预后不良，常造成颅底骨质破坏及颅底孔道的扩大，并蔓延生长，出现相应症状

【治疗】

- 立体定向放射治疗
  - 射线高剂量区与病变靶区立体形状高度一致，减少周围组织的放射剂量

【影像表现】

- 部位
  - 多发生于中颅窝底，常累及海绵窦、Meckel's 腔、枕骨斜坡等部位
  - 前颅窝多表现为眶额部肿块，并常累及眶尖
  - 后颅窝常侵犯枕骨基底部

- 大小
  - 大小不等，从数毫米到数厘米
  - 类圆形或不规则形

CT 表现

- 平扫 CT
  - 溶骨性破坏，少数表现为成骨性破坏
  - 病灶内可含有软组织成分
  - 常累及神经孔、颈静脉孔、Meckel's 腔、翼腭窝等结构
- 增强 CT
  - 不均匀强化

MRI 表现

- T1WI
  - 特征性表现：骨髓信号被不规则低信号替代
- T2WI
  - 通常较邻近正常骨髓信号略高
- 增强 T1WI
  - 骨和软组织成分均强化
  - 可合并有硬脑膜、柔脑膜及脑质内的异常强化

推荐影像学检查

- 最佳检查法：MRI 平扫
- 备忘建议
  - HRCT 扫描可以很好地显示骨质破坏及颅底孔道的破坏

【鉴别诊断】

- 脊索瘤
  - 颅底的脊索瘤多位于枕骨斜坡等中轴部位
  - 可出血、囊变、坏死、钙化
  - 常单发，很少转移
- 骨髓炎
  - 中耳炎、头颅外伤及颅内脓肿的病史
  - 90% 表现为地图样骨质破坏，虫蚀样骨破坏
  - 慢性者病变周边可见硬化，50% 出现死骨
- 软骨肉瘤
  - 软组织肿块通常较大
  - 可见钙化，典型的呈环形钙化

诊断与鉴别诊断精要

- 原发恶性肿瘤的病史，发病急，老年患者
- 多发颅底骨质破坏，并沿颅底孔道累及周围组织结构
- 同时出现脑膜、脑质内多发病灶

典型病例

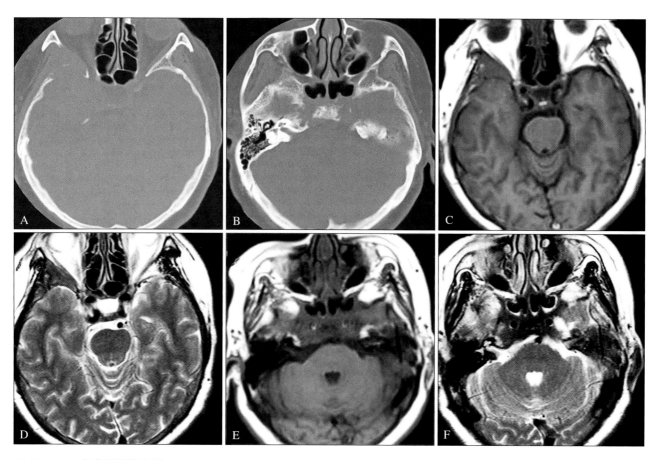

图 60-7-1　多发颅底转移瘤

A，B. 横断 HRCT 显示右侧蝶骨体、蝶骨大翼、颞骨正常结构消失，骨质破坏；C，D. 横断 T1WI、T2WI 像显示双侧蝶骨大翼正常骨髓高信号被软组织信号所替代，右侧显著；E，F. 横断 T1WI、T2WI 像显示蝶骨体正常骨髓高信号被等 T1 短 T2 信号影替代，并累及右侧 Meckel's 腔

重点推荐文献

[1] Brener Z Z, et al, An unusual presentation of renal cell carcinoma with late metastases to the small intestine, thyroid gland, nose and skull base. Nephrol Dial Transplant, 2007, 22 (3)：930.

[2] Thakar, S., et al. Skull-base Ewing sarcoma with multifocal extracranial metastases. J Cancer Res Ther, 2012, 8 (4)：636.

第 8 节　颈静脉球瘤

【概念与概述】

- 颈静脉球瘤（glomus jugulare tumor）为起源于颈静脉球壁化学感受器的良性血管性肿瘤
- 肿瘤命名较多，如非嗜铬性副神经节瘤、副神经节瘤、血管球瘤或化学感受器瘤等
- 缓慢进行性生长，病程长

【病理与病因】

- 病因学
  - 尚不明确
- 流行病学
  - 属少见肿瘤，发生率约为 1/130 万
  - 占头颈部肿瘤的 0.60%，在化学感受器瘤中居第 2 位

【大体病理及手术所见】

- 无包膜，不规则、碎块状、暗红色肿物
- 中央质软，边缘质韧
- 与肌肉及少量筋膜样纤维结缔组织相连

【显微镜下特征】

- 瘤细胞呈小圆形及多角形，胞质丰富、透亮，核圆、大小均一
- 胶原纤维带将瘤组织分隔成小巢状、粗梁状

【临床表现】

临床特点

- 最常见特征/症状
  - 中耳型：肿瘤位于鼓室，侵犯内、外耳道及面神经管，以搏动性耳鸣、听力下降为首发症状
  - 颈静脉孔型或颅内型：主要表现为颈静脉孔综合征，即患侧第 9~11 对颅神经麻痹，可有吞咽困难、饮水呛咳、声音嘶哑、斜方肌和胸锁乳突肌萎缩
  - 混合型：搏动性耳鸣和听力下降是最常见的症状

疾病人群分布

- 年龄
  - 成人好发
  - 高峰年龄在 40~55 岁
- 性别
  - 女性＞男性，男女比例为 1∶10~1∶2.6

【自然病史与预后】

- 生长缓慢，病史可达数十年
- 良性病变，生物学行为表现为恶性，极少数病例发生转移
- 术后易复发，其预后与肿瘤的生物学特性、所在部位、邻近结构受累情况、手术效果及并发症相关

【治疗】

- 手术切除
  - 选择合适的手术入路是关键，使颈内动脉、颈内静脉和乙状窦免受损伤
  - 显微外科手术可全切除肿瘤，控制出血，避免损伤重要的血管、神经
- 放射治疗
  - 立体定向放射治疗：多用于颈静脉球瘤残余或小颈静脉球瘤（直径＜2cm）
- 血管内治疗
  - 手术前的辅助手段，应用超选择导管技术栓塞颈静脉球瘤特定的供血动脉

【影像表现】

- 部位
  - 颈静脉孔区，可向颅内、外蔓延
  - 中耳鼓室内，侵犯内、外耳道及面神经管
- 大小
  - 大小不等，从数毫米到数厘米
  - 不规则形，边界不清

CT 表现

- 平扫 CT
  - 颈静脉孔区软组织肿块，与脑组织密度接近，边界清楚
  - 肿瘤较小：颈静脉孔扩大，周边骨质呈虫蚀样骨质破坏
  - 肿瘤较大：可侵犯中耳鼓室、内听道、颈动脉管、舌下神经管，颈静脉结节，岩尖、斜坡和后颅窝等结构
- 增强 CT
  - 呈明显强化

MRI 表现

- T1WI

○ 等、稍低信号，大于 2cm 的病灶可表现为特征性"盐和胡椒"征（"盐"是指肿瘤内高信号，代表肿瘤内的出血灶；"胡椒"是指肿瘤内的低信号，代表血管流空影）

- T2WI
  ○ 等、高信号
- 增强 T1WI
  ○ 早期明显强化，随时间延迟，强化缓慢消退
- 血管造影：瘤内部多发、迂曲扩张的小血管与颈内动脉或颈外动脉相连，提示了肿瘤的供血情况。肿瘤周围颈内或颈外动脉及其分支受压移位

推荐影像学检查
- 最佳检查法
  ○ 增强 MRI
  ○ CT 扫描可清晰显示颈静脉孔区虫蚀样或不规则骨质破坏

【鉴别诊断】
- 颈静脉孔区神经鞘瘤

○ 扩大的颈静脉孔边缘光滑完整，破坏的骨质边缘清楚，内耳骨迷路无侵犯或破坏
○ 病变呈哑铃形跨颅内、外生长，坏死、囊变常见
○ 病变内无钙化及"盐和胡椒"征
○ 血管造影呈无血管或少血供肿块
- 颈静脉孔区脑膜瘤
  ○ 肿瘤早期即压迫小脑及脑干
  ○ 肿瘤边界清楚，其内有钙化，相邻骨质反应性硬化
  ○ 增强扫描呈中度或明显强化，可见"硬膜尾"征
- 颈静脉球假瘤
  ○ 颈静脉球双侧不对称，右侧大于左侧
  ○ CT、MRI 显示其与颈静脉球密度、信号相同
  ○ CTV 或 MRV 可明确诊断

（刘 筠）

诊断与鉴别诊断精要

- 颈静脉孔区的肿块伴颈静脉孔的扩大及骨质破坏
- T2WI 及增强 MRI 表现为特征性的"盐和胡椒"征
- 肿瘤较大时可侵犯中耳鼓室、内听道、颈动脉管、舌下神经管等结构

重点推荐文献

[1] Castrucci, WA. et al. Biochemical and clinical responses after treatment of a catecholamine-secreting glomus jugulare tumor with gamma knife radiosurgery. Head Neck, 2010, 32 (12): 1720.

[2] Mittal, SO. B. Jabbari and D.G. Machado, A common symptom in two uncommon coexistent conditions: glomus jugulare tumor and dysphagia lusoria. Clin Neurol Neurosurg. 2012, 114 (8): 1193.

典型病例

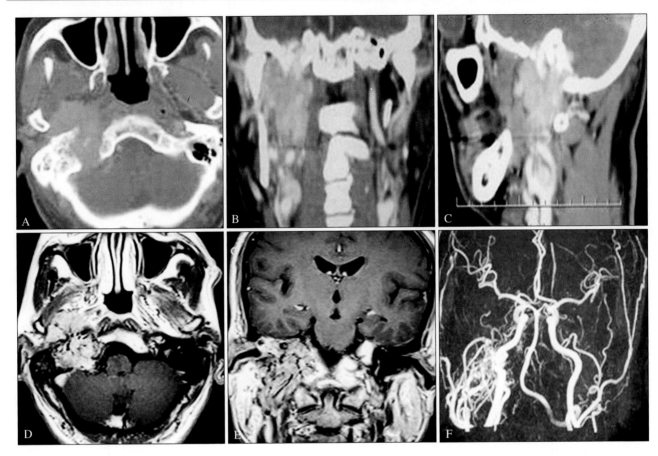

图 60-8-1　右侧颈静脉球瘤
A. 横断面 CT 显示右侧颈静脉孔扩大及周围骨质浸润性破坏，并可见分叶状稍高密度肿块，边界欠清晰，右侧乳突蜂房密度增高；B，C.冠状面、矢状面 CT 显示肿块向下延伸达颈部；D，E.横断面、冠状面增强 T1WI 显示肿块跨颅底生长，呈明显强化，高信号的瘤体背景中可见点线状迂曲的流空低信号，此为其特征性 MRI 表现——"盐和胡椒"征；F.MRA 显示病灶区异常密集的血管影

主要参考文献

[1] 刘筠，张晓宏，靳颖. 颈静脉孔区薄层影像解剖学研究. 中华放射学杂志，2003，37（12）：1124-1128.

[2] 陈炽贤，实用放射学. 2 版. 北京：人民卫生出版社，1999.

[3] Amirjamshidi A，Hashemi SM，Abbassioun K. Schwannoma of the greater superficial nerve. J Neurosurg，2010，113（5）：1093-1098.

[4] Florence LD，Sophie T，Nadine MD. Summary Metastasis to the skull-base particularly affects patients with carcinoma of the breast and prostate. Journal of Neuro-Oncology，2005，75（1）：63-69.

[5] Gregory WS，Neil RM. Metastatic breast carcinoma mimicking basal skull meningioma. Clin Ophthalmol，2007，1（3）：343-346.

[6] 王征宇，杨本涛，梁熙虹. 颈静脉球瘤的 CT 及 MRI 表现. 中国肿瘤影像学，2009，2（4）：72-75.

[7] Semanna MT，Megerian CA. Current assessment and management of glomus tumors. Curr Opin in Otolaryngology Head，Neck Surg，2008，16（5）：420-426.

中英文专业词汇索引

附　录

图目录

651